Homosexualitäten in der Langzeitpflege

ipp Pflegeforschung

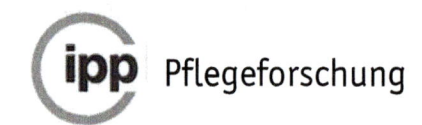

Herausgegeben von Ingrid Darmann-Finck und Stefan Görres

Band 5

PETER LANG

Heiko Gerlach / Markus Schupp

Homosexualitäten in der Langzeitpflege

Eine Theorie der Anerkennung

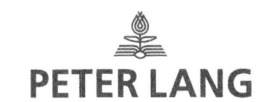

PETER LANG

Bibliografische Information der Deutschen Nationalbibliothek
Die Deutsche Nationalbibliothek verzeichnet diese Publikation
in der Deutschen Nationalbibliografie; detaillierte bibliografische
Daten sind im Internet über http://dnb.d-nb.de abrufbar.

Logo auf Seite II:
Institut für Public Health und Pflegeforschung Universität Bremen
Abdruck mit freundlicher Genehmigung durch Herrn Prof. Dr. Stefan Görres.

**Hans Böckler
Stiftung**

Gedruckt mit freundlicher Unterstützung der Hans-Böckler-Stiftung.
Dieses Buch stellt die gekürzte Fassung der Dissertation der Autoren
an der Universität Bremen 2017 dar.

Gedruckt auf alterungsbeständigem, säurefreiem Papier.
Druck und Bindung: CPI books GmbH, Leck

ISSN 2190-5762
ISBN 978-3-631-76200-4 (Print)
E-ISBN 978-3-631-76201-1 (E-Book)
E-ISBN 978-3-631-76202-8 (E-PUB)
E-ISBN 978-3-631-76203-5 (MOBI)
DOI 10.3726/b14409

© Peter Lang GmbH
Internationaler Verlag der Wissenschaften
Berlin 2018
Alle Rechte vorbehalten.

Peter Lang – Berlin · Bern · Bruxelles · New York ·
Oxford · Warszawa · Wien

Das Werk einschließlich aller seiner Teile ist urheberrechtlich
geschützt. Jede Verwertung außerhalb der engen Grenzen des
Urheberrechtsgesetzes ist ohne Zustimmung des Verlages
unzulässig und strafbar. Das gilt insbesondere für
Vervielfältigungen, Übersetzungen, Mikroverfilmungen und die
Einspeicherung und Verarbeitung in elektronischen Systemen.

Diese Publikation wurde begutachtet.
www.peterlang.com

Inhaltsverzeichnis

Einleitung 13

1.0 Rahmung des Forschungsfeldes: Altenpflege und Homosexualitäten 19

1.1 Begriffe der Homosexualitäten 19

1.2 Begriffe des Alter(n)s 22

1.3 Der Begriff der Pflegebedürftigkeit im Kontext dieser Forschungsarbeit 25

1.4 Pflegerisches Handeln 28
    1.4.1 Das Professionelle im Pflegerischen Handeln 29
    1.4.2 Pflegerisches Handeln und die Anerkennungstheorie von Axel Honneth 33
    1.4.3 Verortung pflegerischen Handelns im Forschungsfeld 36

1.5 Homosexualitäten in der (Alten-)Pflegeliteratur und -ausbildung 37

1.6 Geschlechtersensible Pflege 38
    1.6.1 Verbindung zwischen Geschlecht und Sexualität 39
    1.6.2 Kriterien einer geschlechtersensiblen Altenpflege 40
    1.6.3 Konzeptionelle Berücksichtigung von Geschlecht und Sexualität in der (Alten-)Pflege 42
    1.6.4 Relevanz der Geschlechtersensibilität für die Altenpflege und für diese Forschungsarbeit 44

1.7 Kultursensible Pflege und Diversity im Kontext der Pflege homosexueller Menschen im Alter 46
    1.7.1 Kultursensible Pflege 48
    1.7.2 Inter- und transkulturelle Pflegekompetenz 49
    1.7.3 Diversity in der Altenpflege 51
    1.7.4 Der besondere Pflegebedarf von Lesben und Schwulen im Alter 54
    1.7.5 Diskussion konzeptioneller Überlegungen einer speziellen Pflege von homosexuellen Menschen im Alter 57

2.0 Homosexualitäten im Alter und in der Pflege – Geschichte und Forschungsstand 59

2.1 Historische Epochen der Homosexualitäten 59
    2.1.1 Homosexualitäten ab der Mitte des 20. Jahrhunderts und homophile Identitäten 59
    2.1.2 Die Bewegungsjahre der 1960er und 1970er Jahre und lesbische und schwule Identitäten 61
    2.1.3 Die Zeiten ab den 1980er Jahren: HIV/AIDS, Identitätenvielfalt – Queere Sichtweisen 62
    2.1.4 Wirkmächtigkeit der historischen Entwicklung von Homosexualitäten und ihren Identitäten im vorliegenden Forschungsprozess 65

2.2 Strukturen und Initiativen lesbisch-schwulen Alterns in Deutschland 65
    2.2.1 Good practice – kommunale Angebote und Wohnprojekte für ältere Lesben und Schwule 67
    2.2.2 Lesben und Schwule in der Kleinstadt und auf dem Land – landesweite Sensibilisierung 70
    2.2.3 Lesbisch-schwule Selbsthilfe im Alter und ihre Dachverbände 71
    2.2.4 Kritische Betrachtung und Verortung in dieser Forschungsarbeit 72

2.3 Forschungsstand 73

2.4 Homosexualität in der Altenpflege – ein Überblick über bestehende Initiativen und Projekte 79
    2.4.1 Broschüren, Fachartikel und Fachtage zum Thema Homosexualität in der Altenpflege 80
    2.4.2 Integrative und spezifische Pflegeeinrichtungen für Lesben und Schwule im Alter 81
    2.4.3 Kritische Betrachtung bestehender Initiativen und Projekte zur pflegerischen Versorgung älterer und alter homosexueller Menschen 85

3.0 Sensibilisierende Theorien 89

3.1 Der Symbolische Interaktionismus und die Grounded Theory 89

3.2 Bewusstheitskontexte: Awareness of Dying & Awareness of Homosexuality 93

      3.2.1 Awareness of Dying – Glaser und Strauss 94
      3.2.2 Awareness of Homosexuality – Plummer 97
      3.2.3 Zur Anwendung der Awareness-Theorien in dieser
           Forschungsarbeit 101
      3.2.4 Bewusstheitskontexte und die Identität von Homosexuellen ... 102
      3.2.5 Anwendung der Awareness-Theorien in der
           professionellen Pflege 103
3.3 Identität und Stigmatisierung 104
      3.3.1 Sozialisation und Identitätsentwicklung –
           Identitätstheoretische Ansätze der Moderne und
           der Postmoderne 105
      3.3.2 Geschlechtsidentitäten 109
      3.3.3 Identitäten von Lesben und Schwulen 111
      3.3.4 Beeinträchtigung der Identität durch Stigma 115
3.4 Die Leiblichkeit des Menschen im Themengebiet der Pflege 119
      3.4.1 Philosophisch-anthropologische Sicht auf die Leiblichkeit 120
      3.4.2 Leibphänomenologie nach Schmitz 122
3.5 Intersubjektive Bestätigung durch Anerkennung
    homosexueller Menschen in der Altenpflege 126
      3.5.1 Anerkennung – Honneths Entwurf einer kritischen
           Gesellschaftstheorie 126
      3.5.2 Kampf um Anerkennung 129
      3.5.3 „Liebe", „Recht" und „Wertschätzung" – Gelungene
           Identität durch Anerkennung 129
      3.5.4 Kritische Betrachtung der Anerkennungstheorie Honneths 132
      3.5.5 „Fürsorge", „Gerechtigkeit" und „Solidarität" –
           Anerkennung in Heiner Friesachers kritischer Theorie
           der Pflegewissenschaft 135
      3.5.6 Kritische Diskussion und praktische Verortung der
           Anerkennungstheorie in dieser Forschungsarbeit 141

4.0 Forschungsprozess und Datenauswertung 147

4.1 Forschungsfrage(n) und Forschungsziel 147

4.2 Stichprobenauswahl und theoretical sampling 148

4.3 Ethische und datenschutzrechtliche Grundlagen dieser
    Forschungsarbeit 153

4.4 Akquise, Datenerhebung und Stichprobenbeschreibung 156
    4.4.1 Feldzugang Pflegebedürftige 156
    4.4.2 Feldzugang Pflegefachkräfte 159
    4.4.3 Interviewführung 160
    4.4.4 Stichprobenbeschreibung Pflegebedürftige 165
    4.4.5 Stichprobenbeschreibung Pflegefachkräfte 170

4.5 Transkription 173

4.6 Methodologie des Forschungsprozesses 175
    4.6.1 Problemzentrierte- und Expert_inneninterviews 177
    4.6.2 Methodologie der Grounded Theory 179
    4.6.3 Kritischer Diskurs zur Grounded Theory Methodology 181
    4.6.4 Grounded Theory nach dem Postmodern Turn 183
    4.6.5 Methodologie der integrativen texthermeneutischen Inhaltsanalyse 185
    4.6.6 Kritischer Diskurs zur integrativen texthermeneutischen Inhaltsanalyse 189
    4.6.7 Datenauswertung – vom ersten Interview zur Theorie 190

4.7 Konstruktion von Typen 197

4.8 Reflexion des Forschungsprozesses 199

5.0 Eine Theorie der Anerkennung von Homosexualitäten in der Langzeitpflege 203

5.1 Ursachen und Kontextbedingungen der Anerkennung von Homosexualitäten in der Altenpflege 205
    5.1.1 Gesellschaftliche und politische Rahmenbedingungen 206
    5.1.2 Formelle Organisation des Zusammenlebens 222
    5.1.3 Individuelles Empfinden 238

5.2 Intervenierende Bedingungen 242
    5.2.1 Einrichtungstypen, Offenheit homosexueller Mitarbeiter_innen und Haltungen der Leitungsebenen 242
    5.2.2 Situationserleben Pflegebedürftiger 270
    5.2.3 Wissen, Erfahrungen und Wissenstransfer Pflegender 293

5.3 Handlungs- und Interaktionsstrategien 299
    5.3.1 Vorhalten und Initiieren spezieller Angebote durch die lesbische und schwule Community 300

	5.3.2	Umsetzen einer Kultur der Offenheit gegenüber homosexuellen Lebensweisen durch die Pflegeeinrichtungen 302
	5.3.3	Homosexuelle Identitätskonstruktionen der Pflegebedürftigen und ihr Identitäts- und Stigma-Management 305
	5.3.4	Kennzeichen der homosexuellen Identitätskonstruktionen mit einem offenen Umgang 308
	5.3.5	Offener Umgang mit der eigenen Homosexualität im Pflegesetting 321
	5.3.6	Kennzeichen der homosexuellen Identitätskonstruktionen mit einem teiloffenen Umgang 343
	5.3.7	Teiloffener Umgang mit der eigenen Homosexualität im Pflegesetting 359
	5.3.8	Kennzeichen der homosexuellen Identitätskonstruktionen mit einem geschlossenen Umgang 388
	5.3.9	Geschlossener Umgang mit der eigenen Homosexualität im Pflegesetting 397
	5.3.10	Veränderliches Identitäts- und Stigma-Management der Pflegebedürftigen 418
	5.3.11	Identitätsfördernd homosexuelle Menschen pflegen 423
5.4	Konsequenzen 434	
	5.4.1	Soziale Integration und Solidarität durch die Community ... 434
	5.4.2	Sicherheit und soziale Integration durch die Einrichtungen ... 437
	5.4.3	Sichtbarkeit, soziale Integration und Aufrechterhaltung der eigenen homosexuellen Identität 443
	5.4.4	Fürsorgliche Bestätigung und Wohlbefinden durch Pflegende 445
5.5	Ergebnisdarstellung – Die Theorie der Anerkennung von Homosexualitäten in der Altenpflege 453	

6.0 Bewusstheitskontexte der Homosexualitäten im Pflegesetting 463

6.1 Geschlossener Bewusstheitskontext 465

6.2 Geschlossener Bewusstheitskontext der Vermutung 472

6.3 Bewusstheitskontext der tabuisierten Offenheit 476

6.4 Offener Bewusstheitskontext 480

6.5 Bewusstheitskontexte und die Anerkennungstheorie von
Homosexualitäten in der Altenpflege 485

6.6 Bewusstheitskontexte in Theorie und Praxis – Diskussion 485

7.0 Diskussion der Ergebnisse und deren Konsequenzen für die Wissenschaft und die Praxis der Altenpflege 489

7.1 Kritische Diskussion einer Theorie von Homosexualitäten in der Altenpflege im Kontext der Anerkennungstheorie Axel Honneths 489

7.2 Bewusstheitskontexte als sensibilisierendes Konzept 495

7.3 Homosexualitäten im Kontext der Bedürfnislagen und der Angebote in der Altenpflege 495

7.4 Kritische Betrachtungen der Ergebnisse in Hinblick auf die lesbische und schwule Community 501

7.5 Pflegerisches Handeln im Kontext einer Theorie der Anerkennung von Homosexualitäten in der Altenpflege 504

Fazit 509

Literaturverzeichnis 511

Anhänge 535

Anhang 1: Flyer, Akquise pflegebedürftiger lesbischer und schwuler Interviewproband_innen 535

Anhang 2: Informationsblatt für pflegebedürftige lesbische und schwule Interviewproband_innen 536

Anhang 3: Einladung zum Interview – pflegebedürftige lesbische Frauen und schwule Männer 537

Anhang 4: Einladung zum Interview – Pflegefachkräfte 538

Anhang 5: Interviewleitfaden – pflegebedürftige lesbische Frauen und schwule Männer 539

Anhang 6: Biografiebogen – pflegebedürftige lesbischen Frauen und schwule Männer 547

Anhang 7: Einwilligungserklärung – pflegebedürftige lesbische Frauen und schwule Männer und Pflegefachkräfte 549

Anhang 8: Interviewleitfaden – Pflegefachkräfte 550

Anhang 9: Biografiebogen – Pflegefachkräfte 558

Anhang 10: Postskript – pflegebedürftige lesbische Frauen und schwule Männer sowie Pflegefachkräfte 560

Anhang 11: Kodierparadigma zum Kapitel zur Datenauswertung 561

Anhang 12: Kodierparadigma einer vorläufigen Kernkategorie im Prozess des axialen, selektiven Kodierens – Kapitel zur Datenauswertung 562

Einleitung

> "We don't have any those people here."
> (Comfort et al. 2010)

"We don't have any those people here", frei übersetzt, wir haben hier keine homosexuellen Menschen. Die Erfahrung dieser Antwort machten Wissenschaftler_innen im Jahr 2010 im Rahmen ihrer Studie zu Problemen der Wohn- und Pflegesituation von nicht-heterosexuellen Menschen im Westen Australiens. Zu einer ähnlichen Erfahrung führte eine Befragung von Pflegeeinrichtungen in Berlin im Jahr 2010. Auch hier äußerten immerhin 74 % der befragten stationären Pflegeeinrichtungen und 50 % der ambulanten Dienste, keine homosexuellen Bewohner_innen zu versorgen oder es nicht zu wissen. Hier wird jedoch der Wortlaut „wir haben dieses Problem nicht" zitiert (Schröder et al. 2012, S. 18; Schröder und Scheffler 2016). Ähnliche Erfahrungen machten die Forschenden der vorliegenden Arbeit im Kontext ihrer haupt- und ehrenamtlichen Arbeit in der Qualifizierung von Einrichtungen der Altenhilfe, was für sie einer der Motivationsgründe für die Durchführung dieser Forschungsarbeit ist. Mit dem Beginn ihrer Akquise von pflegebedürftigen lesbischen Frauen und schwulen Männern in der ambulanten und stationären Altenpflege wurden ihre diesbezüglichen Erfahrungen erneut bestätigt. In zahlreichen Telefonaten mit Leitungskräften von ambulanten und stationären Pflegeeinrichtungen bekamen sie oftmals freundschaftliche Unterstützungsangebote, geholfen werden konnte ihnen hingegen nicht, da es nach Aussage der Leitungskräfte keine homosexuellen Pflegebedürftigen oder Bewohner_innen gab. Vereinzelt wurde gar davon ausgegangen, dass die Menschen in ihren Einrichtungen alt und krank seien und Homosexualität keine Rolle mehr spiele.

Auch wenn der Anteil homosexueller Menschen gemessen an der Gesamtbevölkerung eher gering ist, so ist es doch kaum denkbar, dass diese nicht auch in der ambulanten und stationären Altenpflege anzutreffen sind. Das o. g. Zitat und die beschriebenen weiteren Erfahrungen weisen auf eine Unsichtbarkeit von homosexuellen Menschen in der Altenpflege hin, die unterschiedliche Dimensionen hat: Zum einen werden homosexuelle Menschen in der Altenpflege noch immer nicht als solche erkannt, weil bspw. heterosexuell dominierte Denkmuster dies verhindern. Zum anderen muss noch immer von einer versteckten Lebensweise homosexueller Menschen in der Altenpflege ausgegangen werden. Dies betrifft besonders diejenigen Generationen, die in ihrer Biografie Zeiten der Kriminalisierung, der Diskriminierung und der staatlichen Verfolgung von Homosexuellen erleben mussten. Diese Erfahrungen, gepaart mit Angst vor negativen Reaktionen durch ihr Umfeld, führen noch immer zu einer teilweise oder gänzlich versteckten Umgangsweise mit ihrer Homosexualität. Drittens sind Pflegedienste und Pflegeeinrichtungen konzeptionell weitestgehend im Hinblick auf ihre Pflegekonzepte nicht auf die Zielgruppen homosexueller Menschen ausgerichtet, weshalb sich diese in diesen Einrichtungen nicht wiederfinden. Auch in der Pflegetheorie kommt das Thema der Homosexualitäten nur selten vor.

Bereits im Jahr 2002 wies eine Publikation des Kuratoriums Deutsche Altershilfe (KDA) auf eine im Kontext des demografischen Wandels wachsende Anzahl älterer und potenziell pflegebedürftiger homosexueller Menschen hin. Prognostiziert wurde für das Jahr 2050 ein Anteil von bis zu 2,3 Millionen homosexueller Menschen, die 60 Jahre und älter sind. Hieraus ergibt sich für das KDA „… ein Handlungsbedarf in der Altenhilfe- und -pflege, den Interessen von älteren homosexuellen Frauen und Männern mit adäquaten Angeboten zu begegnen" (Gerlach et al. 2002, S. 10). Auch wenn Zahlen und Prognosen in Bezug auf sexuelle Minderheiten aufgrund des nicht bekannten Anteils und unterschiedlicher Selbstzuschreibungen immer als kritisch anzusehen sind, so widerlegt dies nicht den o. g. Handlungsbedarf. De facto kann für Deutschland allein aufgrund der seit den frühen 1960er Jahren einsetzenden Bewegungen mit dem Ziel der Liberalisierung gegenüber sexuellen Minderheiten mit einer Zunahme derjenigen lesbischen Frauen und schwulen Männer gerechnet werden, die auch in Einrichtungen der Altenhilfe und -pflege ihre sexuelle Identität offen und geschützt vor Diskriminierungen leben wollen. Auch gegenwärtig werden pflegebedürftige homosexuelle Menschen von ambulanten Pflegediensten oder in stationären Pflegeeinrichtungen versorgt. Jedoch handelt es sich hierbei überwiegend um lesbische Frauen und schwule Männer, die in Zeiten sozialisiert wurden, in der männliche Homosexualität auf der Grundlage des Paragrafen 175 StGB und StGB-DDR unter Strafe stand und in denen Homosexualität gesellschaftlich weitestgehend abgelehnt wurde. Diese Menschen waren und sind weiterhin anderen Herausforderungen ausgesetzt. Sie bildeten ganz unterschiedliche Umgangsweisen mit ihrer sexuellen Identität aus, welche sich auf einem Kontinuum der gänzlich versteckten, bis hin zur völlig offenen Lebensweise verorten lassen. Wie sich in dieser Forschungsarbeit zeigt, führen sie die gewohnten und nicht selten über Jahrzehnte trainierten Umgangsweisen mit dem Stigma der Homosexualität auch in der Pflegebedürftigkeit fort. Jedoch geht es in der Altenpflege nicht nur darum, als homosexueller Mensch offen und geschützt vor Diskriminierung leben zu können. Für die Pflege geht es vielmehr darum, diesen Menschen in ihrer Lebensweise zu begegnen und deren Biografien und Erfahrungen in die Pflege einzubeziehen. Bei einer solchen am Subjekt orientierten Pflege gilt es, die Homosexualität dieser Menschen ebenso wie andere Aspekte ihres Lebens in die Pflege einzubeziehen, um so ihre Identitäten zu fördern und zu stärken, wie auch vorhandene Ressourcen zu nutzen.

Ausgehend von der bewusst im Sinne einer explorativen Studie offen gehaltenen Forschungsfrage nach der realen Betreuungs- und Pflegesituation gleichgeschlechtlich liebender Frauen und Männer in der ambulanten und stationären Altenpflege als Orte der Langzeitpflege, wurden für diese Forschungsarbeit mehrheitlich pflegebedürftige lesbische Frauen und schwule Männer in der ambulanten und stationären Altenpflege befragt. Als zweite Perspektive zur Lebenssituation pflegebedürftiger lesbischer Frauen und schwuler Männer wurden Pflegefachkräfte als erfahrene Expert_innen befragt. Hintergrund der o. g. offenen Fragstellung ist die Erfahrung der Forschenden, weitestgehend kein Wissen über homosexuelle Menschen in der

Alterspflegebedürftigkeit vorzufinden. Bis auf eine Einzelfallstudie von Anna Gogl (1998) lagen zu Beginn dieser Forschungsarbeit deutschlandweit so gut wie keine empirischen Befunde zur Betreuung und Pflege von Homosexuellen in der Altenpflege und deren Erleben vor. Vorhandene Studien zur Thematik lesbischen und schwulen Alter(n)s (Bochow 2005; Plötz 2006; Schmauch et al. 2007) endeten vor der Pflegebedürftigkeit. Den jeweiligen Wissenschaftler_innen gelang es nicht, pflegebedürftige Proband_innen für ihre Studien zu finden. In den Curricula der Altenpflegeausbildung kommt das Thema der Homosexualitäten – wenn überhaupt – nur unter dem Aspekt der Sexualität von Pflegebedürftigen vor. Aber auch pflegetheoretische Arbeiten beschäftigen sich so gut wie nicht mit dieser Thematik. Selbst Ansätze der *Diversity* in der Pflege beruhen meist auf Konzepten der nationalen und kulturellen Andersartigkeit von Pflegebedürftigen, und selbst das meist nur in Bezug auf die Krankheits- und Gesundheitspflege, beziehen aber selten die sexuelle Identität Pflegebedürftiger ein.

Nur wenige Einrichtungen der Altenhilfe haben sich bisher nach außen sichtbar für einen integrativen Ansatz zur Betreuung und Pflege von Homosexuellen geöffnet, bundesweit bietet nur ein Anbieter ein spezielles Angebot für pflegebedürftige schwule Männer an. Um jedoch den in einigen Untersuchungen und Studien formulierten Befürchtungen und Ängsten homosexueller Menschen, in Einrichtungen der Altenhilfe nicht ihren Bedürfnissen entsprechend betreut und gepflegt zu werden oder gar Diskriminierungen ausgesetzt zu sein[1], begegnen zu können, ist eine pflegetheoretische Auseinandersetzung und die Aufnahme der Thematik der Homosexualitäten in die Aus-, Fort- und Weiterbildung der Altenpflege unabdingbar. Pflegende der Altenpflege können so für die Biografien und die Lebensweisen homosexueller Menschen sensibilisiert werden. Nur so können Pflegende in ihrem professionellen Berufshandeln adäquat auf die Lebensweisen homosexueller Menschen eingehen. Diese Erkenntnisse bilden für die Forschenden eine weitere Motivation für die vorliegende Forschungsarbeit.

Ähnliche Befunde wie zu den Homosexualitäten lassen sich zur Thematik von HIV in der Altenpflege erheben, welche aufgrund der Anzahl HIV-positiver pflegebedürftiger Interviewprobanden in dieser Forschungsarbeit eine bedeutende Rolle spielt. Auch hier zeigt sich – wenn überhaupt – eine Thematisierung als Infektionskrankheit, nicht jedoch werden die psychosozialen Folgen einer HIV-Infektion und die teils als traumatisierend erlebten Herausforderungen dieser Menschen durch die AIDS-Krise der 1980er Jahre thematisiert.

Bei der Befragung der pflegebedürftigen lesbischen Frauen und schwulen Männer mittels eines Leitfragebogens wurden Impulse zu ihrem Erleben der Pflegedürftigkeit, ihres gleichgeschlechtlichen Lebens, ihrer Lebensgewohnheiten und Bezugspersonen sowie u. a. auch bezüglich ihrer sexuellen Bedürfnisse gesetzt. Im Fokus dieser Impulse stand immer auch die erlebte Veränderung durch das Eintreten der

---

1 Landeshauptstadt München 2004; Schmauch et al. 2007; Rat & Tat Zentrum für Schwule und Lesben e. V. 2009; Gerlach und Szillat 2017.

Pflegebedürftigkeit. Die Pflegefachkräfte wurden ebenso anhand eines Leitfragebogens zu ihrem Wissen um Homosexualitäten und deren Geschichte(n), zum eigenen und/oder erfahrenen Umgang mit der Homosexualität im Berufsalltag, zu ihren Erfahrungen in der Betreuung und Pflege von homosexuellen Menschen in der Altenpflege, zu den Möglichkeiten offener Lebensweisen Pflegebedürftiger, wie auch zur Wahrnehmung und zum Umgang mit Bedürfnissen homosexueller Pflegebedürftiger nach körperliche Sexualität befragt.

Anhand der Analyseergebnisse der o. g. Befragungen wird mit vorliegender Forschungsarbeit gezeigt werden, wie eine am Subjekt orientierte Altenpflege das Selbstvertrauen, die Selbstachtung und die Selbstwertschätzung und somit die Identität homosexueller Pflegebedürftiger fördern und stärken kann. Im Kern der hier formulierten Anerkennungstheorie von Homosexualitäten in der Altenpflege stehen, in Anlehnung an den Philosophen Axel Honneth sowie an den Pflegewissenschaftler Heiner Friesacher, die erfahrbare emotionale Zuwendung, die kognitive Achtung (rechtliche Gleichstellung) und die soziale Wertschätzung homosexueller Pflegebedürftiger.

Mit dieser Forschungsarbeit sollen erstmals umfassende empirische Befunde als Grundlage eines theoretischen Diskurses sowie einer praktischen Auseinandersetzung mit der Thematik der Homosexualitäten in der Altenpflege vorgelegt werden, um so den beschriebenen Defiziten zu begegnen.

Die Forschenden haben in der vorliegenden Arbeit aus dem von ihnen erhobenen Datenmaterial eine Theorie der Anerkennung von Homosexualitäten in der Altenpflege generiert, welche sie in Anlehnung an die Anerkennungstheorie des Philosophen Axel Honneth und an den Pflegewissenschaftler Heiner Friesacher im empirischen Teil dieser Arbeit explizieren (Kapitel 5). Bevor sie dies tun, rahmen sie das Forschungsfeld im ersten Kapitel, indem sie auf die Altenpflege allgemein sowie auf das Thema Homosexualität in der Altenpflege im Kontext von Pflegekonzepten eingehen. Auch berücksichtigen sie den Aspekt der geschlechtersensiblen Pflege. Im zweiten Kapitel widmen sie sich der Geschichte der Homosexualitäten in Deutschland und dem Forschungsstand in der Altenpflege. Das dritte Kapitel widmet sich dem heuristischen Theorierahmen der vorliegenden Forschungsarbeit. Beschrieben und diskutiert werden der Symbolische Interaktionismus im Kontext der in dieser Arbeit angewandten Methodologie der *Grounded Theory*, die Theorie der Bewusstheitskontexte im Umgang mit Sterbenden und im Umgang mit homosexuellen Menschen, Identitätsentwicklung und Stigmatisierung und deren Zusammenhänge sowie die Leiblichkeit des Menschen im Kontext der Pflege. Abschließend und im Schwerpunkt des dritten Kapitels wird die Anerkennungstheorie Honneths in ihrer Entwicklung und in ihrer Übertragung in die Pflege durch Friesacher beschrieben und mit eigenen Überlegungen und Kritikpunkten der Forschenden diskutiert. Das vierte Kapitel beschreibt den Forschungsprozess und die Stichproben, wie auch die Datenauswertung mit der *Grounded Theory*, entwickelt von Barney G. Glaser und Anselm Strauss und in dieser Forschungsarbeit angewandt nach Strauss und Juliet Corbin, sowie mit der integrativen texthermeneutischen Inhaltsanalyse nach Jan Kruse. Dem fünften, nun empirischen Kapitel zur Theorie der Anerkennung (s. o.)

folgt mit dem sechsten Kapitel eine sensibilisierende Konzeption einer Theorie der Bewusstheitskontexte in der Interaktion mit homosexuellen Menschen in der Altenpflege. Abschließend werden im siebten Kapitel die Ergebnisse der Forschungsarbeit diskutiert und in den Kontext von Theorie und Praxis der Altenpflege gestellt.

Wie bereits beschrieben, entwickelten die Forschenden aus dem erhobenen Datenmaterial heraus das Phänomen der Anerkennung von Homosexualitäten in der Altenpflege als Kernkategorie, aus dem heraus sie in Anlehnung an Honneth die gleichnamige Theorie generierten. Nur wenige Forschungsarbeiten verknüpften bisher Honneths theoretischen Ansatz mit empirischen Analysen. Ein Beispiel hierfür ist die Arbeit von Christine Wimbauer (2012) zum Verhältnis von Anerkennung und Ungleichheit bei Paaren mit Doppelkarieren. Mit der vorliegenden Forschungsarbeit zur Lebenssituation gleichgeschlechtlich liebender Frauen und Männer in der ambulanten und stationären Altenpflege soll eine weitere Arbeit vorgelegt werden, die Honneths Theorie mit einer empirischen Analyse verknüpft.

Die vorliegende Forschungsarbeit wurde von den Autoren, folgend als „die Forschenden" oder „die Interviewer" benannt, geplant und durchgeführt. Um den befragten pflegebedürftigen lesbischen Frauen eine geschlechtssensible Interviewsituation zu gewährleisten, wurden diese Interviews von Dr. in Gabi Stummer geführt, folgend bezeichnet als „die Interviewerin". Auch leistete Stummer zu Beginn der Datenanalyse einen wichtigen Beitrag zur Sensibilisierung der Forschenden für lesbische Lebensweisen.

1.0 Rahmung des Forschungsfeldes: Altenpflege und Homosexualitäten

In diesem Kapitel soll der Rahmen beschrieben werden, in dem sich die vorliegende Forschungsarbeit bewegt. Zunächst geht es um grundlegende Begrifflichkeiten der „Homosexualitäten", des „Alter(n)s" und der „Pflegebedürftigkeit" und deren Einordnung in den Kontext dieser Forschungsarbeit. Im Anschluss wird das „Pflegerische Handeln" als professionelles Berufshandeln beschrieben.[2] Zur theoretischen Rahmung wird folgend auf die derzeit marginale Thematisierung der „Homosexualitäten in der (Alten-)Pflegeliteratur und -ausbildung" eingegangen. Das Kapitel schließt mir der Erläuterung und Diskussion der Konzepte der „geschlechtersensiblen Pflege", der „Kultursensiblen Pflege" und Ansätze der *„Diversity"* in der Pflege ab. Hierbei wird die Frage aufgeworfen, ob und welche Konzepte nötig wären, um die Altenpflege neben den Aspekten des Geschlechts, der nationalen Herkunft und deren kulturellen Andersartigkeit auch an den Lebenswelten von homosexuellen Menschen auszurichten.

1.1 Begriffe der Homosexualitäten

Gleichgeschlechtliches Begehren ist im historischen Verlauf mit verschiedenen Begriffen belegt worden. Dabei bezieht es teilweise gleichgeschlechtlich sexuelle Handlungen mit ein. Diesen Handlungen kommen diverse Sinn- und Bedeutungszuschreibungen der Praktizierenden für sich selbst als auch für die Gesellschaft zu, wodurch gleichsam sozial-kulturelle Hierarchisierungen und **Kategorisierungen** stattfinden. Die verschiedenen Begrifflichkeiten sind im Zeitverlauf der westlichen Länder, hier insbesondere Deutschland, wiederum mit verschiedenen theoretischen Konstrukten verbunden (Weiß 2001, S. 22–23).

1868 wurde der Begriff **„Homosexualität"** von Karl Maria Kertbeny (Schriftsteller, Pseudonym K. M. Benkert) erstmals verwendet (Eder 2014, S. 18; Herzer 1992, S. 72–73). Diese Semantik ist Ausdruck dafür, dass seit dieser Zeit kulturell „[d]as homosexuelle Subjekt […] durch sexuelle Praktiken, erotisches Begehren und eine ihm (angeblich) eigene psychologische Verfassung gleichermaßen charakterisiert" (Eder 2014, S. 18) wurde (Sillge 1991, S. 63–64). Gesellschaftliche **Ab- und Ausgrenzungsprozesse**[3] führten zur Kategorisierung u. a. in homo- und heterosexuell. Zum Teil wurde homosexuellen Menschen eine spezifische (eigene) Geschlechtsidentität und -kategorie zugeschrieben (Eder 2014, S. 18; Herzer 1992, S. 75, 78–79; Sillge 1991, S. 63).

---

2 Erläuterungen und kritische Betrachtungen zu den Strukturen der Altenpflege in Deutschland finden sich in der Dissertationsschrift von Gerlach und Schupp (2017, S. 34–46).
3 Wie in den Kapiteln 2.1 und 3.3 näher erläutert.

Zumindest entstand durch Kategorisierungen auch eine Selbst- sowie Fremdidentifikation von homosexuellen Frauen und Männern. Die Begrifflichkeiten der Homosexualitäten, des Lesbisch- und Schwulseins vermögen es ebenfalls sicher nicht, alle Facetten und Komplexitäten der Lebensweisen von Menschen zu fassen, die sich ihnen im engen oder weiteren Sinne zuzuordnen ließen. Individuell mögen manche Lesben und Schwule sich nicht allen, nur bestimmten, anderen oder keinen der genannten Begrifflichkeiten als Selbstbenennung zuordnen und/oder besitzen eine sogenannte emanzipierte Identität. Zum Beispiel Männer, die Sex mit Männern haben (Abk. MSM), oder die homoerotische Phantasien besitzen, bezeichnen sich selbst hierdurch nicht unbedingt als „homosexuell" oder „schwul", vielleicht aber als „heterosexuell", „bisexuell" oder gar nicht. Wurde in mancher Zeitepoche gleichgeschlechtliches Handeln oder homoerotische Wünsche als Ausdruck und Beweis einer Fremd- sowie Selbstzuschreibung, „homosexuell" zu sein, betrachtet, so geht man mittlerweile davon aus, dass sexuelle Präferenzen und Orientierung nicht von selbst eine bestimmte Identität konstituieren.[4] Homosexualität als Begriff rückt für manche Lesben und Schwule zu sehr die Sexualität in den Fokus, sie werfen ihm vor, er reduziere ihre gleichgeschlechtlichen Lebensweisen hegemonial auf den Sexualakt, werde gesellschaftlich vorwiegend nur mit Männern assoziiert und habe eine medizinisch-pathologische bzw. diskriminierende Konnotation (Sillge 1991, S. 10–11, 70–72). Der Begriff, zumal in Einzahl genannt, verhindere eine differenzierte öffentliche Wahrnehmung beider Geschlechter und ihrer Unterschiedlichkeiten in Sozialisations- und Ausgrenzungsprozessen (vgl. Krell 2014, S. 10; Wortmann 2005, S. 23).

Mit dem Begriff der **„Homophilen"** distanzierten sich homosexuelle Frauen und Männer vom „Sexuellen" sowie von der homosexuellen Subkultur und idealisierten weit über die 1950er Jahre hinaus auf Grundlage ihrer NS-Erfahrungen der intensiven antihomosexuellen Verfolgung ein eher unauffälliges, assimiliertes Verhalten bei gleichzeitiger arrangierter Verwirklichung gleichgeschlechtlichen Begehrens (Hekma 2014, S. 122–123; Pretzel und Weiß 2010, S. 10–11; Wolfert 2009, S. 8–10; Sillge 1991, S. 71–72). So ist es nicht verwunderlich, dass ein Teil der heute Älteren die ursprünglich als beleidigende Schimpfwörter oder diskreditierend gebräuchlichen Begriffe wie „homosexuell", „schwul" und „lesbisch" für sich als Selbstbezeichnung abzulehnen scheint oder eine ambivalente Haltung zu ihnen besitzt (Plötz 2006, S. 7–13; Bochow 2005, S. 10). Insbesondere die Homosexuellenbewegungen der 1970er Jahre übernahmen die gesellschaftlich diskriminierend verwendeten Begriffe für homosexuelle Männer („schwul") und für homosexuelle Frauen („lesbisch") und forderten gesellschaftspolitisch eine „schwule„ bzw. „lesbische Identität", die sie zur emanzipatorischen Maxime erhoben. Hierdurch setzten sie sich von Begriffen wie „homosexuell"/„homophil" und dessen vorherigen Generationsvertreter_innen ab (Pretzel und Weiß 2010, S. 10; Sillge 1991, S. 72). In Anbetracht der oben genannten Variationen gleichgeschlechtlichen Begehrens sowie der Intersektionalität, also zeithistorischer sozio-kultureller Ungleichheiten innerhalb der Gruppen von Homo-

---

4 Wie in den Kapiteln 2.1 und 3.3.4 näher ausgeführt.

sexuellen, bspw. Lesben/Schwule oder alt/jung, welche sich wechselseitig auf die Identitätskonstrukte und Lebensrealitäten auswirken, kann generell im Plural von **Homosexualitäten** gesprochen werden (Eder 2014, S. 19).

Im Rahmen der Akquise, der Interviewführung und somit zum Teil in dieser Arbeit verwenden die Forschenden den Terminus der **„gleichgeschlechtlich liebenden Menschen"**, um über einen relativ neutral, zumindest nicht negativ ausgrenzend, konnotierten Begriff Eindeutigkeit zum Forschungsgegenstand herzustellen und gleichzeitig einen breiten, offenen Zugang zur Zielgruppe der Älteren und Alten zu erreichen. Begriffe wie „Homosexuelle", „Lesben" bzw. „Schwule" und „gleichgeschlechtlich Liebende" werden in der vorliegenden Arbeit aus pragmatischen Gründen synonym und eher kontextbezogen verwendet und müssen im Einzelfall nicht mit der Selbstbezeichnung der Interviewten übereinstimmen. Homosexualitäten als Kategorien, **„homosexuelle"** bzw. **„schwule"** und **„lesbische Identität"** umfassen den Gleichklang von psychischer Verfasstheit, Begehren und sexueller Praktiken auf das eigene Geschlecht bezogen. Deren bewusste Identitätsfindung zeichnet sich durch eine gewisse Selbstakzeptanz sowie durch ein Öffentlich-zu-sich-stehen-Können (*Coming-out*-Prozess) aus (Eder 2014, S. 28; Lautmann 2003, S. 42–44). Unter der Begrifflichkeit der **„sexuellen"** bzw. **„homosexuellen Orientierung"** wird eine vorwiegend stabile, psychisch gefasste, sexuelle Neigung bezeichnet, welche sich im Selbstbild und sozialem Beziehungsmuster auf das eigene Geschlecht bezieht. Die sexuelle Orientierung zum/zur gleichgeschlechtlichen Geschlechtspartner_in wird von Sexualpraktiken, also von sexuellen Präferenzen unterschieden (Eder 2014, S. 26–27; Rauchfleisch 1994/2001, S. 15).

Bezieht sich das Begehren einer Person sowohl auf das gleiche als auch auf das andere Geschlecht, kann von **Bisexualität** gesprochen werden, was im Einzelfall nicht unmittelbar mit einer bisexuellen Identität verknüpft sein muss (Eder 2014, S. 28–30; Sillge 1991, S. 64–65).

Die Forschenden gehen davon aus, dass ausschließlich Frauen und Männer an dieser Forschungsarbeit teilgenommen haben, die sich mit den verwendeten Begrifflichkeiten wie „frauenliebende Frauen" und „Lesben" bzw. „männerliebende Männer" und „Schwule" sowie „Homosexualität" identifizieren konnten und/oder sich durch sie bezüglich ihrer Lebensweise angesprochen gefühlt haben.

Die Lebensrealitäten insbesondere, aber nicht nur der älteren und alten Interviewten beruhen nicht auf *queer*-theoretischen Ansätzen, wonach durch Stigmatisierungs- und Emanzipationsprozesse sozio-kulturell geformte Kategorien in ihrer Bedeutung für das homosexuelle Individuum nachließen bzw. sich auflösen. Vielmehr handelt es sich bei den Identitätskonstruktionen und Lebensbezügen der Proband_innen um zwar ausdifferenzierte homosexuelle Identitäten, jedoch durchaus im unterschiedlich kategorialen Sinne der Homosexualitätenmodelle[5]. Demnach beziehen die Forschenden die *queere* Positionierung im Sinne Michael BOCHOWS (2005, S. 11) und Claudia KRELLS (2014, S. 49), auf kategoriale (Selbst-)Bezeichnun-

---

5   Nähere Ausführung in Kapitel 2.1.

gen zu verzichten bzw. diese für obsolet zu erklären, in der vorliegenden Arbeit nicht mit ein. Hingegen finden (post-)moderne Sichtweisen zur (Re-)Konstruktion homosexueller Identitäten ihre entsprechende Berücksichtigung.

1.2 Begriffe des Alter(n)s

Die Befassung mit dem Forschungsfeld der Altenpflege inkludiert die Auseinandersetzung mit den Begrifflichkeiten des Alters und des Alterns. Nachfolgend werden diese kurz erläutert und es wird auf die bestehenden Altersbilder von Lesben und Schwulen eingegangen.

„Alter" kann aus verschiedenen Fachdisziplinen heraus betrachtet werden. Aus sozialwissenschaftlicher Perspektive erscheint **Alter** als eine relativ instabile, also sich verändernde **Strukturkategorie**, die im Zusammenhang mit biologischen und zeitlichen Aspekten eines Menschenlebens gesellschaftlich in unterschiedlichen Bewertungsmustern verhandelt wird. So gliedert sich „Alter" in aufeinanderfolgende Lebensphasen der Kindheit, der Jugendlichkeit, des Erwachsenseins bis hin zur Hochaltrigkeit sowie nach deren jeweiligen unterschiedlichen **Aktivitätsniveaus** wie Erwerbs- oder Ruhestandsphasen. Der Begriff des **Alterns** hingegen beschreibt die prozessuale Aufeinanderfolge dieser Lebensphasen im Verlauf. Symptomatisch werden an jeweilige Altersphasen sozio-historisch wandelbare Rollen-, Verhaltens- und Statuserwartungen gesellschaftlich und individuell geknüpft und praktiziert (Reinhold et al. 2000, S. 12, 394).

Alter gibt gleichwohl einen Bezugspunkt für das Individuum wie auch für die Gesellschaft vor. Es kann zwar kalendarisch bspw. ein geschichtliches Ereignis für beide Seiten synchron verlaufen, jedoch die Erfahrung dieses Ereignisses durchaus asynchron, also unterschiedlich individuell bewertet sein. Alter verortet auch **Gruppen von Generationen**, sozio-kulturelle und sozio-historische Erfahrungen, Normen sowie Struktur- und Machtverhältnisse zwischen den Gesellschaftsmitgliedern unter- und zueinander. Somit konstituiert Alter ein Beziehungsgeflecht zwischen subjektiven und objektiven Wirklichkeiten, also zwischen der lebensgeschichtlich konstruierten und der lebenszeitlich strukturierten Welt (Reinhold et al. 2000, S. 399). Diese vielschichtigen identitätsrelevanten (Alters-)Bezüge sind ebenso bei Lesben und Schwulen gegeben und sie durchziehen die gesamte vorliegende Forschungsarbeit.

Das „Altern" der Menschen steht im Kontext der strukturellen Möglichkeiten und historischen sowie kulturellen Rahmenbedingungen innerhalb einer Gesellschaft (Kruse 2012, S. 19). Um Ausschlüsse aus diesem Prozess des „aktiven Alterns" zu vermeiden bzw. zu reduzieren, d. h. um ältere Lesben und Schwule in ihren Alternsphasen nicht zusätzlich durch Intersektionalitäten am „aktiven Mitgestalten" zu hindern, plädiert u. a. Rüdiger LAUTMANN für den proaktiven Abbau von Altersdiskriminierungen (*ageism*) nicht nur in der Gesamtgesellschaft, sondern insbesondere auch innerhalb der LSBTI*-*Community*-Gruppen (Lautmann 2016, S. 44).

Die Unterscheidungen der zuvor genannten Begrifflichkeiten zur Alter(n)seinteilung deuten bereits beispielhaft auf in der Gesellschaft unterschiedlich verhandelte

Vorstellungen des Alter(n)s hin, die von den Individuen sowie von der Gesellschaft getragen werden. **Altersbilder** können Rückschlüsse zulassen, welche Selbst- und Fremdwahrnehmungen im Fokus des eigenen Alter(n)s einer Person zu Ressourcen, Potenzialen, Kompetenzen, Lebenszielen sowie zu Verhaltens- und Handlungsspielräumen erwartet und praktiziert werden. Einer stereotypen, d. h. einseitigen, negativ konnotierten Blickrichtung auf das Alter(n) widersprechen aktuelle Studien der Altersforschung, die differenzierte Altersbilder darstellen. So zeigt zudem bspw. die Generali-Altersstudie 2013 eine **Wandelbarkeit** von Altersbildern im soziohistorischen Vergleich auf (Kruse 2012, S. 21).

In der Literatur werden homosexualitätenbezogene Altersbilder, also die kontextabhängige Selbst- und Fremdwahrnehmung von Lesben und Schwulen, als „alt" zu gelten, unterschiedlich diskutiert (Krell 2014, S. 76). So besteht zum einen die These des „**beschleunigten Alterns**" (*„accelerated aging"*), wonach homosexuelle Männer schneller altern als heterosexuelle Männer, da sie durch einen ausgeprägten Jugendkult und eine vorherrschende Altersdiskriminierung in der Schwulenszene frühzeitig als „alt" wahrgenommen werden und sich selbst frühzeitiger als solches ansehen und sich von Orten der schwulen Szene zurückziehen (Friend 1980, S. 238; Dannecker und Reiche 1974, S. 97–98).

Neben kritischen Anmerkungen zur These eines beschleunigten Alterns bei schwulen Männern (Stümke 1998, S. 12–13; Bennett und Thompson 1991, S. 66–67, 72–73) wird auch eine weitere These in der Literatur kritisch diskutiert. So existiert die Sichtweise einer „**dualen Existenz**" (*„dual existence"*) für homosexuelle Männer. Im Sinne der „dualen Existenz" besteht für homosexuelle Männer einerseits kontextbezogen eine analoge eigene Alterswahrnehmung gegenüber der männlichen Allgemeinbevölkerung, jedoch gleichzeitig im konflikthaften Widerspruch hierzu andererseits eine differente eigene Alterswahrnehmung innerhalb der subkulturellen Bezogenheit (Bennett und Thompson 1991, S. 67–68; Krell 2014, S. 77–78). Die quantitativen Studien zur Lebenssituation von Lesben und Schwulen aus München (2004) und Bremen (2009) stützen diese Annahme (Landeshauptstadt München 2004, S. 25–26; Rat & Tat Zentrum für Schwule und Lesben e. V. 2009, S. 31–32). Die Studienlage legt nahe, dass der Jugendlichkeitsorientierung von schwulen Männern eine hohe Bedeutsamkeit zukommt, die womöglich durch Ängste, an Attraktivität und an sozialem Stellenwert zu verlieren, gekennzeichnet ist. Hieraus lässt sich wiederum ein höheres Risiko (drohender) sozialer Isolation ableiten. So weist Ralf LOTTMANN in der qualitativen Studie (GLESA) auf einen solchen Zusammenhang zwischen der Wahrnehmung eines „beschleunigten Alterns" in der schwulen Szene und den (psycho-)sozialen Auswirkungen bei Schwulen hin. Als Besonderheit werden Altersbilder bei einem Teil der befragten schwulen Bewohner des Wohnprojekts „Lebensort Vielfalt" benannt, die durch frühere Stigmatisierungs- und Diskriminierungserfahrungen aufgrund des Alters in der schwulen Szene geprägt wurden (Lottmann 2016, S. 90–92).

Auffällig ist die ausgeprägte **Divergenz** zwischen Selbst- und Fremdwahrnehmung des Alters, welche der Studienlage zufolge vorwiegend bei schwulen Männern und weniger bei lesbischen Frauen besteht (Landeshauptstadt München

2004, S. 25–26; Rat & Tat Zentrum für Schwule und Lesben e. V. 2009, S. 31–32). Die Sichtweise eines beschleunigten Alter(n)s trifft demnach auf Lesben nicht zu und die Sichtweise einer „dualen Existenz" ist weniger markant ausgeprägt. In ihrer qualitativen Dissertationsarbeit über Altersbilder und Identitätskonzepte von Lesben und Schwulen konnte KRELL bei den 24 befragten Lesben ebenfalls keinen Hinweis für ein beschleunigtes oder gar verlangsamtes Altern sowie für eine duale Existenz finden (Krell 2016, S. 121). Als Erklärung für diesen Unterschied wird ein stärkeres Hinterfragen von heteronormativen Gesellschaftsnormen vor dem Hintergrund einer eher feministischen und frauenbewegten Geschichte innerhalb der Lesbenszene vermutet (Krell 2014, S. 78). Vielmehr lassen sich Verjüngungseffekte bei lesbischen Müttern sowie bei lesbischen Frauen mit spätem *Coming-out* beobachten. Bei Letzteren führe eine nachzuholende homosexuelle Adoleszenz zu einem Verjüngungserleben (Krell 2016, S. 121–122).

KRELL zeigt eine Vielfältigkeit an unterschiedlichen Identitätsentwürfen und Altersbildern von Lesben und Schwulen auf, die ebenso wie die von Ralf LOTTMANN aufgezeigte Bandbreite an Altersbildern grob gefasst eine **Polarität** umfasst: Ein Teil der Lesben und Schwulen hat sich im Laufe des Lebens Strategien angeeignet, die bisherige Auseinandersetzung mit dem Stigma der Homosexualitäten als Krisenkompetenz für ihr Altern und einhergehende Veränderungsprozesse zu nutzen. Dieser Teil zeichnet sich durch Merkmale wie Unabhängigkeit, Selbstständigkeit und Aktivität sowie durch Erweiterung möglicher Handlungsspielräume und eine positive Einstellung zur weiteren Lebensperspektive aus. Für andere Lesben und Schwule ist das Erleben des Alter(n)s dominiert von Verlust und Einschränkung früherer Fähigkeiten, des Aktivitätsniveaus, der Selbstständigkeit und der sozialen Kontakte sowie mit einer eher pessimistischen Einstellung zur weiteren Lebensperspektive verbunden. Durch das Stigma der Homosexualitäten bedingte Belastungen verstärken sich für sie im Prozess des Alterns. Intersektionalitäten, wie „lesbisch und alt" oder „schwul und alt" kommen für lesbische Frauen aufgrund ihrer Geschlechtszugehörigkeit gesamtgesellschaftlich und für schwule Männer aufgrund ihres Alters innerhalb der schwulen Szene zum Tragen (Lottmann 2016, S. 87–90; Krell 2014, S. 400–401).

Die gesellschaftliche Diskriminierung und Stigmatisierung von Homosexualitäten sowie einhergehende soziale Auswirkungen aufgrund des Minderheitenstatus befördern spezifische Problemlagen und Bedürfnisse der homosexuellen Frauen und Männer im Alter(n) (Krell 2014, S. 79). KRELL befürwortet daher eine Reduzierung gesellschaftlicher Belastungen sowie **veränderte Altersbilder**. Dies könnte einerseits dadurch erreicht werden, dass ältere Homosexuelle die bspw. dem von KRELL generierten „aktiv-selbstbewusst-reflektierten" oder dem „erfolgreich alternden ‚normalen'" Typus entsprechen, als Vorbilder sichtbar werden, an dem sich andere Lesben und Schwule frühzeitig ausrichten könnten. Andererseits könnten erfahrbare soziale Anerkennung und gesellschaftliche Integrationsbemühungen die Belastungen der Stigmatisierung aufgrund der Homosexualitäten und einhergehende negative Altersbilder vermindern (Krell 2014, S. 400–401).

1.3 Der Begriff der Pflegebedürftigkeit im Kontext dieser Forschungsarbeit

Im Sinne des **Deutschen Sozialgesetzbuches (§ 14 Abs. 1 SGB XI)** gelten Personen als pflegebedürftig,

> „... die wegen einer körperlichen, geistigen oder seelischen Krankheit oder Behinderung für die gewöhnlichen und regelmäßigen Verrichtungen im Ablauf des täglichen Lebens auf Dauer, voraussichtlich für mindestens sechs Monate, in erheblichem oder höherem Maße der Hilfe bedürfen" (Walhalla Fachredaktion 2015, S. 1240).

In der Praxis wurde Pflegebedürftigkeit in § 15 SGB XI bis Dezember 2016 nach ihrem Schweregrad aufsteigend in **drei Pflegestufen** eingeteilt. Pflegestufe I bedeutet eine erhebliche Pflegebedürftigkeit, Pflegestufe II bezeichnet die Schwerpflegebedürftigkeit und Pflegestufe III wird als Schwerstpflegebedürftigkeit definiert. Als erheblich pflegebedürftig gilt, wer in definiertem Maße und in einer vom Gesetzgeber definierten Mindestzeit Hilfe bei der Körperpflege, der Ernährung oder der Mobilität sowie zusätzlich bei hauswirtschaftlichen Tätigkeiten benötigt. Unter der Schwerpflegebedürftigkeit wird der mindestens dreimal tägliche Hilfebedarf bei der Körperpflege, der Ernährung oder der Mobilität sowie zusätzlich bei der Hauswirtschaft verstanden. Auch hier sind vom Gesetzeber Mindestzeiten des Hilfebedarfs festgelegt. Schwersthilfebedürftig ist, wer rund um die Uhr Hilfe bei der Körperpflege, der Ernährung oder der Mobilität benötigt (Menche 2014, S. 50–51). Mit dem 01. Januar 2015 wurde im Kontext der Anpassung der Pflegeleistungen mit der Einführung des 1. Pflegestärkungsgesetzes zusätzlich die sog. **Pflegestufe 0** eingeführt. Mit dieser Pflegestufe sollen Menschen unterstützt werden, die aufgrund demenzbedingter Fähigkeitsstörungen, geistiger Behinderung oder psychischer Erkrankungen dauerhaft betreuungspflichtig sind oder beaufsichtigt werden müssen, insbesondere zur Verhütung von Gefahren für die Betroffenen (Bundesministerium für Gesundheit 01.01.2015).

Eine in Gänze Neudefinierung des Pflegebedürftigkeitsbegriffs hat mit der Verabschiedung des 2. Pflegestärkungsgesetzes zum 01. Januar 2017 stattgefunden. Es sieht **fünf Pflegegrade** vor, welche die bisherigen Pflegestufen ablösen. Damit soll die Unterscheidung zwischen körperlichen Einschränkungen einerseits und kognitiven und psychischen Einschränkungen andererseits zugunsten eines **individuellen Unterstützungsbedarfs** wegfallen. Pflegebedürftigkeit bemisst sich nach dieser neuen Regelung nach dem Grad der Selbstständigkeit. Von der Selbstständigkeit ausgehend, werden deren Einschränkungen in fünf Grade von geringer Einschränkung (Pflegegrad 1) bis hin zu schwersten Beeinträchtigungen mit besonderen Anforderungen an die pflegerische Versorgung (Pflegegrad 5) eingestuft. Auch wird die Bemessungsgrundlage nach aufgewendeter pflegerischer Zeit zugunsten eines Punktesystems aufgegeben, welches die Selbstständigkeit des Individuums respektive deren Einschränkung abbilden soll (Bundesministerium für Gesundheit 2015). Diese Neustrukturierung sei der Vollständigkeit halber erwähnt.

In dieser Forschungsarbeit werden hingegen die zum Erhebungszeitraum gültigen Pflegestufen bedacht.

Neben dem oben beschriebenen Begriff von Pflegebedürftigkeit als Erfassungsinstrument im medizinisch-epidemiologischen Verständnis (Bartholomeyczik et al. 2004, S. 9), bieten andere Ansätze unterschiedliche Definitionen eines pflegewissenschaftlichen Verständnisses von Pflegebedürftigkeit. Die Forschenden haben sich als Grundlage für diese Forschungsarbeit für den weit gefassten wissenschaftlichen Begriff der Pflege als „**ganzheitlich-rehabilitierende Prozesspflege**" von Monika KROHWINKEL entschieden. Dieser Ansatz ist ausgerichtet auf die pflegebedürftige Person als Individuum, auf deren pflegerische Bedürfnisse mit den vorhandenen Defiziten, auf ihre Fähigkeiten bezogen auf die Aktivitäten des Lebens und auf ihren Umgang mit existenziellen Erfahrungen des Lebens. KROHWINKEL fasst dies in früheren Arbeiten zusammen als „Aktivitäten und existenzielle Erfahrungen des Lebens" (AEDLs) (Krohwinkel 2008, S. 32). Seit 1999 spricht sie auf der Grundlage vorangegangener Untersuchungen von einem erweiterten Begriff der „Aktivitäten, Beziehungen und existenziellen Erfahrungen des Lebens" (ABEDLs), welchen sie als Rahmenmodell einer ganzheitlichen Prozesspflege zugrunde legt (Krohwinkel 2013). Diese Erweiterung weist sozialen Beziehungen von Pflegebedürftigen einen herausragenden Stellenwert im Pflegeprozess zu.

Im Kontext der hier vorliegenden Forschungsarbeit spielen die **Beziehungen von gleichgeschlechtlich liebenden Frauen und Männern in der Pflegebedürftigkeit** eine besondere Rolle, da sie oftmals von den gewohnten biologisch familiären Strukturen abweichen. Ein weiterer für die Forschenden wichtiger Aspekt des Ansatzes von KROHWINKEL liegt in den Existenz fördernden und Existenz gefährdenden Erfahrungen von Pflegebedürftigen. Dieser Ansatz erschien den Forschenden im Vorfeld der vorliegenden Studie als sehr wichtig, wussten sie doch, dass homosexuelle Menschen aufgrund ihrer zum Teil traumatisierenden Erfahrungen in der Zeit ihrer Sozialisation Ängste vor einer durch die Pflegebedürftigkeit bedingten Abhängigkeit haben. Die größte Angst bei offen lebenden Homosexuellen liegt im Verlust ihrer oftmals schwer erkämpften Autonomie als lesbische Frau oder als schwuler Mann. Diejenigen, die nur zum Teil ein offenes Leben führen, haben Angst davor, dass ihre Homosexualität gegenüber Menschen offenbart wird, deren Akzeptanz sie sich nicht sicher sein können bzw. von denen sie Ablehnung erwarten. Ableitbar haben völlig versteckt lebende Lesben und Schwule eine ähnliche Angst, wobei diese naturgemäß nicht befragt werden können. Auf diese unterschiedlich gelagerten Ängste weisen die in dieser Forschungsarbeit im Kapitel 2.3 aufgeführten Studien hin.

Existenz fördernde und gefährdende Erfahrungen spielen nicht nur in der Pflegebedürftigkeit eine Rolle, sie gewinnen auch dann an Bedeutung, wenn eine Person zwar in der Lage ist, die Grundpflege selbstständig vorzunehmen, hingegen aber hilfsbedürftig bei hauswirtschaftlichen Tätigkeiten ist oder aufgrund der allgemeinen Verfasstheit die Entscheidung getroffen hat, in eine Einrichtung des Betreuten Wohnens zu ziehen. Aufgrund dieser weit gefassten Bedeutung wurden in diese Forschungsarbeit auch Personen aufgenommen, die über keine Pflegebedürftigkeit im Sinne der genannten Pflegestufen verfügen, sich jedoch in einem pflegetheoretischen Verständnis in der Hilfsbedürftigkeit oder in anderen Formen der altersbedingten Abhängigkeit befinden. Auch wurden einige wenige aufgenommen, die aufgrund einer Behinderung oder krankheitsbedingt von Einrichtungen der Altenpflege versorgt werden.

Heute im Alter und im hohen Alter befindliche Lesben und Schwule haben weitestgehend ihre **Existenz gefährdenden Erfahrungen** gemacht. Sie haben, wie oben bereits erwähnt, an sich selbst oder bei Homosexuellen in ihrem Umfeld Kriminalisierung, Verfolgung, Inhaftierung und/oder gesellschaftliche Ausgrenzung erfahren. Es ist ableitbar, dass diese Erfahrungen auch in der Gegenwart präsent sind und im Sinne des Symbolischen Interaktionismus in die gegenwärtigen Haltungen und Handlungen dieser Menschen hineinwirken. Denn, wie in Kapitel 3.1 gezeigt wird, handeln Menschen in einem solchen Verständnis der symbolvermittelten Interaktion auf der Grundlage der Bedeutungen, die sie einer jeweiligen Situation geben. Dies bedeutet bspw. dass sie sich gegenüber Menschen in ihrem Umfeld, wozu auch Helfende und Pflegende gehören, nicht als Homosexuelle öffnen, weil sie eine ablehnende Haltung erwarten. Eine solche Handlungsweise ist unabhängig davon zu sehen, ob die erwartete ablehnende Haltung wirklich eintreten würde.

Im Kontext der biografischen Erfahrungen von gleichgeschlechtlich liebenden Frauen und Männern im Alter und im hohen Alter spielen die Aktivitäten und existenziellen Erfahrungen (AEDL) des Sich-als-Mann-oder-Frau-Fühlens (AEDL 10) und der Sicherung des sozialen Bereichs des Lebens (AEDL 12) nach KROHWINKEL eine besondere Rolle. Neben einem solchen pflegetheoretischen Ansatz spielt im Kontext der grundlegenden Theorie dieser Forschungsarbeit auch der philosophische Ansatz des **Grundbedürfnisses nach Anerkennung** eine wichtige Rolle, wie er von Heiner Friesacher (2008) auf der Grundlage der Anerkennungstheorie von Axel Honneth (Honneth 1994, 2013) auf das Feld der Pflege übertragen wurde. Grundannahme dieser Theorie ist, wie in Kapitel 3.5 ausgearbeitet, dass auch in der Pflege eine gelungene Identität des Individuums von der intersubjektiven emotionalen, rechtlichen und sozialen Anerkennung abhängt.[6] Viele Homosexuelle im Alter und im hohen Alter haben in ihrem Leben die Erfahrung gemacht, nicht als die und das anerkannt zu werden, wie und was sie sind, sondern sein zu müssen, wie und was ihnen die Gesellschaft an Geschlechterrollen vorgibt, kombiniert mit der bereits oben erläuterten existenziellen Bedrohung. Eine solche existenzielle Bedrohung bestand in früheren Jahren bereits dann, wenn auch nur der bloße Verdacht einer homosexuellen Identität aufkam[7]. Diese Erfahrungen wirken sich wie

---

6   Ob für die Pflege alle drei Anerkennungsbereiche eine Rolle spielen bzw. spielen können, wird in Kapitel 3.5 ausgiebig diskutiert und im empirischen Teil in Kapitel 5 anhand des Interviewmaterials beleuchtet und abschließend in der Diskussion der Forschungsergebnisse im Kapitel 7.0 beantwortet.

7   Siehe hierzu im Kapitel 2.1 zu den historischen Epochen der Homosexualitäten in Deutschland.

oben beschrieben nachhaltig auf gegenwärtige Interaktionen aus, besonders in der altersbedingten Abhängigkeit von anderen, meist fremden Menschen. Denn, so KROHWINKEL, „... lebensgeschichtliche Erfahrungen beeinflussen, wie Menschen ihre Gegenwart bewerten" (Krohwinkel 2008, S. 234).

1.4 Pflegerisches Handeln

Bevor auf die Theorie und Praxis pflegerischen Handelns eingegangen wird, sollen die Begriffe Handeln und Pflegen betrachtet werden. **Handeln** soll hier in einem soziologischen Sinne nach Max WEBER als menschliches Verhalten verstanden werden, ob äußeres oder innerliches Tun, Unterlassen oder Dulden, welches verbunden ist mit einem subjektiven Sinn. Bezieht sich dieser Sinn auf das Verhalten anderer, wird Handeln zum **sozialen Handeln**. Dies unterscheidet soziales Handeln vom einfachen Sichverhalten. WEBER selbst weist darauf hin, dass die Grenze zwischen sozialem Handeln und dem Sichverhalten fließend ist (Weber 1984, S. 19). Durch seinen Sinnbezug lässt sich soziales Handeln als bewusst, willkürlich, zielgerichtet und durch das handelnde Subjekt kontrollierbar definieren. Daraus folgt eine unmittelbare Verantwortung der handelnden Person für ihr Handeln (Evers 2012, S. 141–142).

Da einige der folgenden besprochenen Ansätze oder Theorien pflegerischen Handelns auf dem Verständnis professionalisierten Handelns von Ulrich OEVERMANN begründet sind, wird an dieser Stelle dessen Verständnis von sozialem Handeln in Ergänzung zur o. g. Definition von Weber erläutert. Im Kontext der Sequenzanalyse als zentralem Instrument der Objektiven Hermeneutik bezeichnet OEVERMANN soziales Handeln als **regelerzeugtes Handeln**. Dies bedeutet, jedes Handeln ist regelhaft verknüpft mit vorausgegangenem Handeln, ebenso bietet es Anschlussmöglichkeiten für folgendes Handeln. Somit ist Handeln für OEVERMANN auch dann sozial, wenn es zunächst monologisch oder individuell isoliert erscheint (Oevermann 2001, S. 30–31; Evers 2012, S. 142).

Pflege, bzw. im Kontext dieser Forschungsarbeit Altenpflege, wird nach dem Deutschen Berufsverband für Altenpflege verstanden als die Unterstützung zur Erhaltung des persönlichen Lebensraums, die Förderung von zwischenmenschlichen und intergenerativen Kontakten, den Schutz von Kompetenzen und den Erhalt von Fähigkeiten, die Orientierung an individuellen Lebensverläufen, die Akzeptanz und die Förderung der Einzigartigkeit des pflegebedürftigen Individuums und die Hilfe zur Sicherung eines anerkannten Platzes alter Menschen in der Gesellschaft. Grundlegend, so der Deutsche Berufsverband für Altenpflege, ist die Wahrung der Würde und der Rechte alter Menschen, die ihnen Eigenverantwortlichkeit und Selbstbestimmung ermöglicht (Altenpflege Heute 2014, S. 1261). Definiert durch das Altenpflegegesetz liegen die Aufgaben Pflegender in der selbstständigen und eigenverantwortlichen Beratung, Begleitung und Betreuung alter Menschen. Dies umfasst die sachkundig und fachlich umfassende und geplante Pflege, fundiert auf pflegewissenschaftlichen und medizinisch-pflegerischen Erkenntnissen. Hierzu gehören auch die Mitwirkung an der medizinischen Behandlung kranker alter Menschen und die Umsetzung ärztlicher Verordnungen sowie das Erhalten und

Wiederherstellen individueller Fähigkeiten im Rahmen geriatrischer und gerontopsychiatrischer Rehabilitationskonzepte. Es geht übergeordnet um die Hilfe zur Erhaltung einer eigenständigen Lebensführung Pflegebedürftiger (Altenpflege Heute 2014, S. 1260–1261). Im Zentrum der Pflege steht die **Autonomie Pflegebedürftiger** als oberste Priorität (Remmers 2000, S. 22).

In diesem Kapitel soll der Begriff des pflegerischen Handelns als professionelles Berufshandeln erläutert werden. Zur vertiefenden Ergänzung wird auf den Begriff der Pflegekompetenz eingegangen. Folgend wird auf der Grundlage der kritisch philosophischen Theorie der Pflege von Heiner Friesacher ein Bezug pflegerischen Handelns zur Anerkennungstheorie Honneths erläutert. Abschließend soll pflegerisches Handeln in das Forschungsfeld der Homosexualitäten in der Altenpflege eingeordnet werden.

1.4.1 Das Professionelle im Pflegerischen Handeln

Pflegerisches Handeln wird von Heiner FRIESACHER definiert als „eine erweiterte oder auch Sonderform sozialen Handelns, [...] welches sich wesentlich über Sprache in Form verbaler und körperlich leiblicher Kommunikation realisiert". (Friesacher 2008, S. 247). Das Erweiterte oder das Besondere pflegerischen Handelns als Form des sozialen Handelns liegt in seiner Professionalisierung als **professionelles Berufshandeln**. Professionalisierung in diesem Sinne bezeichnet die „... Fähigkeit, wissenschaftlich fundierte und abstrakte Kenntnisse in konkreten Situationen angemessen anwenden zu können". (Weidner 1995, S. 45). Grundlagen der Professionalisierung sind zum einen die wissenschaftliche Kompetenz von Theorien und deren Anwendung und zum anderen die hermeneutische Kompetenz des Fallverstehens (Weidner 1995, S. 49). Dieses Fallverstehen, kann als „... verstehende oder auch phänomenologisch-biografische Diagnostik ..." (Friesacher 2008, S. 262) bezeichnet werden.

In seiner Strukturlogik bezeichnet OEVERMANN (1978)[8] das Verhältnis zwischen theoretischem Wissen und der Anwendung praktischer Erfahrungen als eine widersprüchliche Einheit der regelhaften Anwendung wissenschaftlichen Wissens und hermeneutischen Fallverstehens. Weitere Aspekte seiner Strukturlogik liegen u. a. im Fehlen vollständiger Handlungsstandards in der Pflege sowie in der Dialektik von Begründungs- und Entscheidungszusammenhängen (Weidner 1995, S. 48–51). Ingrid DARMANN-FINK kritisiert die Übertragung der Oevermann'schen Strukturlogik auf die Pflege, jedoch geht sie von deren bedingter Anwendbarkeit aus (Darmann-Fink 2009, S. 17–19). Ihre Kritik richtet sich an den Entstehungskontext der Strukturlogik Oevermanns aus der Untersuchung von Therapeut_innen-Klient_ innen-Beziehungen. Während diese Beziehungen von dem therapeutischen Auftrag geprägt sind (Oevermann 1996), besteht in der Pflege weder eine Verpflichtung der Patient_innen, sich gegenüber den Pflegenden zu öffnen, noch haben Pflegende

---

8 Weidner legt hier einen unveröffentlichten Aufsatz von Oevermann zugrunde.

einen therapeutischen Auftrag. Gemeinsam haben die Therapeut_in-Klient_in-Beziehung und das pflegerische Handeln die Bewältigung von Krisen und somit die Notwendigkeit des hermeneutischen Fallverstehens. Ihr Unterschied hingegen liegt im Einbezug der Situationsdeutung Pflegebedürftiger vor dem Hintergrund deren biografischer Prägung. Hier ist das

> „... Professionelle am pflegerischen Handeln [...] vielmehr darin zu sehen, dass Pflegende bei der Kompensation des Pflegebedarfs biographische Bezüge und Ressourcen der Patienten integrieren, indem sie deren (lebensgeschichtlich geprägte) Situationsdeutung und die darin enthaltenen Motive und Strategien verstehen und ihre Pflegemaßnahmen anpassen bzw. die Pflegeumgebung so gestalten, dass die Patienten angeregt werden, ihre Situationsdeutungen zu verändern" (Darmann-Finck 2009, S. 19).

Aus der o. g. Gemeinsamkeit heraus, werden für DARMANN-FINCK Aspekte der Oevermann'schen Theorie, wie die doppelte Handlungslogik von Regelwissen und Fallverstehen und die Fähigkeit, wissenschaftlich fundiertes Regelwissen anzuwenden, bei gleichzeitiger Kompetenz hermeneutischen Fallverstehens, auch für die Pflege anwendbar (Darmann-Finck 2009, S. 19, 2010, S. 165–166). In diesem Sinne ist pflegerisches Handeln geprägt von der **Widersprüchlichkeit** einer wissenschaftsbasierten und universalisierten Regelanwendung einerseits und einem hermeneutischem Fallbezug andererseits (Friesacher 2008, S. 260; Weidner 1995, S. 49). OEVERMANN bezeichnet die Anwendung wissenschaftlichen Wissens als „kognitive" und das Fallverstehen als „methodische Operation". Beide Operationen stehen für ihn polar zueinander. Es ist die Herausforderung Pflegender, dieser Widersprüchlichkeit mit einer **doppelten Professionalisierung** zu begegnen (Oevermann 1996, S. 126; Evers 2012, S. 144). Diese doppelte Professionalisierung bedeutet für Pflegende, sich zum einen im wissenschaftlichen Diskurs ihres Faches zu üben und gleichzeitig auf aus der beruflichen Erfahrung gewonnenes fallbezogenes, teilweise implizites und situatives Handlungswissen zurückzugreifen[9] (Friesacher 2008, S. 261; Evers 2012, S. 144). Die interpretative Kompetenz des Verstehens von Sinn- und Bedeutung der jeweiligen Situation aus Sicht der Patient_innen vor dem Hintergrund ihrer lebensweltlich fundierten Erlebnishorizont, also des Begreifens deren Erlebens und deren Sinnzuschreibungen vor dem Hintergrund ihrer Biografie, ist Voraussetzung für ein **strukturell eingelassenes personenbezogenes Handeln** in der Pflege (Remmers 2000, S. 170).

Patricia BENNER unterscheidet das, was Oevermann als „kognitive und methodische Operation" bezeichnet, als „Wissen dass" (*Know-that*) von dem „Wissen

---

9 WEIDNER differenziert das „Fachwissen" oder professionelle Wissen in Anlehnung an Dewe und Otto (1984) in eine Dreiteilung des wissenschaftlichen Wissens aus, des beruflichen Erfahrungswissens und des Alltagswissens, welche in ihrer Kombination die Wissensbasis Pflegender bilden. Diese Wissensbasis beschreibt für ihn gemeinsam mit der Kompetenz des Fallverstehens die doppelte Professionalisierung Pflegender (Weidner 1995, S. 58).

wie" (*Know-how*). Beides, *Know-that* und *Know-how*, sind für sie grundlegende Eigenschaften von Pflegenden. *Know-that* basiert für sie auf erlerntem Wissen, *Knowhow* hingegen wird aus alltäglich gemachten Erfahrungen erworben. In diesem Verständnis kann das Wissen Pflegender als ein Zusammenspiel von Wissensarten verstanden werden, welches zum einen durch theoriegeleitete wissenschaftliche Untersuchungen (*Know-that*) generiert wurde, und zum andern aus der systematischen Erfassung praktischer Erfahrungen generiert wurde (*Know-how*) (Benner 2012, S. 46). Ein solches Zusammenspiel von Berufserfahrung und Reflexion erfolgt nach DARMANN-FINCK im Verlauf längerer Berufstätigkeit durch wechselnde Phasen von Handlung und Reflexion (Darmann-Finck 2010, S. 164).

Das **Fehlen vollständiger Handlungsstandards** im pflegerischen Handeln resultiert aus der Spezifität des Individuums in seiner Pflegebedürftigkeit im Zusammenhang mit dessen unmittelbarer Betroffenheit. Es erfordert, so WEIDNER, von Pflegenden die Kompetenz des Verstehens und Handelns auch außerhalb des wissenschaftlichen Wissens. Er nennt es den Raum des Ungewissen (Weidner 1995, S. 48–51; Friesacher 2008, S. 260). Dies macht Pflege zu einem „Arbeitsfeld mit eigentümlichen strukturellen Ungewißheiten" (Remmers 2000, S. 17). Eine solche Ungewissheit ist mehrdimensional angelegt. Sie bezieht sich zum einen auf die Ungewissheit der Wirkung pflegerischen Handelns und zum anderen auf fehlendes Wissen Pflegender über Pflegebedürftiger:

> „Aufgrund der Zukunftsoffenheit jedweder Praxis und damit auch der Praxis der Professionellen sind Ungewissheit und Nicht-Wissen-Können zentrale Konstitutionen professionalisierten und damit auch pflegerischen Handelns" (Darmann-Finck 2010 zitiert in Evers 2012, S. 143).

Was die Ungewissheit im pflegerischen Handeln konkret bedeutet, macht Thomas EVERS am Beispiel der gerontopsychiatrischen Pflege deutlich. In seiner Untersuchung zum pflegerischen Handeln in diesem Feld professioneller Pflege stellt er unterschiedliche Formen der Ungewissheit fest. Auf der Mikroebene in der Interaktion zwischen Pflegenden und Pflegebedürftigen entstehen für Pflegende Ungewissheiten erstens durch nicht klar erkennbare Bedürfnisse der zu Pflegenden, damit korrelierend entsteht zweitens eine Ungewissheit bezogen auf die Wahl der pflegerischen Handlungsoptionen und drittens bezogen auf den Verlauf und das Ergebnis der gewählten Maßnahmen. Hinzu kommen Informationslücken, da die Pflegebedürftigen meist nicht in der Lage sind, biografische Angaben zu machen. Auf der Mesoebene zeigt sich aufgrund der Vielzahl von Pflegebedürftigen mit einem gerontopsychiatrischen Krankheitsbild eine Ungewissheit im Sinne einer eingeschränkten oder nicht möglichen Planung der täglichen Arbeitsabläufe. Auf der Summe dieser Unsicherheiten mit ihren Wechselwirkungen begründet EVERS seine Theorie der „**besonderen Ungewissheit im Handeln**" in der gerontopsychiatrischen Pflegepraxis (Evers 2012, S. 146–154).

Ein weiteres Merkmal professionellen Handelns liegt nach OEVERMANN in der **Dialektik von Begründungs- und Entscheidungszusammenhängen**. Bezogen auf pflegerisches Handeln bedeutet dies die Notwendigkeit für Pflegende, eine

Auswahl aus verschiedenen Handlungsmöglichkeiten treffen zu müssen, weil die vorgenommene Handlung als begründbar und als vernünftig gelten muss. Jedoch können sich Pflegende nicht über die Folgen ihres Handelns sicher sein (Oevermann 1996, S. 76; Evers 2012, S. 142; Darmann-Finck 2009, S. 12).

„Jeder Handelnde handelt implizit, was auch immer er tut, unter Inanspruchnahme des Prinzips, die Gründe für sein Handeln angeben und rechtfertigen zu können. Gleichzeitig ist die Lebenspraxis genau dadurch geprägt, daß sie Entscheidungsprobleme, vor die sie gestellt ist, lösen muß. Also sie muß einem Entscheidungszwang genügen, d. h. sie muß Entscheidungen auch dann treffen, wenn in diesem Moment das Prinzip des Begründungszwangs nicht einlösbar ist. Der Begründungszwang ist damit aber nicht suspendiert, sondern nur aufgehoben ..." (Oevermann 1981, zitiert in Weidner 1995, S. 49–50).

Um eine Handlungsentscheidung im Kontext pflegerischen Handelns treffen zu können, bedarf es des **Einbezugs der subjektiven Betroffenheit Pflegender**. Auch das stellt nach der Strukturlogik Oevermanns eine Herausforderung für professionelles Handeln dar. Es müssen Erfahrungen aus der Berufspraxis einbezogen werden. Zum anderen treten die Pflegenden mit den Pflegebedürftigen in Interaktion, womit sie deren Befinden einbeziehen müssen. Das unterscheidet Pflegende für Oevermann von bspw. Ingenieur_innen (Weidner 1995, S. 50–51).

Neben der Notwendigkeit der analytischen Distanz professionell Handelnder, auf die hier nicht weiter eingegangen werden soll, bildet die Respektierung der Autonomie der Lebenspraxis durch Professionelle einen weiteren Aspekt der Oevermann'schen Strukturlogik. Der **Respekt vor der Autonomie Pflegebedürftiger** im pflegerischen Handeln drückt sich in einer am Subjekt der Pflegebedürftigen orientierten Pflege aus (Friesacher 2008, S. 236). Es geht in einer **subjektorientierten Pflege** um mehr als um das regelgeleitete Anwenden von medizinisch-naturwissenschaftlichem Wissen. Vielmehr sollen Personen als einzigartiges Individuum wahrgenommen werden. Dies bedeutet, Gewohnheiten und Präferenzen sowie psychische Belastbarkeit, Bewältigungsstrategien und innere Ressourcen zu erkennen und Pflege daraufhin zu planen und einzuschätzen, wie pflegerische Interventionen wirken könnten (Staudacher, S. 23–27).

Ein wichtiger Aspekt im Zusammenhang mit pflegerischem Handeln bildet die **Pflegekompetenz**, welche in der Pflegewissenschaft eine eigene Aufmerksamkeit genießt. Um sich dem Begriff der Kompetenz zu nähern, ist es notwendig zwei grundlegende Dimensionen zu unterscheiden, die Kompetenz als **Disposition** und die **Performance** als sichtbare und messbare Umsetzung der Disposition im Tun oder Verhalten (Olbrich 2010, S. 25; Darmann-Finck und Reuschenbach 2013, S. 24). Disposition ist nach Christa OLBRICH eine innerpersonelle Voraussetzung der Kompetenz. Kompetenz wird hierbei von einer Metaebene des Wissens um das Wissen definiert, also das Wissen um die eigenen Kompetenzpotenziale. Metakompetenzen beinhalten die Selbsterkenntnis als Bewusstheit der eigenen Kompetenzpotenziale (Selbsterkenntnisvermögen) wie auch die Selbstreflexion. Sie sind Grundlage für die Herausbildung von Selbstorganisationsdispositionen. Als Beispiele solcher Metakompetenzen nennt OLBRICH Selbstdistanz, Empathie, Situationsidentifikation und Interventionsfähigkeit. Wichtig bei dieser Betrachtung ist der Blick auf das Individuum, hier im Kontext auf die pflegende Person respektive auf deren Metakompetenzen als Disposition für deren Performance. Eine weitere Dimension dieses Metakompetenzbegriffs umfasst den selbstreflexiven Einbezug von Werten und Normen, welche ebenso als Disposition der Performance einfließen (Olbrich 2010, S. 28–29). Kompetenz kann in diesem Sinne als Dispositionen eines selbst organisierten Handelns verstanden werden. Anders ausgedrückt, Kompetenz beschreibt das Potenzial eines Individuums, in immer neuen Situationen angemessen zu handeln (Darmann-Finck und Reuschenbach 2013, S. 24).

1.4.2 Pflegerisches Handeln und die Anerkennungstheorie von Axel Honneth

In seiner Entwicklung einer Theorie und Praxis pflegerischen Handelns stellt FRIESACHER den Bezug pflegerischen Handelns zur Anerkennungstheorie von Axel Honneth her (Friesacher 2008, S. 288–308), wie in Kapitel 3.5.5 in dieser Forschungsarbeit tiefer gehend erläutert wird. Basierend auf der Intersubjektivität der Anerkennungstheorie Honneths, nach der das Individuum erst durch die wechselseitige Anerkennung zum Subjekt wird, muss auch pflegerisches Handeln auf diese wechselseitige Anerkennung abzielen. Ziel ist die **gelingende Sozialintegration von Pflegebedürftigen** durch **Fürsorge** als emotionale Zuwendung, **Rechtsgleichheit** (Gerechtigkeit) als kognitive Achtung und **soziale Wertschätzung** (Solidarität) (Friesacher 2008, S. 308). Ziel einer Anerkennung durch Fürsorge, Rechtsgleichheit und soziale Wertschätzung in der Pflege ist das **Vermeiden und die Beseitigung von Fehlentwicklungen**, die sich für FRIESACHER in vielfältigen Formen der Vernachlässigung, der Missachtung und der Demütigung zeigen. Die Beseitigung dieser Fehlentwicklungen stellt für ihn ein normatives Ziel dar, welches gleichrangig neben die Beseitigung von Ungleichheit zu stellen ist (Friesacher 2008, S. 288–289). Als drei konkrete Formen der Demütigung benennt FRIESACHER erstens die **Entmenschlichung**, besonders von Schwerstpflegebedürftigen, wie bspw. Koma- oder Demenzpatient_innen durch deren Verdinglichung als Objekt von Pflegehandlungen, zweitens die Einschränkung der Kontrollfähigkeit durch die **Verletzung der Privatsphäre** und drittens den **Ausschluss aus der Menschengemeinschaft** durch eine Sprache, die Pflegebedürftige bspw. als *Vegetable* bezeichnet (Friesacher 2008, S. 291).

Anhand der Zielformulierung der Beseitigung und Vermeidung von Fehlentwicklungen zeigt sich auch, dass die genannten Fehlentwicklungen für Friesacher in der Pflege Realität sind. Hieraus begründet sich das Kritische an seinem Begriff der „kritischen Philosophie und Theorie der Pflege", welche Pflegende dazu befähigen soll, die Autonomie von Pflegebedürftigen zu wahren und zu stärken und deren Selbstverwirklichung zu fördern. Eine weitere Dimension der Theorie FRIESACHERS liegt in der kritischen Analyse der Ökonomisierung der Pflege (Friesacher 2008, S. 93–131), auf die in dieser Arbeit nur bedingt eingegangen wird.

Bezüglich des Begriffs der **Fürsorge** bedient sich FRIESACHER einer in Kapitel 3.5.5 beschriebenen Differenzierung zwischen der „schweren" und der „leichten Fürsorge". Als schwere Fürsorge wird die einseitige, bedingungslose, auf wenige Situationen begrenzte und zeitlich befristete Fürsorge verstanden. Diese Form der Fürsorge birgt die Gefahr einer – wenn auch wohlmeinenden – Vormundschaft des/der Sorgenden gegenüber dem/der Hilfsbedürftigen. Hierzu im Gegensatz steht die „leichte Fürsorge" als eine Sorge um die Andersheit und das Nicht-Identische. Leichte Fürsorge

> „... ist eine Verpflichtung zur Kultivierung einer Sensibilität gegenüber unserer Zuwendung zur Welt im Ganzen, nicht bloß gegenüber Menschen. [...] Sie ist eine Art gesteigerte Aufmerksamkeit für Partikularität, für Stimmungen durch ein Sich-Zurücknehmen, ein Zaudern und Innehalten. [Sie] hat somit ästhetische wie auch ethische Dimensionen und strukturiert alle Aspekte unserer Beziehungen im Sein" (Friesacher 2008, S. 301).

Fürsorge als „leichte Fürsorge" kann „als eine grundlegende Praxis der Zuwendung und Achtsamkeit verstanden werden". (Friesacher 2008, S. 301) Dies trifft besonders auf Situationen zu, in denen die Autonomie des Gegenübers eingeschränkt und die Beziehungen aufgrund von vorliegenden Asymmetrien[10] nicht von Gleichheit geprägt sind. Nach REMMERS sind pflegerische Handlungsbeziehungen immer von **nicht-symmetrischen Strukturbedingungen** geprägt. Hierzu gehören Krankheit und Beeinträchtigung von Pflegebedürftigen als Status-Verschiedenheit gegenüber den Pflegenden, Hilfsbedürftigkeit und Hilfsbereitschaft als motivationale Verschiedenheit sowie Laien- und Fachwissen als kognitive Verschiedenheit (Remmers 2000, S. 250). Mit den Verschiedenheiten verbunden sind deren immanentes Machtgefälle in der Pflegebeziehung (Remmers 2000, S. 250; Friesacher 2008, S. 302).[11]

Konkret drückt sich eine solche „leichte Fürsorge" als eine Interaktion aus, in der Fühlen, Denken und Handeln miteinander verwoben sind und in der die leibliche Kommunikation einen wesentlichen Anteil in der Beziehung zwischen Subjekten hat. Sie beinhaltet die sorgende Aktivität der Zuwendung Pflegender wie auch die Annahme der Zuwendung durch die Pflegebedürftigen (Friesacher 2008, S. 302). FRIESACHER weist hier neben der verbalen Kommunikation auf die Bedeutung der Leiblichkeit in der Pflegebeziehung als elementare Form der Kommunikation hin, welche in Kapitel 3.4 näher erläutert wird. Eine Haltung der „leichten Fürsorge" reicht für FRIESACHER zur Bestimmung eines qualitativen Anerkennungsbegriffs in der Pflege nicht aus. Um – wie oben beschrieben – Missachtung und Demüti-

---

10 Die immanenten Asymmetrien in der Pflegebeziehung respektive im Pflegesetting können aus unterschiedlichen Perspektiven betrachtet werden, bspw. aus der Perspektive der Foucault'schen Theorie der Gouvernementalität, wie dies in diesem Kapitel vorgenommen wird. Eine andere Herangehensweise wäre die Betrachtung aus ethischen Gesichtspunkten, wie dies REMMERS tut (Remmers 2000, S. 249–256).
11 Hierzu mehr in Kapitel 2.6.

gung in der Pflege zu vermeiden oder sie zu beseitigen, ist vielmehr eine plurale Gerechtigkeitskonzeption notwendig, bei der Fürsorge als gleichrangiges Prinzip neben der Gerechtigkeit (Autonomie) und der Wertschätzung (Solidarität) steht.

Gerechtigkeit und **Wertschätzung** zielen für FRIESACHER auf die Emanzipation benachteiligter Gruppen ab (Friesacher 2008, S. 305). Emanzipation in diesem Sinne bedeutet den Abbau oder der Begegnung sozialen Unrechts. Als soziales Unrecht, wie HONNETH es in seiner Anerkennungstheorie begreift, „wird erfahren, was sich im Lichte allgemein akzeptierter Gründe als eine institutionelle Regelung oder Maßnahme erweist, durch die tiefsitzende Ansprüche an die gesellschaftliche Ordnung verletzt werden". (Honneth 2003a, S. 154). An einer anderen Stelle stellt HONNETH den Bezug seiner Anerkennungstheorie zur Krankenpflege wie folgt her:

> „[D]ie Wahrnehmungs- und Verhaltensschemata, die die Voraussetzung dafür bilden, daß die Individuen in derartigen Organisationen auf eine jeweils bestimmte Weise als Mitglieder oder Klienten behandelt werden, lassen sich als Sedimentierungen von lebensweltlichen Anerkennungspraktiken begreifen" (Honneth 2010, S. 117).

Es geht im übertragenen Sinne in der Pflege um die strukturelle Verletzung der Identität Pflegebedürftiger durch einen Mangel an emotionaler Zuwendung und durch die Missachtung persönlicher Bedürfnisse. Positiv ausgedrückt geht es darum, **soziale Asymmetrien** und **Exklusion** als Hindernisse eines gelingenden Identitätserhalts des Individuums in der Pflege abzubauen. Als konkrete Beispiele führt FRIESACHER die gelungene Wiederherstellung der Identität und den Neuentwurf der Biografie bei chronisch kranken Menschen an. Ein weiteres Beispiel eines konkreten Handlungsfelds benennt er die gelungene verbale und leibliche Kommunikation mit schwerstkranken Menschen wie bspw. mit maschinell beatmeten Patient_innen, um auch diesen von sich aus temporär oder bleibend nicht selbst handlungsfähigen Menschen Autonomie zu gewähren (Friesacher 2008, S. 304–307).

Im Anschluss an das genannte Zitat zur Sedimentierung von lebensweltlichen Anerkennungspraktiken in der Pflege räumt HONNETH die Möglichkeit einer Veränderung durch die Schaffung oder Entdeckung neuer Werteeigenschaften ein. Wenn dies in einer Institution gelänge, dann, so HONNETH, würden sich veränderte Anerkennungsmuster durchsetzen, welche sich zunächst in Regelungen und Praktiken der Institution zeigen, bevor sie in der narrativen Praxis von Lebenswelten zum Ausdruck kommen (Honneth 2010, S. 117). Auch hier wird das Kritische an FRIESACHERS „Philosophie und Theorie der Pflege" deutlich. Es geht FRIESACHER darum, wie oben beschrieben, Fehlentwicklungen in der Pflege zu bearbeiten und zu beseitigen, um so dem Individuum ein **„gelingendes Leben"** zu ermöglichen. Als Ermöglichungsbedingung benennt FRIESACHER die Selbstverwirklichung des Individuums (Friesacher 2008, S. 288–289). Das Vorenthalten der Anerkennung in der Pflegebeziehung stellt für FRIESACHER eine moralische Verletzung dar, die die individuelle Handlungsfähigkeit Pflegebedürftiger einschränkt und somit als Akt deren persönlicher Beschädigung angesehen werden kann (Friesacher 2008, S. 296). Die Zustände des „gelingenden Lebens" gegenüber der persönlichen Beschädigung basieren auf der Anerkennungstheorie HONNETHS. In Anlehnung an das Meadsche „Me", welches als normatives Selbstbild auf die stetige Rückversicherung im Anderen angewiesen ist, bergen Erfahrungen der Missachtung die Gefahr einer Verletzung, welche zur Bedrohung der kompletten Identität eines Individuums werden kann (Honneth 1994, S. 212–213; Mead 1973).

1.4.3 Verortung pflegerischen Handelns im Forschungsfeld

Bei der Betrachtung der wissenschaftlichen Auseinandersetzung mit pflegerischem Handeln fällt auf, dass diese fast ausschließlich im Kontext des Berufsfelds der Krankenpflege verortet ist, obgleich meist allgemein mit dem Begriff der „Pflege" gearbeitet wird. Von denen in dieser Forschungsarbeit verwendeten Quellen bezieht lediglich FRIESACHER zumindest die ambulante Altenpflege ein (Friesacher 2008, S. 15–17). Es fehlen wissenschaftliche Auseinandersetzungen mit dem Begriff des pflegerischen Handelns explizit im Berufsfeld der Altenpflege. Betrachtet man bspw. den Umgang mit den Homosexualitäten, macht es für die Betroffenen einen Unterschied, ob sie sich bspw. temporär für eine medizinische Untersuchung in die stationäre Gesundheits- und Krankenpflege begeben oder ob sie alters- und/oder krankheitsbedingt rund um die Uhr in einer stationären Pflegeeinrichtung leben und versorgt werden. Im zweiten Fall – so die Vermutung der Forschenden – bekommt der Umgang mit der Homosexualität einen anderen Stellenwert, welcher sich nachvollziehbar auf die Interaktion und damit auf die Gestaltung des Pflegesettings auswirkt. Es wäre diesbezüglich anhand dieses und anderer Beispiele zu erforschen, ob bspw. die Wahrung der Autonomie Pflegebedürftiger und die Beziehungsgestaltung zwischen Pflegenden und Pflegebedürftigen im professionellen Handeln der Altenpflege gegenüber der Krankenpflege gleichen, oder anderen Herausforderungen obliegen.

Um dem übergeordneten Ziel der Wahrung der Autonomie Pflegebedürftiger zu folgen, bedarf es wie oben beschrieben u. a. der Anerkennung dieser und einer doppelten Professionalisierung Pflegender in der Altenpflege. Letzteres bedeutet wie gleichfalls oben beschrieben die Kompetenz der Anwendung fachlichen und aus der Berufserfahrung generierten Wissens, bei gleichzeitiger Kompetenz des hermeneutischen Fallverstehens. Wenn jedoch das Thema der Homosexualitäten in der Aus-, Fort- und Weiterbildung Pflegender überhaupt vorkommt, wie im folgenden Kapitel gezeigt, dann meist marginal unter dem Aspekt der körperlichen Sexualität im Alter und in der Pflegebedürftigkeit. Neben dieser Marginalisierung wird mit einer solchen Herangehensweise vor allem verschleiert, dass es sich bei der Homosexualität um eine sexuelle Identität handelt, welche allein unter dem Aspekt der Sexualität nicht erfasst werden kann. Ein solches fehlendes Fachwissen korreliert in der Altenpflege bis in die Gegenwart in hohem Maße mit der versteckten oder teil-offenen Lebensweise homosexueller Menschen. Hierauf weist die noch immer deutlich erkennbar Unsichtbarkeit hin, welche sich auch in der Akquise von Interviewproband_innen für die Forschungsarbeit zeigte. Beide Aspekte, fehlendes Fachwissen und versteckte Lebensweisen, lassen die Anwendung fachlichen Wissens unmöglich scheinen, ebenso wie auch das hermeneutische Fallverstehen unmöglich scheint.

Das Beispiel der Thematik der Homosexualität im Setting der Altenpflege macht deutlich, dass ein Wissen um Homosexualitäten, generiert aus theoretischen Abhandlungen zum Thema der Homosexualität auf der einen Seite und aus praktischen Erfahrungen im Umgang mit Homosexuellen, speziell im Pflegesetting auf der anderen Seite, unabdingbar ist für ein professionelles pflegerisches Handeln im Umgang mit diesen Menschen. Ein Wissen, welches derzeit marginal bis nicht vorhanden ist.

1.5 Homosexualitäten in der (Alten-)Pflegeliteratur und -ausbildung

Homosexualitäten werden als Thema in der Pflegepraxis und Pflegewissenschaft anscheinend nach wie vor weitgehend tabuisiert. Eine Befassung mit homosexuellen Lebenswelten und mit sich daraus ergebenden möglichen Anforderungen an das pflegerische Handeln für die Pflegenden und die Institutionen findet in den Lehrbüchern der (Alten-)Pflege, den Curricula der Fort-, Aus- und Weiterbildung der Altenpflege sowie der Gesundheits- und Krankenpflege nur marginal und teilweise einseitig **subsummiert unter dem Bereich der Sexualität** statt. Hingegen handelt es sich bei den Homosexualitäten um Lebensweisen, deren Bezeichnung in Politik, Wissenschaft und Gesellschaft als Homosexuelle, auf der Abweichung von der „Norm" der Heterosexualität beruht. Aufgrund der über Jahrzehnte anhaltenden Kriminalisierung, Pervertierung und Pathologisierung ihrer Sexualität, wurde diese zum Teil im Kontext ihrer Emanzipation auch von den Betroffenen selbst in ihre Selbstbezeichnung als „Homosexuelle" übernommen. Eine Reduktion hingegen auf die Sexualität blendet alle weiteren Aspekte ihrer Lebenswelten aus. Zum Vergleich stelle man sich vor, die Heterosexualität als identitätsrelevantes Merkmal im sozialen Leben heterosexueller Menschen, das in den Lehrbüchern eine beachtliche Rolle spielt, würde ausschließlich aus dem Blickwinkel der Sexualität betrachtet werden. Dies würde zu kurz greifen und zu Recht zu Irritationen und Protesten führen.

Im Rahmen der vorliegenden Forschungsarbeit ist es nicht möglich, sämtliche aktuellen Lehrbücher und Curricula der Altenpflege hinsichtlich des Themas der Homosexualitäten zu analysieren. Dies bleibt ein aktuelles Desiderat. Eine Darstellung bereits älterer Analysen und beispielhaft anhand eines gängigen aktuellen Altenpflegelehrbuchs finden sich in Gerlach und Schupp (2017, S. 60–63).

Ob und wie ausführlich das Thema der Homosexualitäten in den Aus-, Fort- und Weiterbildungen der Altenpflege aufgegriffen wird, hängt sicherlich nicht nur von den jeweiligen Lehrplänen ab, sondern auch vom Engagement der Lehrkräfte. Übergeordnet sind **Curricula der (Alten-)Pflege** zu nennen, die es ermöglichen, dass eine pflegefachliche Auseinandersetzung zum Thema stattfinden kann bzw. muss. In manchen Bundesländern wurden über den letzten 20 Jahren hinweg Versuche unternommen, entsprechende Inhalte in den landesweiten Curricula und Lehrplänen der (Alten-)Pflege und deren Evaluationen zu verankern (Gerlach 2001,

S. 15). Verschiedentlich wurden sogar **Informationsbroschüren** für Pflegende und Leitungskräfte in der Altenpflege entwickelt, um für das Thema zu sensibilisieren. Beispielhaft hierfür sind die Broschüren „Homosexualität und Alter" des Hessischen Sozialministeriums (Bachmann et al. 2009) und „Kultursensible Pflege für Lesben und Schwule" des rubicon e. V. (Stummer 2015) zu nennen. Um den Lehrkräften in der Altenpflege eine inhaltliche Hilfestellung zur Vermittlung der Thematiken von lesbischen und schwulen Lebenswelten zu geben, publizierten Gerlach et al. über das Kuratorium Deutsche Altershilfe (KDA) entsprechende Unterrichtseinheiten (Gerlach et al. 2002).

1.6 Geschlechtersensible Pflege

In den Pflegetheorien und in der pflegerischen Praxis steht der Mensch im Mittelpunkt der Denk- und Handlungsweisen. Geschlecht und Sexualität als Teile des Menschen fallen somit ins Interessengebiet der Pflege. Es scheint jedoch, dass den Geschlechtern und Sexualitäten nicht ausreichend adäquate theoretische, konzeptionelle und praktische Aufmerksamkeit in der Pflege beigemessen wird. So wird erst seit wenigen Jahren vonseiten der Gerontologie insbesondere für die Altenpflege eine erhöhte **Sensibilität gegenüber Geschlechtern** gefordert, obwohl gleichzeitig Pflegemodelle und -konzepte seit Jahrzehnten über die sogenannten Aktivitäten des täglichen Lebens (ATL) wie bspw. nach Nancy Roper et al. oder die ABEDL[12] nach Monika Krohwinkel anböten, diese Lebensbereiche eines pflegebedürftigen Menschen geschlechterspezifisch, *gender*sensibel und bedürfnisgerecht für Theorie und Praxis zu fassen.

Einleitend wird die enge **Verbindung zwischen Geschlecht und Sexualität** definitorisch aufgezeigt, in deren Zusammenhang folglich verschiedene Lebens- und Bedürfnislagen der Pflegebedürftigen stehen, woraus sich diverse Anforderungen an die Pflege ergeben. Wie wird insbesondere in der Altenpflege mit Aspekten der Dimensionen von Geschlecht und im erweiterten Sinn von Sexualität der Pflegebedürftigen umgegangen? Um hierauf in Anbetracht der Fülle des Themenfelds eine Antwort zu skizzieren, werden zunächst **Kriterien einer geschlechtersensiblen Altenpflege** aufgeführt. Anschließend werden pflegekonzeptionelle Überlegungen des Diskurses im Umgang mit den Geschlechtern und deren Sexualitäten für die Pflege kurz erläutert.

Ungleichheiten und Hierarchien der gesellschaftlichen Geschlechterverhältnisse und Grundstrukturen schlagen in der praktischen Pflege der Pflegebedürftigen nieder. Für die Bereiche der Versorgung, Pflege und Betreuung in den stationären Altenpflegeeinrichtungen und den ambulanten Pflegediensten lässt sich feststellen, dass die professionelle Versorgung der Pflegebedürftigen hauptsächlich von Frauen durchgeführt wird, und eine reale Wahlmöglichkeit, von welchem Geschlecht Pflegebedürftige

---

12 ABEDL = Aktivitäten, soziale Beziehungen und existenzielle Erfahrungen des Lebens (Krohwinkel 2013, S. 38).

gepflegt oder versorgt werden wollen, nicht bzw. in einem äußerst geringen Umfang besteht. Detaillierte Erläuterungen zum **rechtlichen und ethischen Rahmen** im Umgang mit den Geschlechtern und deren Sexualitäten in der Pflege sowie zum **strukturell geprägten Einfluss** der Kategorie Geschlecht auf die informelle und formelle Versorgungslage der pflegebedürftigen Frauen und Männer finden sich in (Gerlach und Schupp 2017, S. 68–72, 2017, S. 75–84). **Soziale und symbolische Zuschreibungen von** *Gender* nehmen Einfluss auf die Bedürfnisse von Pflegebedürftigen und auf die Interaktion mit Pflegenden (Gerlach und Schupp 2017, S. 84–86). Auch wenn die Pflegenden der Altenpflege nicht im Fokus des Forschungsgegenstands liegen, so rahmt deren **berufliches Geschlechterverhältnis** die alltäglichen **Pflegesituationen** der pflegebedürftigen lesbischen Frauen und schwulen Männer. Beide Seiten werden mit jeweiligen geschlechtstypischen Rollenzuschreibungen mehr oder weniger konfrontiert sein. Für einige der Interviewten spielt das Geschlecht der Pflegenden eine entscheidende Rolle bei der Wahl von Pflegeeinrichtungen und -diensten sowie bei der Verrichtung von Pflegetätigkeiten. Die Einflüsse von Geschlecht und *Gender* auf die Versorgungsstrukturen sowie auf die **Bedürfnislagen** der Pflegebedürftigen zeigen die Bedeutsamkeiten angemessener Weiterentwicklung und Detaillierung von Pflegekonzepten und -modellen im Sinne einer **geschlechter-/*gender*- bzw. körpersensiblen Altenpflege** auf. Nachfolgend soll es in diesem Kapitel um die Relevanz eines Geschlechterbezugs für die Altenpflege gehen.

1.6.1 Verbindung zwischen Geschlecht und Sexualität

In ihren Arbeitsdefinitionen versteht die Weltgesundheitsorganisation (WHO) unter „Geschlecht" das biologische Charakteristikum, wodurch Frauen von Männern unterschieden werden. Hingegen ordnet sie die psychische und sozio-kulturelle Geschlechtsidentität einem umfangreichen Verständnis von „Sexualität" zu. Hierdurch wird Sexualität nicht allein auf den Sexualakt zum Zwecke einer Fortpflanzung definiert, sondern die Zentralität von Sexualität im menschlichen Leben wird ebenso betont, wie deren Altersunabhängigkeit und Variationen von Geschlechtsidentitäten, sexuellen Orientierungen sowie die Abhängigkeit von diversen Einflussfaktoren:

> "Sexuality is a central aspect of being human throughout life and encompasses sex, gender identities and roles, sexual orientation, eroticism, pleasure, intimacy and reproduction. Sexuality is experienced and expressed in thoughts, fantasies, desires, beliefs, attitudes, values, behaviours, practices, roles and relationships. While sexuality can include all of these dimensions, not all of them are always experienced or expressed. Sexuality is influenced by the interaction of biological, psychological, social, economic, political, cultural, ethical, legal, historical, religious and spiritual factors" (World Health Organization 2006, S. 10).

Die Definition der WHO zeigt die enge theoretische sowie praktische **Verknüpfung von „Geschlecht", „Sexualität" und Identität** und die Spannbreite ihrer Dimensionen für den menschlichen Lebensvollzug. Wie im Kapitel 3.3.3 näher erläutert, kann „Geschlecht" nach biologischen Aspekten (*sex*), nach sozio-kulturellen Prägungen (*Gender*) und der geschlechtlichen Kategorisierung differenziert betrachtet werden. Der Themenbereich der sexuellen Orientierung findet in den Kapiteln 2.1 und 3.3 eine umfangreiche Erläuterung.

1.6.2 Kriterien einer geschlechtersensiblen Altenpflege

Anfang der 2000er Jahre formuliert Gertrud M. BACKES aus gerontologischer Sicht erstmalig in Deutschland Überlegungen zu einer „geschlechtersensiblen Altenpflege" (Backes 2005, S. 374). Das Erfordernis einer **Geschlechtersensibilität für die Altenpflege** begründet sich dadurch, dass Alter(n) sich als sozialer, psychischer und biologischer Prozess gestaltet und in enger Wechselwirkung zu Geschlecht/ *Gender* steht. Hierbei hat **Geschlecht/*Gender*** einen bedeutsamen Einfluss auf Lebens- und Arbeitsstrukturen unserer Gesellschaft und somit auf die (Alten-) Pflege. Geschlechtsspezifische biologische Unterschiede, bspw. unterschiedliches Körperempfinden, unterschiedliche Hormonverteilung etc. sowie einhergehend unterschiedliche Gesundheits- und Krankheitsverläufe, sind zudem *gender*bezogen unterschiedlich mit Zuschreibungen besetzt. Beide Aspekte können insgesamt zu **unterschiedlichen Bedürfnis- und Lebenslagen** führen (Backes 2005, S. 365–370, 374–375; Miers 2001). Die von Backes et al. formulierte Sensibilität für Geschlechter und Sexualitäten in der Altenpflege zielt auf **sozial- und berufspolitische Anforderungen** und bezieht eine **dialogorientierte Interaktion** mit ein, woraus sich für Pflegebedürftige, neben ethischen und rechtlichen Ansprüchen, auch pflegekonzeptionelle normative Ansprüche und für Pflegende entsprechende Anforderungen ableiten ließen. Wenn keine ausreichende Sensibilität gegenüber Geschlecht/*Gender* und Sexualitäten bei den Pflegenden besteht, erscheint die Gefahr groß, dass Pflegende in ihrem Handeln und Verhalten sich durch Stereotype oder Unwissenheit leiten lassen (Gerlach und Schupp 2017, S. 84–85). Für Pflegende bedeutet geschlechtersensible Pflege, sich im **Spannungsfeld** zwischen den Anforderungen der (Selbst-)Reflexion und dem situativen Überprüfen eigener Haltungen und unzutreffender bis hin zu tatsächlich zutreffenden stereotypischen (Selbst-)Zuschreibungen in der Pflege von Pflegebedürftigen zu bewegen, um einen individuellen **Identitätserhalt** zu fördern.

BACKES et al. halten für die Entwicklung einer Altenpflege, die sich gegenüber den Geschlechtern sensibel zeigt, u. a. folgende **Kriterien** für ausschlaggebend (Backes et al. 2008, S. 57–58; Backes und Wolfinger 2010, S. 53–56; Backes 2005, S. 359, 374–377):

- Eine geschlechtersensible Altenpflege setzt auf die **Aufhebung tradierter arbeitsteiliger familialer** und **professioneller Geschlechterverhältnisse** und auf die **Veränderung der Geschlechterrollen**, um die Quantität sozial gerecht verteilt und die Qualität der Pflege sensibel gegenüber geschlechter- und *gender*bezogenen Aspekten als gesellschaftliche Aufgabe der Geschlechter sicherzustellen.

- Wenn Pflegende und Pflegebedürftige ihre jeweilige Rolle wahrnehmen, sollten von ihnen Geschlecht und *Gender* in ihren **Wirkweisen** angemessen beachtet werden.
- **Geschlechtsspezifische Unterschiede**, wie etwa im Gesundheits- und Präventionsverhalten, sollten in der Pflege Berücksichtigung finden.
- In Bezug auf Geschlecht, Sexualitäten und Körper sollten die **gesellschaftlichen Grundstrukturen** und damit einhergehend die spezifischen Hierarchisierungen sowie Positionen, erwartete Handlungsweisen, Einflussnahmen auf Interaktionen, Beziehungsdynamiken und informelle Machtausübungen auch vor dem Hintergrund anderer Merkmale wie Ethnie, soziales Milieu, Region, Religion und Kohorte **erkannt und reflektiert** werden.
- Kompetenzzuschreibungen sollten gegenüber Pflegebedürftigen und Pflegenden nicht stereotypisiert verlaufen, sondern **Entwicklungspotenziale** unabhängig von Geschlecht und *Gender* eröffnen.
- Die **Vereinbarkeit** von Familie, Beruf und Pflege sollte **chancengleich** für die Geschlechter organisiert sein, wozu auch eine gesellschaftliche Bereitstellung adäquater materieller und immaterieller Ressourcen wie bspw. Qualifikation und Finanzen gehört.
- Privat und professionell geleistete **Sorge- und Pflegearbeit** sollte in ihrer volkswirtschaftlichen und zeitlichen Dimension **anerkannt** werden.
- **Sozialpolitische Regelungen** sowie **wissenschaftliche Erhebungen** sollten *Gender* sowie die soziale Bedeutung des Körpers angemessen berücksichtigen.

Da über spezifisch zugeschriebene Körpermerkmale die Pflegestufeneinteilung und somit die Festlegung der Pflegebedürftigkeit stattfindet, kann beim **Körper** analog dem Alter(n) oder dem sozialen Geschlecht (*Gender*) von einer sozial konstruierten **Macht- und Ungleichheitskategorie** gesprochen werden.[13] In diesem Kontext sprechen BACKES und Martina WOLFINGER in neueren Publikationen von einer „*gender*-körpersensiblen" Altenpflege (Backes und Wolfinger 2010). Durch diese Begrifflichkeit werden die bisher impliziten sozialen **Wechselwirkungen** von Geschlecht, Alter(n), Körper und Pflege deutlicher hervorgehoben. Es schärft sich der interdisziplinäre Blick bspw. in Bezug auf Ungleichheiten von Gesundheitszuständen und Krankheitsverläufen von Frauen und Männern, in welchem Umfang biologische („*sex*") und/oder soziale („*gender*") Faktoren des Geschlechts eine ausschlaggebende Rolle spielen (Backes und Wolfinger 2010, S. 48–49).

Aufgrund der hervorgehobenen Berücksichtigung des biologischen und sozialen Geschlechts/*Gender* von pflegebedürftigen Menschen und Pflegenden und die hiermit im Zusammenhang stehenden verschiedenen Lebenslagen, Bedürfnisse, Umgangsweisen und Stereotypisierungen scheinen die sozialkritischen Überlegungen von Backes et al. für eine *gender*-/körpersensible Altenpflege prädestiniert dafür zu sein, hier auch eine adäquate Pflege von Lesben und Schwulen zu verorten. Backes

---

13 Siehe hierzu die Ausführung zu *Bodyism* in Kapitel 3.3.4.

et al. formulieren dies zwar nicht explizit aus, doch implizieren die theoretischen Bezugnahmen auf Geschlechter und Sexualitäten weiterführend die Sensibilisierung der Altenpflege für die verschiedenen Lebenswelten von Lesben und Schwulen.

1.6.3 Konzeptionelle Berücksichtigung von Geschlecht und Sexualität in der (Alten-)Pflege

Die zahlreichen **Pflegemodelle und -konzepte** fordern direkt und indirekt auf, sich allgemein sowie individuell mit den Geschlechtern (*„sex"*, *„gender"*, Kategorisierung), den Sexualitäten (sexuelle Orientierungen, sexuelles Verhalten und Aktivitäten), den Körpern und den Alter(n)sprozessen sowie mit deren Wechselwirkungen auseinanderzusetzen. Schließlich sind sie alle an den Aktivitäten des menschlichen Lebensvollzugs orientiert und fokussieren auf die Erhebung, Planung und Umsetzung von Pflege im gemeinsam ausgehandelten Pflegeprozess zwischen Pflegenden und Pflegebedürftigen und deren Angehörigen.

Die Literaturanalyse von Sonja KLEINEVERS zeigt jedoch eine tradierte Sexualfeindlichkeit der Pflege auf. So stand die Entstehung des Pflegeberufs unter sexual- und frauenfeindlichen Einflüssen. Pflegerische Symboliken wie Kleidung (Uniformität in der Farbe Weiß etc.), Anrede („Schwester" oder „Pfleger") und der Hygiene (Handschuhe, Schutzkittel etc.) entsexualisieren die Pflegenden, wodurch jedoch die professionelle Akzentuierung zugleich einen möglichen Schutz ihrer persönlichen Integrität bietet. Diese **Symbolik** kann einerseits die Basis für die nötige vertrauensvolle Nähe innerhalb einer Pflegebeziehung fördern, anderseits birgt sie die Gefahr, eigene und fremde Intimitätsgrenzen durch institutionelle Machtsymbolik ohne situativ rückgekoppelte Verständigung zu verletzen. Des Weiteren wurde herausgefunden, dass Pflegende die Sexualitäten von Pflegebedürftigen in der Praxis zu ignorieren scheinen und sie nicht als ihren verantwortlichen **Aufgabenbereich** betrachten (Kleinevers 2004, S. 38–39). Jedoch haben sexuell konnotierte Situationen (Gespräche, Körperberührungen) in den pflegealltäglichen Begegnungen eine hohe Präsenz für die Pflegenden, was zu intra- und interpersonellen Normen-, Berufsrollen- und Abgrenzungskonflikten führt. Nicht allein die Belastungsgründe von Pflegenden, sondern auch die einhergehende Minderung der Pflegequalität für Pflegebedürftige erfordern deshalb eine professionelle **Auseinandersetzung** und den Umgang mit dem Themenbereich der Sexualitäten für die Pflege (Kleinevers 2004, S. 78–79). KLEINEVERS fordert resümierend für die Aus-, Fort- und Weiterbildung von Pflegenden, ihnen entsprechendes Wissen zu vermitteln und sie in ihren Fähigkeiten nach dem pflegedidaktischen Konzept von Ingrid DARMANN (2000) „situationsorientiert und erfahrungsbezogen" (Darmann 2000) zu fördern. So können sie an ihren Erfahrungen, Emotionen und Bedürfnissen anknüpfen, eine reflexive, sensibilisierte **Haltung** entwickeln, ohne überfordert zu sein. Gleichwohl wird ein Mangel an pflegetheoretischen Auseinandersetzungen mit Aspekten der Sexualitäten aus der Perspektive der Pflegebedürftigen festgestellt (Kleinevers 2004, S. 100–101).

Strukturelle Qualitätsmängel wie ein lebensweltbedingter Zuwendungsmangel der häuslichen Pflege und der stationären Einrichtungen der Kranken- und Altenpflege (Verhinderung der Selbstbestimmung, Missachtung der Intimsphäre, Tabuisierung oder Untersagung von sexuellen Bedürfnissen etc.) (Grond 2011, S. 78–81) sowie Entsexualisierung und Infantilisierung von Pflegebedürftigen in der informellen und formellen Pflege (Grond 2011, S. 89–90; Koch-Straube 1997, S. 366–367) unterstreichen die Notwendigkeit, die Sexualitäten von Pflegebedürftigen pflegekonzeptionell zu berücksichtigen. Deren **sexuelle Bedürfnisse** sind nicht allein abhängig von ihren eigenen Einstellungen und Emotionen, sondern auch von ihren Erkrankungen und Medikamentenwirkungen und eben auch von den strukturellen Möglichkeiten ihres sozialen Umfeldes (Grond 2011, S. 22–75,82–83).

Unter der Kategorie „**Als Person die eigene Sexualität leben können und dabei mit existenziellen Erfahrungen umgehen**" der „Aktivitäten, sozialen Beziehungen und existenziellen Erfahrungen des Lebens (ABEDL)" nach Monika KROHWINKEL finden die sexuellen Bedürfnisse der Generationen bis in das dritte Lebensalter von Pflegebedürftigen sowie deren adäquate Berücksichtigung für die Pflege prägnante Erwähnung (Krohwinkel 2013, S. 196–197). Geschlechterspezifische Unterschiede, Bedürfnisse und Rollenerwartungen, die im Zusammenhang mit Geschlechterhierarchien in Gesellschaft und in Beziehung gelebt werden können, finden in allen anderen ABEDL-Bereichen keine detaillierte Explikation, außer andeutungsweise, wenn es um die Sexualität und die Integrität, Intimität und Sexualität bei der Körperpflege geht (Krohwinkel 2013, 155–159, 196–197). Es scheint, dass sich Geschlechter und deren Sexualitäten in den pflegekonzeptionellen Ausführungen von Krohwinkel unter der zu berücksichtigenden Individualität subsummiert werden, ohne dass sie und einhergehende Kontroversen sowie Handlungsmöglichkeiten tatsächlich theoretisch Geltung erlangen. Zu Recht kritisieren BACKES et al. die **fehlende Berücksichtigung der sexuellen Aspekte** hochaltriger und schwer(st)pflegebedürftiger Frauen und Männer und leiten daraus die These einer allgemeinen **geschlechtsneutralen Objektisierung** von Menschen **mit zunehmender Pflegebedürftigkeit** ab (Backes et al. 2008, S. 52). Immerhin wird von Krohwinkel mittlerweile unter vorgenannter sexualitätsbezogener ABEDL-Kategorie die Spannbreite der sexuellen Orientierungen (zumindest Hetero-, Homo- und Bisexualität) und Transsexualität sowie Transvestitismus[14] definitorisch beschrieben, gerahmt mit Andeutungen auf eine heteronormative Gesellschaftsform und deren entsprechendes Diskriminierungspotenzial. Ein adäquater Umgang mit evtl. spezifischen Bedürfnissen und die Varianz körperlicher Geschlechtlichkeiten (Intersexualität) werden jedoch nicht erwähnt (Krohwinkel 2013, S. 197–202).

---

14 Trans*menschen, Trans* oder *Transgender* (engl.) sind offengehaltene Oberbegriffe für Transsexuelle und Travestit_innen (engl. *Drags/Cross-Dressing*). Sie stehen für die geschlechtliche Identitätsvielfalt, also auch für Menschen, die sich fern oder zwischen den Geschlechtern verorten sowie unabhängig davon, ob sie eine Geschlechtsanpassung (Transition) anstreben oder nicht (Fuchs et al. 2012, S. 7–9).

Zusammenfassend lässt sich festhalten, dass Geschlechtern und Sexualitäten neben anderen Kategorien eine bedeutsame Rolle für die (Alten-)Pflege zukommt.[15] Gleichzeitig scheint sich ein **Defizit in der pflegetheoretischen Auseinandersetzung** damit aufzutun. Die Pflegetheorie und -praxis können bzw. könnten Ansätze und Anknüpfungen bieten, den Aspekten von Geschlecht und Sexualitäten in ihrer Vielfalt adäquat zu begegnen. Eine **geschlechter-/*gender*- und körpersensible (Alten-)Pflege** könnte mit ihrer Intention der Sensibilisierung weitere Perspektiven öffnen bzw. den Blick auf geschlechter-/*gender*- und sexualitätenbezogene Unterschiede, Stereotypien und Erwartungen für die Pflegebereiche schärfen. Wie in Unterkapitel 1.6.6 argumentiert, könnte sie ergänzend zur kultursensiblen Pflege wirken. Hierfür müsste jedoch, den Forderungen von Kleinevers und den Kriterien von Backes et al. für eine *gender*- und körpersensible Altenpflege folgend, der entsprechende gesellschaftliche und bildungspolitische Rahmen gesetzt werden, der die geschlechter- und sexualitätenbezogenen Bedürfnisse und Situationen unabhängig vom Alter des Menschen anerkennt. Konkrete Maßnahmen wären bspw. Forschungen zu den Bedürfnislagen von Pflegebedürftigen, verstärkte monetäre Anerkennung von Pflegetätigkeiten, ein verstärkter gesellschaftlicher Diskurs, auch innerhalb von Theorie und Praxis sowie in der Aus-, Fort- und Weiterbildung der Pflegenden über die Vielfalt der Geschlechter inklusive der Sexualitäten.

1.6.4 Relevanz der Geschlechtersensibilität für die Altenpflege und für diese Forschungsarbeit

Die Ausführungen dieses Kapitels zeigen, wie vielfältig das Merkmal des Geschlechts und der Sexualität Einfluss auf die private und berufliche pflegerische Versorgung von Frauen und Männern nimmt. Das Berücksichtigen der durch die Lebens- und Arbeitsverhältnisse der Geschlechter geprägten Biografien, Beziehungen, Interaktions- und Handlungsweisen sowie Belastungen von Pflegebedürftigen und Pflegenden innerhalb der formellen und informellen Pflege erscheint im Sinne einer geschlechtersensiblen Altenpflege notwendig. Hierdurch gerät gleichermaßen der **komplexe Zusammenhang** von Geschlecht, Sexualität, sexueller Orientierung, Körper, Alter und Pflege ins Blickfeld, wodurch für die Pflege und Sozialpolitik unangebrachte hierarchisierende Geschlechterzuschreibungen erkannt werden können, denen mit innovativen oder zumindest sensibilisierten Handlungskonzepten alltagsrelevant begegnet werden kann. **Geschlechter-/*gender*- und körpersensibel** zu sein, bedeutet geschlechtsspezifische Unterschiede in der Altenpflege nicht zu ignorieren, damit sie den pflegebedürftigen Individuen nicht zum Nachteil geraten. Vielmehr sind die beschriebenen Forderungen von Backes (2005) und Backes et al. (2008) nach einer **(Fort-)Entwicklung der geschlechtersensiblen Altenpflege** zu bekräftigen. Für pflegebedürftige Frauen und Männer, insbesondere für pflegebedürftige lesbische Frauen und schwule Männer, die im Zusammenhang mit

---

15 Wie auch in den Kapiteln 3.3.3 und 3.3.4 weiter ausgeführt.

Geschlecht und Sexualitäten dem hegemonialen und stereotypen Zuschreiben von „typisch männlich" und „typisch weiblich" nicht entsprechen, müssen demzufolge deren individuelle Bedürfnisse, Lebenslagen, Biografien, Identitätskonstruktionen und Umgangsformen reflektiert zur Geltung in Theorie und Praxis der (Alten-) Pflege verholfen werden.

Die hier aufgezeigten konzeptionellen Überlegungen einer geschlechter- bzw. *gender-/body*sensiblen Altenpflege stehen den Ausführungen des Kapitels (1.8) zur kultursensiblen Altenpflege, die dem Diversitätenansatz folgt, nicht entgegen. Vielmehr wird darüber deutlich, dass beide Ansätze verschiedenen theoretisch-konzeptionellen Denkweisen entspringen. Während das *Diversity*-Konzept kritisiert wird, weil *Gender* relativiert würde, einhergehend ungleiche soziale Rahmenbedingungen unberücksichtigt blieben und eine grundsätzliche Markt- und Nutzenorientierung von Menschen bestünde, wird das *Gender*-Konzept kritisiert, weil andere Ungleichheitsfaktoren wie sexuelle Orientierung, Herkunft oder Religion ungleichwertig und somit mangelhaft berücksichtigt würden. Nach Cinur GHADERI und Ilse LENZ verstellt diese Kritik den Blick auf sich ergänzende Ähnlichkeiten beider Konzepte. Intersektionalität als weiteres theoretisches Konzept versucht, die sozialstrukturellen Ungleichheiten, symbolischen Repräsentationen und Identitätsbildungen zu fassen.[16] Gemein „ist den Konzepten neben der Thematik von Differenz und Fremdheit, dass sie alle neben Analyserahmen für Differenzen auch an demokratischen, integrativen und inklusiven Leitbildern orientiert sind" (Ghaderi und Lenz 2011, S. 120). Die kontextuellen Unterschiede der Entstehung der jeweiligen Konzepte mit ihren typischen Blickwickeln einander ergänzend zusammenzuführen bzw. ihre jeweiligen **Sichtweisen als Sensibilisierung** zu vergleichen, erscheint für die theoretische Analyse und Theoriearbeit sowie für die praktische Altenpflege sinnvoll. Die Macht- und Ungleichheitsstrukturen der (Alten-)Pflege und Pflegebedürftigkeit sind vor dem Hintergrund der Intersektionalität von Geschlecht/*Gender*, Alter(n) und Körper zu verstehen und zu analysieren (Backes und Wolfinger 2010, S. 54). Verkürzt fassen GHADERI und LENZ dies für Theorie und Praxis wie folgt zusammen:

> „Diversity schärft den Blick für die Ressourcen, die es aufgrund der Vielfalt geben kann. Intersektionalität schärft den Blick für die komplexen Ungleichheiten, die sich aufgrund der Wechselwirkungen von Strukturkategorien [...] ergeben können. Dabei sensibilisieren Genderansätze [...] für die soziale Konstruktion der Intersektionalität und für eine Differenzierung innerhalb der Geschlechter ..." (Ghaderi und Lenz 2011, S. 122).

Lesben sind in der Regel als Frauen und Schwule in der Regel als Männer in unserer Gesellschaft sozialisiert, wodurch ihre jeweiligen Lebens- und Arbeitssituationen in engem Zusammenhang mit den Geschlechterverhältnissen und gesellschaftlichen Grundstrukturen stehen. Somit erfassen die konzeptionellen Überlegungen einer ***gender*-körpersensiblen Altenpflege** auch Aspekte der Lebenslagen von Lesben

---

16 Wie in Kapitel 3.3.3 erwähnt.

und Schwulen, wobei die **Diversitäten** und die **Intersektionalität der sexuellen Orientierung** für eine weitere differenzierte Betrachtung dieser Lebens- und Bedürfnislagen für die Altenpflege sensibilisieren.

Verglichen mit heterosexuellen Paarbeziehungen haben Lesben und Schwule innerhalb einer gleichgeschlechtlichen Partnerschaft keinen komplementär hierarchisierenden Faktor des Geschlechts im Falle einer Pflegebedürftigkeit. Der überlebende Part eines gleichgeschlechtlichen Paares wird zwar in vielen Fällen von den allgemeinen gesellschaftlich geprägten Geschlechterunterschieden der Lebenslagenchancen bspw. durch die unterschiedliche Entlohnung und einhergehende Rentenbezüge betroffen sein. Jedoch bleibt sowohl für die verwitwete bzw. überlebende Lesbe wie auch den verwitweten bzw. überlebenden Schwulen die Konfrontation mit dem *Single*dasein vergleichbar mit heterosexuellen *Singles* ohne tragfähigen Familienanschluss. Der aktuellen Studienlage zufolge ist im gesellschaftlichen Vergleich jedoch von einem höheren *Single*anteil von Homosexuellen gegenüber Heterosexuellen und von Schwulen gegenüber Lesben auszugehen.[17]

Es ist daher anzunehmen, dass sich diese Unterschiede auf die Lebenslagenchancen und die Versorgungsstruktur entsprechend auswirken werden, wenn nicht andere tragfähige soziale Netzwerke existieren. Demnach steht lesbischen Frauen und schwulen Männern im Alter im Vergleich zu Heterosexuellen des gleichen Alters ein **geringeres Potenzial an familialer Pflege- und Unterstützungsmöglichkeit** zur Verfügung. Insbesondere wenn bedacht wird, dass für die lesbischen bzw. schwulen Elternteile nicht immer aufgrund eines evtl. späten *Coming-outs* ein tragfähiges Vertrauensverhältnis besteht. Ob sich in der Nutzung von informellen (familialen und nichtfamilialen) sozialen Netzwerken Geschlechterunterschiede zwischen älteren, hilfe- und pflegebedürftigen Lesben und Schwulen darstellen, kann aufgrund mangelnder Forschung nicht gesagt werden. Zu weiteren Aspekten von Ähnlichkeiten und Unterschieden hinsichtlich der Lebenslagen sowie Wünsche zur Versorgung im Falle einer Pflegebedürftigkeit sei auf Kapitel 2.3 hingewiesen.

1.7 Kultursensible Pflege und Diversity im Kontext der Pflege homosexueller Menschen im Alter

Eine an den Biografien und Bedürfnissen von Lesben und Schwulen orientierte Pflege im Kontext der auf national geprägte Unterschiede aufbauenden konzeptio-

---

17 Die Alleinlebendenquote von Lesben und Schwulen, die sich in der aktuellen quantitativen Studienlage in Deutschland abbildet, liegt teils zwei- bis dreifach höher als im Vergleich zur Allgemeinbevölkerung (Gerlach und Szillat 2017, S. 61–62). Von den von Heiko GERLACH und Christian SZILLAT befragten älteren schwulen und bisexuellen Männern sind 51 Prozent *Single* (Gerlach und Szillat 2017, S. 61), von den von Ulrike SCHMAUCH und Stephanie BRAUKMANN befragten älteren Lesben sind 38 Prozent *Single* (Schmauch und Braukmann 2007, S. 28). Jeweiliges Durchschnittsalter der Teilnehmenden beider Studien beträgt 58 Jahre.

nellen Überlegungen einer kultursensiblen Pflege zu diskutieren, scheint zunächst widersprüchlich. Bei der Mehrheit der pflegebedürftigen Lesben und Schwulen handelt es sich nicht um Menschen mit Migrationserfahrungen. Sie sind in der Regel Mitglied der autochthonen Gesellschaft und damit Teil deren Kulturkreises. Anders ausgedrückt, ihnen fehlt für gängige konzeptionelle Überlegungen der kultursensiblen Pflege meist das entscheidende Merkmal, die Herkunft aus einem anderen, an Nationen gebundenen Kulturkreis. Trotzdem scheint eine Beschäftigung mit den konzeptionellen Überlegungen der kultursensiblen Pflege als Ausgangsbasis für ein erweitertes Verständnis **des Umgangs mit Unterschiedsmerkmalen** im Kontext der Altenpflege von Lesben und Schwulen sinnvoll. Dies geht jedoch nicht, ohne eine kritische Betrachtung und den Einbezug von Pflegeverständnissen, die einen weiteren Kreis von Unterschiedsmerkmalen einbeziehen. Ein Beispiel hierfür bildet das von den beiden Pflegewissenschaftlerinnen Marijke VISSER und Anneke de JONG aus den USA übernommene Verständnis einer kultursensitiven Pflege, die über die Zugehörigkeit zu einer fremden Kultur hinausgeht und Merkmale wie Rasse, Geschlecht und sexuelle Orientierung einbezieht (Visser und Jong 2002, S. 152; Gerlach und Schupp 2016, S. 27–28). Konzeptionelle Überlegungen der kultursensiblen Pflege hingegen sind im Verständnis des Forums für eine kultursensible Altenhilfe[18] an Nationalkulturen gebunden respektive auf Herkunft und Kultur ausgerichtet. Sie zielen in dessen Verständnis darauf ab, „in Deutschland lebende Menschen unabhängig von ihrer sozialen, ethnischen und kulturellen Herkunft den Zugang zu den Institutionen der Altenhilfe zu ermöglichen und dort ein kultursensibles fachliches Handeln sicherzustellen" (Forum für eine kultursensible Altenhilfe 2009, S. 3). Darauf sind konzeptionelle Überlegungen der kultursensiblen Pflege ausgerichtet, in diesem Kontext entstanden sie und dort finden sie ihre Anwendung. Dies soll hier nicht kritisiert werden. Hingegen leitet sich aus der sexuellen Identität, aufgrund deren Stigmatisierung und den daraus resultierenden biografischen und gegenwärtigen Erfahrungen Betroffener ein besonderer Pflegebedarf ab, der mit einer kultursensiblen Pflege im o. g. Verständnis nicht abzudecken ist. Hier scheinen parallele konzeptionelle Überlegungen der Altenpflege von homosexuellen Menschen oder eine Erweiterung im Sinne des Einbezugs weiterer Unterschiedsmerkmale notwendig. Es geht im Kern, wie bei dem o. g. Konzept der kultursensitiven Pflege, um den **Umgang mit dem „Anderen am Anderen"** in der Pflegepraxis. Weiterführend als Visser und de Jong (2002) hingegen ist das *Diversity*-Konzept in der transkulturellen Pflege, welches über das Geschlecht, die Rasse und die sexuelle Identität hinaus noch weitere Unterschiedsmerkmale in die Pflegepraxis respektive in die Interaktion im Pflegesetting einbezieht.

---

18 Bei dem Forum für eine kultursensible Altenpflege handelt es sich um einen bundesweiten freiwilligen Zusammenschluss von Verbänden und Organisationen wie auch Einzelpersonen, die mit Migrations- und Integrationsfragen und Fragen der Altenhilfe befasst sind. Ihr Ziel liegt in einer interkulturellen Öffnung der Altenhilfe (Forum für eine kultursensible Altenhilfe 2009, S. 2).

Folgend soll eine Annäherung an mögliche Konzepte einer Pflege vorgenommen werden, welche die Homosexualität pflegebedürftiger Menschen als Unterscheidungsmerkmal einbeziehen. Hierfür wird über die kultursensible Pflege hinaus auf konzeptionelle Überlegungen der inter- und der transkulturellen Pflege sowie auf den *Diversity*-Ansatz als Teil der transkulturellen Pflege eingegangen. Im Anschluss daran folgt ein Kapitel zum besonderen Pflegebedarf homosexueller Menschen im Alter. Abschließend werden die beschriebenen Konzepte vor dem Hintergrund der besonderen Bedarfe homosexueller Menschen im Alter und deren gegenwärtiger Berücksichtigung diskutiert.

1.7.1 Kultursensible Pflege

Bei der Betrachtung der kultursensiblen Pflege fällt zunächst auf, dass diese stark korreliert mit der Quantität an Menschen mit einem Migrationshintergrund[19] (Kolleck 2007, S. 264; Jana 2004, S. 1; Zanier 2015, S. 6). Gabriella ZANIER kommt sogar zu der Schlussfolgerung, dass die steigende Quantität im kausalen Zusammenhang dafür steht, dass das nicht neue Thema der kultursensiblen Pflege gegenwärtig an Aufmerksamkeit gewinnt (Zanier 2015, S. 6). Hintergrund hierfür ist die statistische Zunahme der älteren Bevölkerung durch den demografischen Wandel[20] und der darin enthaltene Anteil von älteren Menschen mit Migrationshintergrund. So kommen bspw. die Generationen der im Kontext der Arbeitsmigration nach Deutschland in den 1950/1960er Jahren Zugewanderten mittlerweile in ein Alter, in dem sie von altersbedingter Pflegebedürftigkeit bedroht sind. Laut dem Mikrozensus 2013 haben etwa 20 Prozent der in Deutschland lebenden Menschen einen Migrationshintergrund. Davon waren 2013 1,5 Millionen Menschen 65 Jahre und älter. 2005 waren es 1,2 Millionen und für 2030 wird die Zahl auf 3,6 Millionen geschätzt (Kohls 2015, S. 6; Zanier 2015, S. 6). Aus diesen Zahlen lässt sich eine zunehmende Konfrontation in der Altenpflege mit einer Vielfalt von Lebenswelten und Wirklichkeiten ableiten, welche eine Sensibilisierung zur interkulturellen Öffnung erforderlich macht. Im Jahr 2005 stellte das Bundesministerium für Familie, Senioren, Frauen und Jugend fest, dass für Migranten und Migrantinnen erhebliche Zugangsbarrieren zu Einrichtungen der Altenhilfe bestehen. Auch sieht das Bundesministerium die Angebote dieser Einrichtungen oftmals nicht auf die Anforderungen dieser Gruppen ausgerichtet (Bundesministerium für Familie, Senioren, Frauen und Jugend 2005, S. 21). Aktuell scheint dies nur unwesentlich anders. Nach ZANIER gehen die Bedarfe und die tatsächliche Inanspruchnahme von Einrichtungen der Altenhilfe von Menschen mit Migrationshintergrund noch immer auseinander. Grund hierfür sind bestehende Barrieren, welche sowohl die Wahrnehmung als auch die Nutzung von Unterstützungsangeboten betreffen. Als mögliche Barrieren benennt ZANIER

---

19 Migrationshintergrund wird hier verstanden als selbst zugewandert oder als Nachkomme von zugewanderten Personen.
20 Inwieweit sich die derzeitige Zuwanderung durch Fluchtbewegungen auf das Feld der Altenpflege auswirkt, kann derzeit noch nicht gesagt werden.

u. a. die Unkenntnis oder fehlende bzw. falsche Informationen zu Beratungs- und Hilfsangeboten sowie zu Versorgungsansprüchen, mangelnde Sprachkenntnisse, Unsicherheiten und Ängste vor rechtlichen Problemen, negative Erfahrungen mit Behörden, bürokratische Hürden sowie Hemmungen und Scham bei der Beantragung von Leistungen und fremder Hilfe. Auch spielen die Stigmatisierung als „Ausländer" sowie die Sorge und das Misstrauen bezüglich des Verständnisses und der Anerkennung der eigenen religiösen und kulturellen Bedürfnisse und deren Berücksichtigung durch die Einrichtung eine Rolle (Zanier 2015, S. 7). Neben diesen Zugangsbarrieren betont ZANIER auch die besonderen Belastungen von Menschen mit einem Migrationshintergrund. Sie leitet diese u. a. aus den schweren Arbeitsbedingungen von Arbeitsmigrant_innen ab. Unter anderem benennt sie das damit einhergehende höhere Unfallrisiko, häufigere Berufskrankheiten und auch Berufsunfähigkeit mit folgender Erwerbslosigkeit, sozioökonomische Benachteiligungen, psychische Belastungen aufgrund der Migrationserfahrung, Anpassungsprobleme an die Kultur im Zuwanderungsland, Kommunikationsprobleme durch Sprachbarrieren, Diskriminierungserfahrungen und Identitätskonflikte (Zanier 2015, S. 6). Charlotte UZAREWICZ erweitert diese Liste um die Aspekte der schlechteren Wohnverhältnisse gegenüber der vergleichbaren Bevölkerungsgruppe ohne Migrationserfahrung, des niedrigeren Bildungsniveaus im Vergleich zur Allgemeinbevölkerung und die oftmals mangelnde Integration (Uzarewicz 2003, S. 36). Die hier benannten Aspekte beziehen sich allein auf die Gruppe der Arbeitsmigrant_innen. Spätere Generationen von Migrant_innen, bspw. gegenwärtige Geflüchtete aus Krisen- und Kriegsgebieten, werden weitere oder andere Belastungen mit sich führen wie bspw. multiple Traumatisierungen. Dies wird – so die These der Forschenden – eine kultursensible Pflege vor weitere Herausforderungen stellen.

Obwohl ZANIER den Arbeitsmigrant_innen auch Ressourcen zuschreibt, wie bspw. ihr guter Gesundheitszustand zu Beginn der Migration (Zanier 2015, S. 6), könnten die genannten Belastungen im Kontext oder als Folge der Migration auch als Gründe für eine höhere **Vulnerabilität** von gegenwärtig älteren und alten Menschen mit Migrationshintergrund gegenüber Menschen ohne Migrationshintergrund beschrieben werden.

Um Belastungen und auch Ressourcen in die Pflege einzubeziehen und damit pflegebedürftige Menschen mit Migrationshintergrund entsprechend ihrer individuellen Werte, Kulturanschauungen und religiösen Prägungen versorgen und pflegen zu können, bedarf es einer kultursensiblen Pflege, die den biografischen Ansatz der Pflege um die soziokulturellen und religiösen Aspekte erweitert. Grundlegend für dieses Konzept, so ZANIER, sind nicht etwa vorgefertigte Lösungen, sondern die interkulturellen Lernprozesse professionell Pflegender (Zanier 2015, S. 7).

1.7.2 Inter- und transkulturelle Pflegekompetenz

Konzeptionelle Überlegungen der inter- und der transkulturellen Pflege wie auch die einer multikulturellen Pflege stellen ebenso wie die kultursensible Pflege die Herkunft der jeweils Interagierenden in den Mittelpunkt des Pflegesettings. Im Unterschied zur kultursensiblen Pflege liegt ihnen jedoch ein erweitertes Verständnis des Personenkreises zugrunde. Es geht nicht mehr nur um die Herkunft respektive die Kultur der Pflegebedürftigen sondern auch um die der Pflegenden und anderer Beteiligter. Nach Monika HABERMANN geht es bei der interkulturellen Pflege um eine Kompetenz, die sich auf alle denkbare Begegnungsebenen in einer Altenpflegeeinrichtung auswirkt. Ihr geht es um die jeweils möglichen Interaktionen zwischen den Gruppen Management, Bewohner_innen, Pflegebedürftige und Pflegende. Grundlage für HABERMANN ist eine zunehmende und aus ihrer Sicht unumkehrbare Internationalisierung, welche nicht nur die Pflegebedürftigen, sondern auch die Pflegenden und andere Berufsgruppen in der Altenpflege betrifft (Habermann 2003, S. 11). Der Unterschied zwischen inter- und transkultureller Pflegekompetenz liegt nach Dagmar DOMEING im „über" statt im „zwischen". Während Konzepte wie das der interkulturellen Pflegekompetenz auf die Begegnung zwischen den Kulturen ausgelegt sind, hat die transkulturelle Pflegekompetenz das Gemeinsame, das über das kulturelle hinausgehende Verbindende im Fokus (Domenig 2007, S. 172). Domenig ergänzend und erweiternd betont Charlotte UZWAREWICZ bei einer solchen Fokussierung, die Gemeinsamkeiten zu finden, ohne die Unterschiede zu negieren (Uzarewicz 2002, S. 7). Das Konzept der transkulturellen Kompetenz begegnet für DOMENIG ihrer Kritik an der interkulturellen Pflegekompetenz wie auch an dem Begriff der Multikulturalität, welche beide in ihren Augen einen essentialistischen Kulturbegriff reproduzieren, der jeweilige Kulturen als homogene Inseln begreift (Domenig 2007, S. 172). Transkulturalität, so DOMENIG, „fordert [...] auf, nicht nur Unterschiede sondern auch Gemeinsamkeiten zu entdecken und durch ein gegenseitiges Aufeinanderzugehen und Verstehen Abgrenzungen und Ausgrenzungen zu verhindern" (Domenig 2007, S. 173). Denn, so DOMENIG in Anlehnung an UZAREWICZ, Transkulturalität kennt keine festen Grenzen und keine absolut gültige universale und kognitive Rationalität. Sie entsteht in einem gegeben Zeitabschnitt für eine spezifische Situation, und dies immer wieder neu (Domenig 2007, S. 173–174; Uzarewicz 2002, S. 7). Somit beschreibt die Praxis der transkulturellen Kompetenz ein flexibles und individuelles Interagieren, welches von biografischen, soziografischen und ökologischen Faktoren beeinflusst und situativ jeweils neu verhandelt wird (Uzarewicz 2002, S. 7). So verstanden stellt transkulturelle Kompetenz nicht die Kulturen in den Mittelpunkt, sondern das Aufeinandertreffen individueller Lebenswelten und ebensolcher Lebenserfahrungen. Aus diesem Verständnis heraus bietet DOMENIG folgende Definition transkultureller Kompetenz an:

> „Transkulturelle Kompetenz ist die Fähigkeit, individuelle Lebenswelten in der besonderen Situation und in unterschiedlichen Kontexten zu erfassen, zu verstehen und entsprechende, angepasste Handlungsweisen abzuleiten. Transkulturell kompetente Fachpersonen reflektieren eigene lebensweltliche Prägungen und Vorurteile, haben die Fähigkeit[,] die Perspektive anderer zu erfassen und zu deuten und vermeiden Kulturalisierungen und Stereotypisierungen von bestimmten Zielgruppen" (Domenig 2007, S. 174).

Eine solche Interaktionsfähigkeit der transkulturellen Kompetenz basiert für DO-MENIG auf den drei Säulen der **Selbstreflexion**, des **Hintergrundwissens** und der **Empathie** (Domenig 2007, S. 174). Das wesentliche einer solchen transkulturellen Kompetenz liegt darin, Menschen nicht aufgrund von Kategorien wie bspw. ihrer Herkunft zu messen und diese als Grundlage zu nehmen, sondern ihre leibhaftige Subjektivität in den Mittelpunkt zu stellen (Uzarewicz 2002, S. 12). Das bedeutet, das Subjekt steht mit seiner individuellen Lebensweise im Mittelpunkt, und nicht etwa vorgefertigte Muster der Kulturalisierung und Stereotypisierung, wie bspw. die unreflektierte und am Subjekt nicht abgeglichene Zuschreibung von religiösen Gebetsriten von Menschen mit muslimischem Hintergrund. Eine solche transkulturelle Kompetenz wird von UZWAREWICZ als Lernprozess Pflegender verstanden und sie basiert konkret auf

- der Reflexion eigener, oftmals nicht bewusster Wissens- und Sinnordnungen,
- auf dem Erschließen der subjektiven Wissens- und Sinnordnungen von Pflegebedürftigen,
- dem Versuch einer Transformationsleistung, beide Wissens- und Sinnordnungen ineinander zu verschränken, um so nicht die eigenen Deutungsmuster zugrunde zu legen,
- dem Herausfiltern von Gemeinsamkeiten sowie von Widersprüchen und Unterschieden, ohne, wie oben beschrieben, Letztere zu negieren,
- und auf dem Auflösen respektive der Abkehr von zentralistischen Selbstverständlichkeiten und hinderlichen Kategorien und Typisierungen (Uzarewicz 2002, S. 12–13, 2003, S. 33).

Selbstreflexion, wie sie in der transkulturellen Kompetenz verstanden wird, bedeutet nicht nur die eigene Lebenswelt zu hinterfragen, um sich so Unbewusstes und Selbstverständliches bewusst zu machen, sie bedeutet ebenso auch die Lebenswelten des jeweiligen Gegenübers zu erfassen und deren Perspektive einzunehmen (Domenig 2007, S. 176).

Obgleich Konzepte der interkulturellen und der transkulturellen Kompetenz auf die Interaktionsfähigkeit im Kontext von Migrationshintergründen ausgerichtet sind respektive dort ihren Ursprung finden, bietet mindestens die transkulturelle Kompetenz in o. g. Definition und in ihren drei Säulen eine Grundlage, über den Migrationskontext hinaus zu denken und den Begriff der Kultur zu erweitern respektive den Kulturbegriff zugunsten eines Verständnisses des Aufeinandertreffens von individuellen Lebenswelten und Lebenserfahrungen in der Interaktion aufzulösen, wie dies bspw. dem nachfolgend beschriebenen *Diversity*-Ansatz in der transkulturellen Pflege zugrunde liegt.

1.7.3 Diversity in der Altenpflege

Auch dem *Diversity*-Ansatz oder dem Begriff der Vielfalt, wie dieser oftmals in deutschen Übersetzungen synonym verwendete Begriff, liegt zunächst eine Herangehensweise aus dem Kontext der Migration zugrunde, wie dies einige Aufsätze in einem Sammelband zur transkulturellen Kompetenz in klinischen und sozialen Arbeitsfeldern zeigen (David 2011; Rütten und Santel 2011; Ackermann 2011). Hingegen hat der *Diversity*-Ansatz aber auch das Potenzial einer weitaus größeren Perspektive. Die Entdeckung der Diversität ist grob unterteilbar in zwei Typen: zum einen als Antwort auf die Wirtschaft im Umgang mit neuen Märkten und verändertem Konsument_innenverhalten, wie auch als Reaktion auf interkulturelle Teams in den Unternehmen, die es als Ressourcen für die Unternehmensentwicklung zu nutzen gilt (Habermann 2003; Ehret 2011, S. 43). Der zweite Typ kommt aus dem Feld der Gleichstellungs- und Integrationspolitik. Sein Fokus liegt eher auf der Förderung von Minderheiten und in der Antidiskriminierung (Ehret 2011, S. 43). Der erste Typ kann durchaus kritisch unter dem Aspekt der Ökonomisierung betrachtet werden. Hierauf weisen oftmals verwendete Begriffe wie „*Diversity-Management*" oder auch der des „*Diversity-Marketing*" hin. Dies soll hier der Vollständigkeit halber erwähnt, aber nicht weiter verfolgt werden. Im Kontext des Umgangs mit der Homosexualität von Pflegebedürftigen geht es eher um die **„Bedingungen und die Beschaffenheiten des Andersseins"**, wie EHRET den aus den USA stammenden *Diversity*-Begriff definiert (Ehret 2011, S. 44). Es geht in seinem US-amerikanischen Ursprung um die Abweichung von der Normfigur des weißen, schlanken, jungen, heterosexuellen, christlichen und finanziell gut gestellten Mannes (Ehret 2011, S. 48). Mit diesem Verständnis geht der *Diversity*-Ansatz weit über den Kontext der Migration hinaus, indem er eine Vielzahl von Merkmalen zugrunde legt, nämlich all diejenigen, die von o. g. Normfigur abweichen, denen in Interaktionen professionell zu begegnen ist. Was dies konkret im Umgang mit der Homosexualität in der Altenpflege bedeutet, soll folgend in einer von den Forschenden vorgenommenen Anlehnung an den *Diversity*-Ansatz in den klinischen Alltag nach Eva VAN KEUK, Lilijana JOKSIMOVIC und Cinur GHADERI (2011) für die Altenpflege aufgezeigt werden. Obgleich die Autorinnen nicht explizit auf die Situation homosexueller Menschen in der Altenpflege eingehen, bietet ihr Ansatz eine gute Ausgangsbasis. Auch wenn folgend – analog zu dieser Forschungsarbeit – der Umgang mit pflegebedürftigen Lesben und Schwulen im Fokus steht, so sollte ein *Diversity*-Ansatz nicht ohne den Einbezug der Mitarbeiter_innen von Pflegeeinrichtungen gedacht werden. Im empirischen Teil dieser Forschungsarbeit werden sich die Forschenden u. a. auch damit beschäftigen, was es bedeutet und welchen Einfluss es auf die Lebenssituation pflegebedürftiger Lesben und Schwule hat, wenn bspw. Pflegende, aber auch Leitungskräfte von Pflegeeinrichtungen ihre Homosexualität offen leben können und darin unterstützt werden. Eine zweite Dimension des *Diversity*-Ansatzes auf der Ebene des Personals liegt im Geschlechterverhältnis, bspw. in der Feminisierung der Pflege.

Im Verständnis eines *Diversity*-Ansatzes der o. g. Autorinnen ist eine Migrationserfahrung nur als eines von vielen Merkmalen der transkulturellen Kompetenz zu sehen. Im Kern eines solchen Ansatzes werden oftmals, je nach Anwendungsfeld, sechs *Diversity*-Merkmale definiert, die sog. „*big six*": 1. Alter, 2. Geschlecht, 3. sexuelle Orientierung, 4. Behinderungen und Fähigkeiten, 5. Religion und 6. soziokultureller Hintergrund und Hautfarbe. Migration zählt neben Bildungsgrad,

Einkommen, Sprache, gesellschaftlicher Stellung, Milieuzugehörigkeit und dörflichem oder ländlichem Lebensraum zu den unter 6. benannten soziokulturellen Hintergründen. Bei diesen *big six* und je nach Verwendungskontext ggf. noch bei anderen Merkmalen handelt es sich um Kategorien, anhand derer Individuen Ausgrenzungen oder Diskriminierungen erfahren können. Beidem soll mit diesem Ansatz begegnet werden. Die Autorinnen berufen sich hierbei auf den Ursprung des *Diversity*-Konzeptes, welches aus der Bürgerrechtsbewegung und der Antidiskriminierungspolitik der USA stammt (van Keuk et al. 2011, S. 85). Darauf aufbauend definieren die Autorinnen der Begriff der *Diversity*-Kompetenz als,

- eine Haltung der Neugierde und der Offenheit,
- die Bereitschaft zur Selbstreflexion und das Bewusstsein von Vorurteilen in der Kommunikation,
- das Bewusstsein der eigenen kulturellen Eingebundenheit,
- das Wissen um Machtasymmetrien und deren mögliche diskriminierende Auswirkungen,
- das Wahrnehmen von sog. Kulturfallen (Stereotypisierungen),
- die Fähigkeit, sich in die Rolle des oder der anderen hineinzuversetzen,
- und die Ambiguitätstoleranz, die Fähigkeit, Irritationen und Unsicherheiten auszuhalten (van Keuk et al. 2011, S. 100).

Eine solche Kompetenz beinhaltet für die Autorinnen Wissen, Haltungen und Fähigkeiten, die es ermöglichen, hier nun im Kontext dieser Forschungsarbeit übertragen in die Altenhilfe, in der Zusammenarbeit mit einem als „fremd" wahrgenommenen homosexuellen Pflegebedürftigen eine gute Verständigung zu erreichen. Eine Störung der Verständigung – so KEUK et al – entsteht meist nicht durch sachliches Missverstehen, sondern vielmehr durch unterschiedliche Erwartungen der Interagierenden auf der Beziehungsebene (van Keuk et al. 2011, S. 98). Eine solche falsche Erwartung im Kontext dieser Forschungsarbeit kann auch die Annahme sein, im Gegenüber eine heterosexuelle Person anzutreffen. Dies mag zwar in weit über 90 % der Begegnungen der Fall sein, jedoch nicht immer. Grundlage einer solchen *Diversity*-Kompetenz ist die **Reflexionsfähigkeit eigener Vorurteile**, um dem jeweiligen Gegenüber professionell zugewandt und offen zu begegnen (van Keuk et al. 2011, S. 100). Auf diese Weise können vorhandene Unterschiede (Vielfalt) wahrgenommen werden, und es kann mit erlebter Fremdheit umgegangen werden. Als praktische Herangehensweise schlagen die Autorinnen vier Schritte vor:

1. Unterschiede erkennen,
2. Gemeinsamkeiten wahrnehmen,
3. Ziele und Bedürfnisse klären,
4. Strukturen so verändern, dass die Ziele und Bedürfnisse erreicht werden können (van Keuk et al. 2011, S. 88).

Zu beachten sind hier die Ebenen, auf denen Interaktionen stattfinden, respektive auf denen die Störungen der Verständigung wie oben beschrieben möglich sind.

Hierbei handelt es sich erstens um die Ebenen der direkten Interaktion, bspw. Pflegekraft/Heimbewohner_in (Mikroebene), zweitens um die Ebene der Institution (Mesoebene) und drittens um die des gesellschaftlichen Kontextes (Makroebene) (van Keuk et al. 2011, S. 89). Ein prägendes Element solcher gestörten Verständigungen, vermutlich auch oftmals kausal hierfür, sind **Machtasymmetrien**[21] zwischen den Interaktionspartner_innen (van Keuk et al. 2011, S. 98).

Wie sich zeigt, steht auch in einem solchen *Diversity*-Ansatz ebenso wie bei der oben beschriebenen transkulturellen Kompetenz die Fähigkeit zur Selbstreflexion eigener Haltungen und Handlungen im Kontext dessen, was am Gegenüber als fremd oder irritierend wahrgenommen wird, im Mittelpunkt. Nachfolgend soll nun erläutert werden, was vor diesem Hintergrund das Besondere an der Pflege von homosexuellen Menschen im Alter bedeuten kann, bevor abschließend diskutiert werden wird, wie das Merkmal der Homosexualitäten konzeptionell in die Altenpflege eingebunden werden könnte, respektive sollte.

1.7.4 Der besondere Pflegebedarf von Lesben und Schwulen im Alter

Aufgrund der mehrheitlich verbreiteten Heterosexualität und des Minderheitenstatus homosexueller Menschen wird das größte Unterschiedsmerkmal zwischen Pflegenden und homosexuellen Pflegebedürftigen in der von der Mehrheit abweichenden sexuellen Identität liegen. Jedoch ist diese nicht immer als solche sichtbar, was nicht bedeutet, dass eine unsichtbare Homosexualität nicht auch zu Irritationen bei Pflegenden führen kann, bspw. durch ein ängstliches und/oder zurückgezogenes Verhalten homosexueller Pflegebedürftiger, aus Furcht entdeckt zu werden (s. u.). Heutige Generationen alter und älterer Lesben und Schwule wuchsen zum Teil noch im ausgehenden Nationalsozialismus auf. Mindestens jedoch wurden sie in der Bundesrepublik und in der DDR der 1950er und 1960er Jahre sozialisiert. Bis 1968/1969 stand Homosexualität unter erwachsenen Männern in beiden deutschen Staaten unter Strafe. Bereits der Verdacht, homosexuell zu sein, konnte die bürgerliche Existenz von Männern zerstören (Hoffschildt 2002, S. 147; Krell 2014, S. 178). Diese gesetzliche Stigmatisierung reichte bis in die beginnenden 1990er Jahre hinein. Neben dieser gesetzlichen Stigmatisierung waren und sind lesbische Frauen und schwule Männer zum Teil bis in die Gegenwart von Stigmatisierungen, der Pathologisierung ihrer sexuellen Identität und der damit verbundenen Pervertierung, von Diskriminierungen und von Homophobie betroffen.[22]

Die genannten und weitere Faktoren der Sozialisation homosexueller Menschen in der Bundesrepublik und in der früheren DDR konnten zu **beschädigten Iden-**

---

21 Mehr zu Machtstrukturen in Pflegeprozessen in Kapitel 3.5 zur Anerkennungstheorie.
22 Mehr zur Geschichte der Homosexualitäten und zu der Lebenssituation der betroffenen Menschen in Kapitel 2.1.

titäten der betroffenen Lesben und Schwulen führen. Im Sinne der Anerkennungstheorie Honneths (Honneth 1994) wurde ihnen über lange Zeit die Anerkennung der rechtlichen Gleichstellung versagt. Sie erfolgte erst in neuerer Zeit, ließ jedoch die Ehe und das Adoptionsrecht außen vor. Auch wurde ihnen die von Honneth (Honneth 1994) als solche bezeichnete Solidarität als gleichwertige Mitglieder der Gesellschaft versagt. Für nicht wenige führte ihre Homosexualität zu schwierigen Verhältnissen in der Herkunftsfamilie bis hin zur kompletten Trennung von dieser, womit ihnen auch in der Anerkennungssphäre der Liebe die emotionale Zuwendung in der sog. Primärbeziehung versagt bleiben konnte.[23]

Anders als bspw. in den USA gibt es in Deutschland bisher keine Untersuchungen über die physische und psychische Gesundheit homosexueller Menschen im Alter. Speziell wurde in Deutschland nicht erforscht, welche möglichen physischen und psychischen Folgen aus der Stigmatisierung hervorgehen können. Wie eine 1998 veröffentlichte Untersuchung aus den USA zeigt, führt der sog. Minderheitenstress lesbischer, schwuler und bisexueller Menschen zu einer verbreiteten Reaktion des Versteckens der sexuellen Identität, um so mögliche Anfeindungen zu vermeiden (Herek 1998, S. 138–159). In seiner auf der Meta-Ebene vorgenommenen Auswertung von verschiedenen internationalen Studien kommt Ilan MEYER im Kontext seiner psychiatrischen Epidemiologie zu dem Ergebnis einer größeren Häufigkeit psychischer Störungen bei Lesben, Schwulen und Bisexuellen gegenüber heterosexuellen Menschen. MEYER führt dies auf den o. g. **Minderheitenstress** (*minority stress*) zurück. In seinem Konzept des Minderheitenstresses geht er von einem besonders feindseligen Klima gegenüber Homo- und Bisexuellen aus, welches sich in deren Stigmatisierung, ihrer Diskriminierung und in Vorurteilen gegenüber Homosexuellen ausdrückt. Dieser Minderheitenstress führt zu einer besonderen psychischen Belastung für diese Menschen (Meyer 2003). Die einzigartigen Belastungen durch den Minderheitenstress addieren sich für MEYER zu den generellen Stressoren des Alltagslebens von Individuen, womit stigmatisierte Menschen als Angehörige von Minderheiten eine weit höhere Anpassungsleistung gegenüber Angehörigen der Mehrheitsgesellschaft leisten müssen (Meyer 2003; Bachmann 2013, S. 5–6).

Wie oben erläutert, fehlt es an vergleichbaren Studien in Deutschland. Es ist jedoch davon auszugehen, dass sich der sog. Minderheitenstress auch in Deutschland negativ auf die psychische und vermutlich auch auf die physische Gesundheit von Lesben und Schwulen auswirken kann. Wie in Kapitel 3.3 gezeigt wird, entwickeln homosexuelle Menschen aus ihren gemachten Erfahrungen heraus unterschiedliche Identitätskonstruktionen im Umgang mit ihrer Homosexualität. Wie hoch das Verhältnis derjenigen alten und älteren Lesben und Schwulen, die ihre sexuelle Identität teilweise oder ganz verstecken, gegenüber denjenigen ist, die teilweise oder gänzlich offen leben, kann nicht gesagt werden. Fakt hingegen ist, nicht alle Betroffenen lebten oder leben versteckt. Auch kann nicht gesagt werden, warum es den einen gelang, in Zeiten ihrer Verfolgung offen zu leben, während anderen dies nicht gelang.

---

23 Mehr zur Anerkennungstheorie Honneths in Kapitel 3.5.

Ein Grund für eine offene oder auch teiloffene Lebensweise könnte im sog. *Coping*, einer Bewältigungsstrategie für schwierige Lebenslagen, liegen. Hierbei handelt es sich um eine weitverbreitete Strategie von Menschen mit Diskriminierungserfahrungen (Branscombe und Ellemers 1989). Es wird bei Bewältigungsstrategien des *Coping* zwischen adaptiven und nicht-adaptiven Strategien unterschieden. Adaptive Strategien zeigen den Betroffenen eine Problemlösungsstrategie wie das Suchen nach Hilfe auf. Nicht-adaptive Strategien liegen eher in der Vermeidung von Situationen mit subjektiv erwarteten Diskriminierungen oder in der Ignoranz von negativen Erlebnissen. Bei nicht-adaptiven Strategien findet weder eine kognitive noch eine emotionale Auseinandersetzung mit negativen Ereignissen statt. Hingegen ist eine solche Auseinandersetzung unabdingbar, um psychische Schäden zu vermeiden (Bachmann 2013, S. 69). So kann bspw. das stetige Grübeln über eine Stresssituation, ohne sich mit dieser kognitiv und emotional auseinanderzusetzen, als nicht-adaptive Strategie Ängstlichkeit oder gar Depressionen begünstigen, womit das Individuum in seinem psychischen Wohlbefinden beeinträchtigt wird (Bachmann 2013, S. 71). Beide, nicht-adaptive, wie auch adaptive Strategien, stellen Aspekte dar, die für die Pflege dieser Personen relevant sind. Das Wissen um sie kann Pflegenden zum einen helfen zu verstehen, warum Angehörige von Minderheiten ängstlich oder gar depressiv sind. Zum anderen können sie auch verstehen, warum homosexuelle Pflegebedürftige sich nicht gegenüber ihrem Umfeld outen, weil sie, wie oben beschrieben, für sie subjektiv erwartete Diskriminierungen als negative Erlebnisse zu vermeiden suchen. Die Fähigkeit zu adaptiven Bewältigungsstrategien kann hingegen von Pflegebedürftigen als Ressource genutzt werden, um negative Erlebnisse in der Pflegebedürftigkeit zu bewältigen. Dies betrifft auch andere Aspekte, jenseits der Homosexualität.

Im Rahmen ihrer Studie zur Lebenssituation und zu Diskriminierungserfahrungen schwuler und bisexueller Männer untersuchte die Autorin Anne BACHMANN auch die vorhandenen Stressbewältigungsstrategien sowie deren Auswirkungen. Wie die Studie zeigt, wirken bei schwulen wie auch bisexuellen Männern der jeweiligen Stichproben das zunehmende Alter, die Dauer der offenen Lebensweise (*Outsein*), ein hohes formales Bildungsniveau, ein hohes Nettoeinkommen, Erwerbstätigkeit sowie ein großer Wohnort (Großstadt) signifikant auf die Anwendung adaptiver Bewältigungsstrategien ein. Im Umkehrschluss sind ein geringes Nettoeinkommen und Arbeitslosigkeit signifikante Verstärker nicht-adaptiver Strategien. Wie ein zweites Ergebnis zeigt, wirken das aktive und konstruktive Anwenden von adaptiven Bewältigungsstrategien positiv auf die allgemeine Zufriedenheit wie auch auf das Gefühl, in der Gesellschaft respektierter und anerkannter zu sein (Bachmann 2013, S. 75). Jedoch zeigen die Stichproben dieser Studie einen dreifachen *Bias*, es nahmen überwiegend Angehörige der Mittelschicht teil, die Zahl der Akademiker_innen ist im Vergleich zur Allgemeinbevölkerung überdurchschnittlich hoch, und die Personen mit Migrationshintergrund sind unterrepräsentiert (Bachmann 2013, S. 10–11). Zur Einordnung dieser Studie in die vorliegende Forschungsarbeit muss festgehalten werden, dass die Mittelwerte der Studie von BACHMANN von 38 Jahren bei den schwulen Männern und 40 Jahren bei den bisexuellen Männern

(Bachmann 2013), weit niedriger sind als die Mittelwerte der Stichproben dieser Forschungsarbeit, welche bei den pflegebedürftigen Frauen bei 51 und bei Männern bei 70 Jahren liegen. Dies bedeutet, die für die vorliegende Forschungsarbeit befragten Frauen, insbesondere jedoch die Männer haben andere Zeiten der Sozialisation in Deutschland erlebt. Es kann nicht gesagt werden, ob und wie sich dies auf deren Stressbewältigungsstrategien auswirkt, würde man dies nach dem Schema von Bachmann untersuchen.

1.7.5 Diskussion konzeptioneller Überlegungen einer speziellen Pflege von homosexuellen Menschen im Alter

Alle hier beschriebenen konzeptionellen Überlegungen entstammen aus der Pflege in Migrationskontexten. Im Kontext dieser Forschungsarbeit sind konzeptionelle Überlegungen der transkulturellen Pflege und des *Diversity* von besonderer Bedeutung, da diese über den Migrationskontext hinaus auch auf Unterschiede im eigenen „Kultur"kreis eingehen. Es geht bei diesen Überlegungen um die **Reflexion eigener und fremder Lebenswelten** und Handlungen, um auf diese Weise in der Interaktion mit dem Anderen am Anderen umgehen zu können. Dies kommt einer Begegnung der besonderen Pflegebedarfe homosexueller Menschen im Alter am nächsten. Nun stellt sich jedoch die Frage, wie eine Berücksichtigung der Homosexualität in der Altenpflege geschehen kann.

Wie anhand einiger Studien gezeigt werden kann, haben Lesben und Schwule verbreitet Ängste, ihre Bedürfnisse in der Altenpflege nicht berücksichtigt zu sehen wie auch in Einrichtungen der Altenpflege nicht diskriminierungsfrei leben zu können (Ministerium für Integration, Familie, Kinder, Jugend und Frauen Rheinland-Pfalz 2015; Schmauch et al. 2007; Rat & Tat Zentrum für Schwule und Lesben e. V. 2009). Auch wird von verschiedenen Akteur_innen der lesbisch-schwulen Senior_innenarbeit, wie auch von einigen Trägern herkömmlicher Altenpflegeeinrichtungen der Bedarf gesehen, Beschäftigte in ambulanten Pflegediensten und stationären Altenpflegeeinrichtungen für die besonderen Bedarfe homosexueller Menschen zu sensibilisieren. Dies ist ableitbar anhand der in Kapitel 1.5 beschriebenen Projekte und Initiativen der Sensibilisierung von Beschäftigten in der Altenpflege[24] wie auch anhand einiger mittlerweile vorliegenden Broschüren für eine Sensibilisierung der Pflege für diese Gruppe (Gerlach 2001; Bachmann et al. 2009; Stummer 2015). Auf der anderen Seite gibt es keinerlei Wissen darum, ob und wie in Einrichtungen das Thema der Homosexualität konzeptionell berücksichtigt wird. Dasselbe gilt für die

---

24 Bspw. die Öffnung der vollstationären Altenpflege für gleichgeschlechtliche Lebensweisen in Einrichtungen des München-Stifts, online verfügbar unter https://www.muenchen.de/rathaus/Stadtverwaltung/Sozialreferat/Sozialamt/Alter-und-Behinderung/oeffnung_altenpflege_lgbt.html, zuletzt geprüft am 25.02.2018, oder die Initiative „Regenbogenpflege" des Frankfurter Verbands, online verfügbar unter http://www.frankfurter-verband.de/projekte-und-initiativen.html, zuletzt geprüft am 25.02.2018.

Frage, ob und welche Theorien dieses Themas in der Aus-, Fort- und Weiterbildung für Altenpflegekräfte behandelt werden. In bestehenden Curricula der Ausbildung von Altenpflegekräften wird das Thema Homosexualität oftmals nur unter dem Aspekt der Sexualität aufgegriffen, nicht hingegen als Identität dieser Menschen und ebenso nicht in deren psychosozialen und ökonomischen Dimensionen. Im Ergebnis kann davon ausgegangen werden, und dies bestätigen auch die Erfahrungen der beiden Forschenden der vorliegenden Arbeit, dass das Thema der Homosexualität in der Altenpflege allenfalls marginal vorkommt. Dies wird auch vom Deutschen Zentrum für Altersfragen bestätigt, in dessen Broschüre „Informationsdienst Altersfragen" die Autor_innen Ute SCHRÖDER und Dirk SCHEFFLER zu Beginn des Jahres 2016 die **weitgehende Unsichtbarkeit des Themas** Homosexualität in der Alternsforschung und in den Versorgungskonzepten älterer Menschen feststellten (Schröder und Scheffler 2016). Dieser Befund macht eine Sensibilisierung von Pflegenden in der Altenpflege respektive der Einrichtungen unumgänglich, nimmt man o. g. besondere Pflegebedarfe ernst.

In allen hier vorgestellten und diskutieren konzeptionellen Überlegungen spielt das Wissen Pflegender in der Altenpflege um die Lebenssituationen von Minderheiten eine entscheidende Rolle. Wie anhand der Überlegungen zur kultursensiblen Pflege gezeigt wurde, besteht ein mittlerweile breit erforschtes Wissen um Kulturen und Hintergründe, wie auch um Auswirkungen von Migrationen. Auch wurden die sozioökonomischen Verhältnisse von Migrant_innen erforscht. Vergleichbare Forschungen im Bereich der Homosexualitäten in der Altenpflege gibt es nicht. Das bedeutet, um den Grundkonsens des Wissens um die Lebenssituationen homosexueller Menschen im Alter und in der Pflegebedürftigkeit herzustellen, sind zwei Dinge unabdingbar, zum einen müssen diese Lebenssituationen erforscht werden, zum anderen müssen Pflegende in der Altenpflege sich dieses Wissen aneignen. Denn Verstehen, wie es oben begriffen wird, bedeutet nicht nur die Aneignung von Wissen, Verstehen bedeutet auch, Empathie für Pflegebedürftige in ihrem Sogewordensein zu entwickeln.

2.0 Homosexualitäten im Alter und in der Pflege – Geschichte und Forschungsstand

Für die Erforschung der Lebenssituation gleichgeschlechtlich liebender Frauen und Männer ist die Thematisierung der Geschichte(n) von Homosexualitäten in unterschiedlichen Epochen unabdingbar. Die Gegenwart dieser Menschen ist nur verstehbar mit dem Wissen um ihre Sozialisation und ihrem daraus resultierenden Sogewordensein. Teil dieser Geschichte sind seit jüngerer Zeit Institutionen und Projekte einer lesbisch-schwulen Senior_innenarbeit als Teil der LSBTI-*Community* wie auch die Strukturen der AIDS-Hilfen. Anschließend wird die vorliegende Forschungsarbeit in den Forschungsstand zum Thema lesbisch-schwules Altern eingeordnet. Abschließend werden bestehende Initiativen einer Berücksichtigung von Homosexualitäten in der Altenpflege aufgezeigt.

2.1 Historische Epochen der Homosexualitäten

Aus historischer Sicht lassen sich Identitäten von Homosexualitäten grob in **verschiedene zeitliche Epochen** für Deutschland (Westeuropa) darstellen, wobei die Modelle (Krell 2014, S. 43–44; Hutter 2000, S. 144–175) zum Teil parallel sowie durchlässig in unterschiedlichen Bezugsrahmen bestehen können. Nachfolgend werden die identitätsrelevanten sozio-kulturellen und -historischen Rahmenbedingungen und Diskurse um Homosexualitäten ab Mitte des 20. Jahrhunderts fokussiert beschrieben.[25]

2.1.1 Homosexualitäten ab der Mitte des 20. Jahrhunderts und homophile Identitäten

Die gleichgeschlechtliche Sexualität von Männern blieb nach dem Krieg in beiden deutschen Staaten weiterhin unter Strafe gestellt, wobei die **strafrechtliche Verfolgung** der 1950er bis 1960er Jahre im Westen exzessiver ausfiel. In der BRD wurde der Paragraf 175 StGB in der NS-verschärften Fassung von 1935 mit Begründung auf das Sittengesetz, die Familienethik und den Jugendschutz unter maßgeblicher Befürwortung der beiden großen christlichen Kirchen beibehalten (Stümke 1989, S. 132). Die Zahl der Verurteilungen nach Paragraf 175 StGB lag in der jungen BRD in den Jahren von 1949 bis 1969 bei etwa 64.000 (Hoffschildt 2002, S. 148). Die DDR kehrte zur vorherigen Form des Paragrafen 175 von 1871 zurück und wandte mit 1.300 Verurteilungen diesen im Vergleich wesentlich seltener an (Grau 2012, S. 54).

---

25 Anmerkungen zur Historie der sodomitischen Identitäten (19. Jahrh.) bzw. der homosexuellen Identitäten zu Beginn des 20. Jahrhunderts siehe in Gerlach und Schupp (2017, S. 103–108).

Heilerziehung und Psychotherapie (Neubert, R. (1960) zit. in Thinius 1994, S. 17) sowie das Verbot von Zeitschriften und Organisationen von Homosexuellen bis 1988 (Herrn 1999, S. 52) sollten die Bevölkerung **der DDR** „gesund" erhalten. Anonyme Orte wie bspw. öffentliche Toiletten (sogenannte Klappen) oder Parks boten häufig die einzige Möglichkeit für schwule Männer, Sex praktizieren zu können. Hier wie auch in schwulen Kneipen fanden jedoch **in der Bundesrepublik** regelmäßig Polizeirazzien statt, wodurch das soziale Miteinander der Schwulen von der Angst geprägt war, schikanös festgenommen und auf die sogenannten Rosa Listen, also die Listen für Verdachtsfälle der Polizei, zu geraten (Stümke 1989, S. 144).

Das gesellschaftliche und politische **Frauenbild** der 1950er und 1960er Jahre war auf die Rolle der Ehefrau, Mutter und Hausfrau fixiert. Ein eigenständiges Frauenleben sowie eine eigenständige Sexualität wurden den Frauen abgesprochen. Lesbisches Leben wurde nicht wahrgenommen (Plötz 1999, S. 50–60) und ihre Lebensweisen unterlagen einer subtil gegen sie gerichteten (Familien-)Politik der BRD (Beyer 1995, S. 14, 17). In der DDR erfuhren zwar alleinstehende und damit auch die lesbischen Frauen aufgrund beruflicher Förderungen (Frauenförderpläne etc.) eine berufliche Partizipation (Schenk 2008, S. 36) und somit eher die Möglichkeit einer eigenständigen materiellen Absicherung, jedoch orientierte sich das Frauenbild in der DDR an der berufstätigen heterosexuellen Frau und Mutter. Wer diesem Bild nicht entsprach, war von sozialer Ächtung und Diskriminierung bedroht (Schenk 2008, S. 38). Lesbische Frauen hatten in der DDR nur die Möglichkeit in Führungspositionen zu gelangen, wenn sie ihr Lesbischsein entsprechend tarnten (Sillge 1991, S. 26).

Gesellschaftlich herrschte in beiden Staaten eine **antihomosexuelle Stimmung**. Bloße Verdächtigungen einer Homosexualität, die formelle und informelle soziale Kontrolle oder die Angst davor konnten die bürgerliche Existenz gefährden (Krell 2014, S. 178; Hoffschildt 2002, S. 147). Dies hatte **Auswirkungen** auf die Lebensführungen der homosexuellen Frauen und Männer. In ihren Lebenszusammenhängen bewahrten sie meist weitgehende Anonymität und ein erhöhtes Misstrauen sorgte für einen geringen Zusammenhalt unter ihresgleichen (Lautmann 1977, S. 13). Viele unterwarfen sich und passten sich dem gesellschaftlichen Druck heteronormierter Vorstellungen dieser Zeit an. Sie suchten ihr gleichgeschlechtliches Begehren zurückgezogen im Privaten, in gesellschaftlichen Nischen, im Doppelleben oder in Askese, ihre Gefühle zu leben oder zu verheimlichen. Dieser versteckte Umgang mit der Homosexualität sowie auch teils situativ offene oder gelegentlich individuell komplett offene Umgangsweisen kennzeichnen unterschiedliche Strategien der Subjekte, wie sie versuchten ihre Homosexualität ins Selbst- und Fremdbild zu integrieren. Ihr Handeln und Verhalten orientierte sich daran, keinen Anlass zum öffentlichen Anstoß zu geben und sich übermäßig konform mit den gesellschaftlich verhandelten Anstandstugenden zu verhalten. Über dieses Bedingungsgelage formten sich reziprok sogenannte **homophile Identitätskonstruktionen** aus. Diese Überlebensstrategien und die einhergehenden Techniken, mit dem Stigma der Homosexualität umzugehen. Die zeitgenössisch von einigen verwendete Selbstbezeichnung „homophil" drückte die Distanz zur Sexualität aus und betonte eher die gleichgeschlechtliche Liebe, die gesellschaftlich nach Toleranz strebte (Pretzel und Weiß 2010, S. 24).

2.1.2 Die Bewegungsjahre der 1960er und 1970er Jahre und lesbische und schwule Identitäten

Die **Entpathologisierung**[26] und **Entkriminalisierung** der Homosexualität fanden etwa zeitgleich und teils befördert durch den zunehmenden Druck der **sozialen Bewegungen** der 1960er und 1970er Jahre statt. Sie ermöglichten nicht nur eine liberalere gesellschaftliche Sexualmoral, sondern veränderten auch Identifikationsmöglichkeiten und schufen weitere Lebensfreiräume für Homosexuelle.

1969 wurde der Paragraf 175 StGB in der Bundesrepublik entschärft, sodass gleichgeschlechtliche Handlungen unter erwachsenen Männern (damals über 21 Jahren) keinen Straftatbestand mehr darstellten (Stümke 1989, S. 152). In der DDR wurde der Paragraf 175 1968 ersatzlos gestrichen (Starke et al. 1994, S. 16). Dennoch blieben die Ängste bei homosexuellen Männern und Frauen, gesellschaftlich verachtet zu werden (Holy 2012, S. 44). Im Rahmen der Gesetzesangleichungen beider deutschen Staaten wurde der Paragraf 175 erst 1994 vollständig gestrichen (Mieszkowski 2014, S. 60). Einhergehend mit der Lesben- und Schwulenbewegung Anfang der 1970er Jahre entstand ein kollektives, politisiertes Bewusstsein des Lesbisch- bzw. Schwulseins (Mieszkowski 2014, S. 59; Dennert et al. 2007, S. 33–36). Es organisierten sich Gruppen (in Folge Vereine), und das hervorgebrachte **Gemeinschaftsgefühl**, sich als Gruppen für gemeinsame emanzipatorische Bürger_innenrechte einzusetzen, erzeugte ein verändertes „Wir"-Gefühl (vgl. Hauss 2012, S. 200) und eine neue soziale Identität (vgl. Krell 2014, S. 47), welche fortan strukturell als *Community* (Mieszkowski 2014, S. 59; Degele 2008, S. 47) oder auf der Mesoebene als „Familie" fungierte (vgl. Dennert et al. 2007, S. 42). Zunächst beinhaltete das neue „Wir" auch die Abgrenzung gegenüber liberal-konservativen Haltungen der vorherigen Generation sowie in der Bundesrepublik teilweise gegenüber der damals unpolitischen lesbischen und schwulen Subkultur (Bars, Clubs) und ihren Vertreter_innen (Hauss 2012, S. 201–203; Holy 2012, S. 45; Dennert et al. 2007, S. 32–36, 42). In der DDR gab es bis in die 1970er Jahre keine entsprechende Subkultur (Sillge 1991, S. 88). Die bisherigen Anpassungsstrategien und damit verbundene defizitorientierte Abweichungsideologie wurden eher abgelehnt (vgl. Degele 2008, S. 47; Dennert et al. 2007, S. 32; Hauss 2012, S. 201). Im Rahmen eines **Paradigmenwechsels** wurde ein öffentliches Sich-Zeigen üblich, das Lesbisch- und Schwulsein als eine gleichwertige, kulturelle Lebensform proklamierte (vgl. Hutter 2000, S. 169) und für einige feministische Lesben sogar zur politischen Identität (Hark 1996, S. 100) gerann. Partnerschaften wurden nun eher mit Gleichaltrigen und in egalitären Rollen gelebt (Hutter 2000, S. 166). In ihren Selbstbildern strebten Lesben nun eher ein androgynes Erscheinungsbild und einen feministisch-aktiven oder frauenidentifizierten Habitus

---

26 1973 wurde Homosexualität als **Krankheitsdiagnose** aus dem internationalen *Diagnostic and Statistical Manual of Mental Disorders (DSM)*, und bis 1991, dass sie aus der *International Statistical Classification of Diseases and Related Health Problems (ICD)* gestrichen Rauchfleisch 2014, S. 379.

an (vgl. Krell 2014, 44, 47; Soine 2000, S. 205–208). Schwule verfolgten eher eine zunehmend maskuline, körperbetonte Identifizierung und ein von Konventionen und Repressalien befreites, promiskes Sexualverhalten (Hutter 2000, S. 164–169). Für etliche Schwule und Lesben war das Lesbisch- und Schwulsein nicht privat, sondern ein politisches Statement (Mieszkowski 2014, S. 61). Manche Lesben engagierten sich im Kampf gegen das Patriarchat im Aufbau von autonomen Frauen-/Lesbenprojekten (Dennert et al. 2007, S. 33, 38–41, 44–46, 49–50), ebenso manche Schwule für Schwulenprojekte (bspw. Gründung Rosa Winkel Verlag) (Holy 2012, S. 45, 57). Innerhalb der *Community* ist die Geschlechterdifferenz deutlich durch unterschiedliche Interessen und Situationen markiert (Degele 2008, S. 49), gleichwohl bestehen Gemeinsamkeiten und seit den 1990er Jahren verstärkt Bündnisse zum politischen Agieren (Mieszkowski 2014, S. 61–62). Das neue Selbstbewusstsein als Lesbe bzw. als Schwuler, die proklamierte **lesbische** bzw. **schwule Identität**, ist ebenso eng mit dem *Coming-out* im Sinne eines zu jener Zeit proklamierten *Going-public* verbunden.

2.1.3 Die Zeiten ab den 1980er Jahren: HIV/AIDS, Identitätenvielfalt – Queere Sichtweisen

Später in den 1980er bis 2000er differenzierten sich die Gruppen jedoch weiter aus, sodass ein breites Spektrum an Haltungen und ihre Vertreter_innen mehr oder minder wieder in neue und stets veränderte kollektive Gefühle eines teils gemeinsamen oder separaten (politischen) Handelns integriert wurden. In den 1980er Jahren entstanden weitere Gruppen und Vereine von bspw. sozial Benachteiligten (z. B. „Prolo-Lesben"), Lesben und Schwule mit Behinderung, gewerkschaftliche Arbeitskreise und Motorrad-Lesben (Pretzel und Weiss 2013, S. 11–15; Dennert et al. 2007, S. 127–138; Theis 1997, S. 292). Es gesellte sich zunehmend eine entpolitisierte Haltung der Lesben und Schwulen zu den bisherigen Identitätskonzepten, was sich als **Entpolitisierung** auf die kollektive Identität, also auf die Gruppenbildung auswirkte und teils zu Spannungen führte (Krell 2014, S. 47–48; Theis 1997, S. 292–293). Gleichzeitig fand zunehmend eine **Institutionalisierung** und Professionalisierung von und innerhalb der Gruppen statt, die eine enge Rückkopplung zu den alltäglichen Lebensweisen der engagierten Lesben und Schwulen besaßen. Beispielhaft hierfür sind Gründungen von Lesben- und Schwulenberatungszentren und Gründungen von Dachorganisationen politischer Gruppen bei Lesben (z. B. Lesbenring) und bei Schwulen (z. B. Bundesverband Homosexualität) (Pretzel und Weiss 2013, S. 11–15; Dennert et al. 2007, S. 138–143; Theis 1997, S. 292). Das Selbstbild von Lesben sexualisierte sich (Krell 2014, S. 44, 47–48; Martin 1996, S. 55–60). In der DDR organisierten sich erstmalig Lesben und Schwule in den 1980er Jahren, dies vorwiegend unter dem Dach der evangelischen Kirche, oder sie gründeten Selbstinitiativen in Großstädten wie den Sonntags-Club in Berlin (Thinius 2006, S. 38–51).

Der Status und der Kampf um Minderheitenrechte sowie die Diskussion um Diskriminierungen innerhalb der lesbischen und schwulen Szene standen im Fokus dieser Zeit und des ethnisierenden Identitätsmodells. Die **Liberalisierung** trug zur weiteren **Pluralisierung** und **Normalisierung** lesbischer und schwuler Lebensentwürfe bei (Krell 2014, S. 47–48; Dennert et al. 2007, S. 126–127). In den 1990er Jahren entstanden durch diese Pluralität und gesteigerte Individualisierung eine Vielzahl interessengeleiteter Gruppen und Vereinen, bspw. Sportvereine (Theis 1997, S. 292).

Ab vorwiegend den 1990er Jahren kam allmählich eine *queere* **Sichtweise** in den westlichen Gesellschaften hinzu, wonach im Sinne des Dekonstruktivismus eine feste kategoriale und identitäre Zuschreibung und Relation von biologischem und sozialem Geschlecht und Sexualität allgemein und Homo-, Bi- und Heterosexualität insbesondere angezweifelt wurde. Der *Queer*-Ansatz vermittelt eher das Unbestimmte, das der hegemonialen Gesellschaftsnorm nicht entspricht, und steht eher für die kulturell und vom Subjekt selbst verhandelte Performativität von Geschlecht und Sexualität. Geschlechtsidentitäten, wie auch sexuelle Orientierungen unterliegen langwierigen, habituellen Prozessen, sodass weiterhin strittig und unklar bleibt, wo genau die Grenzen von (De-)Naturalisierung und Kulturalisierung von Geschlecht, *Gender* und Sexualität liegen. Die Erkenntnis setzte sich durch, dass sexuelle Vorlieben und Orientierung nicht unweigerlich eine bestimmte (sexuelle) Identität bedingen müssen. Die Vereinheitlichung lesbischer und schwuler Identitäten wurde zunehmend kritisiert, und eine **Vielfalt an lesbischen und schwulen Identitäten** und Partnerschaftsformen wurde einhergehend mit liberaleren Rahmenbedingungen gelebt (Eder 2014, S. 30–32; Krell 2014, S. 48; Dennert et al. 2007, S. 269–272; Hutter 2000, S. 170–175).

Die Typologien schwuler Identitäten von Michael BOCHOW (Bochow 2005) und Jörg HUTTER et al. (Hutter et al. 2000) sowie die von Claudia KRELL (Krell 2014) in Bezug auf lesbische und schwule Identitäten veranschaulichen beispielhaft die Vielfalt der homosexuellen Identitäten und ihre enge Verknüpfung mit den sozialen Rahmenbedingungen, was sich u. a. durch diverse Handlungsweisen in der Informationskontrolle des Stigmamanagements dokumentiert. Trotz der dekonstruktivistischen Kritik an „Identitäten" erscheinen sie in einem reflexiv, provisorisch angewendeten Stellvertretungssinn, sozusagen als Instrumentarium zum (gesellschafts-)politischen Agieren, also zur Veränderung der Anerkennungsverhältnisse innerhalb eines heteronormativen Machtapparats als immanent bedeutsam (Hark 1998, S. 51–54; Butler 1996, S. 20–25). Lesben und Schwule haben so eine gesellschaftliche und politische Mitgestaltung in Deutschland erreichen können. Wenn auch der *queer*-Ansatz zwischen Vertreter_innen des vorherigen (erkämpften) Identitätsmodells und denjenigen, die sich weniger für eine Identität als für die individuale Differenz im persönlichen Fokus einsetzen, für Konflikte sorgt: Die *Community* öffnete sich für all diejenigen, die nicht der hegemonialen polaren Geschlechtsdichotomie und den Sexualzuschreibungen entsprechen. So stehen gemeinsame Ziele und Allianzen von Lesben, Schwulen, Bisexuellen, Trans*menschen, intergeschlechtlichen Menschen und *Queer* hinter dem gesellschaftspolitischen *Community*-Kürzel **LSBTIQ** (Lautmann 2003, S. 53).

In diesen Zeitrahmen fallen auch die beginnende und anhaltende Auseinandersetzung mit HIV und die AIDS-Krise. Anfang der 1980er Jahre forderte die auftretende Infektionskrankheit durch das Humane Immundefizienz-Virus (HIV) mit dem zunächst meist tödlichen Krankheitsverlauf, dem erworbenen Abwehrschwäche-Syndrom (AIDS), viele Schwule wie auch andere Teilgruppen der Gesellschaft individuell und kollektiv heraus. Über die Presse wurde die Krankheit als sogenannte Schwulenseuche lanciert, manch ein Politiker forderte öffentlich Internierungslager. In der Bevölkerung und insbesondere bei den Schwulen als eine der hiesigen Hauptrisikogruppen bestanden Infektionsängste. Zwangstestungen wurden befürchtet und die Medizin stand dem HI-Virus anfänglich hilf- und ahnungslos gegenüber (Telge 2013, S. 153–155). Die gesundheitliche Bedrohung durch **HIV/AIDS** und die damit verbundenen erneut drohenden Repressionen und Diskriminierungen von schwulen Männern erfassten die persönlichen Lebenswelten der Schwulen und trugen zur Gründung, Institutionalisierung und mittlerweile etablierten Struktur von AIDS-Selbsthilfegruppen (AIDS-Hilfe Vereine) in der BRD bei. Viele schwule Männer verloren in kurzer Zeit einen großen Teil ihres kompletten sozialen Rückhalts, d. h. ihre Wahlfamilien (Partner, Freunde, Bekannte), durch den krankheitsbedingten Tod und waren auch innerhalb der schwulen Szene von Stigmatisierung betroffen. Existentiell bedrohliche Situationen wurden bei einer HIV-Infektion auch im sozialen Umfeld durch soziale Ächtung der Herkunftsfamilie oder bspw. am Arbeitsplatz durch frühen Erwerbsverlust bzw. -minderung erlebt. Das Aufkommen von HIV/AIDS leitete einen schwulen Paradigmenwechsel ein, wodurch die sexuelle Freizügigkeit zugunsten eines präventiven, verantwortungsvollen und zunächst monogamen Lebensstils aufgegeben wurde (Haunss 2012, S. 207–211). Etliche Schwule wichen zunehmend von der angstgetriebenen sexuellen Zurückhaltung der 1980er Jahre, also den Vermeidungsstrategien, zugunsten eines routinierten risikominimierenden sexuellen Handlungsstils in den 1990er Jahren noch vor der zeitlichen Einführung der antiretroviralen Therapien ab (Bochow 2013, S. 163). Ca. 35 Millionen Menschen leben aktuell weltweit mit dem HI-Virus, davon ca. 80.000 in Deutschland, und ca. 30.000 Menschen sind seit Anfang der 1980er Jahre in Deutschland und ca. 39 Millionen weltweit an den Folgen von AIDS gestorben (Bundeszentrale für gesundheitliche Aufklärung 2014). Trotz der modernen Therapiefortschritte bleibt HIV eine Infektionskrankheit, die aufgrund irrationaler Ängste in der Gesellschaft eng mit Stigmatisierung und Diskriminierung der Betroffenen einhergeht. Von den 1.148 bundesweit befragten HIV-positiven Menschen im Jahr 2011/2012 gaben 50 % derjenigen, die in den letzten zwölf Monaten von gesellschaftlichen Zusammenkünften ausgeschlossen wurden, als Grund dafür die HIV-Infektion an (Vierneisel 2013, S. 56). Und 26 % derjenigen, die sich am Arbeitsplatz mit ihrem HIV-Status outeten, erfuhren daraufhin von der Arbeitgeber_in diskriminierende Reaktionen (Vierneisel 2013, S. 59).

2.1.4 Wirkmächtigkeit der historischen Entwicklung von Homosexualitäten und ihren Identitäten im vorliegenden Forschungsprozess

Die Wirkmächtigkeit der dargestellten Rahmenbedingungen unter denen Lesben und Schwule in ihrer jeweiligen Generation aufwuchsen und ihr erstes *Coming-out* hatten, besteht bis in die Gegenwart. Lebensgeschichtliche Erfahrungen beeinflussen den fortwährenden Prozess einer Sondierung der erwartbaren Reaktionen von möglichen Ressentiments und Diskriminierungen bei Bekanntwerden der Homosexualität. Da die Pflege den möglichen Einbezug der **Biografie eines Menschen im Pflegeprozess** als Anspruch verfolgt, stellen sich für die Praxis der Altenpflege Fragen, inwieweit lesbische und schwule Pflegebedürftige ihre Biografien offenbaren, inwieweit Pflegende andere Lebensentwürfe, die nicht der hegemonialen Vorstellung entsprechen, potenziell mitdenken bzw. dafür offen sind und, welche strukturellen Rahmenbedingungen adäquat erscheinen. Die Auseinandersetzung mit den Biografien und der entsprechenden **Historie** aller gegenwärtigen Pflegebedürftigen – eingedenk **von Lesben und Schwulen** – ist für die Altenpflege bedeutsam. Ist die Generation der über 50-/55-Jährigen (Reifes Erwachsenenalter) vornehmlich in ihrer Sozialisation durch die Liberalisierung seit den 1960er Jahren geprägt, so haben die über 60-/65-Jährigen (Drittes Lebensalter) größtenteils die entscheidenden Veränderungen der Entkriminalisierung und der Emanzipation von Homosexuellen erkämpft, während der Generation der über 75-/80-Jährigen (Viertes Lebensalter) in der Regel eine gleichgeschlechtliche Lebensweise und Identität nur unter sehr widrigen Umständen möglich war. Lesben und Schwule dieser drei gerontologischen Altersgruppeneinteilungen sind keinesfalls in ihren Lebensentwürfen als homogene Gruppen zu betrachten. Wie bereits ausgeführt, lassen sie sich eher **Identitätskohorten** zuordnen, die durch die unterschiedlichen gesellschaftlichen Diskurse um Homosexualität ihrer Zeit geprägt wurden (Rosenfeld 1999, S. 138).

2.2 Strukturen und Initiativen lesbisch-schwulen Alterns in Deutschland

Projekte und Initiativen für Lesben und Schwule im Alter sind ein vergleichsweise neues Phänomen. Die möglichen Gründe hierfür sind vielschichtig. Übergeordnet trägt naturgemäß die in Kapitel 2.1 beschriebene Liberalisierung gegenüber Homosexuellen und deren Lebensweisen in Deutschland bei. Eine persönliche, politische und gesellschaftliche Auseinandersetzung mit dem Thema des homosexuellen Alter(n)s konnte erst einsetzen, seit eine Auseinandersetzung mit der eigenen Homosexualität und der anderer Personen überhaupt erst möglich wurde. Mögliche weitere Gründe liegen in der in früheren Jahren noch sehr viel mehr als heute auf Jugendlichkeit ausgerichteten Orientierung schwuler Männer, welche deren

Auseinandersetzung mit dem Alter(n) so gut wie ausschloss.[27] Auch muss bedacht werden, dass die Generation „Stonewall" nun in die Jahre kommt, also diejenigen lesbischen Frauen und schwulen Männer, die sich ihre offene Lebensweise im Kontext der Sozialen Bewegungen der 1960er Jahre erkämpft haben und die entschieden dafür eintreten, diese auch im Alter und in Einrichtungen der Altenhilfe weiterführen zu können. Im Zusammenhang mit HIV und AIDS waren Menschen mit dem HI-Virus in der oben bereits beschriebenen AIDS-Krise in den 1980er und 1990er Jahren zwangsläufig von dem baldigen Tod bedroht. Erst mit neueren Therapiemöglichkeiten haben diese Menschen bei einer wirksamen Behandlung eine normale Lebenserwartung (Deutsche AIDS-Hilfe e. V. 2012). Damit können Betroffene erst in neueren Jahren ihre Traumatisierung durch die AIDS-Krise überwinden und sich mit dem eigenen Alter(n) auseinandersetzen. Für die AIDS-Hilfen führt dies zu einer Neuausrichtung im Sinne des Erfassens von Bedarfen und Bedürfnissen „älterer"[28] Menschen mit HIV und zu Ansätzen, beidem zu begegnen.[29]

Die gesellschaftliche Liberalisierung und der demographischen Wandel, wie auch die Behandlungsmöglichkeiten von HIV, führen zu einer Zunahme von Menschen, die ihre Homosexualitäten auch im Alter offen leben. Erst in diesem Kontext ent-

---

27 Martin DANNECKER und Martin REICHE beschrieben 1974 in den Ergebnissen ihrer soziologischen Untersuchung über männliche Homosexualität eine ablehnende bis missachtende Haltung gegenüber älteren Schwulen innerhalb der Schwulenszene. Das führte dazu, dass ältere Schwule Bars für Homosexuelle mieden (Dannecker und Reiche 1974, S. 97). Seitdem hat sich in der Schwulenszene sehr viel verändert. Nicht zuletzt durch Fetischgruppen wie bspw. „Bartmänner" oder „Lederkerle" sowie durch entsprechende Kneipen für älteres Publikum wurde diese Fixierung auf Jugendlichkeit aufgebrochen, womit ältere schwule Männer heute eher ihren Platz in der Szene finden können. Anders ist dies jedoch bei alten schwulen Männern, für diese Gruppe gibt es nur wenige Angebote, was auch einer geringen Integration gleichkommt.
28 Bei den wenigen Studien zum Thema HIV im Alter in Deutschland wird in der Regel ein Alter von über 50 Jahren zugrunde gelegt. Hierzu im Gegensatz steht die interdisziplinäre Alter(n)sforschung, die sich mit einem Alter von 65 und mehr beschäftigt. Diese Abweichung könnte zum einen Ausdruck der früheren geringen Lebenswartung HIV-positiver Menschen sein, zum anderen spiegelt es die Annahme wieder, mit einer HIV-Infektion setze der Alterungsprozess früher als gewöhnlich ein (Drewes et al. 2015, Kapitel 1).
29 Bezüglich des Erfassens wurde in den vergangenen Jahren eine bundesweite Studie HIV50plus durchgeführt (Online verfügbar unter https://50plushiv.wordpress.com/, zuletzt geprüft am 12.06.2017). Die Ergebnisse dieser Studie liegen seit März 2016 vor und müssen in konkrete Handlungsweisen umgesetzt werden. Aber auch landesweite und lokale AIDS-Hilfen widmen sich dem Thema und stellen sich die Frage, welche Betreuungsbedarfe ältere HIV-positive Menschen haben, und wie diese umgesetzt werden können. Hierzu gehört auch eine flächendeckende, auch aufsuchende, medizinische Versorgung durch Fachärzt_innen, welche bis dato nicht gegeben, für ältere immobile HIV-Positive jedoch unabdingbar ist.

standen und entstehen Initiativen und Projekte, die sich mit dem lesbischen und schwulen Alter(n) beschäftigen.

Folgend sollen einige Beispiele von Projekten und Initiativen aufgezeigt werden, die kommunal, landesweit und auch bundesweit darauf ausgerichtet sind, die Lebenssituationen von alten und älteren homosexuellen Menschen mit und ohne HIV zu verbessern. Hierbei sind die Adressat_innen in erster Linie lesbische Frauen und schwule Männer. Es geht aber darüber hinaus auch um die Sensibilisierung von Politik und Gesellschaft, wie auch von Einrichtungen der Altenhilfe. Nicht zuletzt in Letzterem liegt der Zusammenhang mit dieser Forschungsarbeit, wie im empirischen Teil dieser Forschungsarbeit dargestellt werden wird. Wie gezeigt werden wird, können solche Projekte und Initiativen, dort wo sie vorhanden sind, Netzwerke für ältere und alte lesbische Frauen und schwule Männer hervorbringen, welche wichtige Ressourcen bilden, auf die günstigstenfalls auch in der Pflegebedürftigkeit zurückgegriffen werden kann.

2.2.1 Good practice – kommunale Angebote und Wohnprojekte für ältere Lesben und Schwule

Seit einigen Jahren entstehen in Deutschland zahlreiche Projekte lesbisch-schwuler Senior_innenarbeit. Meist sind die Initiativen aus der lesbisch-schwulen *Community* heraus entstanden. Aktuell etablieren sich aber auch Projekte unter einer Trägerschaft außerhalb der *Community* wie das vom Rat der Stadt München beschlossene Projekt zur **Öffnung der vollstationären Altenpflege für gleichgeschlechtliche Lebensweisen** in den Einrichtungen des Münchenstifts (Landeshauptstadt München, Sozialreferat). Ein weiteres Beispiel unter einer Trägerschaft außerhalb der *Community* ist die **Öffnung der Arbeiterwohlfahrt** (AWO) bspw. mit dem Projekt für ältere Lesben und Schwule in Düsseldorf (Arbeiterwohlfahrt Düsseldorf e. V. 2012).

Im Folgenden werden einige Projekte als sogenannte *good practice* Beispiele vorgestellt, während andere nur erwähnt werden. Die Ausführungen stammen zum Teil aus einer Expertise der Forschenden, die sie im Rahmen der vorliegenden Forschungsarbeit im Auftrag der Geschäftsstelle für die Altenberichte der Bundesregierung im Deutschen Zentrum für Altersfragen (DZA) für den 7. Bundesaltenbericht erstellt haben (Gerlach und Schupp 2016). Die Einstufung der Projekte als *good practice* folgt den Kriterien guter Praxis in der Gesundheitsförderung bei sozial benachteiligten Gruppen der Bundeszentrale für gesundheitliche Aufklärung (Lehmann 2011). Danach sind solche Projekte im Kern auf drei Leitlinien ausgerichtet: Sie zielen konzeptionell auf Gesundheitsförderung und Prävention ab, sie erreichen Menschen in schwierigen sozialen Lagen und sie sind an den Lebenslagen der Zielgruppen orientiert (Lehmann 2011, S. 16). Partizipation wird hier als soziale Teilhabe, mit dem Ziel eines aktiven und selbstbestimmten Alter(n)s verstanden. Es soll drohender Vereinsamung und den damit verbundenen gesundheitlichen Risiken vorgebeugt werden. Grundgedanke ist die Annahme, dass Aktivität im Alter das individuelle Wohlbefinden steigert und die Gesundheit fördert (BMFSFJ 2005, S. 376), was eine US-amerikanische Studie unter älteren Lesben und Schwulen im Alter von 60–91 Jahren bestätigt (Grossmann et al. 1999).

Alte und ältere Lesben und Schwule in Deutschland als Gruppe sozial Benachteiligter zu begreifen, geschieht zum einen vor dem Hintergrund ihrer Sozialisation in Zeiten der Kriminalisierung und Stigmatisierung Homosexueller. Zum anderen folgt diese Argumentation ihrem Status einer Minderheit, die noch immer Ressentiments und Diskriminierungen ausgesetzt ist, wie durch die in der Gesellschaft noch weit verbreiteten Homophobie. Ihre negativen historischen und gegenwärtigen Erfahrungen können für sich, aber auch im Sinne der Intersektionalität in Verbindung mit anderen Ungleichheitsmerkmalen wie Alter, Geschlecht, Armut oder Behinderung eine soziale Isolation wie auch eine Gesundheitsgefährdung von älteren Lesben und Schwulen begünstigen, wie dies Ilan MEYER in seinen Untersuchungen zum Minderheitenstress belegt (Meyer 2003). Ein weiterer bedingender Faktor sozialer Isolation und Einsamkeit von älteren Lesben und Schwulen resultiert aus der überwiegenden Abwesenheit biologischer Familienangehöriger. Anhand der vorgestellten Projekte soll aufgezeigt werden, wie die Partizipation von älteren Lesben und Schwulen in Deutschland gefördert und damit deren sozialer Isolation präventiv begegnet wird. Hierbei besteht ein Mix von homosexualitätsspezifischen Projekten für ältere Lesben und/oder Schwule bspw. Freizeit- oder Selbsthilfegruppen als diskriminierungsfreie Räume sowie von integrativen Projekten in den herkömmlichen Strukturen kommunaler Altenarbeit.

Ein Projekt, welches älteren Lesben und Schwulen sowohl den Schutzraum des „Unter-sich-Seins" bietet, als auch die Sensibilisierung der Senioren Netzwerke im Sozialen Raum der Stadt Köln betreibt, sind die **Lesbischen und Schwulen ALTERnativen Köln**[30]. Seit 2005 bietet dieses Netzwerk älteren Lesben und Schwulen die Möglichkeit, sich zu gemeinsamen Freizeitaktivitäten wie auch zur Selbsthilfe für spezifische Themen wie bspw. *Coming-out* im Alter zu treffen. Mittlerweile sind unter dem Dach der ALTERnativen zahlreiche Gruppen älterer Lesben und Schwulen etabliert. Unterstützt werden diese Gruppen von einer hauptamtlichen Koordinatorin und einem hauptamtlichen Koordinator. Als Teil des Programms der Senioren Netzwerke Köln[31] sind auch die ALTERnativen nach dem Prinzip der offenen Senior_innenarbeit ausgerichtet. Sie bieten älteren Lesben und Schwulen die Möglichkeit, sich nach ihren Interessen und Möglichkeiten zusammenzufinden, um ihr Alter(n) gemeinsam selbst zu gestalten. Damit sie auch dann noch partizipieren können, wenn sie alters- oder krankheitsbedingt auf ihr unmittelbares Wohnumfeld angewiesen sind, arbeiten die beiden Hauptamtlichen an der Öffnung der Kölner Senior_innen Netzwerke wie auch an weiteren Einrichtungen der Senior_innenhilfe und -pflege der Stadt Köln.

---

30 Online verfügbar unter http://www.alternativen-koeln.de/HOME.323.0.html, zuletzt geprüft am 25.02.2018.
31 Online verfügbar unter http://www.seniorennetzwerke-koeln.de/, zuletzt geprüft am 25.02.2018.

Ein zweites stadtweites Projekt ist das **Rosa Alter** in München[32]. Als Beratungsangebot richtet es sich an ältere Lesben und Schwule sowie an *transgender* lebende Senior_innen. Ein wesentliches Charakteristikum ist die aufsuchende Beratung des Rosa Alter zu Hause in der eigenen Wohnung oder auch im Pflegeheim. Das dreiköpfige Team des Rosa Alter bietet u. a. auch die Beratung und Vermittlung von individuellen ambulanten und stationären Wohn- und Versorgungsformen. So können bspw. ältere schwule Männer mit HIV in die im gleichen Haus wie die Beratungsstelle befindliche oder in externe **Wohngemeinschaften des Betreuten Wohnens** der AIDS-Hilfe München vermittelt und dort betreut werden.

Beide bisher dargestellten Projekte haben gemein, dass ihre Mitarbeiter_innen sowohl mit den Einrichtungen der LSBTI-*Community* sowie mit der Altenhilfe und -pflege, wie auch mit der Senior_innenpolitik der jeweiligen Städte vernetzt sind und diesen gegenüber für die Interessen älterer Lesben und Schwulen eintreten bzw. in München auch für die von Trans*menschen. Im Kontext dieser Forschungsarbeit von größtem Interesse ist deren Hineinwirken in die Einrichtungen der Altenhilfe. In alltäglichen Betreuungs- und Beratungssituationen von alten und älteren lesbischen Frauen und schwulen Männern tauchen immer wieder die von Betroffenen gestellten Fragen auf, wo und unter welchen Bedingungen sie im Falle einer Pflegebedürftigkeit offen leben können.[33] Im Kern dieser Fragen stecken die in Kapitel 2.3 beschriebenen Ängste und Befürchtungen Homosexueller, in Einrichtungen der Altenhilfe Diskriminierungen zu erfahren, und in ihren spezifischen Lebensweisen nicht berücksichtigt zu werden. Dies ist u. a. Motivation für die haupt- und ehrenamtlichen Seniorenarbeiter_innen in der lesbisch-schwulen Senior_innenarbeit, sich für eine an der Kultur und an den Biografien homosexueller Menschen orientierte Pflege einzusetzen.

Ähnlich wie in München gibt es auch in anderen Städten Wohnprojekte für Menschen mit HIV und AIDS bspw. das **Betreute Einzelwohnen** der AIDS-Hilfe Frankfurt am Main.[34] Andere Wohnprojekte entstanden in den vergangenen Jahren in Köln und in Berlin. Mit der in Kooperation mit der städtischen Immobilienbaugesellschaft der Stadt Köln (GAG) erbauten **Villa anders**[35] eröffnete im Jahr 2009 ein generationsübergreifendes Wohnprojekt für Lesben, Schwule und *Transgender*. Mit dem **Lebensort Vielfalt**[36] entstand in Berlin-Charlottenburg ein multifunktionales Gebäude gelebter Vielfalt, welches neben den Büroräumen der Schwulenberatung und

---

32 Online verfügbar unter http://www.rosa-alter.de/, zuletzt geprüft am 25.02.2018.
33 Dies ist eine Erfahrung, welche der Forschende Markus Schupp aus seiner Zeit als Koordinator für schwule Seniorenarbeit in der Stadt Köln mit befreundeten Sozialarbeiter_innen in der lesbisch-schwulen Senior_innenarbeit teilt.
34 Online verfügbar unter http://www.frankfurt-aidshilfe.de/content/betreutes-wohnen, zuletzt geprüft am 25.02.2018.
35 Online verfügbar unter http://www.villa-anders-koeln.de/, zuletzt geprüft am 25.02.2018.
36 Online verfügbar unter http://www.lebensort-vielfalt.de, zuletzt geprüft am 25.02.2018.

einem Café-Restaurant 24 Privatwohnungen und eine **Pflege-Wohngemeinschaft** für acht schwule Männer beherbergt. Der Lebensort Vielfalt ist konzipiert als Wohn- und Lebensraum für mehrheitlich ältere schwule Männer und Frauen sowie für jüngere schwule Männer. Die Pflegewohngemeinschaft im Lebensort Vielfalt ist derzeit die einzige speziell für homosexuelle Menschen respektive speziell für schwule Männer bestehende Einrichtung in Deutschland. Eine ähnliche Einrichtung für lesbische Frauen oder anderer Gruppen sexueller Minderheiten gibt es derzeit in Deutschland nicht.

2.2.2 Lesben und Schwule in der Kleinstadt und auf dem Land – landesweite Sensibilisierung

Alle bisher genannten und beschriebenen Projekte und Initiativen haben eines gemein, sie sind in Ballungsräumen wie Berlin, Köln oder München lokalisiert. Dies hat im Wesentlichen zwei Gründe: Zum einen braucht es eine starke Lobby für solche Projekte, d. h., es sind in der Regel psychosoziale Beratungsstellen und/ oder AIDS-Hilfen und/oder andere Einrichtungen der LSBTI-*Community* vor Ort präsent, welche entsprechende Projekte anschieben. Zum anderen müssen genügend Nutzer_innen vorhanden sein, um mögliche Finanzierungen rechtfertigen zu können. Beides in kleineren Städten oder gar Dörfern zu finden, ist fast unmöglich. Damit ist das grundlegende Problem in Deutschland beschrieben; die weitestgehend fehlenden Strukturen und Initiativen für ältere und alte Lesben und Schwule in kleinstädtischen und ländlichen Regionen. Um dem zu begegnen, wurde in Nordrhein-Westfalen eine Struktur geschaffen, mittels derer Einrichtungen und Gruppen der herkömmlichen Altenhilfe sensibilisiert werden für Biografien und Bedürfnisse lesbischer Frauen und schwuler Männer und deren Lebensweisen (s. u.). Dies bedeutet jedoch nicht, dass nicht auch in Ballungszentren mit o. g. eigenen Strukturen und Initiativen für ältere und alte Lesben und Schwulen integrative Projekte selbstverständlich etabliert würden, wie dies oben bereits angedeutet wurde. Lesbisch-schwule Senior_innenarbeit ist derzeit günstigenfalls ein Mix von spezifischen Rückzugsräumen mit Schutzcharakter und einer Öffnung der herkömmlichen Strukturen. Spezifität und Inklusion sind keine gegenseitigen Ausschlusskriterien, vielmehr können sie für Betroffene eine gute Symbiose bilden.

Damit ältere Lesben und Schwule in kleineren Städten und in ländlichen Regionen aktiv und selbstbestimmt partizipieren können, ist es notwendig, die vorhandenen Strukturen für deren Bedürfnisse und Interesse zu sensibilisieren. Dazu braucht es Projekte wie die „**Landesfachberatung für gleichgeschlechtliche Lebensweisen in der offenen Seniorenarbeit**"[37] in Nordrhein-Westfalen. Mit diesem seit 2011 aus öffentlichen Mitteln finanzierten Projekt soll die Senior_innenarbeit wie auch die Altenhilfe in Nordrhein-Westfalen für gleichgeschlechtliche Lebensweisen geöffnet werden. Angestoßen durch die beiden hauptamtlichen Mit-

---

37 Online verfügbar unter http://www.immerdabei.net/, zuletzt geprüft am 25.02.2018.

arbeiter_innen sollen kommunale Senior_innenstrukturen sowie die Senior_innenpolitik sensibilisiert und beraten werden, um sich für Lesben und Schwule im Alter zu öffnen und deren Interessen und Bedürfnisse zu berücksichtigen. Unter dem Aspekt der Vielfalt im Alter als zentralem Anliegen werden gleichgeschlechtliche Lebensweisen in die gesellschaftliche Debatte um Altersfragen auf Landesebene wie auch vor Ort in den Kommunen eingebracht.

2.2.3 Lesbisch-schwule Selbsthilfe im Alter und ihre Dachverbände

Eine bedeutende Säule lesbisch-schwuler Senior_innenarbeit ist die Selbsthilfe, welche sich mittlerweile in Deutschland in vielfältiger Weise ausgebildet hat. Wie anhand der ALTERnativen in Köln schon angedeutet, gibt es zahlreiche **Gruppen älterer Lesben und Schwule** in Deutschland. Zwei Beispiele hierfür sind die Initiativen und Angebote für Lesben 49+, die sog. *Late Bloomers*,[38] und die Gruppe Süd5[39] für schwule Männer ab 35 in Essen. Solche und andere ähnliche Gruppen bieten älteren Lesben und Schwulen homosexualitäts- und geschlechtsspezifisch, mancherorts auch als gemischte Lesben- und Schwulengruppe, die Möglichkeit zu gemeinsamen Freizeitaktivitäten. Meist bieten sie auch Abende zu bestimmten ihr Alter(n) betreffenden Themen an. Die meisten dieser Gruppen haben einen Stammtisch oder andere Gemeinschaftsformen als zentralem regelmäßigem Treffpunkt. Diese Regelmäßigkeit ist in vielfacher Hinsicht wichtig. Sie erleichtert zum einen die Kontaktaufnahme für potenziell neue Mitglieder. Zum anderen fördert sie die Gemeinschaft und verhilft zu einem inneren Zusammenhalt, aus dem nicht selten auch Freundschaften und Unterstützungsnetzwerke entstehen. Oftmals sind die Gruppen an Einrichtungen der psychosozialen LSBTI-Beratung angebunden, oder bieten im Rahmen der Selbsthilfe begleitende Unterstützung an.

Für diejenigen lesbischen Frauen und schwulen Männer, die meist durch eine alters- und/oder krankheitsbedingte Immobilität nicht mehr an den Angeboten der LSBTI-*Community* partizipieren können, bieten einige wenige Einrichtungen **Besuchsdienste** an. Dabei handelt es sich in der Regel um Zusammenschlüsse von Ehrenamtler_innen. Es geht bei solchen Diensten weder um eine psychosoziale Betreuung noch um Einkaufshilfen oder andere regelmäßig helfende Dienste. Günstigenfalls bringen die Ehrenamtler_innen einen Teil ihrer Freizeit auf, um ältere Lesben und Schwule regelmäßig zu besuchen, oder sie zu Spaziergängen und anderen Anlässen zu begleiten. Beispiele hierfür sind der Besuchsdienst für

---

38 Online verfügbar unter https://www.lesbischerherbst.de/late-bloomers, zuletzt geprüft am 25.02.2018.
39 Online verfügbar unter http://www.essen-x-point.de/gruppenangebote/sued-5-gruppe/, zuletzt geprüft am 25.02.2018.

behinderte und ältere lesbische Frauen von RUT-Rat und Tat in Berlin[40] oder die Rosa Paten für schwule Männer in Frankfurt am Main.[41]

Bevor auf die beiden Dachverbände für Lesben und Schwule im Alter eingegangen wird, soll zunächst ein bundesweit agierendes Netzwerk lesbischer Frauen kurz vorgestellt werden. Die wohl älteste Initiative mit dem größten Vorbildcharakter ist **SAFIA**,[42] ein bundesweites Netzwerk lesbischer Frauen ab 40 Jahren. 1986 gegründet bietet SAFIA bundesweite und regionale Treffen an. In seinem Zentrum steht das Netzwerk, welches sich um zahlreiche Themen und Interessen lesbischer Frauen ab 40 knüpft.

Mit dem **Dachverband für Lesben im Alter**[43] und der **Bundesinteressenvertretung schwuler Senioren (BISS) e. V.**[44] haben sich in den vergangenen Jahren zwei Interessen- und Lobbyverbände gegründet, die in einem *Top-down*-Prozess in Politik, Gesellschaft und vor allem in die Altenhilfe sowie in die LSBTI-*Community* hineinwirken wollen. Die Initiator_innen der beiden Verbände kommen meist im weitesten Sinne aus der kommunalen oder im Falle Nordrhein-Westfalens aus der landesweiten lesbisch-schwulen Senior_innenarbeit. Aus ihren jeweiligen Erfahrungen heraus teilen alle die Notwendigkeit von bundesweiten Verbandsstrukturen, um Politiker_innen und Verbänden der Altenhilfe auf Augenhöhe zu begegnen. Beide Verbände haben sich zur Aufgabe gemacht, die Bundespolitik, wie auch die Verbände der Altenhilfe wie das Kuratorium Deutsche Altershilfe (KDA) und die Bundesarbeitsgemeinschaft der Senioren-Organisationen (BAGSO) für die Themen und Bedürfnisse lesbisch-schwuler Lebensweisen im Alter zu sensibilisieren.

2.2.4 Kritische Betrachtung und Verortung in dieser Forschungsarbeit

Wie bereits erläutert, befinden sich die meisten der hier vorgestellten Projekte in Ballungsräumen. Ein weiterer kritischer Aspekt liegt darin, dass sich die überwiegende Mehrheit aller bestehenden Projekte und Initiativen in den alten Bundesländern befindet. Es kann hier wenig über die Gründe gesagt werden. Dies mag mit der fehlenden Infrastruktur in den heutigen neuen Bundesländern und mit den Veränderungen zur Zeit der Wende zusammenhängen. Fakt ist, dass in den neuen Bundesländern vergleichbare Strukturen der LSBTI-*Community* weitestgehend fehlen.

Nur ein Projekt, das der „Landesfachberatung für gleichgeschlechtliche Lebensweisen in der offenen Seniorenarbeit" in Nordrhein-Westfalen, strahlt in die Fläche kommunaler Strukturen eines Bundeslandes aus. Damit der sozialen Isolation

---

40 Online verfügbar unter http://www.frauen-in-neukoelln.de/rut-besuchsdienst-zeit-fuer-dich/, zuletzt geprüft am 25.02.2018.
41 Online verfügbar unter https://www.frankfurt-aidshilfe.de/content/rosa-paten, zuletzt geprüft am 25.02.2018.
42 Online verfügbar unter http://www.safia-ev.de/, zuletzt geprüft am 25.02.2018.
43 Online verfügbar unter http://www.lesbenundalter.de/, zuletzt geprüft am 25.07.2018.
44 Ebd.

und Einsamkeit von älteren Lesben und Schwulen auch jenseits von Ballungsräumen begegnet werden kann, bedarf es weiterer solcher Projekte, welche die herkömmlichen Strukturen der Altenhilfe, aber auch die Senior_innenpolitik für gleichgeschlechtliche Lebensweisen sensibilisieren. Um die vorhandenen Projekte barrierefrei zu gestalten, sollte die Vernetzung mit den kommunalen Altenhilfen vorangetrieben werden. Hilfreich wäre auch eine bundesweite Datenbank der vorhandenen Gruppen und Initiativen. Derzeit kostet es ältere Lesben und Schwule große Anstrengungen, die bestehenden Angebote zu finden, wenn ihnen dies überhaupt gelingt. Dies betrifft besonders diejenigen, die erst im vorgerückten Alter zu ihrer gleichgeschlechtlichen Lebensweise finden und folglich die LSBTI-*Community* nicht kennen. Meist weiß die kommunale Altenhilfe nicht um diese spezifischen Angebote, aber auch innerhalb der LSBTI-*Community* sind sie nicht immer bekannt.

Die o. g. Strukturen und Projekte der lesbisch-schwulen Senior_innenarbeit wie auch der Selbsthilfe haben wichtige Funktionen für ältere und alte lesbische Frauen und schwule Männer. Sie sind darauf ausgerichtet, deren Lebenssituation durch Angebote der Vernetzung und der Selbsthilfe zu verbessern, indem sie den Aufbau von Netzwerken und Freund_innenkreisen fördern und teils bewahren. Beides sind wichtige Ressourcen auch für eine möglicherweise einsetzende Pflegebedürftigkeit. Sie wirken zudem in die LSBTI-*Community* hinein, lassen dort die Älteren sichtbar werden und verändern durch ihre Arbeit die Wahrnehmung von älteren Lesben und Schwulen. Nach außen wirken sie sensibilisierend in Politik, Gesellschaft und vor allem in die Altenhilfe. Im Kontext dieser Forschungsarbeit bzw. gegenüber den hilfs- und pflegebedürftigen lesbischen Frauen und schwulen Männern spielen aufsuchende Projekte wie die aufsuchende Beratung in München oder die genannten Besuchsdienste eine besondere Rolle. Neben der Kontaktpflege in einem Bereich, der ansonsten eher durch wenige bis keine Kontakte geprägt ist, bilden Besuche von lesbischen Frauen oder schwulen Männern für lesbische und schwule hilfs- und/oder pflegebedürftige Menschen oftmals den einzigen Kontakt mit Gleichgesinnten. Es ist nicht selten, dass sich die Betroffenen in einer Einrichtung allein unter ansonsten vermeintlich heterosexuellen Menschen befinden. In einer solchen Konstellation kann es für sie von identitätsstärkendem Charakter sein, regelmäßig von gleichgesinnten Menschen besucht zu werden, mit denen sie ohne Ängste und Vorbehalte über Themen ihres homosexuellen Lebens und ihrer biografischen Erfahrungen ins Gespräch kommen können.

2.3 Forschungsstand

Nachfolgend werden relevante Ergebnisse des aktuellen Forschungsstands[45] zum Themenfeld von älteren pflegebedürftigen Homosexuellen in der Altenpflege dargestellt.

---

45 Die Erhebung des aktuellen Forschungsstands wurde von den Forschenden zum einen über relevante Datenbanken (bspw. CINAHL, Medline, Pubmed, CareLit, Ge-

Die marginale Studienlage zu den Themen Pflege und Alter von Lesben und Schwulen sowohl in Deutschland als auch international präsentiert einerseits quantitative Studiendesigns, die aufgrund einer geringen Teilnehmer_innenzahl sowie der Unbekanntheit der Grundgesamtheit von Lesben und Schwulen in einer Gesellschaft als teils wenig aussagekräftig und nicht als repräsentativ gelten müssen (Gerlach und Schupp 2016, S. 8–9). Die Ergebnisaussagen beziehen sich zumeist auf Regionalitäten mit ihren jeweils typischen sozio-kulturellen und -ökonomischen Ausprägungen. Einige Forschungen machen sich aus diesem Grunde die Methodenvielfalt oder eine Vielfalt an Zugangsmöglichkeiten zunutze, um weitestgehend einem klassischen *Bias* entgegenzuwirken. Dennoch besteht insbesondere bei den quantitativen Erhebungen ein Selektions*bias* durch die Studienteilnahme von meist weißen Menschen der Mittelschicht, die einen hohen Bildungsabschluss aufweisen, sich im mittleren Lebensalter in Abstinenz von Pflegebedürftigkeit befinden, und in urbanen Gebieten zumeist offen ihre Homosexualitäten leben (Gerlach und Szillat 2017, S. 39; Schmauch und Braukmann 2007, S. 23). Qualitative Forschungen der homosexuellen Alter(n)sforschung nehmen das Thema der Pflegebedürftigkeit eher als Perspektivabfrage auf, anstatt Pflegebedürftige bisher selbst befragt zu haben (Krell 2014; Plötz 2006; Bochow 2005). Wissenschaftliche Qualifikationsarbeiten für Diplom oder Master führen meist keine Hinweise zur theoretischen Sättigung auf, oder zeitpragmatische Gründe verhindern eine solche, sodass sie allenfalls verdichtende Hinweise liefern (Brill et al. 2008). Vor diesem Hintergrund sind nachfolgend aufgeführte Ergebnisse der aktuellen Studienlage zu bewerten.

So finden in den wenigen quantitativen Studien zur Lebenssituation u. a. von Lesben und Schwulen, wie sie in München (Landeshauptstadt München 2004), Bremen (Rat & Tat Zentrum für Schwule und Lesben e. V. 2009) oder Rheinland-Pfalz (Ministerium für Integration, Familie, Kinder, Jugend und Frauen Rheinland-Pfalz 2015) durchgeführt wurden, Fragen zur **Einschätzung ihrer Lebenssituation im Alter** und zu ihren diesbezüglichen Wünschen, Bedürfnissen und Ängsten Berücksichtigung. Die Mehrheit der 2.512 Befragten der Münchner Studie bspw. ist unter 45 Jahre alt und nur 4,5 % der männlichen und 1 % der weiblichen Befragten sind über 65 Jahre alt, sodass aufgrund der eigenen Lebensphase eine unterschiedliche zeitliche, soziale und biografische Betroffenheit und Auseinandersetzung anzunehmen ist (Landeshauptstadt München 2004, S. 8–9). Obwohl die Befragten zu dieser Zeit keine Dienstleistungen der Altenhilfe in Anspruch nehmen, weder ambulant noch stationär, zeigt sich doch ein klares Bild ihrer **Befürchtungen**. Mehr als 90 % der Befragten (65 % der 1.213 Befragten in Bremen (Rat & Tat Zentrum für Schwule und Lesben e. V. 2009, S. 37)) sind der Meinung, dass Einrichtungen der Altenhilfe nicht kompetent mit den Bedürfnissen von gleichgeschlechtlich liebenden Frauen

---

roLit) im Bereich der Pflege- und Gesundheitswissenschaften, der Medizin und der Gerontologie durchgeführt. Zum anderen nutzten die Forschenden die jeweiligen Bibliotheksdatenbanken der Universitäten Bremen, Köln und Hamburg und weitere Onlinedatenbanken sowie ihre fachlichen Netzwerke.

und Männern umgehen können (Landeshauptstadt München 2004, S. 5). 95 % der Erhebungsteilnehmenden (70 % in Bremen (Rat & Tat Zentrum für Schwule und Lesben e. V. 2009, S. 37)) sind der Meinung, dass die bestehenden Einrichtungen ihre Angebote nicht auf lesbische Frauen und schwule Männer ausgerichtet haben, und 77 % der Frauen sowie 71 % der Männer erwarten, nicht diskriminierungsfrei leben zu können, sollten sie eine solche Einrichtung in Anspruch nehmen (Landeshauptstadt München 2004, S. 34). Die sog. Rhein-Main-Studie, an der 214 frauenliebende Frauen über 50 Jahre teilnahmen, kommt zu dem Ergebnis, dass diejenigen, die bereits Erfahrungen mit dem stationären und ambulanten Senior_innen- und Pflegeangebot gemacht haben, ihre Bedürfnisse nicht adäquat bei den herkömmlichen Angeboten berücksichtigt sehen (Schmauch und Braukmann 2007, S. 52). Die Hamburger Vergleichsstudie mit 171 teilnehmenden männerliebenden Männern über 50 Jahre stützt diese negative Einschätzung insbesondere für die Angebote der Pflegeheime, der Altenbegegnungsstätten, des Betreuten Wohnens und der Altenwohnanlagen. Als einziges Angebot hingegen werden weitgehend bedürfnisorientiert von den schwulen und bisexuellen Männern in Hamburg die Hospizeinrichtungen erfahren (Gerlach und Szillat 2017, S. 219). Um welche konkreten Erfahrungen oder Bedürfnisse der gleichgeschlechtlich liebenden Frauen und Männer es sich jedoch handelt, lassen die Studien offen.

Diese sorgenvolle Sichtweise gegenüber den herkömmlichen Altenhilfeinstitutionen stützen auch die Ergebnisse von qualitativen Untersuchungen. So bestehen Ängste vor Diskriminierungen und Benachteiligungen seitens der älteren Homosexuellen, bspw. teils bei den von Kirsten PLÖTZ befragten 21 Lesben und von Michael BOCHOW befragten 30 Schwulen im dritten Lebensalter, die ein bisher weitgehend emanzipiert offenes Leben als solches in den Einrichtungen als bedroht ansehen (Plötz 2006, S. 218; Bochow 2005, S. 340–341; Brill et al. 2008, S. 105–107). So ist es nicht verwunderlich, dass trotzdem mehrheitlich die Befragten der Studien eine Versorgung durch einen ambulanten Dienst bei Bedarf für möglich halten. Die meisten von ihnen **favorisieren** eine Pflegeeinrichtung, wenn die Bedürfnislagen von Lesben und Schwulen explizit berücksichtigt werden (Bochow 2005, S. 341–342; Landeshauptstadt München 2004, S. 31). Hierbei zeichnen sich jedoch Unterschiede zwischen Lesben und Schwulen ab. Während über die Hälfte der von Ulrike SCHMAUCH und Stephanie BRAUKMANN befragten Lesben einen Pflegedienst bevorzugen, der nur weibliche Pflegende zum Einsatz bringt (Schmauch und Braukmann 2007, S. 63), favorisieren über die Hälfte der von Heiko GERLACH und Christian SZILLAT befragten schwulen und bisexuellen Männer einen solchen unabhängig des Geschlechts, wenn der Respekt gegenüber ihrer homo- oder bisexuellen Lebensweise ausdrücklich in der Pflege gesichert ist (Gerlach und Szillat 2017, S. 246). Jeweils über ein Viertel der Befragten beider Studien wünscht einen Einsatz ausdrücklich nur von lesbischen bzw. schwulen Pflegenden. Im Falle einer Inanspruchnahme einer stationären Altenpflegeeinrichtung besteht für die Mehrheit (93 %) der von den 592 in Rheinland-Pfalz befragten Lesben, Schwulen, Bi- und

Transssexuellen, *Transgender* und Intersexuellen (LSBTTI)[46] das wichtige Bedürfnis, entsprechend der sexuellen oder geschlechtlichen Identitätenvielfalt offen leben zu können. 77 % von ihnen halten eine gemeinsame Nutzung mit anderen LSBTTI für wünschenswert (Ministerium für Integration, Familie, Kinder, Jugend und Frauen Rheinland-Pfalz 2015, S. 70). Obwohl der **integrative Ansatz** in der Studienlage von der Mehrheit der Befragten favorisiert wird, spricht sich ein, wenn auch geringerer Teil für **spezielle Pflegeeinrichtungen** aus (Landeshauptstadt München 2004, S. 37; Rat & Tat Zentrum für Schwule und Lesben e. V. 2009, S. 38). So zeigt die Evaluationsforschung (Forschungsprojekt GLESA) des schwul-lesbischen Wohnprojekts „Lebensort Vielfalt" in Berlin u. a. maßgebende Motivationsgründe der Bewohner_innen für den Einzug in eine solche spezielle Einrichtung auf, wie etwa bestehende Ängste vor Autonomieverlust, die eigene homosexuelle Lebensweise nicht wie gewohnt fortführen zu können, das Bedürfnis nach Akzeptanz, dem Leben unter Gleichgesinnung und einem Zugehörigkeitsgefühl (Lottmann 2016, S. 106). Die Studie umfasst qualitative Interviews mit elf Expert_innen und 15 Hausbewohner_innen, inkl. zweier schwuler Pflegebedürftiger der integrierten Pflege-WG, deren Perspektive in die Ergebnisschau mit einfloss (Lottmann 2016, S. 85). Die befragten Bewohner_innen erleben eine Inklusion der Pflegebedürftigen in die hauseigenen Angebote und Strukturen sowie im gelebten Gemeinschaftsgefühl und der Nachbarschaftshilfe (Lottmann 2016, S. 95). In Bezug auf die Pflege innerhalb der Pflege-WG für schwule Männer wird der Hinweis generiert, dass ein grundsätzlich offener Umgang mit sexuellen Themen auch zu einer entsprechenden Pflegepraxis führt. Die Umkehrung des Mehrheitsverhältnisses von Homo- und Heterosexuellen wird von den Bewohner_innen (inkl. Pflegebedürftigen) als „Erleichterung und Befreiung" erlebt (Lottmann 2016, S. 101–102). Die Autor_innen der GLESA-Studie verweisen auf eine spätere Publikation der Ergebnisse in Bezug auf eine adäquate Pflege von LSBTI-Pflegebedürftigen, die im Folgeprojekt GLEPA[47] aufgegriffen werden.

Im deutschsprachigen Raum lässt sich **zur Pflegesituation** von älteren gleichgeschlechtlich liebenden Menschen nur eine qualitative Fallstudie zu einem Mann finden. Anna GOGL schildert in dieser Studie sowohl das Erleben des über 80-jährigen männerliebenden Heimbewohners als auch das Erleben des Pflegeteams. Beide Seiten leiden unter der Situation des „Nicht-Verstehens" und der Diskriminierung einerseits und der Hilflosigkeit andererseits. GOGL schlussfolgert die Notwendigkeit einer „verstehenden Pflege", die sich durch spezifische Wissensvermittlung, Historien- und Biografiearbeit, Förderung einer akzeptierenden Grundhaltung und eines Verständnisses sowie einer Sensibilität kennzeichnet. Eine solche angewendete Pflege zielt nach GOGL auf eine gesteigerte Lebenszufriedenheit, ein stabilisiertes

---

46 Die rheinland-pfälzische Studie führte begrifflich die Gruppen der Transsexuellen und Transgender eigens auf, weshalb analog der Begriff „LSBTTI" an dieser Stelle verwendet wird.
47 Online verfügbar unter https://www.ash-berlin.eu/forschung/forschungsprojekte-a-z/glepa/, zuletzt geprüft am 25.02.2018.

Selbstwertgefühl und auf eine schützende Sicherheit vor re-traumatisierenden Erfahrungen der älteren homosexuellen Pflegebedürftigen (Gogl 1998, S. 231). Hier schließt sich der **Wunsch** einer Mehrheit der befragten Lesben und Schwulen obengenannter Studien **nach Schulungen** von Mitarbeitenden der Altenhilfe an, die explizit ihre unterschiedlichen homosexuellen Lebenswelten zum Thema haben (Ministerium für Integration, Familie, Kinder, Jugend und Frauen Rheinland-Pfalz 2015, S. 70). Bedürfnisse nach einer Fortführung der gelebten Offenheit, nach Diskriminierungsfreiheit und nach einem toleranten, qualifizierten Pflegepersonal werden auch von den zehn im Rahmen einer Diplomarbeit von Heike BRILL et al. interviewten älteren Lesben und Schwulen benannt, hierzu eine zitierte homosexuelle Seniorin: „Ich würde mir halt wünschen, dass es in so nem Altersheim eben auch Pfleger gibt bzw. Pflegerinnen, die sich auch auskennen mit Homosexualität" (Brill et al. 2008, S. 111).

Einstellungen und Haltungen **der Pflegenden** zu einer anderen Lebensweise als der ihren nehmen sowohl direkten als auch indirekten Einfluss auf die Gestaltung der Situation von älteren lesbischen Frauen und schwulen Männern. Aufgrund fehlender Studien im deutschsprachigen Raum kann nichts über die Einstellungen, Haltungen, Erfahrungen und Bedürfnissen von Pflegenden zum Themenbereich der Homosexualitäten ausgesagt werden. Ebenso verhält es sich mit dem Thema **HIV**. Auch hier ist die Studienlage marginal.

Auch außerhalb des deutschsprachigen Raums liegen nur wenige wissenschaftliche Arbeiten vor, die meist aus der Krankenhausforschung stammen. Von 212 quantitativ befragten Pflegenden im Krankenhaussektor in Schweden gaben 62 % eine positive Grundhaltung gegenüber homosexuellen Patient_innen an, wobei immerhin 30 % sich nicht entscheiden konnten, ob sie eine positive oder negative Haltung besitzen (Röndahl et al. 2004, S. 386). Die von Gerd RÖNDAHL qualitativ interviewten 27 homosexuellen Patient_innen in Schweden berichten von einer grundsätzlichen Unsicherheit beim *Coming-out*-Prozess gegenüber den Pflegenden, da sie deren Reaktion nicht einschätzen können. Gleichwohl wird mehrheitlich das Pflegeverhalten als respektvoll, tolerant oder neutral erfahren. Andere wiederum erfahren Behandlungen, als ob es sich bei ihrer sexuellen Orientierung um eine Krankheit handele (Röndahl 2009). Johannes SCHIRGHUBER generiert über die sieben geführten qualitativen Interviews mit männlichen homosexuellen Pflegenden in der stationären Krankenpflege in Österreich Hinweise, u. a., dass das Wissen über Homosexualitäten in der Gesundheits- und Krankenpflegeausbildung zu kurz käme und in der stationären Praxis ein Wissensdefizit über die homosexuellen Lebensweisen bestünde. Die generierten Einschätzungen der Pflegenden in Bezug auf die Bedürfnislage männlicher homosexueller Patienten umfassen die Bedürfnisse der Gleichbehandlung, Akzeptanz, Toleranz sowie nach Erhalt der Körperhygiene und des äußeren Erscheinungsbilds (Schirghuber 2016, 68, 72).

Wie in der Einleitung angedeutet, antwortete die Mehrheit (86 %) von 83 quantitativ befragten Altenwohn-/Altenpflegeeinrichtungen in Australien im Jahr 2010, dass sie keine LSBTI-Personen innerhalb der Bewohner_innenschaft wahrgenommen haben. Immerhin 43 % der Einrichtungen halten die Thematiken von LSBTI-

Personen für wichtig, 30 % rechnen den LSBTI-Personen spezifische Bedürfnisse
zu und 23 % ermutigen andere Bewohner_innen, ein LSBTI-freundliches Umfeld zu
unterstützen (Comfort et al. 2010, S. 48–49). Auf der organisatorischen Ebene fördern 28 % der Einrichtungen eine Willkommenskultur für LSBTI, obwohl zugleich
nur 5 % gezielt inklusive Strategien, wie ein Antidiskriminierungsmanagement,
umsetzen und lediglich 6 % formell oder informell eine Ansprechperson für LSBTI
benannt haben. Keine der befragten Einrichtung besitzen eine Vernetzung oder Kooperation mit Organisationen der LSBTI-*Community* (Comfort et al. 2010, S. 50–51).
Spezifische Bedürfnisse würden in der Regel seitens der Einrichtungen nicht erwartet und erkannt werden, weshalb es zu keiner tatsächlichen Gleichbehandlung
kommen kann, auch wenn sie formal zugesichert ist (Comfort et al. 2010, S. 62).

Die Ergebnisse der von Ute B. SCHRÖDER et al. durchgeführten quantitativen
Befragung der Leitungsebene von 31 stationären und 28 ambulanten Pflegeeinrichtungen in Berlin zeichnen ebenfalls ein Bild der Altenhilfeträgerschaft, das teils
von Desinteresse, dem Fehlen von bedürfnisorientierter Sensibilität, Verständnis,
Kenntnissen und Offenheit und/oder einer problematisierenden, ignorierenden Haltung gegenüber der Gruppe von pflegebedürftigen Lesben und Schwulen geprägt
zu sein scheint. So weiß zwar die Hälfte der ambulanten Dienste und 26 % der
stationären Einrichtungen, dass sie zum Zeitpunkt der Erhebung offen lebende
LSBTI-Pflegebedürftige versorgen. Gleichwohl geben die Leitungen mehrheitlich (68 % ambulant, 94 % stationär) an, dass sie die spezifischen Bedürfnisse von
LSBTI-Menschen bei ihren Angeboten nicht berücksichtigen. Dementsprechend
wird nur ein begrenzter Umfang an qualitätssichernden Maßnahmen zum Wohl
der LSBTI-Senior_innen innerbetrieblich umgesetzt. Lediglich 19 % der ambulanten
und 7 % der stationären Einrichtungen haben bereits Fort- und Weiterbildungen
über homosexuelle Lebensweisen durchgeführt. Nur 8 % der ambulanten sowie 3 %
der stationären Einrichtungen sichern die Qualität im Umgang mit homosexuellen
Pflegebedürftigen über entsprechende Standards ab. Dennoch fällt die Anzahl von
verantwortlichen Ansprechpersonen für LSBTI-Senior_innen mit 29 % ambulant
und 13 % stationär in den jeweiligen Einrichtungen gering aus. Hingegen zeigt
die hohe (54 % ambulant, 45 % stationär) Befürwortung einer Notwendigkeit, die
homosexuellen Lebensweisen stärker in der Altenhilfe zu thematisieren, eine Diskrepanz zur eigenen Praxis auf (Schröder et al. 2012, S. 17–18). Eine Begründung
für dieses Missverhältnis von theoretischem Anspruch und praktischer Umsetzung
sehen SCHRÖDER und Dirk SCHEFFLER weniger grundsätzlich in einer Wahrnehmungslücke gegenüber LSBTI-Senior_innen gegeben. Vielmehr erklärt es sich
daraus, dass entweder die Leitungskräfte die Verantwortung nicht übernehmen
und ihr nicht nachkommen, und dass spezifische Bedürfnisse ausschließlich und
stereotyp mit sexualisierten Bedürfnissen gleichgesetzt und teilweise tabuisiert
werden (Schröder und Scheffler 2016, S. 6). Als weitere Gründe sind anzunehmen,
dass eine Befürwortung einer intensiveren Thematisierung von homosexuellen
Lebenswelten ein Interesse sowie mögliche Wissensdefizite aufzeigen und/oder
dass der bisherige Referenzrahmen der Leitungskräfte zwar eine offene, tolerante

Haltung bereithält, jedoch keine entsprechenden Handlungsoptionen gesehen und in Folge nicht umgesetzt werden.

Bei einem Vergleich der Ergebnisse der vorliegenden Literatur wird deutlich, dass sie teils auf Annahmen der Befragten basieren. Somit liegen ernst zu nehmende Befürchtungen vor, die jedoch nicht mit dem realen Erleben bei der Inanspruchnahme von Pflege- und Betreuungseinrichtungen und vorhandenen Einstellungen beim Pflegepersonal gleichzusetzen sind. Bis auf die Fallstudie von Gogl (1998) konnten für keine der Arbeiten gesicherte wissenschaftliche Erkenntnisse über die Lebenssituationen von Lesben und Schwulen in Pflegeeinrichtungen der Altenpflege herangezogen werden. Zusammenfassend lässt sich feststellen: Es gibt in Deutschland keine aussagekräftige Erhebung zur realen Situation von lesbischen Frauen und schwulen Männern in Altenpflegeeinrichtungen, ebenso keine zu den Einstellungen und Erfahrungen Pflegender zum Themenfeld der Homosexualitäten. Auf Grundlage der wenigen existenten Studien, die nicht-pflegebedürftige und vorwiegend jüngere Lesben und Schwule befragt haben, kann gesagt werden, dass Befürchtungen bei ihnen bestehen, in Pflegeeinrichtungen diskriminiert zu werden, nicht offen leben zu können, wenn sie es wollen und, dass ihre Bedürfnis-/Lebenslagen nicht in den Angeboten der Altenhilfe berücksichtigt werden. Ebenso wird bei den Pflegeeinrichtungen ein Informations- und Fortbildungsbedarf zum Umgang mit homosexuellen Pflegebedürftigen deutlich.

2.4 Homosexualität in der Altenpflege – ein Überblick über bestehende Initiativen und Projekte

Das Thema einer kultursensiblen oder biografieorientierten Altenpflege[48] für homosexuelle Menschen ist nicht neu. Bereits im Jahr 2002 wies das Kuratorium Deutsche Altershilfe (KDA) in einem entsprechenden Themenheft auf die Notwendigkeit hin, sich in der Altenhilfe und -pflege auf die Interessen und Bedürfnisse dieser Zielgruppe einzustellen. In einer Hochrechnung prognostizierten die Autor_innen des Themenhefts bis zum Jahr 2050 eine Größenordnung zwischen 1,1 und 2.3 Millionen[49] lesbischer Frauen und schwuler Männer, die 60 Jahre und älter sind (Gerlach et al. 2002, S. 10). Neu hingegen an der Thematik ist, dass erst in den jüngsten Jahren

---

48 Wie in Kapitel 1.7 bereits aufgezeigt, wird eine speziell an den Bedürfnissen von Homosexuellen orientierte Pflege in Anlehnung an bestehende Begriffe diskutiert. Einen speziellen Begriff hierfür gibt es (noch) nicht.
49 Der Anteil homosexueller Menschen an der Gesamtbevölkerung wird oftmals kontrovers diskutiert. Obgleich kein Hinweis darauf gegeben wurde, auf welcher Grundlage die hier vorliegende Hochrechnung getätigt wurde, ist davon auszugehen, dass der oftmals im Kontext von Versuchen, die Menge homosexueller Menschen in Zahlen zu bestimmen, angenommene Anteil von 3–5 % in der Gesamtgesellschaft sowie von 8–10 % in Ballungszentren homosexuellen Lebens, wie bspw. München, Köln, Berlin und Hamburg, zugrunde gelegt wurde. Diese Zahlen scheinen zu hoch. Wie im Kapitel zur Struktur der Altenpflege gezeigt, geht der Soziologe Michael

Initiativen und Projekte entstehen, die sich speziell der Altenpflege homosexuelle Menschen widmen. Diese sollen folgend aufgeführt, in das Feld der Altenpflege eingeordnet und diskutiert werden. Bei einer Auflistung der bestehenden Initiativen und Projekte kann nicht der Anspruch auf Vollständigkeit erhoben werden, hierfür fehlen entsprechende Informationen (s. u.). Es geht vielmehr um die exemplarische Darstellung der Entwicklung in den vergangenen Jahren, welche in engem Zusammenhang mit dem Forschungsstand zum Thema der Homosexualitäten in der Altenpflege zu sehen ist, der Kapitel 2.3 dargestellt ist.

2.4.1 Broschüren, Fachartikel und Fachtage zum Thema Homosexualität in der Altenpflege

Die Thematisierung von homosexuellen Lebensweisen scheint bisher in den Lehrbüchern der (Alten-)Pflege wenig relevant für pflegerisches Handeln zu sein (Brill et al. 2008, S. 112; Gerlach 2001, S. 15; Hoffmann 1997, S. 29). Um dem entgegen zu wirken bzw. um bestehende Unkenntnisse und Unverständnisse aufzulösen und Pflegende gegenüber lesbischen und schwulen Lebenswelten zu sensibilisieren, wurden in manchen Bundesländern Versuche unternommen, entsprechende Inhalte in den landesweiten **Curricula** der Pflege zu installieren, bspw. in Nordrhein-Westfalen durch die Fachstelle einer kultursensiblen Pflege für Lesben und Schwule (2012–2014). In der mittlerweile nicht mehr bestehenden Fachstelle ist eine **Informationsbroschüre** zur kultursensiblen Pflege von Lesben und Schwulen in der professionellen Altenpflege entstanden (Stummer 2015). Das ursprüngliche Ziel der ehemaligen nordrhein-westfälischen Fachstelle, durch die Entwicklung entsprechende Module in die Curricula der Aus-, Fort- und Weiterbildung der Altenpflege hineinzuwirken, konnte nicht erreicht werden. Eine vergleichbare Broschüre wurde in Hessen bereits im Jahr 2009 publiziert (Bachmann et al. 2009). Initiiert durch einen Fachtag in Rheinland-Pfalz[50] zum Thema Lesben, Schwule, Trans* und Inter*Personen im November 2015, soll auch dort eine entsprechende Broschüre erstellt werden (dpa/lrs 2015). Nach den den Forschenden vorliegenden Informationen befindet sich die Broschüre derzeit in Bearbeitung (Stand März 2016). Ob und inwieweit die hessische und zukünftig die rheinland-pfälzische Broschüre in die Curricula der Aus-, Fort- und Weiterbildung in der Altenpflege hineinwirken, kann nicht gesagt werden. Es besteht jedoch die Gefahr, dass das Thema mit dem Erstellen der Broschüren für die jeweiligen Ministerien und Fachressorts als abgehandelt gilt.

Neben den Initiativen in den genannten Bundesländern haben sich auch bundesweit agierende Organisationen der Altenhilfe des Themas Homosexualität in der Altenpflege angenommen. Als erste und vielleicht auch initiale Arbeit kann das ein-

---

Bochow anhand seiner eigenen Untersuchungen und vergleichbarer internationaler Studien von einem Durchschnittsanteil von 2,5 % der hiesigen Bevölkerung aus.
50 Online verfügbar unter http://www.queernet-rlp.de/wp-content/uploads/Queernet_ Alter_und_Gesundheit.pdf, zuletzt geprüft am 25.02.2018.

gangs genannte Themenheft des Kuratoriums Deutsche Altershilfe (KDA) gesehen werden. Darin publizierten GERLACH et al. (2002) Unterrichtseinheiten für Lehrkräfte der Altenpflege, um in der Auseinandersetzung mit dem Thema Homosexualität und Alter eine Hilfestellung zu geben. Auch widmete das KDA im Jahr 2004 die dritte Ausgabe ihres Fachmagazins PRO ALTER dem Thema Homosexualität im Alter (Kuratorium Deutsche Altershilfe 2004). In diesem Magazin wurden nicht nur besondere Aspekte des lesbisch-schwulen Alter(n)s thematisiert, es ging auch um die Anforderungen an eine an den Bedürfnissen dieser Menschen orientierte Pflege. Im Jahr 2002 legte der Kohlhammer-Verlag der Ausgabe 2 seiner Pflegezeitschrift eine Beilage zum Erleben homosexueller Männer von Pflegesituationen bei (Gerlach 2002). Auch hier kann nichts über die Wirkmächtigkeit dieser Unterrichtseinheiten und der Hilfestellungen gesagt werden.

In den vergangenen Jahren wurden zahlreiche **Fachtage** zum Thema Homosexualität im Alter und in der Altenpflege durchgeführt. Meist wurden sie dokumentiert, womit wichtige Quellen über den Stand der Entwicklung und der bestehenden Initiativen und Projekte entstanden. Eine solche Dokumentation stammt beispielhaft aus dem Jahr 2008. Sie gibt die Zusammenfassung eines Fachtags des Bezirksamts Berlin-Neukölln in Kooperation mit RuT – Rad und Tat e. V., einer offenen Initiative lesbischer Frauen, wieder. Unter dem Titel „Lesben und Schwule – (k)ein Thema in der Altenpflege" trafen sich zahlreiche Expert_innen und Interessierte, um lesbisch-schwule Lebensweisen als einen Aspekt kultureller Vielfalt zu diskutieren (Bezirksamt Berlin-Neukölln & RuT – Rad und Tat e. V. 2008). Ein weiterer Fachtag wurde dokumentiert unter dem Titel „Anders leben. Anders altern. Neue Perspektiven für Lesben und Schwule". Darin zogen die Netzwerkkoordinatorin und der Netzwerkkoordinator der in Kapitel 2.2 bereits beschriebenen ALTERnativen-Köln anlässlich ihres fünfjährigen Bestehens des Netzwerks Bilanz über ihre Arbeit und auch über die spezifischen Herausforderungen. Insbesondere zu Letzterem gehört auch das Thema Pflege im Alter lesbischer Frauen und schwuler Männer, welches durch einen Fachreferenten wissenschaftlich betrachtet wurde (Friedrich Ebert Stiftung 2010).

2.4.2 Integrative und spezifische Pflegeeinrichtungen für Lesben und Schwule im Alter

Aktuell scheinen bisher deutschlandweit nur vereinzelte Träger und Leitungen von Pflegediensten und -heimen den Weg einer aktiven konzeptionellen Öffnung ihrer Einrichtungen für homosexuelle Menschen zu beschreiten. Ein Beispiel einer solchen Öffnung zeigt sich seit Neuerem in Frankfurt am Main. Dort tritt der **Frankfurter Verband** als größter städtischer Träger sozialer Einrichtungen mit seiner „**Initiative Regenbogenpflege**"[51] für die Verbreitung eines Qualitätssiegels des

---

51 Online verfügbar unter http://www.initiative-regenbogenpflege.de/, zuletzt geprüft am 25.02.2018.

niederländischen Konsortiums *ROZE ZORG*[52] ein. Der Träger ließ sich konzeptionell beraten und in zwei seiner stationären Pflegeeinrichtungen die Mitarbeiter_innen schulen, um Toleranz und gegenseitige Akzeptanz hinsichtlich homosexueller Lebensweisen besonders zu fördern. ROZE ZORG unterzieht Pflegeeinrichtungen einer unabhängigen externen Überprüfung und verleiht ein Zertifikat in Form eines Regenbogenschlüssels (*Roze Loper*). Mit einer solchen Zertifizierung sollen Einrichtungen nach innen wie auch nach außen mit einer besonderen Sensibilität gegenüber homosexuellen Menschen ausgezeichnet werden, was gleichzeitig auch als vertrauensbildende Maßnahme für (ältere) lesbische Frauen und schwule Männer dienen soll. Eine ähnliche Qualifikation für Einrichtungen der Altenpflege, jedoch ohne Qualifikationssiegel, wurde vom Hamburger Lesbenverein Intervention e. V. angeboten.[53] Unter dem Titel „**andersrum pflegen**" betreiben Expert_innen aus der Pflege und aus der lesbisch-schwulen *Community* Aufklärungsarbeit und die Schulung von Pflegenden in der Altenpflege zur Sensibilisierung für die Zielgruppe älterer lesbischer Frauen und schwuler Männer (Gerlach und Schupp 2016). Wie der gegenwärtige Stand (April 2016) der Arbeit von Intervention e. V. ist, kann nicht gesagt werden, auch liegen keine Erkenntnisse über den Wirkungsgrad des Vereins vor. Jedoch können die Forschenden aus ihrer und der Erfahrung von Kolleg_innen sagen, dass die über Schulungsseminare lediglich einmalig gewonnenen Kenntnisse und Verständnisse der Mitarbeitenden und Leitungskräfte durch eine hohe Fluktuation in der Altenpflege nicht fortwährend in einer Einrichtung erhalten bleiben. Unter anderem liegt in dieser Erkenntnis das Problem einmaliger Schulungen.

Die o. g. Qualifizierung der beiden Einrichtungen des Frankfurter Verbands zielt nicht nur auf den Umgang mit homosexuellen Pflegebedürftigen ab. Wie sich an einer der beiden Einrichtungen im Frankfurter Stadtteil Rödelheim zeigt, geht es auch um ein Klima der Offenheit und Akzeptanz gegenüber Menschen mit **HIV und AIDS** (Aretz 2016). Dies scheint leider keine Selbstverständlichkeit zu sein. Mündlich überlieferten Erfahrungen von AIDS-Hilfen und von mit dem HI-Virus infizierten Menschen zufolge ist es nicht einfach, mit einer solchen Infektion in eine stationäre Pflegeeinrichtung aufgenommen zu werden. Wie es scheint, herrschen noch immer Ängste und Ressentiments gegenüber HIV/AIDS, respektive gegenüber Menschen, die mit dem HI-Virus infiziert sind. Die nicht repräsentative quantitative Untersuchung von Angela GROSS-THEBING, in der 13 Leitungskräfte und 40 Pflegekräfte stationärer Altenpflegeeinrichtungen im Münsterland befragt wurden, stützt die Hypothese, wonach alte HIV-positive Menschen von den Altenhilfeinstitutionen abgelehnt werden, auch wenn vordergründig fast alle befragten Einrichtungen HIV-positive Pflegebedürftige aufnehmen würden. Die Gründe für eine Ablehnung liegen in der Unsicherheit und dem unzureichenden Wissen der

---

52 Online verfügbar unter http://www.rozezorg.nl/, zuletzt geprüft am 25.02.2018.
53 Online verfügbar unter http://www.intervention-hamburg.de/epages/61304227.sf/de_DE/?ObjectPath=/Shops/61304227/Categories/Initiativen/LesbenundAlter/Pflege. Andersrum, zuletzt geprüft am 25.02.2018.

Leitungsebene sowie der Pflegenden zur Thematik von HIV und AIDS. Aus dieser Unsicherheit und Unkenntnis heraus wird ein unrealistisch hoher Pflegeaufwand erwartet, werden eigene Ängste bei der Pflege eines HIV-positiven Menschen bekräftigt und Stigmatisierungen und Diskriminierungen avanciert (Groß-Thebing 2014, S. 31, 40, 54–56). Leider gibt es hierzu derzeit keine dokumentierten Berichte, geschweige denn sonstige Forschungsergebnisse, womit an dieser Stelle lediglich nur auf das Phänomen fehlenden Fachwissens hingewiesen werden kann. Wie die Forschenden wissen, hat die Deutsche AIDS-Hilfe (DAH) begonnen, Erfahrungsberichte HIV-positiver Menschen in der gesundheitlichen und pflegerischen Versorgung zu sammeln. Dieses Vorhaben steht jedoch derzeit (Stand April 2016) noch am Anfang.

Der Anteil **spezieller Betreuungs- und Pflegebereiche bzw. Pflegeplätze** für schwule Männer ist gegenwärtig gemessen an der Gesamtzahl der stationären Pflegeplätze verschwindend gering. Eine Pflegeeinrichtung allein für lesbische Frauen gibt es gegenwärtig noch nicht. Laut den Planungen von Rad und Tat e. V. (RuT) (s. o.), soll in naher Zukunft in Berlin ein inklusives Wohnprojekt und Kulturzentrum für Lesben entstehen, welches für die Bewohnerinnen auch das Angebot der Pflege im Haus vorsieht.[54] Nach Kenntnis der Forschenden finden aktuell Verhandlungen mit der Stadt Berlin über ein geeignetes Grundstück statt (Stand März 2016). Um dem Bedürfnis nach Gemeinschaft unter Gleichgesinnten zu entsprechen, konnte bisher nur in Berlin und München von Vereinen der LSBTI-*Community* und mit Unterstützung der Städte sowie weiterer Geldgeber_innen wie bspw. der Klassenlotterie des Landes Berlin für den „Lebensort Vielfalt" und weitere private Spenden entsprechende überschaubare Pflegeprojekte realisiert werden. Unter der Trägerschaft der Schwulenberatung Berlin entstand, wie in Kapitel 2.2 beschrieben, im **„Lebensort Vielfalt"**[55] eine Pflegewohngemeinschaft für derzeit acht schwule Männer. In einer personellen und räumlichen Selbstverständlichkeit sollen die Bewohner in besonderer Weise an ihre bisherig schwul Lebensweltbezüge anknüpfen, neue Kontakte knüpfen und frei von Repressalien selbstverständlich ihren individuellen Lebensalltag gestalten können. In München konnte unter dem Dach der örtlichen AIDS-Hilfe und in Angliederung an das ebenso in Kapitel 2.2 beschriebene **Rosa Alter**, eine Einrichtung des Betreuten Wohnens mit einer Anbindung an ambulante Pflegedienste für sieben HIV-positive Männer eingerichtet werden.[56] An dieser Stelle zeigt sich eine Schnittstelle zwischen der homosexuellen Identität und der HIV-Infektion, die per se keinen unweigerlichen Bedingungszusammenhang darstellt, jedoch aufgrund des weit größeren Anteils homosexueller Männer unter

---

54 Online verfügbar unter http://rut-berlin.de/rut-frauenkulturwohnen.html, zuletzt geprüft am 25.02.2018.
55 Siehe hierzu auch im Kapitel zu den Strukturen und Initiativen lesbisch-schwulen Alterns in Deutschland.
56 Online verfügbar unter http://www.muenchner-aidshilfe.de/ich-bin-positiv/ich-suche-hilfe/betreutes-wohnen.html, zuletzt geprüft am 25.02.2018.

den in Deutschland mit dem HI-Virus infizierten Menschen[57] von Relevanz ist. Auch in anderen AIDS-Hilfen existieren betreute Wohngemeinschaften für HIV-positive Menschen, ebenso wie auch Einrichtungen des Betreuten Wohnens wie das Betreute Einzelwohnen der AIDS-Hilfe in Frankfurt am Main.[58]

Unterscheidet man die genannten Betreuungs- und Pflegeeinrichtungen hinsichtlich ihrer Finanzierung, so muss derzeit festgestellt werden, dass es mit der Pflegewohngemeinschaft im „Lebensort Vielfalt" nur eine einzige spezifische ambulante Einrichtung für homosexuelle Menschen, derzeit für acht schwule Männer gibt, die aus Mitteln der Sozialen Pflegeversicherung nach SGB XI finanziert wird. Andere Einrichtungen, von denen mit München und Frankfurt am Main zwei Beispiele genannt wurden, fallen unter die Aufgaben der Sozialhilfe nach SGB XII und/oder die der Rehabilitation und Teilhabe behinderter Menschen nach SGB IX.

Beispielhaft für eine häusliche Versorgung von lesbischen und schwulen Pflegebedürftigen ist der Berliner Pflegedienst „**Netzwerk für ambulante Pflege**" aufzuführen, welcher zum allgemeinen Leistungsspektrum die Betreuung und Pflege von Lesben und Schwulen als weiteren Schwerpunkt hinzugenommen hat. Die Mitarbeitenden sind für die unterschiedlichen Bedürfnislagen der zu pflegenden Homosexuellen sensibilisiert. Ebenso ist dieser Schwerpunkt für die Zielgruppen auch nach außen hin transparent, sodass diejenigen Lesben und Schwulen, die Unterstützungen suchen, dieses als Wahlmöglichkeit auch tatsächlich finden können.[59]

Vereinzelt gibt es Berichte einer Öffnung der **Arbeiterwohlfahrt** (AWO) als einem der sechs großen Spitzenverbände der Freien Wohlfahrtspflege in Deutschland. Hervorgegangen aus der Bündnistagung Homosexualität im Alter in Berlin im Jahr 2012 entstand eine Initiative der AWO Berlin, die Anliegen älterer lesbischer Frauen und schwuler Männer in stationären Pflegeeinrichtungen zukünftig in den Blick zu nehmen und sich um diese zu kümmern (LSVD – Lesben und Schwulenverband Berlin-Brandenburg). Ähnliches wurde infolge eines Fachtags für die AWO Düsseldorf beschlossen (Arbeiterwohlfahrt Düsseldorf e. V. 2012). Zu beiden Initiativen liegen den Forschenden keine Erkenntnisse über deren Entwicklung vor. Anders liegt der Fall beim Seniorenzentrum Arnold-Overzier-Haus der AWO Köln. Dieses Haus bewirbt schon seit Längerem offensiv homosexuelle Menschen bspw. durch spezifische Führungen durch die Einrichtung für ältere lesbische Frauen und schwule Männer und durch öffentlichkeitswirksame Veranstaltungen wie bspw. die Lesung eines homosexuellen Autors in der Lobby (AWO Köln 2013) oder einem

---

57 Laut einer Schätzung des Robert Koch Instituts waren in Deutschland im Jahr 2014 mehr als 83.000 Menschen mit dem HI-Virus infiziert, davon bestand bei rund 70.000 eine über einen Test gesicherte Diagnose. Darunter befanden sich geschätzt 53.000 Männer, die Sex mit Männern hatten (MSM), von denen rund 44.000 eine über einen Test gesicherte Diagnose hatten (RK – Robert Koch Institut 2014).
58 Online verfügbar unter http://www.frankfurt-aidshilfe.de/content/betreuteseinzelwohnen, zuletzt geprüft am 25.02.2018.
59 Online verfügbar unter http://www.netzwerk-ambulante-pflege.de, zuletzt geprüft am 25.02.2018.

Dialog zwischen unterschiedlichen Generationen homosexueller Menschen im Garten der Einrichtung (AWO Köln 2016). Beides sind Beispiele, die nach innen anerkennend für die in der Einrichtung lebenden homosexuellen Menschen wie auch für homosexuelle Mitarbeiter_innen wirken und nach außen Offenheit und Akzeptanz signalisieren. Aus seiner früheren Tätigkeit als Koordinator für schwule Seniorenarbeit in der Stadt Köln weiß einer der Forschenden um das Engagement der Leitung der Einrichtung für homosexuelle Bewohner_innen. Dieses zeigt sich neben den erwähnten Aspekten auch darin, dass durch die Zusammenarbeit mit der Koordinationsstelle für lesbisch-schwule Senior_innenarbeit, den o.g. ALTERnativen Köln, mehrfach Besuchsdienste für ältere einsame schwule Männer in der Einrichtung organisiert werden konnten.

2.4.3 Kritische Betrachtung bestehender Initiativen und Projekte zur pflegerischen Versorgung älterer und alter homosexueller Menschen

Wie eingangs beschrieben, sollten in diesem Kapitel einige exemplarische Beispiele aufgeführt werden, welche auf die wenigen Initiativen und Projekte hinweisen, die den Forschenden bekannt sind. Dass es darüber hinaus viele weitere Projekte gibt, muss bezweifelt werden. Wenn es sie gibt, fehlt darüber das entsprechende Wissen. Dies hat zwei Gründe, zum einen fehlt es an einem gesammelten Basiswissen über die real bestehenden Initiativen und Projekte einer an den Bedürfnissen von homosexuellen Menschen ausgerichteten Altenpflege, zum anderen ist die Altenpflege mit rund 13.000 Pflegeheimen und rund 12.700 ambulanten Pflegediensten[60] und einer vermutlich nicht erhobenen Anzahl von Träger_innen ein derart differenziertes Feld, dass derzeit unmöglich gesagt werden kann, ob und wo eine oben beschriebene Pflege aktiv punktuell betrieben wird. Ebenso kann im Umkehrschluss nichts darüber gesagt werden, wo eine solche Pflege nicht betrieben wird. Konkret bedeutet das, aus der dreimaligen Erwähnung der AWO kann zwar auf deren Absicht einer bundesweiten Öffnung geschlossen werden, ein Umkehrschluss gegenüber einzelnen AWO-Verbänden und deren Einrichtungen sowie gegenüber anderen Einrichtungen bzw. Trägern lässt dies hingegen nicht zu. Es bleiben die in Kapitel 2.3 aufgeführten Ergebnisse der Studien unter homosexuellen Menschen in einigen Städten und Regionen, die unter den befragten lesbischen Frauen und schwulen Männern große Befürchtungen für den Fall eines möglichen Eintritts in die Pflegebedürftigkeit und noch viel mehr für den Fall eines notwendigen Umzugs in eine stationäre Pflegeeinrichtung aufzeigen. Im Kern dieser Befürchtungen stehen Ängste vor dem Verlust der Autonomie als homosexueller Mensch, vor Diskrimi-

---

60 Statistisches Bundesamt: Statistik Pflegeeinrichtungen in Deutschland. Stand 2013, online verfügbar unter https://www.destatis.de/DE/ZahlenFakten/GesellschaftStaat/ Gesundheit/Pflege/Tabellen/PflegeeinrichtungenDeutschland.html, zuletzt geprüft am 25.02.2018.

nierungen durch Mitbewohner_innen und vor der Nicht-Berücksichtigung ihrer Bedürfnisse durch Pflegende (Ministerium für Integration, Familie, Kinder, Jugend und Frauen Rheinland-Pfalz 2015; Schmauch et al. 2007; Rat & Tat Zentrum für Schwule und Lesben e. V. 2009).

Für eine wissenschaftliche Betrachtung der bestehenden Initiativen und Projekte einer an den Biografien homosexueller Menschen orientierten Altenpflege sei sie nun speziell auf lesbische Frauen und/oder schwule Männer ausgerichtet oder eher integrativ angelegt, fehlt es, wie oben deutlich wurde, an den entsprechenden transparenten und gebündelten Informationen. Einzig eine derzeit sich im Abschluss befindliche Studie der Alice Salomon Hochschule (ASH) Berlin mit dem Kürzel „GLESA"[61] untersuchte, welchen Beitrag der o. g. Lebensort Vielfalt als spezifische Einrichtung für die kommunale Daseinsvorsorge und die Sensibilisierung von Pflegenden leisten kann.[62] Die Publikation der Ergebnisse erfolgte im Jahr 2016 (Lottmann 2016). Eine Folgestudie der ASH unter dem Kürzel „GLEPA"[63] widmet sich seit Juli 2015 zum einen der Situation und den Bedürfnissen pflegebedürftiger lesbischer Frauen und schwuler Männer im Alter. Zum anderen sollen mit dieser Studie Zertifizierungsmaßnahmen auf ihre Wirkung für die Pflegebedürftigen und die Pflege untersucht werden.[64] Sinnvoll für die weitere wissenschaftliche Aufarbeitung wäre neben einer nationalen Betrachtung auch ein internationaler Vergleich, der leider in dieser Forschungsarbeit nicht vorgenommen werden konnte. Auch fehlt eine wissenschaftliche Erforschung der Wirkmächtigkeit bestehender bzw. bekannter Initiativen und Projekte einer solchen Pflege. Mehr noch als einer wissenschaftlichen Aufarbeitung fehlt es in Deutschland an sichtbaren Zeichen ambulanter und stationärer Pflegeeinrichtungen, mit denen sie nach innen und außen zu erkennen geben, die spezifischen Bedürfnisse und Biografien älterer lesbischer Frauen und schwuler Männer zu berücksichtigen. Solche Zeichen könnten den betreffenden Personen die beschriebenen Ängste nehmen.

Bezüglich der **gesundheitlichen wie auch der pflegerischen Betreuung von älteren mit dem HI-Virus** infizierten Menschen, bei denen es sich überwiegend um homosexuelle Männer handelt, leisten die AIDS-Hilfen in Deutschland zunehmend zielgruppenorientierte Beratung und Betreuung. Jedoch zeichnet sich bereits jetzt ab, dass sie keine flächendeckende gesundheitliche und pflegerische

---

61 GLESA: Gleichgeschlechtliche Lebensweisen und Selbstbestimmung im Alter – Milieusensibles und selbstbestimmtes Wohnen im Alter als Beitrag innovativer Altenpflege, online verfügbar unter http://www.ifaf-berlin.de/projekte/glesa/, zuletzt geprüft am 25.02.2018.
62 Online verfügbar unter https://www.ash-berlin.eu/forschung/forschungsprojekte-a-z/glesa/, zuletzt geprüft am 25.02.2018.
63 GLEPA: Gleichgeschlechtliche Lebensweisen und Pflege im Alter. Unterstützung von Vielfalt und Individualität im Alter, online verfügbar unter http://www.ifaf-berlin.de/projekte/glepa/, zuletzt geprüft am 25.02.2018.
64 Online verfügbar unter http://ash-berlin.eu/forschung/forschungsprojekte/glepa/, zuletzt geprüft am 12.06.2017.

Versorgung für Menschen mit HIV im Alter[65] in Deutschland gewährleisten werden können. Sie werden in vielen Regionen auf die Professionalisierung von ambulanten und stationären Einrichtungen der Altenhilfe und -pflege für Menschen mit HIV bauen müssen. Eine fachärztliche Betreuung von Menschen mit HIV wird derzeit in der Regel nur ambulant und in Ballungsräumen angeboten. Das bedeutet, ältere Menschen mit einer HIV-Infektion, die alters- oder krankheitsbedingt nicht mehr mobil sind und nicht in Ballungsräumen wohnen, wie auch diejenigen, die in Einrichtungen der Altenhilfe leben, haben einen erschwerten bis keinen Zugang zu einer fachärztlichen Betreuung. Dem entgegenzuwirken wird eine der zukünftigen Aufgaben der AIDS-Hilfen in Kooperation mit Hausärzt_innen sowie mit Einrichtungen des Gesundheitswesens sein (Gerlach und Schupp 2016).

---

65 Der Aspekt des Alters spielt in diesem Zusammenhang eine besondere Rolle, da jüngere bzw. noch mobile Menschen mit einer HIV-Infektion eine fachärztliche Betreuung in der nächstgelegenen Großstadt frequentieren können.

3.0 Sensibilisierende Theorien

Durch die Zirkularität im Forschungsprozess sowie als Ergebnis der vorliegenden Empirie erfolgte die theoretische Auseinandersetzung mit den sensibilisierenden Theorien. Folgend werden diese im Sinne des heuristischen Rahmens dieser Forschungsarbeit dargestellt und diskutiert. Hierbei handelt es sich um die Theorie des Symbolischen Interaktionismus als eine der Grundlagen der im Amerikanischen Pragmatismus verorteten und in dieser Arbeit zur Datenanalyse angewandten Methodologie der *Grounded Theory* und zweitens um die von Barney G. Glaser und Anselm Strauss begründete Theorie der Bewusstheitskontexte und ihre Anwendung auf die Interaktion mit Homosexuellen, begründet von Ken Plummer. Von weiterer Bedeutung für eine Untersuchung der Lebenssituationen homosexueller Frauen und Männer in der (Alters)Pflegebedürftigkeit sind die Theorien der Identität und des Stigmas, letzteres begründet durch Erving Goffman. Als wichtiger Aspekt professionellen Pflegehandelns ist die Theorie der Leiblichkeit von Bedeutung.

Im Kern dieses Kapitels wird die Anerkennungstheorie von Axel Honneth dargestellt und anhand der Begründung einer kritischen Theorie der Pflegewissenschaft durch Heiner Friesacher sowie anhand eigener Überlegungen der Forschenden in den Kontext der Homosexualitäten in der Altenpflege übertragen. Honneths Anerkennungstheorie und deren Übertragung durch Friesacher in die Pflege haben zwei Dimensionen: Wie sich bei der Analyse des Datenmaterials zeigte, kann der Umgang mit Homosexuellen im Setting der Altenpflege mit der Anerkennung respektive der Nicht-Anerkennung von Homosexualitäten beschrieben werden. Damit bildet die Anerkennung eine aus dem Datenmaterial generierte Theorie, womit die Theorien von Honneth und Friesacher auf der zweiten Dimension zugleich sensibilisierend in den heuristischen Rahmen dieser Forschungsarbeit aufgenommen wurden.

3.1 Der Symbolische Interaktionismus und die Grounded Theory

„Methodologien und Methoden basieren auf erkenntnis-, wissenschafts- und sozialtheoretischen Annahmen, die – mal implizit und mal explizit – die Gestalt der Verfahren ebenso prägen wie sie ihrer Rechtfertigung die argumentative Basis geben" (Strübing 2008, S. 37).

Der Symbolische Interaktionismus geht in Anlehnung an das obige Zitat von einer Annahme aus, die die *Grounded Theory* (*GT*) prägt und gleichzeitig begründet. Mehr noch als durch den Symbolischen Interaktionismus selbst wird die *GT*, wie sie in dieser Forschungsarbeit in ihrer Methodologie nach Anselm Strauss und Juliet

Corbin verwendet wird[66], von ihrem Entstehungskontext, der **Tradition des Amerikanischen Pragmatismus** der *Chicago School of Sociology* geprägt. Der Amerikanische Pragmatismus wird verstanden als eine **Philosophie des Handelns**. Im Zentrum dieser Philosophie steht der Zusammenhang zwischen Handeln und Bewusstsein (Joas und Knöbl 2004, S. 185–186). Damit erhält das Handeln im Symbolischen Interaktionismus eine zentrale Rolle. Das Grundprinzip des Symbolischen Interaktionismus lautet:

„... dass jeglicher empirisch orientierter Entwurf einer menschlichen Gesellschaft, wie auch immer er abgeleitet wurde, vom Beginn bis zum Ende die Tatsache berücksichtigen muss, dass menschliche Gesellschaft aus Personen besteht, die Handlungen vornehmen. Um empirisch gültig zu sein, muss der Entwurf mit der Beschaffenheit sozialer Handlungen übereinstimmen" (Blumer 2013, S. 70).

Der Begriff des Symbolischen Interaktionismus beruht auf Herbert Blumer (2013), der darin Arbeiten wichtiger Vertreter des philosophischen Pragmatismus sowie klassische empirische Studien der *Chicago School of Sociology* zusammenfasst (Weymann 2001, S. 98). Im Wesentlichen jedoch stützt sich Blumers Symbolischer Interaktionismus auf die Arbeiten seines Lehrers, des Philosophen und Sozialpsychologen Herbert Mead. Durch Blumer wird der Symbolische Interaktionismus ausschlaggebend für die soziologische Wirkungsgeschichte Meads (Kaesler 2006). Im Kern des Symbolischen Interaktionismus steht die Erforschung des menschlichen Zusammenlebens und des menschlichen Verhaltens. Grundlegend sind drei Prämissen: Menschen handeln Dingen gegenüber auf der Grundlage der Bedeutung, die diese Dinge für sie besitzen; die Bedeutung dieser Dinge wird vom Individuum aus der sozialen Interaktion mit seinen Mitmenschen abgeleitet; die Bedeutung der Dinge kann vom Individuum in einem interpretativen Ansatz in der Auseinandersetzung mit anderen gehandhabt oder abgeändert werden (Blumer 2013, S. 64).

Handeln im Sinne des Symbolischen Interaktionismus bedeutet, seine Umwelt interpretieren zu müssen und auf der Grundlage dieser Interpretation einen eigenen Handlungsplan zu entwerfen (Blumer 2013, S. 80–83). Im Gefüge des gesellschaftlichen Miteinanders spielt die **soziale Interaktion** eine entscheidende Rolle. In der Interaktion mit anderen müssen Individuen wechselseitig ihre Handlungen aufeinander abstimmen. Eigene Handlungsabsichten werden mit denen anderer in Einklang gebracht, indem Handlungsabsichten geprüft, beibehalten, geändert oder durch andere Handlungen ersetzt werden (Blumer 2013, S. 70–75). Grundlegend für eine solche soziale Interaktion ist die Fähigkeit der **Rollenübernahme** (*role taking*). Dies bedeutet, in einer Interaktion sind die Interaktionspartner in der Lage, die Rolle des oder der anderen einzunehmen, um deren Ziele zu verstehen und so zu einer gelingenden Interaktion beizutragen (Weymann 2001, S. 100). Das Sym-

---

66 Als Begründer der GT gelten Barney G. Glaser und Anselm L. Strauss, die sich jedoch in ihrer wissenschaftlichen Arbeit entzweiten und unterschiedliche Ansätze der GT weiterverfolgten.

bolische an einem solchen Handeln resultiert aus der Bedeutung, die einer Situation zugeschrieben wird. Hierzu ein Beispiel aus dem Kontext des Umgangs mit der Homosexualität: Diese gegenüber dem Umfeld zu verstecken (Handeln), resultiert aus der Bedeutungszuschreibung, mit einer Öffnung möglicherweise Ablehnung zu erfahren (Symbolhaftigkeit). Abgeleitet von diesem Zusammenhang wird die Theorie des Handelns im Symbolischen Interaktionismus als **symbolvermittelte Interaktion** begriffen (Joas und Knöbl 2004, S. 193).

Im Kern des Amerikanischen Pragmatismus steht die **Konstitution sozialer Welten durch Akte des Handelns**. Alle Erkenntnis wird durch Handlung und Interaktion vermittelt (Weymann 2001, S. 98). Soziale Ordnung wird durch stetige Definitions-, Interpretations- und Wandlungsprozesse hergestellt.

Der Einfluss des Amerikanischen Pragmatismus auf die *Grounded Theory* wird in den unterschiedlichen Werken zur *Grounded Theory Methodology* nicht systematisch dargestellt. (Strübing 2008, S. 37–38). Die Erkenntnis hierüber folgt vereinzelten Hinweisen, welche zum Teil in der Sekundärliteratur zu finden sind (Corbin und Strauss 1990, S. 2; Strauss und Corbin 1996, S. 9–10). Einen deutlichen Hinweis geben STRAUSS und CORBIN in einem methodologischen Aufsatz aus dem Jahr 1994:

„We follow closely here the American pragmatist position [...]. A theory is not the formulation of some discovered aspect of a preexisting reality 'out there'. To think otherwise is to take a positivistic position that, as we have said above, we reject, as do most other qualitative researchers. Our position is that truth enacted [...] Theories are interpretations made from given perspectives as adopted or researched by researchers. To say that a given theory is an interpretation – and therefore fallible – is not all to deny that judgments can be made about the soundness or probable usefulness of it" (Strauss und Corbin 1994, S. 279).

Ein wichtiger Aspekt lag für Strauss in der integrativen Betrachtung von Handeln und Struktur, woraus eine pragmatisch interaktionistische Theorie des Handelns resultierte. Damit, so STRÜBING, überwand Strauss die Engführung des von Blumer geprägten Symbolischen Interaktionismus, welcher sich auf die direkte Interaktion fokussierte, indem Strauss auf den früheren gesellschaftstheoretischen Kern der pragmatischen Sozialphilosophie der *Chicago School of Sociology* und damit auf die pragmatischen Wurzeln zurückgriff (Strübing 2007, S. 7). Hierzu CORBIN über Strauss: „He took the pragmatist philosophies of Mead and Dewey and worked out their sociological implications." (Corbin 1991, S. 23). Das Symbolische ist für Strauss weniger eine konstituierende Eigenschaft, sondern vielmehr eine Art und Weise des Handelns. Strauss geht es in seinen Arbeiten um die **Sozialität im Handeln** und die damit hergestellte **Ordnung**. Konstituierend für diese Ordnung ist das Wechselverhältnis von Strukturen und Handelnden. Handelnde erleben sich von ihrer Umwelt strukturiert, indem sie Strukturen immer neu erfahren und diese ins Verhältnis zu ihrem Handeln setzen (Strübing 2007, S. 7–12). Primärer Fokus seiner Arbeiten sind die Untersuchung sozialer Welten, welche für ihn keine Existenz an sich haben, sondern in den Konsequenzen aus praktischen Handlungen sichtbar werden (Strübing 2007, S. 84).

Ein weiterer wichtiger Aspekt, den Strauss schon in seine sehr frühen Arbeiten aufnahm, ist die **Identitätsbildung und ihre Entwicklung**, welche in Kapitel 3.3 erläutert wird. Identität ist im Verständnis von Strauss kein per se starres Gebilde, sondern vielmehr kann sie in alltäglichen Interaktionen ebenso beibehalten wie auch verändert werden. Dies betrifft nicht nur die individuelle Identität, es betrifft auch die Identität von Kollektiven. CORBIN benennt hier Organisationen und Nationen als Kollektive (Corbin 1991, S. 28).

Die Aufnahme des Symbolischen Interaktionismus als sensibilisierende Theorie dieser Forschungsarbeit liegt zum einen in dessen Verortung in der *GT* durch Strauss und Corbin. Darüber hinaus bietet der Symbolische Interaktionismus für die Forschenden ein Analyseinstrument, welches geeignet ist, einzelne Phänomene tiefer zu betrachten. So ist der Symbolische Interaktionismus eng mit den Identitätskonstruktionen und dem Stigma-Management von Homosexuellen verbunden[67]. Die Entscheidung, ob und wem gegenüber Homosexuelle offen leben (Identitätskonstruktion) und welche Informationen sie von sich preisgeben (Informationskontrolle im Stigma-Management), leitet sich daraus ab, wie die gegenwärtige Situation eingeschätzt wird. Eines der eingangs erläuterten drei Grundprämissen des Symbolischen Interaktionismus besagt, dass Menschen Dingen gegenüber auf der Grundlage dessen handeln, was diese Dinge für sie bedeuten. Diese Prämisse wurde erweitert durch das von William I. THOMAS und Dorothy S. THOMAS beschriebene *Thomas*-Theorem, welches besagt, dass Menschen auf der Grundlage ihrer Definition einer Situation handeln. „If men define situations as real, they are real in their consequences" (Thomas William I./ Thomas Dorothy S. 1928, S. 572). Diese Theorie, welche ebenso ihre Wurzeln im Amerikanischen Pragmatismus hat, stellt die Bedeutung von Situationen für das Individuum und das daraus resultierende Handeln in den Mittelpunkt. Aufgrund der Erfahrungen der Kriminalisierung, Pathologisierung und Pervertierung Homosexueller, welche sich in deren kollektivem Gedächtnis manifestieren und zum Teil interniert wurden, sondieren Homosexuelle ihre jeweilige Situation und passen ihre Identitätskonstruktion an die Erwartungen an eine Situation an. Hierbei spielt es nicht wirklich eine Rolle, ob bei einem *Outing* tatsächlich Diskriminierungen folgen würden. Motor für die Handlung eines Subjekts, hier im Beispiel von Homosexuellen, sind vielmehr die Befürchtungen, also die Erwartungen an eine Situation, welche die subjektive Realität bilden. Damit wirkt diese subjektive Realität auch in die im folgenden Kapitel beschriebenen Bewusstheitskontexte hinein, indem sie bestimmt, welche Informationen über die eigene Homosexualität wem gegenüber wann gegeben oder nicht gegeben werden.

---

67 Hierzu mehr in Kapitel 3.3.

3.2 Bewusstheitskontexte: Awareness of Dying & Awareness of Homosexuality

In Anlehnung an die Untersuchung der beiden US-amerikanischen Soziologen Barney G. GLASER und Anselm L. STRAUSS zur *Awareness of Dying* publizierte der britische Soziologe Ken PLUMMER im Jahr 1973 die Theorie der **Interaktion mit Homosexuellen**. PLUMMERS *Awareness of Homosexuality* ist ein Teilergebnis seiner Feldarbeit der Teilnehmenden Beobachtung in den 1960er Jahren.[68] GLASER und STRAUSS kamen in ihrer Untersuchung des Umgangs mit Sterbenden u. a. zu dem Ergebnis, dass das Wissen der Beteiligten um den Zustand sterbender Patient_innen entscheidend für die Interaktion mit ihnen ist (Glaser und Strauss 1974, S. 15). PLUMMER greift diese Theorie auf und überträgt sie in den Kontext der Interaktion mit Homosexuellen. Er bedient sich hierbei der von Glaser und Strauss 1965 begründeten **Theorie der Bewusstheitskontexte**. Unter Einbezug der gesellschaftlichen und psychosozialen Kontextbedingungen für Homosexuelle kommt PLUMMER in Analogie zu Glaser und Strauss zu dem Ergebnis, dass das Wissen um die Homosexualität einer interagierenden Person entscheidend für die Interaktion mit Homosexuellen ist (Plummer 1973, S. 103). Der Begriff des Wissens steht in beiden Theorien in einer Dreidimensionalität des **Wissens**, der **Vermutung** oder des **Nichtwissens**.

Die Forschenden entdeckten in der Analyse ihrer Interviews mit homosexuellen Pflegebedürftigen und hetero- sowie homosexuellen Pflegenden in der ambulanten und stationären Altenpflege zahlreiche Parallelen zu der Theorie von Glaser und Strauss und weiterführend zu der von Plummer. Wie im empirischen Teil dieser Arbeit gezeigt werden wird, ist auch die Interaktion zwischen Pflegebedürftigen und Pflegenden im vorliegenden Untersuchungsfeld der Altenpflege entscheidend von dem Wissen um die Homosexualität geprägt. Auch wird die genannte Dreidimensionalität des Wissens, der Vermutung und des Nichtwissens deutlich. Im Unterschied zu Plummer geht es in dieser Forschungsarbeit weiterführend nicht nur um die Konstellation der Interaktion zwischen hetero- und homosexuellen Menschen, sondern auch um diejenige unter homosexuellen Menschen, die in unterschiedlicher Weise mit ihrer sexuellen Identität umgehen. Im empirischen Teil nehmen die Forschenden die Theorie PLUMMERS auf, differenzieren sie weiter aus und erweitern so sein *continuum of awareness* (Plummer 1973, S. 103) zwischen den beiden Polen des geschlossenen und des offenen Bewusstheitskontexts der Homosexualität.

Folgend wird kurz auf die Theorie der *Awareness of Dying* von GLASER und STRAUSS (1965/1974) eingegangen und detaillierter die Plummers Theorie der *Awareness of Homosexuality* beschrieben. Daran anschließend wird auf den Zusammenhang der Bewusstheitskontexte und der Identität von Homosexuellen eingegangen werden, bevor abschließend auf eine mögliche Anwendung der *Awareness*-Theorien als Analyseinstrument in der professionellen Pflege hingewiesen wird.

---

68 Mail von Ken Plummer an die Forschenden vom 29.01.2015.

3.2.1 Awareness of Dying – Glaser und Strauss

Im Kern der Untersuchung von GLASER und STRAUSS steht die Entwicklung der zunehmenden Verlagerung des Sterbens US-amerikanischer Bürger_innen in Krankenhäuser. In ihren Feldstudien zu Beginn der 1960er Jahre in sechs Krankenhäusern führten ihre Beobachtungen und Interviews u.a. zu dem Ergebnis, dass die Interaktion mit Sterbenden maßgeblich von dem Wissen um den nahenden Tod beeinflusst wird. Aus ihren Erkenntnissen entwickelten die beiden ihre Theorie der *awareness contexts* (Bewusstheitskontexte) (Glaser und Strauss 1965; 1974, S. 7). Ihre Erkenntnis der unmittelbaren Beeinflussung der Interaktion mit Sterbenden durch das bei den jeweiligen Interaktionspartner_innen vorliegende Wissen in ihrer Dreidimensionalität des Wissens, der Vermutung oder des Nicht-Wissens führt zur weiteren Einschränkung der Untersuchung auf Fragen im Zusammenhang mit dieser **Bewusstheit als erklärende Variable**. Sie beschreiben, was Angestellte einer Klinik über einen bestimmten Zustand eines Patienten oder einer Patientin wissen, sowie deren Wissen darum, inwiefern sich Patient_innen dessen bewusst sind, was Klinikangestellte wissen (Glaser und Strauss 1974, S. 17). Bewusstheitskontexte, so GLASER und STRAUSS, beschreiben den Kontext, in dem Beteiligte interagieren, während sie ihn zur Kenntnis nehmen (Glaser und Strauss 1974, S. 252).

Die Wirkung des jeweils vorliegenden Bewusstheitskontextes auf die Interaktion zwischen Patient_innen und dem Personal zeigt sich an dessen **Auswirkungen auf das Verhalten**[69]. Das Verhalten der Interaktionspartner_innen orientiert sich daran, ob und was das jeweilige Gegenüber weiß (Glaser und Strauss 1974, S. 18). Konkret bedeutet das bspw., dass das Wissen einer Pflegekraft um den nahenden Tod von Patient_innen und ihre Bewusstheit dessen, ob und was Patient_innen wissen, direkten Einfluss auf das Verhalten gegenüber den Patient_innen hat und somit auf die Interaktion mit diesen einwirkt. Ein weiterer Aspekt der Komplexität der Bewusstheitskontexte liegt in der Anzahl der an der Interaktion mit Sterbenden beteiligten Personen. Hieraus können sich viele unterschiedliche Arten von parallelen Bewusstheitskontexten ergeben.

Für die Untersuchung der Bewusstheitskontexte und zur Identifikation typischer Entwicklungsmuster der Interaktion wenden GLASER und STRAUSS ein Schema an, welches folgende Aspekte berücksichtigt:

- Beschreibung des jeweiligen Bewusstheitskontexts,
- Bedingungen der sozialen Struktur des jeweiligen Kontexts,

---

69 In der deutschsprachigen Übersetzung wird der Begriff des Verhaltens verwendet. Hier liegt eine Ungenauigkeit im Hinblick der Verortung der *Grounded Theory* im Symbolischen Interaktionismus vor. Im englischsprachigen Original verwenden GLASER und STRAUSS die Begriffe *talk* und *action* (Glaser und Strauss 1965, S. 11), welche in ihrer Bezogenheit im Sinne Max Webers (1984) als soziales Handeln zu sehen sind, womit sie sich vom bloßen Verhalten abgrenzen.

- sich aus den jeweiligen Bewusstheitskontexten ergebende Interaktion mit ihren verschiedenen Taktiken und Gegenmaßnahmen,
- Veränderung der Interaktion bei einem Wechsel der Bewusstheit,
- Vorgehen Interagierender, um einen Wechsel des Bewusstheitskontextes zu bewirken,
- Folgen der Interaktion für die an der Interaktion Beteiligten sowie für weitere Interaktionen (Glaser und Strauss 1974, S. 18)[70].

Anhand dieses Schemas wird bereits das später in der *Grounded Theory Methodology* entwickelte **Kodierparadigma** sichtbar, mittels dessen ein Phänomen auf vier Ebenen der Ursachen und des Kontextes (ursächliche Bedingung), der intervenierenden Bedingungen (Einflussbedingungen), der Interaktions- und Handlungsoptionen (Strategien und Taktiken) und der Konsequenzen analysiert werden kann[71] (Strauss 1994, S. 118–123; Kelle 2011, S. 241).

In ihrer Untersuchung im Umgang der Interaktion von Klinikpersonal und Angehörigen mit Sterbenden kristallisierten sich für Glaser und Strauss vier Bewusstheitskontexte heraus. Zum ersten ist dies der **geschlossene Bewusstheitskontext** (*closed awareness*) (Glaser und Strauss 1974, S. 32–47), welcher charakterisiert ist durch das Nicht-Wissen der Sterbenden um ihren Zustand, während das Klinikpersonal um diesen weiß (Glaser und Strauss 1974, S. 32). Voraussetzung für einen solchen Bewusstheitskontext sind strukturelle Bedingungen, wie bspw. dass Patienten ihre Situation nicht erkennen oder deren fehlende Aufklärung durch das Klinikpersonal. Änderungen der strukturellen Bedingungen können zu einer Veränderung des Bewusstheitskontextes im Sinne einer Öffnung führen (Glaser und Strauss 1974, S. 32–34). Zweitens zeigte sich für Glaser und Strauss der **Bewusstheitskontext des offenen Argwohns** (*suspicion awareness*) (Glaser und Strauss 1974, S. 48–62). Im Bewusstheitskontext des offenen Argwohns hegen die Patient_innen mehr oder minder den Verdacht einer nicht mehr eintretenden Genesung. Das Personal weiß um diesen Verdacht. Der Übergang vom geschlossenen zum offenen argwöhnenden Bewusstheitskontext kann zahlreiche Gründe haben. Die Interaktion mit den Patient_innen ist geprägt von der Suche nach Informationen zu ihrem Zustand auf der einen Seite und der Informationskontrolle des Personals auf der anderen Seite, um den Verdacht der Patient_innen nicht weiter zu stärken. GLASER und STRAUSS beschreiben diesen Zustand als Kampf um entscheidende Informationen (Glaser und Strauss 1974, S. 51). Als dritten fanden die Forscher den **Bewusstheitskontext des geschlossenen Argwohns** (*closed suspicion context*) (Glaser und Strauss 1974, S. 63–75). Ein Bewusstheitskontext des geschlossenen Argwohns liegt dann

---

70 Auf die Beschreibung der Bewusstheitskontexte des Umgangs mit Sterbenden nach diesem Schema wird folgend verzichtet, hier sei auf die Primärliteratur verwiesen. Jedoch wird dieses Schema von den Forschenden im empirischen Kapitel dieser Forschungsarbeit aufgegriffen, um die Bewusstheitskontexte im Umgang mit Homosexualitäten in der Altenpflege zu beschreiben.
71 Hierzu mehr im Kapitel zur Grounded Theory.

vor, wenn das Klinikpersonal den Argwohn der Patient_innen nicht erkennt, also nicht wahrnimmt, dass Patient_innen Verdacht geschöpft haben. Dieser Kontext kann von Patient_innen aktiv hergestellt werden, indem sie sich entschließen ihren Argwohn vor den Pflegenden geheim zu halten. Die zweite Form des geschlossenen Argwohns ist dann gegeben, wenn das Klinikpersonal den Argwohn der Patient_innen erahnt, es aber nicht sicher weiß (Glaser und Strauss 1974, S. 48). Als vierter ist der **Bewusstheitskontext der wechselseitigen Täuschung** (*mutual pretense*) zu erkennen (Glaser und Strauss 1974, S. 63–75). Der Bewusstheitskontext der wechselseitigen Täuschung ist dann gegeben, wenn beide Seiten, Klinikpersonal und Patient_innen, um das baldige Ableben eines Patienten oder einer Patientin wissen, jedoch so tun, als würde er oder sie weiterleben. (Glaser und Strauss 1974, S. 63). In einem solchen Kontext muss mindestens eine der interagierenden Parteien den Wunsch andeuten, so zu tun, als werde der Patient oder die Patientin nicht sterben. Die anderen Parteien müssen dieser Täuschung bewusst oder unbewusst zustimmen. Eine solche wechselseitige Täuschung verlangt von beiden Seiten, sich auf das „So-tun-als-ob" einzulassen. GLASER und STRAUSS bezeichnen dies auch als das „Aufrechterhalten einer Illusion" (Glaser und Strauss 1974, S. 64). An fünfter und letzter Stelle steht der **offene Bewusstheitskontext** (*open awareness*). Immer dann, wenn Klinikpersonal und Patient_innen wissen, dass der Tod eines Patienten oder einer Patientin bevorsteht und beide Parteien um das Wissen der jeweils anderen wissen und sich entsprechend verhalten, liegt ein offener Bewusstheitskontext vor. Im Kontext der offenen Bewusstheit sind Handlungsweisen und Interaktionen möglich, die in anderen Bewusstheitskontexten nur bedingt oder nicht möglich sind. Es können offene Beziehungen aufgebaut werden, Patient_innen können sich auf den Tod vorbereiten und notwendige Dinge regeln, sie können Abschied nehmen und auch eine psychologisch betreute Sterbebegleitung erfahren. Ihr Sterben kann aktiv in die Interaktion eingebunden werden, respektive kann diese auf diesen Zustand ausgerichtet werden (Glaser und Strauss 1974, S. 76–100).

Eine **Veränderung des Bewusstheitskontextes** kann plötzlich eintreten, oder auch allmählich vollzogen werden. Ein plötzlicher Wechsel geschieht dann, wenn eine der beteiligten Parteien unmissverständlich zu verstehen gibt, die Täuschung nicht länger aufrechterhalten zu wollen. Ein allmählicher Vollzug dieses Wechsels ist meist dadurch bedingt, dass die Patient_innen in einem langsamen Prozess ihres nahenden Todes diesen anerkennen. So können sie an einem Tag ihre Hoffnungslosigkeit erkennen und kommunizieren, am nächsten Tag jedoch wieder in die Täuschung eintreten. Beide Phasen können sich eine gewisse Zeit abwechseln, bis sie dann schließlich endgültig die Täuschung aufgegeben wird (Glaser und Strauss 1974, S. 72). Zweifel sterbender Patient_innen und/oder schrittweises Erkennen der eigenen Lage können den Prozess hin zu einem offenen Bewusstheitskontext befördern. Eine solche Offenheit kann aber auch dann hergestellt werden, wenn Ärzt_innen entscheiden, einen Patienten oder eine Patientin über den nahenden Tod aufzuklären. In der Untersuchung von GLASER und STRAUSS tun Ärzt_innen dies bspw. dann, wenn sie den Patient_innen die Möglichkeit geben wollen, Vorsorge für ihre Familien zu treffen. Manche Ärzt_innen klären ihre Patient_innen aber auch auf, um zu vermeiden, dass diese ihr Vertrauen durch zufällige Hinweise auf ihre Situation verlieren (Glaser und Strauss 1974, S. 108–109).

3.2.2 Awareness of Homosexuality – Plummer

PLUMMER (1973) verwendete die Theorie der *Awareness of Dying* als Grundlage seiner Untersuchung der Interaktion mit Homosexuellen in der Gesellschaft Großbritanniens und der USA in den 1960er. Aus seinen Untersuchungen generierte er die Theorie des *Awareness of Homosexuality*. In seinem Artikel *Awareness of Homosexuality* gab er keinen Aufschluss darüber, wie und unter welcher Fragestellung es zu seiner Theorie der Bewusstheitskontexte im Umgang mit Homosexualität kam. Im Schriftwechsel mit den Forschenden schrieb er, diese Untersuchung im Rahmen seiner Doktorarbeit vorgenommen, und 1973 als Theorie publiziert, sie aber bis heute nicht wieder aufgenommen zu haben. Weiter berichtete er, seine Theorie sei sehr von Erving Goffmans (1975) Theorie zu den Techniken der Bewältigung eines Stigmas geprägt.

Als Ausgangspunkt seiner Untersuchungen beobachtete PLUMMER in den Gesellschaften Großbritanniens und der USA in der 1960er Jahren eine **verbreitete Stigmatisierung Homosexueller**. Sich als homosexuell zu bekennen, bedeutete im Sinne Goffmans (1975), den Zustand von einer diskreditierbaren zur diskreditierten Person zu wechseln.[72] Dies betraf in den Beobachtungen PLUMMERS sowohl Interaktionen im privaten Kontext bspw. in der Familie und in Freundschaften wie auch Interaktionen im beruflichen- und religiösen Kontext. Auch das gesellschaftliche Ansehen war davon betroffen. Homosexuelle galten in weiten Teilen der Gesellschaft als von der Norm abweichend. Ein Bekenntnis zur Homosexualität, konnte in sozialen Beziehungen zum Ausschluss führen bspw. aus der Familie, aus Freundeskreisen, aus Glaubensgemeinschaften und durch Kündigung auch aus dem Job. Es ist für PLUMMER in diesem Kontext nachvollziehbar, dass die meisten Homosexuellen ihre **sexuelle Identität verbergen.** „Given such costs it is little wonder that most homosexuals elect to conceal their identity from public gaze" (Plummer 1973, S. 103). Die Strategie Homosexueller liegt darin, ihre **Diskreditierung zu vermeiden.** In diesem Kontext ist das Wissen um eine gegebene Homosexualität ein entscheidender Faktor für die Interaktion mit Homosexuellen. Hier liegt die Parallele zur Theorie *Awareness of Dying* von Glaser und Strauss. Die Interaktion mit Homosexuellen ist für PLUMMER stark beeinflusst vom „… knowledge of one's own identity, knowledge of the other's identity, and knowledge of the other's view of your identity" (Plummer 1973, S. 103). Auch in der Interaktion mit Homosexuellen geht es um die **Dreidimensionalität des Wissens**, welche da sind das Wissen, die Vermutung und das Nichtwissen.

Aus PLUMMERS Beobachtungen ergibt sich ein **Kontinuum von Bewusstheitskontexten** zwischen den beiden Extremen des geschlossenen Bewusstheits-

---

72 Hierzu mehr im Kapitel 3.3 unter Identität und Stigma.

kontexts auf der einen Seite und dem Bewusstheitskontext der völligen Offenheit der Homosexualität auf der anderen Seite. In einem geschlossenen Bewusstheitskontext der Homosexualität fühlen sich Homosexuelle relativ sicher. Sie müssen vergleichsweise weniger Anstrengung auf das Verbergen ihrer Homosexualität legen. In einem Kontext des Verdachts (*suspicion context*) können sich Homosexuelle von der Entdeckung ihrer Homosexualität bedroht fühlen. In solchen Phasen erfordert es viel Geschick von den Betroffenen, eine Offenlegung zu vermeiden (Plummer 1973, S. 104). Eine von vielen in solchen Situationen angewandte Strategie ist die im Rahmen des sog. **Stigma-Managements** angewandte **Informationskontrolle**. Das bedeutet, seinem Umfeld durch die aktive Steuerung von Informationen über sich selbst keinerlei indirekte und direkte Hinweise über die vorliegende Homosexualität zu geben. Es kann aber auch bedeuten, gezielt falsche Informationen zu geben, um von der Homosexualität abzulenken. GOFFMAN führte hier das Beispiel einer Ehe mit gegengeschlechtlichen Partnern oder Partnerinnen an, um so vor dem Umfeld eine Heterosexualität vorzutäuschen (Goffman 1975, S. 116–128). Im offenen Bewusstheitskontext der Homosexualität ist für PLUMMER die Maske komplett gefallen. Der oder die Homosexuelle muss sich nicht weiter vor einem Entdecken fürchten. Jedoch muss er oder sie die Probleme einer diskreditierten Identität bewältigen (Goffman 1975, S. 104).

Closed awareness of Homosexuality

PLUMMER beobachtete, dass viele Menschen in den Gesellschaften Großbritanniens und der USA keinen Kontakt zu Homosexuellen haben. Dies gibt Betroffenen zunächst eine Sicherheit, da der Anteil Homosexueller an der Gesamtgesellschaft der heterosexuellen Mehrheit weit unterlegen, und damit auch kaum in dem Referenzrahmen der Menschen vorhanden ist (Plummer 1973, S. 104–105). PLUMMER weist hier auf ein Phänomen hin, welches in der neueren Theorie des **Fremdverstehens** begriffen werden kann. Im Kern des Fremdverstehens wird Verstehen kognitionspsychologisch als Übersetzung des eigenen semantisch-indexikalen Relevanzsystems verstanden (Kruse 2014, S. 60–75). Das bedeutet, wenn Homosexualität nicht zum eigenen Relevanzsystem gehört, weil sie in den verschiedenen sozialen Kontexten nicht vorkommt, wird als solche auch nicht unmittelbar erkannt, wenn sie vorkommt.[73] Dieser Aspekt spielt im praktischen Teil dieser Arbeit im Kontext der Sichtbarkeit von Homosexualitäten im Pflegesetting eine wesentliche Rolle, nämlich immer dann, wenn die Homosexualität Pflegebedürftiger von Pflegenden nicht erkannt wird, weil sie im Referenzrahmen Pflegender nicht vorkommt, und damit erst gar nicht als möglich gedacht wird.

Das **Fehlen der Homosexualität im Referenzrahmen** als Basis des Verstehens bildet in Kombination mit dem Gefühl Betroffener, dass andere nichts von der vorliegenden Homosexualität wissen, den geschlossenen Bewusstheitskontext der

---

73 Mehr zum semantisch-idenxikalen Relevanzsystem in Kapitel 4.2.4 zur integrativen texthermeneutischen Inhaltsanalyse.

Homosexualität. Bei einem solchen liegt weder eine Vermutung, geschweige denn ein Wissen um die Homosexualität einer Interaktionspartner_in vor und der oder die Betroffene weiß darum, dass das Umfeld nichts weiß respektive nicht einmal etwas ahnt.

PLUMMER nennt vier Aspekte, welche es Betroffenen leicht machen, ihre Homosexualität zu verbergen:

- Homosexualität ist ein für das Auge **unsichtbares Stigma**. Dies unterscheidet die Homosexualität von sichtbaren Stigmata wie einer körperlichen Behinderung.
- Sie gilt allgemein als **nicht relevant für die Gesellschaft**. In Alltagssituationen ist die homosexuelle Identität meist nicht von Bedeutung, da sie aufgrund ihres geringen Vorkommens weitestgehend nicht in den Referenzrahmen der Menschen vorkommt.
- Sexualität ist **Privatsache**. Homosexualität wird auf die Sexualität reduziert und damit von gesellschaftlich relevanten Themen ausgeschlossen.
- Soziales Leben in komplexen Gesellschaften findet häufig in **Subkulturen** statt (gesellschaftliche Segregation), in denen jeweils nur bestimmte Eigenschaften eines Individuums gelebt werden. Nur in wenigen Zusammenhängen ist ein Mensch in der Gesamtheit seiner Eigenschaften sichtbar (Plummer 1973, S. 104–105).

In Anlehnung an diese vier Aspekte benennt PLUMMER vier Gründe, welche zu einem **Zusammenbrechen des geschlossenen Bewusstheitskontexts** der Homosexualität führen: Homosexualität wird sichtbar, sie gewinnt an Bedeutung, Sexualität wird entprivatisiert oder Homosexuelle separieren sich von der Gesellschaft.

Um die **Sichtbarkeit der Homosexualität** herzustellen, bedarf es zweier Voraussetzungen: Es muss Handlungen geben, die auf eine Homosexualität schließen lassen und es muss jemanden geben, der oder die diese Handlungen als homosexuelle Handlungen deuten kann. So kann eine Sichtbarkeit hergestellt werden, indem bspw. ein homosexueller Mann Orte der Begegnung mit anderen Homosexuellen aufsucht, was wiederum von jemandem gesehen wird, der oder die diese Orte zu deuten weiß. Auf diese Weise kann es zu Gerüchten und damit zu einer indirekten Öffnung des geschlossenen Bewusstheitskontexts der Homosexualität kommen. Eine andere Möglichkeit der indirekten Öffnung geschieht über Merkmale, von denen angenommen wird, dass sie auf eine Homosexualität hinweisen. Hierzu gehören der Zustand bspw. des „ewigen Junggesellen" ebenso wie körperliche Merkmale der Gestik und Mimik sowie weitere Stereotypisierungen (Plummer 1973, S. 105–106).

Neben der indirekten Öffnung des geschlossenen Bewusstheitskontextes der Homosexualität gibt es die zweite Möglichkeit des Sichtbarwerdens durch die direkte Öffnung. Hierzu gehört bspw. die Denunziation von Homosexuellen durch Menschen in ihrem Umfeld. PLUMMER berichtet in diesem Zusammenhang von Persönlichkeiten, welche von Medien geoutet und skandalisiert werden. Eine andere Form der direkten Öffnung geschieht dann, wenn ein homosexueller Mensch bei homosexuellen Handlungen gesehen wird. Jemanden bspw. bei einem sexuellen

Akt oder einer innigen Umarmung mit einer Person des gleichen Geschlechts zu erblicken, lässt für PLUMMER sehr klar auf eine homosexuelle Identität schließen. Eine direkte Öffnung des Bewusstheitskontextes der Homosexualität findet aber auch dann statt, wenn der oder die Betroffene entscheidet, sich nicht mehr zu verstecken. Dies kann durch eine verbale Mitteilung gegenüber Menschen im Umfeld geschehen, es kann aber auch symbolhaft bspw. durch das Halten der Hand des Partners/der Partnerin in der Öffentlichkeit geschehen (Plummer 1973, S. 106–107).

Homosexualität gewinnt an Bedeutung, wenn sie ein Problem wird. In der Wahrnehmung PLUMMERS spielt für die meisten Menschen Homosexualität in ihrem Alltag keine Rolle. Die größte Gruppe derer, für die Homosexualität problematisch ist, sind in seiner Wahrnehmung die Homosexuellen selbst. Jede Situation, in der ein homosexueller Mensch in Kontakt mit dem Thema Homosexualität oder mit homosexuellen Personen gerät, kann als bedrohlich empfunden werden, da der Verdacht über die eigene Homosexualität aufkommen könnte. Solche Situationen können aber auch für Heterosexuelle ein Problem darstellen, da auch sie unter den Verdacht einer Homosexualität geraten können (Plummer 1973, S. 109–110).

Was PLUMMER beobachtete, kann unter dem Aspekt der Informationskontrolle im Rahmen des Stigma-Managements von Goffman (1975) bedeuten, dass Menschen Situationen meiden, die mit der eigenen Homosexualität in Verbindung gebracht werden könnten. So werden versteckt lebende Homosexuelle nicht zu einem öffentlichen Vortrag zum Thema Homosexualität gehen, auch werden sie nicht an den jährlich stattfindenden Paraden zum *Christopher-Street-Day* teilnehmen. Sie werden Situationen meiden, die sie vor anderen, vielleicht auch vor sich selber, in die Nähe des Themas Homosexualität bringen.

Gleiches geschieht nach PLUMMER, wenn Homosexualität bspw. über die Medien zu einem gesellschaftlichen Thema wird. Für versteckt lebende Homosexuelle kann dies bedeuten, dass ihr heterosexuelles Umfeld über das Thema Homosexualität diskutiert. In solchen Situationen, respektive Diskussionen, müssen Homosexuelle mehr als sonst aufpassen, keine Hinweise auf ihre eigene Homosexualität zu geben, da sonst der geschlossene Kontext zusammenbrechen könnte (Plummer 1973, S. 111).

Eine Öffnung des geschlossenen Bewusstheitskontexts der Homosexualität durch **Entprivatisierung von Sexualität** findet dann statt, wenn bspw. gesellschaftliche Anforderungen nicht erfüllt werden. Ist ein Mann oder eine Frau ab einem gewissen Alter nicht verheiratet, und sind auch keine Beziehungen zum anderen Geschlecht wahrnehmbar, werden sie Fragen gestellt bekommen. Die betroffene Person macht sich verdächtig, kein Interesse am anderen Geschlecht zu haben. Eine zweite Situation der Entprivatisierung der Sexualität geschieht dann, wenn bspw. Jugendliche über ihre sexuellen Erfahrungen mit dem anderen Geschlecht reden. In beiden Situationen müssen Homosexuelle entweder lügen, um dazuzugehören, oder schweigen, womit sie sich verdächtig machen (Plummer 1973, S. 111–112).

Eine partielle Öffnung des geschlossenen Bewusstheitskontextes der Homosexualität kann dann gegeben sein, wenn Homosexuelle ein **Doppelleben** führen. Dies bedeutet, sie geben sich auf der einen Seite in **segregierten Gruppen unter**

Gleichgesinnten offen homosexuell, bspw. in speziellen Bars oder anderen Treffpunkten, auf der anderen Seite jedoch verbergen sie ihre Homosexualität gegenüber ihren Familien und in anderen sozialen Bezügen. Dies bedeutet für sie, zwei Leben in sich integrieren zu müssen, zwischen denen es keine Querverbindung geben darf, um nicht Gefahr zu laufen, sich gegenüber ihrem Umfeld komplett zu outen (Plummer 1973, S. 113–115). Wird aus einem geschlossenen ein offener Bewusstheitskontext der Homosexualität, sind die Betroffenen den von Plummer eingangs beschriebenen **Ablehnungen und Ressentiments** ausgesetzt. Dies trifft auch dann zu, wenn sie sich in einem Stadium des Verdachts zwischen den beiden Polen der offenen und der geschlossenen Bewusstheit befinden.

Plummer konzentriert sich in seinen Beobachtungen auf die partiell oder komplett geschlossenen Bewusstheitskontexte, womit er offene Bewusstheitskontexte vernachlässigt. Jedoch stellt sich die Frage, ob er zur Zeit seiner Untersuchungen in den 1960er Jahren offene Bewusstheitskontexte vorgefunden hat. Dies kann an dieser Stelle nicht beantwortet werden. In dieser Forschungsarbeit hingegen spielen offene Bewusstheitskontexte eine wichtige Rolle, wie im empirischen Teil gezeigt werden wird.

3.2.3 Zur Anwendung der Awareness-Theorien in dieser Forschungsarbeit

Wie oben bereits angeführt, fanden die Forschenden deutliche Parallelen zu den Theorien von Glaser und Strauss und von Plummer. Dies macht ihre Anwendbarkeit auf diese Arbeit aus. Die Theorie der *Awareness of Dying* von Glaser und Strauss weist deutlich auf ihren theoretischen Hintergrund des Amerikanischen Pragmatismus hin. In der sozialen Welt im Umgang mit Sterbenden im Krankenhaus wird **Ordnung durch stetige Definitions-, Interpretations- und Wandlungsprozesse** hergestellt. Die Akteure geben Situationen Bedeutungen, auf deren Grundlage sie handeln. Diese Bedeutungen werden in der Interaktion mit Menschen in ihrem Umfeld beibehalten, überdacht und ggf. verändert. Deutliche Veränderungen zeigen sich in den Übergängen von einem in einen anderen Bewusstheitskontext. In diesen Übergängen werden neue Ordnungen ausgehandelt. In den Bewusstheitskontexten der Interaktion mit Sterbenden haben das medizinische und das pflegerische Personal einer Klinik weitgehend die Kontrolle über die Bewusstheitskontexte. Dies ist auf die gegebene **Informationsasymmetrie** zurückzuführen, da sie aufgrund der ihnen vorliegenden Befunde um den nahen Tod eines Patienten oder einer Patientin wissen, während dieser/diese zunächst beginnen muss, seinen/ihren Zustand zu begreifen. Diese Informationsasymmetrie findet sich auch in der Theorie Plummers wieder. Hier sind es die Homosexuellen, die um ihre Situation wissen, während ihr soziales Umfeld sie zunächst erahnen muss.

Beide Theorien unterscheiden sich dahin gehend, dass das Wissen um das Merkmal Sterben in der Interaktion mit Sterbenden beim Personal und damit nicht bei der Merkmalsträger_in, dem oder der Sterbenden liegt. Hingegen liegt das Wissen in der Interaktion mit Homosexuellen bei der Merkmalsträger_in, der homosexuellen Person. Dies bedeutet, in der Theorie der *Awareness of Homosexuality* liegen das Merkmal Homosexualität und das Wissen und die Steuerung um dieses bei einer Person. Eine solche Präzisierung ist relevant für die Übertragung in den Kontext dieser Forschungsarbeit. Wie sich im empirischen Teil dieser Arbeit zeigen wird, ist nicht per se eine solch einfache Konstellation „homosexueller Mensch trifft auf heterosexuellen Menschen" gegeben. Eine Besonderheit der hier in dieser Forschungsarbeit untersuchten Interaktion mit Homosexuellen im Pflegesetting ist das Zusammentreffen von homosexuellen Pflegekräften mit homosexuellen Pflegebedürftigen. Dies bedeutet, es gibt Konstellationen, in denen beide Interaktionspartner_innen Merkmalsträger_innen, sprich homosexuell sind. Eine solche Konstellation lässt unterschiedliche Bewusstheitskontexte innerhalb einer Interaktion zwischen zwei Menschen zu, die u. U. konträr zueinander stehen, bspw. offen homosexuell lebender Pflegebedürftiger trifft auf versteckt lebenden Pflegenden.

Plummer differenziert sein Kontinuum zwischen den beiden Polen des geschlossenen und des offenen Bewusstheitskontexts der Homosexualität nicht weiter aus. Er beschränkt sich im Wesentlichen auf den geschlossenen Bewusstheitskontext der Homosexualität und die Konstellationen um dessen Öffnung. Nicht zuletzt die o. g. Verschiedenheit der Interaktionen Homosexueller im Pflegesetting macht eine Differenzierung des von Plummer umrissenen Kontinuums notwendig. Dies werden die Forschenden im empirischen Teil dieser Arbeit auf der Grundlage der Theorien von Glaser und Strauss und von Plummer verfolgen.

Aus dem von Glaser und Strauss beschriebenen Konsequenzen des offenen Bewusstheitskontextes in der Interaktion mit Sterbenden lässt sich für den offenen Bewusstheitskontext in der Interaktion mit Homosexuellen eine Atmosphäre vermuten, in der die Homosexualitäten von Pflegebedürftigen aktiv in die Betreuung und Pflege einbezogen werden. Dies ist eine der treibenden Fragen, denen sich sie Forschenden im empirischen Teil dieser Forschungsarbeit stellen werden.

3.2.4 Bewusstheitskontexte und die Identität von Homosexuellen

Die von homosexuellen Menschen gegenüber ihrem Umfeld gestalteten Bewusstheitskontexte sind untrennbar mit deren Identitätskonstruktionen verbunden, die ausgiebig im folgenden Kapitel 3.3 erläutert werden. Der durch homosexuelle Menschen gestaltete Bewusstheitskontext ist kausal auf deren jeweilige homosexuelle **Identitätskonstruktionen** zurückzuführen. Wie in Kapitel 3.3 gezeigt, resultiert die Konstruktion der Identität einer homosexuellen Person aus ihrer biografischen Erfahrung, der eigenen Haltung zur Homosexualität und aus erwartbaren Reaktionen des Umfelds (symbolvermittelte Handlung). Auch wenn eine homosexuelle Person zeitlebens offen oder weitgehend offen gelebt hat, bedeutet dies nicht, dass sie dies per se in veränderten Situationen, bspw. in der Abhängigkeit durch die altersbedingte Pflegebedürftigkeit, ebenso tun wird. Homosexuelle sind in veränderten Lebenskontexten immer wieder auf der intrapsychischen, interpersonellen und/oder der soziokulturellen Ebene herausgefordert, ihre Homosexualität sich selbst oder anderen gegenüber zu behaupten (Dannecker 2000, S. 190–193). Im Übergang von der Selbstständigkeit in die Abhängigkeit, bspw. mit dem Umzug von der eigenen Wohnung in eine Pflegeeinrichtung, stehen Homosexuelle vor der Frage, ob und wem gegenüber sie sich outen. Ihr **Identitäts-Management der sozialen Handlungsweise** gegenüber dem Umfeld und der Positionierung zur eigenen Homosexualität im Pflegesetting ist Grundlage für entsprechende Bewusstheitskontexte. Hierbei können, je nach homosexueller Identitätskonstruktion, von einer homosexuellen Person ausgehend **zeitgleich unterschiedliche Bewusstheitskontexte** vorliegen. So können sich Homosexuelle bspw. einer Person oder einer Gruppe in ihrem Umfeld gegenüber öffnen, während sie ihre Homosexualität anderen Personen oder Gruppen gegenüber verborgen halten. Heiko GERLACH beschreibt in einer Einzelfallanalyse die Situation, dass ein homosexueller Pflegebedürftiger sich gegenüber einem Pfleger öffnet, ihm aber gleichzeitig abverlangt, sein Wissen um seine Homosexualität in der Einrichtung geheim zu halten. Dies führte den offen schwul lebenden Pfleger in einen inneren Zwiespalt zwischen der ihm abverlangten Geheimhaltung auf der einen Seite und der offensichtlichen Homophobie von Kolleg_innen auf der anderen Seite, welche er als verletzend für den Pflegebedürftigen erkennt (Gerlach 2004).

3.2.5 Anwendung der Awareness-Theorien in der professionellen Pflege

Beide Theorien, *Awareness of Dying* von Glaser und Strauss sowie *Awareness of Homosexuality* von Plummer, haben mehrere Aspekte gemein. Beiden liegt der Umgang mit einem gesellschaftlichen **Tabuthema** zugrunde, und in beiden wird die Interaktion der Akteure, mit Ausnahme des offenen Bewusstheitskontexts, von einer **Informationsasymmetrie** bestimmt. Eine weitere Gemeinsamkeit liegt darin, dass zeitgleich unterschiedliche Bewusstheitskontexte vorliegen können. Die Bedeutung dieser Möglichkeit parallel vorhandener unterschiedlicher Bewusstheitskontexte lässt sich anhand des in Kapitel 3.1 erläuterten Thomas-Theorems erklären. Wenn, so das Thomas-Theorem, Individuen auf der Grundlage dessen handeln, was sie von einer Situation erwarten (Thomas William I./Thomas Dorothy S. 1928, S. 572), also ihr Handeln von ihrer Erwartungshaltung bestimmt wird, dann liegt es nahe, dass sich Homosexuelle denjenigen gegenüber offenbaren, von denen sie Anerkennung erwarten, respektive sich dieser sicher sein können, während sie ihre Homosexualität denen gegenüber verborgen halten, von denen sie Ablehnung erwarten. So können zeitgleich unterschiedliche Bewusstheitskontexte aufgebaut und erhalten werden.

Ebenso gemeinsam ist beiden Theorien, dass sie **Aushandlungsprozesse im Umgang mit Abweichungen** von gesellschaftlichen Normen beschreiben. Während die Homosexualität von der gesellschaftlichen Norm der Heterosexualität und damit von der Heteronormativität abweicht, weichen Tod und Sterben von der sozio-kulturellen Norm des Lebens ab, woraus sich ihre Tabuisierung erklären lässt.

Die von Glaser und Strauss entwickelte Theorie der *Awareness of Dying* geht weit über das Untersuchungsfeld des Umgangs mit Sterbenden hinaus. Dies wird gestützt durch Plummers Übertragung der Theorie in den Umgang mit Homosexuellen, welche in der vorliegenden Forschungsarbeit auf das Feld der Altenpflege erweitert wird. Damit wäre auch eine Übertragung in den Umgang mit weiteren Tabuthemen denkbar, bspw. in die Interaktion mit Suchtkranken oder Opfern familiärer Gewalt. Andere Beispiele, die derzeit immer mehr Bedeutung in der Pflege gewinnen, sind die Traumatisierungen der Kriegs- und Nachkriegszeit. Wird die Theorie von Glaser und Strauss weiter gefasst als eine **„Theorie der Interaktion bei zugrundeliegenden Tabuthemen"**, kann sie verstanden werden als ein Instrument, anhand dessen Mechanismen der Interaktion und Aushandlungsprozesse erklärt werden können. Was in der Pflege jedoch unmittelbar folgen muss, ist ein Transfer der theoretischen Betrachtung in konkrete Handlungsweisen. Glaser und Strauss beschreiben die beobachtbaren Folgen der jeweiligen Bewusstheitskontexte auf den Akteursebenen der Betroffenen, der Angehörigen, des Krankenhauspersonals und der Institution Krankenhaus (Glaser und Strauss 1974). Sie leisten hingegen keinen Transfer ihrer Beobachtungen auf die Handlungsebene sowie auf gesellschaftspolitische Veränderungen, doch war dies auch nicht ihr Anliegen. An dieser Stelle sind Expert_innen der Pflege gefragt, diesen Transfer zu leisten. Für den Umgang mit Homosexualitäten in der Altenpflege bedeutet ein solcher Transfer, die verschiedenen Bewusstheitskontexte in **pflegerelevante Handlungsanleitungen** zu übersetzen, die sich in der Pflegeplanung wiederfinden. Konkret bedeutet das bspw. die Frage zu stellen, wie eine Atmosphäre gestaltet werden kann, in der Homosexuelle gegenüber ihrem Umfeld einen offenen Bewusstheitskontext leben können, und welche Hilfestellung sie dafür benötigen. Auch stellt sich die Frage, wie sie gesellschaftspolitisch und in der pflegerischen Situation vor Diskriminierungen geschützt werden können. Es kann aber auch bedeuten, denen die aus ganz unterschiedlichen Gründen einen offenen Bewusstheitskontext nicht leben können oder wollen, einen angstfreien Schutzraum und die Sicherheit vor einem Zwangs*outing* zu bieten.

3.3 Identität und Stigmatisierung

Gesellschaftliche Rahmenbedingungen und deren individuelle Verarbeitung als Erfahrung prägen die Biografien der Menschen, wodurch **Identität** als Phänomen im Fokus nachfolgender Ausführungen steht. Als roter Faden für dieses Kapitel dient eine aus dem Interviewmaterial emergierte Frage der Forschenden, auf welche Art und Weise es den älteren lesbischen und schwulen Pflegebedürftigen im Zusammenspiel mit der Gesellschaft, dem sozialen Umfeld und den persönlichen Ressourcen möglich war bzw. ist und bleibt, ihre homosexuellen Identitätskonstruktionen fortzuführen.

Um das Thema der Identität ranken sich zahlreiche stark divergierende Denkmodelle. So werden für die weitere Betrachtung der Lebenssituationen von älteren homosexuellen Pflegebedürftigen relevante Aspekte und Bezüge einiger **Identitätstheorien der Moderne bis zur Postmoderne** dargestellt und findet seine hauptsächliche Einbettung in die Theorie des symbolischen Interaktionismus der Moderne sowie in den in Teilen damit eng verbundenen sozialpsychologischen postmodernen Identitätsansatz.[74] Die Kategorie „Geschlecht" ist eng mit der Kategorie der „Sexualitäten" und somit wiederum mit „(homo)sexuellen Identitäten" verbunden. Hierauf beziehen sich im Weiteren maßgeblich die Ausführungen zu den **Identitätskonstruktionen der Geschlechter**, zu den **Identitätskonstruktionen von Lesben und Schwulen** und zu deren Herausforderungen und Beeinträchtigungen ihrer Identitäten durch **Stigmatisierungen**.

3.3.1 Sozialisation und Identitätsentwicklung – Identitätstheoretische Ansätze der Moderne und der Postmoderne

Das Wissen über das Selbst, die **Identität** eines Menschen, wird über die Epochen des 19. und 20. Jahrhunderts hinweg von den zuständigen Fachdisziplinen der Psychologie, Philosophie und Soziologie unterschiedlich erklärt. Als gemeinsamer Nenner zur Beschreibung von Identität kann wohl das Selbst- und Fremdverhältnis eines Subjekts oder Individuums verstanden werden, wonach sie für sich fühlen und erfassen können, wer sie für sich in ihrer inneren Weltansicht sind, und wie sie sich in der sozialen Außenwelt begreifen (Krell 2014, S. 38; Schneider 2009, S. 34–39).

Es bestand lange Zeit die Ansicht, dass sich eine gelungene Identität durch **Stabilität, Unveränderbarkeit** und **Beständigkeit** auszeichne. Diese **Identitätstheorien** fokussieren auf die **Innenperspektive** eines Subjekts, also die Entwicklung eines festen inneren Teils eines Individuums, wodurch die Innerlichkeit eine besondere Wertschätzung erlangt. Der postmoderne Diskurs kritisiert vor dem Hintergrund veränderter gesellschaftlicher Rahmenbedingungen für die Subjekte diesen monologhaft gedachten Identitätsentwurf von Stabilität und Sicherheit einer Identität (Keupp et al. 1999, S. 22–24, 30).

Gegenüber der Moderne veränderten sich in der Postmoderne die Subjektverständnisse und somit die alltäglichen Erfahrungen der Subjekte bei ihren Lebensentwürfen und deren Bewältigung in den letzten Jahrzehnten. Durch gesellschaftliche **Veränderungsprozesse** wie steigende Individualisierung, Pluralisierung der Lebensformen, Globalisierung, Mobilität, Flexibilisierung des Arbeitsmarktes und Virtualität von Lebenswelten erhöhten sich die Wahl- und Handlungsmöglichkeiten für die Subjekte bei gleichzeitigem Verlust bzw. Ablösen von bisherigen sozialen, örtlichen und sinnstiftenden Bezügen und Selbstverständlichkeiten der Subjekte. Die makrosozialen **Herausforderungen** werden, wie Heiner KEUPP et al. ausführen, durch die **für die Identitätskonstruktion** notwendige soziale Anerkennung des Subjekts im meso- und mikrosozialen Umfeld der sozialen Netzwerke (Familie, Freundschaften, Nachbarschaften, Vereine etc.) kompensiert, wenngleich auch die

---

74 Erläuterungen zur Identität aus entwicklungspsychologischer Sicht finden sich in Gerlach und Schupp (2017, S. 176).

meso- und mikrosozialen Bereiche ihrerseits in ihren Strukturen entsprechende Wandelbarkeiten aufweisen (Keupp et al. 1999, S. 36-42).

Identität im postmodernen Sinne wird als **Resultat einer alltäglichen prozesshaften Identitätskonstruktion** des Subjekts zwischen teils sich entgegenstehenden Anforderungen der fragmentierten und pluralisierten Lebenswelten und persönlicher Selbstverwirklichung verstanden (Krell 2014, S. 39; Keupp et al. 1999, S. 215, 273-274). Die Identitätskonstruktion steht im Zusammenhang mit dem Selbstkonzept.[75]

3.3.1.1 Identitätsbildung in der Theorie des symbolischen Interaktionismus

Beruhend auf den Überlegungen nach George H. MEAD, bildet sich die **Identität** eines Menschen prozesshaft durch interaktive Wertevermittlung, Bedeutungszuschreibungen und Symbolik (Mead 1973, 177, 187). Das zunächst in der **Interaktion**, über verinnerlichte Erwartungen und soziale Rollen, die von anderen an das Subjekt herangetragen werden, ausgebildete **soziale Selbst** (*me*) ist ein Teil der Identität. Durch die Selbstreflexion eines Subjekts der vermittelten und wechselseitig zugeschriebenen Relevanzen umgebender Strukturen (Kollektiv, Kultur) formt sich kontinuierlich im Dialog mit der Außenwelt ein Leben lang ein **inneres Selbst**, das sogenannte *I*, also das Selbstbild, weiter aus. Die vom Subjekt konstruierte Identität nährt sich also aus verinnerlichten Fremdbildern, zugeschriebenen Bedeutungen des Kollektivs einer Kultur und den subjektiven Emotionen in den sozio-kulturellen Interaktionen. Identität ist unweigerlich in einem wechselseitig beeinflussenden **Prozess mit dem Kollektiv** verbunden und somit dauerhaft von ihm für die Identitätsbildung und -veränderung elementar abhängig (Reinhold et al. 2000, S. 276-277; Mead 1973, S. 187).

Erving GOFFMAN knüpft an den Überlegungen an und unterscheidet zwischen personaler und sozialer Identität eines Subjekts.[76] Unter **sozialer** oder kollektiver **Identität** wird die Vorstellung des Subjekts über die vermittelten und ausgeübten Rollen und die dazugehörigen Erwartungen in seinen sozialen Interaktionen verstanden (Goffman und Weber-Schäfer 2014, S. 221-222, 230-232). Solche **Rollen- und Verhaltenserwartungen** können sich auf verschiedene Persönlichkeitsmerkmale eines Subjekts beziehen, wie etwa auf das Geschlecht. Unter der sozialen Identität ist auch das **Zugehörigkeitsgefühl** zu Werten, Normen, Rollen, Kategorien etc. einer bestimmten Gruppe oder einer Gesellschaft zu fassen (Reinhold et al. 2000, S. 277-278). An solche Persönlichkeitsmerkmale sind oftmals auch tradierte soziale oder ökonomische Ungleichheiten der **Identifikationsgruppen** gebunden. Die gesellschaftlichen Werte und Normen wie Verhaltensnormen wandeln sich bspw.

---

75 Weitere Ausführungen zur Identitätsbildung aus narrativ psychologischer Sichtweise finden sich in Gerlach und Schupp (2017, S. 180-181).
76 Wie in Kapitel 3.3.4 erläutert.

durch soziale Bewegungen, wie die Frauen- oder die Lesben-/Schwulenbewegungen der 1970er Jahre, die die gesellschaftliche Liberalisierung vorangetrieben haben. Hierdurch wird es möglich, ein **positives** sowohl kollektives **Selbstverständnis** für die jeweilige Gruppe wie auch individuales Selbstverständnis für sich als Gruppenzugehörige_r aufzubauen und gleichzeitig vom sozialen Umfeld in Teilen oder im überwiegenden Maß positive Bestätigung zu erhalten, wo ansonsten zuvor Ablehnung herrschte (Keupp et al. 1999, S. 172).

Das **Ausbalancieren** des Subjekts zwischen dem *me* und dem *I* sowie den verschiedenen gelebten sozialen Rollen beinhaltet auch aus interaktionistischer Sichtweise Aspekte wie Kohärenz, Anerkennung und gegensätzliche Erfahrungen von Kontinuitätssicherung und Dissonanzen in den Lebensbezügen (Keupp et al. 1999, S. 96–97).

3.3.1.2 Sozialpsychologische Betrachtung von Identität in den 1990er Jahren

Im Sinne des *dialogical turn* der 1990er Jahre ist Identität „... ein Konstruktionsprozeß geworden, der sich in der dialogischen Erfahrung in sozialen Netzwerken vollzieht. In ihnen wird um soziale Anerkennung gerungen" (Keupp et al. 1999, S. 99). Dabei werden die Selbst- und Fremdwahrnehmungen zur eigenen Person **prozesshaft** vor dem Hintergrund der zu erlangenden bzw. erwarteten **Anerkennung** als Erfahrung in diversen Lebenswelten miteinander abgeglichen und verarbeitet. Gesellschaftlich ist die Frage nach sozialer Anerkennung an jeweilige Machtverhältnisse sowie daran geknüpft, welche individuellen und sozialen, kulturellen und materiellen **Ressourcen** ein Individuum aufweist, um seine Identität behaupten zu können (Keupp et al. 1999, S. 98–100; Krell 2014, S. 39). Anerkennung erhält demnach bei der **Identitätsarbeit** der Subjekte eine besondere Bedeutung.

Dieses Gefühl der Anerkennung entsteht zum einen aus situativen Selbstthematisierungen des Subjekts bspw. über die (Selbst-)Narration von Bewertungswahrnehmungen. Zum anderen entwickelt sich das Gefühl von Anerkennung über Kumulationen von Erfahrungen, ob und welche Identitätsprojekte des Subjekts über Eigen- und Fremdbewertungen gelangen. Sind die drei Dimensionen positiv im Erfahrungswert beschieden, wird das Subjekt sich anerkannt fühlen. Selbstzweifel, soziale Isolation, geringe Selbstbewertung, erhöhtes Misstrauen und gar Gefährdungen des Selbst können entstehen, wenn nur eine dieser Dimensionen fehlt (Keupp et al. 1999, S. 256–257).

Die sozialpsychologischen Überlegungen zu **Identitätskonstruktionen** nach KEUPP et al. weisen einige Analogien zum Phänomen der Anerkennung der sozialphilosophischen Überlegungen von HONNETH auf.[77] Allerdings nehmen für KEUPP et al. im **Gegensatz zu Honneth** neben der zentralen Frage nach der Anerkennung noch andere Faktoren entscheidenden Einfluss auf die Identitätsbildung eines Menschen. Anerkennung ist demnach eines von **mehreren Identitätszielen**.

---

77 Siehe hierzu in Gerlach und Schupp (2017, S. 182–183).

Zentral erscheinen nach KEUPP et al. **sozial-, kognitiv-, emotional- und produktorientiert** begründete Identitätsziele (Keupp et al. 1999, S. 261–262). Spannungsfelder von Identitätsbestrebungen nach bspw. Integration, Autonomie und Anerkennung können durchaus dazu führen, dass mehrere, sogar **zwiespältige und widersprüchliche Identitätsziele** von einem Subjekt gelebt werden. Dabei ist die alltägliche Identitätskonstruktion des Individuums nicht immer auf die Lösung eines solchen Konflikts ausgelegt. Vielmehr ist das Subjekt herausgefordert, ein für sich annehmbares und handhabbares Spannungsverhältnis im Alltag herzustellen, sodass es hierzu eine stimmige Emotion entwickeln kann und sich in Folge authentisch fühlt (Keupp et al. 1999, S. 263). Grundlegende **Prämisse** für die Nutzung der vielfältig gewordenen Wahl- und Handlungsmöglichkeiten hinsichtlich der Lebensgestaltung und der Identitätsbildung der Subjekte sind deren jeweilige psychische, körperliche, ökonomische und soziale **Ressourcen**. Ohne bzw. bei reduzierten Ressourcen wird die gesellschaftliche Erwartung einer selbstbewussten und selbstbestimmten Lebensführung und Identitätsarbeit zur schwer erfüllbaren Mission oder kann sogar scheitern (Keupp et al. 1999, S. 53).

Nach KEUPP et al. sind balancierte Kohärenz, Anerkennung, Authentizität, Handlungsfähigkeit, Ressourcen und Narration bei den alltäglichen Identitätsprozessen und für eine **gelingende Identität** der Subjekte elementar.[78] Wenn Menschen aufgrund ihres Geschlechts, ihrer sexuellen Identität, ihrer ethnischen Herkunft oder anderer persönlicher Merkmale nicht von der Mehrheitsgesellschaft anerkannt werden oder es zu Anerkennungskonflikten kommt, kann dies einschränkende Wirkungen auf die Erfahrung von Kohärenz, Anerkennung und Authentizität des Subjekts haben und somit deren Handlungsfähigkeit tangieren. Der individuell differente Umgang der Subjekte mit dem Minoritätenstatus und/oder mit der Intersektionalität zeigt nochmals das Ineinandergreifen der zuvor genannten Aspekte auf, der prozesshaften Passungsarbeit und Syntheseleistung und die individuelle Perspektivgestaltung für die alltägliche Identitätsarbeit der Subjekte (Keupp et al. 1999, S. 268–270).

Die identitätstheoretischen Erläuterungen zusammenfassend, lässt sich sagen: Der Prozess der Konstruktionsleistungen von Identität zeigt den **komplexen Zusammenhang multipler** miteinander korrespondierender **Bedingungsfaktoren** für die Subjekte, um Identität herzustellen bzw. aufrechtzuerhalten. Menschen, die durch ein Lebensereignis oder eine Lebensphase einen in der Regel immensen Wandel ihrer Lebenssituationen und -bezüge erfahren, sind in ihrer alltäglichen Identitätsarbeit herausgefordert. Dies trifft insbesondere für Menschen unseres Forschungsgegenstandes zu, die vorwiegend im fortgeschrittenen bzw. höheren Lebensalter oder bereits in jüngeren Jahren von Krankheit und Behinderung und daher anhaltender Hilfs- und Pflegebedürftigkeit betroffen sind. Ihre Situationen

---

78 Theoretische Präzisierungen zur Identitätsarbeit aus sozialpsychologischer Sicht nach Keupp (1999) sowie eine kritische Betrachtung postmoderner identitätstheoretischer Überlegungen finden sich in Gerlach und Schupp (2017, S. 184–187).

kennzeichnen sich durch einhergehende Veränderungen bspw. der Selbstständigkeit, der sozialen Rollen, Verluste von Bezugspersonen und von sozialen Strukturen. Individuell können den Ereignissen wie der Pflegebedürftigkeit oder dem Heimeinzug unterschiedliche identitätsbezogene Bedeutungen zukommen, und wiederum individuell können unterschiedliche Umgangsweisen praktiziert werden. Im Sinne des symbolischen Interaktionismus eher mit relevanten Bezügen zum postmodernen sozialpsychologischen Identitätsansatz liegen die frequenziell erhobenen lebensgeschichtlichen Prägungen und die Übernahme bzw. die Positionierungen und der Umgang mit den sozialen Erwartungshaltungen, also Rollenzuschreibungen sowie deren identitätsrelevantes Kohärenz- und Kontinuitätsempfinden als homosexuelle Frau oder Mann für die Zeit der Pflegebedürftigkeit und der unmittelbaren oder ggf. mittelbaren Zeit vor der Pflegebedürftigkeit im Augenmerk der analytischen Betrachtung.

3.3.2 Geschlechtsidentitäten

Das Merkmal, die Kategorie bzw. die Konstruktion Geschlecht des Menschen steht in engem Zusammenhang mit den ausgeführten Identitätsmodellen und hat direkten und indirekten, gewollten und ungewollten Einfluss auf alle Lebensbereiche. Entgegen der biologischen Perspektive erkennen die sozialwissenschaftlichen Sichtweisen wiederum geschlechtsspezifische Unterschiede vorwiegend als sozial konstruiert, welche sich über den Sozialisationsprozess in der Gesellschaft und den Lebenssphären der Menschen organisatorisch und hierarchisch zueinander manifestieren.[79] Im Sinne der Sozialisationstheorien wird Geschlecht als Identität vom Subjekt über verinnerlichte Rollenzuschreibungen, Normen und Erwartungen von Dritten gebildet, d.h., die Subjekte erfahren eine **Sozialisation** als „Mann" oder „Frau" ins **System der Zweigeschlechtlichkeit**. Sowohl die geschlechtsspezifische Sozialisations- wie auch die Geschlechterforschung betrachten personenbezogene **Geschlechtseigenschaften** auf der Mikroebene als **sozial konstruiert** und weniger als biologisch vorgeben (Bührmann et al. 2014, S. 169–170; Winker und Degele 2009, S. 19–20).

In alltäglichen Interaktionen zwischen den Subjekten besitzt die **Geschlechtskategorie** eine permanente, teils subtile Relevanz. Die biologische Klassifizierung anhand biologischer Geschlechtsmerkmale („*sex*") erfolgt in der Regel einmalig. Anschließend findet ein der Geschlechtskategorie zugeordnetes Verhalten oder Performance statt, worüber das Geschlecht („*Gender*") **in der Interaktion** mit der Umwelt erzeugt wird (Tillmann 2010, S. 65; West und Zimmerman 1991, S. 15–16). Das erlernte Handeln und routinierte Interaktionen kennzeichnen sich durch die **Performance von Geschlecht**, also durch das Verhalten und Inszenieren von

---

79 Erläuterungen zu den biologischen und zu den strukturorientierten gesellschaftskritischen Perspektiven auf Geschlechter finden sich in Gerlach und Schupp (2017, S. 190–191).

verinnerlichter sozialer Gruppenzugehörigkeit bzw. von geschlechtlich zugeschriebenen Unterschieden, worunter Candace WEST und Don H. ZIMMERMAN (1991) das „*doing gender*" verstehen.[80]

Geschlecht bzw. die Geschlechterperformance wird von den Subjekten alltäglich in aktiven und interaktiven zirkulären Prozessen zwischen Akteur_innen und Beobachter_innen vielfältig hergestellt. Hierüber erlangen die Individuen eine relativ klare **Erkennbarkeit** für andere und die damit angestrebte **Anerkennung**. Andererseits gehört zu den erlernten Handlungsweisen auch die Fähigkeit, andere unter dieser Maßgabe zu betrachten (Villa 2011, S. 76; Tillmann 2010, S. 69–70). Sie unterliegen dabei **gesellschaftlichen** Wandlungsprozessen **sowie individuellen Veränderungsprozessen** im zeitlichen Biografieverlauf (Bührmann et al. 2014, S. 171, 182). Es werden vermeintlich naturgegebene und als solche kritisierte Strukturkategorien wie geschlechtliche, sexuelle oder ethnische Identität in **Prozesskategorien** umgewandelt (West und Fenstermaker 1995). Gleichzeitig finden **Ausgrenzungen** innerhalb einer von der Dominanzgesellschaft ausgegrenzten Gruppe statt. Auf dem Weg, eine **Gegenidentität** zur herrschenden Identität zu schaffen, wird zumeist auf sozio-kulturelle Differenzen zurückgegriffen und vermeintlich anderes ausgeschlossen:

> „Identität und Gemeinschaftsbildung sind an Mechanismen der Ein- und Ausgrenzung gebunden. *Dazu* gehört, wer nicht ausgeschlossen ist und umgekehrt: wer nicht drin ist, ist draußen. Leitmotiv der Gruppenbildung ist die Herstellung eines homogenisierten Innenraums der Wir-Gruppe gegenüber Anderen, Fremden." (Degele 2008, S. 98)

So lassen sich bspw. mögliche Ausgrenzungsmechanismen unter Lesben und Schwulen gegenüber behinderten Lesben und Schwulen erklären (Lähnemann 2011, S. 18–31), was eventuell auch auf andere Merkmale wie Alter zutreffen könnte. Oder bspw. stellt sich die Frage, welche solidarische Verbindung es zwischen einer weißhäutigen Ärztin und einer dunkelhäutigen Obdachlosen gibt. Demnach handle es sich um die **Transformation** von *Gender* in *doing gender* sowie von Sexualität in *doing sexuality* etc., sodass inzwischen nach Candace WEST und Sarah FENSTERMAKER insgesamt von einem „*doing difference*" gesprochen werden kann. Bei der Konstruktion von (Geschlechts-)Identität sowie anderen sozialen Identitätskategorien können die komplexhaften **Wechselwirkungen zwischen** den einzelnen **Ungleichskategorien** (Intersektionalität) als solche ihre Bedeutsamkeit erhalten.

Der **Intersektionalitätsansatz** versucht diese Verwobenheit von personalen und sozialen Identitätskonstruktionen, sozialer Ungleichheitsstrukturen und symbolischer Repräsentationen und deren kontextspezifische Wechselwirkung theoretisch abzubilden (Winker und Degele 2009, S. 14–15). Für diese sozialen

---

80 Die Omnipräsenz der Geschlechtsdarstellung kann auch zum „*undoing gender*" führen, d. h. wenn in der Begegnung *Gender* sozial vernachlässigbar praktiziert wird, siehe Hirschauer (2013, S. 161) oder weitere Erläuterungen in Gerlach und Schupp (2017, S. 194).

Identitätskategorien wie Homosexualität bestehen wiederum Normen, worüber ein Einschluss in die Gruppe bzw. ein Ausschluss aus der Gruppe bewirkt wird (Goffman 1975, S. 157–160). Über diesen Mechanismus gewinnt das Individuum, wie bereits erwähnt, seine persönliche Stabilität, gleichwohl unterstützt es dadurch auch ein System, das auf Unterschieden aufbaut. Hierauf beziehen sich auch der dekonstruktivistische **Diskurs**[81] und einhergehende (Identitäts-) **Kategorienkritik**, indem durch die Existenz von Kategorien ein immanenter Ausschluss Anderer praktiziert werde. Der soziale Konstruktivismus vermag zwar die Frage nach dem Wie der Interaktion beantworten können, die Fragen nach der Ursache und dem Fortbestand von Strukturen, Interessen, Macht und dem subjektiven Positionsbezug bleiben hierbei jedoch weitgehend unbeantwortet (Bührmann et al. 2014, S. 173; Winker und Degele 2009, S. 22–23, 59–62; Degele 2008, S. 100).

Zusammenfassend lässt sich sagen: Die soziale Gesellschaftsstruktur und einhergehend die Geschlechterordnung und somit die normierten Vorstellungen über *Gender*, die Formen der Ausgrenzung und der sozialen Ungleichheit befinden sich im permanenten Wandel, was reziprok auf (Geschlechts-)Identitäten und Kategorien des sexuellen Begehrens der Subjekte und deren Emanzipationsbestrebungen einwirkt.

3.3.3 Identitäten von Lesben und Schwulen

Den Lebensrealitäten der älteren Interviewten entsprechend werden nun die veränderten Dimensionen der sexualpolitischen Kategorien, insbesondere die homosexualitätenbezogenen Identitätsprozesse für Lesben und Schwule umrissen. Das eigene Wahrnehmen und Akzeptieren des gleichgeschlechtlichen Begehrens ist das zentrale Phänomen für homosexuelle Identitäten. Aus diesem Grund werden nachfolgend hierzu die **Betrachtungsweisen der Homosexuellenforschung**, das *Coming-out* als konstituierender Moment sowie die **Relevanz der homosexuellen Identitäten für die Pflege und die vorliegende Forschungsarbeit** dargelegt.

Biologisch, psychisch und sozial bleibt die Genese der Homo- und Heterosexualität offen. Psychologische und sexualwissenschaftliche Sichtweisen (Dannecker 1992, S. 56–61) sowie sozialwissenschaftliche Sichtweisen prägen vorwiegend die theoretische Auseinandersetzung zum gleichgeschlechtlichen Begehren der Menschen. Die **sozial-konstruktivistische Betrachtungsweise** auf Homosexualitäten, im Sinne einer kulturell geschaffenen „zeitspezifischen Ausformung" von Sexualität, nimmt im Diskurs eine dominante Position ein (Stoff 2014, 85,97–100; Mieszkowski 2014, 33,62; Krell 2014, S. 42–43).

---

81 Erläuterungen zu Geschlecht als handlungspraktische Konstituierung im Sprechakt – als eine diskurstheoretische dekonstruktivistische Sichtweise siehe in Gerlach und Schupp (2017, S. 195–197), sowie grundlegend Judith Butler (1991), Michel Foucault (1990) u. a.

Anknüpfend an den bisher ausgeführten Theorien verhält es sich im Themenfeld der Homosexualitäten nicht viel anders: Identitäre Bezüge für die Subjekte resultieren aus den sozialen, (westlich) kulturellen, wissenschaftlichen, politischen und historischen **Rahmenbedingungen** mit den jeweiligen interaktiv identifizierten, vorherrschenden **Bedeutungs- und Deutungsmustern** ihrer Zeit (Eder 2014, S. 33; Krell 2014, S. 42; Pretzel und Weiß 2010, S. 23; Degele 2008, S. 86). **Zeiteffekte**, verursacht durch gesellschaftlich gewandelte Normvorstellungen, und **Alterseffekte**, bedingt durch individuell biografiebezogenen Wandel, führen zur steten Herausforderung und Syntheseleistung bei der **homosexuellen Identitätsarbeit** (Krell 2014, S. 129–130). Homosexualität lässt sich nicht als ein „... in seinen Merkmalen und Erscheinungsformen konsistentes Phänomen ..." betrachten (Koch-Burghardt 1997, S. 48). Als **Generationseffekt** ist das gesellschaftlich vorherrschende Identitätskonzept von Homosexualität zur Zeit der Selbsterkenntnis des Subjekts (*Coming-out*) für dessen **Identitätskonstruktion** prägend sowie konstitutiv für diverse generative Kohorten (Rosenfeld 1999, S. 138–139).[82]

Die Subjekte verhandeln im Sinne der Kontinuität und Konsistenz über wesentliche Persönlichkeitsmerkmale gegenüber sich selbst und ihrer Umwelt. Die Wahl eines/einer andersgeschlechtlichen Sexualpartner_in bleibt im unbewussten Rahmen der Konsistenz, da dies hegemonial erwartet wird und als normal antizipiert wird. Die **Wahl eines/einer gleichgeschlechtlichen Sexualpartner_in** wiederum erhält eine **Identitätsrelevanz**, da homosexuelle Erfahrungen gemeinhin stigmatisiert waren und teils immer noch sind. Identifiziert sich die Person mit der realen oder imaginären Wahl einer gleichgeschlechtlichen Sexualpartner_in, kann von einer **homosexuellen Orientierung** (ggf. bisexuellen bei einer anders- und gleichgeschlechtlichen Wahl) gesprochen werden. Die sexuelle Orientierung kann, muss aber nicht in jedem Fall auch identitätsstiftend wirken (Koch-Burghardt 1997, S. 50–51).

Im Sinne des symbolischen Interaktionismus kann bei einer **homosexuellen Identifizierung** der Aushandlungsprozess von verinnerlichten heteronormativen Fremdbildern (*me*) und dem homosexuellen Selbstbild (*I*) **ambivalent** und/oder **krisenhaft** verlaufen. Die dauerhafte Integration des persönlichen Merkmals der Homosexualität als gefestigte **Teilidentität** oder als **Identitätsgefühl** des Subjekts hängt im Sinne von MEAD (1973) von der reflexiven Selbstbehauptung und Bestätigung in der inneren Interaktion zwischen dem *me* und dem *I* sowie in der äußeren Interaktion mit der Umwelt ab (Reinhold et al. 2000, S. 276).

Das Wahrnehmen des eigenen homosexuellen Begehrens, die intrapsychische Auseinandersetzung hierüber bis hin zur Selbsterkenntnis über die eigene Homosexualität, kennzeichnen den **Prozess des inneren *Coming-outs*** (Dannecker 2000, S. 180). Hierbei kann das Individuum eine Haltung zur eigenen Homosexualität einnehmen, welche sich im unterschiedlichen Maß durch Selbstakzeptanz, fatalis-

---

82 Zu den verschiedenen Identitätskonzepten mit ihren spezifischen soziokulturellen Bezügen siehe Kapitel 2.1.

tischer Hinnahme oder Selbstablehnung beschreiben lässt (Krell 2014, S. 131–132, 155–160). Von einem **äußeren** *Coming-out* kann gesprochen werden, wenn das Subjekt andere Menschen über seine Homosexualität ins Vertrauen zieht. Neue Kontextbedingungen können situativ ein *Coming-out* erfordern, somit können solche Situationen als **lebenslanger** *Coming-out*-**Prozess** verstanden werden. Dem *Coming-out* kommt nach wie vor eine zentrale Rolle in der Biografie eines homosexuellen Menschen zu. So ist das Subjekt weiterhin – und unabhängig vom Alter zum Zeitpunkt des *Coming-outs* – auf der intrapsychischen, interpersonalen und/oder sozio-kulturellen Ebene trotz der fortgeschrittenen gesellschaftlichen Liberalität **konflikthaft** herausgefordert, die Homosexualität sich selbst und anderen gegenüber zu behaupten (Krell 2014, S. 131–148; Bochow 2005, S. 325, 269–270; Dannecker 2000, S. 190–193). Es stellt sozusagen eine **Statuspassage** dar,

„… weil sie den Zeitpunkt markiert, an dem die innere Akzeptanz der eigenen Homosexualität mit dem sozialen Umfeld in Einklang gebracht werden soll. Das vollzieht sich mal unspektakulär und mal konfrontativ, mal als Überzeugungsgeste und mal mit großer Unsicherheit; und manchmal vollzieht es sich gar nicht. Durch die explizit gemachte Solidarität mit sich selbst – etwas, was heterosexuell empfindende Menschen üblicherweise nicht darstellen müssen – wird ein intimer Sachverhalt auf die soziale Vorderbühne gebracht, der von der Umwelt nicht länger als ‚spaltendes' Element gedeutet werden soll oder muss, in diesem Sinne aber noch immer aufgegriffen werden kann" (Benkel 2014, S. 394).

Selbstakzeptanz bzw. Selbstablehnung korrespondieren mit subjektiven Vorstellungen über die eigene homosexuelle Identität (Selbst- bzw. Identitätskonzept), welche wiederum durch symbolische Repräsentation, also von verinnerlichten und interaktiv hergestellten Werte- und Normvorstellungen beeinflusst sind. Identitätskonzept und Selbstakzeptanz bzw. Selbstablehnung sind relevante Dimensionen der personalen Identität des homosexuellen Individuums. Die personale Identität steht im reziproken Zusammenhang mit der sozialen Identität, woraus sich zusammen letztlich die lesbische bzw. schwule Identität (nachfolgend im Sinn eines kohärenzorientierten Identitätsprozesses und in Anlehnung an Keupp et al. als Identitätskonstruktion benannt) ergibt. Das **Identitäts-Management**, also Formen des äußeren *Coming-outs* bzw. der sozialen Handlungsweisen, von Positionierungen zur eigenen Homosexualität im sozialen Umfeld und der entsprechende Lebensstil, sind geprägt von Stigmatisierungserfahrungen und korrespondieren mit der sozialen Identität. Begreift oder erfährt das Subjekt seine Homosexualität als Stigma, so erhält das Identitäts-Management die Form des Stigma-Managements. Wiederum steht das Identitäts-Management in Wechselbeziehung zu der Akzeptanz bzw. Ablehnung der eigenen Homosexualität (Krell 2014, S. 129–131). Die reziproke Wirkweise dieser Zusammenhänge kann sich bspw. dahin gehend gestalten, dass gesellschaftliche und familiäre Anerkennung bzw. Wertschätzung von Homosexualität (des eigenen Selbst) als Bestätigung bzw. Aufwertung der eigenen Homosexualität (des eigenen Selbst) verinnerlicht wird, und sich auf die homosexuelle Identitätskonstruktion dahin gehend auswirkt, dass das Subjekt phasenweise oder ein Leben lang, grundsätzlich oder in bestimmten Lebensbereichen seine Homosexualität selbstverständlich als „Normalität" im sozialen Agieren lebt, auch wenn es um das Stigma der Homosexualität weiß (Identitäts-Management).

Zusammenfassend lässt sich zur dargestellten Identitätsbildung von Lesben und Schwulen festhalten: Unabhängig von den unterschiedlichen Homosexualitäten und den theoretischen Fassungen ihrer homosexuellen Identitätskonstruktionen[83], bleiben das gleichgeschlechtliche Begehren, der Wunsch nach gesellschaftlicher Anerkennung dieses Begehrens, die stigmatisierenden Erfahrungen durch die Dominanzgesellschaft, die Diskriminierungshistorie sowie die Situation einer Homosexuellenverfolgung in anderen Gesellschaften (bspw. im Sinne eines Reisezielausschlusses) als Gemeinsamkeiten, wodurch sich die Biografien von Lesben und Schwulen von denen heterosexueller Menschen bisher und vermutlich weiterhin unterscheiden (Dannecker 2000, S. 190–195; Reisbeck 1998, S. 62). Demnach erscheint das postulierte Dahinschwinden der homosexuellen Identitätskategorien nach dem diskurstheoretischen dekonstruktivistischen sog. *Queer*-Ansatz nicht auf der Mikroebene, der inter- und intrapsychischen Ebene insbesondere für die heute älteren Lesben und Schwulen zuzutreffen. Eher ist von **Veränderbarkeiten** und **Ausdifferenzierung homosexueller Identitäten** zu sprechen (Reisbeck 1998, S. 61–62).

Im Sinne der ausgeführten identitätsstiftenden Kontinuitäts- und Kohärenzbestreben der Subjekte ist davon auszugehen, dass Lesben und Schwule, die vorwiegend und während ihrer *Coming-out*-Phase durch den Zeitgeist der Lesben- und Schwulenbewegung der 1970er Jahre mit der Ideologie lesbischer bzw. schwuler Identitäten geprägt wurden, für sich mehr oder weniger das kategoriale Lesbischsein bzw. Schwulsein als Identitätskonstruktion fortwährend beanspruchen. Gleiches Prinzip ist anzunehmen für die identitären Bezüge und Identitätssynthesen der Vertreter_innen der vorherigen Generationen zu geltenden Kategorien der Homosexualitäten und deren Diskurs und Rahmenbedingungen ihrer identitätsprägenden Zeit der 1930er bis einschl. 1960er Jahre, was auch mit sehr unterschiedlicher Wahl und Gebrauch von Selbstbezeichnungen einhergeht. Ob der dekonstruktivistisch geprägte Diskurs des theoretischen *Queer*-Ansatzes, der sich grundsätzlich für eine Entkategorisierung einsetzt, auch zu einer entsprechenden Habitualisierung der vorwiegend jüngeren Generationen von Menschen führt, bleibt offen. Dies ist aber in Anbetracht des Identifizierungsbestrebens der Menschen, wie vielfältig die Identitätskonstruktionen auch sein mögen, einerseits und dem Fortbestand der sozialen Ungleichheiten bspw. durch Geschlecht oder Ethnie andererseits zu bezweifeln. Die Liberalisierung der Gesellschaft hat für Homosexuelle mehr Möglichkeiten der Gestaltung, der Entfaltung und der Selbstbestätigung herbeigeführt. Der – wenn auch über die Zeit veränderte – heteronormative Deutungs- und Bedeutungsrahmen der Gesellschaft von Handlungen und Strukturen formt die Spezifität von individuellen, biografischen Erfahrungen und Interpretationen von Homosexualitäten, wodurch

---

83 Siehe Kapitel 2.1.

sich jeweilige Identitätskonstruktionen und Identitäts-Managementstrategien ausprägen (Krell 2014, S. 49; Koch-Burghardt 1997, S. 60–64).
Da durch die Pflegebedürftigkeit in der Regel Hilfen von Dritten in Anspruch genommen werden müssen und ggf. sogar das komplette soziale Bezugsumfeld sich durch einen Heimeinzug neu gestaltet, sind Bedingungen geschaffen, die erneut bzw. fortwährend ein *Coming-out* eines homosexuellen Menschen erfordern. Die individuelle Bedeutsamkeit der eigenen Homosexualität der Pflegebedürftigen, die Verfügbarkeit und Nutzungsfähigkeit ihrer Ressourcen sowie ihre alltäglichen Konstruktionsleistungen ihrer homosexuellen Identitäten sowie die erwartbaren und tatsächlichen Umweltreaktionen erhalten hierbei eine Relevanz für das jeweilige Pflegesetting. Die Situation verschärft sich, weil Pflegebedürftige existentiell von Pflegenden abhängig sind.

3.3.4 Beeinträchtigung der Identität durch Stigma

Wie zuvor dargestellt, kann Homosexualität zum einen als sexuelles Merkmal konstituierend für die homosexuellen Identitäten sein. Zum anderen kann **Homosexualität als Stigma** die Identitäten von Lesben und Schwulen stark beeinträchtigen bzw. herausfordern, insbesondere wenn andere Stigmata wie die Pflegebedürftigkeit hinzukommen. Dadurch erhält der **Stigmatisierungsprozess** eine besondere Relevanz für die Betrachtung des Forschungsgegenstands und für die Pflege. Durch den gewählten Forschungsgegenstand von mehrfach stigmatisierten Menschen erfolgt eine Darstellung hinsichtlich des **Identitäts- und Stigma-Managements**, die diversen möglichen Umgangsweisen mit dem Stigma bzw. den Stigmata und der **Relevanzsetzung** für die vorliegende Arbeit und das Themenfeld der Pflege.

Handelt es sich bei den Persönlichkeitsmerkmalen um sichtbare oder unsichtbare, von der Dominanzgesellschaft **abweichende Merkmale**, die gesellschaftlich negativ belegt sind und den Merkmalsträger_innen in Folge eine **diskreditierende Eigenschaft** zugeschrieben wird, welche unabhängig vom eigentlichen Merkmal ist, wird von einem **Stigma** gesprochen (Goffman 1975, S. 11). Solche Attributionen können sich auf physische Zustände und Beeinträchtigungen, auf psychische und auf soziale Besonderheiten beziehen. In diesem Sinne handelt es sich bei Homosexualität, Alter, Pflegebedürftigkeit und Behinderung um Stigmata (Glaus Hartmann 2000, S. 167; Goffman 1975, S. 12–13).

Ausgehend vom Stigma werden negative Zuschreibungen auf weitere Eigenschaften, auf das Wesen der Person oder der ganzen Gruppe generalisiert rückgeschlossen. Diese wirken als **Stereotypien**, unabhängig davon, ob sie der Realität entsprechen, auf die Lebenswirklichkeit und somit auf die Lebenschancen und Ressourcen der Merkmalsträger_innen ein. In der Folge erfahren die Merkmalsträger_innen eine **Ab- und Ausgrenzung** in Form von Diffamierungen und Diskriminierungen bis hin zur sozialen Isolation seitens der Majorität. Gehen die Merkmalsträger_innen davon aus, dass das Stigma offensichtlich ist bzw. ihr Umfeld darüber weiß, spricht Erving GOFFMAN (1975) von **diskreditierten** Personen. Ist hingegen das Stigma nicht für andere Menschen ersichtlich und ihnen nicht bekannt, sind die Personen

diskreditierbar. Die Norm vorgebende Kraft der Dominanzgesellschaft schafft eine Vorstellung von „Normalität", welche durchaus von den Merkmalsträger_innen selbst meist verinnerlicht ist. Somit werden die negativen Attributionen von den Merkmalsträger_innen ins Selbstbild übernommen (Goffman 1975, S. 12-13).

Am Beispiel des Stigmas der Homosexualität zeigt sich: „Long before they begin to realize their own homosexuality, homosexually oriented people internalize societal antihomosexual attitudes to varying degrees." (Meyer und Dean 1998, S. 162), wodurch sich verschiedene Formen **internalisierter Homophobie** ausprägen können. Durch diesen Prozess reproduziert sich abweichendes Verhalten im Sinne eines Regelverstoßes, womit die Merkmalsträger_innen zu Außenseiter_innen gemacht werden („*Labeling Approach*") (Reinhold et al. 2000, S. 390). Aufgrund der direkten sowie indirekten Relevanz des Merkmals bzw. des Stigmas für eine interaktive Situation sind die diskreditierbaren Personen stets herausgefordert, mit der Unsicherheit, der Unwissenheit und dem Abwägen zu jonglieren, wie umfänglich und ob eine Eindeutigkeit über das Merkmal besteht oder herzustellen ist. Schließlich wissen sie nicht, mit welcher Haltung und Reaktion beim Gegenüber zu rechnen ist (Goffman 1975, S. 12-13). Die persönliche und soziale Identität[84] nach Goffman stehen im engen Zusammenhang mit der Wahrnehmung und der Interessenlage durch andere und dem damit verbundenen Stigmatisierungspotenzial.

Identitäts-Management und Stigma-Management liegen eng beieinander. Das Subjekt wendet verschiedene Taktiken des Identitäts- bzw. Stigma-Managements an. Um eine gelingende Identität in Anbetracht der Stigmatisierung zu erreichen, gilt für das homosexuelle Subjekt bei einer Übertragung der identitätstheoretischen Überlegungen nach KEUPP et al. (1999): im Alltag die notwendige Anerkennung zu erhalten und sich in ausgewogenem Maß kohärent sowie authentisch zu fühlen, bei gleichzeitiger Nutzung von materiellen, psychischen, physischen und sozialen Ressourcen eine individuelle Handlungsfähigkeit herzustellen und darüber in Narration zu treten (Keupp et al. 1999, S. 268-270).[85]

Hingegen sind die homosexuellen Identitäten durch heteronormative gesellschaftliche Rahmenbedingungen stigmatisierte, primär zugeschriebene Identitäten. **Homosexualität** wirkt als **umfassende Etikettierung**, als *master status* (Goffman 1975, S. 14-18) in alle Lebensbereiche hinein. Lesbische Frauen und schwule Männer sind mit dem Stigma konfrontiert und „... haben eben nicht die Wahl zwischen einer schwulen bzw. lesbischen Identität einerseits und deren Ablehnung andererseits. [Sie] haben allenfalls die Möglichkeit, mitzubestimmen, wie die Identität aussieht" (Reisbeck 1998, S. 60).

---

84 Unter der personalen Identität wird verstanden, wie sich das Subjekt nach außen hin gegenüber seiner sozialen Umwelt darstellt und Symbole der Identifikation verwendet (Goffman 1975, 61-62,74-75). Mit sozialer Identität sind die Erwartungshaltungen gegenüber einer anderen Person (Etikettierungen, Stereotypisierungen der Umwelt) gemeint (Goffman 1975, 10-11, 56).
85 Weitere Ausführungen hierzu in Gerlach und Schupp (2017, S. 207-208).

Um die diskreditierende **Wirkung eines Stigmas** zu verhindern oder zu reduzieren, können Menschen mit verschiedenen Techniken auf die Gefahr einer „beschädigten Identität" durch den Stigmatisierungsprozess reagieren (Goffman 1975). Hier greift der Begriff des **Stigma-Managements**. Entweder versucht das Subjekt das Stigma zu verleugnen, oder es wählt eine effektive Bewältigungsstrategie, wodurch es sich seine Integrität als Person bewahrt.

„In jedem Fall ist das Stigma-Management, die Art und Weise also, wie ein Individuum die Information über seine Andersartigkeit einsetzt, eine Frage der persönlichen Identifikation – weshalb man beim Stigma-Management auch von Identitäts-Management sprechen könnte." (Koch-Burghardt 1997, S. 62)

Nach GOFFMAN schließen nach dem Erfassen des eigenen Stigmas die Lernphase des Umgangs damit und die Phase des Täuschens an, also die situations- und kontextgebundenen Geheimhaltungs- und Anpassungsstrategien (Goffman 1975, S. 103). Zu den korrespondierenden Dimensionen des Identitäts- bzw. Stigma-Managements gehören die **Einstellungen** zum Stigma, **Informationssteuerung**, **Reaktionen** der Merkmalsträger_in und der Umwelt sowie der jeweilige Stigma-**Kontext** (Goffman 1975, 22–25, 30–35, 47–48, 52–54, 56–131; Hutter et al. 2000, S. 36; Glaus Hartmann 2000, S. 167–177).

Gesamtgesellschaftlich lassen sich als **Zeichen der Stigmatisierung** die ablehnenden Haltungen und damit verbundene Ungleichheits- und Diskriminierungsstrukturen in Bezug auf Homosexualitäten mit antihomosexuell (Homophobie, *Heteronormativism*), in Bezug auf Alter mit Altersdiskriminierung (*Ageism*) und in Bezug auf Krankheit, Behinderung, Attraktivität sowie Hilfs- und Pflegebedürftigkeit mit *Bodyism*[86] benennen (Winker und Degele 2009, S. 46, 51–53). Die **Ungleichheitsdimensionen** von Alter, Homosexualität, Pflegebedürftigkeit und Geschlecht (Sexismus gegenüber Frauen) mit den dazugehörigen Ismen können sich vielfach überkreuzen und sich in ihren Benachteiligungen für die Menschen im Sinne einer Mehrfachdiskriminierung additiv verstärken bzw. **intersektional** gesprochen in ihrer Verwobenheit entsprechend zur Geltung kommen (Winker und Degele 2009, S. 13–15). So kann für sie ein **multipler Stigma- bzw. Minderheitenstatus** zutreffen. Ältere pflegebedürftige Lesben und Schwule stellen somit eine Minderheit innerhalb einer Minderheit dar.

Auf negative Erfahrungen können stigmatisierte Menschen mit bspw. Schuld- und Minderwertigkeitsgefühlen, Angst, sozialem Rückzug, Anpassung, Verleugnung, Resignation, Schweigen, korrektiven Techniken (bspw. durch plastische Chirurgie), Kompensation **reagieren**, was sich wiederum auf das Selbstbild auswirken kann (Hutter et al. 2000, S. 36; Glaus Hartmann 2000, S. 175–177; Goffman 1975). Auf der Mikroebene kann die Umwelt in der **Interaktion** (Gefühle, Verhalten, Handeln) mit bspw. Unsicherheit, Hilflosigkeit, Distanzierung, Ablehnung,

---

86 WINKER und DEGELE ordnen Ageismen als Merkmale körperbezogener Herrschaftsverhältnisse den Bodyismen zu (Winker und Degele 2009, S. 51).

Ekel, Angst, Ignoranz, offene Aggression, verbale Diskriminierung reagieren (Glaus Hartmann 2000, S. 166–174; Hutter et al. 2000, S. 36; Goffman 1975). Stigmatisierungen und Diskriminierungen erzeugen für die Stigmaträger_innen einen **Minderheitenstress** (Meyer 2003), der zu allgemeinen Stressoren hinzukommt und ihnen eine höhere Anpassungsfähigkeit abverlangt. Je nachdem, ob und welche Ressourcen dem homosexuellen Individuum zur Verfügung stehen und welche Bewältigungsstrategien es für sich erlernt hat, fällt sein Vulnerabilitätsstress mit möglichen Folgen auf die Gesundheit aus. In Folge sind Hoffnungslosigkeit, Verluste von vorherigen Rollen und soziale Isolation sowie psychosomatische Erkrankungen und erhöhte Suizidgefahr möglich (Diplacido 1998, S. 147–148; Finzen 2013, S. 72–75; Glaus Hartmann 2000, S. 174). Entsprechend wirken Homophobie, *Ageism* und *Bodyism* der Makro- und Mesoebene auf die Mikroebene (Identitätskonstruktionen, Gesundheit) ein, auch wenn nicht zwangsläufig alle Stigmata auf individueller Ebene als Belastung erfahren werden.

Reaktiv können Stigmatisierte auch Kontakte zu Gleichgesinnten suchen und Gemeinsamkeiten erleben, was andere gleichermaßen für sich ablehnen. Manche stigmatisierte Menschen gehen bspw. zur direkten Gegenwehr über und/oder suchen sich Verbündete. Von ebensolcher Relevanz für den Prozess des Identitäts- bzw. Stigma-Managements ist der unterschiedliche kontextuelle, situative und individuelle Bedingungs- und Bedeutungsrahmen der jeweiligen **Stigmabereiche** (Meso- und Mikroebene) von bspw. Familie, Arbeit, Peer-Gruppe, Pflegeinstitution oder Öffentlichkeit (Hutter et al. 2000, S. 36; Glaus Hartmann 2000, S. 167–171, 177; Diplacido 1998, S. 144–146; Goffman 1975, S. 30–31, 42).

Zusammenfassend zum Bereich des Identitäts- bzw. Stigma-Managements von Lesben und Schwulen lässt sich festhalten: Homosexualität stellt gesellschaftlich ein **sexuelles Stigma** dar. Da es den homosexuellen Menschen in der Regel nicht anzusehen ist, dass sie lesbisch oder schwul sind, können sie den **Diskreditierbaren** zugeordnet werden. Die Diskreditierbaren sind demnach mehr mit der **Problemlage** der Informationskontrolle bzw. des -managements beschäftigt, wohingegen die Diskreditierten unmittelbar mit den Problemen der Offensichtlichkeit konfrontiert sind (Goffman 1975, S. 56–57). Hinsichtlich des Forschungsgegenstands trifft bei den Merkmalen des fortgeschrittenen Alters, der erhöhten Hilfs- und Pflegebedürftigkeit sowie der Behinderungen vorwiegend der Sachverhalt der gesellschaftlichen **Diskreditierung** zu, da die Merkmale zumeist offensichtlich wahrnehmbar sind. Andere stigmatisierte Merkmale wie Homosexualität, fortgeschrittenes Alter und dauerhafte Pflegebedürftigkeit treten in der Regel erst im weiteren Lebenslauf hinzu (Goffman 1975, S. 48–49). So muss sich das Individuum mit den bisher verinnerlichten gesellschaftlichen Haltungen zum Stigma, die es zuvor selbst nicht betraf, auseinandersetzen und lernen, was es grundsätzlich für sich und von möglichen Konsequenzen her bedeutet, mit einem solchen Stigma versehen zu sein (Goffman 1975, S. 50–53).

Von den Forschenden wurde zwar ein theoretischer Rückbezug vorliegender Empirieergebnisse zu den dargestellten Identitäts- und Stigmatisierungstheorien nicht ausformuliert, allerdings wurden deren inhaltliche Argumentationen aufgegriffen.

3.4 Die Leiblichkeit des Menschen im Themengebiet der Pflege

Gegenstand der Pflege ist der pflegebedürftige Mensch, also die Auseinandersetzung mit dem sorgenden Handeln (Uzarewicz und Uzarewicz 2005, S. 43–45) und den Facetten des Lebensvollzugs von Mensch-Sein. In diesem Zusammenhang wird nachfolgend die **Leiblichkeit** des Menschen als möglicher **Paradigmenwechsel** in der Pflege zunächst einführend beschrieben. Als relevante Gesichtspunkte für die Forschungsarbeit treten hierbei insbesondere die Betrachtung des Menschen als **lebendige Gesamtheit seiner Selbst** hervor und die im Sinne PLESSNERS (1975) damit zusammenhängenden Anstrengungen der pflegebedürftigen Homosexuellen, ihr Selbst in ihren jeweiligen kontextualen Bedingungen rückzubeziehen bzw. zu vermitteln. Ebenso bedeutsam dabei ist in Bezugnahme auf SCHMITZ (2011, 2012) der Aspekt des leiblichen Spürens als **leibliche Kommunikation** der homosexuellen Pflegebedürftigen in Korrelation mit ihrer Umwelt. Die **Relevanz** der philosophischen Betrachtung zur Leiblichkeit für die Pflege und für den Forschungsgegenstand fließt im Anschluss ein.

Im **Dualismus** von **Körper und Geist** erfährt der menschliche Körper eine naturalistische Verortung, wohingegen der Geist bzw. das Bewusstsein durch seine Subjektentwicklung eine Erhöhung erfährt. Der Geist erhält die vermeintliche Macht über das Körperliche zugesprochen (Steiner 2011, S. 40). Der Dualismus findet sich sowohl in den Anschauungen wieder, wonach Körper und Geist/Seele strikt voneinander getrennt sind, als auch, wonach Körper und Geist/Seele im gleichen Ganzen zusammengefügt sind und miteinander korrespondieren (Uzarewicz und Moers 2012, S. 102–103; Uzarewicz und Uzarewicz 2005, S. 25). Hierdurch ist ein weitverbreitetes **technologisiertes Menschen- und Weltverständnis handlungsleitend für Pflegende** (Friesacher 2008, S. 309, 324). Diese (Pflege-)**Haltung** richtet den Fokus reduktivistisch auf den Ausgleich oder die Behebung eines vorwiegend somatischen oder versorgungsstrukturellen Defizits, wobei andere Qualitäten wie soziale Aspekte von vornherein unberücksichtigt bleiben (Moers 2012, S. 112; Uzarewicz und Uzarewicz 2005, S. 45–49). **Konsequenzen** dieser Haltung finden sich in der vornehmlichen (Re-)Finanzierung eben solcher pflegerischer Leistungen, in der Objektivierung von Pflegebedürftigen und anscheinend wieder erstarkenden Funktionalpflege (bei gleichzeitiger Minderung einer Beziehungs- und Bezugspflege) sowie in der entsprechenden Angebotsstruktur institutioneller (Alten-)Pflege wieder.

Mittlerweile weitverbreitete Konzepte und Pflegestile, bspw. die aktivierende Pflege (Altenpflege Heute 2014, S. 347), deuten auf eine sich allmählich verändernde Pflegehaltung hin, wodurch sich an der Selbstbestimmung der Pflegebedürftigen und ihren Ressourcen prozesshaft fördernd orientiert wird. Hierdurch verändert sich sukzessiv der Bezugsrahmen für die Person. Das Individuum wird mit seinem subjektiven Wohlbefinden in den Fokus pflegerischen Handelns gesetzt. Mit dem Ziel der **Perspektivenstärkung von Pflegebedürftigen** hin zu deren subjektivem Wohlbefinden versucht die Pflege, der Komplexität pflegerischer Situationen zu entsprechen. Dieses Bestreben verfolgt die Pflege, indem durchaus „leibliche" Phänomene, bspw. Essen und Trinken, Bewegung, Schlafen und Ruhen als Aktivitäten des täglichen Lebens (ATL), also als Ausdruck des menschlichen Lebensvollzugs ihre – zumindest theoretische – Berücksichtigung erfahren (Uzarewicz und Uzarewicz 2005, S. 50–52).

Gegenüber dem zuvor beschriebenen Dualismus von Körper und Geist/Seele wird vonseiten der Phänomenologie und der kritischen Anthropologie der **menschliche Leib** als eine weitere Dimension hinzugefügt. Hierbei geht es um die Verbindung zwischen Körper und Geist als Ausdruck der Lebendigkeit. Es beinhaltet zum einen den Körper, der von der Außenwelt wahrgenommen wird. Dieser Körper unterliegt der eigenen sowie gesellschaftlichen Beurteilung eines mehr oder weniger bspw. von der Funktions- und Leistungsfähigkeit, der Jugendlichkeit und der Gesundheit abweichenden Körperbilds. Rein naturalistisch können der Körper und die Körper der anderen als eine formbare, zu beherrschende und zu optimierende organische Organisationseinheit, also als ein Körperding betrachtet werden, über das die körperbezogenen Herrschaftsverhältnisse eines Bodyismus wirksam werden. Zum anderen finden ein subjektives Spüren von Stimmungen, Empfinden und sinnliches Erfahren des eigenen Leibes statt, was den Raum um den Körper als Erfahrungsraum mit einschließt. Dieses Leibempfinden wird innerlich erfahren, da wir bereits im Leib sind und ihn nicht von außen erleben können (Friesacher 2008, S. 320–321).

3.4.1 Philosophisch-anthropologische Sicht auf die Leiblichkeit

PLESSNER versuchte ab den 1920er Jahren durch seine **Theorie des Lebendigen** aus philosophisch-anthropologischer Sicht die reduktionistische Dualität von Körper und Geist des Menschen aufzuheben, indem er sie als voneinander getrennte Einheit sieht. Hierbei unterscheidet er in lebendige bzw. organische und in leblose bzw. anorganische Körper. Die Art der jeweiligen Abgrenzung lebendiger Körper zu ihrer Umwelt wird mit ihrer **Positionalität**, der jeweiligen Organisationsstufe organischer Komplexität, beschrieben (Plessner 1975, S. 103).

Der lebendige Körper (Pflanze, Tier und Mensch) bezieht sich auf sich, dadurch kann er sich reziprok auf seine Umwelt beziehen. Nach PLESSNER zeichnen sich Tier und Mensch durch eine relationale Geschlossenheit ihrer organischen Systeme aus, die es ihnen ermöglicht, eine **tatsächliche Selbstständigkeit** zu erfahren (Plessner 1975, S. 226). Die Umwelt richtet sich auf den Organismus des Tieres bzw. des Menschen, und umgekehrt können tierische bzw. menschliche Lebewesen ihren durch das zentrale Nervensystem charakteristischen Organismus selbstständig auf ihre Umwelt ausrichten. Wobei das Tier zwar ein rückbezügliches System zu sich selbst, aber eben keine ihm bewusste Individualität ausbildet, was eine **zentrische Positionalität** kennzeichnet (Plessner 1975, S. 226, 288). Der Mensch hingegen ist befähigt, sein Hier und Jetzt, seine Zentrierung von „außen" zu betrachten, also sich von sich zu distanzieren, ohne es dabei verlassen zu können. Somit ist der Mensch **exzentrisch** und ebenso zentrisch (Plessner 1975, S. 291–293). Hiermit sind das menschliche Bewusstsein und die Fähigkeit zur Selbstreflexion gemeint, wonach eine Einnahme von sogenannter subjektiver und objektiver Sichtweise erst möglich wird. Er kann sein leibkörperliches Wesen von sich aus als Ding bzw. Sachverhalt denken und sich dem gegenüber verhalten. Diese Differenzierung in **Leib-Sein** und **gleichzeitig Körper-Haben** sei nach PLESSNER für den Menschen ein „… unaufhebbarer Doppelaspekt der Existenz, ein wirklicher Bruch seiner Natur. Er lebt diesseits und jenseits des Bruches, als Seele und als Körper und als die psychophysisch neutrale Einheit dieser Sphären." (Plessner 1975, S. 292) Die Einheit dieses **Doppelaspekts** von Leib und Körper führt infolgedessen erst zur Individualität menschlicher Lebewesen.

Durch seine Exzentrizität befähigt, unterliegt der Mensch der **Gesetzmäßigkeit einer natürlichen Künstlichkeit**, indem der Mensch gezwungen ist, das zu sein, was er bereits ist, seine Beziehungen zur Umwelt so zu gestalten, wie er sie bereits gestaltet, sein Leben so zu führen, wie er es bereits führt und für sich einen Sinn darin zu finden, da ohne seine Sinngebung kein Sinn für ihn bestünde. „Als exzentrisch organisiertes Wesen muss er sich zu dem, was er schon ist, erst machen." (Plessner 1975, S. 309) Dieser scheinbare Widerspruch konkretisiert, dass der Mensch erst das Sein für sich erlangt, wenn er sich selbst realisiert. Da der Mensch aufgrund des Bruchs von Körper und Geist, Leib und Seele einer **komplementären Ergänzung** bedarf, ist das menschliche Handeln künstlich, weshalb er aus seiner Existenzform heraus eine kulturelle und gesellschaftliche Ordnung entwirft, die ihn immanent in der Beziehung zur Umwelt festigen (Plessner 1975, S. 310).

Da über das Andere im Sozialen erst Deutung und Erfahrung des Selbst möglich werden, entsteht aus dem Beziehungsgefüge zwischen dem Menschen und seiner Umwelt ein Drang oder vielmehr die **Aufgabe zur Sozialität**, was der Philosoph mit der **Gesetzmäßigkeit einer vermittelten Unmittelbarkeit** beschreibt (Plessner 1975, S. 324–325). Dadurch, dass der Mensch seine Perspektiven nach „innen", nach „außen" sowie auf das soziale „mit" gleichwohl richtet, eröffnen sich für ihn im Sinne von PLESSNER die Dimensionen der Kultur, der (Zeit-)Historie, der Gesellschaft sowie des Politischen.

Zusammenfassend lässt sich sagen[87]: Durch Plessners (1975) Theorie wird eine mehrdeutige wie auch kritische Betrachtung ontologischer sowie jedweder reduktionistischer Positionen zur menschlichen Existenz ermöglicht (Manzei 2005, S. 70). Es ist nämlich durch die allgegenwärtige Doppelaspektivität von Leib-Sein und Körper-Haben eine **ständige Vermittlungsleistung** des Menschen erforderlich. Der Mensch lässt sich somit nicht bspw. ausschließlich auf den Körper oder das Handeln reduzieren, denn er muss durch seine Exzentrizität ein Beziehungsgefüge zwischen ihm in seiner Eingebundenheit im Hier und Jetzt und seiner Umwelt permanent entwerfen und/oder vermitteln. Durch die vorgenannten theoretischen Gesetzmäßigkeiten nach Plessner (1975) wie etwa der vermittelten Unmittelbarkeit

---

87 Kritische Anmerkungen zu den leibphilosophischen Ausführungen von Plessner sowie eine ausführliche Bezugnahme hierzu auf die Pflege finden sich in Gerlach und Schupp (2017, S. 219–223).

ist eine Reduktion des Menschen alleinig auf Natur, Kultur, Geist/Seele, Körper, maschinisiert-organischer Hybrid, Cyborg[88], Handeln, Leiden, Sprache, Diskurs und Sozialität ausgeschlossen (Friesacher 2008, S. 329; Manzei 2005, S. 74–75; Uzarewicz und Uzarewicz 2005, S. 67–69).

Durch Plessners (1975) philosophische Anthropologie werden neben der körperlichen auch die leibliche Dimension und das Selbst einer Person im **gesellschaftlich-kulturellen Zusammenhang** verortet. Die Person, die Leib ist und einen Körper hat, hat durch ihre Beziehungen zur sozio-kulturellen, also auch zeithistorischen Außenwelt, ein ganz eigenes Gewordensein entwickelt. Somit erhalten die Aspekte der leiblichen Körperlichkeit für die Bereiche des Selbsterhalts, der Selbst- und Fremdwahrnehmung, der Beziehungsgestaltung und die sozio-kulturelle Einbettung der Lebenssituationen von homosexuellen Pflegebedürftigen in Institutionen und am Pflegesetting beteiligten Personen eine Bedeutsamkeit für die (Alten-)Pflege sowie für den empirischen Teil der vorliegenden Arbeit. Eine **biografieorientierte Pflegearbeit**, die sich am **leiblich-körperlichen Gewordensein** orientiert, ermöglicht den Pflegebedürftigen, ihr Selbst exzentrisch im Sinne von Plessner (1975) in ihrer Gegenwart sowie in ihrer individuellen Vergangenheit wahrzunehmen und zu verwirklichen.

3.4.2 Leibphänomenologie nach Schmitz

Subjektivität wird für SCHMITZ nicht erst durch Denken, sondern bereits durch affektives bzw. **leibliches Betroffensein** begründet (Schmitz 2012, S. 30–34). Sich Spüren bzw. „Sichbewussthaben" ist die Voraussetzung für das leibliche affektive Betroffensein und diese wiederum stellt als subjektive Tatsache Voraussetzung für eine Selbstzuschreibung dar (Schmitz 2011, S. 72–75). Der **Leib** wird als **Einheit** und Struktur **von gespürten Zuständen** und eben nicht als materialistische Dopplung von Körper-Seele verstanden (Schmitz 2011, S. 3; Uzarewicz und Uzarewicz 2005, S. 89). Der spürbare Leib steht sowohl im Dialog mit seiner Umwelt als auch im dynamischen Spannungsfeld bzw. in Veränderungsprozessen von leiblichen Dimensionen der Selbsterfahrung (Schmitz 2012, S. 22, 34–39).

> „Denn es handelt sich beim Leib nicht nur um eine äußerlich zusammengefasste, bunte Gruppe von Empfindungen, vielmehr hängen diese Empfindungen aufgrund einer *internen* Logik miteinander zusammen und gehen auseinander hervor. Das ist die eigentliche Entdeckung von Schmitz: Das leibliche Befinden ist ein dynamisches System." (Soentgen 1998, S. 14)

Anhand eines Systems der Leiblichkeit fügt SCHMITZ **neun kategoriale** Begrifflichkeiten zusammen, worüber leibliche Regungen, also Affekte des Betroffenseins,

---

88 Metapher für ein postmodernes Selbst einer technifizierten Subjektivität, wobei Technik und Organismus sich wechselseitig beeinflussen und einnehmen, somit bestehende Kategorien auflösen (Friesacher 2008, S. 325).

näher beschrieben und miteinander in Relation gebracht werden können. Leibliches Befinden von Menschen erfährt hierüber eine sprachlich schematische Darstellungsmöglichkeit. Zu den Begrifflichkeiten zählen Tendenzen und Impulse bspw. der Enge und Weite (Schmitz 2012, S. 35–37).

SCHMITZ unterscheidet ferner **vier leibliche Regungen**, nämlich genuine, die Ergriffenheit von Gefühlen, die spürbaren Bewegungen und die spürbaren Richtungen[89]:Originär leibliche Regungen sind als solche unwillkürlich zu erfahren, somit kaum steuerbar und immer authentisch. Hierzu zählen bspw. Behagen, Wollust, Frische, Mattigkeit, Hunger. Mit den **genuin leiblichen Regungen** können, aber müssen nicht Gefühle einhergehen (Schmitz 2011, S. 4; Uzarewicz und Uzarewicz 2005, S. 113). Zur Erläuterung des Phänomens der **Ergriffenheit von Gefühlen** als leibliche Regungen muss zunächst darauf hingewiesen werden, dass Schmitz (2011, 2012) unter Gefühlen, bspw. Frohsein, Sehnsucht, Zürnen, nicht an Örtlichkeit gebundene „objektiv vorhandene überpersönliche Atmosphären, in die der Leib eingebettet ist", versteht (Uzarewicz und Uzarewicz 2005, S. 116). Sogenannte **überpersönliche Gefühle** wie **Atmosphären** sind zunächst nicht in der Person verortet. Im Gegensatz hierzu sind die **persönlichen Gefühle**, also die subjektiven Affekte des Betroffenseins von Gefühlen örtlich, weil sie leiblich erfahrbar betroffen sind. Wenn eine Person sagt „ich bin traurig", dann spricht die Person von ihrer Betroffenheit. Auch wenn man für sie sprechen kann, so kann kein anderer Mensch für sie spüren oder für sie betroffen sein, auch wenn sie dicht an deren subjektives Betroffensein herankommen (Uzarewicz und Uzarewicz 2005, S. 109–110). Jedes Gefühl ist eine Atmosphäre, weil sich die Atmosphäre (bspw. eine sympathische Ausstrahlung) auf den Menschen bezieht. Die Atmosphäre strahlt hier als Gefühl auf andere Menschen aus. Dabei können Stimmungen und Atmosphären auch ihren Ausgangspunkt in dem Menschen als ihm eigentümliche Eigenschaft seiner Persönlichkeit haben, und charismatisch andere Menschen erreichen, dabei bspw. Autorität auszustrahlen. Nicht in jedem Fall sind jedoch Atmosphären gleichbedeutend mit Gefühlen. **Atmosphären** besitzen einen jeweils spezifischen Charakter und können sich wie Stimmungen ebenso auf die Natur oder auf Räume beziehen, wie die heimelige oder sogar kühle Atmosphäre eines Pflegewohnbereichs (Uzarewicz und Uzarewicz 2005, S. 103–106).

Die im Dialog um Dominanz konkurrierenden Impulse und Tendenzen der leiblichen Dynamik befinden sich sowohl in eigenleiblicher wie in leiblicher Kommunikation zur Außenwelt. Leiblichkeit ist demnach Kommunikation. Aus dieser Struktur und Funktionsweise der eigenen Leiblichkeit heraus, sind wir in der Lage auch **Gemeinschaft leiblicher Kommunikation** bspw. mit anderen Menschen zu erfahren (Schmitz 2012, S. 38–39). SCHMITZ zielt mit seinen Ausführungen zur leiblichen Kommunikation darauf, die Formen des Kontakts und die Art und Weise, worüber sie zwischen leiblich spürenden Menschen stattfinden, also was bei diesen

---

[89] Erläuterungen zu den spürbaren Bewegungen und Richtungen siehe unter Schmitz (2011, S. 4); Uzarewicz und Uzarewicz (2005, S. 102).

leiblichen Kommunikationsvorgängen passiert, erhellend zu beschreiben. Wenn eine bisher nicht zum Leib gehörige Atmosphäre, Stimmung, Gefühl, Gegenstand oder Person mit der eigenen leiblichen Dynamik verbunden wird, also die leiblichen Regungen hiervon ergriffen werden und absolut mit ihnen identisch sind, spricht SCHMITZ von **Einleibung**. Die übergreifende leibliche Dynamik kann ein plötzliches, evtl. flüchtiges Beziehungsgefüge entstehen lassen, bspw. durch sich treffende Blicke, worüber ein Verstehen möglich ist, und verbale oder taktile Kommunikation als Bestätigung dessen herangezogen werden kann (Schmitz 2011, S. 29; Uzarewicz und Uzarewicz 2005, S. 154). Das antagonistische Prinzip nach leiblichem und nicht unbedingt absichtlichem Dominanzbestreben bleibt in der leiblichen Kommunikation erhalten und findet sich in den verschiedenen Kommunikationskanälen, bspw. dem Blick, dem Händedruck, wieder. So wird in antagonistische (einseitige, wechselseitige) und solidarische Hauptformen der Einleibung unterschieden. Bei der **antagonistischen Einleibung** wendet sich entweder eine Person der anderen oder dem Gegenstand zu, im Sinne der **Einseitigkeit**, bspw. wenn ein/e Redner_in ihre/n Gesprächspartner_in in den Bann zieht. Oder aber die Person wendet sich der anderen Person zu und diese ihr, dann besteht **Wechselseitigkeit** (Schmitz 2012, S. 39–40; Uzarewicz und Uzarewicz 2005, S. 153). Ein Blickwechsel führt zur gemeinsamen Leiblichkeit, indem eine Person vom Blick der anderen im Sinne der „Engung" getroffen ist. Erwidert sie diesen „weitend" und „engt" somit die andere Person, so führt sie unwillkürlich das antagonistische Wechselspiel um Dominanz fort (Schmitz 2011, S. 30–32; Uzarewicz und Uzarewic 2005, S. 154–156). Einleibung kann auch **über optische und taktile Wahrnehmung** geschehen, wenn bspw. beim Berühren eines Kuscheltieres Geborgenheit in der leiblichen Gemeinschaft zum Einzelleib der berührenden Person zurückfließen kann (Schmitz 2011, S. 33).[90]

Für SCHMITZ stellen die leibliche Dynamik und leibliche Kommunikation die Basis von „Situationen", also von normativen Bedeutungs- und Handlungsmustern dar (Schmitz 2012, S. 47–48). Der Mensch ist sein Leben lang damit beschäftigt, diese Bedeutungsmuster für sich zu klären und eventuell zur strategischen Planung zu nutzen. Die Unterscheidungen des Sich-Bewusstseins bzw. des Da-Seins und des So-Seins, auch bezüglich der zeitlichen Dimensionalität von spürbaren So-Sein und Nicht-mehr-so-Sein, bis hin zum Noch-nicht-Sein, ermöglichen dem Menschen, Bedeutungen als leiblich verankerte Erinnerungen und somit seine ganz persönliche Situation zu bestimmen und seine eigene Lebensgeschichte festzuhalten, wodurch er sich gleichsam als **leibliches Individuum** auszeichnet. Diese teils nicht immer bewussten Erinnerungen können sich auch als „Leibgedächtnis oder implizites Gedächtnis" spürbar verankern (Uzarewicz und Moers 2012, S. 108; Schmitz 2011, S. 53–63).

---

90 Weitere Ausführungen zur leiblichen Kommunikation nach Schmitz siehe in Gerlach und Schupp (2017, S. 231–234) oder umfassend in Schmitz (2012) sowie in Uzarewicz und Uzarewicz (2005).

Zusammengefasst lässt sich festhalten[91]: Die dynamische Struktur des Leibs beschreibt die Art und Weise, wie wir lebendig sind. Durch die leibliche Dynamik und Kommunikation wird das soziale Agieren, Reagieren und (Er-)Leiden eines Menschen bestimmt. Auch in Situationen der (Alten-)Pflege sind Atmosphären, Stimmungen und Gefühle für Pflegebedürftige wie auch für Pflegende spürbar, sie werden von diesen berührt und ergriffen. Wie wir uns selbst und unser Gegenüber, sei es die pflegebedürftige Person, die Pflegende oder die Nachbar_in, wahrnehmen und verhalten, hängt von der Verfasstheit des eigenen Leibes ab. Hier spielen ebenso wie bei Plessner (1975) sozio-kulturelle Faktoren eine Rolle. Die durch SCHMITZ (2011, 2012) beschriebene Systematik leiblicher Phänomene eröffnet für die Pflegewissenschaft und -praxis einen weiteren Erkenntnisraum bezüglich der **subjektiven Erfahrungsdimensionen** von Pflegebedürftigen und Pflegenden sowie deren Zusammenspiel in einer Pflegesituation. Dies macht die leibphänomenologische Betrachtung insbesondere für den Bereich der leiblichen Kommunikation anschlussfähig an theoretische und praktische Pflege.[92] Der empirische Teil der vorliegenden Arbeit kann hier Antworten darauf geben, welche Qualitäten von **Atmosphären**, Stimmungen und Gefühlen von den homosexuellen Pflegebedürftigen in den verschiedenen Pflegearrangements erfahren werden und wie deren **leibliche Kommunikation** ausfällt.

Leiborientiertes pflegerisches Handeln ermöglicht und erfordert insbesondere, spürbare Nähe zuzulassen und diese reflexiv in die pflegerische Situation einzubringen. Bei einer leiborientierten Pflege würden Gefühle und solidarische und widerständige Reaktionen, insbesondere als **Gemeinsamkeit der Situation** von Pflegebedürftigen und Pflegenden, in den Fokus rücken (Moers 2012, S. 111, 117–119). Christine STEINER u. a. plädiert dafür, die Auseinandersetzung mit der leiblichen Verfassung und Wahrnehmung der Pflegebedürftigen sowie von Pflegenden als eine grundlegende Notwendigkeit bereits in der **Pflegeausbildung** zu verorten, wodurch mit einem „... sinnverstehenden Zugang zum anderen in seinem geschichtlich geprägten Gewordensein als pflegespezifisches Fallverstehen ..." (Steiner 2011, S. 38) das Ziel einer professionellen Gestaltung des pflegerischen Handelns ermöglicht würde.

Im Fokus der vorliegenden Arbeit stehen pflegebedürftige homosexuelle Menschen, an deren Leib und Körper ihre **leibliche Gewordenheit** und ihr **derzeitiges Befinden** seinen Ausdruck finden, und die gleichwohl für sie subjektiv und identitätsrelevant erfahrbar sind. Scheinbar biologisch vorgegebene Grundbedürfnisse wie Ruhen, Bewegen, Essen und Trinken und Erkrankungen sind einerseits naturwissenschaftlich erklärbar, andererseits werden sie auch von sozio-kulturellen Fak-

---

91 Kritische Anmerkungen zur Leibphänomenologie siehe in Gerlach und Schupp (2017, S. 235–236).
92 Eine ausführliche Bezugnahme zur Leibtheorie nach Hermann SCHMITZ für die Pflege und für die Forschungsarbeit findet sich in Gerlach und Schupp (2017, S. 236–243).

toren maßgeblich beeinflusst. Es besteht hier eine **Komplementarität**, ähnlich wie in der Psychosomatik (Friesacher 2008, S. 313; Uzarewicz und Uzarewicz 2005, S. 26–29). „Damit sind Bedürfnisse [...] ein Feld der politischen Auseinandersetzung und des Kampfes um Anerkennung, und zwar um die Lebensbedingungen vergesellschafteter Individuen, d.h. ihre individuellen Naturverhältnisse" (Friesacher 2008, S. 313). Die **Achtsamkeit** auf die leibliche, körperliche Dimension – nur wenn ich jemanden spürbar wahrnehme, kann ich bspw. an dessen Schmerz oder Freude Anteil nehmen – bedeutet, den anderen bzw. die Situation zu achten, und fällt in den Bereich der Anerkennung (Friesacher 2008, S. 298). Die hier angedeuteten identitäts- und gesellschaftspolitisch relevanten Komponenten menschlicher Bedürfnisse und deren (leiblicher) Ausdrucksformen und deren **Anerkennung**, insbesondere für diskreditierte bzw. diskreditierbare Menschen wie Pflegebedürftige und Homosexuelle, verweisen auf die Aufgabengebiete der Pflege, der Gesellschaft und der Politik.

Einen theoretischen Rückbezug der Empirieergebnisse zu den Leibtheorien wurde von den Forschenden nicht ausformuliert. Die leiblich-körperlich kategorialen Ausarbeitungen einer verkörperten, also leiborientierten Soziologie nach Robert Gugutzer (2015, 2002) würden hierfür insbesondere den Brückenschlag von den kognitivistischen Identitätstheorien zur Leibphänomenologie, also die Berücksichtigung leiblich-körperlicher Dimensionen sprachlich präziser und inhaltlich eindeutiger gelingen lassen.

3.5 Intersubjektive Bestätigung durch Anerkennung homosexueller Menschen in der Altenpflege

Die Theorie der Anerkennung, wie sie von Axel Honneth theoretisch entworfen und von Heiner Friesacher in die Pflege transferiert wurde, ist für diese Forschungsarbeit, wie bereits oben angeführt, in zweierlei Hinsicht von Bedeutung. Sie ist zum einen als grundlegende Theorie hervorgegangen aus der Analyse des erhobenen Datenmaterials, womit sie zum anderen auch Teil des heuristischen Rahmens dieser Arbeit wurde. In diesem Kapitel wird die Anerkennungstheorie Honneths im Hinblick auf ihre Anwendung in der Pflege durch Friesacher dargestellt und diskutiert. Abschließend folgt eine kritische Betrachtung sowie eine Verortung der Anerkennung in den Kontext der Pflege von Homosexuellen Menschen im Alter.

3.5.1 Anerkennung – Honneths Entwurf einer kritischen Gesellschaftstheorie

In seinem aus seiner Habilitationsschrift hervorgegangenen Werk „Kampf um Anerkennung" (1994) hat HONNETH den Versuch unternommen, basierend auf dem

Denkmodell der Philosophie von Georg W. F. Hegel[93] sowie auf der Intersubjektivitätstheorie von George H. Mead, eine **normativ gehaltvolle Gesellschaftstheorie** zu entwickeln. Anerkennung, wie sie Hegel versteht, so die Interpretation der Geistesphilosophie Hegels durch Ludwig SIEP, beinhaltet vier Momente der individuellen und gesellschaftlichen Konstitution: die Konstitution eines gemeinsamen Bewusstseins selbstbewusster Individuen, die Anerkennung der Andersartigkeit bis hin zum Sich-Absetzen vom Anderen, das wechselseitige Respektieren der Rechte und der gesellschaftlichen Funktionen der Individuen und das Bewusstsein der wechselseitigen Abhängigkeit von Bewusstseinen (Siep 2014, S. 149–150). Honneth baut auf diesem Verständnis Hegels auf und entwickelt mit seiner Anerkennungstheorie ein **intersubjektivitätstheoretisches Personenkonzept**, nachdem das Individuum eine gesunde Beziehung zu sich selbst durch das Zusammenwirken der bereits genannten drei Sphären[94] der wechselseitigen Anerkennung durch „Liebe", „Recht" und „Wertschätzung" entwickelt (Honneth 1994, S. 7–8). Von Bedeutung in seiner Theorie, wie auch bei Hegel ist die **Reziprozität der Anerkennung**. Erst im Aufeinandertreffen mehrerer Individuen bzw. mehrerer (Selbst)-Bewusstseine finden Individuen über die Anerkennung der Selbstständigkeit anderer ein Bewusstsein zu sich selbst (Becker 2010, S. 2). Eine zweite Dimension der von HONNETH begründeten wechselseitigen Anerkennung liegt in deren Potenzial für Prozesse des **gesellschaftlichen Wandels** durch den **Kampf um Anerkennung** (Honneth 1994, S. 8; Becker 2010, S. 2). Hierzu später mehr.

HONNETH formuliert aus seiner Interpretation der Jenaer Schriften Hegels drei grundlegende Thesen, welche die Basis für seine Theorie der Anerkennung bilden. Als Erstes geht er davon aus, dass die Herausbildung des Ich eines Individuums kausal an die wechselseitige Anerkennung von Subjekten gebunden ist. Denn nur durch die Bestätigung der Selbsttätigkeit durch den oder die andere(n) gelangen Subjekte zu einem Verständnis von sich selbst als autonom Handelnde. Die zweite These bezieht sich auf die intersubjektivitätstheoretische Prämisse der Existenz gegenseitiger Anerkennungsformen, durch die sich Subjekte wechselseitig als autonome und individuierte Personen anerkennen. Die dritte These richtet sich an die Autonomieansprüche von Individuen, welche für ihn in den sog. „Kampf um An-

---

93 Hegel hat in seinen Jenaer Schriften (1801–1807) und im Besonderen in seiner Phänomenologie des Geistes (1807) herausgearbeitet, dass zur Bildung des Selbstbewusstseins Anerkennung notwendig sei. Daraus resultiere, dass niemand für sich selbst allein zu einem solchen Selbstbewusstsein kommen könne, sondern erst durch das Aufeinandertreffen mehrerer Individuen respektive deren (Selbst-) Bewusstseine, ereigne sich die von Hegel als solche benannte „Bewegung der Anerkennung" (Becker 2010, S. 92).

94 In unterschiedlichen Werken anderer Autor_innen zu Honneth, die sich mit der Thematik der Anerkennung beschäftigen, ist zum Teil von Anerkennungsformen, von Anerkennungslogiken und von Anerkennungssphären die Rede. Die Forschenden haben sich entschieden, im Sinne der Verwendung Honneths durchgängig den Begriff der Anerkennungssphären zu verwenden.

erkennung" führen. Zu einem solchen Kampf kommt es durch die Quasi-Nötigung der Subjekte, „... sich auf der jeweils erreichten Stufe ihrer Vergemeinschaftung in einen intersubjektiven Konflikt zu begeben, dessen Ergebnis die Anerkennung ihrer sozial bislang noch nicht bestätigten Autonomieansprüche ist" (Honneth 1994, S. 110-112). Es geht hierbei um später noch zu beschreibende **kollektive Missachtungserfahrungen**, welche für HONNETH in Anlehnung an Hegel in den sozialen Kampf um Anerkennung führen.

Die Anerkennungstheorie HONNETHS basiert nicht nur auf der Philosophie Hegels. Erweiternd greift er auf die Sozialpsychologie Meads zurück. Dessen Schriften sind für HONNETH ein geeignetes Werkzeug zur Rekonstruktion der intersubjektivitätstheoretischen Intuitionen Hegels (Honneth 1994, S. 114). Wie in Kapitel 3.3 beschrieben, stehen das Mead'sche personale Ich („*I*") und das soziale Ich („*Me*") einer Person in einem dialogischen Verhältnis zueinander. Die hierbei verinnerlichten Normen geben dem Individuum eine Anleitung, welche Verpflichtungen es gegenüber anderen hat und welche Erwartungen es an andere richten kann. Der Einzelne sieht und begreift sich aus der Perspektive Anderer als Mitglied einer arbeitsteilig organisierten Gesellschaft. Diese Aneignung

„... der weitgespannten Tätigkeit des jeweiligen gesellschaftlichen Ganzen oder der organisierten Gesellschaft in den Erfahrungsbereich eines jeden in dieses Ganze eingeschalteten oder eingeschlossenen Individuums ist die entscheidende Basis oder Voraussetzung für die volle Entwicklung der Identität des einzelnen ..." (Honneth 2003a, S. 125-126).

Aufgrund der Reziprozität dieser Aneignung von Normen und Erwartungen verweist HONNETH auf den von MEAD (1973) selbst vorgeschlagenen Begriff der „wechselseitigen Anerkennung" (Honneth 2003a, S. 126): „Das ist eine Identität, die sich in der Gemeinschaft halten kann, die in der Gemeinschaft insoweit anerkennt wird, als sie die anderen anerkennt." (Mead 1973, S. 240) Diese Reziprozität bildet hingegen nicht nur die Grundlage für die Identität der Subjekte einer Gesellschaft, sie ist auch Grundlage für das Gesellschaftliche als Ganzes:

„... die Reproduktion des gesellschaftlichen Lebens vollzieht sich unter dem Imperativ einer reziproken Anerkennung, wie die Subjekte zu einem praktischen Selbstverständnis nur gelangen können, wenn sie sich aus der normative Perspektive ihrer Interaktionspartner als deren soziale Adressaten begreifen lernen" (Honneth 1994, S. 148).

Eine dritte Dimension dieser Anerkennungstheorie liegt in der kausalen Bedeutung der Anerkennung für die Autonomie des Subjekts. Autonomie, so HONNETH, erwirbt das Subjekt nicht nur aus sich selbst, sie ist auch Ergebnis der wechselseitigen Wertschätzung als Teil oder Aspekt der wechselseitigen Anerkennung (Honneth 2010, S. 61).

3.5.2 Kampf um Anerkennung

Nach HONNETH können unbefriedigte Grundbedürfnisse Subjekte gleichen Erlebens zusammenführen. Machen einzelne Personen oder Gruppen die Erfahrung der Vorenthaltung ihrer rechtlichen Anerkennung und/oder sozialen Wertschätzung durch die Gesellschaft und begehren sie deswegen gemeinsam auf, so kann daraufhin eine Berücksichtigung ihrer Forderungen in einem veränderten Rechts- und Normengefüge erwirkt werden. Dieser Kampf um Anerkennung kann nach HONNETH zur Entstehung **sozialer Bewegungen** und damit zu gesellschaftlichen Umbrüchen führen. Grundvoraussetzung für die Entstehung einer sozialen Bewegung als Kampf um Anerkennung ist die Existenz einer solchen „**kollektiven Semantik**" (Honneth 1994, S. 262), mittels der persönliche Enttäuschungserfahrungen als solche von mehreren zugleich betroffenen Subjekten interpretierbar sind (Honneth 1994, S. 261–262). Als Beispiele solcher sozialen Bewegungen, die im Kontext der vorliegenden Forschungsarbeit von besonderer Bedeutung sind, nennt HONNETH die gesellschaftlichen Veränderungen durch das Erstreiten der Rechte von und durch Frauen und sexueller Minderheiten, beginnend im Kontext der sozialen Bewegungen in den 1960er Jahren. Beides führte u. a. zu veränderten Einstellungen in der Gesellschaft gegenüber Sexualität, Ehe und Familie (Honneth 2013, S. 258). Der Kampf um die Anerkennung homosexueller Menschen steht in o. g. Semantik für die kollektiven Erfahrungen der Diskriminierung und der Ungleichbehandlungen, welche bis in die Gegenwart anhalten.

3.5.3 „Liebe", „Recht" und „Wertschätzung" – Gelungene Identität durch Anerkennung

Wie oben beschrieben drückt sich Anerkennung in drei Anerkennungssphären aus. Hierbei ist ihre **normative Addition** zu beachten. Denn, so HONNETH, die Anerkennungssphären der „Liebe", des „Rechts" und der „Wertschätzung" bilden erst „… zusammengenommen die sozialen Bedingungen, unter denen Subjekte zu einer positiven Einstellung zu sich selbst gelangen können" (Honneth 1994, S. 271). Dieser als notwendige Voraussetzung beschriebene kumulative Erwerb von **Selbstvertrauen**, **Selbstachtung** und **Selbstschätzung** durch die Anerkennung in allen drei Anerkennungssphären, führt für Honneth zu einer positiven Einstellung zu sich selbst.

„Liebe" und „emotionale Zuwendung"

Liebe bildet für HONNETH die erste Stufe der reziproken Anerkennung. Die zu erreichende „praktische Selbstbeziehung", wie HONNETH dies nennt, liegt im Erlangen von **Selbstvertrauen** durch die emotionale Zuwendung (Honneth 1994, S. 211). Ihr Anerkennungsort sind die sog. Primärbeziehungen. Diese sind primär definiert als Bindungen der „Liebe" in Eltern-Kind-Beziehungen, Paarbindungen und engen freundschaftlichen Beziehungen. Weiter gehend kommen allgemein

Verbindungen mit starken Gefühlsbeziehungen zwischen wenigen Personen hinzu (Honneth 1994, S. 153–172, 2013, S. 232–317; Wimbauer 2004, S. 32).

Mit der Liebe zwischen zwei Personen als Ort der wechselseitigen Anerkennung beschreibt HONNETH eine „... durch wechselseitige Individuierung gebrochene Symbiose ..." (Honneth 1994, S. 173). Unter Rückgriff auf die frühkindliche Sozialisation und in Anlehnung an die Objektbeziehungstheorie des Psychoanalytikers Donald Winnicott, in der das Kind lernt, die Liebe der Mutter auch dann nicht zu verlieren, wenn sich diese nicht in unmittelbarer Nähe befindet, ist auch die Liebe in einer Paarbeziehung für Honneth eine Konstellation, in der sich zwei Personen die Sicherheit ihrer wechselseitigen Zuwendung geben. Dies gibt ihnen die Kraft, sich selbst zurückzunehmen bei gleichzeitiger Öffnung für den anderen. Damit werden sie zu selbstständigen Subjekten, die ihr „Einssein" als wechselseitige Entgrenzung erleben können (Honneth 1994, S. 153–174). Die Unabhängigkeit des Subjekts in einer solchen Paarkonstellation drückt sich darin aus, dass die Beziehungspartner_innen sich der Aufrechterhaltung der Zuneigung des oder der anderen auch dann sicher sein können, wenn der oder die Partner_in sich wieder verselbstständigt. Honneth beschreibt hier einen Prozess der Vertrauensbildung zu sich selbst und zu anderen, welcher der frühkindlichen Sozialisation eines Kindes gleicht und Sympathie und Anziehung im Kreis der quantitativ begrenzten primären Sozialbeziehungen voraussetzt. „Wechselseitige Anerkennung" bedeutet in einem solchen Verständnis einen doppelten Vorgang der „... gleichzeitigen Freigabe und emotionalen Bindung der anderen Person" (Honneth 1994, S. 173).

Die Integrität eines Menschen kann für HONNETH nur dann zur gänzlichen Entfaltung gelangen, wenn sie nicht durch **Formen der Missachtung** in den drei Anerkennungssphären daran gehindert wird. Solche Formen der Missachtung stehen allen drei Anerkennungssphären gegenüber. Missachtung in den sog. Primärbeziehungen bedeutet für Honneth **Misshandlung** oder **Vergewaltigung**, deren Folgen sich als **Bedrohung der physischen Integrität** und somit auf die Identitätsdimension der Selbstsicherheit auswirken können (Honneth 1994, S. 211).

„Recht" und „Gerechtigkeit"

In der Sphäre der rechtlichen Anerkennung werden Subjekte zum gleichberechtigten Mitglied eines Rechtssystems. Die praktische Selbstbeziehung liegt in der erlangten **Selbstachtung** über die gleichwertige Anerkennung als Mitglied einer Gesellschaft (Honneth 1994, S. 211). Im Unterschied zur Anerkennungssphäre der Liebe handelt es sich bei der rechtlichen Anerkennung um ein **„universalistisches Begründungsprinzip"** (Wimbauer 2012, S. 35). Es geht um die Idee einer normativen Rechtsgleichheit, in der das Subjekt nur dann zu einem Selbstverständnis als Träger von Rechten gelangen kann, wenn es ein Bewusstsein dafür hat, welche normativen Verpflichtungen es gegenüber den anderen Subjekten eines Rechtssystems einzuhalten hat. Aus dieser Perspektive des **„generalisierten Anderen"** kann sich das Subjekt als Rechtsperson begreifen, welche sich der Erfüllung eigener Ansprüche sicher sein darf (Honneth 2013, S. 174). Durch das Befolgen des gleichen Gesetzes erkennen sich solche Rechtssubjekte wechselseitig als Personen an, die autonom und vernünftig über moralische Normen entscheiden (Honneth 2013, S. 177). Dieses Verständnis einer Gleichheit im Rechtssystem macht deren Subjekte zu vollwertigen Mitgliedern eines politischen Gemeinwesens. Ein solches Gemeinwesen gibt ihnen nicht nur den rechtlichen Schutz ihrer individuellen Freiheit, es ermöglicht ihnen auch die rechtlich geregelte Chance der Beteiligung an der öffentlichen Willensbildung (Honneth 1994, S. 173–195).

Wie sich die Selbstachtung des Subjekts in diesem System herausbildet, erläutert Honneth anhand des Negativbeispiels der rechtlichen Unterdrückung der Schwarzen und ihrer Bürgerrechtsbewegung in den USA in den 1950er und 1960er Jahren. Indem den Schwarzen ihre individuellen Rechte als gleichberechtigte Mitglieder des Gemeinwesens versagt wurden, hatte dies psychische Folgen für das Individuum wie auch für das Kollektiv der unterdrückten Gruppe (Honneth 1994, S. 195). Missachtung in der Sphäre der rechtlichen Gleichstellung bedeutet für HONNETH **Entrechtung** und **sozialen Ausschluss**, was zu einer **Bedrohung der sozialen Integrität** führen kann (Honneth 1994, S. 211).

„Soziale Wertschätzung", „Solidarität" und „Leistung"

Die dritte Anerkennungssphäre der sozialen Wertschätzung zielt auf die **Selbstschätzung** des Individuums durch erbrachte Leistungen oder den Besitz von Fähigkeiten ab, die von den übrigen Mitgliedern der Gesellschaft als wertvoll anerkannt werden (Honneth 1994, S. 196–210). Die soziale Wertschätzung unterliegt einem historischen Wandel. Während das Subjekt in traditionell ständisch organisierten Gesellschaften zu Zeiten Hegels seine Anerkennung über den Wert seiner Eigenschaften in einer Gesellschaft erlangte, sind es in der modernen Gesellschaft nicht mehr kollektive Eigenschaften, sondern lebensgeschichtlich entwickelte Fähigkeiten, an denen sich die Wertschätzung des Individuums misst. Mit einer solchen Entwicklung hat die soziale Wertschätzung eine Transformation von der ehemals vertikalen Anerkennung der traditionellen Gesellschaft hin zu einer horizontalen Anerkennung in der modernen Gesellschaft erfahren. Charakteristisch für eine solche Form der horizontalen Anerkennung sind die **Individualisierung der Subjekte** und die **Symmetrie ihrer Beziehungen** zueinander (Honneth 1994, S. 210). Hierüber gelangen Individuen zur Ausbildung eines Selbstwertgefühls bzw. einer Selbstschätzung für den Menschen (Honneth 1994, S. 209). **Missachtungsformen** dieser Anerkennungssphäre können, so Honneth in seinem frühen Verständnis dieser Form der Anerkennung, in der Degradierung von individuellen und kollektiven Lebensweisen durch **Beleidigung** und **Entwürdigung,** und somit zu einer **Beschädigung der Ehre und der Würde** von Individuen führen (Honneth 1994, S. 211). Infolgedessen kann eine solche Entwertung **ein persönlich geringes Selbstwertgefühl** beim betroffenen Menschen hervorrufen, und als solches in den praktischen Selbstbezug übernommen werden (Honneth 1994, S. 217).

In späteren Werken, insbesondere in seiner Streitschrift mit Nancy Fraser (2003), verengt Honneth die Anerkennungssphäre der sozialen Wertschätzung auf die Erwerbstätigkeit von Individuen. Während diese Anerkennungssphäre in seinem Werk „Kampf um Anerkennung" noch als Wertegemeinschaft bezeichnet wird (Honneth 1994, S. 211), wird sie später rein im kapitalistischen Produktionsprozess (Honneth 2003a) als „System der industriell organisierten Arbeitsteilung bzw. Erwerbsarbeit" (Wimbauer 2012, S. 41) verortet. Unter anderem diesen Wandel gilt es folgend kritisch zu betrachten.

3.5.4 Kritische Betrachtung der Anerkennungstheorie Honneths

In der o. g. mit Honneth geführten politisch-philosophischen Kontroverse kritisiert FRASER neben anderen Punkten, auf die hier nicht weiter eingegangen werden soll, die **Eindimensionalität des Gerechtigkeitsbegriffs** von Honneth (Fraser 2003). Nach FRASER bedarf es eines politischen integrativen Ansatzes, welcher die Gerechtigkeitsdimensionen der Umverteilung und der Anerkennung gleichwertig nebeneinanderstellt. Sie begründet dies mit den Beispielen der Zugehörigkeit zu einer homosexuellen Identität, der Klasse, der ethnischen Abstammung und nicht zuletzt auch aus der Perspektive des gesellschaftlich kulturell konstruierten Geschlechts *(Gender)*. Im Kontext dieser Forschungsarbeit soll das Beispiel der Homosexualitäten erläutert werden. Lesbische Frauen und schwule Männer sind für FRASER aufgrund eines heterozentrierten Wertemusters Stigmatisierungen, Diskriminierungen, der Verweigerung der vollen Bürger_innenrechte und anderen Formen der kulturellen Ungleichheit ausgesetzt. Zugleich jedoch sind sie mit ökonomischen Ungleichheiten konfrontiert, bspw. durch die Verweigerung familienrechtlich begründeter Vergünstigungen, während sie gleichzeitig steuerlich und im Erbrecht voll in die Pflicht genommen werden. Auch der Ausschluss von verschiedenen Berufsgruppen beschneidet ihre ökonomischen Chancen, wie bspw. der mögliche Ausschluss vom Öffentlichen Dienst in einigen US-amerikanischen Bundesstaaten sowie vom US-Militär (Fraser 2003, S. 13–42). An dieser Stelle muss darauf hingewiesen werden, dass Fraser als US-amerikanische Philosophin ihrer Analyse die gesellschaftlichen Bedingungen in den USA zu Beginn des 21. Jahrhunderts zugrunde legt. Eine solche Betrachtungsweise im Hinblick auf die ökonomische Benachteiligung von Homosexuellen in Deutschland kann in ihrer Ausgestaltung nicht 1:1 übernommen werden. Dies ändert hingegen nichts an ihrer Theorie, welche durchaus in die deutschen Gesellschaftsbedingungen übertragen werden kann. So waren die Generationen der interviewten älteren und alten Lesben und Schwulen vom beruflichen Ausschluss aus bestimmten Berufsgruppen bspw. aus dem Beamtentum direkt oder subtil betroffen, wenn eine Homosexualität auch nur vermutet oder gar bekannt wurde.[95]

FRASER kommt zu dem Schluss, dass sich solche Mechanismen der ökonomischen Ungleichheit, wie hier am Beispiel homosexueller Menschen gezeigt, kumulieren im Sinne einer **Intersektionalität**, da selten eine Person nur einer der marginalisierten Gruppen angehört, respektive, wenn sie zum marginalisierten

---

95 Hierzu mehr im Kapitel 2.1 zur Geschichte der Homosexualitäten.

Geschlecht gezählt wird. „Schließlich sind *gender*, Rasse, Sexualität und Klasse keineswegs sauber voneinander trennbar. Vielmehr kreuzen sich all diese Achsen der Benachteiligung derart, daß sie die Interessen der Identitäten eines jeden betreffen." (Fraser 2003, S. 41) Die Geschichte lesbischer Frauen in Deutschland ist ein Beispiel für eine solche Kreuzung. Noch immer sind Frauen bezüglich der beruflichen Chancen benachteiligt. Besonders betroffen hiervon sind alleinstehende Frauen (Bertelsmann-Studie 2017). Dieser Aspekt spielt im Kontext der noch immer vorhandenen Lohnunterschiede zwischen Frauen und Männern eine entscheidende Rolle.

Weiter schließt FRASER, dass zweidimensionale benachteiligte Gruppen gleichzeitig eine ökonomische Benachteiligung wie auch eine mangelnde Anerkennung erfahren und dass beide Formen nicht voneinander abhängen, sondern parallel zueinander stehen und somit einander potenzierend wirken. Dies in einer Form, „... in der keine der beiden Arten von Ungerechtigkeit eine indirekte Wirkung der anderen darstellt, in der vielmehr beide primär und gleichursprünglich sind" (Fraser 2003, S. 32). Um dem entgegenzuwirken, benötigt es ihrer Ansicht nach einen Anerkennungsbegriff, der nicht wie bei Honneth die Selbstverwirklichung in den Fokus stellt, sondern auf Gerechtigkeit abzielt. In einer solchen Betrachtungsweise spielt der Status eines Subjekts eine besondere Rolle. Anerkennung, wie sie Fraser versteht, bedeutet wechselseitige Anerkennung bei gleichzeitiger Gleichheit des Status. Die negativen Pendants beider wären mangelnde Anerkennung und statusmäßige Benachteiligung. Sie nennt dies das **„Statusmodell der Anerkennung"** (Fraser 2003, S. 45). Frasers Kritik zielt auf ein **Zusammendenken der vertikalen und horizontalen Benachteiligungen** als ein sich bedingendes Konstrukt ab, dem durch die Gleichzeitigkeit von Anerkennung und Umverteilung begegnet werden muss. In ihrer Kritik und deren Erläuterung kommt FRASER zu der Erkenntnis, dass **Anerkennung ohne Umverteilung unmöglich** sei (Fraser 2003, S. 92).

Eine bereits angedeutete Kritik der Forschenden zielt auf Honneths neueres Verständnis der Anerkennungssphäre der sozialen Wertschätzung ab. Für die Forschenden stellt sich bezüglich der Zielgruppe der in dieser Forschungsarbeit im Schwerpunkt interviewten pflegebedürftigen Lesben und Schwule die Frage nach der Normativität des kumulativen Erwerbs der Anerkennung in den drei Anerkennungssphären Honneths. Speziell geht es um die Sphäre der sozialen Wertschätzung aufgrund berufs- bzw. erwerbsgebundener Leistungen, welche den Lebenssituationen dieses Personenkreises in der Regel nicht mehr entspricht. Diese Kritik wird später im Kontext der Übertragung der Anerkennungstheorie durch Friesacher nochmals aufgegriffen und konkretisiert, weshalb sie hier ohne weitere Überlegungen so stehen bleibt.

Folgend sollen weitere Kritiken an der Theorie Honneths angerissen werden. Eine Exploration dieser und weiterer vorhandener Kritiken würde zu weit führen. Joachim RENN wirft Honneth vor, dass er in seiner Theorie der Anerkennung als normative Struktur moderner Gesellschaften die Dimension partikularer kultureller Selbstdeutungen nicht erfasst. Seine singuläre Theorie einer einzigen gesellschaftlichen Anerkennungsordnung würde der Komplexität moderner differenzierter Gesellschaften nicht gerecht. Damit weiche er einer Pluralisierung von Auslegungen der gesellschaftlichen Anerkennungsordnung aus. Als Beispiele für eine solche Pluralität benennt er partikulare Lebensentwürfe, die individuell und kollektiv unterschiedliche zum Teil milieubedingte Ansprüche auf Anerkennung haben (Renn 2007, S. 121–150). WIMBAUER unterzieht Honneths Theorie der Anerkennung einer weitgefassten Kritik, die u. a. auf deren hohe Abstraktion bei unklar formulierten bzw. definierten Anerkennungssphären gründet. Bezüglich Letzterem stellt sie sich die Frage, ob die von Honneth benannten Sphären Liebe, Recht und Wertschätzung trennscharf abgrenzbar sind, oder ob dies nicht vielmehr ein idealtypisches theoretisches Konstrukt sei (Wimbauer 2004, S. 23–30).

Trotz der Kritiken an der Anerkennungstheorie Honneths folgen die Forschenden der Einschätzung WIMBAUERS, die der Kritik an einer soziologischen Tauglichkeit der Anerkennungstheorie Honneths entgegensetzt, dass Anerkennung eine **soziologisch höchst relevante Kategorie** darstellt. Sie stellt unabhängig von ihrer identitätstheoretischen Begründung ein gesellschaftliches Gut dar, welches strukturell ungleich verteilt ist. Damit, so WIMBAUER, müsse **Anerkennung als ein genuiner Gegenstand einer Soziologie sozialer Ungleichheit** begriffen werden (Wimbauer 2012, S. 42). Dieser Ansatz von Wimbauer ist auch auf die vorliegende Arbeit übertragbar. Auf dieser Grundlage beschränken sich die Forschenden folgend auf kritische Aspekte, welche unmittelbar mit dem Forschungsthema und der erforschten Zielgruppe zusammenhängen. Hierbei soll zunächst nochmals auf einen Aspekt der Kritik WIMBAUERS eingegangen werden. Einer ihrer Kritikpunkte, welcher in dieser Forschungsarbeit eine nicht unbedeutende Rolle spielen wird, zielt auf das bereits angedeutete Verständnis Honneths von sozialer Wertschätzung ab. Sie stellt die Frage, ob dies auf die Leistungen in der Erwerbs- und Berufsposition reduzierbar sei, oder ob es dem Subjekt nicht auch möglich ist, soziale Wertschätzung bspw. über unbezahlte Arbeit, Ehrenamt oder Haushalts- oder *Care*-Tätigkeiten zu erfahren (Wimbauer 2004, S. 27). Dieser Aspekt wird zum Abschluss dieses Kapitels nochmals aufgegriffen. An dieser Stelle soll auf die zwei Dimensionen einer solchen Kritik hingewiesen werden. Zum einen kritisiert Wimbauer mit ihrer Frage die im Kontext der Entwicklung der Anerkennungstheorie veränderten und zum Teil verwirrenden Definitionen durch Honneth selbst. Zum anderen stellt sich an dieser Stelle die Frage nach der Gleichrangigkeit der drei Anerkennungssphären für eine gelungene Identität des Subjekts. Ein enger Begriff der „sozialen Wertschätzung", allein bezogen auf die Erwerbs- und Berufsposition, würde bei Menschen, die sich in keinem oder nicht mehr in einem Arbeitsverhältnis befinden, zu einer Schieflage ihrer Identität führen, da ein Bereich der intersubjektiven Anerkennung für sie noch nicht oder nicht mehr erschließbar ist.

Barbara KALETTA kritisiert auf der Grundlage von Richard Sennett die Erweiterung des Anerkennungsverhältnisses durch Honneth auf die Bereiche der Familie und der Freundschaft. Nach Sennett führe die gesellschaftliche Entwicklung nicht unbedingt zu einer Zunahme der in die Anerkennungsverhältnisse eingebundenen Personen, vielmehr könne sie dazu beitragen, als sog. „flexible Menschen" aus den Anerkennungsverhältnissen zu entweichen (Kaletta 2008, S. 29). Die Forschenden stellen sich hingegen die Frage, ob die Anerkennungssphäre der emotionalen

Zuwendung nicht eher erweiterbar ist. Hintergrund dieser Fragestellung ist die von der Pflegewissenschaftlerin Monika KROHWINKEL beschriebene **besondere Bedeutung der Beziehung zwischen Pflegebedürftigen und Pflegenden**[96]. Nach KROHWINKEL spielen Pflegende insbesondere dann, wenn familiäre und freundschaftliche Bezugspersonen fehlen, eine besondere Rolle (Krohwinkel 2008, S. 232). Es stellt sich die Frage, ob Pflegebedürftige – insbesondere in dauerhaften Pflegebeziehungen in der Altenpflege – nicht auch aus der Interaktion mit Pflegenden Anerkennung im Sinne der emotionalen Zuwendung Honneths erfahren können. Weiter gehend wäre auch zu fragen, ob Pflegebedürftige und Pflegende in einer Pflegebeziehung nicht auch eine reziproke Anerkennung – trotz Asymmetrie der Rollen – erfahren können. Diese Fragen werden im Folgenden im Kontext der Betrachtung der Pflegetheorie von Heiner Friesacher nochmals aufgenommen.

3.5.5 „Fürsorge", „Gerechtigkeit" und „Solidarität" – Anerkennung in Heiner Friesachers kritischer Theorie der Pflegewissenschaft

Im Kern der möglichen Übertragung der Anerkennungstheorie auf den Bereich der Pflege bzw. auf das pflegerische Handeln liegt der **Bezug zur frühkindlichen Sozialisation**, wie dieser von Honneth (2003b, 2015, 1994) hergeleitet wird (Friesacher 2008, S. 291–295). In Anlehnung an die „Grundlegung zur Metaphysik der Sitten" von Immanuel Kant und unter Rückgriff auf die Säuglingsforschung stellt HONNETH den Bezug zu **expressiven Gesten**, mit denen Erwachsene auf das hilfsbedürftige Kleinkind reagieren, bspw. ein Lächeln, zur Anerkennung im Sozialen als Ganzes her. Auf die gleiche Art, wie Erwachsene Kleinkinder durch Gesten und Gebärden in ihrem Sein anerkennen, können sich auch Erwachsene durch expressive Gesten anerkennen. Es geht hierbei um eine Form der Kommunikation, die jenseits der Sprache dem Gegenüber die Bereitschaft signalisiert, sich selbst zurückzunehmen und das eigene Handeln auf den Anderen auszurichten.

> „Wir geben durch entsprechende Gesten und Gebärden öffentlich zu erkennen, daß wir jeder anderen Person aufgrund ihres Wertes eine moralische Autorität über uns einräumen, an der sich die Realisierung unserer spontanen Impulse und Neigungen begrenzt" (Honneth 2003b, S. 27).

Das Gegenteil einer solchen expressiv anerkennenden Haltung gegenüber anderen oder deren Verweigerung wird von HONNETH in Anlehnung an Ralph Ellison[97] als **soziale Unsichtbarkeit** bezeichnet, welche eine moralische Missachtung des Gegenübers darstellt (Honneth 2003b, S. 24).

Für FRIESACHER stellen solche auf der leiblichen Ebene verorteten Kommunikationsformen der Anerkennung einen wichtigen Aspekt für die Pflege dar:

---

96 Siehe hierzu mehr im Kapitel zum pflegerischen Handeln.
97 Honneth bezieht sich hier auf den Roman „Der unsichtbare Mann" von Ralph Ellison.

„Sie bringen eine Position zum Ausdruck, die dem anderen zu verstehen gibt, daß er anerkannt wird und ich ihm seine Menschenwürde zuerkenne. Diese in der frühkindlichen Sozialisation entwickelte Fähigkeit läßt sich auf die soziale und damit auch pflegerische Welt übertragen" (Friesacher 2008, S. 294).

Damit stellt Friesacher nicht nur den Bezug pflegerischen Handelns zur Anerkennungstheorie Honneths her, er schlägt auch die Brücke zwischen Anerkennung und leiblicher Kommunikation. **Leiblichkeit** in der Pflege kann der Theorie Friesachers folgend, als Transportmittel der Anerkennung in der Interaktion mit Pflegebedürftigen gesehen werden. In Anlehnung an Hermann Schmitz (2011) geht es hierbei um die wechselseitige Einleibung in der Pflegebeziehung, wie diese im Kapitel zur Leiblichkeit beschrieben wurde.

Eine wichtige Dimension des bisher Ausgeführten liegt in der **Vorrangigkeit des Anerkennens gegenüber dem Erkennen**. In der frühkindlichen Sozialisation identifiziert sich das Kleinkind zunächst mit seinen Bezugspersonen und erkennt diese emotional an, bevor es zu einer objektiven Vorstellung seiner Umwelt gelangen kann. Bei dieser Vorrangigkeit bezieht sich Honneth – so FRIESACHER – auf Denker wie Martin Heidegger, Georg Lukács, John Dewey und Stanley Cavell (Friesacher 2008, S. 294). Deren Theorien haben für HONNETH gemein, „... daß das menschliche Selbst- und Weltverhältnis nicht nur genetisch, sondern auch kategorial zunächst an eine befürwortende Einstellung gebunden ist, bevor dann andere, emotional neutralisierende Orientierungen daraus entspringen können" (Honneth 2015, S. 39). Mit anderen Worten, eine befürwortende und anerkennende Haltung geht allen anderen Einstellungen voraus (Friesacher 2008, S. 294). FRIESACHER erläutert diesen Zusammenhang anhand eines pflegerischen Beispiels des Umgangs mit dem Schmerz von Patienten. Hierzu bezieht er sich auf Stanley Cavell (2002). Nach Cavell reichen Kriterien, anhand derer man wissen kann, ob jemand Schmerzen hat, nicht aus. Wissen oder Gewissheit scheint hier nicht von Relevanz. Vielmehr ist das **Verstehen von Empfindungen** anderer, wie bspw. deren Schmerzen, grundsätzlich gebunden an Aufmerksamkeit, Anteilnahme und an eine anerkennende Haltung. Ein solches Anerkennen des Anderen bedeutet zu wissen, was Schmerzen sind (Friesacher 2008, S. 294–295). Es geht hierbei, so FRIESACHER, um eine **intersubjektive Einstellung**, welche gebunden ist an eine **existenzielle Zugewandtheit**. Das beschreibe Heidegger mit dem Begriff der „Sorge" (Friesacher 2008, S. 294). Dieses Verständnis von „Sorge" oder, wie FRIESACHER es weiter fasst, von „**Fürsorge**", spielt eine bedeutende Rolle in Pflegebeziehungen.

Neben den oben hergestellten Bezügen zwischen pflegerischem Handeln, leiblicher Kommunikation und Anerkennung liegt ein weiterer wichtiger Aspekt in der Bedeutung von vorsprachlichen Gebärden in der frühkindlichen Erziehung. Sie stellen Ausdrucksgesten der Fürsorge dar, welche für FRIESACHER auch in Interaktionsbeziehungen von Erwachsenen eine bedeutende Rolle spielen (Friesacher 2008, S. 293). Vor dem Hintergrund dieser Herleitung des Begriffs der „Fürsorge" in Pflegebeziehungen wird FRIESACHERS Ableitung der Anerkennungstheorie Honneths für die Pflege deutlich. Demnach drückt sich Anerkennung in der Pflege für FRIESACHER in Anlehnung an Honneth in den drei Sphären der „**Fürsorge**", der „**Gerechtigkeit**" und der „**Solidarität**" aus (Friesacher 2008, S. 295–307). Diese drei in der Pflege wirksam werdenden Anerkennungssphären sollen nun folgend erläutert werden.

„Fürsorge" als Sphäre der Anerkennung in der Pflegebeziehung
Bei der Definition der „Fürsorge" als Anerkennungssphäre in der Pflege steht Friesacher vor der Herausforderung, die bei Honneth an Primärbeziehungen gebundene „emotionale Zuwendung" in die Pflegebeziehung zu übertragen bzw. auszuweiten. Hierfür bedient er sich u. a. der kritischen Auseinandersetzungen mit der Anerkennungstheorie Honneths durch den Philosophen Stanley Cavell (2002) sowie der Philosophin und Gesellschaftswissenschaftlerin Elisabeth Conradi (2001) (Friesacher 2008, S. 297–303). Grundlegend für FRIESACHERS theoretischer Herleitung ist die Unterscheidung zwischen „**schwerer**" und „**leichter**" Fürsorge. Bezogen auf „leichte Fürsorge", welche als grundlegende sorgende Haltung und Einstellung gelten kann, sei der Begriff der „emotionalen Zuwendung", wie ihn Honneth verstehe, zu eng gefasst. Denn, so FRIESACHER, gesteigerte „… Aufmerksamkeit und Achtsamkeit für den Anderen, also leichte Fürsorge, erweist sich geradezu als konstitutiv für die Pflegepraxis, in der asymmetrische und nicht reziproke Interaktionen eine zentrale Rolle spielen" (Friesacher 2008, S. 301).

In seiner diskursiven kritischen Auseinandersetzung mit postmodernen Positionen in der Ethik stellt HONNETH die Frage des Verhältnisses einer moralischen Gerechtigkeit, wie sie seiner Anerkennungstheorie zugrunde liegt, zum Prinzip der Solidarität. Im Ergebnis kommt er zu dem Schluss, dass der moralische Grundsatz der Gleichbehandlung beibehalten bleiben muss, solange Menschen physisch wie psychisch zur Teilnahme an praktischen Diskursen in der Lage sind. Nur wenn sie dies nicht sind, besteht für diejenigen, die zu ihnen in einer emotionalen Bindung nahestehen, eine Verpflichtung der Fürsorge und der Wohltätigkeit in Form einer einseitigen und nicht-wechselseitigen Zuwendung. Dies ist für HONNETH jedoch nur dann gegeben, wenn sich eine Person in einem Zustand extremer Bedürftigkeit befindet, bspw. im Säuglingsalter. Nur dann kann für ihn der moralische Grundsatz der Gleichbehandlung aufgehoben werden (Honneth 1994, S. 217–220). Von Bedeutung ist an dieser Stelle auch das Abweichen von der Symmetrie, welche die Anerkennungsverhältnisse Honneths prägen. Über den Begriff der „Solidarität" führt Honneth nun auch eine Öffnung herbei, die im Kontext der professionellen Pflege, welche nicht zu den von ihm benannten „Primärbeziehungen" gehört, eine entscheidende Rolle spielt.

Einer der wesentlichen Kritikpunkte CONRADIS richtet sich an die von ihm vorgenommene Trennung der Fürsorge der emotionalen Bindung von der moralischen Gleichbehandlung, oder anders ausgedrückt, er trenne Emotion und Rationalität. Hierzu verweist sie im Kontext der Pflege auf Jean Watson, für die es in der zwischenmenschlichen Zuwendung im Pflegeprozess nicht nur um emotionale Zuwendung gehe, sondern um ein moralisches Ideal, deren Anliegen es sei, die Würde des Menschen zu schützen und zu bewahren. Ein solches Ideal setze den Willen und die Verpflichtung voraus, sich Pflegebedürftigen fürsorglich zuzuwenden. Ebenso setze ein solches Ideal das Wissen um verschiedene Formen pflegerisches Handeln und deren Folgen voraus (Conradi 2001, S. 104). Anlass der Kritik ist für CONRADI, dass in der Pflege nicht reziproke, sondern vielmehr asymmetrische Interaktionen eine wesentliche Rolle spielen. Vor diesem Hintergrund hält sie es für richtig, asymmetrische Verpflichtungen moralisch zu diskutieren und nicht etwa, wie Honneth dies tue, symmetrische Verpflichtungen. Ein zweiter Kritikpunkt CONRADIS bezüglich einer Engfassung des Fürsorgebegriffs durch Honneth richtet sich an das Bedingungsverhältnis der emotionalen Bindung zu nahestehenden Personen. Wie oben erläutert, richten sich Fürsorgeverpflichtungen für Honneth augenscheinlich nach dem Prinzip der genetischen Vorrangigkeit und wechselseitigen Ausschließlichkeit innerhalb der Primärbeziehung an emotional nahestehende Menschen. Auch hier verweist CONRADI wieder auf Pflegebeziehungen, in denen konkrete Zuwendungen in professionellen Verhältnissen eine bedeutende Rolle spielen. Dies betrifft naturgemäß Personen, zu denen zuvor keine Bindung bestand. Auch sei die Trennung von Emotionen und Rationalität in der Pflege nicht haltbar, da sich in Pflegesettings **kognitive und emotionale Aspekte** ergänzen (Conradi 2001, S. 105–107). Letzteres findet sich wieder in der doppelten Profession pflegerischen Handelns der Anwendung von kognitivem Wissen und bei gleichzeitigem hermeneutischem Fallverstehen,[98] welches auch den empathischen Zugang zu Patient_innen einschließt. Ebenso lässt sich dies um die leiblichen Komponenten der Interaktion erweitern.[99] Eine weitere Engfassung des Fürsorgebegriffs Honneths sieht CONRADI in dessen Reduktion auf die absolute Notsituation. In ihrem Verständnis sind Menschen in einem permanenten Zustand des Versorgens und des Versorgtwerdens. Somit sei jeder Mensch auf die Hilfe anderer angewiesen. Eine Angewiesenheit, wie sie von Honneth postuliert wird, stelle eine Stigmatisierung der Hilfsbedürftigkeit bzw. der Betroffenen dar (Conradi 2001, S. 111–113).

FRIESACHER kommt in seinem Verständnis der Fürsorge innerhalb der Anerkennung zu folgendem normativen Schluss:

> „… Teilnahme an praktischen Diskursen, sei es auf der Ebene der idealen Diskursbeziehungen oder der Ebene der faktischen Teilhabe, muß Menschen einbeziehen (z. B. Menschen im Wachkoma und Menschen mit schwerer Demenz) die nicht in der Lage sind, ihre Positionen, Überzeugungen und Sichtweisen öffentlich zu artikulieren" (Friesacher 2008, S. 301).

Obgleich Friesacher seine Theorie u. a. auf Conradi (2001) stützt, teilt er ihre Sichtweise einer bei Honneth untergeordneten, lediglich ergänzenden Fürsorge nicht. Vielmehr beruft er sich auf Honneth, welcher dem Respekt vor der individuellen Autonomie des Gegenübers immer Vorrang einräumt, wenn Handelnde mit mit-

---

98 Wie in Kapitel 1.4 beschrieben.
99 Wie in Kapitel 3.4 erläutert.

einander in Konflikt geratenen Ansprüchen konfrontiert werden. Die im Außen erfahrbare Autonomie über die reziproke Anerkennung, verstanden in der intersubjektivistischen Theorie als Produkt und Prozess der sozialen Interaktion, steht über der individuellen Autonomie. Somit sind, so FRIESACHER in der Interpretation Honneths, individuelle Verhältnisse zur inneren Natur, zum eigenen Leben im Ganzen und zur sozialen Welt an die Erfahrung von Anerkennung gebunden (Friesacher 2008, S. 301–302). Dies bedeutet, im Falle der Hilfsbedürftigkeit kann das Subjekt seine Autonomie nicht diskursiv behaupten. In solchen Situationen ist es zur Erfahrung der eigenen Autonomie auf die Fürsorge anderer angewiesen, zu welcher diese im Sinne Honneths verpflichtet seien. Im Umkehrschluss könnte man hier sagen, dass eine vorenthaltene Anerkennung durch das Umfeld in Situationen, in denen das Subjekt seine Autonomie nicht selbst wahren kann, zu einer im Sinne der Anerkennungstheorie Honneths beschädigten Identität führt.

Vor dem erläuterten theoretischen Hintergrund kann Friesachers Begriff der **Fürsorge** bzw. *Care* verstanden werden als **grundlegende Praxis der Achtsamkeit und der Zuwendung**. Dies betrifft besonders die Situationen, in denen Menschen nicht mehr oder noch nicht dazu in der Lage sind, Beziehungen reziprok und symmetrisch zu gestalten, wie dies bspw. bei Schwerstpflegebedürftigen der Fall ist (Friesacher 2008, S. 301). In diesem Verständnis wird die Anerkennungsform der Fürsorge für FRIESACHER zu einem Schlüsselbegriff der Pflegewissenschaft, welcher „... über die enge Bedeutung innerhalb einer Intimbeziehung hinausgeht" (Friesacher 2008, S. 297). Im Kern dieser von Friesacher in Anlehnung an die ethischen Grundlagen der Achtsamkeit nach Conradi (2001) vorgenommenen Erweiterung der „emotionalen Zuwendung" in der Primärbeziehung Honneths auf die „Fürsorge" in der Pflegebeziehung steckt die Vergleichbarkeit der intersubjektiven Bestätigung beider Bereiche. Auch in Pflegebeziehungen erfährt sich insbesondere das pflegebedürftige Subjekt als autonom, wenn ihm leiblich und verbal Anerkennung zuteilwird. Fürsorge bzw. *Care* kann in diesem Sinne, so FRIESACHER in Anlehnung an Conradi (2001), als Interaktion bezeichnet werden, „... bei der Fühlen, Denken und Handeln miteinander verwoben sind und Berührungen [...] einen wesentlichen Anteil an einer Verständigung zwischen den Subjekten haben" (Friesacher 2008, S. 302). Normatives Ziel der Anerkennung über Fürsorge in Pflegebeziehungen ist die **Wahrung der Autonomie Pflegebedürftiger**, um so deren Missachtung und Demütigung entgegenzuwirken oder diese zu vermeiden (Friesacher 2008, S. 288–289).

Anerkennung durch „Gerechtigkeit" und „Solidarität" in der Pflege
Bezüglich der Anerkennungssphären der „Gerechtigkeit" und der „Solidarität" zeigt Friesacher nur Fragmente auf, was eine Darstellung und Diskussion beider Sphären im Kontext dieser Arbeit erschwert. Gerechtigkeit zielt für FRIESACHER ganz grundsätzlich auf die Herbeiführung vernünftiger Zustände durch die Emanzipation benachteiligter Menschen ab. Im Fokus der beiden Sphären „Gerechtigkeit" und „Solidarität" stehen, im Gegensatz zur „Fürsorge", nicht nur die Pflegebedürftigen,

sondern auch die Pflegenden. FRIESACHER erweitert damit seinen Blick auf eine kritische Pflegewissenschaft, die Unrechtserfahrungen beider Gruppen im Fokus hat (Friesacher 2008, S. 303).

In der **Anerkennungssphäre der Gerechtigkeit** legt FRIESACHER sein Augenmerk auf das Erfahren von **sozialem Unrecht**. Solcherlei Unrechtserfahrungen werden für ihn als Ungerechtigkeiten wahrgenommen. Die Assoziationen dieser Erfahrungen liegen in der Missachtung und in der vorenthaltenen Anerkennung. Als soziales Unrecht bezeichnet FRIESACHER in Anlehnung an HONNETH all das, was sich allgemein in der Gesellschaft als institutionelle Regelungen oder Maßnahmen akzeptiert zeigt und wodurch tiefsitzende Ansprüche des Subjekts an die gesellschaftliche Ordnung verletzt werden, was wiederum zu einer Verletzung der persönlichen Integrität führt (Friesacher 2008, S. 304; Honneth 2003a, S. 154-155, 2010, S. 116-117). Als Beispiele solcher institutionellen Regelungen und Maßnahmen benennt FRIESACHER wiederum in Anlehnung an HONNETH Überforderung und politische sowie rechtliche Nichtanerkennung der familiären Pflege, häusliche Gewalt in der Pflege, soziale Isolation bis hin zu den Anstrengungen der Auseinandersetzung mit staatlichen Behörden. In diesen wie in anderen Formen sog. „**Verelendungstendenzen**" geht es um die familiäre Integrität bis hin zur Mobilisierung der Hilfen durch Verwandte und Freunde, welche soziale Anstrengungen darstellen, die von der Öffentlichkeit nicht als relevante Formen des Sozialkonflikts anerkannt werden (Honneth 2003a, S. 141; Friesacher 2008, S. 304). Bezogen auf die Patient_innen respektive die Pflegebedürftigen, liegt für HONNETH eine institutionell verankerte Ungerechtigkeit in deren auf eine bestimmte Weise wirksamer Reduktion als „Klient_innen" oder „Mitglieder" (Honneth 2010, S. 117). Es ist hier davon auszugehen, dass Honneth auf die auch von FRIESACHER kritisierte **Ökonomisierung** und deren **Gouvernementalität** der Pflege abzielt, durch die Pflegebedürftige zu vermeintlich mündigen Kund_innen und damit zu Verantwortlichen ihrer selbst werden. Somit wird ihnen ihre Hilfsbedürftigkeit abgesprochen und eine Selbstverantwortung für ihr Wohlergehen, aber auch für dessen Scheitern zugesprochen. Pflegebeziehungen werden auf diese Weise von Emotionen befreit und auf eindimensionale Weise versachlicht (Friesacher 2008, S. 121-132).

Eine weitere Form der Ungerechtigkeit in der Pflege liegt in dem von FRIESACHER kritisierten Verhältnis von Männlichkeit und Weiblichkeit. Mit der Feminisierung der Pflege[100] geht deren Abwertung als vermeintlich weiblicher Tätigkeit einher. Eine solche konstruierte Rollenzuschreibung resultiert für ihn aus den in der Pflege gegebenen Machtstrukturen (Friesacher 2008, S. 305).

Spätestens in der dritten **Anerkennungssphäre der Solidarität**[101] verschiebt FRIESACHER den Fokus gänzlich auf die Gruppe der Pflegenden. Er führt hier Arbeitsbereiche an wie Hausarbeit und die häusliche Pflege, die von der gesell-

---

100 Wie in Kapitel zur geschlechtersensiblen Pflege beschrieben.
101 Es kann davon ausgegangen werden, dass Friesacher sich auf den oben erläuterten Solidaritätsbegriff Honneths bezieht (Honneth 1994, S. 207-210), wenn er diesen

schaftlichen Wertschätzung im Sinne der Theorie Honneths als persönliche Leistung für die Gesellschaft ausgenommen sind (Friesacher 2008, S. 305). Auch die Erfahrungen beruflich Pflegender in einem gesellschaftlich nicht anerkannten Beruf bei gleichzeitigem Absprechen einer Professionalisierung gilt für FRIESACHER als Sphäre der Nichtanerkennung im Sinne der fehlenden Wertschätzung ihrer Leistungen. Eine solche Akzentuierung dieser Anerkennungssphäre auf die Pflegenden unter Ausschluss der Pflegebedürftigen scheint vor dem Hintergrund des o. g. und bereits kritisch andiskutierten normativen kumulativen Erwerbs von Anerkennung in allen drei Anerkennungssphären problematisch. Dies wird im folgenden Kapitel zur kritischen Reflexion der Theorie Friesachers erneut aufgegriffen.

3.5.6 Kritische Diskussion und praktische Verortung der Anerkennungstheorie in dieser Forschungsarbeit

Friesachers Übertragung der Anerkennungstheorie HONNETHS in die Pflege scheint bezüglich der „Fürsorge" nachvollziehbar und praktisch handhabbar. Neben dem Herausstellen von Beziehungen der „leichten Fürsorge" als Ort der Anerkennung, welcher über die primären Intimbeziehungen hinausgeht, wäre eine Ausweitung solcher Primärbeziehungen auf die möglichen besonderen Beziehungssituationen von Pflegebedürftigen und Pflegenden insbesondere in der Altenpflege denkbar. Für die Forschenden stellt sich die Frage, ob diese Hilfsbedürftigkeit nicht über den Zustand der von Honneth definierten absoluten Notlagen oder der von Friesacher beispielhaft angeführten Schwerstpflegebedürftigkeit hinaus weiter gedacht werden kann und muss. Denkbar wäre im Bezug zur Pflege die Gruppe der Fürsorgebedürftigen allgemein um diejenigen auszuweiten, die temporär oder dauerhaft aufgrund ihrer physischen und psychischen Verfassheit auf die Hilfe anderer angewiesen sind. Denn schließlich besitzen pflege- und hilfsbedürftige Menschen aufgrund eines diskreditierten Status und ihrer situationsspezifischen Vulnerabilität nicht unbedingt die Ressourcen, an einem gleichberechtigten Diskurs teilzunehmen. Zweitens stellt sich die Frage, ob nicht auch Menschen zur Fürsorge „moralisch" verpflichtet sein können, die nicht in einer primären emotionalen Beziehung mit dem Subjekt verbunden sind, wie dies Conradi bevorzugt. Beide Fragen werden später zu diskutieren sein. Wie oben bereits angeführt, können Pflegende nach KROHWINKEL gerade in der Altenpflege zu besonderen Bezugspersonen für Pflegebedürftige werden. Durch die oftmals gegebene Abwesenheit von familiären oder freundschaftlichen Bezugspersonen können Pflegende wie auch andere an der Betreuung beteiligte Personen für Pflegebedürftige eine besondere Beziehungsrolle einnehmen (Krohwinkel 2008, S. 232). Hieraus können Beziehungen besonderer Nähe entstehen, die mit den von Honneth bestimmten Primärbeziehungen durchaus vergleichbar wären.

---

statt des von Honneth präferierten Begriffs der „sozialen Wertschätzung" verwendet.

Schwierig für die Anwendbarkeit in dieser Forschungsarbeit ist die von Friesacher nur in Fragmenten vorgenommene Herleitung und Erläuterung der Anerkennungssphären der Gerechtigkeit und der Solidarität. Dies stellt die Forschenden bei der Übertragung des theoretischen Anerkennungsbegriffs in die Praxis der Pflege von homosexuellen Menschen im Alter vor eine besondere Herausforderung. Um die Anerkennungstheorie von Honneth und ihren Erweiterungen auf die Situationen der Pflegebedürftigkeit homosexueller Menschen im Alter zu übertragen, benötigt es vorab einer Erläuterung des besonderen Anerkennungsverhältnisses. Hierzu FRASER: „... Frauen und/oder farbige Menschen und/oder Schwule und Lesben [haben] bei ihrem Streben nach Achtung Hindernisse zu überwinden, denen andere nicht ausgesetzt sind." (Fraser 2003, S. 49) Dies unterscheidet homosexuelle von heterosexuellen Menschen. Es ist eben diese Unterscheidung, die den Anlass für die vorliegende Forschungsarbeit gibt. Es geht um die Anerkennung von Menschen im Pflegesetting, die aufgrund der Wechselwirkungen ihres Minderheitenstatus und anderer Ungleichheitsfaktoren (Intersektionalität) wie bspw. aufgrund ihrer Diskriminierungserfahrungen als homosexueller und gleichzeitig pflegebedürftiger Mensch einen ungleich schwereren Kampf um Anerkennung führen müssen, als dies in der heterosexuellen Dominanzgesellschaft der Fall sein dürfte.

Wenn es um die Anerkennung von homosexuellen Menschen in der Altenpflege geht, dann geht es in Anlehnung an FRIESACHER um ein Anerkennungsparadigma (Friesacher 2008, S. 308), in dessen Kern Anerkennungserwartungen stehen, welche sowohl sprachlich kommunikativ wie auch in nonverbalen und leiblichen Ausdrucksformen vermittelt werden. Ziel ist eine **gelingende Sozialintegration homosexueller Menschen in der Altenpflege** mittels der drei Anerkennungssphären der Fürsorge, der Gerechtigkeit und der Solidarität. Im Fokus der Fürsorge steht die Unterstützung oder die gelungene Aufrechterhaltung bzw. Fortentwicklung einer Kohärenz zur Identität homosexueller pflegebedürftiger Menschen durch die Zuwendung und die ihnen entgegengebrachte Empathie und/oder Sympathie durch ihnen nahestehende Menschen. Möglicherweise spielt im Sinne der o. g. Kritik in Anlehnung an Krohwinkel (2008) auch die emotionale Zuwendung Pflegender eine besondere Rolle. Die Unterstützung und ggf. die Aufrechterhaltung und Fortentwicklung der Identität homosexueller Menschen in der Altenpflege sind nicht gleichzusetzen mit einer offenen Lebensweise eines homosexuellen Menschen als unbedingtem und übergeordnetem Ziel. Dies kann auch bedeuten, teil-offene oder geschlossene Lebensweisen anzuerkennen. Hierzu ein Zitat aus einem im magazin. hiv der Deutschen AIDS-Hilfe publizierten Interview mit einer Heimleiterin aus Frankfurt am Main. Sie beschreibt ihre Einrichtung wie folgt: „Darin könne man durchaus offen schwul sein, aber sie sei überzeugt, dass es den einen oder anderen älteren Herrn gibt, dem es ganz recht ist, sich nicht outen zu müssen" (Aretz 2016). Die Heimleiterin bezieht sich hier auf die lebensgeschichtlichen Erfahrungen homosexueller Menschen, welche einhergehen mit ihrer strafrechtlichen Verfolgung, der medizinischen Pathologisierung und der gesellschaftlichen Ächtung ihrer

Lebensweisen.[102] Es war diesen Menschen nicht gestattet, sich als homosexuelle Menschen ein Gefühl der Selbstachtung anzueignen und geachtete Mitglieder der Gesellschaft mit gleichen Rechten und Pflichten zu sein. Auch wenn sich die gesellschaftspolitischen Bedingungen mittlerweile durch die einsetzende Liberalisierung verändert haben, so ist dennoch davon auszugehen, dass insbesondere bei heute pflegebedürftigen Lesben und Schwulen deren biografisch erfahrenen Verletzungen ihrer sozialen Integrität zu Identitätskonstruktionen der teil- oder gänzlich geschlossenen Lebensweise führen.

Bezüglich der Anerkennungssphäre der Gerechtigkeit müssen ggf. vorhandene **Machtstrukturen in der Pflege** betrachtet werden. Ziel ist eine Rechtsgleichheit als kognitive Achtung unter den Subjekten (Friesacher 2008, S. 308). Hierbei ist eine Form der sozialen Ungerechtigkeit zu beachten, die Friesacher in seiner Explikation außer Acht lässt. Es geht um die Unsichtbarkeit der Homosexualität im Pflegesetting. In einer heteronormierten und heterodominierten Gesellschaft wird unreflektiert davon ausgegangen, dass die Menschen im situativen Gegenüber dieser Norm entsprechen, also sich bspw. binär geschlechtlich und komplementär heterosexuell ausrichten. Bei der weit überwiegenden Mehrheit mag dies auch zutreffen, jedoch stimmt es nicht immer. Und das gilt nicht nur für homosexuelle Menschen, dies gilt auch für Bisexuelle, *Transgender* und Menschen mit einer Intersexualität. Bei einer solchen unbewusst ablaufenden Zuschreibung werden von der hegemonialen Norm abweichende sexuelle Identitäten oftmals nicht erkannt, zum Teil eben, weil sie gar nicht für möglich gehalten werden. Sie gehören nicht zum Referenzrahmen der Betrachter_innen. Dies trifft auch auf die Pflege zu, womit eine Form des sozialen Ausschlusses homosexueller Menschen gegeben ist. Diese Unsichtbarkeit befindet sich zunächst auf der Ebene des Nichterkennens. Erst wenn Homosexualitäten bzw. homosexuelle Menschen in der Altenpflege erkannt werden, stellt sich im Sinne HONNETHS die Frage, was dem bloßen physischen Erkennen hinzutreten muss, um sie in der Pflege zu öffentlich anerkannten Personen zu machen (Honneth 2003b, S. 9). In seinem Essay zur moralischen Epistemologie von Anerkennung beschreibt HONNETH den Prozess von der Unsichtbarkeit zur Sichtbarkeit einer Person. Sichtbarkeit ist hierbei mehr als das bloße Wahrnehmen oder Erkennen, Sichtbarkeit bedeutet, den oder die andere anzuerkennen, indem ich ihnen moralische Autorität über mich einräume und damit gleichzeitig motiviert bin, sie zukünftig gemäß ihrem Wert zu behandeln. Dies bedeutet, dem Erkennen und der kognitiven Achtung folgt ein Akt der Anerkennung über oben beschriebene expressive Akte oder Gesten der Anerkennung. Eine in diesem Sinne verweigerte Anerkennung führt zur sozialen Unsichtbarkeit, was eine Form der moralischen Missachtung darstellt (Honneth 2003b, S. 10–27). Im Umgang mit homosexuellen Menschen in der Altenpflege, wie auch in anderen Bereichen des Lebens, müssen bezüglich der sozialen Sichtbarkeit durch Anerkennung zwei Dinge beachtet werden. Zum einen geht es nicht nur um die Anerkennung einer Person, es geht vielmehr um die Anerkennung einer

---

102 Hierzu mehr im Kapitel 2.1 zur Geschichte der Homosexualitäten.

homosexuellen Person. Zum Zweiten wurde in Kapitel 3.2 mit einem Vorgriff auf den empirischen Teil dieser Arbeit gezeigt, dass die Interaktion mit homosexuellen Menschen zwischen Pflegenden und Pflegebedürftigen dominiert wird vom Wissen um die Homosexualität. Dieses Wissen drückt sich in drei Formen aus, dem Wissen, dem Vermuten und dem Nichtwissen. Gerade bei Letzterem ist eine Anerkennung der Person als homosexueller Mensch auf direkte Weise nicht möglich. An dieser Stelle stellt sich dann die Frage, wie diese Menschen in ihrem So-Sein trotzdem auf indirekte Weise Anerkennung erfahren können, bspw., um auf o. g. Zitat zurückzukommen, indem zum einen in einem offenen Klima für homosexuelle Menschen auch Akzeptanz dafür herrscht, dass nicht alle offen leben wollen oder können, und zum anderen auch versteckt lebende Homosexuelle vor Diskriminierung geschützt werden, bspw. durch die Abwesenheit von Homophobie.

Eine andere Dimension der Anerkennung homosexueller Menschen in der Altenpflege liegt in der in Kapitel 2.4 gezeigten strukturellen Vernachlässigung des Themas Homosexualität und damit der Betroffenen. Vielerorts wird das Thema Homosexualität, wenn überhaupt, nur marginal in der Theorie sowie in der Praxis der Pflege bedacht. Auch gibt es derzeit in Deutschland nur wenige Einrichtungen, die sich für ein offenes Klima und eine an der Biografie homosexueller Menschen orientierte Pflege öffnen. Nur eine Institution ist speziell darauf ausgelegt. Ihr Einfluss ist demnach auf der Struktur- und Prozessebene der (Alten-)Pflege maximal begrenzt. Bezieht man die in Kapitel 2.1 beschriebenen Widrigkeiten solcher Biografien ein, welche einen besonderen Betreuungs- und Pflegebedarf hervorbringen können, so kann man hier zu dem Schluss einer **strukturell angelegten Ungerechtigkeit** kommen.

Bezüglich der Anerkennungssphäre der Solidarität wird es nun schwierig, die Gruppen der homosexuellen Pflegebedürftigen zu verorten. Wie oben gezeigt, geht Friesacher in diesem Punkt gänzlich auf die Anerkennung der Leistung Pflegender für die Gesellschaft ein. Honneth selbst bezieht die soziale Wertschätzung, wie er diese Anerkennungssphäre vorrangig nennt, auf die Erfahrung von Subjekten, sich aufgrund ihrer Leistungen und Fähigkeiten sozial wertvoll zu fühlen. Anerkennung erfolgt in dieser Sphäre über die Wertschätzung der Leistung eines Subjekts für die Gesellschaft als Ganzes. Es geht sehr enggefasst um ein Verständnis der Anerkennung, wie dies von Honneth in neueren Arbeiten definiert wird und welches den Untersuchungen Kaletta (2008) und Wimbauer (2004, 2007, 2012) zugrunde liegt. Diese Anerkennung resultiere, so Honneth, aus der sozialen Position eines Menschen und noch konkreter auf der Erwerbs- und Berufsposition. Ginge man hingegen in die späten 1980er und frühen 1990er Jahre[103] zurück, der Zeit des Ursprungs des Theorieentwurfs HONNETHS, so könnte man Anerkennung in der Sphäre der Solidarität weiter fassen. In seiner damaligen Definition wird das soziale Ansehen

---

103 Die hier verwendete Quelle ist eine Neuauflage aus dem Jahr 2014. Die Erstauflage stammt aus dem Jahr 1994 und basierte auf der vorangegangenen Habilitationsschrift Honneths aus dem Jahr 1990.

eines Subjekts an dessen individuellen Fähigkeiten und Eigenschaften bemessen, die als bedeutsam für die Gesellschaft und deren kulturelles, wenn auch wandelbares Selbstverständnis erachtet werden (Honneth 1994, S. 196–210). In dieses Verständnis könnten auch gesellschaftliches Engagement wie bspw. die Mitwirkung in einem Bewohner_innenbeirat einer Pflegeeinrichtung oder andere für die Zielgruppe der hier interviewten Personen mögliche Formen des Engagements einbezogen werden. In einem noch weiteren Sinne könnten auch die individuellen Lebensweisen als wertvoller Teil einer von Vielfalt geprägten Gesellschaft anerkannt und eben nicht als Abweichung gesehen werden.

Eine solche Erweiterung bzw. Öffnung der Anerkennungssphäre der sozialen Wertschätzung würde auch den Konflikt um den bereits mehrfach angesprochenen normativ kumulativen Erwerb der Anerkennung in allen drei Anerkennungssphären lösen. Über die Anerkennung weiterer Eigenschaften und Leistungen des Subjekts für die Gesellschaft als Ganzes und über die Berufs- und Erwerbsposition hinaus könnten auch die hier im Schwerpunkt interviewten pflegebedürftigen Lesben und Schwule im Alter, neben dem Selbstvertrauen und der Selbstachtung aus den beiden anderen Anerkennungssphären, zur Selbstwertschätzung in ihrer gegenwärtigen Rolle und damit im Sinne Honneths zu einer positiven Einstellung zu sich selbst gelangen. Bliebe man hingegen bei der von Honneth vorgenommenen und oben beschriebenen Engfassung der Sphäre der sozialen Wertschätzung als „Leistung" im Berufs- und Erwerbsleben, stellt sich die Frage, ob diese Menschen unter Ausschluss der dritten Sphäre zu einer ebensolchen positiven Einstellung zu sich selbst gelangen können.

4.0 Forschungsprozess und Datenauswertung

Im folgenden Kapitel wird der Forschungsprozess vom Ausgangspunkt der Formulierung der Forschungsfrage bis hin zur Reflexion des Forschungsprozesses durch die Forschenden beschrieben. Zwischen diesen beiden Aspekten liegt die Stichprobenauswahl (4.2) mit ihrem *theoretical sampling*; die basierenden ethischen- und datenschutzrechtlichen Grundlagen (4.3); die Akquise von Interviewproband_innen, die Datenerhebung und die Beschreibung der Stichproben (4.4); sowie die Beschreibung der Vorgehensweise bei der Transkription der Interviews (4.5). Im Kern dieses Kapitels steht die Darstellung der Methodologien der *Grounded Theory* und der integrativen texthermeneutischen Inhaltsanalyse, deren kritische Diskussionen und abschließend die Beschreibung der praktischen Anwendung der Methodologien in dieser Forschungsarbeit (4.6). Bevor die Forschenden zu ihrer Reflexion gelangen (4.8), wird die verwendete Methode der Bildung von Typen beschrieben (4.7). In ihrer dieses Kapitel abschließenden Reflexion blicken die Forschenden auf einen siebeneinhalb Jahre anhaltenden Forschungsprozess zurück. Auch blicken sie kritisch auf diesen Prozess, um so anderen Forscher_innen nützliche Hinweise zu geben.

Das folgende Kapitel stellt die verkürzte Form des Kapitels zum Forschungsprozess der *Online*-Publikation der grundlegenden Dissertationsschrift dar. Neben den Kürzungen wurde auf einige Aspekte in der Print-Ausgabe verzichtet, bspw. auf die Selbstreflexion der Forschenden im Forschungsfeld. Für eine weitergehende Befassung mit dem Forschungsprozess verweisen die Autoren auf die *Online*-Publikation unter (Gerlach und Schupp 2017).

4.1 Forschungsfrage(n) und Forschungsziel

Der in Kapitel 2.3 beschriebene Forschungsstand ist richtungsweisend für die Wahl der Untersuchungsart. Das weitestgehende Fehlen entsprechender Befragungen lesbischer Frauen und schwuler Männer in der Pflegebedürftigkeit im Alter lässt keine Hypothesenbildungen zu. Folglich bot sich für die vorliegende Forschungsarbeit die Methode einer **explorativen Untersuchung** im Sinne einer erkundenden Suche nach Hypothesen mit entsprechenden Methoden der qualitativen Forschung an (Bortz et al. 2005, S. 54). Bestimmt von dieser Herangehensweise sind auch die Fragestellungen, welche sich in ihrem Plural in sehr offener Weise an den Perspektiven der beiden befragten Zielgruppen orientieren. Es geht im Kern dieser Forschungsarbeit darum, die **Lebenssituation gleichgeschlechtlich liebender Frauen und Männer in der ambulanten und stationären Altenpflege aus der Perspektive Betroffener** zu untersuchen. Der Begriff „Situation" wird hierbei als ein Konstrukt einzelner, von den Forschenden im Vorfeld festgelegter Aspekte[104]

---

104 Mehr hierzu in Kapitel 4.2 zur Stichprobenauswahl.

verstanden, welche in ihrer Summe die Lebenswelt älterer gleichgeschlechtlich liebender Menschen in diesen Einrichtungen widerspiegeln sollen. Hierzu gehören: das Erleben der Betreuungs- und Pflegebedürftigkeit; die Möglichkeit lesbischer und schwuler Pflegebedürftiger, ihre gleichgeschlechtliche Lebensweisen leben zu können respektive deren Umgang mit dieser; ihre Lebensgewohnheiten, speziell im Fokus möglicher Veränderungen durch den Eintritt der Pflegebedürftigkeit; ihre Bezugspersonen und die Gestaltung sozialer Kontakte und die Bedürfnisse und die Umgangsweisen mit körperlicher Sexualität.

Die zweite Fragestellung stellt in ihrem Wesen eine zweite Perspektive (Triangulation) auf die erste o. g. Fragestellung dar. Hierbei geht es um die **Wahrnehmung der Lebenssituation gleichgeschlechtlich liebender Frauen und Männer in der Betreuung und Pflege im Alter durch Pflegefachkräfte**. Auch hier wurden von den Forschenden unterschiedliche Aspekte in den Fokus gestellt. Diese sind das ggf. vorhandene Wissen zur Geschichte und zur Gegenwart homosexueller Menschen, der Umgang mit gleichgeschlechtlich liebenden Lebensweisen am Arbeitsplatz, die Erfahrungen von Pflegefachkräften in der Betreuung und Pflege gleichgeschlechtlich liebender Frauen und Männer, ihre Wahrnehmung dessen, ob und wie Lesben und Schwule ihre Lebensweisen in der Pflegebedürftigkeit leben möchten und schließlich auch hier die Erfahrungen mit der körperlichen Sexualität gleichgeschlechtlich liebender Frauen und Männer in der Pflegebedürftigkeit. In der Auswertung der Interviews mit den Pflegefachkräften standen neben den Erfahrungen auch deren Haltungen und Handlungsweisen im Fokus.

Das **Forschungsziel** der vorliegenden Arbeit leitet sich zum einen aus den genannten Forschungsfragen respektive den beiden beschriebenen Perspektiven ab. Zum anderen steht es in Korrelation mit der angewandten Methodologie der *Grounded Theory*, welche auf eine Theorieentwicklung aus dem Datenmaterial abzielt. Es geht in dieser Kombination darum, aus der offenen Fragestellung einer explorativen Herangehensweise über die angewandte Methodik eine Theorie zu entwickeln, mittels derer sich die Lebenssituation gleichgeschlechtlich liebender Frauen und Männer in der Betreuung und Pflege im Alter aus den subjektiven Perspektive Betroffener und der Perspektive von Pflegefachkräften darstellen lässt. Wie gezeigt werden wird, mündete diese Herangehensweise in eine **Theorie der Anerkennung von Homosexualitäten in der Altenpflege**.

4.2 Stichprobenauswahl und theoretical sampling

Die Auswahl des zu erhebenden Datenmaterials richtete sich nach dem sog. *theoretical sampling* der *Grounded Theory Methodology (GTM)*. Es handelt sich hierbei, wie im Kapitel 4.6.7 zur Anwendung der *GTM* praktisch beschrieben, um eine methodische Vorgehensweise, mittels derer parallel zur Analyse erhobener Daten die weiteren zu erhebenden Daten bestimmt werden. Ausschlaggebend für die Auswahl ist die ebenso in dem Kapitel beschriebene **theoretische Relevanz** weiterer Daten.

Aufgrund der Erfahrungen von Wissenschaftler_innen im Feld der Studien mit älteren und alten lesbischen Frauen und schwulen Männern[105] stellte sich für die vorliegende Forschungsarbeit das Problem einer Nichtanwendbarkeit des *theoretical samplings* im o. g. Sinne für die Erhebung der Interviews mit pflegebedürftigen Lesben und Schwulen. Die Forschungsarbeiten o. g. Wissenschaftler_innen endeten mit dem dritten Lebensalter und/oder vor der Pflegebedürftigkeit, da es nicht gelang, entsprechende Interviewpartner_innen zu gewinnen. Bezüglich der für diese Forschungsarbeit zu untersuchenden Generationen lesbischer Frauen und schwuler Männer war eine noch immer verbreitete zum Teil geschlossene Lebensweise gegenüber dem Umfeld erwartbar, womit eine gezielte Suche im Sinne der o. g. theoretischen Relevanz nicht realisierbar schien. Dies führte die Forschenden zu der Entscheidung, mittels einer breit angelegten Akquise[106] pflegebedürftige lesbische und schwule Interviewproband_innen zu suchen und diese ungeachtet des *theoretical sampling* zu befragen. Die Forschenden erhoben das Datenmaterial, das sich ihnen bot. Sie entschlossen sich, erst nachrangig in der Analyse ein **internes theoretical sampling** anzuwenden. Dies bedeutet, nach der Analyse der zuerst zur Untersuchung ausgesuchten Interviews (s. u.) im Sinne der theoretischen Relevanz zu entscheiden, welches Interview als Nächstes in die Analyse einbezogen wird. Auf diese Art wurde weiter verfahren, bis unter Einbezug der Interviews mit den Pflegefachkräften eine aus dem Datenmaterial hervorgehende Theorie generiert werden konnte.

Für den Einstieg in die Analyse der Interviews mit den pflegebedürftigen lesbischen Frauen und schwulen Männern entschlossen sich die Forschenden für die Auswahl von drei Interviews, die einen **maximalen Vergleich** (Strauss und Corbin 1996, S. 66–70) zwischen den Kategorien Geschlecht, Alter, Umgangsweise mit der eigenen Homosexualität, Grad der Pflegebedürftigkeit (Pflegestufe[107]) und Pflegesetting aufzeigten. Der maximale Vergleich bedeutet in Bezug auf die festgelegten Kategorien, die größtmöglichen Gegensätze zu finden. Die genannten Kategorien wurden anhand der ersten Sichtung des Datenmaterials von den Forschenden festgelegt. Auf diese Weise wurden zum Einstieg drei Interviews ausgewählt und im

---

105 Beispielsweise hat sich Kirsten PLÖTZ in ihrer Studie zu Alltagserleben, Erwartungen und Wünschen lesbischer Frauen im Alter vergeblich bemüht, Interviewprobandinnen in Altenkreisen und -heimen zu finden (Plötz 2006, S. 14). Auch gelang es Michael BOCHOW in seiner Studie zu schwulen Männern im dritten Lebensalter nicht, Interviewprobanden aus dem vierten Lebensalter, also über 80-jährige einzubeziehen (Bochow 2005, S 38). Auch er konnte keine pflegebedürftigen schwulen Männer befragen, sondern muss stattdessen darauf verweisen, dass die Situation pflegebedürftiger homosexueller Männer in Deutschland nicht erforscht sei (Bochow 2005, S 137).
106 Siehe hierzu in Kapitel 4.4 zur Datenerhebung.
107 Es liegen die zum Zeitpunkt der Interviews bis 31.12.2016 gültigen gesetzlichen Pflegestufeneinteilungen zugrunde, also Pflegestufen 0 bis III.

Sinne der Methodologie der *Grounded Theory* kodiert[108]: eines mit einer 37-jährigen pflegebedürftigen offen lesbisch lebenden Frau mit Pflegestufe III in der herkömmlichen ambulanten Pflege, eines mit einem 81-jährigen pflegebedürftigen weitgehend verdeckt schwul lebenden Mann mit Pflegestufe I in der herkömmlichen stationären Pflege und eines mit einem 70-jährigen pflegebedürftigen offen schwul lebenden Mann mit Pflegestufe II in einer speziellen Einrichtung des Betreuten Wohnens für schwule Männer. Die Analyse dieser drei Interviews bildete die Basis für die Auswahl weiterer Interviews aus dem mittlerweile weiter angewachsenen Datenmaterial nach dem o. g. Prinzip.

Grundlegend für die Stichprobenauswahl legten die Forschenden vor der Erhebung der ersten Interviews Kriterien fest, die potenzielle Interviewproband_innen erfüllen mussten. Diese sind im Wesentlichen die homosexuellen Identitäten, die (vorwiegend altersbedingte) Pflegebedürftigkeit sowie die Versorgung von ambulanten Diensten oder in stationären Institutionen der Altenhilfe oder das Leben im Betreuten Wohnen. Auch wurden pflegebedürftige lesbische Frauen befragt, die aufgrund einer körperlichen Behinderung von Einrichtungen der Altenhilfe und/ oder mittels der persönlichen Assistenz versorgt wurden. Bei diesen Frauen lag der Fokus auf der Abhängigkeit in der Pflegesituation, welche für die Forschenden trotz des vergleichbar jungen Alters dieser Frauen als relevant für diese Forschungsarbeit gesehen wurde. Weiter war es für die Forschenden wichtig, Interviewproband_innen aus unterschiedlichen Pflegesettings zu finden: aus der häuslichen Versorgung durch Angehörige und durch ambulante Pflegedienste; aus stationären Pflegeeinrichtungen; und aus speziellen Einrichtungen für schwule Männer.[109]

Insgesamt konnten **32 Interviews** mit Pflegebedürftigen lesbischen Frauen und schwulen Männern geführt werden, darunter acht Interviews mit lesbischen Frauen und 24 mit schwulen Männern. Drei Interviews wurden mit schwulen Männern in Einrichtungen des Betreuten Wohnens geführt. Einer dieser Männer war zu dem Zeitpunkt des Interviews nicht pflegebedürftig. Die Entscheidung ihn hinzuzunehmen trafen die Forschenden aufgrund seiner bewussten Lebenssituation als offen lebender schwuler Mann im Betreuten Wohnen einer stationären Einrichtung der Altenhilfe.[110]

Bezüglich der **Geschlechterauswahl** gelang es den beiden Forschenden, wie auch der weiblichen Interviewerin trotz der im Prozess intensivierten Bemühungen nicht, die Zahl der Interviews mit pflegebedürftigen lesbischen Frauen zu erhöhen. Über die Gründe dieses Ungleichgewichts zwischen den Geschlechtern kann nur spekuliert werden. Mag sein, dass es bedingt ist durch eine Forschungsarbeit, die

---

108 Siehe hierzu im Kapitel 4.6.7 zur praktischen Anwendung der Methodologie.
109 Auf spezielle Einrichtungen für lesbische Frauen respektive deren Bewohner_innen konnte nicht zurückgegriffen werden, da es solche Einrichtungen in Deutschland derzeit noch nicht gibt.
110 Eine detaillierte Stichprobenbeschreibung der Pflegebedürftigen erfolgt in Kapitel 4.4.4.

von zwei Männern durchgeführt wird, in der sich ggf. Frauen in der rein männlichen Autorenschaft nicht wiederfinden, oder auch, dass sie sich nicht von männlichen Personen „beforschen" lassen wollen? Denkbar wäre auch, dass ältere lesbische Frauen sich aufgrund ihrer eigenen Identitätskonstruktionen von der in dieser Forschungsarbeit in Bezug auf die Zielgruppe verwendeten Begrifflichkeit der „gleichgeschlechtlich liebenden Frauen" nicht angesprochen fühlten. Einen Hinweis hierauf gibt Kirsten PLÖTZ in ihrer Forschungsarbeit über lesbische Frauen im Alter. Sie weist auf die mangelnde Präsenz von Frauen in der Forschung hin, die sich selbst nicht als Lesbe oder als weibliche Homosexuelle bezeichnen, jedoch Lebensgemeinschaften mit Frauen führ(t)en (Plötz 2006, S. 14). Hierbei könnte es sich auch um eine grundsätzliche Haltung gleichgeschlechtlich liebender Frauen (im Alter) handeln, sich nicht über Kategorien zu definieren. Eine weiter gehende These wäre, dass (ältere) lesbische Frauen keine Sichtbarkeit herstellen wollen, was auch eine Sichtbarmachung gegenüber Wissenschaftler_innen betrifft. Das Phänomen des Ungleichgewichts der Geschlechter zeigt sich auch in anderen quantitativen Studien, ohne dass diese hierauf eine Antwort geben können. So nahmen bspw. an einer Studie zu den Bedürfnissen älterer LSBT in San Francisco 71 % schwule Männer und nur 22 % lesbische Frauen teil (Frederiksen-Goldsen et al. 2013, S. 3). Auch bei der sog. Münchner-Studie „Unter'm Regenbogen", einer quantitativen Befragung von Lesben und Schwulen durch die Stadt München, zeigt sich eine Geschlechterverhältnis von zwei Dritteln schwuler Männern zu einem Drittel lesbischer Frauen (Landeshauptstadt München 2004, S. 4). Jedoch ein fast gleiches Geschlechterverhältnis zeigt eine Befragung unter Lesben, Schwulen und Bisexuellen im Land Bremen. Hier liegt das Verhältnis der Teilnehmer_innen, die sich als schwul bzw. lesbisch oder homosexuell bezeichnen bei 85,2 % männlicher und 87,1 % weiblicher Teilnehmer_innen (Rat & Tat Zentrum für Schwule und Lesben e. V. 2009, S. 12). Jedoch kann auch hier nicht gesagt werden, wie es zu diesem annähernd gleichen Geschlechterverhältnis kam. Denkbar für o. g. Ungleichgewicht wäre auch eine Korrelation der Faktoren Geschlecht, Alter, strukturelle Erreichbarkeit (Zugang zu lesbischen Netzwerken) und Bereitschaft zu einer Studienteilnahme. Wie sich in der quantitativen Studie von Gabriele DENNERT zur gesundheitlichen Situation lesbischer Frauen in Deutschland zeigte, waren nur 0,3 % der 578 Studienteilnehmerinnen 60 Jahre und älter (Dennert 2005, S. 18–20).

Anders als bei den Interviews mit den pflegebedürftigen lesbischen Frauen und schwulen Männern konnte bei den Interviews mit **Pflegefachkräften** das *theoretical sampling* vollumfänglich von Beginn der Erhebung angewendet werden. Im Vorfeld der Untersuchung entschlossen sich die Forschenden zu einem Forschungsdesign der Triangulation (Flick 2015), welches für die Untersuchung der Lebenssituation gleichgeschlechtlich liebender Frauen und Männer in der Pflegebedürftigkeit auch die Perspektive von Pflegefachkräften einbezieht. Hieraus ergab sich ein Hauptkriterium für die Auswahl potenzieller Interviewproband_innen aus der Gruppe der Pflegefachkräfte: Sie mussten tatsächliche Erfahrungen mit der Betreuung und Pflege von homosexuellen Menschen im Altenpflegebereich haben, denn nur durch diese Erfahrung erschien ihre Perspektive für die Forschenden gewinnbringend. Ein weiteres Kriterium wurde von den Forschenden im Status der Pflegefachkraft festgelegt. Hintergrund hierfür sind das fachliche *Know-how* und die Verantwortlichkeit von Pflegefachkräften für die Pflegeplanung. Ein Augenmerk dieser Forschungsarbeit liegt darauf, ob und wie die Homosexualität der Pflegebedürftigen in eine biografieorientierte Pflege einfließt, und ob und welche Relevanz sie für die Pflegeplanung hat. Die Forschenden erwarteten, diese Fragen durch die Befragung von bspw. Pflegehelfer_innen nicht umfänglich beantwortet zu bekommen.

Zu Beginn der Erhebung der Interviews mit den Pflegefachkräften legten die Forschenden mithilfe des maximalen Vergleichs zunächst Kategorien fest, anhand derer nach entsprechenden Interviewproband_innen gesucht wurde. Auch hier wurden das Geschlecht der Befragten und das Pflegesetting (beschäftigt in der ambulanten oder stationären Altenpflege) als Kategorien gewählt. Weiter gehend wurde die sexuelle Identität als Kategorie aufgenommen. Auf Grundlage dieser Kategorien wurden zunächst drei Interviews geführt: mit einer heterosexuellen weiblichen Pflegefachkraft in der ambulanten Altenpflege, mit einer im Beruf weitestgehend verdeckt homosexuell lebenden männlichen Pflegefachkraft in der stationären Altenpflege und mit einer offen homosexuell lebenden weiblichen Pflegefachkraft mit Erfahrungen in integrativen ambulanten Pflegediensten, wovon einer eine spezifische Pflege-Wohngemeinschaft für schwule Männer betreut. Bei der Auswahl dieser Kategorien haben sich die Forschenden an die Kriterien der oben beschriebenen ersten Auswahl der Interviews mit den Pflegebedürftigen angelehnt. Die Analyse dieser drei Interviews bildete die Basis für die Auswahl weiterer zu erhebender Daten respektive zu führender Interviews mit Pflegefachkräften. Insgesamt wurden **elf Interviews** mit Pflegefachkräften geführt. Hiervon sind vier Interviewproband_innen in der ambulanten und sieben in der stationären Altenpflege tätig. Bei einem Interviewprobanden handelt es sich nicht um eine Pflegefachkraft, sondern um einen Pflegeschüler. Dieser Proband wurde hinzugenommen, da er weitreichende Erfahrungen mit der Versorgung von pflegebedürftigen schwulen Männern hat und weil er an einer Qualifizierungsmaßnahme seiner Einrichtung für die Pflege von homosexuellen Menschen teilgenommen hat.[111]

Leider verlief das theoretical sampling im Feld der Pflegefachkräfte nicht unproblematisch. So zeigte sich die Anzahl derjenigen, die Erfahrungen mit der Pflege und Betreuung homosexueller Menschen in der Altenpflege hatten und gleichzeitig für ein Interview bereit waren, geringer als von den Forschenden erwartet. Das führte zum einen zu einer aufwendigen Akquise. Zum anderen konnte ein weiteres, aus dem *theoretical sampling* notwendiges Interview mit einer Pflegefachkraft aus der ambulanten Pflege in der Betreuung einer speziellen Einrichtung für schwule Männer nicht realisiert werden, da der entsprechende Pflegedienst respektive die betreffenden Pflegefachkräfte hierzu keine Bereitschaft zeigten.

---

111 Eine detaillierte Stichprobenbeschreibung der Pflegefachkräfte erfolgt in Kapitel 4.4.5.

4.3 Ethische und datenschutzrechtliche Grundlagen dieser Forschungsarbeit

Auf Grundlage des Vorwissens der Forschenden um die Geschichte der Homosexualitäten in Deutschland wie auch in Kenntnis zahlreicher dokumentierter Biografien lesbischer Frauen und schwuler Männer, die in Zeiten des ausgehenden Nationalsozialismus und/oder der frühen Bundesrepublik sowie der DDR unter dem Paragrafen 175 StGB sozialisiert wurden, waren die Forschenden im Vorfeld dieser Arbeit sensibilisiert für die **Vulnerabilität** der befragten pflegebedürftigen lesbischen Frauen und schwulen Männer hinsichtlich ihrer homosexuellen Identitäten. Auch herrschte ein Bewusstsein über die Vulnerabilität von Menschen in der Pflegebedürftigkeit und der damit einhergehenden Abhängigkeit. Vor diesem Hintergrund wurden nur Proband_innen in diese Forschungsarbeit aufgenommen, die – soweit es im Vorfeld einschätzbar war – aufgrund ihrer emotionalen, psychischen und körperlichen Verfassung nicht Gefahr liefen, durch ein Interview in ihrer psychischen, physischen oder sozialen Integrität verletzt zu werden. Dies, wie auch die Beachtung der ethischen- und datenschutzrechtlichen Grundsätze der qualitativen Forschung, führte zum obersten **Leitgedanken des besonderen Schutzes** der befragten pflegebedürftigen Lesben und Schwulen. Dieser Schutz hat in dieser Forschungsarbeit mehrere Dimensionen. Er bezieht sich auf das Umfeld der Befragten und deren Schutz vor einem ungewollten *Outing*, sowohl ihre Homosexualität als auch bei einigen der befragten pflegebedürftigen schwulen Männer deren HIV-Infektion betreffend. Dieser Schutz, insbesondere für die soziale Integrität, bezieht sich ebenfalls auf die Interviews mit homosexuellen Pflegefachkräften. Obgleich diese sich zur Teilnahme an dieser Forschungsarbeit meldeten, respektive einer Anfrage zustimmten, wussten die Forschenden im Vorfeld der Interviews nicht, ob und in welchem Maß diese in ihrem Arbeitskontext ihre Homosexualität offen leben. Zudem stehen die befragten Pflegefachkräfte in existentiellen Abhängigkeiten zum Themenbereich der Altenpflege, da diese ihren (aktuellen) Arbeitsplatz darstellt.

Der besondere Schutz betrifft die Kontaktaufnahme, das Anberaumen eines Treffens für die Interviewführung, die spätere **Pseudonymisierung** und **Anonymisierung** in den Transkriptionen der Interviews, wie auch den **Datenschutz**. Der **Schutz in der Kontaktaufnahme** drückte sich dahin gehend aus, dass, sofern es möglich war, ein direkter bilateraler Kontakt, zwischen dem/der Interviewten und dem/der Interviewer/in hergestellt wurde. Hierbei bekamen die Interviewten die Wahl das Geschlecht der Interviewperson zu wählen. War eine bilaterale Kontaktaufnahme nicht möglich, so wurden von den Interviewten Personen ihres Vertrauens zur Vermittlung eingesetzt. Über die Absicht einer Interviewführung respektive den Zweck ihres Besuches wurden vonseiten der Interviewer/der Interviewerin weder Angehörige noch Mitbewohner_innen und auch keine Pflegenden informiert. In einem – in der Regel telefonischen – **Erstgespräch** wurden die Probandinnen über die Forschungsabsicht informiert und es wurde gemeinsam der **Ort** für das Interview festgelegt, womit auch ein möglicherweise ungewolltes *Outing* verhindert werden sollte. Einigen Proband_innen konnte vorab per E-Mail ein **Informationsblatt**[112] zum Forschungsvorhaben zugesandt werden, andere bekamen dies zu Beginn des Interviews ausgehändigt. In der **Interviewsituation** mit den befragten Pflegebedürftigen rechneten die Interviewer/die Interviewerin stets mit Erzählungen belastender Erfahrungen. Auch hier wurde im Bewusstsein der Verantwortung mit größtmöglicher Sorgfalt vorgegangen. So wurden bspw. zwei Interviews frühzeitig abgebrochen. Bei beiden war den Forschenden eine leichte bzw. beginnende demenzielle Veränderung bekannt. Trotz ihrer Bereitschaft zeigte sich bei beiden nach kurzer Zeit, dass sie dem Interview nicht folgen konnten. Eine Weiterführung der Interviews hätte zu einer Überforderung und Beeinträchtigung der psychischen Integrität der Betroffenen führen können und wäre damit ethisch nicht vertretbar gewesen. Sofern Proband_innen den Wunsch äußerten, eine Person ihres Vertrauens im Interview dabei haben zu wollen, wurde diesem Wunsch nachgekommen.

Ein weiterer Aspekt der ethischen Grundsätze liegt in der **Beziehungsgestaltung** in den Interviews, welche gerade in der Konstellation der gemeinsam geteilten Homosexualität im Besonderen zum Tragen kommt. In der überwiegenden Anzahl der Interviews mit den pflegebedürftigen lesbischen Frauen und schwulen Männern wurde den Interviewern und der Interviewerin das „Du" angeboten. Damit ging ein Stück der professionellen Distanz oder auch der Abgrenzung zwischen Interviewer/Interviewerin und den Interviewten verloren. Dieser vermeintliche Distanzverlust wurde jedoch bewusst in Kauf genommen, da eine Ablehnung des „Du" zu einer weit größeren Distanz hätte führen können. Es war in früheren Zeiten und ist heute zum Teil noch üblich, sich unter Gleichgesinnten, selbst unter sich zunächst fremden Lesben und Schwulen zu duzen. Somit war das Zulassen des „Du" hilfreich für die Öffnung der Interviewten, da eine Ablehnung als Brüskierung oder auch als bewusste Distanzierung von dem Gegenüber als homosexueller Mensch hätte aufgenommen werden können.

Im Anschluss an das Interview wurden die Proband_innen gebeten, mittels einer **Einwilligungserklärung** die erhobenen Daten für den Forschungsprozess freizugeben. Bei denjenigen Interviewproband_innen, von denen die Forschenden aufgrund ihrer Nachfrage im Vorfeld wussten, dass ein gesetzliches Betreuungsverhältnis besteht, wurde im Einverständnis der potenziellen Interviewproband_innen Kontakt zur rechtlichen Betreuungsperson aufgenommen, um die Geschäftsfähigkeit der Proband_innen abzuklären. Keine der interviewten pflegebedürftigen lesbischen Frauen und schwulen Männer erwiesen sich als nicht geschäftsfähig.

Grundlage des betriebenen **Datenschutzes** in dieser Forschungsarbeit bilden das Bremische Datenschutzgesetz vom 02.12.2010 respektive in seiner im Laufe des Forschungsprozesses aktualisierten Form vom 02.07.2013 (Freie Hansestadt Bremen 2013), das Konzept der Arbeits- und Koordinierungsstelle Gesundheitsforschung (AKG) Bremen zur Ethik und zum Datenschutz im Kontext qualitativer Forschung vom 08.12.2009 (Müller et al. 2009) sowie der dazugehörige und vom AKG und dem

---

112 Siehe Anhang.

Institut für Public Health und Pflegeforschung (IPP) mitentworfene Leitfaden zum Umgang mit Interviewpartner_innen (Baumgärtner et al. 2009). Ein besonderes Augenmerk in dieser Forschungsarbeit lag in der **Übermittlung personenbezogener Daten**. Es wurden keine personenbezogenen Daten digital übersandt. Auch wurden die Transkripte nicht digital versandt. **Digital übermittelt** zwischen den beiden Forschenden wurden hingegen im Laufe des Forschungsprozesses entwickelte Codes und Memos zu dem analysierten Datenmaterial. Ein solcher digitaler Versand war notwendig, um ein gemeinsames Arbeiten am Material an den unterschiedlichen Wohnorten der Forschenden zu gewährleisten. Zur **Datensicherung** sind die Audioaufnahmen der Interviews ebenso wie auch weitere personenbezogene Daten bei den Forschenden unter Verschluss in ihren privaten Wohnräumen. Mit den unterschriebenen Einwilligungserklärungen wurde den Interviewproband_innen schriftlich die **Vernichtung der Originaldaten** im Zeitraum von einem Jahr nach dem Abschluss der vorliegenden Forschungsarbeit zugesichert. Entgegen der Empfehlung der Deutschen Forschungsgemeinschaft (DFG), nach der die Originaldaten zehn Jahre aufbewahrt bleiben sollen (Müller et al. 2009, S. 6), haben sich die Forschenden für einen Zeitraum von einem Jahr entschieden. Diese Entscheidung hängt zum einen mit der Lagerung der Daten im persönlichen Wohnraum der Forschenden zusammen, vor allem aber war eine Zusicherung einer zeitnahen Vernichtung der Daten ein wichtiger Aspekt für die Bereitschaft der Proband_innen, sich interviewen zu lassen. Das **Löschen der digitalen Daten**, der Audiodateien, der digitalen Originaldaten sowie der E-Mails im Kontext des Forschungsprozesses erfolgt nach der Orientierungshilfe „Sicheres Löschen magnetischer Datenträger" des Arbeitskreises Technische und organisatorische Datenschutzfragen der Konferenz der Datenschutzbeauftragten des Bundes und der Länder (Müller et al. 2009, S. 9–11).

Vor Beginn der Datenerhebung haben sich die Forschenden mit der Frage der Notwendigkeit eines **Ethikantrags** auseinandergesetzt und diese auf folgender Grundlage verneint: Ein Ethikantrag wird nach den Richtlinien der Ethikkommission der Universität Bremen (Universität Bremen 2013) dann gestellt, wenn bei einem Forschungsvorhaben eine Verletzung der physischen und psychischen Integrität der Befragten oder eine Verletzung von Gemeinschaftsgütern droht. Letzteres spielt in dieser Forschungsarbeit keine Rolle. Bezüglich der Verletzung der physischen und psychischen Integrität gingen die Forschenden davon aus, dass es bei den befragten pflegebedürftigen lesbischen Frauen und schwulen Männern nicht der Fall sein wird. Die Zielgruppe der befragten Pflegefachkräfte spielte bei dieser Frage eine marginale bis keine Rolle. Zu der Überzeugung einer ausbleibenden oder nicht vorhandenen Bedrohung der physischen und psychischen Integrität kamen die Forschenden nicht zuletzt aufgrund der Fragestellung und der Interviewführung. Beides ist aufgrund des Forschungsdesigns in dieser Forschungsarbeit problemzentriert auf den Übergang in die Pflegebedürftigkeit ausgerichtet. Das unterscheidet diese Forschungsarbeit von biografischen Studien, in denen die Vulnerabilität der befragten Zielgruppe vor dem Hintergrund traumatischer Diskriminierungs- und Ausgrenzungserfahrungen eine sehr große Rolle spielt. Auch spielte das *Sampling* für die Entscheidung der Forschenden eine Rolle. Es wurden erwachsene, vorwiegend ältere und alte homosexuelle Menschen befragt, die mündig sind, und mit ihrer jeweiligen Identitätskonstruktion freiwillig der Teilnahme an dieser Forschungsarbeit zustimmten. Das bedeutet u. a., dass obwohl einige Befragte in ihrem Pflegesetting nicht offen als homosexuelle Menschen leben, so haben sie sich doch für die Teilnahme an dieser Forschungsarbeit entschieden. Das lässt auf ein Eigeninteresse der Proband_innen wie auch auf deren Festigung in ihren jeweiligen Identitätskonstruktionen schließen.

4.4 Akquise, Datenerhebung und Stichprobenbeschreibung

Folgend werden die Feldzugänge und die Akquise der pflegebedürftigen Interviewproband_innen wie auch die der Pflegefachkräfte beschrieben. Abschließend werden die Stichproben der jeweiligen Gruppen jeweils detailliert beschrieben und in ihren anonymisierten soziodemokratischen Daten tabellarisch dargestellt.

4.4.1 Feldzugang Pflegebedürftige

Wie bereits im Kontext des Untersuchungsfelds beschrieben, subsumiert der **Begriff der „Pflegebedürftigkeit"** aus pragmatischen Gründen auch diejenigen wenigen, die zum Zeitpunkt der Interviewführung nicht pflegebedürftig im Sinne der Pflegeversicherung waren, jedoch auf Hilfe und/oder Betreuung angewiesen waren und/oder in Einrichtungen des Betreuten Wohnens lebten, beides Situationen, aus denen sich eine altersbedingte Abhängigkeit ergibt, die für diese Forschungsarbeit von Interesse ist. Wie im Kapitel 4.2 zur Stichprobenauswahl beschrieben, wurden bezüglich der Zielgruppe der pflegebedürftigen lesbischen Frauen und schwulen Männer all die Interviews geführt, die sich boten und die zum *Sampling* passten. Grundlage hierfür war eine breit angelegte **Öffentlichkeitsarbeit** in mehreren Schritten respektive ineinander wirkenden Vorgehensweisen. So wurden **Pressemitteilungen** verschickt, **Flyer** gedruckt und ausgelegt, **Internetaufrufe** gestartet, **E-Mails** verschickt, **Briefe** an Pflegedienstleitungen von Einrichtungen der ambulanten und stationären Altenhilfe verschickt und zahlreiche **Telefonate** mit Pflegedienstleitungen geführt. Mit diesen Maßnahmen zum Teil verschränkt wurden **Einrichtungen der LSBTI-*Community*** angesprochen sowie die jeweiligen **Netzwerke der Forschenden** genutzt, um für eine Unterstützung zu werben. Auch haben die Forschenden für ihre Zwecke der Öffentlichkeitsarbeit und der Akquise unterschiedliche **Fachveranstaltungen** genutzt.

Diese Pressemitteilung wurde in Abständen von einigen Monaten zweimal an einen selbst im Internet recherchierten und zusammengestellten bundesweiten Verteiler der überregionalen und regionalen Tagespresse verschickt (ca. 50 E-Mails), wie auch an die Fachpresse der Pflege, bspw. Pflegezeitschriften, und nicht zuletzt an die Print- und Onlinemagazine der LSBTI-Medien (ca. 20 E-Mails). Mit dem Versand der Pressemitteilung einher gingen Aufrufe, in denen bspw. um die Aufnahme des Aufrufs in die Online- und Print-Ausgaben spezifischer LSBTI-Medien geworben wurde. Auch wurden Einrichtungen der LSBTI-*Community* gewonnen, die den Aufruf auf ihre jeweilige Homepage übernahmen. Zusätzlich wurden private Verteiler wie bspw. Facebook und E-Mail-Verteiler für den Aufruf genutzt. Was die Einrichtungen und Online- und Print-Medien der LSBTI-*Community* anging, so konnten die Forschenden zum einen auf Kontakte aus der eigenen beruflichen und ehrenamtlichen Arbeit in dieser *Community* zurückgreifen, zum anderen auf Kanäle ihnen wohlgesonnener LSBTI-Einrichtungen, die den Aufruf über ihre Verteiler versandten. Weil die Zahl lesbischer Interessierter einige Monate gering blieb, schalteten die Forschenden 2013 in der Frauenzeitschrift EMMA eine Kleinanzeige zur Teilnahme mit ihren Kontaktdaten. Drittens erstellten die Forschenden eine Liste aller bekannten Einrichtungen der LSBTI-*Community*, denen sie jeweils mit einer persönlichen Mail den Aufruf zukommen ließen (ca. 500 Vereine, Einrichtungen etc., zwei bis drei zeitlich versetzte E-Mails). Eine wichtige Quelle für Letzteres waren u. a. Konnys Lesbenseiten[113], ein privat gepflegter Internetauftritt, der so gut wie alle Einrichtungen, Organisationen und Gruppen der LSBTI-*Community* nach Postleitzahlen sortiert auflistet.

Parallel zu o. g. Maßnahmen erstellten die Forschenden einen **Flyer** (s. Anhang) als Aufruf zur Akquise von pflegebedürftigen lesbischen und schwulen Interviewproband_innen in einer Gesamtauflage von 8.750, verteilt über einen Zeitraum von zwei Jahren. Diese Flyer wurden über persönliche Kontakte verteilt und per Post an bundesweit alle Einrichtungen der LSBTI-*Community* zur dortigen Auslage versandt. Auch wurde dieser Flyer den Briefen (s. u.) an ausgewählte Einrichtungen der ambulanten und stationären Altenhilfe beigelegt. Über die eigene Internetrecherche stellten sich die Forschenden einen Verteiler annähernd aller Träger ambulanter und stationärer Pflegeeinrichtungen in allen Bundesländern zusammen, welchen sie mit o. g. Aufruf bedienten (ca. 1.800 Einrichtungen, mit zwei bis drei zeitlich versetzten E-Mails). Für Ballungszentren, wie die Städte Hamburg und Köln, in denen die Forschenden wohnen, aber auch für Berlin, Hannover, Kiel, Mainz, Frankfurt am Main und München recherchierten die Forschenden zusätzlich die jeweiligen Pflegedienstleitungen aller im Internet auffindbaren Pflegedienste und stationären Pflegeheime, um diese postalisch mit einem **persönlichen Brief** anzuschreiben. Den Briefen wurden ebenfalls Flyer beigelegt, und es wurden den Briefen nachfolgende **Telefongespräche** angekündigt. Etwa zwei Wochen nach diesem Versand suchten die Forschenden den telefonischen Kontakt zu den Pflegedienstleitungen der entsprechenden Einrichtungen in den genannten Städten (allein hierfür ca. 200 Briefe und Telefonate).

Als **Resümee** dieser breit angelegten und sehr aufwendigen wie auch kostspieligen Akquise-Bemühungen muss festgehalten werden, dass die Forschenden zwar eine größtmögliche Öffentlichkeit für ihre Forschungsarbeit erreichten, jedoch über diese Maßnahmen nur ein geringer Anteil der pflegebedürftigen Interview-

---

113 Online verfügbar unter http://www.lesben.org/, zuletzt geprüft am 25.02.2018.

proband_innen erreicht wurde. Es kann nicht ausgeschlossen werden, dass über diese Maßnahmen ggf. eine indirekte, für die Forschenden nicht direkt erkennbare Sensibilisierung stattgefunden hat, die letztlich zu dem einen oder anderen Interview beitrug.

Als einen möglichen Grund für das geringe Gelingen der Akquise von pflegebedürftigen Interviewproband_innen über die bis hierher beschriebenen Wege sehen die Forschenden – neben weiteren möglichen unbekannten Gründen – eine Korrelation mit ihren Erfahrungen aus den o. g. Telefonaten mit Pflegedienstleitungen. Eine grundsätzlich ablehnende Haltung war für die Forschenden in diesen Telefonaten nur selten zu spüren. Vielmehr zeigte sich in den meisten Telefonaten ein großes Interesse bis hin zu einem in den Telefonaten einsetzenden Reflexionsprozess, sich über dies wichtige Thema der Pflege von homosexuellen Menschen bisher nie Gedanken gemacht zu haben. Nur wenige lehnten unter dem Verweis, nicht für die Gruppen zuständig zu sein, wichtigere Alltagsthemen zu besitzen oder keine Relevanz für die Altenpflege zu erkennen, eine Unterstützung des Aufrufs ab. Für die Akquise von Interviewpartner_innen und darüber hinaus für diesen Forschungsprozess von großem Interesse waren die angegebenen Begründungen nicht möglicher Hilfeleistungen. Nicht selten fielen in den Telefonaten Sätze wie „bei uns sind die Menschen alt und krank, das betrifft sie nicht mehr" oder auch „bei uns leben keine homosexuellen Menschen in der Einrichtung". Erstere Aussage hat zwei Dimensionen, sie weist zum einen auf eine **Gleichsetzung von Homosexualität und Sexualität** hin, womit den Menschen die eigene Identität als homosexueller Mensch abgesprochen wird, da davon ausgegangen wird, dass keine sexuellen Bedürfnisse mehr vorliegen. Die zweite Dimension liegt darin, dass in der altersbedingten Pflegebedürftigkeit von einer **Bedeutungslosigkeit der homosexuellen Identitäten** ausgegangen wird. Vergleichbare Argumentationen wären gegenüber heterosexuellen Menschen nicht denkbar. Die zweite Aussage, dass in ihren Einrichtungen keine homosexuellen Menschen leben, oder in ambulanten Pflegediensten keine betreut werden, deutet auf die noch immer verbreitete **Unsichtbarkeit homosexueller Menschen im Pflegesetting** hin, die im empirischen Teil dieser Arbeit ausgiebig thematisiert werden wird, da sie eine wichtige Kategorie der Theoriebildung darstellt.

Letztlich erfolgreich für die Akquise der pflegebedürftigen lesbischen und schwulen Interviewproband_innen war die **Ansprache von Akteur_innen und Einrichtungen der LSBTI-*Community*.** Überwiegend über Personen, die sich dem Anliegen dieser Forschungsarbeit annahmen, konnten die zu interviewenden pflegebedürftigen lesbischen Frauen und schwulen Männer gefunden werden. Wie oben bereits angemerkt, kann nicht gesagt werden, inwieweit die genannten Maßnahmen der Öffentlichkeitsarbeit zudem sensibilisierend förderlich waren. Besonders wirksam waren persönliche Ansprachen von Personen aus den jeweiligen oder früheren haupt- und ehrenamtlichen Kontexten der Arbeit der Forschenden in der LSBTI-*Community* sowie auch die über ihre Kontakte aus früheren beruflichen Verbindungen zur Pflege. So konnten über die jeweiligen persönlichen Netzwerke der Forschenden o. g. **Schlüsselpersonen** gefunden werden, die jeweils über ihre

Kontakte halfen, entsprechende Interviewproband_innen zu finden. Persönlich kontaktiert wurden auch die in Deutschland zahlreich vorhandenen **lesbischen und schwulen Senior_innengruppen**.

Ebenso wie die Schlüsselpersonen bildete die **Teilnahme an Fachveranstaltungen** der LSBTI-*Community* einen wichtigen Multiplikator für die Verbreitung und auch für die Akquise von Interviewproband_innen. Die Forschenden nahmen hierbei sowohl als Referenten wie auch zum Teil als Gäste an zahlreichen Veranstaltungen teil und warben um Unterstützung. Als Beispiel sei hier die Posterpräsentation im Rahmen des LSBTI-Wissenschaftskongresses der Bundesstiftung Magnus Hirschfeld[114] im November 2013 in Berlin genannt, welche nicht nur zur Vorstellung des wissenschaftlichen Forschungsvorhabens, sondern auch für das Netzwerken und das Werben um Unterstützung genutzt wurde.

Der Gesamtzeitraum der beschriebenen Öffentlichkeitsarbeit liegt bei ca. zwei Jahren (Sommer 2010 bis Sommer 2012) und der parallel verlaufende Prozess der persönlichen Ansprache benötigte einen Zeitaufwand von etwa vier Jahren (Sommer 2010 bis Sommer 2014), bis die Akquise von pflegebedürftigen lesbischen Frauen und schwulen Männern mit einer Anzahl von **32 geführten und verwendbaren Interviews** von den Forschenden abgeschlossen wurde.

4.4.2 Feldzugang Pflegefachkräfte

Mit dem **Begriff der Pflegefachkraft** wurde eine Eingrenzung durch die Forschenden vorgenommen. Diese begründet sich nicht allein in deren pflegefachlicher Qualifikation, sondern auch in den damit verbundenen pflegepraktischen und -organisatorischen Kompetenzen im Pflegealltag. Zum Beispiel fallen die Erhebung und Durchführung einer Pflegeplanung und deren kommunikative Vermittlung, die einen pflegebedürftigen Menschen betreffen, in den zugeordneten Verantwortungsbereich einer dreijährig examinierten Altenpflege- oder Gesundheits-/Krankenpflegekraft.

Anders als bei der Stichprobenauswahl der gleichgeschlechtlich liebenden Pflegebedürftigen erfolgte wie in Kapitel 4.2 beschrieben eine **gezielte Suche nach Pflegefachkräften** als Interviewteilnehmer_innen. Das erforderte eine andere Herangehensweise in der Akquise, wenngleich auch damit zu rechnen war, dass die Anzahl von bereitwillig zum Interview zur Verfügung stehenden Pflegefachkräften mit spezifischen Erfahrungen zum Forschungsgegenstand in der Altenpflege ebenfalls nicht hoch ausfallen würde. Die Akquise für potenzielle Interviewteilnehmer_innen begann Anfang des Jahres 2013 und endete mit dem letzten Erhebungsfall bzw. Interview im Herbst 2014 (ca. **zwei Jahre**). Aus zeit- und finanzökonomischen

---

114 Online verfügbar unter http://mh-stiftung.de/2013/08/08/1-lsbti-wissenschaftskongress-gleich-geschlechtliche-erfahrungswelten-28-30-november-2013-berlin/, zuletzt geprüft am 12.06.2017.

Gründen wurde die Akquise örtlich auf die Bundesländer Berlin, Bremen, Hamburg, Hessen, Niedersachsen, Nordrhein-Westfalen und Schleswig-Holstein begrenzt. Zunächst galt es, eine Pflegefachkraft mit entsprechender Erfahrung in der praktischen Pflege von gleichgeschlechtlich liebenden Menschen in der Altenpflege zu finden. Die Forschenden entschieden sich hierfür aus Gründen der gezielten Suche im Sinne des *theoretical samplings*, nicht mit einer vergleichbar großen Öffentlichkeitsarbeit (bspw. Pressemitteilungen). Vielmehr wurden gezielt ambulante und stationäre Pflegeeinrichtungen kontaktiert, verbunden mit der Frage nach der Bereitschaft Informationsmaterial zur Akquise für eine Teilnahme an dieser Forschungsarbeit an die Mitarbeitenden auszuteilen. Hierzu wurden insgesamt ca. 70 **E-Mails** verschickt und ca. 50 **Telefonate** geführt. Innerhalb weniger Wochen erfolgte die erste Zusage einer Pflegefachkraft für ein Interview. Entsprechend der fortschreitenden Datenanalyse in Wechselwirkung mit dem *theoretical sampling* erfolgte sukzessive die Akquise und die Hinzunahme weiterer Interviews, sodass insgesamt **elf Interviews** von den Forschenden geführt werden konnten.

4.4.3 Interviewführung

Für das Erstellen beider **Leitfragebögen**[115] der Interviewführung, sowohl für die problemzentrierte Befragung der pflegebedürftigen lesbischen Frauen und schwulen Männer wie auch den für die Expert_inneninterviews mit den Pflegefachkräften, wurde das **SPSS-Verfahren** nach Cornelia Helfferich (2009) verwendet. Das Kürzel „SPSS" weist auf die methodischen Schritte eines solchen Erstellens hin: **S**ammeln, **P**rüfen, **S**ortieren und **S**ubsumieren von Aspekten des Untersuchungsfelds.

Auch wenn die **Interviewführung** anhand von Leitfragebögen vorstrukturiert wurde, so wurde doch das individuelle Erzählverhalten der Interviewproband_innen, insbesondere der pflegebedürftigen lesbischen Frauen und schwulen Männer, berücksichtigt, um so eigene Perspektiven der Befragten in den Vordergrund zu stellen. So haben viele dieser Proband_innen weitreichende biografische Erzählungen in ihre narrativen Erzählungen einfließen lassen, was von den Interviewern und von der Interviewerin nicht unterbrochen wurde. Auch wurde akzeptiert, wenn einzelne Themen, wie bspw. die körperliche Sexualität, nur marginal oder gar nicht beantwortet wurden.

Für die Interviewsituationen wurden **geschützte Räume** in der unmittelbaren Räumlichkeit der Pflegebedürftigen geschaffen, bspw. im Bewohner_innenzimmer in stationären Einrichtungen oder in der privaten Wohnung in der ambulanten Pflege. Hierfür wurden die Wünsche der Interviewproband_innen berücksichtigt. Bei den befragten Pflegefachkräften wurden in der Regel Dienstzimmer oder andere geschützte Räume ihrer Arbeitsstätte genutzt. Vor Beginn der Interviews mit den Pflegebedürftigen wie auch mit den Pflegefachkräften wurde den Interviewproband_innen die **Anonymisierung der Daten** und die **Schweigepflicht** der Inter-

---

115 Siehe Anhang.

viewer/in[116] zugesichert. Auch wurde auf die rein wissenschaftliche Verwendung der Daten hingewiesen. Nach der Klärung dieser Formalien und nach verbaler oder nonverbaler Zustimmung (bspw. Kopfnicken) der Proband_innen wurde das Aufnahmegerät gestartet.

Zum Einstieg in die Interviews bedankten sich die Interviewer/in bei den Proband_innen für die Teilnahme an dieser Forschungsarbeit. Dem **Dank** folgte ein organisatorischer Hinweis zum Ablauf des Interviews, um den Proband_innen damit eine Orientierung zu geben. Sie wurden darüber informiert, dass das Interview ein bis zwei Stunden dauern könnte und dass es aufgenommen wird. Zur weiteren Orientierung wurden sie auf die Rolle der Interviewer/in hingewiesen, die im Interview wenig sprechen und Gesagtes nicht kommentieren und auch keine Fragen beantworten werden. Der Hinweis auf diese ungewohnte **Gesprächsasymmetrie** war insbesondere für die älteren und alten Pflegebedürftigen wichtig, um zum einen dialogische Gesprächssituationen zu vermeiden. Zum anderen sollte die aus dieser Asymmetrie erwartbare Irritation weitestgehend abgemildert werden. Wie sich in einigen mit den Pflegebedürftigen geführten Interviews zeigte, fiel den Proband_innen diese Rolle schwer, da diese Art der Kommunikation des Fragens und Erzählens für sie ungewohnt war, und sie gerne in ein Gespräch eingestiegen wären.

Bevor mit der ersten Frage begonnen wurde, erfolgte nochmals ein detaillierter Hinweis auf die Anonymisierung der Daten. Die Proband_innen wurden über die Verschriftlichung der Interviews (Transkription) informiert, und ihnen wurde versichert, dass hierbei Namen und Orte sowie andere Aspekte im Interview, die auf ihre Identität hinweisen könnten, ersetzt werden, damit keine Rückschlüsse auf ihre Person möglich sind. Auf diese Weise sollen keine personenbezogenen Daten in die anschließende wissenschaftliche Auswertung der Interviews gelangen. Zur weiteren Orientierung wurden die Proband_innen darüber informiert, dass sie nicht alle Fragen beantworten müssen, wenn sie das nicht möchten, und dass sie hierfür keine Begründung abgeben müssten. Auch wurde ihnen zugesichert, das Interview zu jeder Zeit und an jeder Stelle unterbrechen oder auch abbrechen zu können, wenn es ihr Wunsch sei. Auch das musste nicht begründet werden.

Nach diesen formalen Hinweisen zum Umgang mit den Daten und mit den persönlichen Befindlichkeiten der Interviewproband_innen, folgte nochmals ein kurzer Abriss dessen, worum es in der Forschungsarbeit geht. Die Forschenden haben hierfür das vorab verschickte oder zu Beginn vorgelegte **Informationspapier** in einem Satz skizziert. Dieser Skizzierung folgte die Frage, ob die Proband_innen sich ausreichend informiert fühlen, oder ob es noch Fragen gäbe.

Für den Fall von Nachfragen haben die Forschenden zwei etwas weiter gehende Sätze vorformuliert, um die Proband_innen über die o. g. Skizzierung hinaus

---

116 Wenn folgend die Begrifflichkeit der „Interviewer/in" genutzt wird, dann geht es um die beiden männlichen Interviewer und um die weibliche Interviewerin. Wird jeweils die männliche oder die weibliche Schreibweise genutzt, geht es um Interviewsituationen der männlichen oder weiblichen Interviewführung.

zu informieren. Diese kamen bei nur wenigen Proband_innen zum Einsatz. Für den Fall, dass darüber hinaus noch **Fragen** oder gar **Diskussionsbedarf** bestand bzw. sich entwickelte, sollten die Proband_innen auf die Möglichkeit hingewiesen werden, nach dem Interview alle weiteren Fragen stellen zu können. Das Angebot wurde von nur einer befragten Pflegefachkraft und einigen Pflegebedürftigen wahrgenommen. Jedoch hatten nach dem Interview die meisten Proband_innen von ihrer Seite keinen Bedarf mehr, da sich im Interview alle Fragen geklärt hatten. Einige Proband_innen stellten im Anschluss an das Interview darüber hinaus Fragen zu speziellen oder integrativen Pflegeeinrichtungen oder zur Pflegeausbildung. Ziel dieser kurzen Erklärungen war, die Proband_innen so weit wie nötig zu informieren, jedoch so wenig wie möglich inhaltliche Stichwörter als Präkonzeptionen vorzugeben. Es ging den Forschenden darum, ihnen ausreichende Informationen zu geben, um ihre Bereitschaft am Interview zu fördern, jedoch eine Lenkung oder Beeinflussung durch zu viele Informationen zu vermeiden.

Bei der Interviewführung wurden die **Leitfragen** in der Regel in der formulierten Reihenfolge gestellt. Zu Abweichungen kam es in den Interviewsituationen dann, wenn einzelne Aspekte bereits unter anderen Fragen ausreichend erläutert wurden, oder wenn sich Fragen erübrigten, weil sie, wie sich zeigte, nicht zutrafen. Letzteres spielte bspw. dann eine Rolle, wenn – wie im Fall einer befragten pflegebedürftigen lesbischen Frau – die Pflege von einer nahen Angehörigen übernommen wurde. In diesem Fall erübrigten sich Fragen im Kontext des Umgangs und der Wahrnehmung Pflegender eines ambulanten Pflegedienstes.

Ein Abweichen von der vorgefassten Fragestellung respektive einer Abänderung auch im Sinne einer Unterbrechung der Reihenfolge erfolgte insbesondere dann, wenn von den Interviewproband_innen irritierende Äußerungen kamen oder weiterführende Aspekte angesprochen wurden. Nur so konnte sichergestellt werden, den Proband_innen ausreichend Raum für ihre Narrationen zu geben. Denn, so in Anlehnung an Cornelia HELFFERICH, zwar im Kontext biografischer Interviews, es sollte in den Interviews nicht darum gehen, die Erwartungen der Interviewer/in respektive der Forschenden zu erfüllen, sondern vielmehr darum, die Erlebenswelt der Interviewproband_innen zu erfassen (Helfferich 2009, S. 58).

Wenn aus Sicht der Interviewer/in Aspekte nicht ausreichend angesprochen schienen, wurden entsprechende, im Leitfragebogen formulierte, **konkrete Nachfragen** gestellt. Wenn es auch damit nicht gelang, das Thema der jeweiligen Leitfrage erschöpfend beantwortet zu bekommen, konnten die Interviewer/in auf ebenso im Leitfragebogen formulierte **Aufrechterhaltungsfragen** zurückgreifen. Es war hierbei die jeweilige Entscheidung der Interviewer/in, ob sie in der Interviewsituation der Ansicht waren, die gegebenen Antworten seien ausreichend oder sollten vertieft werden. Um das entscheiden zu können, war es nötig, die Interviewproband_innen nicht nur im Hinblick auf das gesprochene Wort, sondern auch ihre nonverbalen, besonders jedoch ihre **emotionalen Reaktionen** im Blick zu haben, um eine Überforderung zu erkennen. Auch war es wichtig zu erkennen, ob die Frage aus Sicht der Interviewproband_innen ausreichend beantwortet war oder keine Aussicht bestand, tiefer gehende Fragen beantwortet zu bekommen.

Das betraf bspw. Fragen zur Sexualität, die für einige wenige Proband_innen mit wenigen Sätzen aus deren Sicht ausreichend beantwortet waren. Der Duktus der Antworten gab den Interviewern/der Interviewerin einen als solchen deutbaren Hinweis, nicht mehr weiter zu fragen. Es galt für die Interviewer/in generell den Grat zu bewandern zwischen dem, was an Rückfragen möglich schien, und dem, was zu einer Überforderung insbesondere der älteren und/oder schwerstpflegebedürftigen Proband_innen und damit zu deren Entmutigung oder Ermüdung hätte führen können. Die Interviewer/in wollten vermeiden, ein Gefühl der Unzufriedenheit aufkommen zu lassen. Das gelang leider nicht immer. Wenn ein solches Gefühl bei den Interviewproband_innen aufkam, reagierten die Interviewer/in mit anerkennenden und aufmunternden Worten im Hinblick auf die bisherigen Antworten, um sie so zu ermutigen, sich nicht der **Weiterführung** des Interviews zu verschließen.

Anders als bei den befragten Pflegebedürftigen gingen die Interviewer bei den Pflegefachkräften bezüglich der Nachfragen offensiver vor, wenn sie den Eindruck hatten, die gestellten Fragen seien nicht ausreichend beantwortet. Diese Vorgehensweise leiteten die Interviewer aus dem Expert_innenstatus der befragten Pflegefachkräfte ab. Im Unterschied zu den Pflegebedürftigen, die über ihre eigene Betroffenheit befragt wurden, ging es bei den Pflegefachkräften darum, aus ihrer professionellen Perspektive auf die Betreuung und Pflege homosexueller Menschen sowie auf die Gestaltung des Settings dieser Betreuung und Pflege zu schauen.

Wie bereits in Kapitel zu den **ethischen Grundsätzen** aufgeführt und erläutert, mussten nur zwei Interviews mit Pflegebedürftigen abgebrochen werden. Beide Interviews wurden für diese Forschungsarbeit nicht verwendet. Alle anderen Interviews konnten bis zum Ende durchgeführt und auch der Datenanalyse zugeführt werden. Die Interviewer/Interviewerin versuchten, die oben angeführte Gesprächsasymmetrie in den Interviews auszuhalten, und hielten sich mit eigenen Bemerkungen zurück, seien sie verbal oder nonverbal, um das Gesagte nicht zu kommentieren. Jedoch versuchten sie jeweils mit **nonverbalen Gesten** wie durch Kopfnicken oder mit verbalen Partikeln wie „mhm" den Interviewten zu vermitteln, ihnen zuzuhören, um so den Redefluss zu fördern und auf die Beziehungsgestaltung positiv einzuwirken. Ebenso wurden nonverbale Gesten der zustimmenden oder fragenden Blicke eingesetzt. In Situationen, in denen die Interviewten Fragen an die Interviewer/in richteten, wurden sie mit einer Antwort auf den Zeitpunkt nach dem Interview verwiesen. Etwas anders stellte sich die **Rolle der Interviewer/in** in den Interviews dar, bei denen ein Partner/eine Partnerin oder auch bspw. ein Sozialarbeiter mit dabei war. In diesen Interviews mussten die Interviewer/in zum Teil eine klärende Funktion einnehmen. Insbesondere bei Partner_innen wurde es vonseiten der Interviewer/in zwar nicht forciert, aber ermöglicht, dass diese sich in das Interview aktiv einbringen und ihre Sicht auf die gestellten Fragen berichten konnten. Das musste im Interview als solches kommuniziert werden, insbesondere an Stellen, wo zwischen dem/der Pflegebedürftigen und der Partnerin/dem Partner Unsicherheiten aufkamen, wer denn nun antworten solle oder wolle. Fokussiert in der Fragestellung wurde im Interview die Situation der/des Pflegebedürftigen. Die Interviewer/in lösten diese Unsicherheit jeweils auf, indem sie beide oder situationsbedingt jeweils eine Person aufforderten, ihre Sicht zu erläutern. Bei anderen Personen, wie bspw. einem anwesenden Sozialarbeiter, hingegen war eine aktive Beteiligung am Interview nicht vorgesehen.

Mit der zuletzt gestellten offenen Frage bekamen die Interviewproband_innen die Möglichkeit, Aspekte einzubringen, die aus ihrer Sicht noch nicht oder noch nicht ausreichend angesprochen wurden. Das nutzen einige Proband_innen für ihre persönlichen Eindrücke und Haltungen zur Thematik, andere hatten hier nichts mehr hinzuzufügen. Vor dem Ausschalten des Aufnahmegerätes wurden die Proband_innen darauf hingewiesen, dass alles, was nach dem Ausschalten gesagt werde, nicht mehr für das Interview verwendet werden könne. Nur in einem Fall wurde mit Erlaubnis des Probanden das Aufnahmegerät nochmals eingeschaltet, um einen wichtigen Aspekt tiefer gehend zu erläutern. In Einzelfällen gaben die pflegebedürftigen Interviewproband_innen im Nachgespräch Informationen preis, die für diese Forschungsarbeit von Relevanz erschienen. In diesen Fällen wurden die Proband_innen um ein **mündliches Einverständnis** gebeten, diese Informationen verwenden zu dürfen. Die entsprechenden Informationen wurden im Biografiebogen mit dem Hinweis auf die mündliche Zustimmung zur Verwendung dokumentiert. Nach dem Ausschalten des Aufnahmegerätes wurden die Interviewproband_innen gebeten, **Einverständniserklärungen** zur Verwendung der Daten zu unterschreiben.

Für die interviewbegleitende Dokumentation entwickelten die Forschenden einen **Biografiebogen**[117], der nach der Interviewführung gemeinsam mit den Interviewproband_innen und in deren Einverständnis ausgefüllt wurde. Anhand der Bögen konnten anonymisiert formale soziodemografische und persönliche Daten über die interviewte Person festgehalten werden. Von daher mag der Begriff des Biografiebogens missverständlich sein, da aus den Daten keine Biografie abzuleiten wäre. Vielmehr handelt es sich um ein Datenprotokollblatt zum Interview. Die hierüber erhobenen Daten wurden als kontrastierender Vergleich bei der Auswahl des *theoretical samplings* im Datenerhebungs- und Datenauswertungsprozess verwendet. Ebenso wurden sie stellenweise bei der Datenanalyse mit berücksichtigt, indem sie ins jeweilige Postskript übertragen wurden, damit sie für den Prozess der Kodierung über MAXQDA besser nutzbar waren.

Zur Erfassung der Kontaktaufnahme sowie der Gestaltung der Interaktion und atmosphärischen Besonderheiten während der Interviewführung wurde unmittelbar nach jedem Interview ein **Postskript**[118] angefertigt. Die jeweiligen Postskripte wurden partiell mit in die Datenanalyse der vorliegenden Forschungsarbeit einbezogen und mit der digitalen Software MAXQDA erfasst.

---

117 Siehe Anhang.
118 Siehe Anhang.

4.4.4 Stichprobenbeschreibung Pflegebedürftige

Folgend soll die Stichprobe der 32 befragten pflegebedürftigen lesbischen Frauen und schwulen Männer anhand **ausgesuchter Merkmale** beschrieben werden. Hierbei beziehen sich die Angaben immer auf den Zeitpunkt der Interviewführung. 28 der befragten lesbischen Frauen und schwulen Männer sind pflegebedürftig. Ein männlicher Proband ist selbst pflegebedürftig und gleichzeitig als Angehöriger in die Pflege seines schwerstpflegebedürftigen Partners involviert. Zwei lesbische Probandinnen sind auf Hilfe angewiesen und krankheitsbedingt temporär selbst pflegebedürftig, woraus sich ihre Erfahrungen für die Teilnahme an dieser Forschungsarbeit speisen. Eine von ihnen befand sich im Widerspruchsverfahren zur Aberkennung der Pflegebedürftigkeit. Ein männlicher Proband lebt zum Zeitpunkt der Interviewführung in einer Einrichtung des Betreuten Wohnens, angesiedelt in einer herkömmlichen stationären Pflegeeinrichtung.

Die **Geschlechter** der Pflegebedürftigen verteilen sich auf **24 männliche** und **acht weibliche** Proband_innen. Über die Gründe für die vergleichsweise geringe Anzahl weiblicher Probandinnen können die Forschenden nur spekulieren.[119] Wie sich jedoch zeigte, war die Akquise weiblicher Interviewprobandinnen um einiges schwerer als die der männlichen Probanden. Auch gelang es, im Gegensatz zu den männlichen Probanden nicht, alte bis hochaltrige weibliche Probandinnen zu finden. Der **Altersdurchschnitt** der weiblichen Interviewprobandinnen liegt mit rund 50 Jahren um zwanzig Jahre unter dem der männlichen Probanden mit rund 70 Jahren. Damit wäre bei einer angenommenen Interviewführung im Jahr 2012 als ungefähr mittlerem Jahr des o. g. Erhebungszeitraums die durchschnittliche weibliche Probandin im Jahr 1962 und der durchschnittliche männliche Proband im Jahr 1942 geboren. Der Gesamtaltersdurchschnitt aller befragten lesbischen und schwulen Interviewproband_innen liegt bei rund 65 Jahren.

Bezüglich des **Pflege- und Betreuungssettings** werden zwei weibliche und zehn männliche Proband_innen zu Hause in ihren Wohnungen von Diensten der ambulanten Pflege betreut. Vier männliche Probanden leben in einer Pflege-WG speziell für schwule Männer, wo sie ebenfalls von einem ambulanten Pflegedienst betreut werden. Ein männlicher Proband wird in einer speziellen Einrichtung des Betreuten Wohnens für HIV-positive Männer versorgt. Eine weibliche Probandin und sieben männliche Probanden leben in Einrichtungen der stationären Altenhilfe, hiervon leben zwei männliche Probanden in Einrichtungen mit einer integrativen Öffnung für homosexuelle Menschen und/oder für Menschen mit einer HIV-Infektion. Zwei weibliche Probandinnen werden in ihren Wohnungen durch die persönliche Assistenz versorgt. Zwei weibliche Probandinnen werden von ihrer Partnerin versorgt, ebenso wie ein männlicher Proband von seinem Partner versorgt wird. Einer der befragten männlichen Probanden pflegt seinen Partner gemeinsam mit einem Pflegedienst in dessen Wohnung.

---

119 Siehe hierzu in Kapitel 4.2 zur Stichprobenauswahl.

Zur Einordnung des **Grades der Pflegebedürftigkeit** kann als messbarer Indikator auf die Pflegestufe zurückgegriffen werden. Zum Zeitpunkt der Interviewführung hatten zwölf Proband_innen die Pflegestufe I, davon waren drei weiblich und neun männlich. Bei zehn Proband_innen lag die Pflegestufe II vor, davon waren eine weiblich und neun männlich. Nur drei weibliche Probandinnen hatten die Pflegestufe III. Sechs Interviewproband_innen hatten zum Zeitpunkt der Interviewführung keine Pflegestufe, davon eine weiblich und fünf männlich. Bei einem männlichen Probanden konnte die Pflegestufe respektive das Vorliegen einer Pflegestufe nicht ermittelt werden.

Anhand der Pflegestufen als Gradmesser zeigt sich in der Stichprobe der pflegebedürftigen lesbischen Frauen und schwulen Männer nach der gängigen, mittlerweile jedoch nach dem neuen Pflegestärkungsgesetz veralteten Definition **überwiegend eine erhebliche bis schwere Pflegebedürftigkeit** (Gesetzliche Pflegeversicherung o.J. A.), bei einem nur geringen Anteil schwerster Pflegebedürftigkeit. Nach dieser Definition nicht-pflegebedürftig waren sechs Proband_innen. Jedoch spiegelt diese Skalierung einen gesetzlich definierten Rahmen wieder, der von der subjektiv empfundenen Pflegebedürftigkeit abweichen kann und deren Grad an Pflegebedürftigkeit für die Erreichung einer Pflegestufe ab Stufe I zum Zeitpunkt der Erhebung nicht ausreichte. Auch kann anhand der Pflegestufe nicht auf die Unabhängigkeit der Betreffenden geschlossen werden. So sind bspw. auch diejenigen Interviewproband_innen, die keine Pflegestufe haben, auf Hilfe und Betreuung durch bspw. Angehörige oder auch auf Beschäftigte in Einrichtungen des Betreuten Wohnens angewiesen.

Als weiterer, neben der Pflegestufe möglicher messbarer **Indikator für eine Abhängigkeit** von anderen, kann der Grad der Behinderung der pflegebedürftigen Interviewproband_innen herangezogen werden. So haben immerhin 18 Proband_innen einen Behinderungsgrad von 100 %, fünf haben einen von 80 % und nur bei Dreien liegt kein Behinderungsgrad vor. Bei Vieren ist ein möglicher Behinderungsgrad nicht bekannt und zwei befinden sich in der Phase der Beantragung.

Im Kontext der Biografien der befragten pflegebedürftigen lesbischen Frauen und schwulen Männer war für die Forschenden deren **Selbstbezeichnung** bezüglich ihrer sexuellen Identität von Interesse, welche jeweils nach dem Interview im Kontext des Ausfüllens des Biografiebogens erfragt wurde. Hierbei zeigt sich, dass sich fünf Frauen als „lesbisch" und 14 Männer als „schwul" bezeichnen. Von diesen 14 Männern nutzen zwei je nach Situation auch die Bezeichnung „homosexuell". Ein Mann bezeichnet sich rein als „homosexuell" und ein weiterer als „homophil". Die Selbstbezeichnung *„queer"* wird nur von einem Mann verwendet. Eine Frau bezeichnet sich als „bisexuell". In Anlehnung an ihre Behinderung und in der Zugehörigkeit zu einer bestimmten Gruppe lesbischer Frauen, die sich als solche bezeichnen, bezeichnet sich eine weibliche Probandin als „Krüppel-Lesbe". Zwei Männer bezeichnen sich als „normal". Drei Männer lehnen eine Selbstbezeichnung ab, bzw. verzichten darauf in ihrer Identitätskonstruktion.

Die unterschiedlichen Selbstbezeichnungen weisen auf eine Schwierigkeit hin, der sich die Forschenden im Vorfeld dieser Arbeit respektive der Interviewakquise stellen mussten. Es galt die **Frage der Benennung der gesuchten Zielgruppe** zu klären. Die Forschenden entschieden sich für die Begrifflichkeit der „gleichgeschlechtlich liebenden Frauen und Männer". Wie an den unterschiedlichen Selbstbezeichnungen zu erkennen ist, fühlte sich mit der verwendeten Begrifflichkeit eine breite Gruppe von Menschen unterschiedlicher Selbstbezeichnungen zur Teilnahme an dieser Forschungsarbeit angesprochen. Ob und bei wie vielen die verwendete Begrifflichkeit der „gleichgeschlechtlich Liebenden" zu einer Nicht-Ansprache im Sinne einer fehlenden Identifikation mit dieser Zielgruppe oder gar zu einer Ablehnung der Teilnahme führte, kann selbstverständlich nicht gesagt werden.

Was den **Beziehungsstatus** der pflegebedürftigen lesbischen Frauen und schwulen Männer betrifft, so bezeichneten sich fünf Lesben und 14 Schwule als *Single*. Drei der befragten Lesben lebten in einer Beziehung mit einer Frau, wovon zwei in einer eingetragenen Lebenspartner_innenschaft lebten. Neun der schwulen Männer leben in einer Partnerschaft mit einem Mann, wovon nur zwei angaben, verpartnert zu sein. Ein schwuler Proband ist verwitwet.

Im Hinblick auf die **Wohnorte** der Interviewproband_innen gelang es den Forschenden bis auf eine Ausnahme nicht, Interviewproband_innen aus dem ländlichen Raum zu gewinnen. Zwei Proband_innen lebten in einer Kleinstadt, 17 in einer Großstadt, zwölf in einer Millionenstadt und nur eine Probandin lebte in einer Großgemeinde. Diese Verteilung steht in Korrelation zur Akquise. Wie oben beschrieben, waren die Netzwerke der LSBTI-*Community* respektive die der Forschenden für das Finden von Interviewproband_innen maßgeblich. Hier zeigt sich das Phänomen der Dichte von LSBTI-Einrichtungen in Ballungszentren bei fast gänzlichem Fehlen entsprechender Einrichtungen in ländlichen Regionen. Auch konnten keine Interviewproband_innen aus den fünf neuen Bundesländern gefunden werden, was die Forschenden auf die dort marginale Infrastruktur von LSBTI-Einrichtungen zurückführen, welche, wie in Kapitel 4.4.1 beschrieben, maßgeblich für den größten Teil der Akquise war.

Zur **sozioökonomischen Einordnung** der befragten pflegebedürftigen lesbischen Frauen und schwulen Männer haben die Forschenden mit dem Biografiebogen die jeweils höchsten Abschlüsse, wie auch die Berufe respektive die ehemals ausgeübte Tätigkeit erfragt.

Betreffend die **Bildungsabschlüsse** zeigt sich bei den Befragten ein Feld zwischen zwei männlichen Probanden mit einem Volksschulabschluss und vier männlichen und einer weiblichen Probandin mit einem Hauptschulabschluss auf der einen Seite und einem männlichen promovierten Probanden auf der anderen Seite. Zwischen diesen beiden Polen liegen Abschlüsse der Mittleren Reife (fünf Proband_innen, zwei männlich, drei weiblich), einer Handelsschule (ein Proband) und einer technischen Hochschule (ein Proband). Bei drei Probanden liegt keine Information über den Bildungsabschluss vor. Es fällt auf, dass ein nicht geringer Anteil von 14 der insgesamt 32 befragten pflegebedürftigen Interviewproband_innen über einen Hochschulabschluss verfügt. Weiter fällt auf, dass die Verteilung ein deutliches Ungleichgewicht aufweist, während vier von acht Frauen einen Hochschulabschluss hatten, waren es nur zehn von 24 Männern. Es ist gelungen, ein breites Bildungsspektrum abzubilden, wenngleich höhere Bildungsabschlüsse überwiegen. Was die **Berufe** bzw. die ausgeübten Tätigkeiten angeht, so zeigt sich ein Gefälle der o. g. Hochschulabschlüsse zu den ausgeübten akademischen Tätigkeiten. Nur sechs der 14 Proband_innen mit Hochschulabschluss, drei Männer und drei Frauen, übten eine akademische Tätigkeit aus. Insgesamt wurden überwiegend Ausbildungsberufe wie Groß- oder Einzelhandelskaufmann/-frau, Krankenschwester oder Physiotherapeut ausgeübt. Bei den befragten schwulen Männern fällt auf, dass fünf einen selbstständigen Beruf ausgeübt haben und drei als eine Art Dienstleister in Kulturstätten tätig waren, bspw. als Administrator in einem Theater.

Dieses Verhältnis der Bildungsabschlüsse dürfte ein Spiegel der Zeiten abbilden, in denen die Befragten ihre Bildungsverläufe absolvierten. Wie es zu dem Ungleichheitsverhältnis zwischen Hochschulabschlüssen und tatsächlich ausgeübten Tätigkeiten kam, kann nur bedingt gesagt werden. Es liegt die Vermutung nahe, dass die ausgeübten Berufe/Tätigkeiten der männlichen Probanden vor dem Hintergrund ihrer Bildungsabschlüsse, sechs von zehn Männern waren trotz Hochschulabschluss nicht in akademischen Berufen tätig, auf eine schwierige Beschäftigungssituation für schwule Männer zu Zeiten des noch geltenden Paragrafen 175 StGB hinweisen. So ist ableitbar, dass ein Teil der Männer berufliche Tätigkeiten mieden, die ihnen als offen schwul lebende Männer verschlossen blieben oder in denen sie bereits durch die Vermutung homosexuell zu sein, Schwierigkeiten erwarten mussten wie bspw. in der Beamtenlaufbahn.

Im Kontext der **zur Verfügung stehenden sozialen Ressourcen** geben zwei weibliche Probandinnen an, auf die Hilfe ihrer Partnerin zurückgreifen zu können, eine weibliche Probandin kann auf ihre Mutter zurückgreifen. Bei den männlichen Probanden können drei auf die Hilfe ihres Partners zurückgreifen. Ebenso kann ein männlicher Proband auf seine Mutter zurückgreifen, ein weiterer auf andere, nicht weiter benannte, Angehörige. Bei drei männlichen und einer weiblichen Proband_in stehen schwule Freunde und lesbische Freundinnen zur Verfügung, auf die sie zurückgreifen können. Ein männlicher Proband erhält regelmäßig Besuch von einem schwulen Besuchsdienst, eine weibliche Probandin wird regelmäßig von sog. Grünen Damen besucht.

Nimmt man Hilfsdienste wie Reinigungsdienste und auch die genannten Besuchsdienste aus, kann bei einer solchen Fokussierung auf die **Unterstützung durch Freund_innnen oder Angehörige** festgestellt werden, dass insgesamt zwölf der pflegebedürftigen Interviewproband_innen keine unterstützenden Personen jenseits der Pflegenden respektive der Personen der persönlichen Assistenz (zwei weibliche Probandinnen) benennen. Weiter fällt hierbei auf, dass hiervon elf Probanden männlich sind und nur eine weiblich. Jedoch lässt die o. g. Geschlechterverteilung eine weiter gehende Interpretation der Proband_innen ohne Unterstützung durch Freund_innen und/oder Familienangehörige nicht zu, da hierfür die Vergleichsgruppierungen zu gering sind. Auch stehen bei zwei lesbischen Frauen und zwei schwulen Männern die vorhandenen Kinder nicht für die Versorgung zur Verfügung, obgleich alle vier einen emotional guten Kontakt zu ihren Kindern beschreiben.

Tabellarische Stichprobenbeschreibung der Pflegebedürftigen

Abbildung 1: Stichprobe Pflegebedürftige

Geschlecht	Alter	Hilfsbedürftig	Betreuungsbedürftig	Pflegebedürftig	Pflegesetting	Dauer der Bedürftigkeit	Pflegestufe	Behinderung
M	47	ja	ja	Ja	ambulant	17 Jahre	I	100 %
M	47	ja	ja	Ja	stationär	4 Jahre	II	100 %
M	51	ja	ja	Ja	stationär	14 Jahre	I	100 %
M	59	ja	nein	Nein	ambulant	?	II	100 %
M	61	ja	ja	Nein	-	?	II	?
M	63	ja	nein	Nein	ambulant	10 Jahre	I	80 %
M	65	ja	nein	Ja	ambulant	?	keine	100 %
M	67	ja	ja	Ja	Pflege WG	4 Monate	II	100 %
M	68	ja	ja	Ja	Pflege WG	9 Monate	I	beantragt
M	68	ja	ja	Ja	ambulant	1,5 Jahre	II	100 %
M	69	nein	nein	Nein	BW	5 Jahre	keine	keine
M	69	ja	ja	Ja	stationär	1,5 Jahre	II	100 %
M	70	ja	ja	Nein	Pflege WG	2 Jahre	II	100 %
M	76	ja	ja	Ja	BW	5 Jahre	I	beantragt
M	71	ja	ja	Ja	Pflege WG	10 Monate	I	80 %
M	73	ja	ja	Ja	Pflege WG	6 Monate	II	100 %
M	74	ja	nein	Nein	ambulant	1,5 Jahre	I	keine
M	77	ja	nein	Nein	ambulant	7 Jahre	?	?
M	77 (98)*	- (ja)	-	nein (ja)	ambulant	?	II	?

Geschlecht	Alter	Hilfsbedürftig	Betreuungsbedürftig	Pflegebedürftig	Pflegesetting	Dauer der Bedürftigkeit	Pflegestufe	Behinderung
M	81	ja	ja	Ja	stationär	7 Jahre	I	100 %
M	81	ja	nein	Nein	BW	1 Jahr	keine	keine
M	86	ja	nein	Ja	ambulant	?	keine	100 %
M	88	ja	ja	Ja	stationär	1,5 Jahre	I	100 %
M	88 (82)	ja	nein	Ja	–	8 Jahre	II	90 %
W	37	ja	ja	Ja	ambulant	?	III	100 %
W	43	ja	ja	Ja	Assistenz	dauerhaft	III	100 %
W	46	ja	nein	Ja	–	26 Jahren	I	80 %
W	60	ja	nein	Ja	ambulant	dauerhaft		100 %
W	55	ja	ja	Ja	Assistenz	20 Jahre	I	100 %
W	56	ja	ja	Ja	stationär	7 Jahre	III	?
W	55 (48)	ja	ja	Ja	–	?	II	100 %
W	57	ja	–	Ja	–	?	I	80 %

* Angaben in Klammern beziehen sich auf beim Interview anwesende Partner_innen.
** BW = Betreutes Wohnen

4.4.5 Stichprobenbeschreibung Pflegefachkräfte

Die Stichprobe der interviewten Pflegefachkräfte wird nachfolgend anhand der erhobenen soziodemografischen Daten des Biografiebogens dargestellt. Alle Angaben beziehen sich auf den Zeitpunkt der jeweiligen Interviewführung. Grundsätzlich zu beachten ist das Erhebungs-*Bias*, da mit Sicherheit nur jene Pflegefachkräfte erreicht wurden, und sich für ein Interview bereit erklärt haben, die eine gewisse Offenheit und Sensibilität zur Thematik und gegenüber homosexuellen Menschen besitzen.

Alle elf befragten Pflegefachkräfte können auf Erfahrungen in der direkten Betreuung und/oder Pflege von gleichgeschlechtlich liebenden Frauen und Männern zurückblicken. Das **Spektrum der Erfahrungen** zwischen den Proband_innen unterscheidet sich hinsichtlich der homosexuellen Gruppen, der Anzahl von homosexuellen Pflegebedürftigen und des jeweiligen Umfangs an Erfahrungen. Sechs Pflegefachkräfte gaben an, bisher ausschließlich Erfahrungen mit pflegebedürftigen Schwulen in der Altenpflege zu besitzen, vier Pflegefachkräfte haben Erfahrungen mit beiden Gruppen, wobei die Erfahrungen mit schwulen Männern diejenigen mit lesbischen Frauen weit übersteigen. Eine Pflegefachkraft hat ausschließlich Erfahrungen mit lesbischen Pflegebedürftigen. Diese Erfahrungen können sich entweder auf einen einzigen Erfahrungsfall bis hin zu mehreren Erfahrungsfällen beziehen. In der Regel bleiben die berichteten Erfahrungen auf wenige Fälle bezogen. Jene Pflegefachkräfte, die von mehreren Erfahrungsfällen erzählten, arbeiten entweder in integrativen Einrichtungen, die sich konzeptionell für pflegebedürftige Lesben und Schwule geöffnet haben, oder sind selbst homosexuell. Das heißt eine (gleiche) homosexuelle Identität oder ein integratives Pflegekonzept, ermöglichen umfangreichere Erfahrungswerte, woraus einerseits eine erhöhte Sensibilität gegenüber der Wahrnehmung von homosexuellen Pflegebedürftigen ableitbar ist und andererseits konzeptionell faktisch eine höhere Wahrscheinlichkeit besteht. Die jeweiligen Erfahrungswerte liegen entweder bereits Jahre oder Monate zurück oder sind relativ aktuell, da die homosexuellen Pflegebedürftigen von der jeweiligen Pflegeeinrichtung versorgt werden.

Die **Berufsabschlüsse** umfassen folgendes Spektrum: Fünf Pflegefachkräfte besitzen ein Examen der Gesundheits-/Krankenpflege, eine in der Kinderkrankenpflege und fünf in der Altenpflege. Ein Altenpflegeschüler, der sich im Abschluss seiner Ausbildung befand, wurde aufgrund seiner weitreichenden Erfahrungen ins *Sample* aufgenommen. Auffallend hoch ist der **Anteil der Leitungskräfte** (acht von elf Proband_innen) in der durchgeführten Stichprobe. Die Forschenden führen das darauf zurück, dass die Proband_innen häufig die ersten Personen in der jeweiligen Einrichtung waren, die den Aufruf zur Teilnahme an der Forschungsarbeit erhielten, und sich angesprochen fühlten. Es ist anzunehmen, dass zusätzlich die persönliche Bereitschaft und die organisatorische Möglichkeit der befragten leitenden Proband_innen, sich die Zeit für ein Interview im oder nach dem Arbeitsalltag einzuplanen, zur tatsächlichen Interviewteilnahme führte. Die Bemühungen der Forschenden, mehr Pflegefachkräfte ohne Leitungserfahrung und mit spezifischer Pflegeerfahrung für eine Interviewteilnahme zu gewinnen, schlugen fehl. Von den interviewten Proband_innen ohne Leitungserfahrung wurden neben der persönlichen Bereitschaft für die Teilnahme entweder eine Solidarisierung durch die eigene Homosexualität und/oder eine durch den/die Arbeitgeber_in ermöglichte Freistellung für das Interview angegeben.

Die **Geschlechterverteilung** der Proband_innen fiel in etwa paritätisch aus. Fünf der interviewten Pflegefachkräfte sind weiblich und sechs männlich. Von ihnen bezeichnen sich hinsichtlich ihrer sexuellen Orientierung fünf Personen als heterosexuell, fünf als schwul und eine als lesbisch. Da bei der Suche nach Interviewproband_innen deren Erfahrungen primär im Fokus standen, ordneten sich andere Merkmale wie die sexuelle Orientierung, Alter oder Berufsjahre unter. Es gelang den Forschenden jedoch nicht, weitere lesbische Pflegefachkräfte mit spezifischen Erfahrungen in der Altenpflege zu gewinnen. Für eine fortgeführte gezielte Suche danach hätten die Akquise und der Zeitrahmen ausgeweitet werden müssen, was aufgrund der realen Ressourcenbegrenzung nicht weiter möglich gewesen wäre. Die annähernde theoretische Sättigung hat eine solche Suche jedoch auch nicht erforderlich erscheinen lassen. Das **Altersspektrum** der interviewten Pflegefachkräfte liegt zwischen 37 und 64 Jahren. Das Durchschnittalter beträgt bei den Frauen 49 Jahren, bei den Männern 44 Jahren und insgesamt bei 46 Jahren. Die **Berufsjahre** als Pflegefachkraft umfassen durchschnittlich bei den interviewten weiblichen Probandinnen 25 Jahre, bei den männlichen Probanden 15 Jahre und zusammengenommen 20 Jahre. Die Anzahl an Berufsjahren scheint für die Anzahl der eigenen erinnerten und erzählten Erfahrungswerte der interviewten Proband_innen weniger bedeutsam zu sein. Der höchste **Bildungsabschluss** der interviewten Pflegefachkräfte besteht hälftig jeweils im Abschluss der mittleren Reife und des Abiturs.

Die **Sektoren der Altenpflegeeinrichtungen**, in denen die interviewten Pflegefachkräfte arbeiten, differieren sich wie folgt aus. Von den interviewten Pflegefachkräften arbeiteten zum Zeitpunkt der Interviewführung sieben in Einrichtungen der stationären Altenpflege und vier in der ambulanten Pflege. Eine interviewte Pflegefachkraft arbeitet sowohl in einer speziellen Einrichtung für schwule Pflegebedürftige wie zugleich bei einem integrativen Pflegedienst. Zwei Pflegefachkräfte arbeiten in Institutionen, die sich integrativ, d.h. konzeptionell explizit für die Betreuung und Pflege von homosexuellen Pflegebedürftigen geöffnet haben. Acht Pflegefachkräfte sind in Einrichtungen angestellt, die als „herkömmlich" zu bezeichnen sind. Hiermit ist eine Regelversorgung gemeint, ohne dass eine explizite **pflegekonzeptionelle Ausrichtung** oder Öffnung für Lesben und Schwule verankert ist. Zwei Pflegefachkräfte berichteten davon, in Einrichtungen angestellt zu sein, die sich integrativ für die Versorgung von HIV-positiven Pflegebedürftigen geöffnet haben. Die Größe der Einrichtungen gemessen an der ungefähren Anzahl der versorgten Pflegebedürftigen liegt zwischen 36 und 200 versorgten Pflegeleistungsempfänger_innen (durchschnittlich bei 98). Die **Größe einer Einrichtung** scheint keinen direkten Hinweis auf eine inhaltliche Verbindung zur Anzahl der Erfahrungsfälle der interviewten Pflegefachkräfte zu geben. Eventuell mag eine unterschiedlich hohe Anzahl von zu versorgenden Pflegebedürftigen sich unterschiedlich atmosphärisch und pflegeorganisatorisch auf die Versorgung aller Pflegebedürftigen und somit auf die Erfahrungsqualitäten der Proband_innen auswirken, das war aber nicht Gegenstand der vorliegenden Betrachtung. Die Arbeitsplätze der Proband_innen, also die versorgenden Einrichtungen, liegen mehrheitlich im großstädtischen Bereich. Drei interviewte Pflegefachkräfte arbeiten in Städten mit einer Einwohner_innenzahl über einer Million, sieben in Großstädten mit über 100.000 Einwohner_innen und eine Pflegefachkraft im kleinstädtischen Bereich mit bis zu 20.000 Einwohner_innen. Das lässt zwei Deutungen zu, einerseits konnten nur Pflegefachkräfte erreicht werden, die in **Ballungszentren** leben, und andererseits bildet sich über ihre Erfahrungswerte eine bestimmte Angebotsauswahl und -nutzung ab. Hinsichtlich der Einrichtungen, in denen die interviewten Proband_innen arbeiten, bildet sich ein **Verhältnis der Trägerschaft** von sieben Einrichtungen der Wohlfahrt zu vier Einrichtungen der privaten Wirtschaft ab.

Darüber hinaus gaben alle interviewten Pflegefachkräfte an, entweder im Kolleg_innenkreis und/oder im privaten Umfeld lesbische und/oder schwule Menschen zu kennen und/oder mit ihnen befreundet zu sein, was für deren Sensibilisierung spricht, aber auch einen Erhebungs*bias* zeigt.

Tabellarische Stichprobenbeschreibung der interviewten Pflegefachkräfte

Abbildung 2: Stichprobe Pflegefachkräfte

Geschlecht	Alter	sexuelle Orientierung	Berufsabschluss	Funktion	Berufsjahre	Altenpflegeinstitution	Spezialisierung der Einrichtung*	Erfahrung mit pflegebedürftigen...
w	37	heterosexuell	Krankenschwester	Pflegedienstleitung	15	stationäre Pflege	herkömmlich	Schwulen
w	37	heterosexuell	Altenpflegerin	Wohnbereichsleitung	13	stationäre Pflege	herkömmlich/integrativ f. HIV	beiden
w	48	heterosexuell	Kinderkrankenschwester	Pflegedienstleitung	27	ambulante Pflege	herkömmlich	Lesben
w	59	lesbisch	Krankenschwester	Pflegedienstleitung	39	ambulante Pflege	speziell/integrativ	beiden
w	63	heterosexuell	Krankenschwester	Pflegedienstleitung	31	ambulante Pflege	herkömmlich	Schwulen
m	37	schwul	Altenpfleger	Schichtleitung	8	(teil-)stationär	herkömmlich	Schwulen
m	38	schwul	Altenpflegeschüler	Altenpflegeschüler	3,5	stationäre Pflege	integrativ	beiden
m	44	schwul	Altenpfleger	Einsatzleitung	8	stationäre Pflege	herkömmlich/integrativ f. HIV	beiden
m	44	schwul	Altenpfleger	Altenpfleger	3	stationäre Pflege	herkömmlich/integrativ f. HIV	beiden
m	44	schwul	Altenpfleger	Wohnbereichsleitung	23	stationäre Pflege	integrativ	Schwulen
m	64	schwul	Krankenpfleger	Krankenpfleger	44	stationäre Pflege	herkömmlich	Schwulen

* Mit einem speziellen Angebot ist eine Einrichtung speziell für schwule Pflegebedürftige gemeint (eine für lesbische Pflegebedürftige existiert aktuell nicht), mit einem integrativen Angebot ist eine pflegekonzeptionelle Öffnung gegenüber Homosexuellen gemeint. Herkömmliche Angebote sehen weder ein Pflegekonzept einer Spezialisierung noch eine gezielte Integration für homosexuelle Pflegebedürftige vor.

4.5 Transkription

Bis auf zwei Interviews mit pflegebedürftigen lesbischen Frauen, die von der Interviewerin transkribiert wurden, sind alle anderen geführten Interviews von den Forschenden selbst transkribiert worden. Fast alle Interviews, sowohl mit den Pflegebedürftigen, wie auch mit den Pflegefachkräften, wurden komplett transkribiert. Nur ein Interview wurde gegen Ende des Forschungsprozesses nach vorherigem intensivem Anhören nur in für die Verdichtung der Theorie relevanten Teilen transkribiert.

Damit die Transkriptionen den Anforderungen der Auswertung nach der *Grounded Theory Methodology* sowie der texthermeneutischen Inhaltsanalyse gerecht werden, wurde von den Forschenden vorab ein eigenes **Transkriptionsschema**[120] entwickelt. Grundlage ist das Minimaltranskript des Gesprächsanalytischen Transkriptionssystems (GAT) in seiner aktualisierten Form GAT2 (Selting et al. 2009). Zur weiteren Sensibilisierung der Forschenden wurden Arbeiten zur qualitativen Empirie von Jan KRUSE (Kruse 2014, S. 349–368)[121], Udo KUCKARTZ et al. (Kuckartz et al. 2008, S. 27–29; Kuckartz 2010, S. 38–47) sowie von Arnulf DEPPERMANN (Deppermann 2008, S. 41–48) hinzugezogen. Die Anforderungen an das erstellte Transkriptionsschema lagen für die Forschenden darin, dem **wissenschaftlichen Anspruch** gerecht zu werden und so viel wie nötig, jedoch so wenig wie möglich zu transkribieren. Die Transkriptionen sollten auch für Nicht-Linguisten lesbar, vor allem aber mit der verwendeten Methodik der Datenanalyse analysierbar sein. Weitere Anforderungen lagen in der **Pseudonymisierung** und der **Anonymisierung** der Interviewproband_innen.

Insbesondere um den Anforderungen der texthermeneutischen Inhaltsanalyse gerecht zu werden, wurden lautes Ein- und Ausatmen wie auch Verzögerungssignale (Partikel der Interjektion) wie „ähm" oder „hm" in den Transkriptionen erfasst. Auch wurden Pausen, Gefühlsregungen, Positionsänderungen und Bewegungen wie bspw. „aufgeregtes Klopfen auf den Tisch" erfasst, um so auch nonverbale Aspekte der Kommunikation und Interaktion analysierbar zu machen. Es ging hierbei darum, nicht nur zu erfassen, „was" gesagt wurde, sondern auch darum, „wie" etwas gesagt wurde, und auch um das, was nicht gesagt wurde.

Die Aufnahme der Interviews erfolgte im Format des *Wavesound*, einem Format, in dem die Audiodateien später problemlos in die zur Datenanalyse verwendete Computersoftware MAXQDA übernommen werden konnten, um so die Daten mit den dazugehörigen Audiodateien zu hinterlegen. Für die Transkription der Daten entschlossen sich die Forschenden zur Verwendung der Computersoftware **f4transkript**[122]. Hierbei haben sich die Forschenden auf das Erfassen der Endzeiten der jeweiligen Absätze respektive der Segmente beschränkt. Im Sinne der Lesbarkeit und der Vereinfachung der späteren Analyse wurden die **Segmente** möglichst kurz gehalten. Die Forschenden bemühten sich, Absätze im Erzählfluss der Proband_innen zu hören und an diesen Stellen einen Segmentwechsel vorzunehmen. Auch wurden Themenwechsel der Interviewten für den Segmentwechsel genutzt.

Beim Transkribieren galt in der Regel das gesprochene Wort. Abänderungen wurden im Sinne der o. g. **Anonymisierung** vorgenommen. Das bedeutet, es wur-

---

120 Zum Einblick in das Transkriptionsschema sei auf die Online-Publikation der dieser Publikation zugrunde liegenden Dissertationsschrift verwiesen (Gerlach und Schupp 2017, S. 345–348).
121 Die gedruckte Veröffentlichung des vormals mehrfach aktualisierten Readers von Jan Kruse erfolgte im Jahr 2014. Für diese Forschungsarbeit verwendet wurde einer dieser Reader, welcher den Forschenden im Rahmen eines Workshops mit Kruse zur texthermeneutischen Inhaltsanalyse zur Verfügung gestellt wurde.
122 Zu beiden Softwareprodukten siehe online verfügbar unter https://www.audiotranskription.de/f4.htm, zuletzt geprüft am 25.02.2018.

den alle möglichen Hinweise auf die Identität der interviewten Person ersetzt, bspw. wurden Namen sowie Ortsnamen durch Bezeichnungen wie „*Frauenname*" oder „*Kleinstadt*" ersetzt. Um Ersetzungen im Transkript erkennbar zu machen, wurden diese jeweils kursiv gesetzt. Ebenfalls aus Gründen der Anonymisierung wurden Regionalismen ins Hochdeutsche überführt. Pausen und Verschleifungen wurden durch entsprechende Zeichen (s. u.) kenntlich gemacht.

Die Forschenden starteten ihre Transkriptionen mit dem unten aufgeführten Minimaltranskript nach GAT2. Sofern nötig, sollten einzelne Segmente nachträglich verfeinert werden im Sinne des Basistranskripts ebenso nach GAT2. Wie sich im Forschungsprozess jedoch zeigte, erfüllte das Minimaltranskript die nötigen Voraussetzungen, für die Datenanalyse anhand der *Grounded Theory Methodologie* wie auch für die texthermeneutische Inhaltsanalyse.

4.6 Methodologie des Forschungsprozesses

Ausgehend vom Forschungsgegenstand zählen zu einem **genderorientierten Forschen** die Befassung mit einer **theoretischen Sensibilisierung** der Forschenden mit den Merkmalen Geschlecht, *Gender* und sexueller Orientierung, die **Selbstreflexion** bestehender Präkonzepte sowie die **Reflexion von Einflussnahmen** vorgenannter Merkmale auf den Forschungsprozess.[123]

Während die Befragung der pflegebedürftigen lesbischen Frauen und schwulen Männer einem problemzentrierten Leitfadeninterview folgte, wurden mit den Pflegefachkräften Experteninterviews durchgeführt. Die Entscheidung für eine **leitfadengestützte Interviewführung** folgt den Überlegungen der Forschenden im Hinblick auf die zu befragende Zielgruppen alter und älterer pflegebedürftiger lesbischer Frauen und schwuler Männer, denen eine rein narrative Erzählstruktur alters- und/oder krankheitsbedingt Schwierigkeiten bereiten könnte. Dem soll mit einer **teilnarrativen Interviewführung** begegnet werden. Auch sollte sichergestellt werden, mit den Interviews ein breites Spektrum ihrer Lebenssituation in der Pflegebedürftigkeit abzudecken. Nach Cornelia HELFFERICH eignen sich Leitfaden-Interviews insbesondere dann, wenn es darum geht, auf der einen Seite Alltagswissen zu rekonstruieren, und wenn dabei auf der anderen Seite gleichzeitig mit dem Einbringen von Themen strukturierend eingegriffen werden soll (Helfferich 2009, S. 179). Eine weitere Strukturierung wurde von den Forschenden durch die Fokussierung der Erhebung auf die Veränderungen durch die Pflegebedürftigkeit vorgenommen, woraus der **problemzentrierte Ansatz** der Interviewführung erfolgt. Diese Entscheidung resultierte aus dem Vorwissen der Forschenden um das Erleben einer eintretenden Pflegebedürftigkeit als lebensverändernder Zäsur. Eine Konzentration auf dieses Ereignis im Interview hatte die Funktion, die gegenwärtige Lebenssituation auch anhand des Vergleichs mit der vorherigen Lebens-

---

123 Detaillierte Erläuterungen zum genderorientierten Forschen finden sich in Gerlach und Schupp (2017, S. 326–329).

situation zu analysieren, um so Verarbeitungsformen der Realität der homosexuellen Pflegebedürftigen durch das gezielte themenbezogene Nachfragen nachvollziehen zu können.[124]

Für die Befragung der Pflegefachkräfte entschieden sich die Forschenden für das Führen von sog. **Expert_inneninterviews**, um diese damit anzuleiten, aus ihrer professionellen Blickrichtung auf die Thematik der Homosexualitäten in der Altenpflege sowie auf ihre diesbezüglichen Erfahrungen und Beobachtungen zu schauen. Es ging den Forschenden darum, gezielt Wissen und Erfahrungen aus dem Feld ihres professionellen Handelns als Pflegende zu erfragen, was spezifische Erzählaufforderungen erforderte (Helfferich 2009, S. 179).

Die Auswahl der Methoden zur Datenauswertung ist u. a. Resultat eines Prozesses der intensiven Auseinandersetzung mit unterschiedlichen Ansätzen. Hierbei stand die Frage im Raum, welche Methode(n) der Auswertung den erhobenen Daten respektive der Forschungsfrage gerecht werden könnte(n). Das sahen die Forschenden durch die Verwendung der *Grounded Theory Methodology* (*GTM*) am ehesten verwirklicht. Die Entscheidung zur Anwendung der *GTM* nach Anselm Strauss und Juliet Corbin (u. a. 1994; 1996) basiert im Grunde auf der größeren Popularität dieser methodischen Ausrichtung. Die *GTM* nach Strauss und Corbin genießt in Deutschland eine weitere Verbreitung im Vergleich zu dem Ansatz von Barney Glaser. Das zeigt sich bspw. in den vorhandenen Übersetzungen der Grundlagenwerke von Strauss und Corbin sowie anhand der umfangreichen Sekundärliteratur, welche – so der Eindruck der Forschenden – mehrheitlich auf die Anwendung der *GTM* nach Strauss und Corbin ausgerichtet ist. Auch zeigt sich dies in den zahlreichen Angeboten von Methodenworkshops, in denen der Ansatz von Strauss und Corbin im Zentrum steht.

Die inhaltliche Entscheidung zur Verwendung der *GTM* liegt in der zwischen Glaser und Strauss/Corbin unterschiedlich definierten Rolle des **Vorwissens** von Wissenschaftler_innen im Forschungsprozess. Während GLASER einem sog. „tabula rasa" im Sinne des Ausblendens von Erfahrungs- und Theoriewissen noch immer nahe zu stehen scheint (Glaser 1978, S. 31–32; Clarke 2012, S. 54–55; Kelle 2005; Strübing 2008, S. 68), beziehen STRAUSS, später STRAUSS und CORBIN, das Vorwissen der Wissenschaftler_innen explizit als Aspekt der **theoretischen Sensibilisierung** in den Forschungsprozess ein (Strauss 1994, S. 36–37; Strauss und Corbin 1996, S. 31–38).

Im Kodierprozess der *GTM* bekamen die Forschenden den Eindruck, mit dieser Methode nicht ausreichend tief in das Datenmaterial zu gelangen, um die als besonders erfahrene Interaktion zwischen den Interviewer_innen und den befragten pflegebedürftigen lesbischen Frauen und schwulen Männern zu analysieren. Die Besonderheit dieser Interaktion liegt in der jeweils in allen Interviews gegebenen offen kommunizierten gemeinsam geteilten Homosexualität zwischen den Interviewern/ der Interviewerin und den befragten Pflegebedürftigen. Aus diesen Konstellationen

---

124 Siehe hierzu im Kapitel 4.2.2.

entwickelten sich besondere Phänomene wie bspw. ein breites unausgesprochenes gemeinsam geteiltes Wissen. So wurden von den Befragten Bezüge zu ihren mit ihrer Homosexualität verbundenen historisch-biografischen Erlebnissen oder entsprechenden Epochen hergestellt, die als solches nicht ausgesprochen wurden. Auch wurden Sachverhalte der erfahrenen Stigmatisierung und Tabuisierung unausgesprochen vorausgesetzt. Um dieser besonderen Interaktion in der Analyse gerecht zu werden, haben sich die Forschenden beim Kodieren einer weiteren Methode der **texthermeneutischen Inhaltsanalyse** in Anlehnung nach Jan Kruse (2014) bedient. Mit der Aneignung der texthermeneutischen Inhaltsanalyse in entsprechenden Methodenworkshops stand den Forschenden eine Methode zur Verfügung, mit der sie einzelne Textpassagen nochmals tiefer gehend analysieren konnten.

Die Verwendung der Computersoftware **MAXQDA** als Hilfsmittel zur digitalen Datenauswertung basierte zum einen auf den Vorzügen ihrer Möglichkeiten in der Anwendung, bspw. dem Anheften von Kodes und Memos. Zum anderen bietet die vorgegebene Strukturierung der Datenauswertung in ihren vier Feldern entscheidende Vorteile, insbesondere im Hinblick auf die Teamarbeit zweier Forschenden am gleichen Material. Ein besonderer Vorteil für diese Teamarbeit liegt in den Möglichkeiten des digitalen Ex- und Imports von Kodes und Memos.

4.6.1 Problemzentrierte- und Expert_inneninterviews

Wie oben erläutert, entschlossen sich die Forschenden den Eintritt der Pflegebedürftigkeit als „Problem" in den Mittelpunkt der Befragung der gleichgeschlechtlich liebenden Frauen und Männer in der Betreuung und Pflege im Alter zu stellen. Mit dieser **problemzentrierten Interviewführung** nahmen sie insbesondere die Veränderungen durch den Eintritt der Pflegebedürftigkeit in den Blick. Zugleich konnten sie mit dem für eine solche Interviewführung notwendigen **Interviewleitfaden** (Kruse 2014, S. 156) den Interviewten einen Orientierungsrahmen anbieten.

Bei einem problemzentrierten Interview (PZI) handelt es sich um ein **theoriegenerierendes Verfahren** mit dem Fokus auf einem problemorientierten Sinnverstehen (Witzel 1985, 2000; Kruse 2014, S. 155–157). Das bedeutet, es steht ein Problem im Mittelpunkt, hier der Eintritt der Pflegebedürftigkeit, womit sich das komplette Leben verändert. Anhand dieser Veränderung soll die gegenwärtige Lebenssituation der Pflegebedürftigen erforscht werden. Mit dieser Herangehensweise eines thematischen Orientierungspunktes grenzen sich die Forschenden explizit von einer beratungsortientierten problemzentrierten Interviewführung ab (Helfferich 2009, S. 49–51). Der für die vorliegende Arbeit verwendete Ansatz lehnt sich in der Erstellung des Leitfragebogens explizit an das theoriegenerierende Verfahren der *Grounded Theory* an (Kruse 2014, S. 156). Die Forschenden sind nicht ohne theoretisches und praktisches, aus ihrer Berufserfahrung erworbenes Hintergrundwissen in das Forschungsfeld eingedrungen. Im Sinne von STRAUSS und CORBIN nutzten sie dieses Wissen für die **theoretische Sensibilität** zum Untersuchungsgegenstand (Strauss und Corbin 1996, S. 25–30). Es galt zur Gestaltung eines Leitfragebogens aus dem Vorwissen heraus Aspekte zu generieren, die die Lebenssituation gleichgeschlechtlich liebender Frauen und Männer in der Betreuung und Pflege im Alter annähernd abbilden können. Aus einer Sammlung unterschiedlicher Aspekte entwickelten die Forschenden mittels des **SPSS-Verfahrens** (Sammeln, Prüfen, Sortieren, Subsumieren) (Helfferich 2009, S. 182–189)[125] einen für das problemzentrierte Interview brauchbaren Leitfragebogen. In einer solchen Vorgehensweise zeigt sich u. a. das für die Anwendung der Grounded Theory Methodology nach Strauss und Corbin typische **Wechselspiel einer induktiv-deduktiven Denk- und Arbeitsweise** (Kruse 2014, S. 156). Ziel einer solchen Leitfadenentwicklung ist eine möglichst unvoreingenommene Erfassung individueller Handlungen und subjektiver Wahrnehmungen sowie das generieren von Verarbeitungsweisen gesellschaftlicher Realitäten (Kruse 2014, S. 156).

Eine andere Herangehensweise wählten die Forschenden für die Befragung der Pflegefachkräfte. Hier bedienten sich die Forschenden der Methode des Führens von sog. **Expert_inneninterviews**. Nach Jan KRUSE stellen sog. Expert_inneninterviews keine eigene Interviewform dar, sondern vielmehr einen spezifischen Typus eines Leitfadeninterviews, welcher sich einzig durch den Status der Befragten als Expert_innen hervorhebt, nicht jedoch durch ihr methodisches Vorgehen (Kruse 2014, S. 168–172).

Der Expert_innenstatus dieser Gruppe leitet sich aus dem benannten professionellen Berufshandeln ab, das deren Status von dem einer Privatperson abgrenzt (Helfferich 2009, S. 163; Flick 2016, S. 214). Es handelt sich, so Michael MEUSER und Ulrike NAGEL, bei Expert_innen um Angehörige von Funktionseliten und damit um Funktionsträger_innen in einem spezifischen Handlungsfeld (Meuser und Nagel 2009, S. 75), hier in dieser Forschungsarbeit als Pflegefachkräfte im Handlungsfeld der professionellen Altenpflege mit spezifischer Erfahrung in der praktischen Pflege von gleichgeschlechtlich liebenden Pflegebedürftigen. Erfragt mittels des Expert_inneninterviews wird Faktenwissen, im Sinne von fachlichem und praktischem Erfahrungswissen, welches sich auf die Position des Expert_innenstatus bezieht respektive aus dieser Rolle resultiert (Helfferich 2009, S. 162–166).

Auch bei einem Expert_inneninterview ist ein **Leitfaden** notwendig. Die Gründe hierfür liegen darin, der Abfrage von thematisch begrenztem Expert_innenwissen bei gleichzeitiger zeitökonomisch knappen Ressourcen von Expert_innen gerecht zu werden. Auch verfolgt eine solche Interviewführung eine Begegnung zwischen Interviewer_in und Expert_in auf Augenhöhe (Helfferich 2009, S. 162–165; Flick 2016, S. 215). Die benannten Gründe weisen einem Leitfaden im Expert_inneninterview eine weitaus größere Steuerungsfunktion als in anderen Interviewformen zu (Kruse 2014, S. 169).

Die Auswahl der Fragen für die Expert_inneninterviews mit den hier befragten Pflegefachkräften folgte im Wesentlichen den Aspekten und Themen der Befragung der gleichgeschlechtlich liebenden Frauen und Männer in der Pflegebedürftigkeit. Ein wesentlicher Unterschied lag in der Abfrage des Wissens der Expert_innen

---

125 Hierzu mehr in Kapitel 4.4.3 zur Interviewführung.

um die Geschichte(n) und die gegenwärtige Situation homosexueller Menschen in Deutschland, welche zum einen als Interviewseinstieg diente, zum anderen aber auch auf Hinweise auf mögliches erworbenes Wissen durch entsprechende Inhalte der Aus-, Fort- und Weiterbildung in der Altenpflege zum Thema der Homosexualitäten abzielte.

4.6.2 Methodologie der Grounded Theory

Aus dem Kontext ihrer Prägung in der Tradition, der Chicago School durch Anselm Strauss und Juliet Corbin[126], kann die *Grounded Theory* (*GT*) als Instrument oder auch Forschungsstil zur **Erforschung symbolisch-interaktionistischer Handlungsweisen** betrachtet werden. Ihr Ziel liegt in der Theoriebildung auf der Grundlage empirischen Datenmaterials, woraus sich auch ihr Titel ableitet, ins Deutsche übersetzbar als **datenbasierte Theoriebildung**, mittlerweile jedoch aufgrund der Ungenauigkeiten deutscher Übersetzungen meist in der engl. Originalbezeichnung belassen (Mey und Mruck 2011, S. 12).

Im wissenschaftlichen Diskurs um die *Grounded Theory* herrscht – so Sebastian SCHRÖER und Heike SCHULZE – ein divergierendes Verständnis dessen vor, um was es sich bei der *GT* handelt. Zu finden sind Bedeutungszuschreibungen einer *GT* als **Methodologie** einer epistemologischen Fundierung qualitativer Daten, als **Forschungsstil oder Forschungshaltung** eines offenen iterativen Forschungsprozesses mit dem Ziel einer empiriebasierten Theoriebildung, als **Methode** eines kodifizierenden Verfahrens zur Datenanalyse oder auch als **Ergebnis eines Forschungsprozesses** im Sinne einer substanziellen Theorie mittlerer Reichweite (Schröer und Schulze 2010, S. 277). SCHRÖER und SCHULZE kommen in ihrer Beurteilung des letzten gemeinsamen Werkes von Glaser und Strauss, *Discovery of Grounded Theory. Strategies for Qualitative Research* (1967), ins Deutsche übersetzt als *Grounded Theory. Strategien qualitativer Sozialforschung* (Glaser und Strauss 2005 [Erstaufl. 1998]), zu dem Ergebnis der *GT* im Sinne ihrer Begründer als einer **methodologischen Begründung von Theorieentwicklung aus (qualitativem) Datenmaterial**. Sie stellen hingegen ebenso fest, dass es der *GT*, wie sie in diesem Werk beschrieben wurde, an einer praktischen Anleitung ihrer Anwendung fehle (Schröer und Schulze 2010, S. 278). Aus der Anwendungsperspektive handelt es sich nach Jörg STRÜBING bei der *GT* um „... methodologisch begründete und in sich konsistente Sammlung von Vorschlägen, die sich für die Erzeugung gehaltvoller Theorien über sozialwissenschaftliche Gegenstandsbezüge als nützlich erwiesen haben" (Strübing 2008, S. 11). Eine solche Anwenderperspektive weist auch auf eine Unterscheidung hin, die Günter MEY und Katja MRUCK für wesentlich halten. Wenn von der *GT* die Rede ist, dann sollte deutlich gemacht werden, ob es sich um die **Grounded Theory Methodology** (*GTM*) als Forschungsansatz oder um das Ergebnis respektive um die *Grounded Theory* (*GT*) als Produkt der Anwendung

---

126 Siehe hierzu im Kapitel 3.1 zum Symbolischen Interaktionismus.

der *GTM* handelt (Mey und Mruck 2011, S. 13). Da es folgend um die Anwendung sowie um einen kritischen Diskurs um die Methodik geht, wie auch um deren Erweiterung, wird die Bezeichnung der **Grounded Theory Methodology** in ihrem Kürzel als **GTM** verwendet.

Aufgrund unterschiedlicher Schwerpunktsetzungen wie auch aufgrund ihres Zerwürfnisses entwickelten die Begründer Barney G. Glaser und Anselm L. Strauss die *GTM* jeweils getrennt voneinander fort. Grundlage der vorliegenden Forschungsarbeit ist *GTM* nach Strauss, einer Weiterentwicklung wie sie zunächst von ihm (1987 [dt. 1994]) und später in Zusammenarbeit mit Juliet Corbin (Corbin und Strauss 1990 [dt. 1996]) vorgenommen wurde. Auf die Unterschiede der jeweiligen Ansätze von Glaser und von Strauss soll in dieser Forschungsarbeit nur bedingt in den Kontexten des kritischen Diskurses und der Weiterentwicklung der *GTM* nach dem *Postmodern Turn* nach Adele Clarke eingegangen werden.

Ausgangspunkt und Ziel einer Anwendung der *GTM* liegen nicht in der Prüfung von Hypothesen. Glaser und Strauss – so SCHRÖER und SCHULZE – wenden sich entschieden gegen Verfahren des Testens von Hypothesen (*hypothetico-deductive*). Ausgangspunkt einer Anwendung der *GTM* nach Glaser und Strauss ist **einzig die Fragestellung** im Sinne eines eingegrenzten thematisch definierten Erkenntnisinteresses. Das Ziel oder das Ergebnis einer solchen Anwendung liegt in einer Theorieentwicklung aus dem Datenmaterial heraus. Kurz gesagt: Glaser und Strauss fordern eine **Theorie generierende Forschung** und wenden sich gegen verifizierende Forschungsweisen (Schröer und Schulze 2010, S. 278).

Die im sog. Lehrbuch der *GTM Basics of qualitativ research* (Corbin und Strauss 2008) auf mehreren Abstraktionsebenen angelegten Kernelemente (s. u.) des Analyseverfahrens der *GTM* nach Strauss und Corbin bilden die Grundwerkzeuge der Auswertung der qualitativen Interviews dieser Forschungsarbeit. Darüber hinaus findet hier eine neuere Entwicklung der *GTM* nach dem sog. *Postmodern Turn*, begründet durch Adele E. Clarke (2005; [dt. 2012]), ihre Anwendung. Grund hierfür ist die Entscheidung der Forschenden, nicht wie in der *GTM* nach Glaser und Strauss sowie nach Strauss und Corbin üblich, eine einzige Theorie aus dem Datenmaterial zu generieren, sondern in Anlehnung an Clarke der Komplexität und der Vielfalt des Datenmaterials dahin gehend gerecht zu werden, neben der **Theorie der Anerkennung** im Ergebnis dieser Forschungsarbeit ein zweites **sensibilisierendes Konzept der Bewusstheitskontexte** zu formulieren. Es wird in Anlehnung an Clarke verwendet, weil zwar ihr Grundgedanke aufgegriffen wurde, nicht jedoch ihre analytischen Methoden der Situationsanalyse.

Im Kern der Anwendung der *GTM* stehen die Elemente das *theoretical sampling* als Methode der Datenerhebung sowie das **Kodieren** des Datenmaterials auf den drei Ebenen des offenen, des axialen und des selektiven Kodierens als Methode des Zerlegens der Daten und ihrer Neuformation in Konzepte und Kategorien, mit dem Ziel einer aus den Daten heraus generierten Theorie (Strauss und Corbin 1996). Seit der dritten Ausgabe von *Basics of qualitativ research* (Corbin und Strauss 2008) kommt das axiale Kodieren in dieser Form als Schritt des Kodierverfahrens nicht mehr vor. In Kenntnis dessen haben sich die Forschenden trotzdem entschieden, das axiale Kodieren für ihre Arbeitsweise zu nutzen, da dieser Schritt ihnen insbesondere in der Arbeit als Team eine wichtige Struktur bot. Im Kapitel 4.6.7 zur Datenauswertung soll die *GTM* derart dargestellt werden, wie sie in dieser Forschungsarbeit angewendet wurde. Für eine Beschäftigung mit den theoretischen GTM sei auf das entsprechende Lehrbuch von Strauss und Corbin (Corbin und Strauss 1990; Strauss und Corbin 1996) sowie auf eine Zusammenfassung der theoretischen Herangehensweise durch die Forschenden in der Online-Version ihrer Dissertation verwiesen (Gerlach und Schupp 2017, S. 296–303).

4.6.3 Kritischer Diskurs zur Grounded Theory Methodology

Udo KELLE diskutiert den Konflikt von Wissenschaftler_innen zwischen vorhandenem theoretischem Hintergrundwissen und einer empiriebasierten Kategorie-/Theorieentwicklung in der Anwendung der *GTM*. Er beschreibt einen lang anhaltenden Diskurs in der Wissenschaft, vor allem aber unter den Begründern der *GTM* Glaser und Strauss über das Spannungsfeld zwischen der induktivistischen Theorieentwicklung und dem deduktiven Anlegen von theoretischen Konzepten/Theorien. Ausgangspunkt für diese Kontroverse ist, wie Kelle es nennt, das „**induktivistische Selbstmissverständnis**" (Kelle 2011, S. 246) der *GTM*. Dieses Selbstmissverständnis lasse sich auf Glaser und Strauss selbst zurückführen aufgrund ihrer Überbetonung der Induktion in der *GTM*, aus der heraus der Eindruck eines notwendigen *tabula rasa* des praktischen und theoretischen Vorwissens von Forschenden entstanden sei (Strübing 2008, S. 52). Strauss und Corbin gehen später auf dieses Missverständnis ein und erklären es durch den zum Teil rhetorischen Zweck des Buches, der zu einer übertriebenen Darstellung des induktiven Aspektes der *GTM* geführt habe (Strauss und Corbin 1994, S. 277).

Trotz dieses Missverständnisses bleibt der Konflikt oder besser, mit weniger Schärfe ausgedrückt, das Spannungsverhältnis zwischen dem Hintergrundwissen und der induktiven Theorieentwicklung ein die *GTM* begleitendes Thema, worauf auch die unterschiedlichen Vorgehensweisen beider, voneinander unabhängig vorgenommenen Weiterentwicklungen der *GT* hinweisen. Während Glaser dem Problem durch sog. Kodierfamilien zu begegnen sucht, die er Forschenden als Analyseinstrument in seiner *GTM* an die Hand gibt (Kelle 2011, S. 239–241), womit er dem Problem nur begrenzt beggnen kann, öffnen sich Strauss und später Strauss und Corbin für ein bewusstes Einsetzen theoretischer Konzepte im Prozess der Anwendung der *GTM*. Sie ordnen das dem Verständnis der **theoretischen Sensibilisierung Forschender** unter, und geben diesen mit dem Kodierparadigma ein Instrument an die Hand, womit insbesondere auf der Abstraktionsebene des axialen Kodierens impliziter und expliziter Daten eine Struktur gegeben werden kann, und sie zueinander in Beziehung gesetzt werden können (Kelle 2011, S. 241–242). Der Unterschied in der Vorgehensweise beider Ansätze liegt für KELLE darin, dass bei Glaser das Kodieren in der *GTM* auf einem eher impliziten theoretischen Hintergrundwissen basiert, während Strauss und Corbin die Nutzung eines „... gut ausformulierten der Theorie der Rahmenkonzepts aus handlungstheoretischer Grundlage bei der (,axialen') Kodierung empfehlen" (Kelle

2011, S. 245). Anders ausgedrückt, im Gegensatz zu Glaser hat bei Strauss und Corbin der heuristische Rahmen einer Forschungsarbeit, wie er auch für die vorliegende Forschungsarbeit entwickelt wurde, eine wesentliche Bedeutung. Mit einer solchen Vorgehensweise werden praktische Erfahrungen und theoretisches Hintergrundwissen nicht ignoriert, sondern sinnvoll, wie oben beschrieben, im Sinne der theoretischen Sensibilität Forschender eingesetzt.

Das oben bereits angedeutete Zerwürfnis zwischen den beiden Begründern Glaser und Strauss rankt im Grunde um die Emergenz von Theorien aus dem Datenmaterial und den Umgang mit Erfahrungs- und Theoriewissen. In diesem Feld bewegt sich auch die zum Teil heftige Kritik Glasers an der *GTM* nach Strauss und später Strauss und Corbin, auf die hier nicht im Detail eingegangen werden soll. Erwähnt werden soll ein wichtiger Kritikpunkt Glasers, der Strauss vorwirft, den Daten mit dem Kodierparadigma eine theoretische Struktur überzustülpen. Hingegen bietet er Forschenden die o. g. Kodierfamilie als eine Liste soziologischer Basiskonzepte (*basic social*) an, die, so STRÜBING, in Form theoretischer Kodes eben jene Aspekte an das Material anlegen, die Strauss in Frageform der Ursachen und des Kontexts, der Bedingungen, der Handlungs- und Interaktionsstrategien und der Konsequenzen eines Phänomens für sein Kodierparadigma formuliert (Strübing 2008, S. 71–72).

Ein weiterer Aspekt, einhergehend mit dem Umgang mit dem Vorwissen Forschender, liegt in der von Joe REICHERTZ aufgeworfenen Fragestellung nach der Rolle der **Abduktion** respektive der **abduktiven Schlussfolgerung** in der *GTM* nach Strauss und später nach Strauss und Corbin. Nach REICHERTZ haben sich weder Strauss noch Strauss und Corbin ausdrücklich auf die Logik der Entdeckung von Neuem durch die abduktive Schlussfolgerung berufen, ebenso wie sie sich nicht auf deren Begründer Charles S. Peirce beziehen (Reichertz 2011a, S. 280–281), obgleich diese zu den Grundannahmen und zur Argumentationslogik der pragmatischen Denkschule gehört (Strübing 2008, S. 39), in der Strauss, wie oben gezeigt, seine Wurzeln hat.

Bevor auf die Antwort von Reichertz auf seine o. g. Frage eingegangen werden soll, werden zunächst das Wesen und der Erkenntnisgewinn der Abduktion erläutert: Im Unterschied zur Deduktion, die von einer bekannten Regel ausgeht, und der Induktion, die von der Existenz bestimmter qualitativer Merkmale einer Stichprobe auf andere Merkmale schließt, wird die Abduktion dann eingesetzt, wenn man mit dem vorhandenen Wissen nicht weiterkommt, weil es für etwas Vorgefundenes, bspw. eine Beobachtung oder eine Verhaltensweise, keine Regel oder keine Erklärung gibt (Reichertz 2011b, S. 18–32). Es handelt sich hierbei um eine geistige Anstrengung, mittels einer kreativen Schlussfolgerung, von einer bekannten Größe, o. g. Vorgefundenes, auf zwei Unbekannte zu schließen, auf die eine Regel und auf einen Fall (Reichertz 2011a, S. 285–286)[127]. Auf diese Weise sollen über-

---

127 Ein konkretes Beispiel hierfür erläutert Reichertz anhand der Interpretation eines Bildes von Antoine de Saint-Exupéry in seinem Buch „Der kleine Prinz" (Reichertz 2011b, S. 18–20).

raschende Fakten zur Suche nach sinnstiftenden Regeln anregen, welche eben diese Überraschende beseitigen. Endpunkt eines solchen Vorgehens ist eine Hypothese, aus der heraus Voraussagen abgeleitet werden (Deduktion) und aufgrund der nach Fakten gesucht wird, die die Hypothese verifizieren (Induktion) (Reichertz 2011a, S. 288–290). Auf diese Weise können auf kreative Art und Weise neue Erkenntnisse generiert werden, die sich mittels der reinen Deduktion und der Induktion nicht erschließen ließen.

Zur Beantwortung seiner Frage nach der Rolle der Abduktion in der *GTM* nach Strauss und später nach Strauss und Corbin bedient sich Reichertz einer ebensolchen abduktiven Schlussfolgerung. So habe Strauss Peirce als Handlungstheoretiker, Logiker und Semiotiker wahrgenommen, weshalb es für ihn als Empiriker keine Veranlassung gegeben habe, in seinen Werken nach Hinweisen auf die Logik von Entdeckung zu suchen. Vorhandene Parallelen zum Konzept der Abduktion von Peirce habe Strauss wohl gekannt, sie aber nicht weiterverfolgt. Wenn er eine Chance gesehen hätte, mittels der Abduktion die methodologische Basis seiner *GTM* zu erweitern, habe er diese nicht ergriffen, weil er – so REICHERTZ am Ende seiner Schlussfolgerung – sich auf die Überzeugung von Forschenden von der Leistungsfähigkeit der *GTM* konzentrierte, anstatt diese weiter zu konzeptualisieren (Reichertz 2011a, S. 295). Reichertz Einwand im Hinblick auf die Rolle der Abduktion in der *GTM* nach Strauss und Strauss und Corbin könnte als Kritik an deren methodischer Konzeptualisierung gesehen werden, sie kann aber auch – und das scheint eine sinnvollere Interpretation zu sein – als Weiterentwicklung der *GTM* gesehen werden, ähnlich derer der *GTM* nach dem *Postmodern Turn* durch Adele Clarke, wie sie im folgenden Kapitel beschrieben wird.

Zum Abschluss eines kritischen Diskurses zur *GTM* soll noch auf die von Mey und Mruck formulierte Kritik der Anwendung eingegangen werden. Beide beobachten eine Vielzahl von empirischen Studien, die „in Anlehnung" an die *GTM* durchgeführt wurden, ohne dass ersichtlich wird, worin sich diese Anlehnung begründet. Sie erklären dieses Phänomen mit der zunehmenden Akzeptanz der *GTM*, die jedoch auch zu einer zunehmenden Anzahl von Diversifizierungen von *GTM*-Stilen, zulasten einer Fundierung führe. Eine zweite Kritik richtet sich an Lehrende, denen sie eine dominierende Ausrichtung auf die *GTM* nach Strauss, attestieren, während die *GTM* nach Glaser vernachlässigt werde. Hingegen erwarten sie von Forschenden eine reflexive Auseinandersetzung mit der *GTM* und deren Selbstaneignung (Mey und Mruck 2011, S. 43–44). Wie im Kapitel zur Auswahl der Methodik für diese Forschungsarbeit beschrieben, war es eben die von Mey und Mruck kritisierte Dominanz der Lehre einer *GTM* nach Strauss, die u. a. zur Entscheidung führte, sie anzuwenden.

4.6.4 Grounded Theory nach dem Postmodern Turn

Die US-amerikanische Soziologin und frühere Doktorandin von Strauss, Adele E. Clarke, beabsichtigt mit ihrer Situationsanalyse, die *GTM* gänzlich in die Postmoderne zu überführen. Hierbei geht sie davon aus, dass die *GTM* in ihrem Wesen bereits entsprechende Ansätze hat, daher gilt es aus ihrer Sicht, die *GTM* methodisch weiterzuentwickeln, um sie vollends im *Postmodern Turn* ankommen zu lassen oder, wie sie es ausdrückt, die **GTM in aktuellen transdisziplinären Diskursen der qualitativen Forschung zu etablieren** (Clarke 2012, S. 26). Generell, so SCHRÖER und SCHULZE, habe sich Strauss gegenüber einer Weiterentwicklung der *GTM* aufgeschlossen gezeigt (Schröer und Schulze 2010, S. 285). Eine ebensolche Weiterentwicklung, neben der von Clarke, liegt in dem Ansatz der abduktiven Schlussfolgerung von Jörg Strübing (2008), wie sie oben beschrieben wurde.

Zum Verständnis von Clarkes Anliegen ist es zunächst wichtig, die Postmoderne von der Moderne zu unterscheiden. Der wesentliche Unterschied zwischen der Postmoderne zur Moderne liegt in der Zunahme einer nur noch schwer fassbaren Komplexität. Im Gegensatz zur Moderne beschäftigt sich Wissenschaft in der Postmoderne mit fast unvorstellbar komplexen und umfassenden Situationen. Gleichzeitig ist diese Welt nicht mehr fassbar. Aus der Perspektive der Postmoderne ist alles Wissen, sowohl Laienwissen, wie auch Wissenschaft, sozial und kulturell produziert respektive situiert, so CLARKE in Anlehnung an zahlreiche weitere Wissenschaftler_innen (Clarke 2012, S. 26–29). Aus dieser Entwicklung zieht CLARKE zwei Schlüsse. Zum einen muss Wissenschaft diese Komplexität und Vielfalt abbilden und nicht, wie es aus ihrer Sicht gängige Praxis in der Moderne war, nach Universalitäten suchen, und dabei Ungleichheiten vernachlässigen oder unterordnen (Clarke 2012, S. 30). Das bedeutet für CLARKE, statt auf formale Theorien, eher auf die **Entwicklung sensibilisierender Konzepte** und Analytiken zu setzen, die sowohl die Komplexität und die Vielfalt, aber auch die Widersprüche des Untersuchungsgegenstandes abbilden (Clarke 2012, S. 40). Zum anderen muss Wissenschaft aus ihrer Sicht mehr das **Soziale am sozialen Leben** in den Fokus nehmen (Clarke 2012, S. 31). Sie plädiert ausdrücklich dafür, neben der Erforschung symbolischinteraktionistischer Handlung auch die Analyse der Gesamtsituation des Sozialen zu erforschen (Clarke 2012, 31; 34). Hierfür bietet sie das analytische Modell der Situationsanalyse in Form sog. Situations-*Maps* an (Clarke 2012).

Wie eingangs angemerkt, haben die Forschenden den Ansatz der Situationsanalyse nach CLARKE nicht weiter verfolgt. Das liegt darin begründet, dass sie sich in dieser Forschungsarbeit im Kern auf die Interaktions- und Handlungsstrategien der befragten Interviewproband_innen konzentriert haben. Jedoch kommt diese Forschungsarbeit nicht ohne die Beschreibung der Rahmenbedingungen aus, in denen sich die Interaktionen und Handlungen der Interviewproband_innen bewegen. Diese haben die Forschenden im paradigmatischen Modell der Darstellung der Theorie der Anerkennung unter den Aspekten der Kontext- und der intervenierenden Bedingungen in ihre Analyse und auch in ihre Theoriedarstellung aufgenommen. Bezüglich der Komplexität und der Vielfalt des vorliegenden Datenmaterials hingegen zeigte sich für die Forschenden folgendes Phänomen: Es entwickelte sich im Forschungsprozess neben der Theorie der Anerkennung eine zweite Kernkategorie oder auch eine Theorie der Bewusstheitskontexte heraus, mit der die Forschenden umzugehen suchten. Eine Entscheidung im Sinne von Strauss und Corbin (1996) für die eine oder die andere Kernkategorie oder Theorie erschien nicht sinnvoll, da wesentliche Erkenntnisse verloren gegangen wären. Ebenso erschien eine Unterordnung der Kernkategorie der Bewusstheitskontexte unter die Theorie der Anerkennung nicht sinnvoll, da ein Theorie bildendes Zueinander-in-Beziehung-Setzen nicht gelang. So entschieden sich die Forschenden für den Ansatz von Clarke (2012) und stellten die Bewusstheitskontexte in dieser Forschungsarbeit als sensibilisierendes Konzept neben die Theorie der Anerkennung von Homosexualitäten in der Altenpflege. Damit, so hoffen die Forschenden, konnte der Komplexität des erhobenen Datenmaterials am sinnvollsten begegnet werden.

4.6.5 Methodologie der integrativen texthermeneutischen Inhaltsanalyse

Bei der Methodologie der integrativen texthermeneutischen Inhaltsanalyse, wie sie in ihrer praktischen Anwendung in dieser Forschungsarbeit in Kapitel 4.6.7 beschrieben wird, handelt es sich möglicherweise weniger um eine Methodologie sondern vielmehr um einen **Analyseansatz**, der verschiedene analytische Perspektiven auf ebenso verschiedenen Prozessebenen der qualitativen Interviewforschung anbietet, mittels deren die **Offenheit** von Forschenden auf strukturierte Art und Weise gefördert werden soll (Kruse 2014, S. 370–371). Entwickelt wurde dieser Ansatz von Jan KRUSE, der im Jahr 2005 begann, einen *Reader* für seine Seminare und Workshops zur Einführung in die qualitative Interviewforschung zu entwickeln, den er im Laufe der Jahre weiterentwickelte und schließlich im Jahr 2014 als Methodenbuch der qualitativen Interviewforschung publizierte (Kruse 2014, S. 15). Mit dieser Entwicklung veränderte KRUSE die Bezeichnung des hier beschriebenen Ansatzes. Während er in seinen *Reader* die Bezeichnung der „integrativen texthermeneutischen Inhaltsanalyse" verwendete, trägt der Ansatz in seiner Publikation (2014) die Bezeichnung „**integratives Basisverfahren**" (Kruse 2014, S. 480). Der hier in der Überschrift und auch in den Querbezügen dieser Arbeit verwendete Begriff der „integrativen texthermeneutischen Inhaltsanalyse" basiert auf der gewohnten Verwendung durch die Forschenden in dieser Forschungsarbeit und der Aneignung dieses Ansatzes in Workshops mit Jan Kruse.

Grundlegend für den Ansatz Kruses ist dessen Verständnis einer qualitativen Interviewforschung. Das beruht auf seiner formulierten **Kritik der monoperspektivischen Anwendung von Analysemethoden**, wozu u. a. für ihn auch die ebensolche Anwendung der Methodologie der *Grounded Theory*, wie auch die der objektiven Hermeneutik nach Ulrich Oevermann zählen. Eine solche Herangehensweise birgt für ihn die Gefahr, Interviewmaterial und damit die Analyse, durch die Auswahl der Analysemethode vorzustrukturieren und somit selektiv vorzugehen, was für KRUSE dem **Prinzip der Offenheit** widerspricht. Um das zu vermeiden, muss aus seiner Sicht bei der Interviewanalyse multiperspektivisch begonnen werden (Kruse 2014, S. 473–474). In diesem Verständnis begründet ist auch das Verhältnis seines integrativen Basisverfahrens zur Methodologie der *Grounded Theory* (*GTM*) nach Anselm Strauss und Juliet Corbin (1996). Er verortet dieses Basisverfahren als Methode oder Instrument auf der Ebene des offenen Kodierens der *GTM* (Kruse 2014, S. 476). Um zu einer solchen Offenheit zu gelangen, ist es für KRUSE unabdingbar, dass Wissenschaftler_innen ihr eigenes **Relevanzsystem** erweitern (Kruse 2014, S. 373). Dies geschieht durch das Zurückstellen methodisch geleiteter Vorannahmen, um auf diese Weise überraschende, unerwartete Ereignisse im Datenmaterial zu erkennen (Kruse 2014, S. 374–375). Im Fokus hierbei stehen, abgleitet aus der Interviewanalyse als versprachlichtes Datenmaterial, sprachlich-kommunikative Phänomene, weshalb KRUSE diesem Ansatz eine **linguistische** respektive eine **konversationsanalytische Basierung** zuschreibt (Kruse 2014, S. 376–379).

Als zwei grundlegende Probleme einer Interviewanalyse identifiziert KRUSE das **Fremdverstehen** und die **Indexikalität** menschlicher Sprache und Kommunikation (Kruse 2014, S. 371). Aus diesen beiden Problemen resultiert für Forschende eine Grundspannung zwischen einer strukturierten Inhaltsanalyse auf der einen Seite und einer notwendigen Offenheit auf der anderen Seite. Wie diese Grundspannung methodisch überwunden werden kann, soll im Anschluss an die jeweils kurze Skizzierung des Problems des Fremdverstehens und der Indexikalität erläutert werden.

Das Problem des Fremdverstehens

Verstehen, so KRUSE in Anlehnung an Alfred Schütz (1974) und Ronald Hitzler (1993), bedeutet, **Erfahrungen einen Sinn zu verleihen**, der für das Individuum subjektiv plausibel ist. KRUSE verwendet diesbezüglich den von Max Weber (1984) geprägten Begriff des „**subjektiv gemeinten Sinns**" als Bedeutungskonstruktion sozialen Handelns. Die soziale Konstruktion rührt daher, dass jeder Mensch einer Wirklichkeit gegenübertritt, der andere zuvor schon einen Sinn verliehen haben, welcher kommunikativ weitergegeben wird. Das bedeutet, das gesellschaftliche Miteinander besteht aus **kommunikativ tradierten Bedeutungsdimensionen**, welche interaktiv verbal und nonverbal hergestellt wurden. Im Kern des Verstehens steht folglich die interaktive Bedeutungszuschreibung von Erfahrungen, die als soziale Konstruktion das gesellschaftliche Miteinander prägt. Auf diese Weise entsteht eine **kommunikativ weitergegebene soziale Wirklichkeit** (Kruse 2014, S. 60–61).

Fremdverstehen in diesem Verständnis bedeutet, Erfahrungen einen Sinn zu verleihen, die sich auf Sinnzuschreibungen anderer richten. Fremdverstehensleistungen sind in kommunikative Prozesse eingebettet. Verdeutlicht am Modell zweier Kommunikationspartner_innen bedeutet Fremdverstehen, die Versprachlichung des/der anderen geschieht vor dem Hintergrund dessen/deren Relevanzsystems. Um das Gesagte verstehen zu können, ist es notwendig, das Relevanzsystem des/der Anderen zu kennen. Verstehen bedeutet also das **Verstehen von Fremdem**, welches außerhalb des eigenen Relevanzsystems liegt. Was nicht im eigenen Relevanzsystem existiert, wird grundsätzlich als fremd bezeichnet. Folglich kann Verstehen nur auf der Basis bisheriger Verstehensleistungen geschehen, aus denen heraus Erfahrungen einen subjektiven Sinn für das eigene Relevanzsystem bekommen. Das bedeutet, Verstehen heißt etwas zu verstehen, was vorher bereits zu einem anderen Zeitpunkt verstanden wurde und somit in das eigene Relevanzsystem gelangte. In einem solchen notwendigen Vor-Wissen liegt jedoch die Gefahr eines hermeneutischen Verstehens. Es besteht die Gefahr, Erfahrenes selektiv auf Basis des Vor-Wissens zu deuten anstatt dessen Sinn zu rekonstruieren (Kruse 2014, S. 65–69). Um das zu vermeiden und um Fremdverstehen in der qualitativen Interviewforschung überhaupt zu ermöglichen, sind, so KRUSE in Anlehnung an Harold Garfinkel (1973) und Aaron Cicourel (1975), „spezifische reflexive und kommunikative Leistungen notwendig", die von Garfinkel und Cicourel auch als „**Basisregeln**" bezeichnet werden (Kruse 2014, S. 65). Denn, so KRUSE weiter, Fremdes kann als solches nicht vollständig erfasst werden, denn das hieße, die Identität des/der anderen anzunehmen. Vielmehr sind maximale Schnittmengen und Wahrscheinlichkeiten in kommunikativen Prozessen erreichbar. Erst in Interpretationsvorgängen können die Grenzen zwischen Eigenem und Fremdem erkannt und beständig revidiert werden. Hierzu bedarf es des **Prinzips der Offenheit**, des Zurücknehmens des eigenen Relevanzsystems und dessen selbstreflexiver Ergründung (Kruse 2014, S. 70). Ohne diese Offenheit können fremde Sinnsysteme nicht verstanden werden, und es wird immer nur das gesehen respektive verstanden, was bereits bekannt ist. Unbekanntes bleibt folglich unsichtbar. Hingegen stehen Forschende in der qualitativen Interviewforschung vor der Herausforderung, irritiert zu werden, vor allem aber, **Irritationen zuzulassen**. Nur so können sie Neues entdecken. Eine solche offene Verstehensleistung bei der notwendigen Selbstreflexion des eigenen Relevanzsystems erfordert eine **methodologisch-methodische Fundierung der Forschungsarbeit**, für die die hier beschriebene texthermeneutische Inhaltsanalyse einen Ansatz bieten soll.

Indexikalität, das Problem des dokumentarischen Sinns

Die Indexikalität menschlicher Sprache oder, so KRUSE in Anlehnung an die Begrifflichkeit Karl Mannheims (1980; 2004), deren „**dokumentarische Sinnhaftigkeit**" weist darauf hin, dass die Bedeutung eines Begriffes immer nur in seinem konkreten Zeichengebrauch und in Relation zu anderen Begrifflichkeiten verstanden werden kann. KRUSE unterscheidet hierbei zwischen den beiden Dimensionen der **situativ-kontextuellen** (konkreter Zeichengebrauch) und der **begrifflich-referentiellen** (Kontextbezug) **Verwendung von Sprache**. Nur unter Beachtung dieser Dimensionen wird Sprache für Forschende verstehbar. Qualitative Interviewforschung hat folglich die Aufgabe, beide Dimensionen erkennen und deuten zu können, um so Gesagtem dessen Sinn verleihen zu können (Kruse 2014, S. 75–88).

Was das konkret bedeutet, soll anhand zweier Beispiele aus dem Interviewmaterial dieser Forschungsarbeit verdeutlicht werden: Einer der befragten pflegebedürftigen schwulen Männer äußert im Interview, dass er „hier" ja noch seinen PC habe, womit er noch ein bisschen mit der Welt verbunden sei (H8/45). Das Deiktika (Zeigewort) „hier" verweist auf das Pflegeheim als Ort, an dem er sich befindet. Demgegenüber gibt es einen Ort außerhalb dieses Heims, den er als Welt oder auch als „richtiges Leben" bezeichnet. Eine Analyse dieses „hier" im Kontext des Bezugs zu dem „Draußen" weist darauf hin, dass der Proband dem Pflegeheim eine

Bedeutung zuschreibt, die nicht dem eines richtigen Lebens entspricht. Nur mit der Erkenntnis dieser Dimension des verwendeten Deiktika „hier" im Kontext des weiter Gesagten kann das Forschen nach der subjektiven Bedeutungszuschreibung seines Status als Heimbewohner einsetzen.

Ein zweites Beispiel soll die begrifflich-referentielle Dimension, sprich den Kontextbezug erläutern. So berichtet ein pflegebedürftiger schwuler Mann im Interview für die vorliegende Forschungsarbeit, dass ein Teil des Pflegepersonals ebenso der „Familie" angehöre (M1/16). Nun ist nicht davon auszugehen, dass es sich hierbei um Geschwister oder Neffen und Nichten oder andere nahe Verwandte handelt. Das heißt, die Verwendung des Begriffs „Familie" muss für Forschende zunächst zu einer Irritation führen. Um die Bedeutungszuschreibung des Begriffs der „Familie" erkennen können, aus der heraus er verwendet wurde, muss erkannt werden, dass es sich hierbei um eine früher gängige und noch heute anzutreffende Bezeichnung handelt, mittels derer sich homosexuelle Menschen eine familienähnliche Verbundenheit zuschreiben. Es geht also bei der Zuschreibung von „Familie" um homosexuelle Pflegende in der Einrichtung. Erst mit dieser Erkenntnis kann eine weitere Analyse der Verwendung und der Bedeutung dieses Begriffs einsetzen.

Wie sich anhand des zweiten Beispiels zeigt, weist die begrifflich-referentielle Dimension der Indexikalität auf das **semantische Netzwerk** von Begriffen hin (Kruse 2014, S. 77–78). Nur durch das Erkennen dieses Netzwerks wird **sprachlich (re-)konstruierte Wirklichkeit** sichtbar und analysierbar.

Wie den Problemen der Indexikalität und des Fremdverstehens methodisch begegnet werden kann, soll im folgenden Kapitel erläutert werden.

Die Praxis des integrativen Basisverfahrens

Basierend auf der Methode der dokumentarischen Interpretation nach Karl Mannheim (2004) und in Anlehnung an die Konversationsanalyse nach Harold Garfinkel (Bergmann 1980) bildet das integrative Basisverfahren KRUSES einen **mikrosprachlich deskriptiven Ansatz** zu Analyse von Interviews (Kruse 2014, S. 475). Es geht bei diesem Ansatz neben der Analyse dessen, „**was**" gesagt wurde, vor allem darum, „**wie**" etwas gesagt wurde. Im Kern steht die Analyse von Interviews im Hinblick auf die drei sprachlich-kommunikativen **Aufmerksamkeitsebenen** der **Pragmatik/Interaktion**, der **Syntaktik** und der (Wort-)**Semantik**.

Auf der Aufmerksamkeitsebene der **Pragmatik/Interaktion** geht es um die Interview-Dynamik im Hinblick auf die Rollenverteilung, die Gestaltung der sozialen Beziehung im Interview und die Positionierung von narrativen Personen. Beispiele hierfür sind der Wunsch, sich führen zu lassen, Selbstpräsentationen der Interviewten, gemeinsam geteilte Erfahrungshintergründe und soziale Positionierungen. Ziel der Analyse auf der Aufmerksamkeitsebene der Pragmatik/Interaktion ist die **Rekonstruktion symbolischer Sinnfiguren**, welche sich in sprachlich pragmatisch konstruierten Beziehungsdimensionen ausdrücken (Kruse 2014, S. 481–482).

Die Aufmerksamkeitsebene der **Syntaktik** zielt auf grammatikalische Besonderheiten als Ausdruck kognitiver Strukturen ab. Beispielsweise geht es um die Verwendung von Pronomina, Negationen, Verben, von direkter Rede, erlebter Rede und von Reformulierungen. Auch werden Pausen, das Tempo und die Lautstärke und Akzentuierungen der Versprachlichung analysiert. Die Aufmerksamkeitsebene der Syntaktik bedeutet nicht nur die Lehre vom Satzbau, sie zielt auch auf mikroprozessstrukturelle Besonderheiten der Versprachlichung ab. Diesbezüglich werden alle verwendeten Wörter in die Analyse einbezogen, selbst grammatikalische Fehler oder Wiederholungen weisen auf eine dahinterliegende syntaktische Ordnung im Denken der Interviewten hin (Kruse 2014, S. 481–482).

Auf der Ebene der (Wort-)**Semantik** werden Besonderheiten der Wortwahl, der Metaphorik und berührte oder ausgelassene semantische Felder analytisch betrachtet. Beispielsweise geht es um zusammengehörige semantische Felder, verwendete Metaphern, Allegorien, Redewendungen und um Modi der Versprachlichung wie bspw. verwendete Fach- oder Alltagssprache. Analysiert werden semantische Wahlen des Vokabulars als Ausdruck der kognitiven Repräsentation und sozialer Deutungsmuster der Interviewten (Kruse 2014, S. 481, 483).

In der **praktischen Anwendung** der integrativen texthermeneutischen Inhaltsanalyse, also des integrativen Basisverfahrens findet sich die in der Methodologie der *Grounded Theory* (*GTM*) empfohlene Wort-für-Wort-Analyse des Interviewmaterials. Auch hier liegt eine Parallele zur *GTM* und gleichzeitig ein Hinweis auf der Verortung des Verfahrens innerhalb der *GTM*. Hilfreich für diese Vorgehensweise ist eine farbliche Zuordnung der verschiedenen Aufmerksamkeitsebenen. Das bedeutet, jede Aufmerksamkeitsebene bekommt für das Analysieren eine eigene Farbe, um so im Interviewmaterial kenntlich zu machen, auf welcher Ebene ein Wort analysiert wird.

4.6.6 Kritischer Diskurs zur integrativen texthermeneutischen Inhaltsanalyse

Kruse liefert mit seinem methodischen Ansatz nicht nur ein Instrument, dem Prinzip der Offenheit zu begegnen, er bietet mit dem integrativen Basismodell auch etwas an, was an der Methodologie der *Grounded Theory* oftmals als fehlend kritisiert wird, eine praktische Anleitung des **Wie** des offenen Kodierens.

Ein wirklicher kritischer Diskurs, wie er gewohnt unter Einbezug kritischer Auseinandersetzungen anderer geführt werden sollte, kann aus Sicht der Forschenden für das integrative Basisverfahren nach Kruse nicht geführt werden. Die Forschenden haben diesen Ansatz in verschiedenen Workshops mit Kruse kennengelernt. Es liegt jedoch kein Wissen darüber vor, ob und von wem dieser Ansatz angewendet und kritisch betrachtet wurde. Das mag vielleicht auch damit zusammenhängen, dass Kruse unmittelbar nach der Publikation seines Methodenbuchs zur qualitativen Interviewforschung bzw. zum integrativen Ansatz (2014) starb und die Forschenden nun nicht wissen, ob und wie sein Ansatz weiterverfolgt respektive wie dieser in der Wissenschaft wahrgenommen wird.

Aus Sicht der Forschenden hat Kruse mit seinem Methodenbuch und im Besonderen mit seinem Ansatz des integrativen Basisverfahrens eine methodische Bereicherung der qualitativen Interviewforschung vorgelegt. Der Erkenntnisgewinn für die Forschenden war bei der zusätzlich mit der Methodologie der *Grounded Theory* kombinierten Anwendung der drei Aufmerksamkeitsebenen des integrativen Basisverfahrens unverkennbar wertvoll. Jedoch sollten potenzielle Anwender_innen die Aufwendigkeit des Verfahrens beachten. Es kostete die Forschenden sehr viel Zeit und Mühe, sich dieses Verfahren anzueignen und es anzuwenden. Daher wurde es von den Forschenden nur sequentiell als zusätzliche respektive integrative Methode zur Methodologie der *Grounded Theory* angewendet, jedoch stets mit Erkenntnisgewinn. Aber auch an den Stellen im Interviewmaterial, an denen dieses Verfahren nicht explizit angewendet wurde, wirkte das Wissen der Forschenden um die o. g. drei Aufmerksamkeitsebenen sensibilisierend auf die Analyse ein.

4.6.7 Datenauswertung – vom ersten Interview zur Theorie

Das ausgewählte Interviewmaterial wurde von den Forschenden getrennt voneinander **offen kodiert** (Strauss und Corbin 1996, S. 44–55). Zunächst Wort für Wort und später sequentiell Satz für Satz und Abschnitt für Abschnitt, wurde das Datenmaterial von den Forschenden aufgebrochen, und Ereignisse und Phänomene wurden konzeptionalisiert in ersten **Kodes** zusammengefasst. Als zusätzliche Hilfe analysierten die Forschenden die Daten in bestimmten Abschnitten anhand der Aufmerksamkeitsebenen (Pragmatik/Interaktion, Syntax, Semantik und Erzählfiguren) der integrativen texthermeneutischen Inhaltsanalyse, um inhaltliche Sinnzusammenhänge von Kodeeigenschaften konzeptionell zu verbinden. In Kombination mit generativen **W-Fragen** (Was? Wer? Wie? Wann? Wie viel? Wo? Warum? Womit? Wozu?) (Strauss und Corbin 1996, S. 58) gelang es offene Fragen an das Datenmaterial zu stellen und Kodes zu generieren. Die Analyse der Aufmerksamkeitsebenen wurde aus Darstellungsgründen manuell auf Papierform durchgeführt. Führte eine solche Analyse zur Erstellung eines Kodes, so wurde er als **Abschnitts- oder Kodememo** in MAXQDA aufgenommen. Eine beispielhafte Darstellung eines Kode- bzw. Abschnittmemos findet sich nachfolgend. Ferner erstellten die Forschenden **Theoriememos** oder Memos von offenen Fragen, bspw. hinsichtlich der weiteren Datenerhebung, die ihnen halfen, Gedanken, Verweise etc. zu explorieren, weiterzuführen und/oder dem jeweils anderen Forschenden mitzuteilen.

Beim Einsatz der beiden Analysetechniken erfolgten Wechselwirkungen, sodass einerseits die Analyse anhand der o. g. Aufmerksamkeitsebenen eine Beantwortung der W-Fragen erleichterte, andererseits dienten die W-Fragen zur Überprüfung und Pointierung der integrativen texthermeneutischen Inhaltsanalyse. Beide Instrumentarien führten die Forschenden immer wieder bei der Erstellung von Kodes an das Textmaterial zurück, um deren Verankerung und theoretische Ableitungen zu überprüfen. So entstand zunächst eine Fülle an ersten Kodes, ein Verfahren mit einem hohen Arbeits- und Zeitaufwand. Nachdem das erste Interviewmaterial offen durchkodiert war, tauschten die Forschenden ihre Kodierungen aus, überprüften, diskutierten, ergänzten und/oder verwarfen diese, wodurch neue weitere Kodes entstanden. Gleichwohl führten die unterschiedlichen Perspektiveinnahmen der Forschenden und deren Argumentationen sinnhafte, zunächst noch vage Verknüpfungen von Kodes zu ersten vorläufigen **Kategorien**. Auch hier erzeugten die generativen W-Fragen eine Konkretisierung der Kategorisierung. Kontrastierend im Vergleich exerzierten die Forschenden diesen Prozess des primär offenen, teils zirkulär in Ansätzen bereits **axialen Kodierens** (Strauss und Corbin 1996, S. 75–93) analog anhand zweier weiterer Datenerhebungsfälle durch. Bereits während dieser Phase und fortlaufend für den gesamten Analyseprozess nutzten die Forschenden zusätzlich die Perspektivenvielfalt von Interpretationen zu jeweils vorgelegten Interviewpassagen oder im späteren Verlauf zu **Kodierparadigmen** (Strauss und Corbin 1996, S. 78–93) über ihr gemeinsames Kolloquium, ihre jeweiligen Analysegruppen sowie über besuchte Workshops zur *GTM* sowie zur integrativen texthermeneutischen Inhaltsanalyse.

Durch die Hinzunahme von jeweils weiterem Datenmaterial verfestigten sich sinnhafte Zusammenhänge von Kodes, neue wurden gebildet und es entstanden weitere Kategorien. Auf dieser Grundlage wurde nun eine Analyse von Kategorien fokussiert, die dazu führte, dass Subkategorien und ein erstes loses Netz von **Kategorienzusammenhängen** auf der Ebene des **axialen Kodierens** gebildet wurden. Die bisher entwickelten ca. 350 Kodes wurden zu etwa 80 (Sub-)Kategorien zusammengeführt. An dieser Stelle entschieden sich die Forschenden, die **Perspektive der Pflegefachkräfte** zur Lebenssituation pflegebedürftiger homosexueller Menschen hinzuzunehmen. Die Datenanalyse der Interviews mit den Pflegefachkräften erfolgte in gleicher Vorgehensweise des offenen und des axialen Kodierens. Auch dieser extensive Analyseprozess erbrachte eine hohe Anzahl an Kodes (ca. 250) und lose miteinander verbundener ca. 60 (Sub-)Kategorien. Kategorien, die nicht unmittelbar die Lebenssituation von homosexuellen Pflegebedürftigen betrafen, wie bspw. das *Outing*verhalten von homosexuellen Pflegefachkräften oder die Zusammenarbeit im Team, wurden als nicht primär gegenstandsrelevant verworfen. Zur Überprüfung von Kodes, bspw. um Wahrnehmungen von Handlungs- und Wirkmächtigkeit oder Positionierungen genauer zu erfassen, wurden **Postskripts** teilweise in die Datenanalyse einbezogen.

Nachfolgendes **Beispiel** soll für den durchgeführten Analyseprozess einen nachvollziehbaren Einblick gewähren. Hierzu wird zunächst das offene Kodieren anhand einer nach der integrativen texthermeneutischen Inhaltsanalyse ausgewerteten Textpassage (H8/5–6) veranschaulicht:

Abbildung 3: Beispielhafte Textpassage des offenen Kodierens anhand der texthermeneutischen Inhaltsanalyse

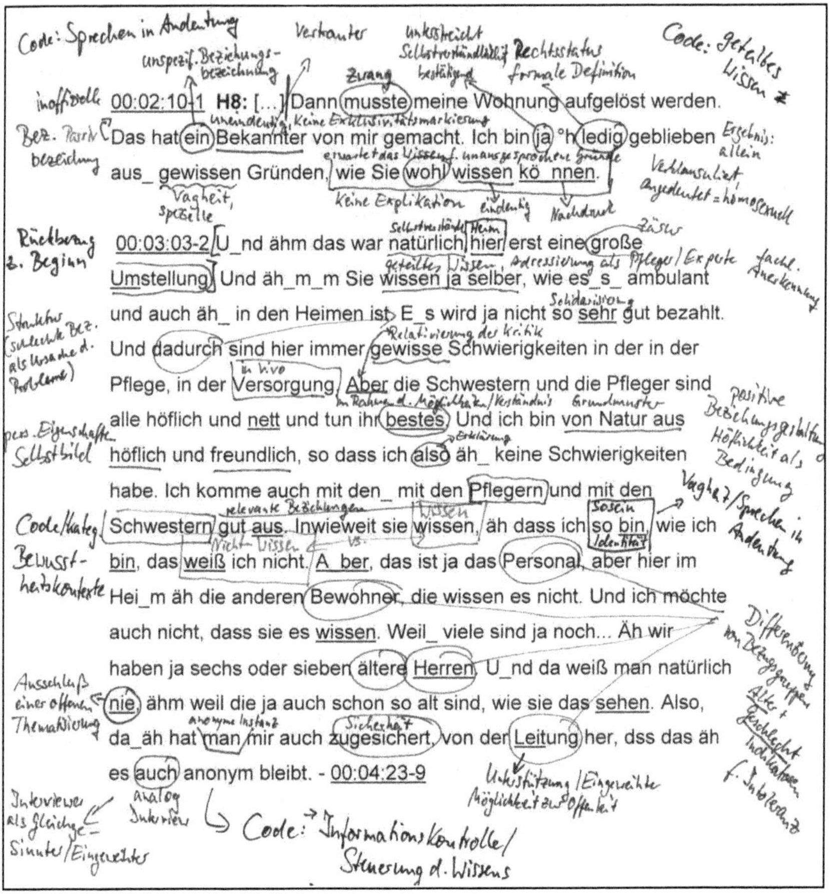

```
00:02:10-1 H8: [...] Dann musste meine Wohnung aufgelöst werden.
Das hat ein Bekannter von mir gemacht. Ich bin ja ledig geblieben
aus_ gewissen Gründen, wie Sie wohl wissen kö_nnen.

00:03:03-2 U_nd ähm das war natürlich hier erst eine große
Umstellung. Und äh_m_m Sie wissen ja selber, wie es_s_ ambulant
und auch äh_ in den Heimen ist, E_s wird ja nicht so sehr gut bezahlt.
Und dadurch sind hier immer gewisse Schwierigkeiten in der in der
Pflege, in der Versorgung. Aber die Schwestern und die Pfleger sind
alle höflich und nett und tun ihr bestes. Und ich bin von Natur aus
höflich und freundlich, so dass ich also äh_ keine Schwierigkeiten
habe. Ich komme auch mit den_ mit den Pflegern und mit den
Schwestern gut aus. Inwieweit sie wissen, äh dass ich so bin, wie ich
bin, das weiß ich nicht. A_ber, das ist ja das Personal, aber hier im
Hei_m äh die anderen Bewohner, die wissen es nicht. Und ich möchte
auch nicht, dass sie es wissen. Weil_ viele sind ja noch... Äh wir
haben ja sechs oder sieben ältere Herren, U_nd da weiß man natürlich
nie, ähm weil die ja auch schon so alt sind, wie sie das sehen. Also,
da_ äh hat man/mir auch zugesichert, von der Leitung her, dss das äh
es auch anonym bleibt. - 00:04:23-9
```

Beispielhafte Kodeerstellung zur Textpassage:

Interviewfrequenz	Merkmal	Kode/Konzept
„ein Bekannter"	inoffizielle Beziehungsbezeichnung	Sprechen in Andeutung
„ledig geblieben aus gewissen Gründen"	Vagheit, spezielle Hintergründe	Sprechen in Andeutung
„so sein"	Vermeidung, Umschreibung von Homosexualität	Sprechen in Andeutung

Folgend ein Auszug eines Kode- bzw. Abschnittmemos, das sich auf vorherige Textpassage bezieht und beispielhaft einen Transfer der texthermeneutischen Analyse anhand der generativen W-Fragen-Struktur als Memo im Programm MAXQDA abbildet:

Abbildung 4: Beispielhaftes Kodememo anhand der W-Fragen-Struktur

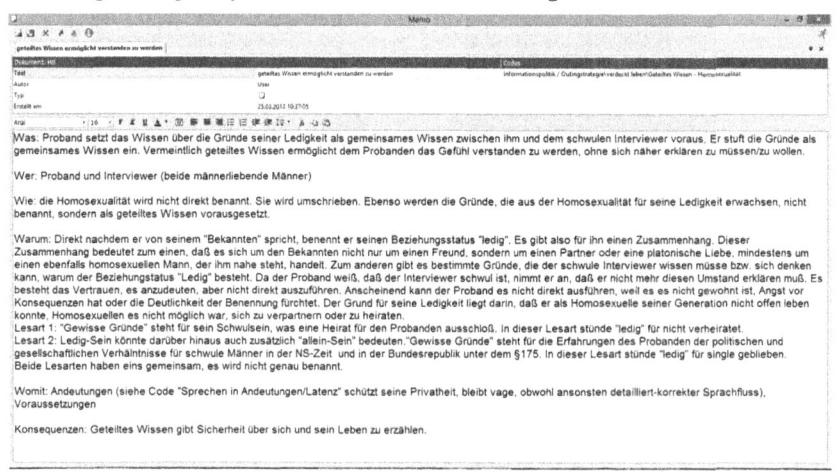

Aus zitierter Textpassage sind folgende Kodes abgleitet worden: Nicht mehr selbstständig sein können, Sprechen in Andeutungen, geteiltes Wissen (Homosexualität), Bedürfnis nach Anonymität, gezieltes Informieren über Homosexualität bei gleichzeitigem Verschweigen/Steuerung des Wissens, Diskriminierungsbefürchtungen gegenüber gleichaltrigen Bewohner_innen, Diskriminierungsbefürchtungen gegenüber Männern, große Umstellung, Wissen über Homosexualität, Nicht-Wissen über Homosexualität, Sicherheit. Später hieraus abgeleitete und weiter entwickelte (Sub-) Kategorien sind bspw. der teiloffene Umgang mit der eigenen Homosexualität (Subkategorie: teiloffenes Kommunizieren), Herstellung und Wirkweisen von offenen, teiloffenen und geschlossenen Bewusstheitskontexten, Gestaltung von Pflegebeziehungen, Pflegebedürftigkeit erleben und Pflegestruktur erfahren.

Nachdem bei dem analysierten Datenmaterial der interviewten Pflegebedürftigen und Pflegefachkräften zunächst vage, jedoch später teils miteinander sinnhaft verbundene (Sub-)Kategorien gebildet waren, galt es, diese anhand des weiteren Datenmaterials zu verdichten. Im **zirkulären Analyseprozess** des offenen und axialen Kodierens entschlossen sich die Forschenden kontrastierend zu den bisherigen Analysefällen sukzessive durch Hinzunahme weiterer Datenerhebungsfälle zur Verdichtung der Kategorien (theoretische Relevanz im *theoretical sampling*). Beim Datenmaterial der interviewten Pflegebedürftigen wurde nach dem internen *theoretical sampling* innerhalb der 32 erhobenen Interviews vorgegangen. Bei den

Interviews mit den Pflegefachkräften führte es jeweils zur Entscheidung einer weiteren Datenerhebung, die mit insgesamt elf Erhebungen ihre spätere annähernde **theoretische Sättigung** fand. Parallel zum Prozess der empirischen Bestätigung der (Sub-)Kategorien, in dessen Verlauf offene Fragen geklärt und/oder erscheinende Widersprüche aufgelöst, oder sie durch weitere neue Phänomene über Kodes und Kategorien einem plausiblen am Textmaterial rückführbaren Sinnzusammenhang zugeführt werden, erstellten die Forschenden weitere **Kodierparadigmen**.

Abbildung 5: Kodierparadigma

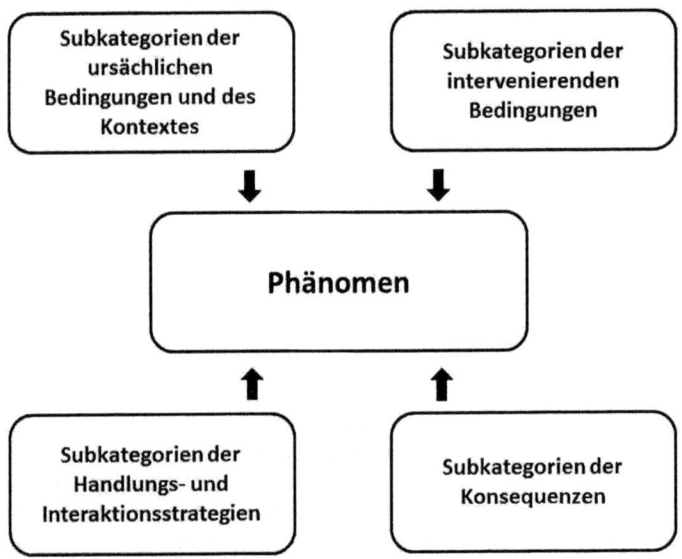

```
┌──────────────────────┐         ┌──────────────────────┐
│   Subkategorien der  │         │   Subkategorien der  │
│      ursächlichen    │         │    intervenierenden  │
│  Bedingungen und des │         │      Bedingungen     │
│       Kontextes      │         │                      │
└──────────────────────┘         └──────────────────────┘
            ↓                                ↓
         ┌─────────────────────────────────────┐
         │                                     │
         │              Phänomen               │
         │                                     │
         └─────────────────────────────────────┘
            ↑                                ↑
┌──────────────────────┐         ┌──────────────────────┐
│   Subkategorien der  │         │   Subkategorien der  │
│      Handlungs- und  │         │     Konsequenzen     │
│ Interaktionsstrategien│        │                      │
└──────────────────────┘         └──────────────────────┘
```

Kodierparadigma, erstellt auf der Grundlage von Strauss (1994, S. 57) und Strauss & Corbin (1996, S. 78–88)

Im **axialen Kodierprozess** widmeten sich die Forschenden der konkreten Überprüfung der Kategorien sowie möglicher Beziehungsgefüge zu anderen Kategorien. Hierzu führten sie die Kategorien der bisherigen Analyse des Datenmaterials der interviewten Pflegebedürftigen und der Pflegenden zusammen. Mithilfe der Struktur von Bedingungszusammenhängen, die sich anhand eines Kodierparadigmas abbilden lässt, ließen sich einzelne Kategorien inhaltlich anhand ihrer Merkmale (Kodes) und ihrer Subkategorien überprüfen und in ihrer konzeptionellen Struktur präzisieren. Kodes, die keiner Kategorie zuzuordnen waren und sich nicht am Datenmaterial weiter verdichten ließen, wurden verworfen. Die Erstellung eines solchen Paradigmas offerierte ggf. offene Fragen, die ans Textmaterial über den zirkulären Kodierprozess rückgekoppelt wurden. Beispielhaft hierfür ist das Kodierparadigma eines Phänomens, also einer vorläufigen Kategorie des Strategiewechsels im Umgang mit der eigenen Homosexualität im Pflegesetting, aufgeführt (siehe Anhang), was den Forschenden zunächst eine Klarheit über sinnhafte Zusammenhänge des spezifischen Handelns verschaffen sollte. Diese vage Kategorie ist im fortschreitenden Analyseprozess der Kategorie eines veränderlichen Identitäts- und Stigma-Managements zugeführt und verdichtet worden.

Im Rahmen des Kodierens stießen die Forschenden auf Phänomene, deren Konzeptionalisierung sie zum Teil zur weiteren **theoretischen Sensibilisierung** führte, was wiederum stellenweise abduktive Schlussfolgerungen ermöglichte. Zum Beispiel generierten sie aus der Empirie das Phänomen einer leiblichen Kommunikation zwischen einem Pflegenden und einem homosexuellen Pflegebedürftigen. Um dieses Phänomen konzeptionell verstehen und besser fassen zu können sowie den weiteren analytischen Blick zu schärfen, befassten sich die Forschenden autodidaktisch mit Theorien der Leibphänomenologie. Analog verhält es sich mit der theoretischen Sensibilisierung hinsichtlich der Identitäts- und der Stigmatheorie.

Kodierparadigmen wurden ebenso im Prozess des axialen Kodierens verwendet, um die bisherigen Kategorien hypothetisch zueinander in Verbindung zu setzen und dieses zirkulär im Kodierprozess zu überprüfen. Nach und nach kristallisierten sich im **selektiven Kodieren** (Strauss und Corbin 1996, S. 94–117) verschiedene **Haupt-** bzw. **Kernkategorien** heraus. Die Übergänge zwischen den Kodierprozessen verliefen zirkulär und fließend. Wie zum Teil an anderer Stelle erwähnt, zählten zu den Hauptkategorien u. a. die Fortführung homosexueller Identitätskonstruktionen, die Fortführung des bisherigen Identitäts- und Stigma-Managements im Pflegesetting, Bewusstheitskontexte zur Homosexualität im Pflegesetting, Homosexualität als Stigma in der Altenpflege, Autonomieerleben von homosexuellen Pflegebedürftigen. Auch hier stellten sich die Kernkategorien zunächst als vage dar. Ein Beispiel eines vorläufigen Kodierparadigmas einer noch lose formulierten Hauptkategorie des Stigmas von Homosexualität, die später den kontextuellen Bedingungen zugeordnet wurde, findet sich im Anhang.

Bei der weiteren Suche nach einer **Schlüsselkategorie**, die weitestgehend alle anderen auf abstrakt höherer Ebene vereint, entwickelte sich eine Kategorie der Anerkennung von Homosexualitäten in der Altenpflege. Hinsichtlich dieser vorläufigen **Kernkategorie** wurde das Bedingungsgefüge von ursächlichen/kontextuellen sowie intervenierenden Bedingungen, den Interaktions- und Handlungsstrategien sowie Konsequenzen verifiziert. In einem selektiven Prozess wurden alle Kategorien und Subkategorien auf die zu generierende **Theorie der Anerkennung von Homosexualitäten** an das vorhandene Datenmaterial rückgekoppelt und die Beziehungen der verschiedenen untergeordneten Kategorien am Datenmaterial überprüft und präzisiert. Einher ging auch im selektiven Prozess die erweiterte theoretische Sensibilisierung der Forschenden anhand einer theoretischen Befassung zu bestehenden Anerkennungstheorien. Zum Schluss des zirkulären selektiven Kodierens stand eine Theorie der Anerkennung von Homosexualitäten in der Altenpflege als **Theorie der mittleren Reichweite**.

Abbildung 6: Skizze eines idealtypischen Forschungsprozesses nach Schröer und Schulze (2010)

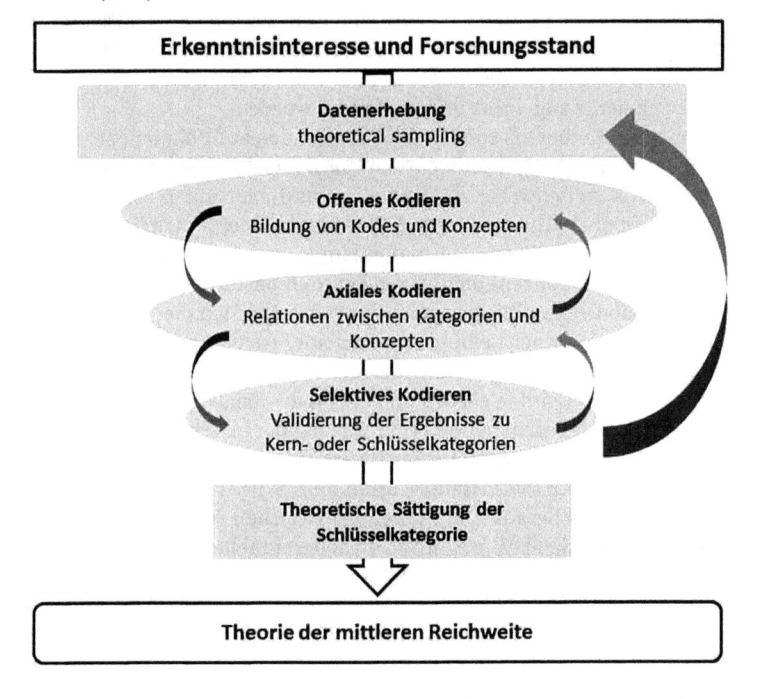

```
┌─────────────────────────────────────────────┐
│      Erkenntnisinteresse und Forschungsstand │
└─────────────────────────────────────────────┘
                    │
        ┌───────────────────────┐
        │     Datenerhebung     │
        │  theoretical sampling │
        └───────────────────────┘
                    │
        ┌───────────────────────┐
        │    Offenes Kodieren   │
        │ Bildung von Kodes und │
        │       Konzepten       │
        └───────────────────────┘
                    │
        ┌───────────────────────┐
        │    Axiales Kodieren   │
        │ Relationen zwischen   │
        │ Kategorien und        │
        │ Konzepten             │
        └───────────────────────┘
                    │
        ┌───────────────────────┐
        │   Selektives Kodieren │
        │ Validierung der       │
        │ Ergebnisse zu Kern-   │
        │ oder Schlüsselkategorien│
        └───────────────────────┘
                    │
        ┌───────────────────────┐
        │ Theoretische Sättigung│
        │ der Schlüsselkategorie│
        └───────────────────────┘
                    ▽
┌─────────────────────────────────────────────┐
│         Theorie der mittleren Reichweite    │
└─────────────────────────────────────────────┘
```

Durch die in der *GTM* angelegten Prozesse des **permanenten Vergleichs**, der **Dimensionalisierung** und **Kontrastierung** von Kategorien sowohl in der Längsschnittauswertung als auch im Querschnitt des Datenmaterials aller vorliegenden Interviews wurden die Forschenden, wie bereits erwähnt, nicht nur zur generierten Theorie der Anerkennung von Homosexualitäten in der Altenpflege geführt, sondern auch zum Entwurf eines theoretisierten, **sensibilisierenden Konzepts der Bewusstheitskontexte** der Homosexualitäten im Pflegesetting. Der stetig zirkuläre Datenanalyseprozess führte induktiv zu vagen Annahmen von Sinnzusammenhängen, die über eine deduktive Überprüfung am vorliegenden Material zu Kategorien und über abduktive Schlussfolgerungen verdichtet sowie verifiziert wurden. In diesem Prozess floss die theoretische Sensibilität der Forschenden mit ein und führte zur zirkulären Erweiterung des sensibilisierenden theoretischen Rahmens. Ebenso bereits Erwähnung fand in diesem Zusammenhang die Erstellung unterschiedlicher Kodierparadigmen, die den Forschenden die kausalen Beziehungsgefüge zwischen Merkmalen von (Sub-)Kategorien veranschaulichen halfen. So generierten die Forschenden die Kernkategorie der Theorie der Bewusstheitskontexte als eigenständiges sensibilisierendes Konzept der Bewusstheitskontexte. Die Kategorie der Fortführung homosexueller Identitätskonstruktionen in der Altenpflege wurde der Kernkategorie der Theorie der Anerkennung von Homosexualitäten in der Altenpflege untergeordnet. Durch die **vergleichende** umfangreiche und **mehrdimensionale Kategorienbildung** war die Basis für die **Konstruktion von Typen** oder Typologisierung gelegt. Der durch die *GTM* angeregte und in Bezug auf die zwei vorgenannten Kategorien durchgeführte Prozess entsprach einer fokussierten, themenbezogenen Typenbildung, die folgend beschrieben wird.

4.7 Konstruktion von Typen

Die Forschenden folgen definitorisch den theoretischen Überlegungen von Udo KELLE und Susann KLUGE zum **Idealtypus**: Unter der Konstruktion von Typen ist eine abstrakte Bündelung von bestimmten gemeinsamen Kategorien bzw. Merkmalen oder Eigenschaften eines aus der Empirie generierten Betrachtungsgegenstands bzw. -bereichs zu einem Ideal zu verstehen. Dieses Ideal wird einerseits hierdurch in sich relativ homogen als Typus abgebildet, andererseits wird es hierdurch von anderen Idealtypen unterscheidbar. Dieses Beziehungsgefüge von unterschiedlichen Idealtypen zueinander begründet eine Typologie (Kelle und Kluge 2010, S. 85). Da die Forschenden keine biografischen Interviews geführt haben, trotzdem ein Teil, aber auch nicht alle, der Proband_innen umfangreiche biografische Narrationen im Interview beitrugen, erscheint es angebracht, die Typenbildung auf Ereignisse, Situationen und Inter-/Aktionen zu richten. Das heißt ein analysierter Fall bzw. Interview und dessen Textpassagen lassen sich auf verschiedene Prototypen aufteilen. Das unterstreicht, dass ein Einzelfall nicht automatisch einem Prototypus in Gänze entspricht, wenngleich er ihm vielleicht in seiner im Interview konstruierten Wirklichkeit sehr nahe kommen kann (Kelle und Kluge 2010, S. 86).

Merkmale bzw. Kategorien, anhand derer sich ein Typus vom anderen unterscheidet, können hinsichtlich ihrer Dimensionalisierung miteinander differenziert in Verbindung gesetzt werden (Kelle und Kluge 2010, S. 87). Eine solche **mehrdimensionale Typologie** stellt das von den Forschenden aus der Empirie generierte sensibilisierende **Konzept der Bewusstheitskontexte der Homosexualitäten im Pflegesetting** im gleichnamigen Kapitel dar.

Bei der Suche nach Sinnzusammenhängen des sozialen Handelns von homosexuellen Pflegebedürftigen im Rahmen der aus der Empirie entwickelten Theorie der Anerkennung gelang bspw. eine **idealtypische Darstellung homosexueller Identitätskonstruktionen** anhand eines jeweils **fortlaufenden, also anpassenden Identitäts- und Stigma-Managements** während der Pflegebedürftigkeit. Die hierfür durchgeführte Datenanalyse entsprach einem Prozess der Typenbildung, wie sie von Kelle und Kluge beispielhaft beschrieben ist (Kelle und Kluge 2010, S. 91–92). Demnach erfolgte auf Grundlage des Kodierprozesses zunächst die **Erarbeitung relevanter Vergleichsdimensionen** von Handlungsweisen mit der eigenen Homosexualität der Proband_innen. Bereits bei der ersten Analyse eines Datenerhebungsfalls zeigten sich unterschiedliche Umgangsweisen, die sich jedoch nicht allein auf die Pflegebedürftigkeit und das Pflegesetting bezogen. Die Eigenschaft der Kategorien war zunächst eindimensional, ob und wie über die Homosexualität die pflegebedürftige Person ihre Umwelt informiert hatte oder nicht. Die Dimensionalität erhöhte sich durch die Hinzunahme der empirisch belegten Handlungsweise der Gleichzeitigkeit, andere Menschen über die eigene Homosexualität zu informieren und zugleich andere davon auszuschließen. Diese Strategie des teiloffenen Umgangs wiederum differenziert sich tendenziell in unterschiedliche Ausprägungen aus, was insgesamt auf eine erhöhte Mehrdimensionalität der Typologie hindeutet. Die Feinanalyse von drei weiteren zueinander kontrastierenden Datenerhebungsfällen trug zur **Gruppierung einer offenen, teiloffenen und geschlossenen Umgangsweise** von Pflegebedürftigen mit der eigenen Homosexualität bei. Bereits in diesem Prozess zeigten sich Gemeinsamkeiten, Ähnlichkeiten, Unterschiede und teils Widersprüche im Handeln in Bezug auf Geschlecht, Alter, zeitgeschichtliche Erfahrungen, Diskriminierungserfahrungen, Selbstakzeptanz etc., die auf weitere Merkmale eines „typischen" Handelns hinwiesen. Die Homogenität der jeweiligen prototypischen Handlungsweisen der homosexuellen Pflegebedürftigen wurde anhand der entwickelten (sieben) Kriterien des Handelns als Ausdruck der eigenen Normalität, der jeweils prototypisch inter-/agierenden Ausprägung der Art und Weise sowie im Kontext einer Anerkennung von Homosexualitäten in der Altenpflege gefasst. Hierzu wurde auch der Umgang mit spezifischen Bedürfnissen gezählt, die im Zusammenhang mit der Homosexualität stehen und einer teils weiteren gesellschaftlichen Stigmatisierung unterliegen, wie etwa körperliche Sexualität. Eine grundsätzliche Abweichung von der bisherigen Umgangsweise mit der eigenen Homosexualität in der Altenpflege deutete empirisch auf eine Veränderung der homosexuellen Identität hin, hier von einer grundsätzlich weitgehend geschlossenen hin zu einer offenen Umgangsweise. Eine solche identitätsbezogene Veränderung wird zwar auch von anderen Proband_innen berichtet, bezieht sich jedoch auf vergangene, teils weit vor der Pflegebedürftigkeit zurückliegende Zeiten, die im Rahmen von *Coming-out*-Prozessen biografisch bewältigt wurden. Bei der Suche nach weiterführenden **inhaltlichen Sinnzusammenhängen** dieser Typologie und zur **Charakterisierung** der gebildeten Prototypen erfolgte eine induktiv-deduktiv-abduktive Erweiterung des Merkmalsraums, der sich kausal nicht nur auf die Altenpflege und das jeweilige Pflegesetting bezog, sondern Dimensionen der bisherigen Umgangsweisen mit der eigenen Homosexualität einschloss. Aus der Empirie und durch abduktive Schlussfolgerungen ließen sich Kriterien bzw. Merkmale finden, anhand derer die Prototypen sich als jeweilige homosexuelle Identitätskonstruktionsprozesse abbilden ließen. Hierzu zählen bisherige Identitätsprozesse (Selbstverständnis, Nähe zur Gruppe, Gruppenzugehörigkeitsgefühl, Bedeutsamkeit, Selbstakzeptanz/Selbstvertrauen, Selbstachtung und Selbstwertgefühl als homosexueller Mensch etc.), bisherige Umgangsstrategien mit der eigenen Homosexualität, bisherige Anerkennungserfahrungen in unterschiedlichen Anerkennungsbereichen (Umweltreaktionen) und daraus resultierende Haltungen und Bedürfnislagen zur Lebenssituation in der Altenpflege. Alle Datenerhebungsfälle und Textpassagen wurden auf Grundlage dieser Kriterien analysiert und verifiziert, soweit es das Datenmaterial, auch aus der Perspektive der interviewten Pflegefachkräfte, zuließ. Im Rahmen der begrenzten Anzahl der Interviewproband_innen, sowie der problemzentrierten Interviewführung bleibt die Aussagekraft und Generalisierbarkeit der Typologie hinsichtlich möglicher Zusammenhänge der Identitätskonstruktionsprozesse von homosexuellen Menschen auf die vorliegende Empirie des Forschungsfelds beschränkt. Allenfalls dient sie darüber hinaus als **Anregung zur Hypothesenbildung für weiterführende Forschung.**

Im Analyseprozess hin zur Theorieentwicklung wurden zunächst die homosexuellen Identitäten und dann deren Bildung als Phänomen in den jeweiligen kausalen Fokus eines Kodierparadigmas gestellt und zirkulär weitere Merkmale von Dimensionalisierungen empirisch über den Kodierprozess erhoben und verdichtet. Schließlich führte das zur Erkenntnis der Forschenden, dass soziales Inter-/Agieren auf bisherigen Gewohnheitsmustern basiert, an spezifische Identitätsbildungsprozesse, die vor der Pflegebedürftigkeit bestanden, anknüpft und in der Regel fortgeführt wird. Bei einer biografisch angelegten Interviewführung könnten sicherlich die Identitätsbildungsprozesse homosexueller Menschen unter einer möglichen Kernkategorie der Theorie der Anerkennung von Homosexualitäten in der Gesellschaft für eine weiterführende Forschung erhellend wirken. Der Forschungsgegenstand war von den Forschenden auf die Altenpflege eingegrenzt, woran sich die Interviewführung und Datenauswertung orientierte. Konstruktionsprozesse der Interviewproband_innen im Interview, die Hinweise auf ihre jeweilige homosexuelle Identität im empirischen Analyseprozess gaben, wurden als fortlaufende weitestgehende Kohärenz-, Kontinuitäts- und Integrationsleistungen der Homosexuellen in der von der Pflegebedürftigkeit geprägten Lebenssituation in der Altenpflege verstanden. Hierdurch wurden sie als fortlaufender Identitätskonstruktionsprozess eines anpassenden oder veränderlichen Identitäts- und Stigma-Managements der Theorie der Anerkennung in der Altenpflege untergeordnet.

4.8 Reflexion des Forschungsprozesses

Im Vorfeld dieser Forschungsarbeit hatten die beiden Forschenden zunächst zwei Ziele: Sie wollten empirische Befunde zur realen Lebenssituation von lesbischen Frauen und schwulen Männern in der altersbedingten Pflegebedürftigkeit vorlegen, und es war ihr Anliegen, diese Ergebnisse jeder und jedem, die oder der im weitesten Sinne mit diesem Thema befasst ist, zur Verfügung zu stellen. Aus ihren Erfahrungen der haupt- und ehrenamtlichen Arbeit in der lesbisch-schwulen Senior_innenarbeit sowie in der Qualifikation von Pflegediensten und Pflegeeinrichtungen, wie auch aus dem in dieser Arbeit beschriebenen Forschungsstand zeigt sich eine Lücke entsprechender empirischer Daten. Bis dato kann fast ausschließlich nur auf Befunde zu Ängsten und Erwartungen homosexueller Menschen gegenüber Einrichtungen der Altenhilfe zurückgegriffen werden. Erst an dritter Stelle entwickelten die Forschenden den Gedanken, mit dieser Forschungsarbeit eine Promotion anzustreben. Mit der Entscheidung einer Qualifikationsarbeit zur Erlangung der Doktorwürde erfuhr die vorgelegte Forschungsarbeit eine theoretische und methodische Grundlegung, die sie ohne einen solchen Weg vermutlich nicht bekommen hätte. Ein wesentlicher Aspekt für diese qualitative Aufwertung lag in der Begleitung durch die

Promotion betreuende Professorin sowie in der regelmäßigen Teilnahme an deren Doktorand_innenkolloquium am Institut für Public Health und Pflegeforschung (IPP) der Universität Bremen.

Mit der Entscheidung einer Dissertationsschrift einher ging jedoch auch die Notwendigkeit eines heuristischen Rahmens. Dieser, wie auch die Methodologie, waren Neuland für die Forschenden, welches sie sich für sich allein, zu zweit, in zahlreichen Workshops der qualitativen Forschung und nicht zuletzt im o. g. Kolloquium aneigneten. Eine Schwierigkeit für die Forschenden lag in ihrer fehlenden Hochschulanbindung im Sinne einer beruflichen Tätigkeit respektive einer Anbindung an die Hochschullehre. Es fehlte der kontinuierliche Austausch mit Kolleg_innen und Studierenden über die für diese Forschungsarbeit relevanten Theorien und auch über Methoden der qualitativen Forschung, was streckenweise zu einer autodidaktischen Aneignung führte.

Der ursprüngliche Plan für die vorliegende Forschungsarbeit sah drei Säulen vor: erstens die Befragung von pflegebedürftigen lesbischen Frauen und schwulen Männern, zweitens die Hinzunahme der Perspektive von Pflegefachkräften und drittens das Führen von Expert_innengesprächen mit Akteur_innen der Altenhilfe und der Altenpolitik, in denen erste Forschungsergebnisse diskutiert werden sollten. Im Laufe des Forschungsprozesses wurde in Beratung mit der Promotion begleitenden Professorin die dritte Säule verworfen, da absehbar war, dass diese im Kontext des betriebenen Aufwands für die ersten beiden Säulen den Rahmen einer solchen Forschungsarbeit gesprengt hätte.

Vom Erstellen des Exposés und weiterer Vorbereitungen bis zur nun vorliegenden Forschungsarbeit mit insgesamt 32 Interviews mit pflegebedürftigen lesbischen Frauen und schwulen Männern sowie mit elf Pflegefachkräften vergingen annähernd siebeneinhalb Jahre. Dieser lange Zeitraum hatte mehrere Ursachen. Zum einen forschten beide Forschenden zunächst nebenberuflich. Einer der beiden Forschenden konnte im Laufe des Prozesses diesen Status phasenweise mittels eines Promotionsstipendiums verändern, der zweite verblieb bis zum Schluss im Status des nebenberuflich Promovierenden. Ein anhaltendes Spannungsfeld bestand für die Forschenden im Vermitteln und Managen zwischen den unterschiedlichen Lebens-, Familien- und Arbeitsstrukturen der Forschenden und des intensiven wissenschaftlichen Arbeitens. Ein weiterer Grund lag in der im Kapitel zum Feldzugang beschriebenen äußerst aufwendigen Öffentlichkeitsarbeit zur Akquise der Stichprobe gleichgeschlechtlich liebender Frauen und Männer, welche sich inkl. der Datenerhebung über vier Jahre hinzog. Ein dritter Grund lag in der von den Forschenden selbst durchgeführten Transkription der Interviews, welche sehr zeitaufwendig war. Nicht zuletzt führte die oben bereits erwähnte Aneignung der Theorien des heuristischen Rahmens und der verwendeten Methodologie zu einem solch langen Zeitraum, ebenso wie auch die Fülle des Datenmaterials von annähernd 2000 transkribierten Seiten. Auch spielte die Anzahl der geführten Interviews diesbezüglich eine wichtige Rolle.

Als besonders wertvoll im Sinne der gegenseitigen Inspiration, aber auch des emotionalen Aufbaus in Krisenzeiten, empfanden die Forschenden ihre Arbeit als

Team. Diese Teamarbeit spielte im Besonderen bei der Theoriebildung und ihrer Darstellung eine wichtige Rolle, da die jeweils vorgenommenen Arbeitsschritte und Analyseergebnisse stets mit dem Partner am Datenmaterial abgeglichen werden konnten. Das Schreiben und unmittelbare Abgleichen der Texte mit einer Person, die ebenso im Prozess steckt, war nicht nur hilfreich im Sinne der für die Arbeit mit der *Grounded Theory Methodology* notwendigen theoretischen Sensibilität, auf diese Weise konnte auch gewährleistet werden, die jeweiligen Texte im stetigen Austausch zu verifizieren. Mit dieser Teamarbeit verbunden waren jedoch auch ein hoher Aufwand an einer Mobilität zwischen Hamburg, Köln und dem IPP in Bremen und die für diese Mobilität aufgebrachten Kosten und Zeitaufwendungen.

Eine **kritische Betrachtung** des Forschungsprozesses aus der Perspektive der Forschenden wirft im Grund die Frage auf, was sie anders machen würden, wenn sie mit ihren gemachten Erfahrungen am Anfang des Forschungsprozesses stünden. Diese Fragestellung mag zwar utopisch klingen, könnte aber wichtige Hinweise für andere Forschende in ähnlichen Situationen geben.

Wie beschrieben, betrieben die Forschenden eine sehr aufwendige Öffentlichkeitsarbeit, um damit pflegebedürftige Interviewproband_innen zu finden. Wie ebenso beschrieben, erreichten die Forschenden mit diesem Aufwand zwar eine große Aufmerksamkeit für ihr Thema, jedoch konnten darüber – soweit direkt erkennbar – nur eine geringe Anzahl an Interviewproband_innen gefunden werden. Das stellt den Aufwand, insbesondere die dafür aufgebrachten zeitlichen und finanziellen Ressourcen, infrage. Maßgeblich zielführend für die Akquise der pflegebedürftigen Interviewproband_innen war die persönliche Ansprache von Personen aus den Netzwerken der Forschenden und die darüber gewonnenen Schlüsselpersonen, die sich des Themas annahmen und bei dem Finden von Interviewpartner_innen behilflich waren.

Ein zweiter sehr zeitaufwendiger Aspekt lag in der kompletten Transkription fast aller geführten Interviews, was einem Volumen von ca. 2000 Seiten entspricht. Im Nachhinein wäre zu empfehlen, eine zunächst notwendige Anzahl von Interviews zu transkribieren und im späteren Verlauf sequentielle Transkriptionen der weiteren Interviews vorzunehmen, oder alternativ die Transkription extern anfertigen zu lassen. Obgleich die Forschenden sich durch das Transkribieren intensiv mit dem Datenmaterial beschäftigten, was ein nicht von der Hand zu weisender Gewinn an Sicherheit im Datenmaterial mit sich brachte, bedeutete das Transkribieren von insgesamt 43 Interviews einen enormen Zeitaufwand.

Wie auch beschrieben, haben die Forschenden sich im Laufe des Prozesses entschieden, zur Auswertung mittels der Methodologie der *Grounded Theory* bestimmte Auswahlkriterien der texthermeneutischen Inhaltsanalyse nach Jan Kruse hinzuzunehmen. Das bedeutet für die Analyse des Datenmaterials sicherlich ein Gewinn an Qualität. Dem Gewinn gegenüber stehen jedoch ein hoher Zeitaufwand sowie die aufgebrachten zeitlichen und finanziellen Ressourcen für die Teilnahme an entsprechenden Workshops. Bei einer kritischen Betrachtung der o. g. Entscheidung der Hinzunahme einer zweiten Technik zur Analyse des Datenmaterials steht der Qualitätsgewinn im Vordergrund und rechtfertigt den Einsatz der Mittel, jedoch waren die Forschenden sich zu Beginn der Dimension ihrer Entscheidung nicht bewusst. Trotz der genannten Kritikpunkte und trotz einiger durchlebter Tiefen im Verlaufe des Forschungsprozesses stehen bei einem **Rückblick** die positiven Eindrücke im Vordergrund. Die Forschenden erfuhren sehr viel Anerkennung für ihre Arbeit durch ihre Kolleg_innen im Doktorandenkolloquium und in zahlreichen besuchten Werkstätten qualitativer Forschung, von vielen Wissenschaftler_innen, von Akteur_innen der Altenhilfe, von Haupt- und Ehrenamtlichen der LSBTI-*Community* und nicht zuletzt durch die meisten der befragten Pflegebedürftigen und Pflegefachkräfte. Mit ihrer Arbeit erlangten die Forschenden eine tiefer gehende Sensibilisierung für das Thema und vor allem für die Biografien und Lebensweisen lesbischer Frauen und schwuler Männer im Alter und in der Pflegebedürftigkeit. Auch konnten sie ihr Wissen über die Anwendung von Theorien und Methoden der Datenauswertung vertiefen. Sie profitierten im o. g. Zeitraum sehr von der erfahrenen Unterstützung durch o. g. Kolleg_innen und Wissenschaftler_innen und auch vonseiten ihrer privaten Freund_innenkreise sowie ihrer Angehörigen.

Am Ende des Prozesses steht die Freude, diese Forschungsarbeit abgeschlossen zu haben sowie die Vorfreude auf die baldige Publikation ihrer Ergebnisse. Vor allem aber steht für die Forschenden am Ende des Forschungsprozesses die Hoffnung, mit den vorgelegten Ergebnissen die eingangs genannte Lücke fehlender empirischer Daten etwas schließen zu können, sodass die Ergebnisse ihre Anwendung finden in den Theorien und in der Praxis der professionellen Altenpflege.

5.0 Eine Theorie der Anerkennung von Homosexualitäten in der Langzeitpflege

Aus der Datenanalyse generierten die Forschenden die Kernkategorie der „Anerkennung von Homosexualitäten" als zentrales Phänomen zur Lebenssituation gleichgeschlechtlich liebender Frauen und Männer in der ambulanten und stationären Altenpflege aus der Perspektive der für diese Forschungsarbeit interviewten pflegebedürftigen lesbischen Frauen und schwulen Männer sowie der befragten Pflegefachkräfte. Weitere Hauptkategorien konnten empirisch identifiziert werden und stehen in einem Begründungszusammenhang zur Anerkennung von Homosexualitäten. Gemeinsam mit der Kernkategorie münden sie in eine **Theorie der Anerkennung von Homosexualitäten in der Altenpflege** und beschreiben diese. Die aus den Daten entwickelte kausale Beziehungsstruktur und die ihr zugrunde liegenden Zuordnungen der Hauptkategorien zu verschiedenen Komponenten wurden von den Forschenden anhand eines Kodierparadigmas in den Dimensionen der Ursachen und Kontextbedingungen, der intervenierenden Bedingungen, der Handlungs- und Interaktionsstrategien sowie der Konsequenzen abgebildet (siehe nachfolgende Abbildung). In den nachfolgenden Kapiteln werden diese Dimensionen ausgeführt und abschließend als Gesamtphänomen beschrieben: Unter den **ursächlichen und kontextuellen Bedingungen** subsumiert sich ein Kanon von Unterkategorien, die den Entstehungskontext einer solchen Anerkennungstheorie beschreiben. Sozusagen als Stellschraube nehmen die **intervenierenden Bedingungen** dieser Anerkennungstheorie fördernd Einfluss auf die Interaktions- und Handlungsweisen der Akteur_innen in der Altenpflege. Die aufgeführten **Handlungs- und Interaktionsstrategien** zeigen das Feld möglicher anerkennenden oder auch missachtenden Interaktionen im Pflegesetting sowie die Möglichkeiten der Gestaltung der Rahmenbedingungen. Aus den Handlungs- und Interaktionsstrategien der unterschiedlichen Akteur_innen ergeben sich in der **Konsequenz** Anerkennungsverhältnisse der Homosexualitäten in der Altenpflege auf unterschiedlichen Ebenen.

Die Anerkennung von Homosexualitäten in der Altenpflege steht als **zentrales Phänomen** und damit als Theorie im Mittelpunkt dieser Forschungsarbeit, worauf die Daten verweisen. Die Reihung von Bedingungsbereichen, Interaktions- und Handlungsstrategien sowie Konsequenzen richten sich auf das zentrale Phänomen, d.h. auf die Erlangung, den Umgang oder den Erhalt der Anerkennung von Homosexualitäten auf der Makro-, Meso- und Mikroebene der Altenpflege. Das Phänomen zeigt auch eine Dimensionalität hin zur Nicht-Anerkennung auf, wodurch alle nachfolgenden Komponenten gleichwohl auch die Verhinderung einer Anerkennung von Homosexualitäten in der Altenpflege bzw. deren Missachtung beinhalten können.

Kodierparadigma zur Theorie der Anerkennung von Homosexualitäten in der Altenpflege

Abbildung 7: Kodierparadigma zur Theorie der Anerkennung

5.1 Ursachen und Kontextbedingungen

Gesellschaftliche und politische Rahmenbedingungen
- Normen und Wertvorstellungen –
  Wirkmächtigkeit erfahrener Prägungen
- Historisch kollektives Anerkennungsdefizit
- HIV und die AIDS-Krise – Re-Stigmatisierung schwuler Männer
- Rahmenbedingungen der Altenpflege in Deutschland

Formelle Organisation des Zusammenlebens
- Pflegesetting – ambulante und stationäre Pflege
- Strukturelle Bedingungen der Altenpflege
- Personalstrukturen im Kontext spezifischer Bedürfnisse Pflegebedürftiger
- Haltungen Pflegender zum Thema Homosexualitäten in der Altenpflege – „Was ist anders?"
- Alter, Pflegebedürftigkeit und die *Community*

Individuelles Empfinden
- Individuelle Anerkennungsdefizite
- HIV und die AIDS-Krise – Verlust- und Stigmatisierungserfahrungen

5.2 Intervenierende Bedingungen

Einrichtungsebene
- Pflege- und Betreuungskonzepte / Assistenz
- Sichtbarkeit und Unsichtbarkeit im Pflegesetting
- Haltungen von Leitungskräften
- Haltungen gegenüber körperlicher Sexualität
- Offenheit von Pflegeeinrichtungen
- Vernetzung mit der *Community*
- HIV und Homosexualitäten im Pflegesetting

Erlebensebene Pflegebedürftiger
- Erleben der Pflegebedürftigkeit
- Selbst- und Fremdwahrnehmungen
- Gemeinschaftserleben mit anderen Homosexuellen
- Bedürfnisse homosexueller Pflegebedürftiger
- Einflüsse des Lebensorts
- Soziale/personelle Ressourcen

Pflegende
- Wissen um die Biografien
- Erfahrungen mit Homosexualitäten in der Pflege
- Selbstreflexion und Wissenstransfer in die Pflege
- Pflegerisches Handeln im Kontext von Wissen

Phänomen
Anerkennung von Homosexualitäten in der Altenpflege

5.3 Handlungs- und Interaktionsstrategien

Community-Ebene
Vorhalten und Initiieren spezieller Angebote

Einrichtungsebene
Umsetzen einer Kultur der Offenheit gegenüber homosexuellen Lebensweisen

Pflegebedürftige
Anpassendes Identitäts- und Stigma-Management: offener und teiloffener Umgang
Veränderliches Identitäts- und Stigma-Management: offener und teiloffener Umgang

Pflegende
Identitätsfördernd homosexuelle Menschen pflegen

5.4 Konsequenzen

Community-Ebene
soziale Integration und Solidarität

Einrichtungebene
Sicherheit und soziale Integration

Pflegebedürftige
Sichtbarkeit, soziale Integration und Aufrechterhaltung der eigenen homosexuellen Identität

Pflegende
fürsorgliche Bestätigung und Wohlbefinden

Erläuterung zur Zitationsweise
In den nachfolgenden Kapiteln kann anhand der Zitatquelle erkannt werden, ob es sich jeweils um eine lesbische Pflegebedürftige oder einen schwulen Pflegebedürftigen handelt. Die Buchstaben der Zitatquelle verweisen jeweils auf den Anfangsbuchstaben der Vornamen der Interviewer bzw. der Interviewerin. Alle Interviews, die mit den pflegebedürftigen Lesben geführt wurden, führen somit in der Interviewbezeichnung den Buchstaben „G". Entsprechend führen die Interviewbezeichnungen mit schwulen Pflegebedürftigen entweder den Buchstaben „H" oder „M". Die Zahl hinter den Buchstaben verweist auf den jeweiligen Datenerhebungsfall der Interviewer bzw. der Interviewerin. Ist dem Interviewkürzel ein P mit einem Unterstrich vorangesetzt, (bspw. P_M3), so verweist dieses Kürzel auf das Postskript der jeweiligen Proband_innen als Datenquelle. Bei einem nachgestellten P (bspw. G8P) verweist dies auf einen Redebeitrag der jeweiligen Partnerin/des jeweiligen Partners. Bei den Interviews mit den Pflegefachkräften (Buchstabenkennzeichnung mit „HG" oder „MS") wird das Geschlecht der Proband_innen, insofern es inhaltlich wichtig scheint, ausdrücklich im Text erwähnt.

5.1 Ursachen und Kontextbedingungen der Anerkennung von Homosexualitäten in der Altenpflege

Die Ursachen und Kontextbedingungen der aus der Empirie entwickelten Theorie der Anerkennung von Homosexualitäten in der Altenpflege bilden den gesellschaftlichen, strukturellen und individuellen Rahmen, in dem Homosexualitäten in der Altenpflege zum Tragen kommen. Sie lassen sich auf drei Ebenen verorten: erstens auf der Ebene von **Politik und Gesellschaft** (Makroebene), zweitens auf der der **formellen Organisation des Zusammenlebens** (Mesoebene) und drittens auf der Ebene des **individuellen Empfindens** (Mikroebene). Auf der politisch-gesellschaftlichen Ebene sind für die Beschreibung des Phänomens folgende Aspekte von Bedeutung: prägende Wert- und Normvorstellungen, die Intersektionalität sozialer Ungleichheitsstrukturen, das kollektive Anerkennungsdefizit homosexueller Menschen in der Geschichte Deutschlands, die AIDS-Krise der 1980/1990er Jahre sowie die Rahmenbedingungen der Altenpflege in Deutschland. Auf der Ebene der formellen Organisation des Zusammenlebens sind die strukturellen Bedingungen der Altenpflege, die Haltungen Pflegender gegenüber den Homosexualitäten als pflegerelevanter Aspekt und die Struktur der lesbisch-schwulen *Community(s)* von Bedeutung. Auf der Ebene des individuellen Empfindens kommen individuelle Anerkennungsdefizite und die Traumatisierung durch die AIDS-Krise zum Tragen.

Anders als die nachfolgenden Kapitel der intervenierenden Bedingungen (5.2), der Handlungs- und Interaktionsstrategien der verschiedenen Akteur_innen (5.3) und der Konsequenzen (5.4) der Theorie der Anerkennung von Homosexualitäten in der Altenpflege, setzt sich dieses Kapitel der Ursachen und Kontextbedingungen aus einer Kombination des theoretischen Hintergrundwissens der Forschenden und empirischer Befunde aus dem Interviewmaterial zusammen. Hintergrund hierfür ist die notwendige Einordnung der relevanten Phänomene in die gesellschaftlichen und politischen Rahmenbedingungen, welche für das Verständnis der Sozialisation und damit der gegenwärtigen Lebenssituation der in dieser Forschungsarbeit befragten pflegebedürftigen Lesben und Schwulen unerlässlich sind. Die drei genannten nachfolgenden Kapitel basieren einzig auf der Grundlage der Analyse des für diese Forschungsarbeit erhobenen Datenmaterials.

5.1.1 Gesellschaftliche und politische Rahmenbedingungen

Wie in den folgenden Kapiteln gezeigt wird, haben gesellschaftliche Wert- und Normvorstellungen eine **nachhaltig prägende Wirkmächtigkeit** für Lesben und Schwule, die diesen Vorstellungen – insbesondere in früheren Jahren – weitestgehend nicht entsprachen, respektive heute zum Teil noch immer nicht entsprechen. Von besonders prägender Bedeutung scheinen hierbei Erfahrungen durch die **Herkunftsfamilie**, die zwar nicht auf der Makroebene zu verorten sind, deren Wert- und Normvorstellungen jedoch politisch-gesellschaftlich geprägt sind, weshalb sie auf dieser Ebene aufgenommen werden. Gleiches trifft auf die besonders hervorgehobene Abweichung lesbischer Lebensweisen von der **gesellschaftlich tradierten Rolle der Frau** zu. Hervorzuheben sind unter dem Aspekt der Wert- und Normvorstellungen auch die **Intersektionalität sozialer Ungleichheitskategorien**, wozu auch der wahrgenommene oder auch internalisierte **Ausschluss aus der lesbischen oder schwulen** *Community* zählt.

Unter den Aspekt des historischen kollektiven Anerkennungsdefizits fällt die **Stigmatisierung** homosexueller Lebensweisen, weitestgehend basierend auf deren Kriminalisierung, Pervertierung und Pathologisierung. Auch diese Erfahrungen haben für die interviewten pflegebedürftigen Lesben und Schwulen eine nachhaltige Wirkmächtigkeit. Hieran ändert die gesellschaftliche Liberalisierung, beginnend mit den sozialen Bewegungen der 1960er Jahre, für einen Teil der Befragten nur wenig. Bei diesen Interviewproband_innen bestimmen die gemachten Erfahrungen der Vergangenheit im Sinne des Handelns auf der Grundlage von Bedeutungszuschreibungen als Form der symbolvermittelten Interaktion noch immer ihr Handeln in der Gegenwart. Ein weiterer Aspekt der Stigmatisierung trat mit dem Aufkommen von HIV und AIDS ein. Auch dies wirkt sich bis in die Gegenwart aus.

Abschließend werden die **Rahmenbedingungen der Altenpflege** im Kontext der Angebote respektive der fehlenden flächendeckenden Angebote für Lesben und Schwule thematisiert. Ein Hauptaspekt liegt hierbei auf der für die meisten pflegebedürftigen Lesben und Schwulen aufgrund der geringen Möglichkeiten und deren Verortung in den Ballungszentren nicht vorhandenen Wahlmöglichkeit.

5.1.1.1 Normen und Wertvorstellungen – Wirkmächtigkeit erfahrener Prägungen

Die Wirkmächtigkeit von biografisch erfahrenen Ausgrenzungs- und Ablehnungserfahrungen wird in vielen Interviews besonders deutlich in den weitreichenden **biografischen Aspekten der narrativen Erzählung**. Obgleich diese Forschungsarbeit und deren leitfadenorientierte Gesprächsführung in den Interviews problemzentriert auf den Übergang in die Pflegebedürftigkeit und auf die dadurch eingetretenen Veränderungen ausgerichtet sind, ließen die Mehrzahl der Interviewproband_innen biografische Aspekte in ihre Erzählungen einfließen. Dies taten sie meist an Stellen im Interview, an denen die Fragestellung es eigentlich nicht hergab. Die Motivation der Proband_innen für diese biografischen Erzählungen wird von den Forschenden auf unterschiedliche Gründe zurückgeführt: Zum einen werden die Erzählungen der gemachten negativen Erfahrungen dafür genutzt, um vor sich und/oder vor dem oder der Interviewer/in ein **Erklärungsmuster** für die bis heute weitgehend geschlossene[128] Lebensweise zu bieten. Hierzu ein pflegebedürftiger schwuler Interviewproband:

> „Also äh_äh_ähm_mh erst einmal muss ich ja sagen, dass ich Zeit meines Lebens alleine war. Früher, bevor der Paragraf [175 (Anm. des Autors)] [...] noch nicht äh_n_n aufgehoben wurde, das war 1969, ähm_ hatte ich auch keine Gelegenheit, weil ich bei meinen Eltern immer war. Außerdem macht man sich immer falsche Vorstellungen. Äh so einfach, jemanden kennen zu lernen, ist es nicht." (H8/41)

Der letzte Satz dieses Zitats, dass es nicht so einfach sei, jemanden kennenzulernen, bezieht sich auf die damals **herrschende Angst schwuler Männer**, denunziert, erpresst oder von der Polizei ertappt zu werden. Dies waren reale Gefahren, wenn man sich gegenüber anderen als homosexuell zu erkennen gab. Das machte es für diesen, wie auch für andere Interviewprobanden, so gut wie unmöglich, Kontakt zu anderen vermeintlich gleichgesinnten Männern aufzunehmen, da sie sich nicht sicher sein konnten, ob sie dem jeweiligen Gegenüber trauen konnten. Der Verweis auf die Eltern weist auf die soziale Kontrolle durch die zur damaligen Zeit aufgrund eines großen Wohnungsmangels übliche gemeinsame Wohnsituation hin.

Innerhalb der stationären Pflegeeinrichtung lebt der Proband verschlossen gegenüber seinem Umfeld. Dies begründet er mit der **Angst vor möglichen negativen Reaktionen** durch männliche Mitbewohner:

> „Hier? [I: Mhm.] Nein. Das weiß ja keiner. [...] die Patienten wissen es nicht. Und die möchten es auch nicht wissen. [...] Äh wir haben ältere Herren und man weiß nicht, wie die reagieren würden. [I: Ja] Weil die ja noch äh_ die Zeiten anders kennen." (H8/49)

---

128 In Anlehnung an die in Kapitel 6.0 beschriebenen Bewusstheitskontexte werden folgend die Begriffe der offenen, der teiloffenen und der geschlossenen Umgangsweise respektive entsprechender Bewusstheitskontexte der Homosexualität gegenüber dem Umfeld verwendet.

Der Proband verweist hier auf gleichaltrige Männer, die ebenso wie er in einer Zeit sozialisiert wurden, in der Homosexualität unter Strafe stand, womit homosexuelle Männer kriminalisiert wurden. Zusätzlich wurden sie gesellschaftlich pervertiert und medizinisch pathologisiert. In der Gleichaltrigkeit liegt für den Probanden die potenzielle Gefahr, von diesen Männern auf der Grundlage ihrer Sozialisation abgelehnt zu werden. Ob dem wirklich so wäre, kann nicht gesagt werden. Motor seines Handelns, sich gegenüber seinem Umfeld bezüglich seiner Homosexualität verschlossen zu geben, also einen geschlossenen Bewusstheitskontext zu leben, ist seine **subjektive Erwartungshaltung**.

Ein zweiter Grund für die einfließenden biografischen Erzählungen liegt für die Forschenden darin, dass die meist **traumatisierenden Erfahrungen** und die daraus resultierenden seelischen Schmerzen durch Ablehnungen und Anfeindungen derart präsent sind, dass sie zunächst das Interview dominieren. Die Interviewproband_innen nutzen die Interviewsituation im geschützten Raum und in der Interaktion mit Gleichgesinnten zum einen, um zum einen über diese Erfahrungen zu reden, zum anderen möchten sie diese Erfahrungen auch weitergeben. So zum Beispiel ein pflegebedürftiger schwuler Proband, der zu Beginn des Interviews von der traumatisierenden Erfahrung der Ablehnung durch seine Familie und durch die Gesellschaft berichtet:

„Nun ja, ich merkte doch äh – äh dass das abgelehnt wurde. – Vom Staat, von der Kirche, von der Familie. Man nannte uns ja die warmen Brüder. [I: mhm] Man darf nicht vergessen, ich bin ja noch mit dem Männlichkeitsideal des Dritten Reiches aufgewachsen." (M8/27)

Auch dieser Proband hat zeitlebens bezüglich seiner homosexuellen Identität verschlossen gegenüber seinem Umfeld gelebt, was er auch in der gegenwärtigen Situation in einer Einrichtung des Betreuten Wohnens fortführt. Ebenso wie bei dem vorherigen Probanden ist davon auszugehen, dass auch für ihn ausschließlich die subjektiv bestehende Erwartung ablehnender Haltungen durch Menschen in seinem Umfeld seine Handlungsweisen bestimmen.

Einen dritten Grund für die genannten biografischen Erzählungen führen die Forschenden auf ein bei vielen Interviewproband_innen **beobachtetes Vakuum an Gesprächsmöglichkeiten** zurück, da sie in ihrem Alltag nicht über ihre Homosexualität und die damit gemachten Erfahrungen reden können, weil sie entweder versteckt leben (geschlossener Bewusstheitskontext), nicht darüber sprechen wollen oder auch in Ermangelung entsprechender Gesprächspersonen. Dies trifft besonders auf diejenigen zu, die in heterosexuell dominierten Kontexten leben, bspw. in herkömmlichen Pflegeeinrichtungen, oder auch auf diejenigen, die aufgrund ihrer teiloffenen Lebensweise nicht über ihre Homosexualität reden können. Gerade diese Proband_innen nutzen die Interviewsituation, welche für alle Beteiligten wissentlich auf einer Interaktion zwischen homosexuellen Interviewer_innen und ebensolchen Interviewten ausgelegt ist, um über ihre Erfahrungen als homosexuelle Menschen in der Gesellschaft zu sprechen. Diese gemeinsam geteilte sexuelle Identität führt aus Sicht der Forschenden zu einer großen Offenheit, basierend auf einem Vertrauensvorschuss gegenüber den Interviewer_innen.

Wie sich anhand der beiden zitierten pflegebedürftigen schwulen Interviewprobanden bereits gezeigt hat, lassen sich innerhalb der biografischen Erzählungen der Interviewproband_innen nachhaltige, in der jeweiligen Sozialisation erworbene Prägungen durch die erfahrenen Reaktionen auf die Abweichungen von gesellschaftlichen Wert- und Normvorstellungen erkennen. Die Wirkmächtigkeit dieser Prägungen reicht bis in die Gegenwart der Pflegebedürftigkeit hinein, auch das wurde bei den beiden Probanden besonders deutlich. Zum Teil wurden die Wert- und Normvorstellungen von den Interviewproband_innen in eine **eigene Haltung der Abweichung und des Nichtnormalen** internalisiert, wie etwa der oben zitierte Interviewproband, der die ablehnende Haltung gegenüber Homosexuellen verinnerlichte: „Und bin dadurch in äh_ ja sch_ständige Schuldgefühle, auch Angstgefühle geraten." (M8/27) Auch wurde die erfahrene respektive wahrgenommene Ablehnung in eigene Handlungsweisen antizipiert. So mieden es bspw. ein schwuler Interviewproband und sein Partner in der Öffentlichkeit, durch eindeutige Gesten auf sich als schwule Männer aufmerksam zu machen: „Also, wir sind nie, wie da , so Hand in Hand gegangen. Das haben wir nicht gemacht." (H1/191)

Bei den von den pflegebedürftigen lesbischen und schwulen Interviewproband_innen gemachten Erfahrungen spielen **offene Anfeindungen** im Sinne von verbalen Übergriffen ebenso eine Rolle, wie wahrgenommene **subtile Haltungen oder indirekte Anspielungen**. So berichtet bspw. ein pflegebedürftiger schwuler Mann von entsprechenden Vorfällen. Er wurde auf der Straße als „schwule Sau" (M3/36) beschimpft. Auch wurde ihm der Zugang zu einer Kneipe in seiner Nachbarschaft mit der Argumentation verwehrt, er sei für die Gäste nicht zumutbar (M3/37). Nur ein pflegebedürftiger schwuler Mann berichtet von einem homosexualitätsbezogenen gewalttätigen Übergriff, bei dem er auf der Straße als schwuler Mann erkannt und zusammengeschlagen wurde (H15/104). Hingegen sind Berichte über verbale Anfeindungen oder auch subtile Andeutungen stark in den Interviews erkennbar. So berichtet bspw. ein oben bereits zitierter schwuler Interviewproband, dass er in früheren Berufsjahren regelmäßig am 17. Mai von Kolleg_innen aufgefordert wurde, doch einen auszugeben[129] (H8/39). Diese und andere Erfahrungen, wozu auch die oben bereits beschriebene Erfahrung der Angst ertappt, erpresst oder denunziert zu werden gehören, bedingen die bis in die Gegenwart hinein geschlossene Lebensweise des Probanden, welche von ihm als „lebenslange Einsamkeit" beschrieben wurde (H8/41; P_H8/39), die sich auch im Pflegeheim fortsetzt.

Die prägenden Erfahrungen der Ablehnung und der erlebten Beschimpfungen der interviewten pflegebedürftigen Lesben sind sehr stark an ihre **Abweichungen**

---

129 Eine solche Anfeindung zielt auf die Gleichsetzung des Datums des 17.5. mit dem aus dem Paragrafen 175 StGB abgeleiteten Begriff des „Hundertfünfundsiebzigers", welcher in früheren als abwertende Bezeichnung für homosexuelle Männer gebraucht wurde.

von den gesellschaftlichen Rollenbildern als Frau und Mutter gebunden, worauf weiter unten in einem eigenen Unterkapitel eingegangen werden wird. Eine Ablehnung aufgrund der **Abweichung vom gängigen Männerbild** berichtet ein älterer schwuler Proband, der seine Kindheit und Jugend in der Zeit des Nationalsozialismus verbrachte. In seiner Familie herrschte das für ihn prägende Bild des damals gängigen Männlichkeitsideals: „Also äh – als es galt, also Jungens müssen äh hart wie Kruppstahl, zäh wie Leder, w_flink wie die Windhunde sein" (M8/29). Auch wenn der Proband beschreibt, eben dieses Männlichkeitsideal internalisiert und für sich als den Typ Mann antizipiert zu haben, auf den sich sein eigenes Begehren richtete (M8/29), kann davon ausgegangen werden, dass die zu dieser Zeit herrschende ablehnende Haltung gegenüber homosexuellen Männern eng mit deren Abweichung von diesem Ideal zusammenhing.

Neben der Angst vor Ablehnung oder gar vor Diskriminierungen besteht für die gegenüber dem Umfeld bezüglich ihrer Homosexualität verschlossen lebenden Interviewproband_innen die **Angst vor dem gesellschaftlichen Ausschluss**, wie dies eine lesbische Interviewprobandin beschreibt: „Also ich hatte halt Angst vor Diskriminierung. [...] Oder [...] dass ich von irgendetwas ausgeschlossen worden wäre" (G6/87). Die Angst dieser Probandin vor dem gesellschaftlichen Ausschluss blieb real bis in die Pflegebedürftigkeit hinein. Erst in einer einsetzenden Lebensbilanz in der Phase der Schwerstpflegebedürftigkeit, in der das Interview mit ihr geführt wurde, vermochte es die Probandin, sich gegenüber ihrem Umfeld zu öffnen. Hierzu an anderer Stelle mehr.

Familie als Ort besonders prägender Wert- und Normvorstellungen

Von den gemachten Erfahrungen der pflegebedürftigen homosexuellen Interviewproband_innen scheinen diejenigen, die in der Herkunftsfamilie gemacht wurden, **von besonders nachhaltiger Prägung** zu sein. Bei diesen Erfahrungen liegt eine besondere Wirkmächtigkeit vor, was die Forschenden zum einen darauf zurückführen, dass zur Familie eine besondere Bindung besteht, womit Erfahrungen der Ablehnung als besonders schmerzvoll empfunden werden können. Zum anderen können ablehnende Erfahrungen in der sog. Primärbeziehung der Familie zu einer **Beschädigung der sich entwickelnden Identität** führen. So beschreibt ein schwuler Interviewproband die erfahrene Ablehnung durch die Mutter und die damit verbundene Ablehnungserfahrung eines von ihm angebeteten Freundes der Familie als traumatisches Erlebnis, für dessen Versprachlichung er sich im Interview der Kriegsmetapher eines „blutigen Schlachtfelds" bedient, was auf die hohe Intensität des Erlebens hinweist:

„Ich war ja traumatisiert worden. Es war ja ein schweres Trauma, was man mir zugefügt hatte. [...] – wie wenn er meiner Mutter einen Dolch in die Hand gegeben hätte, so ungefähr kam mir das manchmal vor. [I: mhm] Oder_oder ich habe ihm mein Herz zu ver_Füßen gelegt, ich hatte immer wieder solche Bilder, und er hat drauf getreten, ((tritt mit dem Fuß auf den Boden)) und das Blut spritze nach allen Seiten. Es war eine blutige Geschichte" (M8/41).

Die Wirkmächtigkeit dieser Erfahrung bis in die Gegenwart hinein wird auch in seiner Erzählung über seine Gefühle im Speiseraum der Einrichtung des Betreuten Wohnens deutlich. Aufgrund der überwiegenden Anzahl weiblicher Mitbewohnerinnen fühlt er sich im Speiseraum zurückversetzt in die Zeit seiner Kindheit, in der er durch die kriegsbedingte Abwesenheit männliche Bezugspersonen von seiner Mutter und weiteren weiblichen Verwandten umgeben war. Hier scheinen traumatisierende Erfahrungen gemacht worden zu sein, die nicht weiter erläutert werden. Die Situation im Speiseraum löst bei ihm ein Unwohlsein aus, welches sich zum einen als Angst und zum anderen als innere Abwehr ausdrückt:

> „Ja erst mal -- bedeutet es für mich nach wie vor eine Art äh Unwohlsein, dieses enorme Missverhältnis im Hause zwischen Männer und Frauen. [...] Ja, und_äh daher glaube ich, das rein psychologisch [I: mhm] äh wenn ich da unten in dem Speisesaal bin, äh jeden Mittag. Oder bei irgendwelchen Veranstaltungen. [...] Aber um darauf zurückzukommen, die Tatsache alleine, dass ich hier derartig von_von_von Damen äh umgeben bin, äh_ scha_bedeutet für mich eine Art Unwohlsein. Ich glaube eine Mi_eine Mischung aus_aus Abwehr und_und Angst" (M8/70).

Die Wirkmächtigkeit dieser vermeintlichen Traumatisierung zeigt sich aber auch in der vom Interviewer wahrgenommenen traurig-erregten Stimmung des Probanden während dieser Erzählpassagen.

Die besondere Nachhaltigkeit belastender Prägungen durch die Herkunftsfamilie kann aber auch in einer nicht selten vollzogenen **Trennung von der Herkunftsfamilie** begründet sein, initiiert von der Familie oder auch, wie im folgenden Beispiel, durch die Betroffenen selbst. So trennte sich bspw. eine pflegebedürftige lesbische Interviewprobandin komplett von ihrer Familie, um weitere Ablehnungserfahrungen zu vermeiden und sich selbst zu schützen. Gerne hätte sie diese Kontaktsperre beibehalten. Jedoch kann sie dem durch Krankheit und Tod der Mutter wieder bestehenden Kontakt zum Vater, aufgrund ihrer gegenwärtigen körperlichen Verfasstheit nicht entfliehen, womit sie sich in dieses Schicksal ergibt:

> „Mein Wunsch wäre gar kein Kontakt, [I: mhm] aber das äh ... Ich habe jetzt einfach nicht mehr die Kraft nochmal wegzuziehen, nochmal äh_mich zu schützen, also versuche ich da auch da offensiv umzugehen und zu sagen: ‚gut, – dann haben wir einen Kontakt und wir versuchen das Beste daraus ... [zu machen]'" (G1/192, 194).

Regelrechte Enttäuschungen oder auch Trennungsschmerzen entstehen dann, wenn Betroffene die Erfahrung machen, sich aufgrund der Homosexualität von der Familie als **„fallengelassen" zu empfinden**. So beschreibt ein schwuler Interviewproband seinen familiären Hintergrund als derart prägend, dass es für ihn keine andere Vorstellung als die einer Ehe zwischen Mann und Frau gab. Das für ihn erst späte Erkennen seiner Homosexualität führt er auf diese Prägung zurück: „Aber dann fing ich an zu studieren, – und während meines Studiums, habe ich überhaupt erst einmal mitgekriegt, was mit mir los ist." (H7/107) In der Folge seines Outings macht der Proband die Erfahrung, obgleich der Vater als eher liberal beschrieben wird, von

211

der Familie verstoßen zu werden: „Aber ich flog zu Hause raus. Also mit dir wollen wir nichts mehr zu tun haben" (H7/108).

Nur wenige pflegebedürftige schwule Interviewprobanden beschreiben eine **unterstützende Haltung in ihrer Familie**. So beschreibt ein Proband die Haltung seines Vaters ihm gegenüber als liberal. Als Ausdruck dieser Liberalität zitiert er seinen Vater im Gespräch mit seiner Mutter: „... wenn der Junge eine Puppenstube haben will, kriegt er eine Puppenstube." (M10/127) Der Begriff der Puppenstube bzw. das Spielen mit Puppen steht hier synonym für die aus seiner Sicht bereits in früher Kindheit ausgeprägte Homosexualität (M10/39). Hinter dieser Verwendung des Begriffs der Puppenstube steckt die konstruierte Zuordnung der Puppe als weibliches Spielgerät, womit der Vater dieses Synonym für die Abweichung des Sohnes vom typisch Männlichen setzt. Auch ein anderer Proband erfährt von beiden Elternteilen eine Haltung, durch die er sich unterstützt fühlte. Ausdruck dieser Haltung ist u. a. die Tatsache, dass sein Partner wie selbstverständlich am familiären Tisch platziert wird:

> „Wei_l – äh muss ich sagen, mein Vater hat mir immer den Rücken gestärkt, ne? [...] Und wenn wir sonntags morgens kamen, – da hat Name der Mutter gar nicht gefragt, da wurde ein Teller mehr hingestellt. Vorname seines Partners hat mitgegessen ..." (H1/226).

Eine weitere Dimension einer ablehnenden Haltung über die persönliche Ebene zwischen Familienmitgliedern hinaus, liegt im Feld des Ansehens der Familie begründet. Das zeigt das Beispiel eines pflegebedürftigen schwulen Interviewprobanden, der innerhalb der Familie gleichzeitig Annahme wie auch Ablehnung erfuhr. Er berichtet, sich lange Zeit in seiner Familie nicht geoutet zu haben. Grund hierfür ist eine subjektiv für ihn erwartbare Ablehnung oder auch der Rückzug von Familienmitgliedern. Wie sich jedoch zeigte, geben sich die Familienmitglieder, mit Ausnahme der Mutter des Probanden, als es doch zu einem Outing kommt, bereits wissend und reagieren aufgeschlossen und anerkennend ihm gegenüber (H15/81). Die Mutter des Probanden hingegen empfand die Offenbarung ihres Sohnes als eine **Rufschädigung** gegenüber der Familie: „Die sagte dann mal hier: – ‚Ja, wie konntest Du uns das nur antun. – [I: Mhm.] Ich bin alt', sagt sie, ‚aber denk doch auch an Deine Schwestern.' – Ja. – ‚Was tust Du uns an damit [an]'." (H15/82) Der Proband sieht sich einer Haltung konfrontiert, als hätte er der Familie bewusst Schaden zugefügt. Trotz dieser negativen Erfahrungen durch die Reaktion der Mutter empfindet er, wie auch andere Proband_innen, **Anerkennung durch die Familie als eine nachhaltige positive Ressource**.

Lesbische Lebensweise als Abweichung von gesellschaftlichen Rollenzuschreibungen

Bei einem Vergleich der Interviews der pflegebedürftigen schwulen Männer mit denen der pflegebedürftigen lesbischen Frauen ist zunächst der Altersdurchschnitt zu beachten. Mit dem im Kapitel zur Stichprobenauswahl beschriebenen Sampling der pflegebedürftigen weiblichen Interviewprobandinnen geht ein weit geringerer

Altersdurchschnitt bei den interviewten pflegebedürftigen lesbischen Frauen einher. Dieser liegt mit rund 51 Jahren annähernd zwanzig Jahre unter dem der interviewten pflegebedürftigen schwulen Männer, deren Schnitt bei rund 70 Jahren liegt. Damit setzen die Beschreibungen der von den weiblichen Interviewprobandinnen wahrgenommenen gesellschaftlichen Wert- und Normvorstellungen gegenüber denen der schwulen Männer erst zu einem späteren Zeitpunkt der Geschichte Deutschlands ein. Konkret bedeutet das, dass der Durchschnitt der befragten pflegebedürftigen schwulen Männer in den 1950/1960er Jahren sozialisiert[130] wurde, während der Durchschnitt der befragten lesbischen Frauen ihre Sozialisation in den 1970/1980er Jahren erlebte. Damit erfuhren die interviewten Frauen ihre Sozialisation in einer Zeit, in der die gesellschaftliche Liberalisierung gegenüber homosexuellen Menschen bereits einsetzte.

Mit einem solchen Verweis auf die Geburtskohorten ist nicht gesagt, dass alle der jeweiligen Kohorte zur gleichen Zeit Gleiches erlebt respektive empfunden haben. Zu dem persönlichen Erleben der Aspekte der Sozialisation gehört u. a. der Faktor des Bewusstseins über die eigene Homosexualität, welches in unterschiedlichen Lebensaltern entwickelt werden kann. Es geht hier lediglich darum aufzuzeigen, dass die interviewten lesbischen Frauen potenziell eine andere Zeit der Sozialisation erlebt haben können, als es die befragten schwulen Männer konnten.

Auch bei den pflegebedürftigen lesbischen Frauen werden biografische Aspekte der Sozialisation in die narrativen Erzählungen eingefügt. Und auch hier zeigt sich eine **nachhaltige Wirkmächtigkeit des biografisch Erlebten**. So berichtet die bereits oben zitierte pflegebedürftige Interviewprobandin, sich zeitlebens bemüht zu haben, ihre lesbische Identität zu verbergen: „Und ich habe immer gedacht, ich müsste mich tarnen. Ähm – Weil früher ähm für Lesben das nicht äh angenehm war, [...] das äh Lesben äh akzeptiert werden würden" (G6/51). Als Grund für ihr Tarnverhalten benennt sie die Angst vor Diskriminierungen und – wie oben bereits angeführt – vor dem gesellschaftlichen Ausschluss. Erst in der gegenwärtigen Lebenssituation der Schwerstpflegebedürftigkeit setzt für sie ein Prozess ein, sich gegenüber ihrem Umfeld zu outen:

„Ich habe witziger Weise erst hier gelernt, ähm das ist ein Witz, erst hier in dem Pflegeheim ähm gelernt, ähm sozusagen ge_äh ganz lesbisch sein nach außen zu zeigen [I: hm] ähm ist hier äh äh Gott sei Dank ähm äh ähm kein Anlass für Diskriminierung" (G6/83).

---

130 Bei einem solchen Verständnis des Sozialisationsbegriffs geht es neben der im Kapitel zu Identität und Stigma beschriebenen lebenslangen Sozialisation gezielt um den Zeitpunkt des eigenen Erkennens der Homosexualität bei gleichzeitiger Wahrnehmung der Kriminalisierung und gesellschaftlichen Ablehnung als prägender Moment in der persönlichen Sozialisation.

Ermutigt wird sie zu diesem Schritt unter anderem durch die für sie wahrnehmbare anerkennende Haltung des Pflegepersonals gegenüber einem homosexuellen Kollegen, woraus sie ableitet, auf ihr *Outing* keine Diskriminierung zu erfahren.[131]

Von den meisten der interviewten pflegebedürftigen lesbischen Frauen werden für sie **wahrnehmbare andere Reaktionen** ihres Umfelds auf ihre lesbischen Lebensweisen im Vergleich zu heterosexuellen Lebensweisen beschrieben. So berichten sie von unangenehmen Blicken bis hin zu getuschelten oder auch von offenen Anfeindungen wie bspw. Beschimpfungen, wie sie eine der pflegebedürftigen lesbischen Frauen erlebte. Auf die Frage im Interview, was sie sich wünsche, legt sie diese erfahrenen Beschimpfungen vor der Pflegebedürftigkeit zugrunde und zeichnet ein Bild von der freien und unbehelligten lesbischen Lebensweise:

„Was ich mir vorstellen möchte, würde, also erstens mal das Lesben sich hier ganz normal bewegen können. Und ohne irgendwelche Beschimpfungen, zum Beispiel das klassische, früher waren die Bauarbeiter, ich weiß nicht ob das heute noch genau so war. Also Beschimpfungen von Bauarbeitern." (G6/181)

Im Kern der Erzählungen der befragten pflegebedürftigen lesbischen Frauen steckt ein **gesellschaftlicher Status des Andersseins**, der dazu führt, dass die Sichtbarkeit ihrer lesbischen Lebensweise Aufmerksamkeit erzeugt, die sich oftmals negativ ausdrückt. Dieses Anderssein und die daraus resultierenden Reaktionen werden u. a. auch als **Begrenzung der individuellen Freiheit** der eigenen, wie auch von sich selbst abstrahierend, generell der Lebensweise homosexueller Menschen erlebt:

„Da war es, da gab es eigentlich nur in Anführungsstrichen die Begrenzung durch die Gesellschaft, [I: mhm] dass es immer noch ähm schwierig ist, in unserer Gesellschaft offen ähm m_m_m zwei Frauen oder zwei Männer eine Beziehung zu führen" (G1/116).

Anderssein bedeutet für die lesbischen Interviewprobandinnen, vor allem die **gesellschaftlichen Anforderungen ihre Rolle als Frau nicht zu erfüllen**. Hierzu gehört auch, dass ihnen ein Leben in Frauenzusammenhängen ohne Männer nicht zugestanden wird, weil eine Frau ohne einen Mann nicht denkbar ist. Als Beispiel hierfür die Erfahrung einer pflegebedürftigen lesbischen Interviewprobandin und ihr daraus resultierender Wunsch einer Gesellschaft, in der lesbisches Leben als autonome Lebensweise anerkannt wird, und nicht als „defizitär" aufgrund „fehlender" Männer angesehen wird:

„Ich möchte einfach dass man lesbische Frauen ähm anerkennt, so wie sie sind. Als Frau, die einfach eine Frau lieben. [...] Ich möchte einfach frei ähm mit meiner Frau spazieren gehen können, ohne dass blöde Sprüche kommen, ohne dass wir angefeindet werden, [...] Dass man einfach als Frau so leben darf, wie man möchte. [I: hm] Und nicht, dass es heißt, so in den Köpfen ganz ganz vieler Menschen, eine Frau ist dazu da, um mit einem Kerl zu leben, Punkt." (G7/117)

---

131 Hierzu mehr in Kapitel 6.0 zu den Bewusstheitskontexten, speziell unter dem Aspekt der Veränderung von Bewusstheitskontexten.

Eine konkrete Erfahrung dieser Probandin lag in der in ihrer Wahrnehmung lang anhaltenden Ablehnung vonseiten der Familie ihrer Partnerin, die sich erst mit der Verpartnerung der beiden in eine Annahme umgekehrt hat. Sie führt diese frühere ablehnende Haltung darauf zurück, dass in der Familie bis dahin die Hoffnung bestand, ihre Partnerin würde doch noch ihre gesellschaftliche vorbestimmte Rolle als Ehefrau und Mutter einnehmen, indem sie einen Mann heiratet und Kinder bekommt:

> „Also zu Anfang war es einfach so, dass äh die äh Schwiegereltern ähm immer noch ge ... wohl immer noch gehofft haben, ähm dass meine Frau äh irgendwann einen Mann kennenlernt und äh eventuell auch Enkelchen kommen" (G7/ 97).

Wie stark die von den pflegebedürftigen lesbischen Interviewprobandinnen beschriebenen bzw. erfahrenen Haltungen ihnen gegenüber mit weiblichen Rollenzuschreibungen verbunden sind, zeigt auch die Erfahrung einer anderen Probandin in ihrer Herkunftsfamilie. In ihrer familiären Prägung gab es in ihrer Sozialisation **starre Rollenverteilungen** der Frau am Herd und des berufstätigen Mannes und eine ebenso starre Sichtweise der Zugehörigkeit von Mann und Frau. Abweichungen wurden nicht akzeptiert:

> „Ich ähm, kann mich erinnern, dass äh_äh_zuhause also ein ganz klare Rollenverteilung. Es gab ein Frau gehört in die Familie und ein Mann geht arbeiten. Und etwas außerhalb einer Beziehung zwischen ein Frau und ein Mann, gab es überhaupt nicht." (G1/196)

Diese Erfahrung führte die Probandin, wie auch andere Interviewproband_innen, aber auch, wie zahlreiche dokumentierte Biografien lesbischer Frauen und schwuler Männer zeigen, viele andere Lesben und Schwule zunächst dazu, ihre homosexuelle Identität zu verbergen oder sie mit dem Eingehen von heterosexuellen Ehen zu überdecken. U. a. ist dies der Grund dafür, warum zahlreiche ältere Lesben und Schwule sich erst spät *outen*, unter Lesben ist dieses Phänomen als „*late Bloomers*" bekannt. Oftmals liegt in solchen Verbindungen die Elternschaft von älteren lesbischen Frauen und schwulen Männern begründet, bspw. bei der oben zitierten pflegebedürftigen lesbischen Frau (G7), aus deren früherer Ehe mit einem Mann Kinder hervorgingen.

Intersektionalität sozialer Ungleichheitskategorien und lesbisch-schwulen Szenen
In einigen Interviews zeigt sich eine im Sinne einer Intersektionalität verstehbare **Verschränkung der Reaktionen** auf mehrere von den gesellschaftlichen und/ oder individuellen Wert- und Normvorstellungen abweichenden Merkmalen als sog. soziale Ungleichheitskategorien. So fühlt sich bspw. eine pflegebedürftige lesbische Interviewprobandin in einem Streit mit einem Nachbarn nicht nur als lesbische Frau, sondern auch aufgrund körperlicher Merkmale herabgesetzt, was für sie eine gänzlich neue Diskriminierungssituation hervorbringt:

„Aber ich passe nicht in sein Bild rein. Der ist hetero, der ist sportlich, der ist der ist selbstständig. Und das ist dann diese kranke dicke kleine Lesbe, was will sie denn, ne. Ähm wieso glaubt sie, sie hat was zu sagen." (G8/226)

Eine andere lesbische Interviewprobandin berichtet auf die Frage, ob bzw. wie sie denn von ihrem Umfeld als Frau wahrgenommen werde, in der Öffentlichkeit als krank oder behindert oder gar völlig entmenschlicht als „Rollstuhl" wahrgenommen zu werden:

„Hm, wenig. Also denke ich jedenfalls so. manchmal weiß ich auch nicht, was es überhaupt meint oder was es ähm, was ist so das Gegenüber, [I: hm] also von fremden Menschen sicher wenig. [I: mh] Da bin ich irgendwie die Kranke oder die Behinderte oder der Rollstuhl ((genervt, vorwurfsvoll)) [I: mh]. Letztens sagte jemand zur Assistentin, als sie mit dem Hund spazieren war: Das ist doch der Hund von dem Rollstuhl." (G5/46)

Wie sich am eingangs angeführten Zitat der lesbischen Pflegebedürftigen G8 bereits andeutet, wird von einigen Interviewproband_innen auch die **Pflegebedürftigkeit als soziale Kategorie der Ungleichheit** erfahren. Das Beispiel einer weiteren pflegebedürftigen lesbischen Interviewprobandin zeigt, dass die Ausgrenzungserfahrungen aufgrund der Pflegebedürftigkeit unterschiedliche Bereiche betreffen können. So werden von einer Probandin Ausgrenzungserfahrungen aufgrund ihrer körperlichen Beeinträchtigung auf den Ebenen der Gesellschaft, des Wohnumfelds und auch in ihrer Familie berichtet. Im Bereich des gesellschaftlichen Miteinanders zieht sie als Rollstuhlfahrerin im Kontext von Tanzveranstaltungen Blicke auf sich (G1/152). Innerhalb des unmittelbaren Umfelds ihrer Hausgemeinschaft in einem Mietobjekt macht sie die Erfahrung, dass die Kontakte zu ihr aufgrund ihrer Pflegebedürftigkeit abweichen von denen anderer Hausbewohner_innen:

„Es ist also ein, [I: mhm] in meiner Wahrnehmung, mein Kopf ist ja noch in Ordnung, doch ein deutlicher Unterschied zu, Mensch ich erlebe ja auch im Haus, ob ich eine gute Nachbarschaft, wie sich die Hausmitbewohner kennengelernt haben, wohne ich hier am längsten, wie sich die anderen kennengelernt haben, welche Kontakte es gibt und ich erlebe, welche Kontakte es zu mir gibt, und zu mir gibt es die Kontakte, nun ja wir mögen bei dir nicht klingeln, [I: mhm] weil es könnt dich gerade stören oder du kannst nicht an die Tür und dann stresst dich das. Oder ich geb dir meine Telefonnummer, du kannst dich melden, wenn etwas ist. [I: mhm] Es ist ein anderer Kontakt [I: mhm] als zu einem Menschen, mit dem man mal eben sich [I: Ja] verabreden kann." (G1/173)

Als dritter Bereich erfährt sie diskriminierende Haltung innerhalb ihrer Herkunftsfamilie, in der ihre **Pflegebedürftigkeit als Makel** im Kontext ihres noch jungen Alters angesehen wird. Sie ist aufgrund ihrer Pflegebedürftigkeit in ihrem vergleichsweise noch jungen Alter nicht in der Lage, die Anforderungen, welche an sie gestellt werden, bspw. die der Berufstätigkeit, zu erfüllen. Sie weicht ab von dem, was in der Familie als altersgerechte Norm angesehen wird: „Außer dass es äh ein, ein schrecklich_ä_Makel ist, dass äh man eine Tochter hat, die so eine junge Frau ist, die nicht mehr arbeiten gehen kann, [I: mhm] weil sie pflegebedürftig ist. [I: mhm]

Dies ist ein Makel ..." (G1/204). Mindestens im Bereich ihrer Familie erfährt die Probandin eine **Kumulation von Ausgrenzungen** aufgrund ihrer Pflegebedürftigkeit und ihrer lesbischen Identität, da Homosexualität in den Augen ihrer Eltern als krank gilt. Diese in ihrer Sozialisation gemachte Erfahrung führt dazu, dass sie ihre Homosexualität bis heute vor ihrem Vater verschweigt:

> „Und da ist mein Bruder, der ein paar Jahre jünger ist, mal ä_ä_irgendwann ähm kam und fragte, was denn schwul bedeuten würde. [I: mhm] – äh- Er war ein Kind und er fragte es und meine Mutter ist fast ausgerastet. [...] Und ähm, hat gesagt, so was ist krank, so was musst du gar nicht wissen. Also es gab ein Tabu über, über [I: mhm] solche Themen bei uns zu Hause. [...] Und ä_ä_ä_auch heute, in diesem – oberflächlichen Kontakt zum Vater ähm weiß der nichts, dass ich eine Freundin habe, [I: mhm] weil [I: mhm] es eben, es geht gar nicht, [I: mhm] so_o. [I: mhm] Ja." (G1/196)

Wie sich eine solche **Intersektionalität sozialer Kategorien im Zusammenhang mit der sexuellen Identität** auswirken kann, beschreibt auch ein hilfsbedürftiger und temporär pflegebedürftiger schwuler Interviewproband, der in sich die Kategorien homosexuell, alt und körperbehindert vereint, welche in ihrer Summe in seiner Wahrnehmung die „... besten Voraussetzungen sind, isoliert zu leben oder in tiefe Depressionen zu fallen" (M9/21). Diese seine Wahrnehmung und sein daraus resultierender Schluss hängen untrennbar mit seiner sexuellen Identität als schwuler Mann zusammen, da die schwule Szene, der Ort ist, an dem er sich dieser Ausgrenzungen bewusst wird. Die Auswirkungen der Kategorie Körperbehinderung wirkt in seiner Wahrnehmung mit der der Homosexualität dahin gehend zusammen, dass in seiner Erfahrung schwule Männer ein großes Problem mit Menschen mit Behinderungen haben: „Das ist äh äh das ist äh das Schwule ein großes Problem mit Behinderung haben, das ist wiederum eine andere Nummer, sozusagen." (M9/37). Eine solche Verwobenheit verschiedener Merkmale, die auch innerhalb der eigenen *Community(s)* wirksam werden, beschreibt auch eine pflegebedürftige lesbische Interviewprobandin, die zum einen nicht dem gängigen Rollenbild innerhalb der Gesellschaft und zum anderen in ihrer Wahrnehmung auch nicht den gängigen, von ihr als solche wahrgenommenen Idealvorstellungen der Szene lesbischer Frauen entspricht:

> „Mmmm! Ja, als Frau da, ich lebe ohne Familie, ich lebe irgendwie ohne Mann und Kinder [I: mh], das ist dann schon was, was immer noch auch ... ohne jetzt Karriere zu machen anstelle von Mann und Kindern [I: mh], also es ist sicher auch nicht so gewöhnlich [I: mh], dass man da dazwischen irgendwie ist. Ähm, ja und als Lesbe, denke ich, gibt es auch viele Vorstellungen von ihnen, ja, so äh – auch von den lesbischen Idealen, sag ich mal. Von sportlich, mittelalt und m-h-i, [I: mh] und irgendwie aktiv und Karriere [I: mh] und so ..." (G5/68).

Bei der Probandin wirken Krankheit, Behinderung und auch ihre lesbische Identität miteinander verwoben als Kategorien der sozialen Ungleichheit. Sie weicht in mehrfacher Hinsicht von den bestehenden Idealen ab. Als Folge kann bei einigen

Interviewproband_innen eine **Kumulation von Erfahrungen der Nichtanerkennung** beobachtet werden, die zu einer Verschärfung ihres Unwohlempfindens führt. Eine solche Kumulation der erfahrenden Nichtanerkennung betrifft das gesellschaftliche Umfeld, aber auch, wie gezeigt wurde, das Umfeld der eigenen lesbischen und/oder schwulen *peergroup*, in deren Idealvorstellungen die Betroffenen in ihrer Wahrnehmung nicht hineinpassen.

Die hier angesprochenen Erfahrungen der Nichtanerkennung oder gar der Ablehnung aufgrund von **Idealvorstellungen innerhalb der lesbisch-schwulen *Community(s)*** beschreibt ein in den Interviews mit den pflegedürftigen homosexuellen Frauen und Männer verbreitetes Phänomen. Die von den Proband_innen wahrgenommene Ausgrenzung innerhalb der Szene(n)[132] kann auf in den Interviews benannte bestehende eigene Wert- und Normvorstellungen zurückgeführt werden, welche Idealvorstellungen hervorbringen, die zu einem „*in*" und „*out*" führen. Dieses „*in*" und „*out*" hat zwei Dimensionen im Sinne eines **doppelten Rückzugs**, zum einen ist unter einigen Interviewpartner_innen ein Rückzug aus der jeweiligen Szene aufgrund von wahrgenommenen Ausgrenzungserfahrungen zu erkennen, zum anderen erfolgt bei anderen ein Rückzug aufgrund einer zu erwartenden ablehnenden Haltung. So berichtet ein schwuler Interviewproband von sich selbst, früher ältere Schwule in Schwulenkneipen als anbiedernd empfunden zu haben. Heute geht er davon aus, dass andere ihn als solches empfinden, wenn er nun selbst im Alter in Schwulenkneipen geht:

> „Ich kenne auch die einschlägigen Lokale, aber äh äh äh in die gehe ich heute aber nicht mehr rein. Das hat aber glaube ich ich eher was mit meinem Alter zu tun, als mit meiner Behinderung zu tun. [I: Okay] Ich habe früher häufig, so vor fünfzehn Jahren, häufig Männer erlebt, fünfundsechzig, siebzig, noch älter, die sich wirklich sehr sehr angebiedert haben, sozusagen. Wo ich gesagt habe, äh das wird mir in meinem Alter nicht passieren." (M9/45)

Hinweise auf die Abweichungserfahrungen oder Abweichungserwartungen innerhalb der schwulen *Community* geben die von den Interviewprobanden benannten **Stereotype** der sozialen Kategorien des Alters, der Körperbehinderung oder chronischer Erkrankungen, wozu auch HIV zählt, die nicht den wahrgenommen gängigen Idealen oder auch den eigenen Idealvorstellungen einer schwulen Szene entsprechen. Ähnliches gilt für die lesbische *Community*, wie o. g. Beispiele und das einer weiteren interviewten pflegebedürftigen lesbischen Probandin zeigen, die gemeinsam mit ihrer Partnerin einen Begriff der „normalen" Lesbe und der davon abweichenden Kampflesbe kreiert:

---

132 In Abgrenzung zum vorher verwendeten Begriff der *Community* geht es bei dem Begriff der Szene um eine Bezeichnung für Orte, an denen sich schwules Leben konzentriert, wie bspw. Kneipen oder Straßenzüge oder gar Viertel mit mehreren Einrichtungen für schwule Männer. Es geht hier also nicht um die Gruppe homosexueller Männer sondern um spezifische Orte schwulen Lebens.

„Und ähm das ist auch nicht unser Ding, [I: hm] ne. Ähm wir haben schon einige lesbische Freundinnen, aber die sind so normale Leute. [...] Manchmal ein bisschen verrückt, aber nicht kampflesbischmäßig." (G8/329)

Ob und inwieweit bei den Ablehnungserfahrungen und Ablehnungserwartungen auch eigene Ideale der Körperlichkeit einfließen, welche in zahlreichen Interviews benannt werden, kann anhand des Datenmaterials nicht gesagt werden. Ein Zusammenhang kann nur vermutet werden.

5.1.1.2 Historisch kollektives Anerkennungsdefizit

In der Geschichte Deutschlands respektive der ehemals beiden deutschen Staaten muss eine zum Teil bis heute anhaltende **Nichtanerkennung homosexueller Lebensweisen** festgehalten werden. Die in Kapitel 2.1 beschriebenen gesellschaftlichen, politischen und rechtlichen Verhältnisse gegenüber Lesben und Schwulen führten dazu, dass diese ihre sexuelle Identität nur unter **erschwerten Bedingungen** oder überhaupt nicht leben konnten. Für einen Teil von ihnen ist dies bis heute nicht möglich, da sie es nicht mehr vermochten, zu einer gegenüber ihrem Umfeld offenen Lebensweise zu finden. Insbesondere einige der für diese Forschungsarbeit interviewten pflegebedürftigen Schwulen sind hierfür Beispiele. Sie vermochten es nicht, in ihrer Sozialisation eine starke, lebbare sexuelle Identität aufzubauen. Hierzu fehlte es auch an Rahmenbedingungen, bspw. einer Infrastruktur durch eigene Treffpunkte sowie eigener Zeitungen und Zeitschriften. Auch gab es keine Vorbilder, da auch homosexuelle Persönlichkeiten des politischen und gesellschaftlichen Lebens ihre sexuelle Identität verbargen. Was dies für viele von ihnen bedeutete, beschreibt ein schwuler Interviewproband, der sich erst spät traute, seine Homosexualität zumindest versteckt zu leben: „Und äh habe ja dann sehr lange gebraucht, um überhaupt, ja ((lacht kurz)), wie soll ich es ausdrücken, mal aktiv zu werden, oder so. Es fehlten aber auch in jenen Jahren glaube ich die äußeren Bedingungen." (M8/27) Das versteckte Leben bedeutete für ihn, wie für die Mehrheit der schwulen Männer zu seiner Zeit, an verborgenen Orten den sexuellen Kontakt zu Gleichgesinnten zu suchen:

„Mit, als ich 25 war, war der Druck wohl doch so groß, da bin ich tatsächlich, [...] unter die Erde gegangen, auf die Toilette, und da stand so einer und hat mir nur einen Wink gegeben, und dann bin ich tatsächlich mit dem mitgegangen. [I: mhm] – Es war der Datum und Jahreszahl, habe das Datum nie in meinem Leben vergessen, weil es ein Schlüsseldatum für mich war. Weil ich nie darüber hinweg gekommen bin. Mit diesem Kerl bin ich also buchstäblich unter die Erde gegangen. Da waren ja überall noch Trümmergrundstücke da ..." (M8/176)

Schwules Leben musste **im Verborgenen** stattfinden, meist an öffentlichen, jedoch vor dem breiten Publikum geschützten Orten, wie bspw. in sog. Klappen (öffentliche Toiletten), oder im streng geschützten privaten Raum. Lesbische Frauen wurden zwar nie unter dem Paragrafen 175 StGB verfolgt, jedoch wurde auch bei ihnen ein

Leben ihrer sexuellen Identität nicht geduldet. Vorteil und Nachteil zugleich war die Gleichgültigkeit ihnen gegenüber. Aufgrund der gesellschaftlichen Zuschreibung der Rolle als Ehefrau und Mutter wurde Frauen eine eigenständige Lebensweise ebenso wenig zugeschrieben wie eine eigene Sexualität. Dies führte und führt zum Teil bis heute noch dazu, dass schlicht **lesbische Lebensweisen nicht wahrgenommen werden** als solche.

Beginnend mit den sozialen Bewegungen der 1960er Jahre veränderte sich auch die Situation für Lesben und Schwule in Deutschland. Auf der rechtlichen Ebene fand nach der Entschärfung 1969 die vollständige Entkriminalisierung schwuler Männer im Jahr 1994 mit der gänzlichen Abschaffung des Paragrafen 175 StGB statt. Welche Wirkung diese Entwicklung hatte, zeigt das Gespräch eines schwulen Interviewprobanden, das nach dem Interview mit dem Interviewer geführt wurde und dessen Inhalte er zur Verwendung freigegeben hat. Der Proband betont in diesem Gespräch mehrfach seine Dankbarkeit gegenüber der Sozialdemokratischen Partei Deutschlands (SPD), die für ihn damals 1969 für die Entschärfung des Paragrafen 175 StGB maßgeblich war.[133] Er erlebte diese Entschärfung, oder wie er es nannte „Rücknahme" des Paragrafen 175 StGB als eine Art Befreiung (P_H8/38), auch wenn er es bis heute nicht vermochte, ein gänzlich gegenüber seiner Umwelt offenes schwules Leben zu leben.

5.1.1.3 HIV und die AIDS-Krise – Re-Stigmatisierung schwuler Männer

Mit dem ebenso im Kapitel 2.1 beschriebenen Aufkommen von HIV und AIDS als Massenphänomen setzte eine **erneute Stigmatisierung** schwuler Männer ein. Welche Wirkung die erlebte Stigmatisierung aufgrund der HIV-Infektion haben kann, zeigt sich bei einem betroffenen Interviewprobanden, der sich sukzessive von der mit anderen Männern ausgelebten Sexualität zurückzog, um diese nicht zu infizieren. Seine HIV-Infektion begreift er bis in die Gegenwart hinein als Strafe für seinen Lebenswandel: „Und ich habe meine Quittung bekommen." (H5/74) Mit dieser Sichtweise hat der Proband eine gesellschaftliche Haltung internalisiert, die in der Zeit des Aufkommens von HIV und AIDS, der Zeit der sog. AIDS-Krise, sehr verbreitet war. Passend zu diesem internalisierten Denkmuster ist die Begründung für den o. g. Rückzug von dem Ausleben körperlicher Sexualität mit anderen Männern, er möchte keine Schuld auf sich laden:

> „Und das war eben halt auch ähm eben halt äh ja mit dieser AIDS-Phase. Das ist äh – für mich war einfach so_ ich äh äh – will will nicht schuld sein oder ich äh kei_könnte das nicht verkraften äh äh, schuld zu sein, wenn ich jemanden anstecken würde." (H5/103)

In dieser Zeit gelang es aufgrund eines enormen **Selbsthilfepotenzials** unter schwulen Männern, aber auch unterstützt von lesbischen und heterosexuellen

---

133 Beschlossen wurde die Entschärfung des Paragrafen 175 von der damals regierenden großen Koalition.

Freundinnen, die AIDS-Hilfestruktur aufzubauen und spezifische Pflegedienste zu gründen. Beides wird unter dem Aspekt der *Community* nochmals aufgegriffen. An dieser Stelle ist es wichtig auf die **Nachhaltigkeit der AIDS-Hilfen** hinzuweisen, die noch heute bestehen und die für den größten Teil der HIV-positiven schwulen Interviewprobanden aufgrund der aufsuchenden Betreuung und der angebotenen Selbsthilfegruppen eine wichtige Ressource in der Pflegebedürftigkeit darstellen.

5.1.1.4 Rahmenbedingungen der Altenpflege in Deutschland

Die Rahmenbedingungen der Altenpflege bilden zum einen – wie der Name schon sagt – den Rahmen, sie wirken jedoch auch intervenierend auf die Lebenssituation Pflegebedürftiger ein, weshalb sie hier unter den Kontextbedingungen wie auch unter dem Aspekt der intervenierenden Bedingungen aufgenommen werden. Derzeit gibt es wie in Kapitel 2.4 beschrieben nur eine spezielle[134] Einrichtung für schwule Männer und wissentlich nur wenige ambulante Pflegedienste und stationäre Einrichtungen mit einer integrativen Öffnung. Auch gibt es nur wenige Einrichtungen des Betreuten Wohnens für homosexuelle Menschen, hier meist für HIV-Positive. **Das geringe Angebot spezieller oder integrativer Einrichtungen und Dienste**, welches noch dazu in Ballungszentren verortet ist, führt weitgehend zu einer **fehlenden Wahlmöglichkeit** lesbischer Frauen und schwuler Männer bei der Suche nach geeigneten Pflegeplätzen. Als purer Glücksfall ist daher der Eintritt eines schwulen Interviewprobanden zu werten, der über eine spezifische für Lesben und Schwule angebotene Führung auf eine integrative Einrichtung aufmerksam wurde, in der er sich in Folge dieser Führung um einen Platz im Betreuten Wohnen bewarb:

> „Und_ähm – so -- hab ich mich hier angemeldet, auf die Liste setzen lassen für Betreutes Wohnen. Und mein Freund hatte Urlaub. Der war hier. Und wir sind dann gleich zusammen da aufgetaucht. [...] Ja, das wurde freundlich aufgenommen und_ähm, wie gesagt, dann keine Woche später, wurde ich angerufen und_äh die Wohnung wäre ganz überraschend frei. Und dann ist er auch wieder mitgekommen. Er (der Platz im Betreuten Wohnen) war noch da. Und dann habe ich ihn gleich hier mit angemeldet, und seit dem ist das offiziell" (M1/15).

Die Regel bei denjenigen Interviewpartner_innen in der stationären Pflege, die nicht das Glück hatten, in eine spezielle oder integrative Einrichtung zu kommen (hierzu mehr im folgenden Kapitel), ist hingegen anders. Auf ein akutes Geschehen folgt der Umzug in eine Einrichtung mit einem freien Bett, wie dies eine lesbische Probandin schildert. Auf die Frage, was sie bewogen habe in diese Einrichtung zu

---

134 Im Kapitel zu den intervenierenden Bedingungen wird im Kontext der Pflege- und Betreuungskonzepte auf die in dieser Forschungsarbeit gefundene Dreiteilung von Einrichtungen eingegangen. Hierbei handelt es sich um „spezielle Einrichtungen für schwule Männer", um Einrichtungen und Pflegedienste mit einem „integrativen Ansatz" sowie um herkömmliche Einrichtungen und Pflegedienste ohne erkennbare Öffnung.

ziehen, antwortet sie: „Ehrlich gesagt, das haben die Leute für mich entschieden, [I: hm] ähm weil äh ähm konnte das nicht selber nicht mehr tun." (G6/53) Für sie entschieden haben eine Freundin gemeinsam mit Ärzt_innen, welche die Probandin seinerzeit betreuten. Ähnlich war es auch bei einem schwulen Probanden, der gerne in eine zentrumsnahe Einrichtung gegangen wäre, um bspw. befreundete Nachbarn weiter besuchen zu können. Auf die Frage nach seinen Auswahlkriterien antwortet er: „Und hier war gerade ein Bett frei. Und dadurch bin ich hierher gekommen." (H8/19) Obgleich er sich mit der Einrichtung arrangiert hat, sind die Besuche bei seinen früheren Nachbarn ebenso wie die gewohnten Operngänge aufgrund der für ihn unüberwindbaren Entfernung nicht mehr möglich.

5.1.2 Formelle Organisation des Zusammenlebens

Auf der Ebene der formellen Organisation des Zusammenlebens sind im Wesentlichen vier Aspekte von besonderem Interesse für die Beschreibung des Kontexts der Anerkennung der Homosexualitäten in der Altenpflege. Als Erstes geht es um die **Settings** der ambulanten und stationären Pflege, welche sich für die Pflegebedürftigen maßgeblich unterscheiden. Zweitens geht es um **Ängste und Vorbehalte gegenüber Einrichtungen der Altenhilfe und -pflege.** Wie in einigen anderen Untersuchungen wurden auch in dieser Forschungsarbeit zahlreiche solcher Ängste und Vorbehalte benannt. Drittens werden **Haltungen der interviewten Pflegefachkräfte** zur Homosexualität in der Altenpflege aufgeführt und diskutiert. Hierbei steht die in einigen Interviews von den Pflegefachkräften gestellte Frage im Fokus, „was denn anders sei bei der Pflege von Homosexuellen". Viertens werden die **lesbisch-schwule** *Community* und deren jeweiligen Szenen im Hinblick auf ihre Rolle für die Pflegebedürftigkeit von Lesben und Schwulen betrachtet. Ein fünfter Aspekt liegt in der **Reproduktion des Minderheitenstatus** für homosexuelle Menschen in der stationären Altenpflege. Dieser Aspekt soll in Kapitel 5.2 als intervenierende Bedingung erläutert werden.

5.1.2.1 *Pflegesetting – ambulante und stationäre Pflege*

Das jeweilige Pflegesetting bedeutet für die befragten Pflegebedürftigen zum einen eine Verortung im strukturellen Hintergrund ihrer Pflegebedürftigkeit, zum anderen stellt das Setting eine intervenierende Bedingung dar, die sich maßgeblich auf ihre Selbstbestimmtheit und damit auf ihr Wohlbefinden in der Pflegebedürftigkeit auswirkt. Letzteres wird im entsprechenden Kapitel zu den intervenierenden Bedingungen (5.2) weiter ausgeführt. Hier soll es darum gehen, welche Unterschiede aus den jeweiligen Settings hervorgehen.

Die ambulanten und stationären Pflegesettings der in dieser Forschungsarbeit befragten pflegebedürftigen lesbischen Frauen und schwulen Männer unterscheiden sich in mehrfacher Hinsicht. Ein grundsätzlicher Unterschied liegt in der Lebensstruktur, welche in der ambulanten Pflege von den Pflegebedürftigen selbst organisiert wird. Das trifft auch auf die Formen des Betreuten Wohnens zu. Auch wenn sie sich an die Zeiten der Pflegedienste anpassen müssen, liegt die Gestaltung der restlichen Zeit des Tages überwiegend in ihren Händen, zum Teil auch gemeinsam mit ihren pflegenden Angehörigen. Hieraus folgt ein höherer **Grad der Selbstbestimmung im ambulanten Setting**. So beispielsweise eine lesbische Interviewprobandin, die krankheitsbedingt temporär pflegebedürftig ist und von einem ambulanten Dienst und ihrer Partnerin betreut und gepflegt wird. In Phasen, in denen es möglich ist, können beide selbstbestimmt ihre Freizeit gestalten: „Ähm – ich finde, wenn ich im Rollstuhl sitze, wir gehen zu unheimlich viel[en] Veranstaltungen, äh ob es jetzt Fußball ist oder Konzerte, wir nehmen so viel wahr, wie wir können im Rollstuhl ..." (G8/191). Demgegenüber steht das Beispiel einer pflegebedürftigen lesbischen Frau in einer stationären Einrichtung, die aufgrund ihrer Schwerstpflegebedürftigkeit ihr Bett nicht mehr verlassen kann. Ein für sie wichtiger Aspekt der Selbstbestimmung wäre der Besitz eines Mobiltelefons, welches ihren Anforderungen respektive ihren Einschränkungen entspricht, um von ihr bedient werden zu können:

> „Ich hätte unheimlich gerne so ein Handy. [I: hm] Vielleicht mit einem äh xxx dass ähm ähm -- ich habe *Name der Erkrankung* und deswegen schmeiße ich leider alles runter [I: hm] was ich in der Hand halte. [I: hm] Aber ich denke ähm ich hätte gerne ein Handy, was ich nicht äh runterschmeißen [I: hm] kann. [...] Also entweder ähm ein das automatisch angeht, wenn [I: hm] ich das versuche. Ach und dann kurz und knapp gesagt. Ich denke ich habe noch so viel Geld auf dem Konto, dass ich mir so was leisten kann." (G6/205)

Was beide neben dem Pflegesetting voneinander unterscheidet, ist zweitens der **Grad der Pflegebedürftigkeit** und damit der **Grad der Abhängigkeit** von anderen, und drittens die zur Verfügung stehenden **personellen Ressourcen**. Die zweite Probandin ist einzig auf die Pflegenden der Einrichtung und sog. Grüner Damen angewiesen. Wie an anderer Stelle noch von Bedeutung sein wird, bspw. im Kontext der Öffnung ihres Bewusstheitskontextes (s. Kapitel 6.0), wird das Bedürfnis nach einem entsprechenden Mobiltelefon nicht befriedigt. Eine Sonderrolle hinsichtlich ihrer Selbstbestimmung nehmen diejenigen Interviewprobandinnen ein – hier handelt es sich in dieser Forschungsarbeit ausschließlich um lesbische Frauen –, deren Pflegebedürftigkeit aus einer Behinderung resultiert und die sich für eine **persönliche Assistenz** entschieden haben. Als Grund hierfür wird die **weitestgehende Selbstbestimmung** angegeben, welche auch die Pflege betrifft, wie etwa bei einer betroffenen Probandin, die nicht nur für sich, sondern generell für Menschen mit Assistenz spricht, wenn sie ihren Bedarf an Hilfe als Akt der Selbstbestimmung formuliert, indem sie bspw. den Zeitpunkt bestimmt:

> „... es geht nicht darum, dass irgendjemand uns hilft, pflegt, sich damit gut fühlt, sondern es geht darum wir, das – was wir brauchen oder das was ich jetzt konkret an Hilfestellung brauche, so bekomme wie ich es meine, von wem ich es haben möchte, zu dem Zeitpunkt [I: mh] zu dem ich es haben möchte, so lange ich es brauche [I: mh] ähm, also dass ich darüber einfach ... das in der Hand behalte ..." (G2/9)

Das Beispiel der persönlichen Assistenz als Form einer selbstbestimmten Behindertenhilfe zeigt, dass es auch bei einer weiter gehenden Abhängigkeit von anderen Personen möglich ist, selbstbestimmt zu Hause in dem gewählten Umfeld zu leben. Diese Möglichkeit ist für Menschen ohne Behinderung ausgeschlossen. Bei ihnen ist der Grad der Pflegebedürftigkeit einhergehend mit den vorhandenen oder nicht vorhandenen personellen Ressourcen der Versorgung, bspw. pflegender Angehöriger, oftmals ausschlaggebend für die Wahl des Pflegesettings. Das zeigt das Beispiel eines alleinstehenden Interviewprobanden, der zunächst ambulant gepflegt wurde. Mit der Zunahme der Pflegebedürftigkeit und der Abnahme der Möglichkeit sich selbst zu versorgen, kommt für ihn der Punkt, an dem er entscheidet, in ein Pflegeheim zu gehen:

> „Also Sie meinen, wie es mir jetzt geht. Erst einmal war es eine große Umstellung. Denn ich bin_ aus dem Krankenhaus direkt hier her gekommen. [...] U_nd äh da hatte man im Krankenhaus gesagt, ich ko ich war nicht mehr in der Lage, mich selbst zu versorgen im Haus. Also in der Wohnung. Und da_äh war ich in einem äh in einem Monat dreimal im Krankenhaus und zum dritten Mal dann habe ich gesagt, dann gehe ich in die_äh_ ins Altersheim." (H8/5)

Wie sich anhand der genannten Beispiele zeigt, wirkt das Pflegesetting mit dem Grad der Abhängigkeit und der zur Verfügung stehenden personellen Ressourcen auf die Selbstbestimmung in der Pflegebedürftigkeit ein. Dies bedeutet jedoch nicht, dass eine stationäre Pflege per se in die Unselbstständigkeit führt. Dies zeigt das Beispiel eines schwulen Mannes in der stationären Pflege, der sich dort sehr gut versorgt und als schwuler Mann angenommen fühlt:

> „Heute früh haben wir geduscht. Und da hat sie alles gemacht und so weiter. Und ich bin damit sehr sehr zufrieden. [I: mhm] Auch die anderen, wo hier arbeiten, ich bin zufrieden, ich bin beliebt. Ich muss sagen, ne?" (M6/51)

Wobei bei diesem Probanden einschränkend gesagt werden muss, dass er einen Partner hat, der ihn täglich besucht.

Zusammenfassend und als Ausblick kann gesagt werden, dass das jeweilige Pflegesetting, in Verbindung mit dem Grad der Pflegebedürftigkeit und den zur Verfügung stehenden sozialen (personellen) Ressourcen maßgeblich den Grad der Selbstbestimmtheit in der Pflegebedürftigkeit bestimmt. Wie in Kapitel 5.2.2 gezeigt werden wird, bestehen für homosexuelle Menschen besondere Herausforderungen bezüglich der sozialen Ressourcen darin, dass es oftmals keine familiäre Hilfe (mehr) gibt und dass in Verbindung mit einer eingeschränkten oder fehlenden Mobilität Kontakte zu Gleichgesinnten nur schwer zu pflegen sind, womit eine Isolation in der Pflegebedürftigkeit droht. Diese Isolation verschärft sich mit dem Wechsel vom gewohnten Umfeld der eigenen Wohnung in eine stationäre Pflegeeinrichtung.

5.1.2.2 Bedingungen der Altenpflege – Ängste und Vorbehalte

Verglichen mit der Gesamtzahl der Pflegebedürftigen in Deutschland zeigt sich in der vorliegenden Forschungsarbeit ein **Erhebungs-Bias**. Es leben im Vergleich zu den Gesamtzahlen Pflegebedürftiger in Deutschland überdurchschnittlich viele der in dieser Forschungsarbeit interviewten pflegebedürftigen schwulen Männer in speziellen, konzeptionell für Schwule und/oder mit dem HI-Virus infizierte Männer ausgerichteten oder integrativen Einrichtungen. Ebenso ist der Anteil derjenigen schwuler Interviewprobanden höher, die von Pflegediensten mit einer integrativen Öffnung für die Zielgruppe der Homosexuellen versorgt werden. Beides führen die Forschenden darauf zurück, dass es zum einen durch deren bestehende Kontakte zu diesen Pflegediensten und Einrichtungen sowie zu pflegenden Angehörigen und zum anderen durch die offene Lebensweise dieser Pflegebedürftigen im Vergleich einfacher war, entsprechende Interviewprobanden zu rekrutieren. Beides trifft nicht auf die Situation der befragten pflegebedürftigen lesbischen Frauen zu. Das hat unterschiedliche Gründe. Erstens muss hier auf das Fehlen spezieller Einrichtungen für lesbische Frauen verwiesen werden. Zweitens lebt der größte Teil der befragten lesbischen Frauen, die überwiegend ambulant gepflegt werden, an Orten, an denen es keine Pflegedienste mit der beschriebenen integrativen Öffnung gibt, zumindest sind keine solchen Dienste bekannt. Drittens wird ein Teil der befragten Lesben von ihrer Partnerin versorgt und gepflegt. Wie im Kapitel zur Akquise der pflegebedürftigen Interviewproband_innen gezeigt, gelang es den Forschenden jedoch auch, pflegebedürftige Lesben und Schwule in herkömmlichen Einrichtungen zu interviewen. Hierunter befinden sich auch Interviewproband_innen, die ihre Homosexualität gegenüber den Mitbewohner_innen oder auch komplett gegenüber der Pflegeeinrichtung oder dem ambulanten Pflegedienst verborgen halten. Die folgenden Befunde der Ängste und Vorbehalte gegenüber der Altenpflege respektive gegenüber Pflegeeinrichtungen sind Ergebnis dieser unterschiedlichen Perspektiven.

Ebenso wie in einigen anderen durchgeführten Studien[135] wurden auch in den hier geführten Interviews **Ängste und Vorbehalte gegenüber herkömmlichen stationären Pflegeeinrichtungen** benannt. Dies betrifft im Wesentlichen diejenigen pflegebedürftigen lesbischen und schwulen Interviewproband_innen, die sich in der ambulanten Pflege, in speziellen Einrichtungen oder in Einrichtungen befinden, die sich integrativ für die Zielgruppe homosexueller Menschen geöffnet haben. Das bedeutet, bei ihnen handelt es sich um eine Perspektive von außen auf herkömmliche Einrichtungen, zum Teil jedoch basierend auf zurückliegende Erfahrungen in herkömmlichen Pflegeeinrichtungen. Diejenigen, die in herkömmlichen Einrichtungen leben, haben solche Vorbehalte und Ängste seltener benannt. Ein möglicher Grund hierfür liegt für die Forschenden in der teiloffenen oder gänzlich geschlossenen Lebensweise dieser Interviewproband_innen, was auch dazu führt, dass sie

---

135 Siehe hierzu die angeführten und in ihren Ergebnissen erläuterten Studien in Kapitel 2.3.

keine Bedürfnisse und Wünsche äußern können, die aus ihrer sexuellen Identität heraus resultieren oder sie damit in Verbindung bringen könnten. Nur diejenigen, die ihre Homosexualität offen in herkömmlichen Einrichtungen leben, haben diesbezüglich gemachte konkrete Erfahrungen benannt. Die benannten Vorbehalte und Ängste gegenüber Pflegeeinrichtungen basieren erkennbar auf gemachten **Lebens- und/oder Stigmatisierungserfahrungen**, die auf eine mögliche Unterbringung in solchen Einrichtungen projiziert werden. Das bedeutet, es bestehen Befürchtungen, in der Pflegebedürftigkeit als homosexueller Mensch die eigene **Autonomie zu verlieren** oder gar erneut **Diskriminierungen ausgesetzt zu sein**. Die genannten Ängste, Vorbehalte, aber auch daraus resultierende Wünsche haben mehrere Dimensionen. Zum einen werden Befürchtungen benannt, in einer herkömmlichen Einrichtung **als Angehörige einer Minderheit isoliert zu sein**, da die homosexuelle Lebensweise unter ansonsten heterosexuellen Mitbewohner_innen nicht vorkommt. Wie real eine solche Befürchtung sein kann, zeigt das Beispiel eines pflegebedürftigen schwulen Mannes, der in einer solchen Einrichtung lebt. Dieser sieht sich täglich den Erzählungen der Menschen im Umfeld von ihren familiären Beziehungen ausgesetzt, während er seine Themen als homosexueller Mann nicht einbringen kann, weil er dafür keine Anknüpfungspunkte findet:

> „Ja, wenn ich so die Gespräche am – mit, mit, mit – verfolge, es_es geht um <u>Enkelkinder</u>. – Es geht um – den <u>Mann</u>, der schon <u>längst</u> verstorben ist. – Es geht <u>immer</u> um <u>Familie</u>. – Und das ist nicht <u>meine</u> <u>Welt</u>, ich – habe in dem Sinne keine Familie gehabt" (H15/25).

Dieses Fehlen der Anknüpfungspunkte ist auf die Unterschiedlichkeit der Biografien zurückzuführen und auf die Abweichung der homosexuellen gegenüber den dominierenden heterosexuellen Biografien. Eine Thematisierung der eigenen homosexuellen Biografie im Kreise ansonsten heterosexueller Menschen birgt zum einen die Gefahr, Ablehnungserfahrungen zu machen, zum anderen würde damit ein **Status der Besonderheit** eingenommen, der oftmals nicht gewollt ist. Auf Letzteres wird unten im Kapitel zum individuellen Anerkennungsdefizit unter dem Aspekt des Bedürfnisses, „normal unter Normalen" zu sein, nochmals eingegangen.

Als weitere Befürchtung wird ein mögliches **Unwissen Pflegender über homosexuelle Lebensweisen** benannt, aus dem heraus eine Interviewprobandin die Notwendigkeit der Aufklärung von Pflegenden ableitet (G7/202). Aus ihrer wie auch aus der Sicht anderer Interviewproband_innen sind Pflegende in der Altenpflege zu wenig für die Zielgruppen sexueller Identitäten jenseits der Heterosexualität sensibilisiert, was sich auch darin ausdrückt, dass ihre Lebensweise oftmals gar nicht für möglich gehalten und daher auch nicht wahrgenommen wird. Grund hierfür ist zum Teil, dass homosexuelle Lebensweisen aufgrund ihrer geringen Verbreitung **im Referenzrahmen vieler Menschen gar nicht vorkommen**. In Korrelation mit dem benannten Unwissen über von der Heterosexualität abweichende Lebensweisen, steht die Befürchtung, **als homosexueller Mensch nicht wahrgenommen zu** werden, wie es eine lesbische Interviewprobandin beispielhaft ausdrückt:

„Also wenn, die denken ja alle [...] ja, klar, die Frau Mayer hatte einen Herrn Mayer [**I:** hm], oder war halt eine alte Jungfer ((lacht)) [**I:** hm], aber das Frau Mayer vielleicht eine Frau Mayer hatte, das denkt denn in der Regel [...] keiner mit" (G5/130).

Eine weitere Dimension dieser Unsichtbarkeit im Sinne des Nichtvorkommens in einer Einrichtung wird als mögliche **Nichtberücksichtigung im Kultur- und Freizeitprogramm** benannt, bspw. durch fehlende spezifische Magazine und Bücher, die für Homosexuelle interessant sind, wie dies eine der pflegebedürftigen lesbischen Frauen formuliert. Sie hält spezifische Einrichtungen für Lesben und Schwule nicht für nötig. Hingegen ist es für sie ein Ausdruck eines gelungenen integrativen Ansatzes, wenn es zur Normalität gehört, ihre Lebensweise auch im Zeitungsangebot wiederzufinden respektive ihre diesbezüglichen Bedürfnisse selbstverständlich befriedigt zu bekommen:

> „Wir brauchen auch keine lesbischen oder schwulen. Sondern, Homosexuelle sollten so in der Gesellschaft eingebunden sein, dass wir uns in jeder Zeit überall wohlfühlen können. Dass wir eben keine Besonderheit in dem Sinn sind, sondern, dass, wenn wir eben lieber ein Gay-Magazin lesen wollen, auch diese gebracht bekommen. Statt ähm dann jetzt schon wieder die Brigitte oder sonst irgendetwas lesen müssen" (G3/66).

Bezüglich der direkten Interaktion zwischen Pflegenden und Pflegebedürftigen wird als weiterer Aspekt der Vorbehalte und Ängste ein möglicherweise **fehlender Respekt der Pflegenden vor homosexuellen Lebensweisen** oder gar deren **Nichtakzeptanz** bis hin zur **Ablehnung** benannt. Um dem vorzubeugen, inspizierte der oben bereits zitierte schwule Proband im Vorfeld die Einrichtung im Kontext der spezifischen Führung für Lesben und Schwule. Auf die Frage im Interview, warum er dies tat, antwortete er: „Ach so, ja aber ich hab mir so in einer gewissen Stufe der Entwicklung vor Jahren schon gesagt, ich gehe nie mehr <u>irgendwo</u> rein, wo ich diskriminiert werde." (M1/15) Von vielen anderen Interviewproband_innen wurde diesbezüglich auf die Interviewfrage, was es benötige, damit Lesben und Schwule ihren Bedürfnissen entsprechend versorgt werden, Anforderungen an Pflegedienste und Pflegeeinrichtungen gestellt, ähnlich wie die einer lesbischen Probandin, der es darum geht, selbstverständlich ihre sexuelle Identität leben zu können, ohne immer wieder auf sich aufmerksam zu machen:

> „Sondern dass da auch schon ein sensibler Umgang entstehen sollte, mit ähm es ist möglich, dass ich ein Ehemann oder eine Ehefrau habe und äh beides sollte mein Gegenüber nicht aus der Fassung bringen und mir damit signalisieren, irgendwie bist du ja anders, [**I:** mhm] ähm, da w_w_würde ich es wichtig finden, dass das einfach als selbstverständlich anerkannt wird." (G1/248)

Hierfür bedarf es aus ihrer Sicht einer **Sensibilität der Pflegenden** für die lesbischen und schwulen Lebensweisen. Aus Sicht der Forschenden kann eine solche Sensibilität die Bereitschaft zur **Selbstreflexion** bedeuten. Das heißt für Pflegende wahrzunehmen, was am jeweiligen Gegenüber irritierend wirkt und dies selbstreflexiv zu bearbeiten. Selbstreflexion bedeutet aber auch, nicht per se davon auszugehen, dass das Gegenüber heterosexuell ist. Auch wenn die Wahrscheinlichkeit aufgrund der Verteilung hoch ist, muss es nicht so sein. Eine solche heterozentrierte Vorannahme führt oftmals dazu, von der Heterosexualität abweichende Lebensweisen nicht wahrzunehmen.

Eine überwiegend von den pflegebedürftigen lesbischen Frauen benannte Befürchtung ist die, dass dem **Wunsch nach einer Pflege durch das gleiche Geschlecht** nicht nachgekommen wird. Für die lesbischen Interviewprobandinnen in der ambulanten Pflege war dies das ausschlaggebende Kriterium für die Wahl des Pflegedienstes. Um dies zu gewährleisten, wurde bspw. auf weiter entfernte nicht ortsansässige Pflegedienste zurückgegriffen, oder, wie im folgenden Beispiel, auf einen muslimischen Pflegedienst:

> „Also es ist so, dass ich halt, also wirklich bewusst diesen, dass ich bewusst diesen diesen muslimischen Pflegedienst gewechselt habe, weil die sehr viel Wert darauf legen ... Also in in in der muslimischen und Tradition, und die ich halt also auch von von von zuhause aus ein Stück kenne, weil ich sehr gute Freunde hatte, die Muslima waren, ist es halt so, dass einen sehr getrennten Frauenbereich gibt und einen getrennten Männerbereich." (G4/123)

Der Aspekt der geschlechtsgewünschten Pflege wird im Kontext der Identitätskonstruktionen sowie der Handlungs- und Interaktionsstrategien weiterführend herausgearbeitet, weshalb es an dieser Stelle bei der Benennung der Angst, diese nicht gewährleistet zu bekommen, bleiben soll.

Von einigen der pflegebedürftigen Interviewproband_innen wurden Einrichtungen unter **religiös motivierter Trägerschaft** besonders hervorgehoben. Generell zeigten sich unter diesen Interviewproband_innen Haltungen von einer vollkommenen Ablehnung auf der einen Seite bis zu einem aus dem eigenen Glauben motivierten bewussten Einzug in eine solche Einrichtung auf der anderen Seite. Zum Beispiel begründet ein pflegebedürftiger schwuler Mann seine ablehnende Haltung mit der Befürchtung, seine Homosexualität durch sein Umfeld aufgrund religiös geprägter Moralvorstellungen infrage gestellt zu bekommen:

> „Und <u>wichtig</u> ist natürlich, was <u>gar nicht</u> ginge, dass man irgend irgendwelche äh äh Hände von irgendwelchen, keine Ahnung, <u>christlich</u> Motivierten oder sonst was kommt, die einem dann auf anfangen wollen im Alter <u>einzureden,</u> man hätte sein sündiges Leben m_, [...] Ich bin, habe ein selbstbewusstes äh <u>glückliches schwules</u> Leben geführt. Und äh äh werde das jetzt auch selbstbewusst und glücklich zu Ende bringen, ohne dass mir noch irgendjemand äh äh Moralpredigen hält. Die fände ich völlig, völlig unangebracht." (H2/92)

Demgegenüber steht ein pflegebedürftiger schwuler Mann, der mit seinem Partner gemeinsam bewusst eine Einrichtung unter religiös motivierter Trägerschaft ausgesucht hat, in der er sich auch bezüglich seines Glaubens gut betreut fühlt:

> „Und Freitag waren wir wieder in da drüben in der Klosterkirche. Immer jeder zweite Freitag ist hier vom Haus, werden die Leute rübergebracht, mit Rollstuhl, er kann ja

jetzt wieder fahren, mit seinem Wägelchen, ist dann Gottesdienst. Und dann Sonntag können wir auch entweder in die Klosterkirche, waren wir jetzt drüben, oder in der [M6P: Ja] oder in der – Pfarrkirche. [M6P: Ja] Und … Ist alles zentral hier und alles. Also die Leute sind schon betreut hier und xxx xxx alles …" (M6/68)

Jedoch bedingt eines nicht immer das andere. So bezeichnet sich bspw. ein schwuler Interviewproband als gläubig, hingegen möchte er im Bedarfsfall nicht in eine Einrichtung mit religiöser Trägerschaft. Er weiß hingegen, dass er unter Umständen keine Wahl haben könnte, was für ihn bedeuten würde, sich in einer entsprechenden Einrichtung anpassen zu müssen:

> „Ja wenn es äh, wenn … man kann natürlich da nicht … äh vielleicht wenn es äh christliches Heim sein soll, äh müsste man das ja vorlieb nehmen, ne. Müsste man sich ja anpassen, das ist ja klar, ne." (M10/214)

Die Forschenden führen die skeptischen bis ablehnenden Haltungen gegenüber Einrichtungen unter religiös motivierter Trägerschaft auf individuelle, aber auch auf die historisch als Kollektiv homosexueller Menschen **erfahrene Ablehnung durch Glaubensgemeinschaften** wie bspw. Kirchen zurück. Dies zeigt sich beispielhaft auch in der Begründung des oben zitierten pflegebedürftigen schwulen Probanden H2, der befürchtet sich in einer Einrichtung unter religiös motivierter Trägerschaft wieder für seine Homosexualität rechtfertigen zu müssen. In eine solche Einrichtung zu gehen, bedeutet für ihn, im Alter und in der Pflegebedürftigkeit erneut um seine Autonomie als schwuler Mann kämpfen zu müssen (H2/92).

Zusammenfassend lassen sich die benannten Vorbehalte und Ängste gegenüber der Pflege respektive gegenüber Pflegeeinrichtungen als die **Sorge der Unsichtbarkeit** als Homosexuelle und der damit einhergehenden **Nichtberücksichtigung der eigenen Biografie** in der Betreuung und in der Pflege sowie als Angst vor der fehlenden Akzeptanz beschreiben. Hinter diesen Vorbehalten und Ängsten liegen Befürchtungen bis hin zu Ängsten vor Abhängigkeitsverhältnissen und dem damit möglicherweise einhergehenden **Verlust der Autonomie** als homosexueller Mensch.

5.1.2.3 Personalstrukturen im Kontext spezifischer Bedürfnisse Pflegebedürftiger

Ein weiterer struktureller Aspekt der Altenpflege liegt in der personellen Ausstattung des ambulanten Pflegedienstes respektive der stationären Pflegeeinrichtung. Obgleich es nicht im Fokus dieser Forschungsarbeit steht, Pflegedienste und Pflegeeinrichtungen zu untersuchen, gibt es in den Interviews doch Hinweise, die auf die Lebenssituation der lesbischen und schwulen Pflegebedürftigen einwirken. So gaben befragte Pflegefachkräfte und auch Pflegebedürftige Hinweise auf personelle Situationen, die sich **auswirken auf die Selbstbestimmtheit** der Pflegebedürftigen und auch auf deren Selbstbestimmtheit als homosexuelle Menschen. Ersteres wird deutlich an der Aussage einer Pflegefachkraft. Aus ihrer Erfahrung ist für

Pflegebedürftige das Vereinbaren von festen Zeiten ein wichtiger Aspekt ihrer Planbarkeit und Selbstbestimmung, da sich unter Umständen, je nach dem Grad der Pflegebedürftigkeit, an dem Zeitpunkt der Pflegemaßnahmen der komplette Tag ausrichtet. Als Leitung eines ambulanten Pflegedienstes kann sie jedoch nur noch bedingt festgelegte Zeiten erfüllen. Um diesem Anspruch genügen zu können, wäre für sie eine entsprechende Anzahl an Pflegekräften notwendig:

„Und die Tourenplanung. Also, wir fragen auch, wie die Touren sind. Und, ob das zeitlich hinkommt. Ja. Wie gesagt, um das_ erfüllen zu können, ist eigentlich Grundvoraussetzung, genügend Mitarbeiter." (HG1/116)

Bei den Pflegebedürftigen kann dies hingegen zu Frust führen, da sie warten müssen und möglicherweise kein Verständnis für Verzögerungen und auch für die Versorgung anderer Pflegebedürftiger entwickeln, wie es bspw. ein pflegebedürftiger schwuler Mann beschreibt:

„Du siehst: ‚Warum kommen die nicht?', du guckst auf die Uhr. Selbst Minuten, die zählst du. Ja. Du guckst nur: ‚Wann, der müsste doch, das Aas müsste doch endlich langsam kommen.' Das kommt aber nicht. Weil vielleicht ähäh ein Stau ist oder sonst etwas. Du nimmst also keine Rücksicht. Auch im umgekehrten Fall. – Verstehst du? Das ist also sehr schwierig." (H6/21)

Die Auswirkungen auf die Selbstbestimmtheit der Pflegebedürftigen als homosexuelle Menschen werden in der Antwort der zitierten Pflegefachkraft auf die Frage deutlich, was aus ihrer Sicht notwendig wäre, um Lesben und Schwule gemäß ihren Bedürfnissen zu versorgen. Sie bezieht sich hier auf das **Bedürfnis einer Pflege durch das gleiche Geschlecht**. In ihrer beruflichen Laufbahn als Pflegende hat sie anhand zweier verschiedener lesbischer Paare die Erfahrung gemacht, dass es für lesbische Frauen ein nicht verhandelbares Bedürfnis ist: „Äh_. – Ja, ein_ – wie wollten_ – nur Frauen. Es sollte kein Mann über die Schwelle kommen." (HG1/50) Diese Erfahrung haben auch andere Pflegefachkräfte gemacht (bspw. HG3/36). Um eine solche geschlechtsgewünschte Pflege zu gewährleisten, stellt die oben zitierte Pflegefachkraft die Notwendigkeit einer ausreichenden Anzahl weiblicher und männlicher Pflegekräfte fest, um damit ihre Touren so planen zu können, dass diese Bedürfnisse berücksichtigt werden können: „Kommt auf das Gleich heraus. Eigentlich. Ne?! Genügend Männer. Und genügend Frauen. Je nach dem, was gewünscht wird oder eben nicht." (HG1/124)

Jedoch gehen Betreuung und Pflege von homosexuellen Menschen, die deren Biografie und Lebensweisen berücksichtigen, über die geschlechtsgewünschte Pflege hinaus. Um generell eine subjektorientierte Pflege vornehmen zu können, benötigt es aus Sicht einer befragten weiteren Pflegefachkraft in der stationären Altenpflege ausreichende **Personalstellen**, die derzeitig aus ihrer Sicht nicht gegeben sind. Aus ihrer Sicht ist die Berücksichtigung der Homosexualität von Pflegebedürftigen als pflegerelevanter Aspekt in ihrer eigenen Einrichtung, wie auch darüber hinaus generell in der Altenpflege, nicht möglich: „Alle reden sie natürlich die Bedürfnisorientierte Pflege, [I: mhm] egal in welchem Sinne. Praktizieren tut es quasi kaum eine Einrichtung. [I: mhm] Weil der Personalspiegel einfach dafür nicht stimmt." (MS2/59) Eine Dimension des „ausreichenden" Personalschlüssels für eine subjektorientierte Betreuung homosexueller Pflegebedürftiger liegt für eine weitere Pflegefachkraft in der **vertrauensbildenden Beziehungsarbeit**. Sie vermutet den Vorteil eines ausreichenden Personalschlüssels auch darin, Zeit für vertrauensbildenden Beziehungsaufbau zu den Pflegebedürftigen zu haben. Dieses Vertrauen wiederum könne homosexuellen Pflegebedürftigen den Raum bieten, sich gegenüber den Pflegenden zu outen. Wo dieses Vertrauen nicht gegeben ist, erwartet sie dies nicht:

„Wobei ich natürlich mir vorstellen kann, dass man bei dem Personalschlüssel in der normalen Altenpflege -- überhaupt nicht die Zeit ist, dass Leute, das äh Personal rauskriegt ob jemand zum Beispiel schwul gelebt hat. [I: mhm] --- Man braucht ja auch Vertrauen, um sich zu öffnen." (MS4/194)

Es kann an dieser Stelle kein Vergleich gezogen werden zu weiteren, von den oben genannten abweichenden Ansichten respektive Wahrnehmungen, da diese nicht abgefragt und auch nicht thematisiert wurden in den Interviews. Für die oben zitierten Pflegefachkräfte ist ein entsprechender Personalschlüssel Grundvoraussetzung, um auf die spezifischen Bedürfnisse Pflegebedürftiger einzugehen: „Also, die Grundvoraussetzung eigentlich, um den Wünschen und Bedürfnissen hundert Prozent nachzukommen, bedeutet, genügend Persona l." (HG1/116) Im Umkehrschluss würde dies bedeuten, ohne diese Personaldecke kann Pflege nur das Notwendigste im Sinne von „trocken, satt und sauber" leisten. Es gibt in den Interviews – insbesondere in denen der Pflegefachkräfte – keine Hinweise darauf, ob und wie möglicherweise auch mit geringem oder nicht ausreichendem Personal auf die spezifischen Bedürfnisse von Pflegebedürftigen eingegangen werden könnte. Hingegen gibt es Interviewproband_innen, die sich in stationären Einrichtungen sehr gut gepflegt und betreut fühlen, wie dies bspw. ein schwuler Proband auf die Frage ausdrückt, wie es für ihn sei, gepflegt zu werden: „Und ich bin damit sehr sehr zufrieden. [I: mhm] Auch die anderen, wo hier arbeiten, ich bin zufrieden, ich bin beliebt. Ich muss sagen, ne?" (M6/51). Demgegenüber steht der im folgenden Absatz zitierte Proband H8, der sich bezüglich seiner Bedürfnisse über die Körperpflege und die Ernährung hinaus nicht berücksichtigt sieht. Anhand des Datenmaterials und auch der auf solche Fragen nicht ausgerichteten Fragestellungen kann nicht beurteilt werden, welche Faktoren einen solchen Unterschied beeinflussen.

Was es für Pflegebedürftige bedeuten kann, sich einer Situation ausgesetzt zu sehen, in der es wahrnehmbar an Pflegepersonal fehlt, zeigt das Beispiel eines befragten pflegebedürftigen schwulen Mannes. Dieser sieht sich zwar in seinen Grundbedürfnissen wie der Körperpflege und der Ernährung gut versorgt, jedoch bleiben seine Bedürfnisse nach menschlicher Zuwendung und Zuspruch unbefriedigt, insbesondere wenn es ihm nicht gut geht. Der Proband führt die Grundproblematik auf die aus seiner Sicht schlechte Bezahlung von Pflegekräften in der Altenpflege zurück:

„U_nd ähm das war natürlich hier erst eine große Umstellung. Und äh_m_m Sie wissen ja selber, wie es_s_ ambulant und auch äh_ in den Heimen ist. E_s wird ja nicht so sehr gut bezahlt. Und dadurch sind hier immer gewisse Schwierigkeiten in der in der Pflege, in der Versorgung. Aber die Schwestern und die Pfleger sind alle höflich und nett und tun ihr Bestes." (H8/6)
„Und wenn ich einen Wunsch habe, dann klingele ich. Aber extra kann keiner hereinkommen. [I: Mhm] Dsaso_es_k es ist niemand da, der dann äh_ mir die Hand hält und sagt: ‚Ach, Vorname des Probanden, es wi_ es wird schon besser werden.' Und so. Das_ äh kann man auch nicht erwarten. Dazu müssten, da müsste das äh_ Personal m_nd dreifach da sein. Und das geht nicht. Das wird nicht bezahlt." (H8/30)

Eine Pflegefachkraft zieht aufgrund ihrer langjährigen Berufserfahrung in der Altenpflege in unterschiedlichen Betreuungsformen den Vergleich zwischen Pflegewohngemeinschaften und der ambulanten sowie der stationären Pflege. Sie kommt zu dem Schluss, dass sowohl was die personelle Ausstattung, aber auch die individuelle am Lebensalltag der Pflegebedürftigen orientierten Betreuung angeht, die **Betreuung und Pflege in Pflegewohngemeinschaften** am besten gewährleistet ist:

„Und ich halte es nach wie vor für eine der besten Betreuungsformen, die es gibt. Die ambulante Pflege wird dem – überhaupt nicht gerecht, – die stationäre Pflege ist – personell gesehen – von der Pflege, vom Pflegerischen völlig unterbe_belichtet, nicht im Kopf, sondern vom Per, von der Anzahl des Personals. – Und derart ähm, – wie soll ich sagen – Nee, ich muss es anders sagen, die WG's sind derart äh – an der Gemeinschaft äh orientiert und an dem Alltag. – Wohngemeinschaft ist Alltag leben. – Und das ist äh, für einen Menschen mit Demenz, denke ich, mit eine Ressource, die – kann man so nirgendwo leben." (HG5/324)

Ein weiterer Aspekt im Kontext der personellen Ausstattung liegt in einem **häufigen Personalwechsel**, wie er bspw. von einem der pflegebedürftigen schwulen Interviewprobanden erfahren wurde, der, wenn auch zu einer ungünstigen Zeit zwischen Weihnachten und Neujahr, die Erfahrung machte, jeden Abend eine andere Pflegekraft zu haben (M9/85). Dies erschwerte es ihm, ein Vertrauensverhältnis zu den Pflegenden aufzubauen.

Wie oben bereits angerissen, steht die Untersuchung von Pflegesettings nicht im Fokus dieser Forschungsarbeit. Trotzdem wirken strukturelle Bedingungen, bspw. die Personalsituation, intervenierend auf die Lebenssituationen der befragten pflegebedürftigen Lesben und Schwulen ein, und aus ihnen ergeben sich (bedingt) Handlungsoptionen und Konsequenzen, welche in den jeweiligen Kapiteln dargestellt werden.

5.1.2.4 Haltungen Pflegender zum Thema Homosexualitäten in der Altenpflege – Was ist anders?

Im folgenden Kapitel werden Haltungen befragter Pflegefachkräfte zur Rolle der Homosexualität als relevantem Aspekt für die Altenpflege aufgeführt. Es handelt sich um Haltungen, die in den Interviews deutlich wurden, die jedoch auf der Metaebene der Pflege zu verorten sind, womit sie sich von denjenigen Haltungen unterscheiden, aus denen unmittelbare Handlungen in der Interaktion mit pflegebedürftigen Lesben und Schwulen resultieren. Letztere werden im Kapitel zu den Intervenierenden Bedingungen (5.2) thematisiert.

Unter den interviewten Pflegefachkräften zeigen sich Haltungen gegenüber der spezifischen Berücksichtigung der Homosexualität in der Altenpflege, die sich auf einem **Kontinuum der unbedingten Notwendigkeit** auf der einen Seite bis hin zu **Unverständnis und Ablehnung** auf anderer Seite verorten lassen. Auf dem ablehnenden Pol des Kontinuums befindet sich die Haltung einer Pflegekraft, die eine Berücksichtigung der sexuellen Identität in der Altenpflege aufgrund ihrer universalistischen Grundhaltung „Mensch ist Mensch" nicht für notwendig hält:

„[Ich] sehe da kein nh_... Das ist kein_... Das ist ein Mensch, das ist Frau XY, das ist Mann XY, genauso wie du oder äh, und ... – Ich sehe da keinen Bedarf. – Ich sehe die Menschen als Menschen. Und, und da muss ni_cht – diese Unterschiede, ‚Du bist schwul', und, und – dann ... – Man sollte sich wirklich – akzeptieren als Mensch. – Also, das ist meine Meinung. [...] Was du machst, das ist deine Sache. [I: Mhm.] – Also das muss nicht thematisiert werden, meine Meinung." (HG3/100)

Es geht hierbei nicht etwa um eine ablehnende Haltung gegenüber homosexuellen Menschen. Vielmehr geht es der Pflegefachkraft darum, dass Pflegebedürftige zum einen von Pflegenden als Menschen akzeptiert werden. Das bedeutet, Pflegebedürftige sollen angenommen werden, wie sie sind, weil sie Menschen sind, und nicht aufgrund dessen, was sie sind. Was die Pflegefachkraft mit dieser Haltung zum anderen aber auch thematisiert, ist, dass sie Homosexualität als Privatsache betrachtet, die in ihrem Gesellschaftskonstrukt nicht thematisiert werden muss. Letzteres steht für die Forschenden im Widerspruch zu Ersterem. Um jemanden in der Pflege so zu akzeptieren, wie er oder sie ist, bedarf es eines Wissens um das biografische Gewordensein dieser Menschen, wozu in jedem Fall auch die homosexuelle Lebensweise gehört. Eine zweite Gefahr dieser universalistischen Haltung liegt darin, dass diese nicht den heteronormierten Haltungen innerhalb der Gesellschaft entspricht. Homosexualitäten werden in der heterosexuell dominierten Gesellschaft noch immer als Abweichung begriffen und als solche stigmatisiert. Um dieser Stigmatisierung innerhalb der Altenpflege zu begegnen, bleibt nur die Aufnahme der Homosexualitäten um deren Sichtbarmachung als pflegerelevantem Aspekt.

Im Mittelfeld des Kontinuums zwischen den beiden Polen der Extreme begegnete den Forschenden in mehreren Interviews die **Frage, was denn in der Pflege von homosexuellen Menschen anders sei**. Hier liegt eine Parallele zu der Erfahrung der Forschenden während des Forschungsprozesses, in dem ihnen diese Frage regelmäßig sowohl im gesellschaftlichen Umfeld wie auch in der Fachdisziplin der Pflege gestellt wurde. Die Fragestellung, was denn anders sei, resultiert aus Sicht der Forschenden nicht etwa aus einer Abwehr gegenüber homosexuellen Menschen. Im Gegenteil, die Pflegefachkräfte mit dieser Frage zeichnen sich weitestgehend durch ein breites Verständnis gegenüber der Situation von homosexuellen Menschen in der Gesellschaft aus. Sie wissen um die historische Kriminalisierung und Verfolgung und um die zum Teil noch immer bestehende Homophobie. Eine der Pflegefachkräfte thematisiert diesbezüglich sogar die erstarkende Gewalt gegenüber Schwulen in ihrer Stadt im Kontext des gegenwärtig erstarkenden Rechtspopulismus:

> „Also es gibt ja einen Rechtstrend einerseits, im Land, oder ich sage mal diese Gruppierung wird größer, und es kommt ja zu Überfällen vor allem auf schwule Männer, auf Frauen weniger. Ist ja schon immer so gewesen auch in unserer Geschichte." (HG5/15)

Auch haben die Pflegefachkräfte im oben beschriebenen Mittelfeld eine aufgeschlossene Haltung gegenüber homosexuellen Menschen in ihrem privaten und beruflichen Umfeld. Die Frage nach dem, was anders sei, scheint eher an dem technokratischen Pflegehandeln orientiert zu sein, und sie basiert weitestgehend auf einer Haltung, dass alle Pflegebedürftigen nach ihren jeweiligen Bedürfnissen gleich gepflegt werden. Hierzu eine interviewte Pflegefachkraft:

> „Also – ich persönlich habe – ähm dieser Thematik so_so eine zwiegespaltene Meinung, weil ich glaube dass – ähm es keinen Unterschied macht, ob jemand heterosexuell oder homosexuell ist. [I: mhm] Ähm – der wird halt sein, jeder wird nach seinen Bedürfnissen halt gepflegt. [...] Es ist für mich kein spezieller Umgang mit mit Homosexuellen notwendig, [I: mhm] meines Erachtens." (MS1/106)

Trotz dieser Haltung steckt im ausgedrückten Zwiespalt eine Unsicherheit, die bei den Interviewten im Mittelfeld typisch ist. Die Forschenden beobachten bei einigen Pflegefachkräften einen während des Interviews einsetzenden Reflexionsprozess, der sich bei der oben zitierten Pflegefachkraft in der an das Zitat anschließenden Rückfrage ausdrückt, was denn der Interviewer hier denke: „Das würde mich jetzt persönlich interessieren, wie denken Sie darüber." (MS1/106) Hinter der Frage, was denn anders sei, steckt aber auch eine Unsicherheit im pflegerischen Umgang mit Homosexuellen, die von oben zitierter Pflegefachkraft auf die **mangelnde Erfahrung in der Pflege** zurückgeführt wird. An dieser Stelle wird zum einen der Minderheitenstatus (s. u.) Homosexueller in der Gesellschaft deutlich, zum anderen ist diese mangelnde Erfahrung auch darauf zurückzuführen, dass ein großer Anteil der hochaltrigen Lesben und Schwulen aufgrund ihrer Sozialisation nicht offen lebt, respektive lebte. Beides wirkt sich auf deren Sichtbarkeit und auch auf die Wahrnehmung von Pflegenden in der Altenpflege aus. Erst spätere Generationen leben ihre Homosexualitäten in größerer Zahl offener und selbstbewusster, was sich auch daran zeigt, dass eine spezifische Berücksichtigung von Homosexualitäten in der Altenpflege zunehmend Thema in der Altenpflege wird.

Bei den bisherigen Haltungen fällt auf, dass oftmals die **eigene aufgeschlossene Haltung zur Maxime** für die Altenpflege gemacht wird. Obwohl die interviewten Pflegefachkräfte – wie oben beschrieben – um die Geschichte von Homosexuellen und um die immer noch bestehende Homophobie wissen, findet keine Abstraktion über die eigene Haltung hinaus in die Beurteilung des Gesamtkontextes der Altenpflege statt. Folglich wird eine spezifische Berücksichtigung von Homosexualitäten in der Altenpflege infrage gestellt. Dies ist jedoch nicht bei allen so, wie sich bei einer Pflegefachkraft zeigt, die eine ähnliche Haltung wie oben beschrieben hat:

> „Weil ich denke einfach, es sind Menschen wie jeder andere auch, was soll so was? – Ich meine, ich weiß, ich mh, – denke da f, ein bisschen anders wie die meisten, aber – ähm, – das ist für mich halt so. Die haben die Nase mitten im Gesicht, genau wie ich auch. – Was ist da anders dran? Gar nichts." (HG4/77)

Trotz dieser persönlichen Haltung denkt die Pflegefachkraft im Gesamtkontext Altenpflege über sich hinaus und formuliert am Ende des Interviews auf die Frage nach ihrer Motivation für die Teilnahme an dieser Forschungsarbeit, dass sie es für notwendig halte, dass Homosexualitäten in der Altenpflege thematisiert und spezielle Einrichtungen für Homosexuelle etabliert werden sollten:

> „Weil ich – das einfach – äh wichtig finde, dass das – thematisiert wird. Es gibt auch für meine Begriffe – äh_m -- vielleicht so ähm oder – ja, für meine Begriffe, so kann ich das, so kann ich mal sagen, vielleicht gibt es auch – zu wenig spezielle Heime – für entsprechende Bewohner." (HG4/139)

Am Pol der unbedingten Notwendigkeit einer spezifischen Berücksichtigung der Homosexualitäten in der Altenpflege befinden sich Haltungen von Pflegefachkräften, die auf einem **wahrgenommenen Mangel an Professionalität Pflegender** durch fehlendes Fachwissen beruhen. Aus dieser Haltung heraus werden Forderungen der Qualifikation von Pflegenden, beginnend in der Ausbildung, bis hin zur Etablierung spezieller Einrichtung rein für Homosexuelle gefordert, was sich bei der oben zitierten Pflegefachkraft bereits zeigte. Eine beispielhafte Haltung gegenüber dem Thema Homosexualitäten in der Ausbildung der Altenpflege zeigt die Aussage einer Pflegefachkraft, die als eine Art Resümee des Interviewgesprächs betont, dass der Umgang mit dem Anderssein zwingend thematisiert werden müsse:

> „Also Umgang mit unterschiedlichen Gruppen – gehört auf jeden Fall in die Ausbildung. [I: mhm] Ganz klar. – Weil w ... das hatte ich ja schon mehrmals ges_gesagt, weil ich schon öfters einen unprofessionellen Umgang damit sehe, wenn jemand anders ist. [I: mhm] Egal wie anders." (MS4/163)

Das Bewusstsein der **Notwendigkeit einer Sensibilisierung der Pflege** für die Wünsche und Bedürfnisse Homosexueller und ihrer Lebensweisen scheint mit den sexuellen Identitäten der befragten Pflegekräfte zu korrelieren. So zeigt sich, dass Pflegefachkräfte mit einer homosexuellen Identität eher zur Etablierung spezieller Einrichtungen für Homosexuelle neigen. Das betrifft zum Teil nicht nur die Unterbringung von pflegebedürftigen Homosexuellen, es geht hierbei auch um den Wunsch – oder die bereits bestehende Realität, wie bei einer dieser Pflegefachkräfte – selbst in einer solchen Einrichtung zu arbeiten. Eine weitere Korrelation liegt in den gemachten negativen Erfahrungen im Umgang mit Homosexuellen in der Altenpflege. So zeigt sich bei einer Pflegefachkraft, die im Interview von einigen negativen Erfahrungen des Umgangs von Kolleg_innen mit homosexuellen Bewohner_innen berichtet, dass eine spezielle Einrichtung als potenzieller Arbeitsplatz auch mit dem Bedürfnis der dort für sie projiziert möglichen offenen Umgangsweise mit der eigenen Homosexualität verbunden ist:

> „Was würde mir helfen in der Pflege. [...] Manchmal, ehrlich gesagt, wenn ich einen Vorschlag machen kann? Meine Idee wäre ein ganzes Haus zum Beispiel für Schwule und Lesben oder eine Etage, gemischt. Und alle Pflegenden sind Schwule und Lesben. Da kann ich mir eine andere Arbeitsweise vorstellen. Das wäre bestimmt interessant. Weil, da wäre ein offenes Klima und es würden andere Probleme wahrgenommen, kann ich mir vorstellen. Dann würden wir ganz anders miteinander umgehen."[136] (HG2/215)

Zusammenfassend lässt sich feststellen, dass sich die Haltung gegenüber der spezifischen Berücksichtigung von Homosexualitäten in der Altenpflege mit einer Sensibilisierung für die Lebensweisen von Homosexuellen und deren Widrigkeiten verändert. Beispielhaft wird dies beschrieben von einer Pflegefachkraft, die selbst homosexuell ist und in einer für Lesben und Schwule integrativ offenen Einrichtung arbeitet. Durch die Teilnahme an einer Arbeitsgruppe zur biografieorientierten Pflege von Lesben und Schwulen setzte ein Reflexionsprozess ein, der sie befähigt, über ihren bisherigen Referenzrahmen hinauszudenken:

> „Und ich fand es - spannend, alleine aus dem Hintergrund, weil ich auch für mich gedacht habe, was ist daran anders? [I: mhm] Und die Frage kam ja auch auf in der Runde schon, als wir da zusammen gesessen haben, was ist daran anders. - Ich habe es gemerkt. Ich habe nach der ersten Runde, bin ich mal mit, gedanklich aus *Millionenstadt1* heraus gegangen. [I: mhm] Was erlebt man vielleicht - woanders. Und nicht nur in seinem normalen gesunden Umfeld, was man so alltäglich erlebt. [I: Ja] Und dann kommt man schon schnell dahinter, dass man doch schnell Diskriminierung erfahren kann." (MS3/123)

Zu den in den Interviews erkennbaren **sensibilisierenden Faktoren** zählen in erster Linie Fortbildungen, wie die oben zitierte Pflegefachkraft und andere Interviewproband_innen durchlaufen haben. Hierzu gehören aber auch gemachte Erfahrungen in der Betreuung und Pflege von Lesben und Schwulen. Auch die eigene sexuelle Identität kann als sensibilisierender Faktor gesehen werden, jedoch ist dies keine Voraussetzung. Letztlich wirkten auch die Interviews für diese Forschungsarbeit - zumindest für den Moment der Interviewsituation - sensibilisierend, da einige der Pflegefachkräfte im Interview über ihre bisherige Haltung reflektierten.

Bei dieser Zusammenfassung muss abschließend bedacht werden, dass bei allen interviewten Pflegefachkräften ein gewisses Grundinteresse am Thema bestand, das sich in den Interviews zeigte, das aber auch aus der freiwilligen Teilnahme zurückgeschlossen werden kann. Das führt zu einem **Erhebungs-*Bias***, da es keine Vergleichsmöglichkeiten mit Individuen oder Gruppen gibt, die kein solches Grundinteresse haben.

---

136 Aus Gründen der Anonymisierung wurde das Zitat vom Dialekt des Interviewten bereinigt und sinngemäß ins Standarddeutsche übersetzt.

5.1.2.5 Alter, Pflegebedürftigkeit und die Community

Pflege und Pflegebedürftigkeit war in den 1980/1990er Jahren zur Zeit der **AIDS-Krise** ein großes Thema innerhalb der schwulen *Community*. Die hohe Zahl der an AIDS erkrankten schwulen Männer und die oftmals in den Anfängen durch Stigmatisierungen und Ängste unter dem medizinischen und pflegenden Personal geprägte Versorgung in herkömmlichen Strukturen führten aus der schwulen *Community* heraus zu einem großen **Selbsthilfepotenzial**, bspw. zum Aufbau der AIDS-Hilfen sowie zur **Gründung spezieller Pflegedienste**. Mit der Möglichkeit der medikamentösen Therapie von HIV verschwanden die Pflegedienste, womit aus Sicht der Forschenden eine heute nutzbare Ressource verloren ging. Die AIDS-Hilfen widmeten und widmen sich im Schwerpunkt Themen wie der Prävention. Heute, dreißig Jahre später, rücken die Themen Pflege und Pflegebedürftigkeit wieder in den Fokus der lesbischen und schwulen *Communitys*. Mit dem Älterwerden der Generationen von Lesben und Schwulen, die für ihre Freiheit gekämpft haben, wozu die sog. Generation *Stonewall*[137] gehört, und mit der Entwicklung, dass mit dem HI-Virus infizierte Menschen eine annähernd normale Lebenserwartung haben, bekommen nicht nur die Fragen geeigneter Wohnformen im Alter und spezifischer Angebote für lesbischschwule Senior_innenarbeit einen hohen Stellenwert. Zunehmend wird auch über eine an den jeweiligen Biografien und Lebensweisen orientierte Pflege diskutiert. Wie in Kapitel 2.2 erläutert, entstanden in den vergangenen Jahren bundesweit **lesbische und schwule Senior_innengruppen**, und in einigen Ballungszentren etablierte sich eine **lesbisch-schwule Senior_innenarbeit**. Die **Konzentration auf die Ballungsgebiete** führt für die Mehrheit der pflegebedürftigen Lesben und Schwulen dazu, nicht auf solche Strukturen zurückgreifen zu können. Dies betrifft auch diejenigen, die in kleinstädtischen oder ländlichen Regionen leben. Aufgrund ihrer durch die Pflegebedürftigkeit bedingten Immobilität sind sie nicht mehr in der Lage, an frühere Lebensgewohnheiten anzuschließen, bspw. können lesbische Frauen und schwule Männer nicht mehr in die Metropolen reisen, um dort ihr lesbisch bzw. schwules Leben zu leben. Dies beschreibt einer der pflegebedürftigen schwulen Interviewprobanden, der aufgrund seiner krankheitsbedingten Pflegebedürftigkeit nicht mehr in dem Maße mobil ist, wie er es früher war. Damit fällt für ihn die Möglichkeit weg, in die nächstgelegene Stadt mit einer schwulen Szene zu fahren, um dort entsprechende Angebote im Rahmen seiner schwulen Interessen wahrzunehmen. Aus seiner heutigen Pflegebedürftigkeit heraus wünscht er sich mehr Angebote für ältere schwule Männer:

„Ja, wir haben angesprochen, ganz kurz, das_das ist die_die_die – die äh, – ja die schwule Freizeit. Also ich_ich äh_ähm, kann mir schon vorstellen, ähm – oder ich

---

137 Mit dem Begriff der Generation *Stonewall* sind diejenigen Lesben und Schwulen gemeint, die im Geiste der Bewegung nach dem Aufstand in der Bar *Stonewall* im Jahr 1969, einer Bar in der *Christopher Street* in *New York* mit weitestgehend homosexuellem und transsexuellem Publikum, für ihre Rechte eintraten.

würde mir wünschen, dass es wirklich auch für ältere schwule Männer mehr Angebote gibt." (M3/74)

Diese Angebote haben für ihn nicht nur die Funktion der gemeinsamen Freizeitgestaltung, sie wären auch der Ort, an dem er und andere, soweit die eingeschränkte Mobilität es zulässt, auch in der Krankheit noch an der Gemeinschaft der Gleichgesinnten partizipieren können:

„Aber – sich regelmäßig, was weiß ich wie, zu einem Stammtisch oder ähnlichem treffen, das würde ich mir wünschen. Das wäre eine gute Sache ähm_äh für die Zukunft. Und_ähm da könnten Gesunde und Kranke genauso dran teilnehmen, jedenfalls in weiten Teilen noch. Ähm – das wäre_das wäre ganz wichtig." (M3/74)

Dies soll hier nur beispielhaft aufgeführt werden. Welchen Stellenwert die Anschlüsse an das frühere lesbische und schwule Leben vor der Pflegebedürftigkeit für die in dieser Forschungsarbeit interviewten pflegebedürftigen Lesben und Schwulen haben und welche Funktion der Kontakt zur eigenen *Community* haben kann, wird ausführlich in Kapitel 5.2 zu den intervenierenden Bedingungen gezeigt.

5.1.3 Individuelles Empfinden

Auf der Ebene des individuellen Empfindens der Ursachen- und Kontextbedingungen der Theorie der Anerkennung von Homosexualitäten in der Altenpflege stehen im Wesentlichen zwei Aspekte im Zentrum. Erstens geht es um das **individuelle Anerkennungsbedürfnis** der pflegebedürftigen Interviewproband_innen, zweitens um das Erleben und die **Traumatisierungen durch die AIDS-Krise** sowie das **Erleben der eigenen HIV-Infektion** in der Pflegebedürftigkeit. Ein dritter Aspekt liegt im Erleben der erfahrenen **Zäsur durch den Eintritt der Pflegebedürftigkeit**. Auf diesen Aspekt wird in Kapitel 5.2 als intervenierende Bedingung der Theorie der Anerkennung von Homosexualitäten in der Altenpflege eingegangen.

5.1.3.1 Individuelle Anerkennungsdefizite

Anhand der gemachten Erfahrungen der pflegebedürftigen homosexuellen Interviewproband_innen wird eine **gesellschaftliche Haltung des „Normalen"** deutlich, die auf eine sexuelle Beziehung zu jeweils gegengeschlechtlichen Menschen ausgerichtet ist. Die eingetretene **Liberalisierung** gegenüber homosexuellen Menschen innerhalb der Gesellschaft wird von den pflegebedürftigen Interviewproband_innen durchaus zur Kenntnis genommen, wie bei einem der pflegebedürftigen schwulen Interviewprobanden deutlich wird: „... die Zeiten haben sich ja unglaublich geändert ..." (M8/40). Trotz dieser Liberalisierung und der eingetretenen rechtlichen (fast) Gleichstellung homosexueller Menschen empfinden sich die Interviewproband_innen in der Gesellschaft der Gegenwart noch immer als „**Unnormale**" unter „**Normalen**". Gewünscht hingegen wird eine gesellschaftliche Haltung der Offenheit, in der homosexuelle Menschen Teil einer Normalität sind. So beschreibt ein pflegebedürftiger schwuler Interviewproband ein tiefes Bedürfnis, sich nicht fortwährend aus der Abweichung heraus erklären oder rechtfertigen zu müssen:

„Oder sich zu erklären müssen. Dass man sagen muss: ‚Äh äh ich bin schwul'. Dann denken die, es ist al dente gekocht, oder so etwas. [...] Ich kann mich ja nicht ewig erklären. – [I: Mhm] Man will ja einfach äh als normal genommen werden. Mitglied der Gesellschaft, wie andere Leute auch." (H6/82)

Was eine solche „Normalität" konkret bedeuten könnte, formuliert eine weibliche Interviewprobandin mit ihrem Bild einer von ihr gewünschten Gesellschaft des „Menschseins", in der Menschen akzeptiert werden, wie sie sind, weil sie sind, womit innere Grenzen im Denken fallen sollen. Aus ihrem Konstrukt resultiert für sie im Rahmen der Pflege eine notwendige offene Umgangsweise mit dem jeweiligen Gegenüber, wie oben bereits in einem anderen Kontext erläutert, in dem nicht ausschlaggebend ist, was die Person ist, sondern das, was diese Person benötigt:

„Sondern – ich schaue, was braucht der Mensch, dem ich gegenüber trete [I: mhm] und dann schaue ich, was ich möglich. Nicht alles ist möglich, nicht überall gibt es diese Fee. [I: mhm] Aber erst einmal ohne ein innere Grenze im Kopf dem Menschen gegenüber zu treten, würde glaube ich auf beiden Seiten viel Druck nehmen, auch dem der die Pflege oder Betreuung bedarf." (G1/268)

Die **Nichtanerkennung** durch die zum Teil fehlende private emotionale Zuwendung in der Familie, die fehlende Solidarität als wertgeschätzter Teil der Gesellschaft und durch die rechtliche Ungleichstellung führte für viele Interviewproband_innen zu einem in ihrer Sozialisation erworbenen Gefühl, sie hätten die eigene **homosexuelle Identität nicht leben dürfen**. Das führte für einige dazu, dass sie ihre Homosexualität versteckten oder gar durch das Eingehen „heterosexueller" Beziehungen tarnten. So berichtet eine pflegebedürftige Interviewprobandin, ihre lesbische Identität zwar sehr früh erkannt zu haben, sie aber nicht habe leben zu können. Sie beugte sich zunächst dem Druck ihrer Eltern und lebte ihre lesbische Identität erst später im mittleren Erwachsenenalter:

„Ne. Also ich jedenfalls. Ich durfte nicht so leben. [...] Ne. Von klein auf an. [...] Hätte ich gerne. [...] Ich wäre gerne schon als junge Frau ähm, ich hatte zwar immer Wunsch nach Kindern, aber ähm ich hätte gerne schon als junges Mädchen mit einer Frau zusammen gelebt. [...] und dann irgendwann Mitte der Vierziger dann zu sagen, so und auf Wiedersehen. Jetzt habe ich das getan, was ich tun musste, was man von mir verlangt hat, und jetzt kann ich endlich das leben, was ich gerne leben möchte." (G7/225)

Eine weitere Dimension dieses wahrgenommenen **Nichtdürfens** liegt darin, dieses Verbot in die eigene Haltung zu antizipieren, wie dies ein schwuler Interviewproband beschreibt, der dieses Nichtdürfen in seinen eigenen Willen implementiert:

„... ich hätte mich nicht outen können, damals. [...] Es war ja in f_ in den 60er Jahren – ja da gab es ja auch keine anderen, die sich geoutet haben. [...] die Zeiten haben sich ja unglaublich geändert. Aber damals, ich hätte es nicht gewagt. Ich wollte es nicht." (M8/40)

Mit dem Verweis auf die Zeit der 1960er Jahre spricht der Proband die institutionalisierte Dimension des Nichtdürfens an. Insbesondere für die schwulen Interviewprobanden hatte diese Wahrnehmung des Nichtdürfens auch die o. g. real herrschende Komponente des gesetzlichen Verbots von Sexualität unter Männern auf der Grundlage des Paragrafen 175 StGB. Was das bedeuten konnte, wird von zwei Interviewprobanden beschrieben. Einer von beiden wurde von der Schule verwiesen, nachdem seine Homosexualität bekannt wurde. Das hatte für ihn aufgrund des zu dieser Zeit einsetzenden Zweiten Weltkriegs keine nachhaltigen Folgen (M8/25). Anders ist es einem zweiten Probanden ergangen, der in den 1950er Jahren von einem Kollegen bei der Polizei denunziert wurde, homosexuell zu sein. In der Folge wurde er in Untersuchungshaft genommen und schließlich zu einer Bewährungsstrafe verurteilt. Damit war seine begonnene Beamtenlaufbahn beendet, er musste, wie es damals bei einer Verurteilung auf der Grundlage des Paragrafen 175 StGB üblich war, aus dem Beamtendienst ausscheiden, und hielt sich mit verschiedenen Jobs über Wasser.[138]

5.1.3.2 HIV und die AIDS-Krise – Verlust- und Stigmatisierungserfahrungen

In der Biografie einiger der pflegebedürftigen schwulen Männer finden sich Erfahrungen der AIDS-Krise in den 1980/1990er Jahren, in der sie viele Freunde durch AIDS verloren und zum Teil selbst von der Gefahr zu sterben betroffen waren. Aber auch unter den nicht mit dem HI-Virus Infizierten sind **prägende und zum Teil traumatisierende Erfahrungen** aus dieser Zeit vorhanden, da sie ebenso einen Teil ihrer Freunde verloren und da eine mögliche HIV-Infektion für sie eine Art Damoklesschwert bedeutete. So beschreibt ein Proband: „Äh die erst der erste_ der erste Einschnitt bei mir kam äh als ich mit dem Thema AIDS in_ Berührung kam. Selbst habe ich kein AIDS. Also, selbst bin ich nicht HIV, ja. [...] Äh aber ich habe einen sehr großen Freundeskreis verloren. – Durch diese Krankheit." (H10/50) Neben der Erfahrung der eigenen Bedrohung und des Verlustes von Freunden steht die Erfahrung der **Stigmatisierung** von HIV/AIDS, welche zum Teil bis heute anhält. Bei einigen, der mit dem HI-Virus infizierten pflegebedürftigen schwulen Interviewprobanden[139], zeigt sich eine aus den Erfahrungen der Stigmatisierung erworbene Haltung, ihre HIV-Infektion gegenüber ihrem Umfeld so weit als möglich zu **verschweigen**. Besonders deutlich wird das bei einem Probanden, der auf der Suche nach einem Platz im Betreuten Wohnen aufgrund seiner HIV-Infektion von

---

138 Die Information des hier beschriebenen zweiten Probanden M10 stammt nicht aus dem mit ihm geführten Interview. Der Proband hat parallel zur Teilnahme an dieser Forschungsarbeit an einem Zeitzeug_innenprojekt der Opfer unter dem Paragrafen 175 StGB teilgenommen und sich im Interview mehrfach auf seinen Zeitzeugenbericht bezogen, den er den Interviewern vorab zur Verfügung gestellt hat.
139 Unter den pflegebedürftigen lesbischen Frauen war nach dem Wissen der Forschenden keine mit dem HI-Virus infiziert.

mehreren Einrichtungen abgelehnt wurde: „Und dann, habe ich einen Platz gesucht. Dann habe ich von Kiel bis nach München telefoniert nach Pflegeheimen, und die haben alle abgelehnt wegen der AIDS-Geschichte. Haben alle abgelehnt." (H3/7). Es ist ableitbar, dass diese und ggf. andere in der Biografie des Probanden gemachten Stigmatisierungserfahrungen wie auch das emotionale Abwenden seines Bruders:

> „Ja. Durch auch durch meine AIDS-Erkrankung nech. Da hat sich mein Bruder etwas distanziert. [...] Und bloß nicht umarmen und so nech, das ist äh da mein Bruder kann mich jetzt noch nicht mal umarmen nech." (H3/92).

dazu führten, dass er in der gegenwärtigen Einrichtung zwar offen als schwuler Mann lebt, seine HIV-Infektion hingegen weitestgehend verborgen hält: „Und auch mit dem AIDS, das wissen nur wenige Leute, den ich das, den ich den ich vertrauen kann." (H3/9)

Ebenso wie bei dem zitierten Probanden kann auch bei den anderen mit dem HI-Virus infizierten Interviewprobanden davon ausgegangen werden, dass sie den ambulanten Pflegedienst oder die stationäre Einrichtung speziell im Kontext ihrer HIV-Infektion ausgewählt haben bzw. sich für diese als solche entschieden haben, auch wenn dies nicht immer als solches im Interview thematisiert wurde, wie es bspw. einer der Probanden tut, der in einer speziellen Einrichtung mit einer bestimmten Anzahl von Pflegeplätzen für HIV-Positive lebt (H9/42). Als Grund hierfür wird nicht nur die mögliche offene Umgangsweise mit der HIV-Infektion benannt, es geht auch um die **Sicherstellung der medikamentösen Versorgung**. Bei einem Abbruch der Therapie drohen für die Betroffenen das Ausbrechen von AIDS und der damit einhergehende Tod. Das zeigt den Grad der Abhängigkeit und die Relevanz dieses Kriteriums für die Auswahl der Einrichtung. Hierbei geht es nicht darum, dass Einrichtungen ihnen womöglich die Medikamente vorenthalten. Vielmehr geht es darum, dass die notwendige medikamentöse Therapie, anders als bei der Homosexualität, eine Offenlegung der HIV-Infektion voraussetzt. Es geht aber auch um die Sicherheit, auch dann die entsprechenden Medikamente zu bekommen, wenn die eigene physische und psychische Verfassheit eine selbst organisierte Einnahme nicht mehr zulässt. Vor diesem Hintergrund hat die medikamentöse Versorgung für einen der mit dem HI-Virus infizierten schwulen Interviewprobanden einen besonderen Stellenwert in der Beurteilung der Einrichtung, in der er lebt: „Was die tun, ist alles üm Sorge um mich. Dass ich immer meine Medikamente nehme ..." (M2/10).

Vereinzelt wird in den Interviews von konkreten Erfahrungen der **Stigmatisierung** berichtet.[140] So machte einer der Probanden während eines Krankenhausaufenthaltes die Erfahrung, dass eine Pflegekraft Handschuhe anzog, um sein Essenstablett aus dem Patientenzimmer zu nehmen. Eine Handlung, die er bei der Entsorgung des Tabletts seines Bettnachbarn nicht beobachtete (M3/71).

---

140 Siehe hierzu mehr in Kapitel 5.2.1.8.

„Also auch immer in_im Zusammenhang dann wieder mit HIV. Ähm_m dass im Zweitbettzimmer ähm_m_m sagen wir mal das Bett, das_das Essenstablett meines Bettnachbarn, der nicht HIV infiziert war, problemlos abgeräumt wurde, die Schwester wieder rein kam, sich die Hände desinfizierte, Handschuhe anzog, um dann mein Tablett rauszutragen." (M3/71)

Bei einem weiteren Interviewprobanden reichte die Stigmatisierung aufgrund seiner HIV-Infektion bis in die schwule Online-Szene hinein, indem er in einem *Dating-Portal* für schwule Männer von einem *Chat*partner bezüglich seiner HIV-Infektion als Ansteckungsgefahr beschimpft wurde (M2/20). Eine interviewte Pflegefachkraft berichtet, in ihrer täglichen Wahrnehmung des Umgangs mit HIV-positiven Bewohnern die Beobachtung gemacht zu haben, dass einige Kolleg_innen den Körperkontakt zu diesen Bewohnern meiden: „Einige haben auch Angst. [I: Mhm.] – Das kann ich mir vorstellen, dass – ‚Er hat AIDS! – Oh , lieber nicht anfassen – oder Hand geben!' oder so. Obwohl, wir sind geschult, – wir sind ..." (HG2/145) Während es für ihn in seiner Beobachtung üblich ist, dass Bewohner in der Interaktion mit Pflegenden von diesen angefasst werden, beobachtet er, dass diese Kolleg_innen es bei HIV-positiven Bewohnern nicht tun: „Die selber manchmal anfassen, so Leute auf die Schulter klopfen oder so. – Aber bei ihm, keiner klopft auf die Schulter zum Beispiel." (HG2/160)

5.2 Intervenierende Bedingungen

In diesem Kapitel sollen die aus dem Datenmaterial dieser Forschungsarbeit erkennbaren intervenierenden Bedingungen einer Theorie der Anerkennung von Homosexualitäten in der Altenpflege erläutert werden. Es geht hierbei um beeinflussende Aspekte (Kategorien), die auf die Lebenssituation gleichgeschlechtlich liebender Menschen in der ambulanten und stationären Altenpflege einwirken. Von Interesse in diesem Kapitel sind Analyseergebnisse auf der Mesoebene des Pflegesettings und der Einrichtungen sowie ebensolche auf der Mikroebene der Erlebenswelt Pflegebedürftiger wie auch das Wissen Pflegender und dessen Transfer in ihr pflegerisches Handeln als professionelles Berufshandeln.

5.2.1 Einrichtungstypen, Offenheit homosexueller Mitarbeiter_innen und Haltungen der Leitungsebenen

Aus den Interviews mit den pflegebedürftigen lesbischen Frauen und schwulen Männern sowie aus denen der befragten Pflegefachkräfte sind in Bezug auf den Umgang mit der Homosexualität Pflegebedürftiger unterschiedliche von den Pflegebedürftigen und Pflegefachkräften wahrgenommene Pflege- und Betreuungskonzepte der Einrichtungen und Dienste erkennbar. Im Kern können diese Unterschiede in drei Typen differenziert werden: Erstens sind **spezielle Einrichtungen** erkennbar, die konzeptionell in ihrer Betreuung und Pflege allein auf die Zielgruppen homosexueller Männer und/oder HIV-positiver Männer[141] ausgerichtet sind. Eine spezielle Einrichtung für lesbische Frauen existiert noch nicht. Zweitens sind ambulante Pflegedienste und stationäre Einrichtungen mit einer **integrativen Öffnung** für pflegebedürftige Lesben und Schwulen erkennbar. Drittens sind **herkömmliche Einrichtungen** in den Interviews erkennbar, die weder für die befragten Pflegebedürftigen noch für die befragten Pflegefachkräfte wahrnehmbare integrative Ansätze der Öffnung für Lesben und Schwule verfolgen. Diese Dreigliederung deckt sich mit den Vorerfahrungen der Forschenden.

Der Fokus der folgenden Betrachtung und Analyse soll nicht auf den jeweiligen Einrichtungen liegen, da die Fragestellung und die Interviewführung dieser Forschungsarbeit nicht auf die Untersuchung der Pflegeeinrichtungen respektive der Pflegedienste ausgelegt sind. Vielmehr soll es darum gehen, wie die befragten pflegebedürftigen Lesben und Schwulen sowie auch die befragten Pflegefachkräfte die unterschiedlichen Pflege- und Betreuungskonzepte wahrnehmen und wie diese in deren Wahrnehmung auf die Lebenssituation der pflegebedürftigen lesbischen Frauen und schwulen Männer im Pflegesetting einwirken. Eine Sonderform der Betreuung und Pflege stellt die **persönliche Assistenz** zweier pflegebedürftiger lesbischer Interviewprobandinnen dar, auf die im Anschluss an die Darstellung der Lebenssituation pflegebedürftiger lesbischer Frauen und schwuler Männer in o. g. Einrichtungstypen eingegangen werden soll.

Als weitere Kategorien der intervenierenden Bedingungen zeigt sich die **Sichtbarkeit** homosexueller Pflegebedürftiger und derer Herstellung, die **Haltungen** von Leitungskräften, das **Gemeinschaftserleben** homosexueller Pflegebedürftiger mit Gleichgesinnten, Bedürfnisse und Umgang mit **körperlicher Sexualität**, die **Außendarstellung** von Pflegeeinrichtungen und -diensten, deren **Vernetzung** mit Einrichtungen der LSBTI-*Community* sowie das Zusammenwirken von HIV und Homosexualität im Pflegesetting.

5.2.1.1 Pflege- und Betreuungskonzepte

In diesem Kapitel werden die Lebenssituationen pflegebedürftiger lesbischer Frauen und schwuler Männer aus deren Perspektive wie auch aus der Perspektive von Pflegefachkräften in den jeweiligen wahrgenommenen Typen der speziellen Betreuung und Pflege, der integrativen Öffnung und in herkömmlichen Einrichtungen und Pflegediensten ebenso dargestellt wie deren Unterschiede.

---

141 Einer der befragten schwulen Interviewprobanden lebt in einer Einrichtung für HIV-positive Männer, welche sich unter der Trägerschaft einer örtlichen AIDS-Hilfe befindet. Aufgrund des seit Beginn des Aufkommens von HIV nach wie vor mehrheitlichen Anteils von Männern, die Sex mit Männern haben (MSM) unter den Betroffenen kann bei einem solchen Träger auf eine sehr hohe Sensibilisierung gegenüber der Homosexualität geschlossen werden. Traditionell ist die Arbeit der AIDS-Hilfen in Deutschland auch immer eine Arbeit von und mit homosexuellen Männern.

Spezielle Einrichtungen und Pflegedienste für Lesben und Schwule

Anhand der Analyse der in dieser Forschungsarbeit mit Pflegebedürftigen und Pflegefachkräften durchgeführten Interviews lässt sich ein deutlicher Unterschied der wahrgenommenen Betreuungs- und Pflegekonzepte zwischen speziellen Einrichtungen für schwule und/oder HIV-positive Männer auf der einen Seite und denjenigen, die sich integrativ geöffnet haben, oder herkömmlichen Einrichtungen auf der anderen Seite beobachten. Dieser Unterschied liegt in dem **Stellenwert der Homosexualitäten** der Bewohner_innen in der konzeptionellen Ausrichtung. Ein zweiter wesentlicher Unterschied liegt darin, wie die **Sichtbarkeit der Homosexualität** von Pflegebedürftigen hergestellt bzw. verhandelt wird. Hierauf wird in einem späteren Kapitel eingegangen. Die interviewten pflegebedürftigen schwulen Männer in speziellen Einrichtungen berichten von einem Klima der Betreuung und Pflege, in denen ihre Biografien als schwule Männer und ihre daraus resultierenden Bedürfnisse von zentraler Bedeutung sind. Hintergrund hierfür ist der praktizierte **proaktive Einbezug der Homosexualitäten** in solchen Einrichtungen. Wie das konkret aussieht, kann anhand von drei Aspekten der individuellen Lebensgestaltung verdeutlicht werden: erstens anhand des proaktiven Einbezugs gewohnter Lebenszusammenhänge der pflegebedürftigen schwulen Männer, zweitens anhand der ebenso proaktiven Berücksichtigung deren kultureller Interessen und drittens anhand des Eingehens auf deren Bedürfnisse nach körperlicher Sexualität. „Proaktiv" im hier verstandenen Sinn bedeutet, die Homosexualitäten der Pflegebedürftigen vorausplanend und gezielt in die Betreuung und Pflege einzubeziehen.

Das proaktive Einbeziehen gewohnter Lebenszusammenhänge drückt sich darin aus, die Pflegebedürftigen zu ermutigen und sie aktiv dabei zu unterstützen, an vor der Pflegebedürftigkeit bestandene Gewohnheiten und Aktivitäten anzuschließen. Dies kann bspw. bedeuten, sie zu ermutigen, weiterhin die schwule Szene aufzusuchen und/oder ihnen, wenn dies allein nicht mehr möglich ist, ehrenamtliche Begleiter zur Verfügung zu stellen, um diese Besuche zu ermöglichen. Eine ermutigende Erfahrung macht ein schwuler Bewohner in einer speziellen Betreuungseinrichtung, der vonseiten der Einrichtung seine Autonomie als schwuler Mann darin gestärkt sieht, indem ihm die Freiheit der Selbstbestimmung des Ausgehens wie auch des Mitbringens von Männern für sexuelle Kontakte gelassen wird: „Ich kann ausgehen abends wenn ich will, äh_ in die Lokale und so, wie ich will, es macht ihnen nichts aus. Ich kann jemanden mitbringen, es macht ihnen nichts aus." (M2/11) Die Einrichtung, wie er sie beschreibt, ist konzeptionell so angelegt, dass sie seine Bedürfnisse und Interessen als schwuler Mann unterstützt. Fördernd hierbei wirkt auch die im Interview beschriebene Lage der Einrichtung in der fußläufigen Nähe zur schwulen Szene. Auch dies ist ein Aspekt der konzeptionellen Ausrichtung der Einrichtung. Bezüglich der o. g. ehrenamtlichen Begleitung berichtet eine befragte Pflegefachkraft einer speziell für schwule Männer eingerichteten Pflege-WG von der Unterstützung der Bewohner vonseiten der Einrichtung, an Gewohnheiten vor der Pflegebedürftigkeit anzuschließen. Als Beispiel berichtet sie von einem pflegebedürftigen schwulen Bewohner, dem es durch ehrenamtliche Helfer ermöglicht wird, weiterhin außerhalb der Einrichtung an einem gewohnten Treffen für ältere schwule Männer zu partizipieren. Auf diese Weise stellen weder der notwendige Umzug des Bewohners in die Pflege-WG noch seine fortgeschrittene Demenz ein Hindernis dar, weiter wie gewohnt den sozialen Kontakt zu dieser Gruppe zu pflegen.

> „Und auch äh zum Beispiel äh zum Thema Beschäftigung, wir haben ja oben einen Patienten, der äh_ – zunehmend sehr dement ist, der geht zum Beispiel zu den *Treffpunkt für ältere Schwule in Millionenstadt1*, ne. Das steht auch in der Pflegeplanung. Der geht ein bis zweimal in der Woche wird er abgeholt in die *Treffpunkt für ältere Schwule*." (HG5/97)

Der proaktive Einbezug der kulturellen Interessen der homosexuellen Bewohner in speziellen Einrichtungen zeigt sich anhand der Ausrichtung des Beschäftigungs- und Freizeitangebots. So berichtet bspw. ein pflegebedürftiger Interviewproband aus einer solchen Einrichtung von einer Theatergruppe für die Bewohner, in der nicht nur biografische Aspekte des homosexuellen Lebens, sondern auch gegenwärtige Erlebnisse pädagogisch aufgegriffen und, wie sich zeigt, auf diese Weise auch aufgearbeitet werden. Wie er im Interview berichtet, wurde er kürzlich gemeinsam mit seiner Begleitung in einer U-Bahn-Station überfallen. Dieses Geschehen wird in der Theatergruppe aufgegriffen und als Theaterstück inszeniert. Dem Probanden wird es damit nicht nur ermöglicht, seinen Interessen am Theaterspielen nachzugehen, die Inszenierung seines erlebten Traumas hat für ihn auch eine therapeutische Wirkung:

> „Ich wurde zum Beispiel mit meinem Helfer über__fallen__ auf_dem Bahn ... – ja, das war ganz schlimm. Und um das besser zu ver__ar__beiten ... In der Theatergruppe, wir sp_ielen eigentlich nur authentische Sachen, die mal passiert sind. Und zurzeit wird gerade mein Stück passiert, was mir vor paar Wochen am U-Bahn *Name der Station*, wo wir als Nazis [...] misshandelt wurden. Also das war schon -- hart an der – Grenze. Da war ich ... bin ich in Schock – verfallen und das steckst du nicht so einfach weg." (H13/74)
> „So wie das Theaterstück, was jetzt über unser – Überfall handelt, was uns da passiert ist. U_nd dadurch hilft man mir auch." (H13/79)

Das Eingehen auf die Bedürfnisse nach körperlicher Sexualität Pflegebedürftiger durch die Betreuenden und Pflegenden in speziellen Einrichtungen hat mehrere Dimensionen. Diese reichen von der **„moralischen Unterstützung"**, wie sie ein Proband erfährt (M2/49) erfährt, bis hin zum **konzeptionellen Einbezug der Homosexualität** schon in die Planungsphase einer Pflege-WG für schwule Männer. Letzteres wird deutlich in einem Interview mit einer Pflegefachkraft, die die Pflege-WG betreut. Sie berichtet im Interview von den Überlegungen im Vorfeld gemeinsam mit der Leitung der Einrichtung, wie mit den sexuellen Bedürfnissen der pflegebedürftigen schwulen Männer umgegangen werden kann (HG5/301). Wie eine offene und fördernde Umgangsweise aussehen kann, zeigt das Interview mit einem Bewohner aus einer speziellen Einrichtung. Der Bewohner hat einen jüngeren Partner, „Boyfriend" wie er ihn nennt, der ermutigt durch das Personal bei ihm mit im Bett übernachten kann, wenn er dies möchte:

„Ja, also wenn er – Lu_Lust hat, mein Boyfriend schläft mit hier, zum Beispiel. [I: Mhm. -- Und ...] Also besser als das kann man kaum – erwarten. – [I: Mhm. Wie wird damit umgegangen hier in der Einrichtung, dass er hier schläft?] – Das wurde sogar ermutigt. Er hat angefangen, – sich nur in eine Decke einzuwickeln und in dem Sessel zu schlafen, [...] Die Vorname der weiblichen Pflegekraft1 kam einmal mitten in der Nacht [...] und sagte zu ihm: ‚Vorname des Lebensgefährten, sei nicht so übertrieben unbequem da, schmeiß dich auch eben in das Bett, wofür ist es dann da?'" (H14/29–31)

Für weitere Ergebnisse bezüglich der Haltungen und Handlungen gegenüber den **Bedürfnissen der körperlichen Sexualität** Pflegebedürftiger in den drei Einrichtungstypen sei auf Kapitel 5.2.1.5 verwiesen.

Herausragend für spezielle Einrichtungen ist für die befragten pflegebedürftigen schwulen Männer die **Anerkennung im Sinn einer rechtlichen Gleichstellung**, die ihnen durch die konzeptionelle Ausrichtung entgegengebracht wird. Sie befinden sich in Einrichtungen, die für sie als homosexuelle Menschen geschaffen wurden. So antwortet einer der befragten Bewohner in einer Einrichtung des Betreuten Wohnens für schwule Männer auf die Frage, warum er sich für diese Einrichtung entschieden habe, weil sie für Männer wie ihn eingerichtet worden sei. Im Vergleich zu seiner vorherigen Unterbringung in einer herkömmlichen Einrichtung (M2/6; M2_Quilt[142]), empfindet er das als Wertschätzung seiner Person als homosexueller Mann:

„[I: Als *Name Leiterin* ... Du hast gesagt *Name Leiterin*] M2: Ja [ist gekommen] *Nachname Leiterin* [I: ... und hat gesagt, du kannst hier her.] Ja [I: Was_ hat dich bewogen zu sagen: ‚Ja, ich komme mit?'] Weil sie sagte: ‚Es ist schwul [I: Ja] und Du kannst hier machen, was Du willst, und Du bist dein eigener Herr.' Wir haben ein eigenes Zimmer, kann machen, gehen und kommen wann ich will. Es ist niemand da, der mich aufhält, – [I: Ja] oder so. Die sind alle ... Was die tun, ist alles um Sorge um mich." (M2/9–10)

Mit dieser von Pflegenden und Betreuenden entgegengebrachten Wertschätzung verbunden ist das Bewusstsein ihrerseits, wie auch das der Träger der Einrichtungen, über die schwierigen Biografien der homosexuellen Männer und deren Bedürfnis nach einer Betreuung und Pflege, in denen sie sicher sein können, sich nicht erneut für ihre Homosexualität rechtfertigen oder diese gar verstecken zu müssen.

---

142 Unter M2_Quilt verbirgt sich ein Interview mit dem Probanden, welches er einem Magazin gab und welches er dem Interviewer zu Beginn des Interviews für diese Forschungsarbeit aushändigte und bat, diese Informationen in die Forschungsarbeit einzubeziehen.

Einrichtungen und Dienste mit integrativer Öffnung
In den Interviews mit lesbischen und schwulen pflegebedürftigen Proband_innen wie auch in denen mit Pflegefachkräften aus Einrichtungen und Pflegediensten mit einer integrativen Öffnung für die Zielgruppen homosexueller Menschen lassen sich nur marginal vergleichbare proaktive Anschlüsse an die Gewohnheiten und Aktivitäten der Pflegebedürftigen als homosexuelle Menschen vor der Pflegebedürftigkeit erkennen. Der Unterschied zu den im Anschluss beschriebenen herkömmlichen Einrichtungen liegt hingegen im **öffentlichkeitswirksamen Bemühen um die Gruppen Homosexueller**. Dies zeigt sich in ihrer Außendarstellung, bspw. im Anbringen einer Regenbogenfahne an der Eingangstür (H6/21; MS3/57), in gruppenspezifischen Führungen für Lesben und Schwule (M1/47) oder auch in der Schulung von Mitarbeiter_innen zur Thematik der Homosexualitäten in der Altenpflege (MS6/40). Dies wird im Kapitel zur Außendarstellung und zur Öffentlichkeitsarbeit genauer betrachtet werden.

Von den befragten pflegebedürftigen Lesben und Schwulen wie auch von Pflegefachkräften in Einrichtungen mit einer integrativen Öffnung werden Beschäftigungs- und Freizeitangebote beschrieben, die zwar allgemein auf die Interessen der Bewohner_innen, nicht aber auf die aus den Homosexualitäten möglicherweise heraus vorhandenen spezifischen Interessen ausgerichtet sind. Diese Erfahrung macht bspw. ein schwuler Bewohner im Betreuten Wohnen einer integrativen Einrichtung. In seiner Wahrnehmung gehen die vorhandenen Angebote nicht auf seine sexuelle Identität ein (M1/119). Als mögliche Berücksichtigung gleichgeschlechtlicher Lebensweisen in die Beschäftigungs- und Freizeitangebote der Einrichtung schlägt er im Interview gegenüber dem Interviewer organisierte Ausflüge in die Szene vor: „Man könnte mal von der Tagesgestaltung aus einen Ausflug in die Szene organisieren." (M1/111) Diesbezüglich berichtet eine Pflegefachkraft aus einer integrativen Einrichtung von organisierten und begleiteten Besuchen für die Bewohner_innen in umliegenden Kneipen. Spezielle Besuche in der ortsansässigen schwulen Szene für die schwulen Bewohner, wie sie oben zitierter Proband vorschlägt, wurden bisher nicht angeboten. Der diesbezügliche proaktive Einbezug der sexuellen Identität dieser schwulen Männer in die angebotene Freizeitgestaltung blieb bisher aus, so die befragte Pflegefachkraft selbstreflektierend im Interview: „Vielleicht kann man auch mal ein sch_m_m_m ... es sind ja jetzt mehrere Männer da, einen schwulen Kneipenbummel – [I: Ja] anbieten. Das wäre ja die Alternativen zum Kneipenbummel." (MS3/153) Auch bezüglich des Eingehens auf die sexuellen Bedürfnisse Pflegebedürftiger können in den Interviews mit Pflegebedürftigen und Pflegefachkräften aus integrativen Einrichtungen keine vergleichbaren Erfahrungen zu denen spezieller Dienste und Einrichtungen erkannt werden.

Aus dem beschriebenen **fehlenden Einbezug der Homosexualitäten** von Pflegebedürftigen in Beschäftigungs- und Freizeitaktivitäten und bezüglich der Befriedigung sexueller Bedürfnisse in integrativen stationären Pflegeeinrichtungen kann nicht auf die gänzliche Abwesenheit eines proaktiven Einbezugs der Homosexualitäten von Pflegebedürftigen in integrativen Einrichtungen und Pflegediensten geschlossen werden. Wie sich anhand eines Interviews mit einer Pflegefachkraft eines integrativen Pflegedienstes zeigt, kann ein solcher proaktiver Einbezug bereits bei der Unterbringung berücksichtigt werden. In den folgenden Beispielen handelt es sich um die Unterbringung lesbischer Frauen in Pflegewohngemeinschaften. So berichtet die befragte Pflegefachkraft, die lesbische Identität pflegebedürftiger Frauen bereits im Kontext der Unterbringung einzubeziehen. Hierfür gibt sie zwei Beispiele: Bei der Unterbringung einer lesbischen Frau in einer ansonsten heterosexuellen Frauen-WG kommt die Pflegefachkraft in ihrer Beobachtung zu dem Schluss, dass es der Pflegebedürftigen auch als lesbische Frau in dieser WG gut geht, womit sie keinen Handlungsbedarf sieht, dies im Sinne einer Unterbringung mit Gleichgesinnten zu ändern.

„Weil ich habe jetzt natürlich äh ja ich habe jetzt natürlich äh, wir sind ja so ein bisschen ein außergewöhnlicher Pflegedienst. Das heißt wir pflegen ja ausschließlich in Wohngemeinschaften. [I: mhm] Und ähm – wir haben jetzt eine – lesbische Frau. Die jetzt in einer Frauen-WG ist. Aber in einer hetero Frauen-WG. Aber trotzdem, fühlt sich wohl da." (HG5/87)

Obgleich dies nicht explizit aus dem Interview hervorgeht, kann von einem Einbezug der geschlechtlichen Identität als Frau ausgegangen werden, welcher für den Wohlfühlcharakter der Pflegebedürftigen eine Rolle spielt. Ein Indiz hierfür geben die Interviews mit den pflegebedürftigen lesbischen Frauen wie auch die Erfahrungen der befragten Pflegefachkräfte, welche mehrheitlich auf das Bedürfnis lesbischer Frauen hinweisen, in weiblichen Kontexten untergebracht und von weiblichen Pflegekräften versorgt zu werden. Im zweiten Beispiel hingegen organisiert die gleiche Pflegefachkraft mit Hilfe die Unterbringung einer pflegebedürftigen lesbischen Frau gemeinsam mit ihrer Freundin. In diesem Fall geht sie nach ihrer Prüfung davon aus, dass sich die Gestaltung eines solchen Pflegesettings positiv auf das Wohlbefinden beider Frauen auswirkt:

„Ich kann Dir nur als Beispiel sagen, wir hatten diese Woche etwas zu klären, ja? – [...] Und in einer Villa sind, – ist eine Patientin wieder ausgezogen, weil sie überhaupt nicht in diese Patientengruppe passte. Also es wird, sind kleine Gruppen, und die müssen – eine gewisse – Homogenität haben, sonst wird es ganz schwierig für alle. [I: mhm] – Und zwei sind verstorben, weil die schon sehr, sehr lange da sind, das heißt, da sind drei Plätze frei. – Und da habe ich mit – der *Frauenname*, die das vor allen Dingen organisiert, besprochen: ‚Wie wäre es denn? – Wenn wir äh, die Patientin in diese WG umziehen und dann kann ihre Freundin, die da auch Interesse hat, dann können die zusammenziehen.' – So. Das haben wir jetzt organisiert." (HG5/225)

Beide genannten Beispiele eines proaktiven Einbezugs der Homosexualitäten bleiben die Ausnahme in den Interviews mit Pflegebedürftigen und Pflegefachkräften integrativer Einrichtungen und Pflegedienste. Anhand der weiteren Interviews dieser Forschungsarbeit kann von der **weitestgehenden Abwesenheit eines proaktiven Einbezugs der Homosexualitäten** in Einrichtungen mit integrativer

Öffnung ausgegangen werden. Dies bedeutet jedoch nicht, dass pflegebedürftigen homosexuellen Menschen in Einrichtungen und Pflegediensten mit einer integrativen Öffnung nicht mit Akzeptanz begegnet wird. Von weiteren schwulen pflegebedürftigen Interviewprobanden in integrativen Einrichtungen bezüglich ihrer Homosexualität (M1) oder ihrer HIV-Infektion (H9) wird von einem **offenen Klima der Akzeptanz** berichtet, in dem sie als homosexuelle Menschen akzeptiert werden, und in dem ihnen mit Respekt begegnet wird. Jedoch bleibt auch bei ihnen eine proaktive Einbeziehung ihrer sexuellen Identität in die Betreuung und Pflege aus. Gleiches berichtet auch eine Pflegefachkraft aus einer integrativen Einrichtung für homosexuelle Menschen (MS3/129).

Herkömmliche Einrichtungen und Pflegedienste

Aus den Interviews mit pflegebedürftigen lesbischen Frauen und schwulen Männern, wie auch aus denen mit Pflegefachkräften aus herkömmlichen Einrichtungen oder ebensolchen Pflegediensten lassen sich **keine speziellen Formen des Eingehens auf die Homosexualitäten der Bewohner_innen** respektive der Pflegebedürftigen erkennen. Das bedeutet jedoch ebenso wie bei den beschriebenen integrativen Öffnungen nicht, dass homosexuelle Pflegebedürftige sich in diesen Einrichtungen respektive in deren Betreuung und Pflege nicht wohlfühlen. So berichtet bspw. der Partner eines pflegebedürftigen schwulen Mannes in einer herkömmlichen stationären Pflegeeinrichtung, sein Partner fühle sich in der Einrichtung auch deshalb wohl, weil seine Bedürfnisse nach Gemeinschaft und Beschäftigung befriedigt würden.

„Aber nein, ähm, das macht schon viel aus, weil ich halt jeden Tag da bin [I: mhm] und viele Leute auch, die hier kommen, zum Kartenspielen, zum ... Er tut singen, er tut malen. Unten, die die die Bilder die am Eingang unten hängen, sind alle von ihm und so, das macht er gerne. Und da ist er immer beschäftigt." (M6/35)

Neben diesem im Interview ausgedrückten Wohlfühlfaktor der interessengeleiteten Beschäftigung kann davon ausgegangen werden, dass die mögliche offene Lebensweise des Pflegebedürftigen und seines Partners innerhalb der Einrichtung mit zu dem Wohlbefinden des Pflegebedürftigen beiträgt. Auch wenn die Homosexualität des Pflegebedürftigen anscheinend nicht in das Betreuungs- und Pflegekonzept einbezogen wird, so erfahren er und sein Partner, der ihn täglich besucht und mehrere Stunden bei ihm verbringt, Akzeptanz durch eine in der Einrichtung offen als solche sichtbare lesbische Pflegekraft, die eine freundschaftliche Beziehung zu beiden pflegt (M6/45–46, 348). Darüber hinaus bedient sich mindestens der Partner des pflegebedürftigen Interviewprobanden der Strategie, das weitere Umfeld bzw. deren mögliche Reaktionen größtenteils auszublenden. Eine Strategie, die unter homosexuellen Menschen im Kontext des Umgangs mit dem eigenen Stigma verbreitet ist: „Was die hinter mein ... oder hinter unserem Rücken sagen, stört mich nicht, sind alle freundlich." (M6/101) Die Erfahrung der Akzeptanz ihrer homosexuellen Lebensweise macht auch eine pflegebedürftige lesbische Interviewprobandin in einer anderen herkömmlichen stationären Pflegeeinrichtung. Sie erfährt – wie an einer anderen Stelle weiter ausgeführt –, als homosexuelle Frau nach ihrem *Outing* in der stationären Einrichtung akzeptiert zu werden, hingegen werden Bedürfnisse aus ihrer lesbischen Identität, bspw. der Wunsch mit anderen Lesben in Kontakt zu treten, nicht erfragt respektive von den Pflegenden nicht erfasst (G6/71).

5.2.1.2 Assistenz als Form der weitestgehenden Selbstbestimmtheit

Wie im Kapitel zum Forschungsprozess beschrieben, haben sich die Forschenden entschieden, zwei pflegebedürftige lesbische Frauen mit persönlicher Assistenz in diese Forschungsarbeit aufzunehmen. Bei beiden Frauen resultiert ihre Betreuungs- und Pflegebedürftigkeit aus körperlichen Behinderungen. Maßgeblich für die Entscheidung beider Interviewprobandinnen waren ihre permanente Pflegebedürftigkeit und ihre Auswahl des Betreuungs- und Pflegekonzepts der persönlichen Assistenz, das im Vergleich zu anderen Formen das **höchste Maß an Selbstbestimmung** gewährleistet. Als Alternative hätte ihnen, dies bemerken beide, einzig die Betreuung und Pflege durch ambulante Pflegedienste zur Verfügung gestanden. Die Probandinnen betonen in ihrer Assistenz, sowohl die betreuenden Personen wie auch die Zeiten der notwendigen helfenden und pflegerischen Maßnahmen selbst bestimmen zu können. Beides sichert den Probandinnen ihre Autonomie in der Abhängigkeitssituation der Pflegebedürftigkeit.

„Ähm, also für mich ist es die selbstbestimmteste Form, wie ich eben mit meiner Einschränkung leben kann [I: mh]. Indem ich eben selbst bestimmen kann, wer hier für mich arbeitet. [I: mh] Und wann und wie und ähm, ja bei einem Pflegedienst ähm, ist ja nicht immer äh gegeben, dass man sich die Leute aussuchen kann. Sondern, die werden halt geschickt und dann hat man damit im Zweifelsfall klar zu kommen. [I: mh] Und bei mir ist es einfach, dass ich gucken kann, wer passt zu mir, zu meinem Leben. Und wenn es nicht passt, kann ich sie auch entlassen und [I: mh] sagen, es passt halt nicht." (G5/10)

Für beide Frauen, insbesondere für eine der beiden, die berufstätig ist, bildet die persönliche Assistenz die Möglichkeit einer selbstbestimmten Tagesgestaltung, da sie nicht, wie im Zitat angesprochen, auf Zeiten von Pflegediensten angewiesen sind.

Im Kontext der Homosexualität der beiden Interviewprobandinnen bietet die persönliche Assistenz die Möglichkeit der Wahl von Assistentinnen, von denen sie zum einen erwarten können, ihre sexuelle Identität anzuerkennen. Sollte dies nicht der Fall sein, können sie eine Betreuung ausschließen oder diese aufkündigen, wenn sich im Verlauf diesbezüglich Probleme zeigen. Zum anderen können sie sich das Geschlecht der Assistenzpersonen aussuchen, was für beide ein Muss ist, da beide ausschließlich weibliche Personen möchten. Hierzu eine der beiden Probandinnen:

„Und ne, die Frage von: kriege ich automatisch eine Frau zur Körperpflege [I: mh] ... es gibt ja immer noch nicht, dieses Recht, also jetzt jedenfalls in den Institutionen oder – Krankenhäusern, na da ist es leichter durchzusetzen, aber- in Institutionen, ne ... Weibliche Assistenz ist kein Recht, was ich habe [I: mh] sondern auf jeden ... argumentieren, fighten oder Glücksfall ..." (G2/25)

Bei den hier interviewten pflegebedürftigen lesbischen Probandinnen liegen zwei Formen der Organisation der Assistenz vor, eine von beiden fungiert selbstständig als Arbeitgeberin und stellt ihre Assistentinnen selbst ein, während die Zweite auf einen Assistenz anbietenden Sozialdienst zurückgreift. Anhand der beiden Interviews kann nur ein Unterschied zwischen beiden Formen der Organisation festgestellt werden. Während eine der beiden in der Organisation auf einen Sozialdienst zurückgreift und sich somit nicht um die bürokratischen und administrativen Aufgaben kümmern muss, obliegen der Zweiten beide Aufgaben in ihrer Rolle als Arbeitgeberin, was für sie zusätzlich zu ihrer Pflegebedürftigkeit eine belastende Situation darstellt (G5/158).

5.2.1.3 Sichtbarkeit und Unsichtbarkeit der Homosexualitäten im Pflegesetting

Wie im Kapitel zu den Betreuungs- und Pflegekonzepten bereits angedeutet, besteht ein wesentlicher Unterschied zwischen speziellen Einrichtungen für homosexuelle Menschen auf der einen Seite und integrativen oder herkömmlichen Einrichtungen und Pflegediensten auf der anderen Seite auch darin, wie die Sichtbarkeit von homosexuellen Pflegebedürftigen hergestellt wird. Kausal für das Phänomen der Notwendigkeit, Sichtbarkeit herstellen zu müssen, ist die weitreichende **Unsichtbarkeit** von homosexuellen Menschen in der Altenhilfe, wie sie auch im Kapitel zur Akquise der Interviewproband_innen für diese Forschungsarbeit dargestellt wurde, und von einigen befragten Pflegefachkräften insbesondere bezüglich lesbischer Frauen im Pflegesetting beschrieben wird. Während die Pflegefachkräfte zum Teil weitreichende Erfahrungen im Umgang mit pflegebedürftigen schwulen Männern haben, scheint es lesbische Frauen in der Vergangenheit nicht gegeben zu haben und gegenwärtig kaum zu geben. Nur eine befragte Pflegefachkraft hat ausschließlich Erfahrungen mit lesbischen Frauen in ihrer Berufslaufbahn gemacht und keine mit schwulen Männern (HG1/68). Als einen Grund für die ansonsten in den Interviews der Pflegefachkräfte verbreitete Unsichtbarkeit von lesbischen Frauen benennt eine Pflegefachkraft das fehlende Hinterfragen von Biografien: „Weil wir es nicht hinterfragen." (MS3/81) Und selbst da wo Erfahrungen vorhanden sind, sind sie nicht unmittelbar abrufbar, sondern müssen durch mehrere Nachfragen in Erinnerung gerufen werden. Beispielsweise erinnerten sich zwei der befragten Pflegefachkräfte erst nach mehreren Nachfragen respektive durch die im Interview angeregte Reflexion, dass sie auch lesbische Frauen versorgt haben (HG5/118; MS5/156).

Die Gründe für diese Unsichtbarkeit können hier nur bedingt dargestellt werden, da sie vermutlich mit der generellen oftmals fehlenden Wahrnehmung lesbischer Lebensweisen korrelieren. So ist allgemein in der Gesellschaft festzustellen, dass bei unverheirateten Männern ohne Kinder oder auch bei engen Männerfreundschaften eher auf eine Homosexualität geschlossen wird als bei vergleichbaren Konstellationen unter Frauen. Das zeigt sich auch in den Interviews mit den Pflegefachkräften. Lesbische Lebensweisen werden gegenüber den schwulen sehr viel weniger wahrgenommen respektive vermutet. Anders kann nicht erklärt werden, warum die befragten Pflegefachkräfte im Gegensatz zu den Erfahrungen mit schwulen Männern nur wenige, bis keine Erfahrungen mit lesbischen Frauen gemacht haben. Bei einem solchen Ergebnis muss jedoch die Umgangsweise lesbischer Frauen mit ihrer Homosexualität bedacht werden, die in dieser Forschungsarbeit nur bedingt vergleichbar mit der der Männer ist. Wie oben erläutert, liegt das Durchschnittsalter der befragten lesbischen Frauen mit 51 Jahren rund zwanzig Jahre unter dem Durchschnitt von 70 Jahren der befragten schwulen Männern. Dies könnte auf eine in den Generationen verortete unterschiedliche Umgangsweise mit der offenen Lebensweise hindeuten. Einen solchen Hinweis gibt eine befragte Pflegefachkraft, in deren Wahrnehmung lesbische Frauen seit den 1930er für lange Zeit nicht sichtbar waren:

„Früher, – ich habe natürlich viel gelesen, in den zwanziger Jahren war's ganz frei. Und danach gab es natürlich, war ein Verbot für gleichgeschlechtliche Beziehungen. Sehr lange. Für Frauen, waren nicht so sichtbar, die lesbischen Frauen waren nicht so sichtbar." (MS5/18)

Es sind eben diese Generationen lesbischer Frauen, die in dieser Forschungsarbeit als Probandinnen fehlen respektive nicht erreicht werden konnten. Über mögliche Gründe hierfür haben die Forschenden in Kapitel 4.2 zur Stichprobenauswahl spekuliert.

Während in speziellen Einrichtungen für homosexuelle Männer und/oder für HIV-positive Männer ein Wissen über die Homosexualität der Betreuungs- und Pflegebedürftigen bereits mit der ersten Kontaktaufnahme hergestellt wird, muss deren **Sichtbarkeit** in herkömmlichen wie auch in Einrichtungen und Pflegediensten mit einer integrativen Öffnung zunächst verbal oder nonverbal hergestellt werden. In speziellen Einrichtungen wird gezielt um die Aufnahme schwuler Männer geworben oder diese wenden sich an solche Einrichtungen, um dort aufgenommen zu werden. Homosexualität ist quasi die Voraussetzung, um in eine spezielle Einrichtung einziehen zu können, so eine Pflegefachkraft eines ambulanten Pflegedienstes in der Betreuung einer Pflege-WG für schwule Männer: „M__ *hier in der WG* braucht man ja da – das war ja klar. Da war Vor ... ist ja Voraussetzung äh um in die WG zu kommen." (HG5/75)

In herkömmlichen wie auch in Einrichtungen mit einer integrativen Öffnung hingegen müssen homosexuelle Pflegebedürftige erst einmal als solche sichtbar werden, bevor ihre sexuelle Identität in die Betreuung und Pflege integriert werden kann. In diesen Einrichtungen und Pflegediensten spielen die Stigmatisierung von Homosexualität und das daraus resultierende Identitäts- und Stigma-Management Betroffener eine entscheidende Rolle. Homosexuelle Pflegebedürftige müssen in integrativen oder herkömmlichen Einrichtungen respektive gegenüber ebensolchen Pflegediensten entscheiden, ob und wie weit sie sich gegenüber ihrem (neuen) Umfeld in der Pflegebedürftigkeit öffnen wollen oder können. Daraus ableitbar und mehrheitlich in den Interviews pflegebedürftiger Lesben und Schwulen erkennbar unterliegen homosexuelle Pflegebedürftige einer Art „**Bringschuld**", da ihnen die Initiative für das Herstellen ihrer Sichtbarkeit obliegt, oder anders ausgedrückt, sie müssen in der Regel die Initiative ergreifen, um einen offenen Bewusstheitskontext gegenüber den Pflegenden herzustellen. Deutlich wird dies anhand der Erzählung einer befragten Pflegefachkraft, die ihre Einrichtung zwar als aktiv bemüht um eine integrative Öffnung beschreibt. Dies zeigt sich beispielsweise in der geplanten Aufnahme der gleichgeschlechtlich liebenden Identitäten in das Leitbild der Einrichtung, welche bisher dort nicht vorkommt:

> „Im Gegenteil, die *Frauenname* hat mich letztens darauf aufmerksam gemacht, dass in unserem Leitbild, die sexuelle Identität nicht steht. Ich hab_ich hab das der Einrichtungsleitung gesagt. Sie sagt, das kann doch nicht sein, hat nachgelesen, es wird jetzt dran gearbeitet, es kommt mit hinzu." (MS3/35)

Auch arbeitet die Einrichtung zur Zeit des Interviews an den Plänen für eine Teilnahme an der kommenden Parade des *Christopher Street Days* in der Stadt (MS3/57) und es soll ein Regenbogenfahnenaufkleber an der Eingangstür angebracht werden (MS3/57). Trotz dieser Bemühungen erkennt die Pflegefachkraft auf der Ebene der Betreuung und Pflege eine fehlende Praxis, von der heterosexuell geprägten Norm abweichende Lebensentwürfe zu hinterfragen, bspw. nicht verheiratet (gewesen) zu sein und keine Kinder zu haben. Auch wenn, so die Pflegefachkraft, in der Einrichtung die Homosexualität der Pflegebedürftigen in deren Betreuung und Pflege einbezogen wird, wenn sie bekannt ist (MS3/55) – ohne jedoch näher darauf einzugehen, wie dies geschieht – macht sie gleichzeitig deutlich, dass das Wissen Pflegender um die Homosexualität von Pflegebedürftigen auf deren Öffnung ihnen gegenüber aufbaut. Ein sensibles Initiieren von Gesprächsangeboten oder ein Nach- oder Hinterfragen vonseiten der Pflegenden scheint es nicht zu geben.

> „Ich glaube nicht, dass es so unbedingt wahrgenommen und abgefragt wird, wenn jemand sein ganzes Leben lang als Single gelebt hat, als Frau oder auch als Mann. [I: mhm] Dass man jetzt speziell fragt, oder hinterfragt, kann es sein, dass der vielleicht schwul gewesen ist." (MS3/55)

Auf die Frage, welche Erfahrungen die Pflegefachkraft mit homosexuellen Pflegebedürftigen gemacht hat, antwortet sie, noch nicht viele Erfahrungen gemacht zu haben, was neben der geringen Anzahl Homosexueller in der Altenpflege auch mit der aus ihrer Sicht zunächst notwendigen Offenbarung durch die betroffenen Pflegebedürftigen zusammenhängt:

> „Noch nicht ganz so viele. Also es sind nicht so viele. Ich glau ... Also von denen ich weiß, dass sie wirklich schwul sind, sie müssen es ja erst mal zugeben. [I: mhm] Das ist ja auch so, dass sie sich nicht unbedingt zuzugeben trauen ..." (MS3/71)

Was die Pflegefachkraft hier als „**zugeben müssen**" bezeichnet, bedeutet, Betroffene müssen im Kontext ihres Identitäts- und Stigma-Managements entscheiden, ob sie ihre Homosexualität gegenüber den Pflegenden offen zeigen wollen oder können. In der Regel liegt bei ihnen die Initiative, eine Öffnung herbeizuführen oder diese zu verhindern. Nur in den folgenden drei Beispielen zeigt sich in den Interviews eine mögliche und auch tatsächliche Initiative, die vermeintliche Homosexualität

Pflegebedürftiger bei einem Hinweis durch Pflegende zu erfragen. Im Konjunktiv beschreibt eine Pflegefachkraft, was sie tun würde, wenn der Fall aufträte. Sie geht davon aus, aufgrund der eigenen Homosexualität eine größere Sensibilität gegenüber homosexuellen Lebensentwürfen zu haben. Damit grenzt sie sich von ihren heterosexuellen Kolleg_innen ab, denen sie diese Sensibilität nicht zuschreibt. Aus ihrer selbst zugeschriebenen Sensibilität heraus geht die Pflegefachkraft davon aus, bei dem Hinweis auf eine vermeintliche Homosexualität diese gegenüber den betroffenen Pflegebedürftigen zu erfragen:

„Ich persönlich würd's erfragen. Ich weiß es würden, – andere würden gar nicht dran denken. [I: mhm] Ich weiß das heterosexuelle Kolleginnen oder Kollegen nicht dran denken würden, so etwas zu hinterfragen. [I: Ja] Weil das, wenn da einer sagt, nö, ich war nie verheiratet, [I: mhm] es wird nicht weiter gefragt." (MS3/91)

Konkrete erlebte Situationen werden von zwei befragten Pflegefachkräften beschrieben. Eine der beiden berichtet, sich aktiv bemüht zu haben, mit einem vermeintlich schwulen Bewohner über dessen Homosexualität ins Gespräch zu kommen, was dieser jedoch vehement ablehnte (HG2/77). Die zweite Pflegefachkraft berichtet, die Homosexualität eines männlichen Pflegebedürftigen erkannt zu haben, gleichzeitig jedoch stellt sie dessen erkennbare Verweigerung fest, als homosexueller Mann erkannt respektive gesehen zu werden. Es ist ihm ein großes Bedürfnis, keinesfalls eine Offenheit gegenüber den Pflegenden und auch gegenüber dem weiteren Umfeld herzustellen (HG5/67). Auch wenn es der Pflegefachkraft und ihren Kolleg_innen ein Anliegen war, insbesondere auch vor dem Hintergrund der integrativen Öffnung des Pflegedienstes, dem betroffenen Pflegebedürftigen eine Offenheit zu ermöglichen, mussten sie dessen Verweigerung als solche akzeptierend hinnehmen (HG5/67).

Wie sehr die Steuerung des Grads der Offenheit den betroffenen Pflegebedürftigen obliegt, zeigt auch das Interview mit einer Pflegefachkraft, die von ihrer Vermutung einer lesbischen Identität einer Pflegebedürftigen berichtet:

„Und, wenn die dann hat viel von einer Freundin gesprochen. Die natürlich auch äl_ter war. Klar, dementsprechend mit der ich telefoniert hatte und so. – Wo ich_ gedacht habe, – das könnte so sein dann. Mhm." (HG1/72)

Jedoch bleibt diese Vermutung ohne Konsequenz in der Interaktion mit der Pflegebedürftigen. Es kommt zu keiner Nachfrage und zu keinem sensiblen Gesprächsangebot hierzu, die Vermutung bleibt als solche stehen.

Im Gegensatz zu speziellen Einrichtungen spielen in integrativen und herkömmlichen Einrichtungen auch **informelle Wege der Öffnung** eine wichtige Rolle. Im Gegensatz zu den Interviewten in speziellen Einrichtungen, deren Homosexualität, wie gezeigt wurde, mit der Kontaktaufnahme respektive mit dem Einzug in die Einrichtung offen liegt, lassen sich in den Interviews befragter Pflegebedürftiger wie auch in denen befragter Pflegefachkräfte in integrativen und herkömmlichen Einrichtungen, wie bereits gezeigt wurde, keine Hinweise auf eine formelle Abfrage der Homosexualitäten finden. Wie oben bereits zitiert (MS3/55), verneinen zwei befragte

Pflegefachkräfte explizit die Praxis des Hinterfragens und daraus resultierender Nachfragen in der Biografiearbeit: „,...wenn da einer sagt, nö, ich war nie verheiratet, [I: mhm] es wird nicht weiter gefragt." (MS3/91)

Die Forschenden raten generell von einer Praxis der direkten Frage nach einer möglichen Homosexualität im Aufnahmegespräch oder im Kontext des ersten Gesprächs zur Biografiearbeit ab. Hingegen wären offene Fragestellungen denkbar, bspw. statt nach einer Ehefrau oder einem Ehemann Fragen nach Bezugspersonen zu stellen, anhand derer Betroffene ihre sexuelle Identität einbringen können, sofern sie dies möchten. Wichtiger scheinen hingegen Möglichkeiten der informellen Öffnung in der persönlichen Begegnung betroffener Pflegebedürftiger mit Pflegenden zu sein. In solchen Begegnungen kann ein **Vertrauensverhältnis** aufgebaut werden, das es den Betroffenen erleichtert, sich gegenüber der oder dem Pflegenden oder auch gegenüber dem Pflegeteam zu öffnen. Dies wird am Beispiel eines pflegebedürftigen schwulen Mannes deutlich, der sich sukzessive Pflegende heraussucht, denen gegenüber er sich öffnen möchte. Nachdem er sich gegenüber einigen wenigen Pflegenden in der Einrichtung geöffnet hat, plant er nun, weitere Personen ins Vertrauen zu ziehen: „Ich habe mir ein, zwei schon a_ausgesucht, de_denen ich es auch mal sagen werde." (H15/94) Die Frage, die an eine solche Öffnung anschließt, ist die, ob es im Sinne der Betroffenen liegt, eine derartige Öffnung herzustellen, damit ihre Homosexualität in ihren Biografiebogen und auch in die Pflegeplanung aufgenommen werden kann. Hierauf geben die Interviews keine Antworten. Lediglich ein pflegebedürftiger schwuler Interviewproband berichtet von einem Biografiegespräch, in dem auch seine Homosexualität thematisiert und in seinen Biografiebogen aufgenommen wird. Jedoch erfolgt kein Transfer dieser Information in seine Pflegeplanung respektive ist es nicht erkennbar, dass dieses Wissen in der Betreuung und Pflege des Probanden eine Rolle spielt (H9/79). Bis auf dieses Beispiel und das eines integrativen Pflegedienstes, der – wie das Interview mit einer Pflegefachkraft zeigt – die Homosexualitäten und ihre daraus resultierenden speziellen Bedürfnisse in die Pflegeplanung aufnimmt (HG5/95, 104), verbleibt die Information über die Homosexualität eines Bewohners oder einer Bewohnerin in der Regel auf der informellen Ebene. Im zweiten Beispiel wird u. a. in die Pflegeplanung aufgenommen, dass ein schwuler Bewohner gerne eine Federboa trägt. Damit dieser nicht um die Umsetzung dieses Bedürfnisses kämpfen muss, wird es in der Pflegeplanung vermerkt (HG5/104). Bis auf die beiden Beispiele H9 und HG5 und eine Pflegefachkraft, die berichtet, von der lesbischen Identität einer Bewohnerin aus der Pflegedokumentation erfahren zu haben (HG3/36), sind ansonsten in den Interviews mit Pflegebedürftigen und Pflegefachkräften in integrativen Einrichtungen keine Anstrengungen erkennbar, die Information über die Homosexualitäten von Bewohner_innen auf der formellen Ebene der Biografiearbeit und der Pflegeplanung zu befördern. Dies bestätigt auch ein weiteres Interview mit einer Pflegefachkraft, die von einem **regelhaften Ausbleiben der Thematisierung der Homosexualitäten** Pflegebedürftiger in den morgendlichen Teambesprechungen berichtet, mit Ausnahme eines speziellen konflikthaft in Erscheinung getretenen Falles:

„Also es hat ... Ist nie einer ... Es ... Wir haben ja immer eine Frühbesprechung. [I: Ja] Und, da war das nie Thema, nur bei den beiden, [I: mhm] weil es halt so offensichtlich auch war, dass die rumgeknutscht haben, und diese Beschwerde kam." (MS3/121)

Das Verhältnis zwischen einem informellen Wissen und einem formell verwendbaren Sachverhalt über vorliegende Homosexualitäten gibt einen Hinweis darauf, dass bei Einrichtungen mit einem integrativen Charakter nicht in jedem Fall auf ein vorhandenes Konzept geschlossen werden kann, wie mit den Homosexualitäten Pflegebedürftiger umgegangen werden soll.

5.2.1.4 Haltungen von Leitungskräften zu Homosexualitäten in der Altenpflege

Geht man davon aus, dass eine Organisation oder Einrichtung – hier in dieser Forschungsarbeit ambulante Pflegedienste, stationäre Pflegeeinrichtungen und Einrichtungen des Betreuten Wohnens – maßgeblich geprägt wird durch die Haltung und die Handlungsweisen der Führungskräfte, können die von den befragten Pflegefachkräften beschriebenen Haltungen ihrer Leitungen als durchaus positiv bewertet werden. Die Antworten auf die Frage, welche Haltung der jeweiligen Träger der Pflegedienste und stationären Einrichtungen die befragten Pflegefachkräfte wahrnehmen, können auf einem Feld zwischen den beiden Polen der vermuteten oder wahrgenommenen „**akzeptierenden offenen Haltung**" auf der einen Seite und der „**aktiven Förderung**" auf der anderen Seite abgebildet werden. Aus den von Pflegefachkräften vermuteten oder wahrgenommenen Haltungen ihrer Leitungspersonen kann geschlossen werden, dass mit einer offen bis aktiv offenen Haltung der Leitungspersonen das Klima für eine offene Lebensweise homosexueller Mitarbeiter_innen und damit auch für pflegebedürftige lesbische Frauen und schwule Männer positiv beeinflusst wird.

In den Interviews benennen die Pflegefachkräfte im gegenwärtigen Arbeitsverhältnis **keine ablehnenden oder andere Formen negativer Haltungen** ihrer Leitungspersonen respektive der Träger der Einrichtungen oder Pflegedienste. Das erklärt das fehlende negative Extrem auf o. g. Kontinuum. Vereinzelt äußern sich befragte Pflegefachkräfte, bei früheren Arbeitgebern eine ablehnende Haltung wahrgenommen zu haben, die sich bspw. in einer Reduktion auf die Rolle als Arbeitskraft und dem damit u. a. einhergehenden fehlenden Interesse an der Homosexualität von Mitarbeiter_innen ausdrückt: „Das hat, den Träger da nicht interessiert. [I: Mhm] Da waren wir Arbeitskräfte." (HG1/37)

Bevor das o. g. Feld weiter erläutert wird, soll auf die unterschiedlichen Bezüge respektive auf das Verständnis der befragten Pflegefachkräfte auf die Begrifflichkeit der Leitungsebene hingewiesen werden, welches auch in Abhängigkeit von der Größe der Einrichtung zu sehen ist. Letzteres bedeutet, je größer die Einrichtung oder der Pflegedienst sind, desto mehr haben sich die befragten Pflegefachkräfte auf die unmittelbar vorgesetzte Ebene der Pflegedienstleitung bezogen. Umgekehrt zeigt sich, bei kleineren Einrichtungen oder Pflegediensten wurde sich auf die obere Leitungsebene bezogen. Dieses Phänomen ist strukturell bedingt, da den befragten Pflegefachkräften die obere Leitungsebene bei großen Trägern oftmals nicht bekannt ist und/oder kein persönlicher Kontakt besteht. Folglich setzen sich die Personen, auf die im genannten Feld Bezug genommen wird, aus Personen unterschiedlicher Leitungsebenen zusammen. Auch fällt auf, dass die Antworten ein Konglomerat aus Annahmen und Wissen über die Haltungen Vorgesetzter abbilden. Drittens muss bei der Betrachtung der Befragungsergebnisse auf ein Erhebungs-*Bias* hingewiesen werden. Die Forschenden haben sich im Vorfeld der Datenerhebung entschieden, wie im Kapitel zum Forschungsprozess beschrieben, nur Pflegefachkräfte zu interviewen, die Erfahrungen mit der Betreuung und Pflege von homosexuellen Menschen haben. Dies führte neben der Ansprache von Pflegekräften aus Einrichtungen und Pflegediensten mit einer integrativen Öffnung für homosexuelle Menschen auch bei Pflegekräften aus herkömmlichen Einrichtungen zu einer gewissen bestehenden Sensibilität, die sich je nach Größe des Pflegedienstes bzw. der Einrichtung vermutlich auch auf der Leitungsebene abbildet.

Als „**akzeptierend offene Haltung**" kann die Annahme einer diskriminierungsfreien Verhaltensweise von Führungskräften und dem Fehlen von Vorbehalten gegenüber Homosexuellen definiert werden. So beschreibt bspw. eine Pflegefachkraft ihren direkten Vorgesetzten in ihrer Einschätzung als „nicht diskriminierend" in seiner Haltung und seinen Handlungen gegenüber Homosexuellen:

> „Also, mein direkter Vorgesetzter hie_r ist ja_ Herr Nachname2. U_nd äh_ ich – würde ihn so einschätzen, also, ich weiß es nicht. Aber, weil ich hier nicht wüsste, wer hier homosexuell ist. Aber ich glaube_ äh_, er würde im Umgang damit ganz normal umgehen. – [I: Mhm] Ich würde ihn nicht so einschätzen, dass er ein diskriminierendes Verhalten an den Tag legen würde." (HG1/39)

Die Pflegefachkraft leitet ihre Einschätzung der Haltung ihres Vorgesetzten aus zwei Begegnungen mit ihm und aus seinem sozialen Engagement ab (HG1/39).

Der akzeptierend offenen Haltung gegenüber liegt die Haltung einer „**aktiven Förderung**", welche definiert werden kann als eine Offenheit gegenüber homosexuellen Pflegebedürftigen, die sich u. a. auch in dem Bemühen um spezielle Einrichtungen für homosexuelle Menschen ausdrückt, wie dies von einer Pflegefachkraft berichtet wird:

> „[I: Weißt du wie die Haltung des Trägers ist, bei dem du jetzt arbeitest?] Sehr gut. Sehr offen. [I: Ja?] Sehr offen. Wir sind da sogar mit einem Projekt, die wollen ein – ein Haus bauen, wo ältere Lesben und ältere Schwule zusammen wohnen können." (MS5/37–38)

Eine beschriebene sichtbare Dimension der ansonsten von den Befragten wenig ausdifferenzierten akzeptierend offenen Haltung liegt für einige Pflegefachkräfte in einer bis in die Leitungsebene hinein gegebenen **Sichtbarkeit homosexueller Mitarbeiter_innen**, wie es eine befragte Pflegefachkraft beschreibt:

„Ich merke das an verschiedenen Religionen [143] erst einmal, überall arbeiten Homosexuelle, Lesben, die sind auch in Leitungspositionen. Also nicht nur, dass das irgendwie – kleine Mitarbeiter sind, die sind auch in Leitungspositionen." (HG3/45)

Innerhalb des o. g. Feldes liegen wahrgenommene Haltungen, wie bspw. die des erwarteten aktiven Vorgehens gegen Diskriminierung, wovon eine Pflegefachkraft gegenüber ihrem Arbeitgeber ausgeht: „Also der jetzige Arbeitgeber, wo ich mich befinde? [I: Ja] Ähm – der würde dazwischen hauen und würde ganz klar sagen, ‚so nicht, äh das gibt es, Diskriminierung gibt es hier gar nicht'." (MS2/33)

Wie eingangs beschrieben, können die von den befragten Pflegefachkräften beschriebenen Haltungen für ihre Einrichtungen als durchweg positiv gesehen werden. Wie sich diese Haltungen auf die Lebenssituation der pflegebedürftigen lesbischen Frauen und schwulen Männer auswirkt, kann dann abgeleitet werden, wenn von Pflegefachkräften wahrgenommene Haltungen sich mit denen von Pflegebedürftigen decken, auch wenn es nicht die gleichen Einrichtungen innerhalb eines Trägers betrifft. Dies ist der Fall bei einem befragten schwulen Mann, der das Antidiskriminierungsmanagement der Einrichtungsleitung im Alltag seines Betreuten Wohnens wahrnimmt. Er berichtet von einer stattgefundenen Diskriminierung einer transsexuellen Mitarbeiterin in der Einrichtung, vermutlich durch einen Bewohner, auf die die Leitung der Einrichtung sehr entschlossen und deutlich mit einer angedrohten Sanktionierung reagierte:

„Wir hatten hier mal so eine Sache, dass eine Transsexuelle, die hier arbeitet, äh, dass die diskriminiert wurde. Und die wurde, da wurde der, der da was gesagt hatte, aber scharf rangenommen vom Haus, und gesagt, beim nächsten mal findest du hier den Ausgang. [I: mhm] Das dulden wir hier nicht." (M1/38)

Dies zu beobachten bedeutet für den in der Einrichtung offen lebenden schwulen Mann u. a. eine Stärkung seines subjektiven Gefühls der Sicherheit und des Schutzes durch die Einrichtungsleitung.

Ein direkter Einfluss kann auch dann abgeleitet werden, wenn aus der Haltung von Trägern und/oder Leitungskräften eine **Initiative für spezielle Einrichtungen** für homosexuelle Menschen entsteht. Das zeigt sich in dem im Kapitel zu den Betreuungs- und Pflegesettings beschriebenen proaktiven Einbezug der Homosexualität im Pflegesetting. In solchen speziellen Einrichtungen wirken bestehende Haltungen über das Entstehen spezieller Einrichtungen unmittelbar positiv im Sinne einer Anerkennung der Betreuungs- und Pflegebedürftigen als homosexuelle Menschen ein.

Deutlich wird ein Einwirken der Haltung von Leitungskräften auch dann, wenn **bis in die Führungsebene hinein sichtbar homosexuelle Menschen** arbeiten. So beschreibt eine Pflegefachkraft einen geschlossenen Bewusstheitskontext eines

---

143 Was der Interviewproband hier mit „Religionen" meint, kann nicht gesagt werden. Es liegt die Vermutung nahe, dass es sich um einen Versprecher respektive eine Begriffsverwechslung handelt.

pflegebedürftigen, vermeintlich homosexuellen Bewohners, welcher von dem Bewohner geöffnet wird, als er Vertrauen zu dem offen lebenden homosexuellen Leiter der Einrichtung gewinnt (MS6/156–160). Die gemeinsam geteilte homosexuelle Identität und die offene Lebensweise der Leitungskraft scheinen dem Bewohner in der Wahrnehmung der beobachtenden und hier befragten Pflegefachkraft Mut zu machen, sich gegenüber den Pflegenden zu öffnen.

5.2.1.5 Haltungen und Handlungen gegenüber körperlicher Sexualität Pflegebedürftiger

Körperliche Sexualität im Alter und zudem in der Pflege sind noch immer Tabuthemen, wie in Kapitel 1.7 beschrieben. Hingegen handelt es sich bei Bedürfnissen nach körperlicher Sexualität um ein Grundbedürfnis des Menschen, womit sie auch relevant für die Pflege ist. Die Forschenden wollten die Möglichkeit nicht ungenutzt lassen, in den Interviews auch nach Bedürfnissen der körperlichen Sexualität lesbischer und schwuler Pflegebedürftiger und deren Umsetzung zu fragen. Hierbei zeigten sich bei fast allen Interviewproband_innen vorhandene sexuelle Bedürfnisse, die mehr oder weniger ausgelebt werden.[144] In diesem Kapitel soll es um die **Haltungen und Handlungen von Leitungspersonen wie Pflegenden** im Kontext körperlicher Sexualität als intervenierende Bedingungen der Anerkennungstheorie von Homosexualitäten in der Altenpflege gehen. Ein besonderes Augenmerk liegt darauf, ob ggf. Unterschiede gemacht werden zwischen sexuellen Bedürfnissen hetero- und homosexueller Pflegebedürftiger.

In den Interviews mit den pflegebedürftigen lesbischen Frauen und schwulen Männern, wie auch in denen mit den Pflegefachkräften, konnten Haltungen und daraus resultierende Handlungen festgestellt werden, die sich in einem **Kontinuum zwischen Ablehnung und aktiver Unterstützung** verorten lassen. Die größte unterstützende Offenheit liegt in speziellen Einrichtungen für schwule Männer. So berichten Pflegefachkräfte wie auch befragte pflegebedürftige schwule Männer spezieller Einrichtungen von einer weitestgehenden Offenheit gegenüber ihren sexuellen Bedürfnissen bis hin zu einer aktiven Unterstützung. So berichtet bspw. eine befragte Pflegefachkraft in der Betreuung einer Pflege-WG für schwule Männer, dass bereits in der Planungsphase der Pflege-WG darüber nachgedacht wurde, wie mit sexuellen Bedürfnissen der Bewohner umgegangen werden kann und wie diese Bedürfnisse eine Befriedigung erfahren können:

> „Aber es ... Wir hatten im Vorfeld auch viel darüber gesprochen, – weil wir nicht wussten, – wie wird das Thema sein, in welcher Art und Weise kann es gelöst werden und so weiter. Aber es finden sich immer wieder Lösungen, es ist – gar nicht so_ -Raum einnehmend, wie wir am Anfang gedacht haben." (HG5/301)

---

144 Hierzu mehr in Kapitel 5.3 zu den Handlungs- und Interaktionsstrategien.

Sich vorab bereits in der Phase der Entstehung einer speziellen Einrichtung auch mit dem Thema der körperlichen Sexualität der Bewohner zu beschäftigen, zeugt von einer aufgeschlossenen Haltung, welche in dieser Einrichtung u. a. auch dazu führt, sich dem Thema des käuflichen Sex für Bewohner aufgeschlossen zu zeigen (HG5/173, 301). Eine solche aufgeschlossene Haltung kann nicht nur bedeuten, die Bewohner dabei zu unterstützen, geeignete Personen für den käuflichen Sex zu finden und entsprechende Rahmenbedingungen bspw. die Unterbringung in Einzelzimmern zu klären, sie kann auch bedeuten, wie das Interview mit einer Pflegefachkraft zeigt, die Bewohner vor einer möglichen Ausbeutung durch Sexarbeiter zu schützen (HG5/203). Wie sich eine solche aufgeschlossen-unterstützende Haltung auf die Lebenssituation betroffener pflegebedürftiger Homosexueller auswirken kann, zeigt das bereits an anderer Stelle angeführte Beispiel eines Bewohners des Betreuten Wohnens für schwule Männer, der sich vonseiten der Betreuenden im Ausleben seiner sexuellen Bedürfnisse moralisch gestützt empfindet:

„Zum Beispiel ich kann *Name Betreuerin* sagen: ‚*Name Betreuerin* ich muss unbedingt Sex haben, ich muss unbedingt ausgehen, ich muss unbedingt jemanden finden'. Sie sagt: ‚Ja gut, geh aus'. Sie hindert mich nicht, sie sagt: ‚Geh', ja. Und das ist xxx moralische Stütze." (M2/49).

Neben der Wahrnehmung sexueller Bedürfnisse Pflegedürftiger wird von den interviewten Pflegefachkräften auch das Befriedigen dieser Bedürfnisse wahrgenommen. So berichtet bspw. eine Pflegefachkraft einer stationären Einrichtung, bei genauerem Hinschauen sexuelle Aktivitäten unter Bewohner_innen durchaus erkennen zu können:

„Das geht alles sehr heimlich. – Sehr heimlich und sehr schnell. Was ich da sehe. Das kannst du nur, – ja tagsüber kaum, aber nachts kannst du das, und abends kannst du das merken. Und morgens früh, ganz, ich bin sehr früh da, ich merke das, dass da was passiert." (MS5/125)

Eine Pflegefachkraft aus der ambulanten Pflege kommt aus ihrer Erfahrung mit Pflegebedürftigen zu dem Resümee, dass vom Nachlassen der körperlichen Mobilität nicht auf einen Rückgang der sexuellen Bedürfnisse geschlossen werden könne:

„Dazu muss man wissen, dass auch, wenn der Körper alt ist, der Geist jung ist. Das heißt und oft bleibt. He_. Ha. Ha. (lacht laut) Der Hunger bleibt, der Appetit entsteht." (HG1/88)

Beide Beispiele zeigen, **körperliche Sexualität ist ein Thema in der Altenpflege**, mit dem sich die Pflegenden, wie auch Leitungspersonen auseinandersetzen müssen. In den Interviews mit den Pflegefachkräften zeigen sich nicht nur in speziellen Einrichtungen offene und unterstützende Haltungen der Leitungen gegenüber den sexuellen Bedürfnissen von Bewohner_innen, sie lassen sich auch in einer herkömmlichen Einrichtung finden, wie eine Pflegefachkraft aus einer solchen Einrichtung berichtet:

„Also, und das ist schon auch was, so was ganz klar von oben von unserer Leitung so gewünscht ist. [I: mhm] – Und ähm, ja es gibt immer wieder mal so – Pärchen, oder Beziehungen im Wohnbereich. Die dann wenn die das wollen, muss man denen dann halt ins Bett reinhelfen, weil sie das alleine nicht können." (MS4/139)

Unterstützung, wie sie hier im Zitat beschrieben wird, bedeutet für die Pflegenden den Pflegebedürftigen dabei zu helfen, eine für sie mögliche Situation der Befriedigung sexueller Bedürfnisse herzustellen. In diesem Beispiel geht es darum, ihnen zu helfen, miteinander ins Bett zu kommen. Obgleich die Leitung der Einrichtung einen offenen Umgang und die aktive Unterstützung wünscht, berichtet die Pflegefachkraft von Kolleg_innen, die damit Probleme haben oder gar unprofessionell mit diesen Bedürfnissen umgehen. Sie berichtet von Kolleg_innen, die mit Bewohnern_innen schimpfen, zu deren Krankheitsbild es gehört, in bestimmten Phasen völlig enthemmt „öffentlich" zu onanieren (MS4/127–129). Die Pflegefachkraft weist mit Recht darauf hin, dass Sexualität in ihrem Wesen eine sehr intime Angelegenheit ist, was für Pflegende den Umgang damit nicht einfach macht, bspw. wenn sie das Ejakulat der männlichen Pflegebedürftigen entsorgen müssen. Das erkennt sie an, verharrt aber an dieser Stelle nicht, sondern sieht die Notwendigkeit, unter Pflegenden über solche Erfahrungen reden zu können, um sie zu bewältigen.

„Und da irgendwie jetzt, wenn die Patienten Sex hatten Sperma wegzuwischen, [I: mhm] das da stoßen schon viele an ihre Grenzen. [I: mhm] Dafür ist es aber dann gut wenn man dann darüber spricht." (MS4/139)

Eine solche **Enttabuisierung der körperlichen Sexualität Pflegebedürftiger durch das kollegiale Gespräch**, wie auch der Abwehrreaktionen von Pflegenden oder gar vorhandener Ekelreaktionen, können zu einem zugewandten und am Subjekt orientierten Umgang mit der Sexualität Pflegebedürftiger und deren Unterstützung durch Pflegende führen.

Wie das Interview mit einer weiteren Pflegefachkraft zeigt, können Haltung und Handlungsweisen von Pflegenden von denen der Leitungskräfte abweichen. So berichtet sie von einem homosexuellen Bewohner, der begann, sich nachts zu einem anderen, aus Sicht der Pflegefachkraft heterosexuellen Bewohner ins Bett zu legen. Beiden Pflegebedürftigen ging es hierbei in der Wahrnehmung der Pflegefachkraft nicht um Sexualität im Sinne einer gegenseitigen Lustbefriedigung, sondern vielmehr um die körperliche Nähe und Geborgenheit des Miteinanderkuschelns. Da beide Pflegebedürftigen dies sichtbar genossen, reagierten die Pflegenden auf diese Wahrnehmung, in dem sie ihre Betten zusammenstellten. Daraufhin wurde die befragte Pflegefachkraft zur obersten Einrichtungsleitung bestellt, und musste sich dort für ihr Verhalten rechtfertigen. Als Argument oder Grund der Beschwerde wurde auf eine möglicherweise auf der Station befindliche HIV-positive Person und die Angst vor einer Verbreitung des HI-Virus hingewiesen (MS5/64–64). In diesem Beispiel zeigt sich eine offene und unterstützende Haltung der Pflegenden, die auf Unverständnis und unprofessionelle Argumente der Einrichtungsleitung trifft, was auf eine wenig offene bis ablehnende Haltung der Leitung schließen lässt. Eine solche abwehrende Haltung betrifft sowohl den Umgang mit der Körperlichkeit der beiden Bewohner, wie auch den mit der vermeintlichen HIV-Infektion. Wobei hier nicht gesagt werden kann, ob die Konstellation zweier zärtlich werdender Männer eine besondere Rolle spielt?

Bis auf eine Ausnahme kann aus den vorhandenen Interviews **kein Unterschied** bezüglich der Haltungen gegenüber körperlicher Sexualität zwischen hetero- und homosexuellen Bewohner_innen festgestellt werden. Diese Ausnahme basiert auf der Unterscheidung einer Pflegekraft zwischen heterosexuellen und homosexuellen Bewohner_innen. Sie berichtet, dass im Kolleg_innenteam bei heterosexuellen Bewohner_innen Bedürfnisse nach körperlicher Sexualität wahrgenommen werden, dass solche Bedürfnisse hingegen bei homosexuellen Bewohner_innen und insbesondere bei lesbischen Frauen im Team nicht für möglich gehalten werden (HG2/193). Eine solche ansonsten nicht feststellbare Unterscheidung kann jedoch mit dem Erhebungs*bias* bereits sensibilisierter Pflegefachkräfte und Einrichtungen zusammenhängen. Ein solcher Vergleich könnte nur in integrativen und herkömmlichen Einrichtungen angestellt werden, da – wie gezeigt wurde – die körperliche Sexualität von Bewohnern in speziellen Einrichtungen zum Teil bereits im Vorfeld der konzeptionellen Planung mitgedacht wird. Bei einem Vergleich zwischen herkömmlichen und integrativen Einrichtungen muss bedacht werden, dass die Erfahrungen der Pflegefachkräfte mit homosexuellen Pflegebedürftigen in solchen Einrichtungen vergleichsweise gering sind. Grund hierfür sind zum einen die Größenverhältnisse zwischen hetero- und homosexuellen Pflegebedürftigen, zum anderen lebten alte und ältere Generationen Homosexueller aus historischen/biografischen Gründen bis dato weitestgehend versteckt. Erst seit den 1960er Jahren ist ein stärkeres Sichtbarwerden der auch in der Altenpflege offen homosexuell lebenden Pflegebedürftigen zu erwarten. In nur einem Interview mit einer Pflegefachkraft in einer integrativen Einrichtung wird von der offen sichtbaren körperlichen Sexualität zweier vermeintlich homosexueller Männer berichtet (MS3/93–95). In der Reaktion der Pflegenden auf diese Beobachtung kann kein Unterschied zum Umgang mit vergleichbaren Situationen mit heterosexuellen Pflegebedürftigen erkannt werden, was für eine **Aufgeschlossenheit gegenüber gleichgeschlechtlicher Sexualität** spricht.

Abschließend ist zu bemerken, dass die befragten Pflegefachkräfte aus integrativen und herkömmlichen Einrichtungen sehr viel über sexuelle Bedürfnisse von Pflegebedürftigen und auch über deren konkretes Ausleben dieser Bedürfnisse sprechen, hingegen berichten sie demgegenüber auch auf Nachfrage wenig von der Haltung der Leitungen. Eine Schlussfolgerung aus diesem Phänomen könnte sein, dass das Thema der körperlichen Sexualität in integrativen und herkömmlichen Einrichtungen überwiegend in der Interaktion Pflegebedürftiger mit Pflegenden und weniger auf der Leitungsebene seine Relevanz findet.

5.2.1.6 Offenheit von Pflegediensten und stationären Einrichtungen

Ein Aspekt der Offenheit von Einrichtungen und Pflegediensten gegenüber homosexuellen Pflegebedürftigen und deren Lebensweisen zeigt sich in einer entsprechenden Außendarstellung, sofern vorhanden. Für die Forschenden ist es von Interesse, welche Formen der **Außendarstellung** respektive der Homosexualitäten inkludierenden Öffentlichkeitsarbeit oder gar der zielgruppenspezifischen Öffentlichkeitsarbeit der Einrichtungen und Pflegedienste von Pflegebedürftigen, wie auch von den befragten Pflegefachkräften wahrgenommen werden und wie eine solche Außendarstellung auf die Lebenssituation pflegebedürftiger Lesben und Schwuler einwirkt. Hierbei zeigt sich eine nach außen sichtbare Offenheit als Form der Anerkennung von homosexuellen Menschen, die unmittelbar auf die Lebenssituation pflegebedürftiger lesbischer Frauen und schwuler Männer einwirkt.

Wie sich in den Interviews mit den pflegebedürftigen lesbischen Frauen und schwulen Männern zeigt, ist ein sichtbares Werben um die Gruppen der Homosexuellen eng verbunden und zum Teil **kausal für die Entscheidung, diese Einrichtung oder diesen Pflegedienst auszuwählen**. Dies zeigt sich in einem Interview mit einem pflegebedürftigen schwulen Mann und seinem pflegenden Partner, deren Wahl des Pflegedienstes von einem Regenbogenfahnenaufkleber an der Tür bestimmt wurde. Von diesem sichtbaren Zeichen der Offenheit schlossen beide auf eine „etwas andere" Pflege bezüglich ihrer homosexuellen Identität. Was die beiden hier als anders bezeichnen, bedeutet eine Abgrenzung von ihrer Alltagserfahrung der ihnen entgegengebrachten Ressentiments bezüglich ihrer sexuellen Identität und ihrer Lebensweise. Sie schlossen aus dem Aufkleber, eben nicht auf solche Ressentiments zu stoßen, was sich, so der Proband im Interview, für sie auch bewahrheitet:

> „Und äh dann eine Pflege zu finden überhaupt. Da haben wir die Name des Pflegedienstes hier in Metropolenstadt gefunden. Das war aber mein Freund hat es gefunden. Da sah er eine Regenbogenfahne daran. Dachte die könnten vielleicht irgendwie vielleicht anders reagieren oder anders sein. Es war auch so." (H6/21)

Das oben bereits angeführte Interview mit einer Pflegefachkraft einer Einrichtung mit integrativer Öffnung zeigt diesbezüglich einen gegenwärtigen Prozess der außenwirksamen Öffnung, indem wie beschrieben ein Regenbogenaufkleber an der Eingangstür angebracht (MS3/57) und die „sexuelle Identität" in das Leitbild der Einrichtung aufgenommen werden soll (MS3/35). Auch ist die Teilnahme an der örtlichen CSD-Parade (MS3/57) geplant. Für den oben bereits zitierten schwulen Interviewprobanden war es die benannte Führung für lesbische Frauen und schwule Männer, die ihm dieses Gefühl des Willkommenseins vermittelte und die ihn bewog, in das Betreute Wohnen dieser Einrichtung einzuziehen (M1/47). Solche sichtbaren Zeichen vermitteln homosexuellen Menschen das **Gefühl der Sicherheit** vor Ressentiments oder gar Diskriminierung. Selbstverständlich kann dies von den Einrichtungen nicht in jedem Fall garantiert werden, jedoch können die homosexuellen Pflegebedürftigen bei Einrichtungen, die offensiv um sie werben, von einem **Antidiskriminierungs-Management** ausgehen. Das zeigt das Interview des bereits mehrfach zitierten Probanden M1, der innerhalb der Einrichtung erlebt, wie vonseiten der Leitung deutlich und mit einer Androhung von Sanktionen auf die Diskriminierung einer transsexuellen Mitarbeiterin reagiert wird (M1/38).

Am größten ist eine über die Außendarstellung vermittelte Sicherheit im Fall von speziellen Einrichtungen, in dieser Forschungsarbeit allein für schwule Männer, da solche Einrichtungen wie bereits beschrieben für lesbische Frauen fehlen. Diese Einrichtungen werden über die *Homepages* der Träger und über andere Kanäle offensiv als Einrichtungen für schwule Männer beworben und als solche auch wahrgenommen und von den Angehörigen der Zielgruppe gefunden. Das beschreibt bspw. ein schwuler pflegebedürftiger Mann in einer entsprechenden Pflege-WG, der sich einer Internet-Suchmaschine bedient hat, um einen geeigneten Platz für sich zu finden:

„Ich habe einfach gegoogelt – betreutes Wohnen für – äh Schwule, – einfach pauschal in Europa. Und das Einzige, was kam, war dieses Projekt und eins in Madrid, was auch im Aufbau war. – Ich glaube, mittlerweile ist das in Madrid auch – offen." (H14/21)

Im Falle von Einrichtungen und Pflegediensten mit einer integrativen Öffnung kommen Aspekte zum Tragen, wie sie eingangs anhand der beiden Beispiele zitiert wurden. Hier spielen **sichtbare Zeichen des Erkennens** wie bspw. der Regenbogenfahnenaufkleber oder auch andere wahrnehmbare Hinweise eine entscheidende Rolle. Ein solcher Hinweis kann auch in der **öffentlichkeitswirksamen Zertifizierung** der Einrichtung für die Pflege von Lesben und Schwulen liegen. Das zeigt das Interview einer Pflegefachkraft einer stationären Einrichtung mit einem integrativen Ansatz, die sich nach einem Qualifizierungsmodell für die lebensstilorientierte Pflege von Lesben und Schwulen hat zertifizieren lassen, und damit bewusst die mediale Öffentlichkeit sucht (MS6/40).[145] Nicht unbedeutend ist auch die **Zusammenarbeit mit Einrichtungen der LSBTI-*Community***, über die Vertrauen hergestellt und Kontakte zwischen Pflegebedürftigen und Pflegediensten respektive Pflegeeinrichtungen vermittelt werden können. Hierauf soll im folgenden Kapitel eingegangen werden.

Es geht bei einer solchen gezielten Öffentlichkeitsarbeit nicht nur um das **Zeichen des Willkommenseins** gegenüber homosexuellen Menschen, es geht auch darum, sich nach außen gegenüber der Gesellschaft und speziell auch im Feld der Altenpflege klar zu positionieren, und so die **Solidarität** mit homosexuellen Menschen zu zeigen. Der Aspekt des Bekenntnisses im Feld der Altenpflege spielt vor dem Hintergrund des im Kapitel (2.4) zur Homosexualität in der Altenpflege beschriebenen verbreiteten *Mainstreams* des fehlenden Einbezugs der Homosexualität als pflegerelevantem Aspekt der Pflegeplanung eine wichtige Rolle. Es setzt ein

---

[145] Im Interview wird vom Probanden die Zertifizierung angesprochen. Nicht angesprochen, aber den Forschenden bekannt, ist die mediale Öffentlichkeitsarbeit mit dieser Zertifizierung, durch die sie auf die Einrichtung aufmerksam wurden.

Zeichen und – so die Hoffnung vieler Akteur_innen im Feld einer auf *Diversity*[146] für LSBTI ausgerichteten Altenpflege – soll zur Nachahmung anregen.

Bei der oben im Kapitel zu den Betreuungs- und Pflegekonzepten identifizierten Gruppe der herkömmlichen Einrichtungen berichten weder die betroffenen pflegebedürftigen lesbischen und schwulen Interviewproband_innen noch die befragten Pflegefachkräfte von entsprechenden außenwirksamen Maßnahmen der Öffentlichkeitsarbeit für die Zielgruppen homosexueller Menschen. Jedoch kann hieraus nicht auf ein Klima des Ressentiments oder der Diskriminierung geschlossen werden. Wie die Interviews eines pflegebedürftigen schwulen Mannes (M6) und einer pflegebedürftigen lesbischen Frau (G6) zeigen, fühlen sich beide als homosexuelle Menschen in ihren jeweiligen herkömmlichen Einrichtungen (an-)erkannt und akzeptiert. Wie in beiden Fällen jedoch auch gezeigt werden konnte – siehe hierzu in Kapitel 5.2.1.1 zu den Betreuungs- und Pflegekonzepten –, findet bei beiden kein proaktiver Einbezug ihrer sexuellen Identität in die Betreuung und Pflege statt.

Welche Rolle die Außendarstellung für die Entscheidungsfindung hat, zeigt auch das Beispiel einer pflegedürftigen lesbischen Frau, die sich allerdings aufgrund ihres Glaubens für eine religiös geprägte Einrichtung entscheidet. Sie kann aufgrund der nach außen getragenen religiösen Symbolik davon ausgehen, dort bezüglich ihres Glaubens gut aufgehoben zu sein. Hingegen vermittelt ihr diese Symbolik eine Form des Konservatismus, der eine offene Lebensweise als lesbische Frau in dieser Einrichtung ausschließt.

„Also das ist, wäre dann schon so eine Sache, wo ich wahrscheinlich dann erst auch mal einen großen Kampf hätte, mit der mit der Gemeinde. Weil, also das würde, also institutionell nicht so einfach gehen. Also weil die Gemeinde natürlich sehr ko ... erstmal konservativ ist. Das heißt, ich weiß nicht wie es gehen würde." (G4/80)

Dieses Beispiel zeigt, die Probandin ist sich bewusst, dass die Einrichtung ihre homosexuelle Lebensweise institutionell nicht anerkennen wird.

Zusammenfassend kann gesagt werden, dass sich generell in den Interviews eine Korrelation zwischen einer fehlenden spezifischen Öffentlichkeitsarbeit und der Abwesenheit des Einbezugs von Homosexualitäten zeigt. In den Interviews mit homosexuellen Pflegebedürftigen wie auch in denen mit Pflegefachkräften herkömmlicher Einrichtungen ohne eine erkennbare Außendarstellung können keine Bezüge der Betreuungs- und Pflegekonzepte zur Homosexualität der Pflegebedürftigen gesehen werden. Bei solchen Einrichtungen sind ebenso keine Anzeichen eines Anti-Diskriminierungsmanagements erkennbar. Die Forschenden vermuten bei diesen Einrichtungen eine fehlende Auseinandersetzung der Pflegenden und/oder der Leitungsebenen mit gleichgeschlechtlichen Lebensweisen. Demgegenüber werden die Homosexualitäten der Pflegebedürftigen in speziellen Einrichtungen proaktiv einbezogen, was bereits über die Außendarstellung vermittelt wird.

---

146 Hierzu mehr in Kapitel zur kultursensiblen Pflege und *Diversity* in der Altenpflege.

5.2.1.7 Vernetzung von Pflegeeinrichtungen in der Community

Wie sich in den Interviews mit den pflegebedürftigen Lesben und Schwulen wie auch in denen befragter Pflegefachkräfte zeigt, spielt die Vernetzung von stationären Pflegeeinrichtungen oder ambulanten Pflegediensten, in denen eine öffentlichkeitswirksame Außendarstellung von Einrichtungen und Pflegediensten thematisiert wird, mit Einrichtungen der LSBTI-*Community* und/oder ihre Nähe zur schwulen Szene eine wichtige Rolle. Vernetzungen mit Einrichtungen der *Community* können von potenziell pflegebedürftigen Lesben und Schwulen als **sichtbares Zeichen der Offenheit** gedeutet werden und somit ihren Einzug in diese Einrichtungen oder die Auswahl des Pflegedienstes fördern. Die Einrichtungen oder Pflegedienste selbst können über eine solche Vernetzung eine **Sensibilisierung ihrer Mitarbeiter_innen** für die Zielgruppen lesbischer Frauen und schwuler Männer erfahren. Insbesondere für HIV-positive schwule Männer bedeuten solche Kontakte eine **fachliche Betreuung** wie auch die Möglichkeit der **Partizipation an Selbsthilfegruppen**. Die Nähe zur schwulen Szene, welche entweder aufgrund der räumlichen Lage oder durch die aktive Begleitung gewährleistet wird, bedeutet für die Betroffenen weiterhin **identitätsstiftende und -erhaltende Orte** aufsuchen zu können. Damit ist auch die Möglichkeit verbunden, **sexuelle Kontakte** zu pflegen.

Wie in vorherigen Kapiteln bereits angerissen, spielt die Vernetzung einer ambulanten oder stationären Pflegeeinrichtung mit Einrichtungen der LSBTI-*Community* bereits bei der Auswahl durch die Pflegebedürftigen eine Rolle. Das zeigt sich besonders im oben zitierten Beispiel des schwulen Mannes, der an einer speziellen Besichtigung der Einrichtung teilnehmen konnte, die über die Vernetzung zu einem LSBTI-Beratungszentrum respektive mit der dort ansässigen lesbisch-schwulen Seniorengruppe entstand (M1/162). Mittels dieser Führung und der damit verbundenen Gespräche mit der Einrichtungsleitung kam der Proband zu der Überzeugung, dass diese Einrichtung für ihn ein Ort sei, an dem er als schwuler Mann willkommen sei (M1/15).Wie sich die Vernetzung eines integrativen ambulanten Pflegedienstes unmittelbar auf die Lebenssituation einer pflegebedürftigen lesbischen Frau auswirkt, zeigt sich im Interview mit einer Pflegefachkraft, die in Kooperation mit einer Einrichtung für lesbische Frauen eine Unterbringung der Pflegebedürftigen in einer Pflege-WG gemeinsam mit deren Freundin organisiert (HG5/225).

Eine Form der Sensibilisierung der Pflegeeinrichtung respektive ihrer Mitarbeiter_innen für die Biografien und Bedürfnisse von Lesben und Schwulen beschreibt eine Pflegefachkraft im Interview anhand ihrer Teilnahme an einer Facharbeitsgruppe eines örtlichen LSBTI-Beratungszentrums. Sie wurde von der Einrichtungsleitung in diese Arbeitsgruppe entsandt, die das Ziel hat, eine an den Biografien von Lesben und Schwule orientierte Pflege in den Curricula der Altenpflegeausbildung im Bundesland zu etablieren (MS3/123). Über diesen Kontakt nimmt die Pflegefachkraft für sich selbst (MS3/55, 121), aber auch für die Einrichtung eine Sensibilisierung wahr, die der bereits bestehenden konzeptionellen integrativen Öffnung für Lesben und Schwule neuen Antrieb verleiht:

„Ich sage mal so, es_s es war glaube ich relativ egal [I: mhm] ob du jetzt schwul bist, oder nicht schwul bist. Oder lesbisch bist, nicht lesbisch bist. [I: Ja] äh Es_es blüht ja jetzt uns ... durch unsere Zusammenarbeit mit Zentrum LSBTI, blüht das ja so ein bisschen auf." (MS3/57)

Bezüglich der **fachlichen Betreuung HIV-positiver schwuler Männer** berichtet eine Pflegefachkraft einer stationären Einrichtung von zwei schwulen Bewohnern, die durch örtliche Einrichtungen der *Community* betreut werden, deren Aufgabe u. a. in der Beratung und Betreuung von HIV-positiven Menschen liegt. Neben der fachlichen Betreuung als chronisch kranke Menschen, stellt die Pflegefachkraft fest, dass für mindestens einen der beiden Männer dieses Betreuungsverhältnis eine soziale Ressource darstellt, da ansonsten kaum Sozialkontakte außerhalb der Einrichtung bestehen (HG2/142). Insbesondere für die HIV-positiven pflegebedürftigen schwulen Männer bildet der Kontakt zu den Einrichtungen der örtlichen AIDS-Hilfen und/ oder Beratungsstellen der *Community*, die sich dem Thema HIV annehmen, eine wichtige Ressource. Daraus können, wie oben am Beispiel gesehen, regelmäßige Kontakte entstehen. Ebenso kann die Partizipation an spezifischen Veranstaltungen gewährleistet werden. Bspw. nimmt ein HIV-positiver pflegebedürftiger schwuler Mann an dem jährlich stattfindenden Gottesdienst mit der örtlichen AIDS-Hilfe teil. Diese Teilnahme ist für ihn von großer Bedeutung. Er freut sich sehr auf dieses Ereignis und mobilisiert alle seine physischen und psychischen Ressourcen, um an dem Gottesdienst teilnehmen zu können:

„Oder äh wo ich mich auch jedes Jahr darauf freue zum Beispiel äh, dass ich jedes Jahr äh zum AIDS-Gottesdie_dienst gehe. – Das so etwas freut mich. Ne. Also, da bin ich so auch ganz eisern, dass ich eigentlich zu dem Tag eben halt, dass ich dann total fit bin oder so, ne." (H5/93)

Aus solchen Kontakten kann auch, wie es das Beispiel eines HIV-positiven Interviewprobanden zeigt, eine **Partizipation an Selbsthilfeeinrichtungen für HIV-positive Menschen** erwachsen. Er lebt zur Zeit des Interviews in einer stationären Einrichtung mit einer HIV-Schwerpunktpflege, die eng vernetzt ist mit einem örtlichen Beratungszentrum für schwule Männer. Über den Kontakt zu diesem Beratungszentrum wird der Proband auf ein Selbsthilfe-Café für HIV-Positive aufmerksam, welches für ihn ein wichtiger Anlaufpunkt geworden ist (H9/123).

Der identitätsstiftende und -erhaltende Charakter von Pflegeeinrichtungen wird insbesondere in ihrer Nähe zu Orten der schwulen Szene sichtbar. Damit schwule Männer auch in der Betreuungs- und Pflegebedürftigkeit noch an dieser partizipieren können, wird bei einer der beiden speziellen Einrichtungen durch ihren Standort die Nähe zur Szene räumlich hergestellt (M2). Die Zweite stellt diese Nähe durch die aktive Unterstützung und Begleitung der Bewohner her (HG5), Orte oder Veranstaltungen in der Szene zu besuchen. Aber auch in der ambulanten Pflege spielt eine solche Unterstützung eine wichtige Rolle, wie es das Interview mit einer Pflegefachkraft eines integrativen Pflegedienstes zeigt. Sie berichtet von der Motivation der Leitung des Pflegedienstes, schwulen Pflegebedürftigen in jedem Fall die Partizipation an Einrichtungen oder Gruppen schwulen Lebens zu ermöglichen respektive sie darin zu unterstützen:

„Da ging es immer darum, und das ist ja auch ein – großer Gedanke immer gewesen von, von *Leiter des LS-orientierten Pflegedienstes*, [...] Ihm war das immer ganz wichtig äh, diese ganzen Verbindungen mit – zu ermöglichen, ne. Zum *schwulen Begleitdienst*, zu schwulen Veranstaltungen und, und, und ... Das hat der immer sehr unterstützt, ne?" (HG5/205)

Für den o. g. Probanden M2, der in einer speziellen Einrichtung für HIV-positive Männer lebt, bedeutet die räumliche Nähe zur schwulen Szene auch, dort hingehen und nach potenziellen Partnern für Sex suchen zu können (M2/11). Damit kann er auch bezüglich seiner sexuellen Bedürfnisse eine für seine Lebenssituation weitestgehende Autonomie wahren, die von der Einrichtung aktiv gefördert wird (M2/49).

5.2.1.8 HIV und Homosexualitäten im Pflegesetting

Ein besonderes Phänomen zeigt sich im Interview mit einer Pflegefachkraft in einer integrativen Einrichtung für HIV-positive Männer. Wie aus dem Interview unschwer zu erkennen ist, sind die HIV-positiven schwulen Bewohner in dieser Einrichtung einer **doppelten Stigmatisierung** ausgesetzt. Die Pflegefachkraft berichtet von einer massiven Diskriminierung eines schwulen Bewohners durch einige Kolleg_innen, die neue Mitarbeiter_innen unvorbereitet mit offensichtlich auf die Homosexualität eines Bewohners hinweisenden intimen Gegenständen konfrontieren, um sich einen Spaß aus deren Reaktionen zu machen (HG2/89). Das von der Pflegefachkraft beobachtete Verhalten von Kolleg_innen bedeutet vor allem, den Bewohner zu kompromittieren, der bei diesem Geschehen anwesend ist. Ebenso bedeutet es eine Missachtung der persönlichen und sozialen Integrität des Bewohners durch Pflegende. Das bewusste Kompromittieren stellt einen Akt der personellen Gewalt dar, ausgeübt durch Pflegende, mit der möglichen Folge einer psychischen Schädigung des Gewaltopfers.

Im Kontext des Umgangs mit HIV nimmt die Pflegefachkraft wahr, dass einige Kolleg_innen einen Körperkontakt zu den HIV-positiven Bewohnern aus Angst vor einer Selbstinfektion meiden (HG2/154)[147]. Dass es sich hierbei um eine Einrichtung mit einer integrativen Öffnung im Sinne einer Spezialisierung auf die Betreuung und Pflege von Menschen mit HIV handelt, weist auf eine notwendige Sensibilisierung im Sinne einer Professionalisierung der Pflege auch in solchen Einrichtungen hin. Das betrifft nicht nur das professionelle pflegerische Handeln bezüglich der HIV-Infektion, was man bei einer solchen Einrichtung erwarten könnte, es betrifft auch den Umgang mit der Homosexualität der Bewohner_innen, obwohl Letzteres zu

---

147 Aus Gründen der Anonymisierung der Pflegefachkraft und um mögliche Rückschlüsse auf die Einrichtung zu vermeiden, mussten die Forschenden an dieser Stelle auf die entsprechenden Zitate verzichten.

erwarten gewesen wäre, da schwule Männer noch immer die Mehrzahl der HIV-Positiven darstellen.

Es handelt sich bei diesem Interview um einen Einzelfall, der jedoch wegen der darin beschriebenen doppelten Stigmatisierung aufgrund der Merkmale der Homosexualität und der HIV-Infektion der Bewohner von besonderer Bedeutung ist. Die genannten Extrembeispiele verdeutlichen, warum schwule HIV-positive Männer auch in integrativen Einrichtungen davor zurückschrecken, offen mit ihrer sexuellen Identität und/oder mit ihrer HIV-Infektion umzugehen. Ebenso wie im Kontext der Homosexualitäten gilt auch bei älteren HIV-positiven Menschen, dass ihr soziales Handeln von ihren Erfahrungen aus der Zeit der AIDS-Krise und somit von der Erwartungshaltung, im Umgang mit ihrer Infektion diskriminiert zu werden, bestimmt wird. Wie sich das auf den Alltag der Betroffenen auswirken kann, zeigt das Beispiel eines pflegebedürftigen schwulen Mannes in einer herkömmlichen stationären Einrichtung, der eine **doppelte Informationskontrolle** im Sinne eines Stigma-Managements bezüglich seiner Homosexualität und seiner HIV-Infektion betreibt:

> „Ja das ich mich hier eigentlich wohl fühle und dass ich hier offen leben kann. – Es wissen nicht alle, dass ich, schwul bin ne. Und auch mit dem AIDS, das wissen nur wenige Leute, den ich das, den ich den ich vertrauen kann." (H3/9)

Hinreichend für eine Öffnung im Hinblick sowohl auf seine Homosexualität als auch auf seine HIV-Infektion ist ein **Vertrauensverhältnis** zum Gegenüber. Vertrauen bedeutet in einer solchen Interaktion, sich so weit wie möglich sicher sein zu können, keine negativen Reaktionen des Gegenübers zu erfahren.

Eine HIV-Infektion kann aufgrund der lebensnotwendigen Medikamente gegenüber Pflegenden und anderen Berufsgruppen nicht verschwiegen werden. In solchen Situationen kann keine Informationskontrolle betrieben werden, und die Betroffenen sind ihrem Umfeld ausgeliefert. Was es bedeuten kann, sich nicht selbst vor unprofessionellem Handeln in der Interaktion im Pflegesetting schützen zu können, zeigt die im Kapitel 5.1.3.2 beschriebene Erfahrung eines HIV-positiven schwulen Mannes, der während eines Krankenhausaufenthaltes erleben musste, wie eine Pflegekraft für das Abräumen seines Essenstabletts ihre Hände desinfiziert und sich Handschuhe anzieht (M3/71). Der Pflegedürftige wurde nicht nur in unnötiger Weise auf unprofessionelle Art und Weise vor seinem Zimmernachbarn bloßgestellt, ihm wurde durch es Verhalten auch vermittelt, von ihm ginge eine Bedrohung aus, vor der man sich schützen müsse. Vor einer solchen Diskriminierungserfahrung, wie das ebenso in Kapitel 5.1.3.2 bereits angeführte Beispiel einer Diskriminierung eines zweiten Probanden (M2) aufgrund seiner HIV-Infektion in einem Online-Portal für schwule Männer zeigt, sind HIV-positive schwule Männer auch unter gleichgesinnten schwulen Männern nicht sicher. Der Proband macht die Erfahrung, in einem Portal für die Kontaktsuche zu Sexualpartnern von einem *Chat*partner bezüglich seiner HIV-Infektion als Bedrohung beschimpft zu werden:

„Oder der eine schrieb sogar was ganz kriminelles, also, ich war fast dran drauf und dran ihn zu anzuzeigen. Äh, der hat geschrieben, ja geh zu anderen und steck die an mit deinem HIV." (M2/20)

Die hier beschriebene doppelte Stigmatisierung homosexueller und zugleich HIV-positiver Männer weist auf eine **Intersektionalität von Merkmalen der Stigmatisierung** hin, die sich in ihrer Summe negativ auf die Lebenssituation der Probanden auswirken. Das bringt der zuletzt zitierte Proband auf den Punkt, der die Aspekte Alter, Pflegebedürftigkeit, Ausgrenzung aus der schwulen Szene und Krankheit zusammengenommen als belastende Alltagserfahrungen beschreibt, die sein Leben bestimmen:

„Aber das ist xx, das Alter ist ein großes Hindernis im Alter für Gays Gayleute, wenn du schwul bist. Äh, die jungen Generation will nichts mit dir zu tun haben. [I: mhm] [...] Also ich bin nicht nur 70, ich habe auch HIV. [I: mhm] Was ich noch habe ist, ich bin *Angabe Krankheit und Therapie* – dreimal in der Woche. Es_ bestimmt mein ganzes Leben." (M2/20)

5.2.2 Situationserleben Pflegebedürftiger

Auf der Mikroebene der intervenierenden Bedingungen einer aus der Empirie entwickelten Theorie der Anerkennung von Homosexualitäten in der Altenpflege sind das **Situationserleben** der Pflegebedürftigen wie auch deren **Selbst- und Fremdwahrnehmung** als homosexuelle Menschen im Pflegesetting als Einflussfaktoren auf deren Lebenssituation in der Pflegebedürftigkeit von Bedeutung. Ebenso geht es auf der Mikroebene darum, wie die Lebenssituation pflegebedürftiger lesbischer Frauen und schwuler Männer durch deren **Bedürfnisse**, den **Ort des Pflegesettings** sowie durch vorhandene oder nicht vorhandene **soziale/personelle Ressourcen** beeinflusst wird.

5.2.2.1 Erleben der Pflegebedürftigkeit

Das Erleben ihrer Situation in der Pflegebedürftigkeit ist für die Probanden in weiten Teilen vermutlich nicht anders als bei nicht-homosexuellen Menschen. Folgend soll zunächst auf die Aspekte eines eher für alle Pflegebedürftige erwartbaren Situationserlebens eingegangen werden, bevor die spezifischen Aspekte dieses Erlebens als homosexueller Mensch hervorgehoben werden.

Der Eintritt der Pflegebedürftigkeit wird unabhängig davon, ob er als schleichender Prozess oder akut vonstattengeht, von der Mehrzahl der befragten pflegebedürftigen Lesben und Schwulen als eine **Zäsur** erlebt, die sich auf das komplette Leben auswirkt. Wie weitgehend dieser erlebte Einschnitt ist, kann an den beschriebenen Dimensionen dieser Zäsur verdeutlich werden. Eine dieser Dimensionen liegt in der erfahrenen **Isolation**, da die physische Verfasstheit eine nur noch bedingte, bis keine Aktivität mehr zulässt, und wenn, nur noch mithilfe anderer. So ist es bspw. für eine pflegebedürftige lesbische Frau nur noch mit viel Aufwand möglich, ihre Wohnung zu verlassen, da sie zum einen nicht barrierefrei ist (G7/48–49, 53), zum anderen aber auch gewohnte Orte, wie bspw. die frühere Stammkneipe als Ort sozialer Kontakte zu Freund_innen mit dem Rollstuhl nicht befahrbar ist (G7/58). Mit dem zunehmenden Grad ihrer Pflegebedürftigkeit erlebt die Probandin wie auch zahlreiche andere Proband_innen eine zunehmende **räumliche Reduktion** auf ihr unmittelbares Umfeld. Im Extremfall bedeutet das eine Einschränkung der räumlichen Umgebung auf ein Zimmer oder auch, wie dies von einer pflegebedürftigen lesbischen Frau als solches wahrgenommen wird, auf das Pflegebett, das sie nur noch bedingt und nur mithilfe verlassen kann:

> „Ja – u_u_und es fängt äh damit an, dass ich ein Pflegebett habe. [I: mhm] Ich bin nicht mehr sooo ääh gesund, dass man einfach ähm, ähm, früher konnte man äh_ähm_a_a_ auch ein Picknick draußen machen oder man also man war nicht an einen Ort gebunden. [I: mhm] Heute, ähm, ist der Körper – ä_ä_ä_einfach so sehr eingeschränkt, [I: mhm] dass das schon allein schwierig ist, durch die Einschränkungen." (G1/213)

In Korrelation mit einer solchen räumlichen Reduktion kann ein ggf. vollzogener **Ortswechsel** als weitere Dimension der o. g. Zäsur stehen, der zum Verlust der gewohnten Umgebung führt, bspw. aufgrund einer notwendigen stationären Pflege oder des Eintritts in das Betreute Wohnen. Eine Probandin beschreibt dies als unfreiwilligen Ortswechsel. Da sie keine Angehörige hat, sondern von einer Freundin betreut wurde, blieb ihr mit dem Eintritt der Pflegebedürftigkeit nichts anderes übrig, als in den Umzug ins Heim einzuwilligen und sich damit abzufinden, nun in einer Pflegeeinrichtung zu leben:

> „Ja äh bleibt mir wohl nichts anderes mehr übrig. Ich hatte zwar die Wohnung in der ich zuletzt gelebt habe ähm mir so eingerichtet, dass da ähm ähm so alles drin war, wie ich mir das äh ... Ich wollte aus der Wohnung freiwillig nicht mehr ausziehen." (G6/57)

Dieser Ortswechsel muss hingegen nicht in jedem Fall derart dramatisch erlebt werden, wie das Beispiel des oben bereits mehrfach zitierten schwulen Mannes zeigt, der frühzeitig in eine Einrichtung des Betreuten Wohnens umzog. Er empfindet das Leben im Betreuten Wohnen aufgrund der zahlreichen sozialen Kontakte angenehmer als frühere Wohnformen in herkömmlichen Mietverhältnissen:

> „Ja, also ich kann ja auf einige Jahre des Wohnens hier zurückblicken. Und_äh ich muss sagen, es ist wesentlich lebendiger als in einem Mietshaus zu wohnen. Oder, wie ich vorher gewohnt habe, in einem Haus mit Eigentumswohnungen mit Eigentümern und Mietern. Man trifft sehr viel verschiedene Leute, Nachbarn, technisches Personal, Wäscherei, Küche, Verwaltung und_äh, ja Bewohner allgemein. Und ähm, da ist hier mal ein Smalltalk und da mal ein bisschen und eventuell auch hier mal weggucken und da mal hingucken. Und_ähm, ich finde es insgesamt lebendiger, – [I: hm] als wenn ich so, normalerweise so in einem Mietshaus wohnen würde wie vorher." (M1/5)

Am o. g. Beispiel der Probandin G1 zeigt sich eine weitere Dimension der Zäsur durch die Pflegebedürftigkeit. Mit ihrer erfahrenen Reduktion ihres Wirkungsraums auf das Pflegebett geht ein auch von anderen Proband_innen also solcher mit der Pflegebedürftigkeit beschriebener drohender oder bereits eingetretener **Verlust der Selbstständigkeit** einher, da diese Situation, wie auch andere Situationen, oftmals nicht aus eigener Kraft verlassen respektive verändert werden kann. Die ehemals vorhandene Selbstständigkeit tritt hinter eine eingetretene **Abhängigkeit** von anderen zurück, was als großer Verlust erfahren wird, wie es die bereits zitierte Probandin exemplarisch beschreibt:

> „Ich war immer ein aktiver Mensch und ähm habe am Leben teilgenommen und jetzt bin ich abhängig von meiner körperlichen Situation. Ähm, äh wie es mir geht, auch wie viel Hilfe ich brauche und äh, ob ich überhaupt ähm, das Haus verlassen kann, also, die Pflegebedürftigkeit schränkt mich sehr ein." (G1/7)

Ein solches Abhängigkeitserleben kann, wie bei weiteren Pflegebedürftigen zu sehen, besonders im Hinblick auf die Verrichtung von intimen Pflegemaßnahmen durch andere als **Verlust der Würde** als Mensch erfahren werden:

> „Ja es ist – ich habe mich daran gewöhnt. Ich, ich muss sagen, es muss sein. Ich kannte keine Alternative. Das ich will oder nicht. Und das ist am Anfang ziemlich penibel (gemeint peinlich). Gewaschen von anderen Menschen. Man verliert dabei die Würde." (M5/7)

Eine weitere Dimension der o. g. Zäsur liegt in dem drohenden oder erfahrenen **Verlust der Autonomie** als selbstbestimmte Person. Hierbei handelt es sich nicht, wie das Beispiel der Probandin G1 zeigt, um ein zwangsläufiges Geschehen, das aus den gegebenen physischen Einschränkungen hervorgeht, sondern vielmehr um ein strukturell aus dem Pflegesetting hervorgebrachtes Phänomen. So verwendet ein pflegebedürftiger Mann in seiner Erzählung den Ausdruck des „selbstbestimmten Türöffnens" als Metapher dafür, um zu beschreiben, dass er vor der Pflegebedürftigkeit selbst entscheiden konnte, wen er in sein Leben gelassen hat, respektive mit wem er sich umgeben hat. Nun, im Stadium der Hilfsbedürftigkeit und der krankheitsbedingten temporären Pflegebedürftigkeit, sieht er sich der Situation ausgesetzt, sich mit Menschen umgeben zu müssen, die er sich nicht aussuchen kann:

> „Das eine ist ähm – es fällt mir unheimlich schwer hilfsbedürftig zu sein. Ich bin immer selbstständig gewesen. Ich habe immer selbst die Tür aufgemacht in Anführungsstrichen, und geguckt ob ich jemanden reinlassen will oder nicht. In allen Dingen. Ähm, das heißt, ich wollte, egal – wo und wie und wann es meine Person oder mein Leben betrifft, selbstständig äh entscheiden, ob ich das zulasse oder nicht." (M3/6)

Ähnliche Erfahrungen, hier jedoch im Kontext der unmittelbaren Körperpflege, macht die oben zitierte Probandin G1. Sie beschreibt den Verlust ihrer Selbstbestimmtheit durch die notwendige Verlagerung des Ortes der Grundpflege vom Bad in ihr Pflegebett infolge des Voranschreitens ihrer Pflegebedürftigkeit. Mit diesem Ortswechsel geht einher, wie oben bereits erwähnt, dass sie nicht mehr selbstständig auf Pflegemittel wie auch auf gewohnte Accessoires des Körperschmucks zurückgreifen kann, die im Bad verblieben sind, sondern diese regelmäßig von den Pflegenden einfordern muss:

> „Also ich muss sagen, ähm solange es mir noch etwas besser ging und ich im Badezimmer versorgt werden konnte, konnte ich selbst mehr meine Wünsche realisieren, indem ich sagt, Schwester bitte nehmen sie diese Lotion für meinen Körper – oder ich möchte diese Kette umgebunden bekommen, ähm – , da konnte ich selbst mehr in der Situation [I: mhm] darauf aufpassen, dass meine Wünsche ähm erfüllt werden konnten und es klappte gut und ich war sehr zufrieden mit dem Pflegedienst. Und ähm, seit sich, seit sich die Situation verschlechtert hat, dass ich im Bett gepflegt werden muss, ähm hat es sich dahingehend in meinen Augen verschlechtert, dass ä_ähm Kleinigkeiten, die ich in der Grundpflege oder in der Körperpflege für mich individuell persönlich haben möchte, nicht mehr beachtet werden." (G1/86–87)

Die Probandin G1 erlebt als Ursache für diese Auseinandersetzungen die knappen Zeitressourcen der Pflegekräfte, die zu stetigen Diskussionen über anstehende Pflegemaßnahmen führen (G1/88–89), was sie dazu bringt, für sich in Gedanken eine Prioritätenliste der Pflegemaßnahmen zu erstellen, um so das aus ihrer Sicht Notwendigste wie die Mundpflege realisiert zu bekommen (G1/91).

Wie sich am Interview der Probandin G1 zeigt, droht mit der Pflegebedürftigkeit ein **Verlust des Fühlens als Geschlechtsperson**. Für die Probandin bedeuten die stetigen Kämpfe um Accessoires wie bspw. Schmuck oder pflegende Lotionen eine Einschränkung ihres Grundbedürfnisses, „sich als Frau zu fühlen". Mit der nicht mehr möglichen selbstbestimmten Verwendung von Pflegemitteln und Körperschmuck (G1/88) ebenso wie durch den Austausch eigener Wäsche durch Netzhosen vonseiten der Pflegenden (G1/256), gehen der Probandin wesentliche Aspekte ihres Frauseins, wie auch ihres Attraktivitätserlebens gegenüber ihrer Partnerin verloren.

Wie sich in den Interviews zeigt, kann eine weitere Dimension der erlebten Zäsur durch die Pflegebedürftigkeit in der **Selbstentwertung** bis hin zur **Selbststigmatisierung** Pflegebedürftiger liegen. Eine Selbstentwertung kann bedeuten, die Pflegebedürftigkeit, wie dies von einer Probandin beschrieben wird, als gesellschaftlichen Abstieg zu erfahren:

> „Ich war ähm vorher eigentlich äh stolz darauf, dass ich mir in jeder Situation glaubte helfen zu können. Und jetzt hier der Aufenthalt hier ist sozusagen ein ziemlicher Abstieg. ähm Weil ich ähm akkurat nichts mehr selber machen kann." (G6/39)

Bei einem solchen Phänomen handelt es sich zum einen um erlebte Abweichungen von Selbstbildern der eigenen Körperlichkeit, die zum anderen einhergehen können mit einer Internalisierung der Zuschreibungen von außen. Beides kann getrennt voneinander oder in Kombination zu einer Selbststigmatisierung in der Pflegebedürftigkeit führen, die sich in einem Gefühl der Scham ausdrücken kann, sich „so" vor anderen, hier im Beispiel vor Physiotherapeutinnen, zeigen zu müssen:

> „Ähm und ich finde das schon für mich schlimm genug. [I: hm] Ähm muss ich ganz ehrlich sagen. Das, das alleine. Und dann hilft sie mir wieder mit der Hose anziehen.

Und wann ich ähm, wenn es kalt ist, mit den Socken anzuziehen. Und ich finde das furchtbar." (G8/76)

In enger Verbindung mit der Selbstabwertung und einer möglichen Selbststigmatisierung stehen wahrgenommene **Zuschreibungen von außen**, die die Selbstsicht, wie oben am Beispiel der Internalisierung gesellschaftlicher Normen bereits beschrieben, negativ beeinflussen. So empfindet sich bspw. eine pflegedürftige Frau aufgrund ihrer krankheitsbedingten Körperfülle als unattraktive „Mutantin" wahrgenommen, was sie in ihre Selbstwahrnehmung internalisiert (G7/61), eine Erfahrung, die unmittelbar negativ auf ihr Selbstwertgefühl einwirkt. Ebenso eng verbunden mit der Selbstabwertung und der Selbststigmatisierung ist der empfundene **Verlust der körperlichen Attraktivität** durch die Pflegebedürftigkeit. So berichtet oben zitierte Probandin, Probleme damit zu haben, von einer jungen, in ihren Augen attraktiven Physiotherapeutin betreut zu werden, weil sie sich gemessen an ihr durch ihre krankheitsbedingten körperlichen Veränderungen, in Korrelation mit ihrem Alter, als nicht mehr attraktiv empfindet:

> „Aber ähm so wie heute habe ich Lymphdrainage gehabt, das wechselt immer ab, wer da kommt, und heute ist eine gekommen, die macht schon mit mir zwei glaube ich, ab und an und sie ist fünfundzwanzig, hetero, fünfundzwanzig, bildschön und hilft mir beim dem Hose ausziehen. Ist mir schon genug, Danke. Ähm m_mehr brauche ich nicht, ne. Äh das macht mich schon fertig. [...] Ich kann nicht sagen, schick mir jemand älteren, oder – hässlich [**I:** hm] oder, einen schwulen Mann. Und dann ich kann nicht sagen, das ist auch diskriminierend, oder? [...] Ich finde es schon ein bisschen einfäch_facher mit ihr. Und dann kommt eine ältere Frau, die schon sechzig ist. Und die hat schon alles gesehen und ihr das alles egal und sie macht es einfach und geht wieder. Und da habe ich weniger Hemmungen." (G8/76-78)

Wie sich in den Interviews zeigt, entwickeln nicht wenige Pflegebedürftige Bewältigungsstrategien im Umgang mit der Zäsur der Pflegebedürftigkeit und ihren Auswirkungen. Eine solche Strategie liegt in der **kognitiven Annahme der Situation**, wie es ein pflegebedürftiger schwuler Mann beschreibt: „Es ist für mich einmal die Situation des Zulassens. – Kann ich es zulassen? Will ich es zulassen?" (H10/19) Wie sich ebenso zeigt, kann aus einer solchen Annahme durchaus ein **Zustand der Zufriedenheit** trotz der vorliegenden Einschränkungen erreicht werden, wie dies das Beispiel eines pflegebedürftigen schwulen Mannes zeigt: „Ja. Ich bin zufrieden und es muss halt dann sein. Zufrieden_heit, ist ein großes Wort. Und die Leute sind nett zu mir und ich bin nett zu denen. Und ist das Hauptsaxxx..." (M6/34). Wie dieses Beispiel auch zeigt, geht eine solche Selbstannahme einher mit der Erfahrung der **Anerkennung von außen**, sei es durch Pflegende oder Angehörige.

In der Annahme ihrer Situation liegt für die Pflegebedürftigen die Möglichkeit, im negativ erlebten Zustand eine **positive Denkweise** des Umgangs mit der Situation zu entwickeln, aus der heraus, wie im folgenden Zitat gezeigt, eine **positive Zukunftsperspektive** entwickelt werden kann:

„Es kommt natürlich wieder darauf an, wie man einen Krankheit annimmt. Oder, ob man sie gar nicht annimmt. Und da habe ich also_ von allen Ärzten, die mich in der Zeit behandelt haben, habe ich also immer wieder bescheinigt bekommen, – auch heute noch, äh dass sie sich wundern, dass ich so_ ob so positiv in die Zukunft sehe. Dass ich das Ganze auch positiv sehe. – Und_ dass ich weitermachen kann." (H10/17)

Aus einer solchen Haltung heraus können die Pflegebedürftigen in ihrer Situation einen **Status der Zufriedenheit** erlangen. Diese Zufriedenheit hingegen hat zwei Dimensionen, sie resultiert zum einen aus der kognitiven Auseinandersetzung und daraus resultierenden aktiven Bewältigungsstrategien, zum anderen spielt, wie oben bereits gezeigt und zitiert (M6/34), die erfahrene Zuwendung durch Pflegende wie auch durch enge Bezugspersonen eine entscheidende Rolle. Bei einer solchen Annahme handelt es sich nicht um ein plötzliches Geschehen, sondern vielmehr um einen Prozess eigener Erfahrungen und der Auseinandersetzung mit diesen, wie es ein pflegebedürftiger Proband beschreibt, der lange brauchte, um einzusehen, dass er auf Hilfe angewiesen ist, bis er sie schließlich annehmen konnte:

„Wie ich es – erlebe? [I: Ja.] – Ja, ich hatte anfangs – Probleme, also Schwierigkeiten damit – äh, dass ich, wie ich – eingangs schon s, äh schon Ihnen schon sagte, – doch, ich war sehr darauf bedacht, meine Selbstständigkeit zu erhalten. – Und daraus resultierte, dass oft von mir der Einwand kam: ‚Ich mache das selber.' – Wenn die Pflegekräfte – mir helfen wollten, beim Aufstehen oder so, da habe ich gesagt: – ‚Lassen Sie das mal.' – Das, das mache ich – jetzt – nicht mehr so i_in dem Maße. – Ich kann das auch ohne Hilfe – mir annehmen. – Oder zum Beispiel – äh, wenn ich – mal ins Zentrum gehe hier, – zum Beispiel jetzt zur Bank oder, – oder dann, oder – dann – bekomme ich eine Be, eine_eine Begleitung. [I: Mhm.] – Das habe ich lange Zeit – nicht angenommen." (H15/8)

Wie eingangs angeführt, ist anzunehmen, dass sich die genannten Dimensionen der Zäsur durch die eintretende Pflegebedürftigkeit kaum von denen nicht-homosexueller Menschen unterscheiden, die in dieser Forschungsarbeit als Vergleichsgruppe nicht untersucht werden. Ein entscheidender Unterschied hingegen dürfte in der drohenden oder bereits eingetretenen **Reproduktion des Minderheitenstatus** homosexueller Menschen durch die Pflegebedürftigkeit liegen. Dieses Phänomen wirkt sich, wie gezeigt werden wird, kumulativ auf die o. g. Erfahrungen aus. Ein solches Phänomen der Reproduktion des Minderheitenstatus, also eines erneuten Erlebens gewohnter Lebenssituationen, lässt sich im Kern aus den Interviews anhand dreier Aspekte ableiten: zum einen aus dem in Kapitel 5.2.2.3 beschriebenen Bedürfnis der pflegebedürftigen lesbischen Frauen und schwulen Männer in der ambulanten Pflege, im Falle einer notwendigen Unterbringung in einer stationären Einrichtung nicht allein unter ansonsten heterosexuellen Menschen sein zu wollen. Als zweiter Aspekt können die Einsamkeitserfahrungen homosexueller Pflegebedürftiger herangezogen werden, die in herkömmlichen Einrichtungen leben und keinen Kontakt zu gleichgesinnten lesbischen Frauen und/oder schwulen Männern haben, wie bspw. Probandin G6 und Proband H8. Bei beiden resultieren diese Einsamkeitserfahrungen

275

aus dem beschriebenen fehlenden Kontakt zu Gleichgesinnten (G6/71; P_H8/27, 39), der, wie im Beispiel der Probandin G6, auch nicht durch die regelmäßigen Besuche sog. Grüner Damen kompensiert werden kann (G6/77). Ein dritter Aspekt liegt in der Erfahrung aus früheren Lebensbezügen wie dem beruflichen Kontext, in dem ein Proband bspw. die Erfahrung machte, als vermeintlich einziger homosexueller Mann schutzlos von seinen Kolleg_innen auf denunzierende Weise diskriminiert zu werden, was für ihn einen psychischen Zusammenbruch zur Folge hatte (P_H8/39).

In der Pflegebedürftigkeit droht für die befragten lesbischen Frauen und schwulen Männer aus der ambulanten Pflege im häuslichen Kontext eine erneute Reproduktion des Zustands, allein unter anderen zu sein, der durch die genannten Dimensionen der Zäsur durch die Pflegebedürftigkeit seine Verschärfung erfährt. Wie am Beispiel der Proband_innen G6 und H8 in stationären Einrichtungen gezeigt, ist für beide dieser Zustand bereits eingetreten. Während die Proband_innen vor ihrer Pflegebedürftigkeit in der Lage waren, entsprechende Orte aufzusuchen, um Gleichgesinnte treffen und den sozialen Kontakt mit ihnen pflegen zu können, ändert sich das in der Pflegebedürftigkeit maßgeblich durch die schwindende Mobilität und die damit einhergehende beschriebene räumliche Reduktion. Wenn ihnen nicht, wie oben anhand der Beschreibung der Wahrnehmung spezieller Einrichtungen erläutert, vonseiten der Einrichtung diesbezüglich Unterstützung angeboten wird, bspw. durch die Begleitung zu entsprechenden Orten und Anlässen, droht neben der o. g. Isolation durch die Pflegebedürftigkeit auch die damit einhergehende Isolation als homosexueller Mensch unter ansonsten heterosexuellen Menschen. Was das bedeutet, wird im Kapitel zum Gemeinschaftserleben mit Gleichgesinnten tiefer gehend erläutert (s. u.).

Ein weiterer spezifischer Aspekt der Zäsur durch die Pflegebedürftigkeit liegt im **Verlust der homosexualitätsbezogenen Intimsphäre**, bspw. durch den Ortswechsel in eine stationäre Einrichtung. Dies betrifft insbesondere diejenigen, die ihre Homosexualität nur zum Teil offen oder weitestgehend versteckt leben. Durch den Verlust der eigenen Wohnung als intimer Raum des Schutzes müssen sie u. U. auf gewohnte Kontakte verzichten, wie das Beispiel eines pflegebedürftigen Mannes zeigt, der vor seinem Umfeld weitestgehend verborgen lebte, jedoch eine über Jahrzehnte anhaltende, auch sexuelle Beziehung zu einem verheirateten Mann pflegte. In seiner jetzigen Konstellation der Pflegedürftigkeit in einer stationären Einrichtung sind Besuche vonseiten dieses Mannes, seines langjährigen Freundes und Sexualpartners, ausgeschlossen, da er die Gefahr, durch seine Besuche in die Nähe der Homosexualität gebracht oder gar geoutet zu werden, subjektiv als sehr groß einschätzt, trotz des Einzelzimmers des Probanden. Sein Freund besuchte ihn in der Einrichtung einmal und kam nie wieder (H8/42). Hierbei spielt es keine Rolle, dass der Pflegebedürftige – wie oben beschrieben – seine Homosexualität vor Mitbewohner_innen verborgen hält und dass es zwischen ihm und dem Personal wie auch der Leitung eine Vereinbarung gibt, das Thema seiner Homosexualität nicht anzusprechen. Das Handeln seines Freundes wird von dessen Stigma-Management und der daraus resultierenden Informationskontrolle geleitet, welche an dessen subjektiven Erwartungen an die Situation im Pflegeheim gebunden sind.

5.2.2.2 Selbst- und Fremdwahrnehmungen als homosexueller Mensch im Pflegesetting

Die Selbstwahrnehmung als homosexueller Mensch im Pflegesetting bezeichnet die Ebenen dessen, wie sich die Betroffenen selbst sehen und wie sie wahrnehmen, von anderen gesehen zu werden. Auf beiden Ebenen spielen interne und externe Faktoren eine Rolle. Interne Faktoren resultieren aus dem Umgang der Betroffenen mit ihrer Homosexualität, welche auf die Selbst- wie auch auf die Fremdwahrnehmung einwirken. Externe Faktoren hängen zusammen mit der Sensibilität der Menschen in ihrem Umfeld und deren Relevanzsystem[148].

Was die internen Faktoren dieser doppelten Wahrnehmung angeht, so korreliert sie im hohen Maße mit dem **Grad der Offenheit** des Umgangs mit ihrer Homosexualität gegenüber dem Umfeld. Bei einem gänzlich geschlossenen Bewusstheitskontext im Pflegesetting nehmen Betroffene an, dass ihr Umfeld nichts von ihrer Homosexualität weiß, und vermuten auch nicht, als homosexuelle Menschen wahrgenommen zu werden. Jedoch können sie sich dieser Annahme nicht sicher sein, wie das ein gegenüber dem ambulanten Pflegedienst versteckt lebender pflegebedürftiger schwuler Mann ausdrückt: „[I: Wie ist das mit dem Pflegedienst, wissen die, dass Sie schwul sind?] Das weiß ich nicht." (M7/52–53) Eine weitaus größere Unsicherheit besteht in weniger geschlossenen Bewusstheitskontexten, bspw. dann, wenn einzelne Mitbewohner_innen, Pflegende und/oder die Leitung eines Pflegedienstes oder einer Einrichtung von der Homosexualität wissen, sie ansonsten gegenüber dem Umfeld jedoch verborgen gehalten wird. Auch hier können die Betroffenen trotz ihres bspw. gegenüber den Mitbewohner_innen gelebten geschlossenen Bewusstheitskontextes nicht sicher sein, als homosexuell erkannt zu werden. Das zeigt das Beispiel einer homosexuellen Pflegefachkraft, die gegenüber einem Teil ihrer Kolleg_innen, vor allem aber gegenüber den Bewohner_innen der stationären Einrichtung, ihre Homosexualität verborgen hält. Obgleich die Pflegefachkraft davon ausgeht, dass einige Kolleg_innen ihre Homosexualität nicht wahrnehmen: „Ich glaube, die nehmen das nicht wahr, oder die wissen gar nicht von mir, dass ich schwul bin." (HG2/44), ist sie sich dessen nicht sicher: „Vielleicht wissen sie es, aber mir ist es egal, – ich will es nicht erzählen so." (HG2/101) Ebenso wie bei den Kolleg_innen ist sie sich auch gegenüber den Bewohner_innen, besonders gegenüber zwei schwulen Bewohnern, nicht sicher, ob sie ihre Homosexualität nicht doch wahrnehmen: „[I: Mhm. Aber die wissen, dass Sie schwul sind?] [...] vielleicht, aber bin nicht hundert Prozent sicher." (HG2/72–73)

Wie das Beispiel eines offen lebenden schwulen Mannes im Betreuten Wohnen einer stationären Einrichtung zeigt, besteht eine solche Unsicherheit der Fremdwahrnehmung als homosexueller Mensch auch im offenen Bewusstheitskontext. Er berichtet im Interview, dass sein jüngerer Partner von einigen Mitbewohner_innen

---

148 Siehe hierzu in Kapitel 4.6.5 zur Methodologie der integrativen texthermeneutischen Inhaltsanalyse.

als sein Sohn wahrgenommen wird: „Und_ähm, manche Leute halten ihn für meinen Sohn. Ich sag dann immer, nein es ist mein Freund." (M1/16) Dieses Beispiel weist auf die externen Faktoren der o. g. doppelten Wahrnehmung hin. Es ist davon auszugehen, dass im **Relevanzsystem** derjenigen, die den schwulen Mann nach „seinem Sohn" fragen, das Bild des heterosexuellen Mannes mit Kind vorherrscht. Eine hiervon abweichende Konstellation entzieht sich dem eigenen Relevanzsystem und kann folglich nicht gedacht und somit auch nicht wahrgenommen werden. Der Verbindung des schwulen Bewohners mit seinem jüngeren Partner kann in der Wahrnehmung einiger Mitbewohner_innen kein jeweils subjektiver Sinn verliehen werden. Der Proband muss diese Wahrnehmung forcieren, in dem er verbal auf seine Beziehung und damit auf seine Homosexualität hinweist.

Die zweite Dimension der internen Faktoren liegt im **Stellenwert der eigenen Homosexualität** im Pflegesetting. Bei nicht wenigen der befragten Pflegebedürftigen zeigt sich eine **Unterordnung der sexuellen Identität** unter die Pflegebedürftigkeit, womit diese im Pflegesetting an Relevanz verliert. Die Selbstwahrnehmung ist vordergründig auf die Pflegebedürftigkeit fokussiert. Das resultiert für die Forschenden aus den im vorangegangenen Kapitel beschriebenen täglichen Anstrengungen der Annahme und der Bewältigung der Pflegebedürftigkeit. So enthält die Aussage eines pflegebedürftigen schwulen Mannes in einer stationären Einrichtung, dort nur Wünsche als Pflegebedürftiger (in seinem Sprachgebrauch „Patient"), nicht jedoch als Geschlechtsperson äußern zu können (H8/78), nicht nur die Dimension seiner gegenüber dem Umfeld versteckten Lebensweise, woraus sich sein Bedürfnis ableitet, nicht als homosexueller Mensch wahrgenommen zu werden. Wie an anderer Stelle im Interview deutlich wird, hat diese Aussage auch die Dimension der Unterordnung der sexuellen Identität unter seine Pflegebedürftigkeit und der einhergehenden Strukturen. Seine tägliche Herausforderung liegt darin, in dem von ihm als personell unterbesetzt bezeichneten Pflegesetting als Pflegebedürftiger mit seinen aus dieser Bedürftigkeit heraus resultierenden Bedürfnissen wahrgenommenen zu werden (H8/30). Eine zweite, in einigen Interviews erkennbare Unterordnung der sexuellen Identität ist jene unter das biologische Geschlecht. Wie sich in den Interviews zeigt, spielt dies Phänomen ausschließlich bei pflegebedürftigen Frauen eine Rolle. Diese Frauen möchten in erster Linie als Frauen und nicht als Lesben wahrgenommen werden. Sie forcieren die Fremdwahrnehmung durch das Ableiten ihrer Bedürfnisse im Pflegesetting aus ihrem Frausein. So positioniert sich eine lesbische Frau in einer betreuten Wohnsituation gegenüber ihrem Umfeld als Frau und nicht etwa als lesbische Frau: „Das ist nicht offen dann. Es ist kein Thema. Weil es ist nicht offen da ... Weil ich bin also nicht, also für die, in Pflegesituationen bin ich eine Frau." (G4/66) Ein Grund für dieses Phänomen könnte darin liegen, dass die befragten lesbischen Frauen „**im Frauenbild leben**", wie es eine weibliche homosexuelle Pflegefachkraft gegenüber einem lesbischen Paar in der ambulanten Pflege nennt (HG5/150). Gemeint ist eine Selbstidentifikation in Frauenzusammenhängen, wie sich diese in den Interviews mit den pflegebedürftigen Frauen bei allen Befragten in unterschiedlicher Ausprägung zeigt. Konkret bedeutet das, sich mit Frauen im Freundinnenkreis zu umgeben, die Interessen und Hobbys in weiblichen

Kontexten zu verwirklichen und sich in Zeiten vor der Pflegebedürftigkeit und zum Teil bis in diese hinein in Frauenzusammenhängen zu engagieren. Das ist nur ein möglicher Erklärungsansatz. Andere Erklärungsansätze stellen die Angst vor möglichen Ressentiments bei einer offenen Lebensweise oder auch den Rückzug ins Private in den Vordergrund.

Wie die Selbst- und die wahrgenommene Fremdwahrnehmung von der Realität abweichen können, zeigt das Beispiel einer schwerstpflegebedürftigen lesbischen Frau. Ihr Konzept der Selbstwahrnehmung ist das des „**Menschseins**". Sie sieht sich selbst wie auch andere als Menschen jeweils eigener Individualität. In diesem Konzept spielen für sie Merkmale wie das Geschlecht oder die sexuelle Identität keine Rolle, da sie in der Individualität des Menschseins aufgehen. Als solches sieht sie sich auch von den Pflegenden wahrgenommen:

„Ich glaube, mein Umfeld nimmt mich als Mensch wahr. [I: mhm] So wie ich auch, ja erst mal mein Umfeld wahrnehme. Ich, ich glaube es gibt da keine spezielle Geschlechtszugehörigkeit, du bist eine Frau, deswegen behandelt ich dich so oder anders. Ich glaube, mein Umfeld nimmt mich als Mensch wahr." (G1/130)

Wie sich jedoch in dem von ihr beschriebenen Pflegesetting zeigt, wird ihr entgegen ihrer Wahrnehmung nicht in einem solchen Menschsein begegnet. So werden bspw. ihre spezifischen Bedürfnisse als Frau nicht erfüllt. Sie muss, wie oben bereits ausgeführt, darum kämpfen, spezifische Kleidungsstücke wie Unterwäsche (G1/254) und Accessoires wie ihren Schmuck (G1/86), beides Dinge, die ihre Weiblichkeit betonen sollen, von den Pflegenden angezogen zu bekommen.

Ein Phänomen, welches sich hauptsächlich bei den beiden interviewten Frauen mit körperlicher Behinderung, aber auch in anderen Interviews zeigt (bspw. G8/191), liegt darin, in der Fremdwahrnehmung auf die körperliche Einschränkung reduziert zu werden und somit weder als Frau noch als lesbische Frau wahrgenommen zu werden. Das kommt, so die Beschreibung einer der betroffenen Frauen, einer Entmenschlichung durch die stigmatisierende Reduktion auf ein sichtbares Merkmal gleich:

„Da bin ich irgendwie die Kranke oder die Behinderte oder der <u>Rollstuhl.</u> [I: mh] Letztens sagte jemand zur Assistentin als sie mit dem Hund spazieren war: Das ist doch der Hund von dem Rollstuhl. Da habe ich auch gedacht: Aha [I: mh] da ist gar nichts äh menschlich persönliches mehr, was da kommt!" (G5/46)

Mit einer solchen **Entsubjektivierung** wird das Geschlecht wie auch die lesbische Identität neutralisiert, und die Betroffenen fühlen sich von ihrem Umfeld als Objekt wahrgenommen, wie es zwei pflegebedürftige lesbische Frauen mit den Begrifflichkeiten des Wahrgenommenwerdens als „Neutrum" (G1/225) oder als „Mutantin" (G7/100) beschreiben.

Die Zufriedenheit ist bei den interviewten lesbischen Frauen und schwulen Männern dann am höchsten, wenn die Selbst- wie auch die Fremdwahrnehmung mit der Realität im Pflegesetting übereinkommt. In solchen Fällen wird die Wahrnehmung, wie dies eine befragte pflegebedürftige lesbische Frau ausdrückt, als anerkennend erlebt: „Ich werde positiv wahrgenommen, auch als homosexuelle Frau. [I: Mhm.] – Ähm. --- Gibt es keine Probleme." (G3/20) Die Probandin wird zu Hause durch ihre Mutter als Hauptpflegeperson versorgt. Ein anderes Beispiel für diese Zufriedenheit und dessen Auswirkungen auf das persönliche Wohlbefinden berichtet ein pflegebedürftiger schwuler Mann in einer herkömmlichen stationären Pflegeeinrichtung, in der er und sein Partner ihre Homosexualität offen leben und sich als solche anerkannt fühlen (M6/34). Der Aspekt der Anerkennung in der Fremdwahrnehmung zeigt sich exemplarisch bei einem pflegebedürftigen schwulen Mann im Betreuten Wohnen einer speziellen Einrichtung für HIV-positive Menschen, der sich dort als homosexueller Mann wahrgenommen und durch die ihm zuteilwerdende Pflege und emotionale Zuwendung anerkannt empfindet: „Es ist schwul [...] Die sind alle ... Was die tun ist alles um Sorge um mich." (M2/10)

5.2.2.3 Gemeinschaftserleben mit anderen Homosexuellen

In den Interviews mit den pflegebedürftigen lesbischen Frauen und schwulen Männern zeigt sich ein starker Wunsch, **nicht allein unter ansonsten heterosexuellen Menschen zu sein**. Das betrifft sowohl Mitbewohner_innen wie auch Pflegende und Leitungskräfte von Pflegeeinrichtungen.

Wie das bereits zitierte Beispiel einer bis in die Pflegebedürftigkeit und zum Einzug in eine herkömmliche stationäre Pflegeeinrichtung noch versteckt lebenden lesbischen Frau zeigt (G6/83, 89), kann die Sichtbarkeit einer homosexuellen Pflegekraft, verbunden mit dem anerkennenden Umgang mit dieser vonseiten der Kolleg_innen, mutmachend wirken, sich selbst in der Pflegeeinrichtung zu öffnen. Neben dem **Vorbildcharakter** für das eigene *Outing* findet die Probandin in der offenen Lebensweise eine **Selbstbestätigung** ihrer eigenen Homosexualität. Eine solche Selbstbestätigung erfährt auch ein pflegebedürftiger schwuler Mann in einer herkömmlichen stationären Einrichtung, der gemeinsam mit seinem Partner erkennt, dass es unter den Mitarbeiter_innen anscheinend selbstverständlich ist, ihre Homosexualitäten im Pflegeheim offen zu leben.

„Ja. Wenn wir vorne beim Essen oder am Kaffeetrinken waren, und wie wir runtergeschaut haben, da ist mir schon aufgefallen, äh äh ein Mann so um die vierzig rum hat immer den einen Pfleger abgeholt. Und dann habe ich gesagt, wer ist denn das. Ja das ist der *Vorname des Pflegers* vom Wohnbereich Zwei, wo zuerst dieser *Männername15* war, der ist jetzt in Wohnbereich fünf oben. Und dann hat man gesagt, ähm das der verpartnert ist und das wissen auch unten an der Rezeption, alle wissen das. Da ist der *Vorname des Pflegers*, einen Namen äh vom den Familiennamen weiß ich nicht. Und der hat gleich gesagt, das ist mein Partner. Ja noch was, die *Frauenname14*, die *Frauenname14*, die ist hier beschäftigt, hat ihre Freundin geheiratet. Hat das öffentlich gesagt. Und dann haben wir natürlich zum äh_ zur Hochzeit was ge ... eine Karte gegeben und einen Schein rein getan." (M6/348)

Die Stärkung des Selbstwertgefühls beider Männer respektive die Selbstbestätigung ihrer Identität als Homosexuelle drücken sich besonders im Verhältnis der beiden zu der im Zitat benannten lesbischen Pflegerin aus. Beide pflegen ein freundschaftliches Verhältnis zu ihr, was sich u. a. auch in dem Geschenk zu ihrer Verpartnerung ausdrückt. Auch haben beide Fotos von der Verpartnerung bekommen, die sie dem Interviewer mit Freude zeigen (M6/348). Es war beiden Männern ein Anliegen, den Interviewer mit der lesbischen Pflegekraft bekannt zu machen, jedoch befand sich diese zur Zeit des Interviews auf Reisen mit ihrer frisch verpartnerten Partnerin (P_M6/45).

Wie sich in den Interviews zeigt, ist es homosexuellen Pflegebedürftigen wichtig, andere homosexuelle Menschen in ihrem Umfeld zu haben. Dies bedeutet jedoch nicht, dass diese allzeit und immer in ihrem Umfeld offen leben müssen, wie das Interview eines schwulen Bewohners im Betreuten Wohnen einer stationären Einrichtung mit integrativer Öffnung zeigt. Für den Interviewprobanden ist es wichtig, dass ihm gegenüber eine Offenheit gezeigt wird und er sie, als solche erkennen und zu dem einen oder der anderen Kontakte pflegen kann.

„Und_ähm na ja und, es ist natürlich auch so, dass von der Familie hier etliche Leute anwesend sind in der Arbeit. Und so ein paar kenne ich, und_ähm – nicht alle machen das so ganz offen, das muss auch nicht sein, das äh, aber ähm ich hab dann schon den einen oder anderen Anlaufpunkt." (M1/16)

Für den offen schwul lebenden Probanden ist es wichtig, dass Pflegende sichtbar offen leben können, ohne hingegen Anspruch auf eine für alle Homosexuellen geltende notwendige offene Lebensweise zu erheben. Hierbei muss jedoch bedacht werden, dass dieser Interviewproband im Gegensatz zu der Mehrzahl der anderen Proband_innen in stationären Einrichtungen in einer Einrichtung lebt, in der es anscheinend überdurchschnittlich viele homosexuelle Mitarbeiter_innen gibt. Ihm kommt es nicht darauf an, dass alle offen leben respektive in der Einrichtung, als solche sichtbar sind, da er eine für sich ausreichende Anzahl offen lebender Pflegender erkennt, mit denen er auch Kontakt pflegen kann. Dieser Kontakt zu Gleichgesinnten ist für ihn ein wichtiges Bedürfnis, welches er durch den Kontakt zu denjenigen, die ihre Homosexualität offen leben, befriedigen kann. Auf dieses Bedürfnis weist u. a. seine Ausdrucksweise der Zugehörigkeit zur **„homosexuellen Familie"** hin. Sie steht für eine besondere Verbundenheit, die seiner Sozialisation als schwuler Mann entspricht. Dieser Sprachgebrauch weist auf eine Zusammengehörigkeit einer sexuellen Minderheit in einer ansonsten heterosexuellen Mehrheitsgesellschaft hin, welche der Proband auch in der Pflegeeinrichtung für sich in Anspruch nimmt. Er fühlt sich mit homosexuellen Menschen in seinem Umfeld verbunden und sucht den Kontakt zu ihnen. Auch hier zeigt sich wieder die Suche nach der Selbstbestätigung durch den Kontakt zu Gleichgesinnten.

Im Kontext des Daseins „unter Gleichgesinnten" können auch die in einigen Interviews pflegedürftiger lesbischer Frauen und schwuler Männer in der ambulanten oder familiären Pflege formulierten Wünsche gesehen werden, im Falle einer notwendigen stationären Unterbringung in einer Einrichtung zu leben, wo auch andere lesbische Frauen und/oder schwule Männer sind. Hierbei gehen die Wünsche weniger in die Richtung einer speziellen Einrichtung für lesbische Frauen und/oder schwule Männer, vielmehr werden mehrheitlich **integrative Einrichtungen gewünscht**. Unter den befragten pflegebedürftigen schwulen Männern befindet sich nur ein Proband, der explizit auf die Unterbringung in einem allein für homosexuelle Menschen ausgerichteten Kontext besteht. Zur Zeit des Interviews befindet er sich in einer solchen Pflege-WG. Sollte sich dies ändern, sollten also heterosexuelle Menschen in die Pflege-WG einziehen, hegt er die Absicht, die Einrichtung wieder zu verlassen (H14/70–71). Auch wünscht sich eine befragte Pflegefachkraft eine Arbeitssituation in einer Einrichtung allein für homosexuelle Pflegebedürftige, in der nur homosexuelle Pflegende arbeiten (HG2/215). Nur eine lesbische Probandin verneint im Interview explizit die Notwendigkeit spezieller Einrichtungen. Jedoch begründet sie ihre Argumentation mit einem offenen und anerkennenden Klima, in dem Homosexuelle wie selbstverständlich dazugehören und in dem auf deren Bedürfnisse als homosexuelle Menschen ebenso selbstverständlich eingegangen wird, das sie für gegeben hält. Als Beispiel für dieses Eingehen benennt sie das Vorhandensein von lesbenspezifischen Magazinen:

„Also, aus Sicht der -- Emanzipation der Homosexualität glaube ich nicht, dass wir ein explizit lesbisches oder schwules Krankenhaus brauchen. Wir brauchen auch keine lesbischen oder schwulen Pflegeheime. Sondern, Homosexuelle sollten so in der Gesellschaft eingebunden sein, dass wir uns in jeder Zeit überall wohlfühlen können. Dass, wir eben keine Besonderheit in dem Sinn sind, sondern, dass, wenn wir eben lieber ein Gay-Magazin lesen wollen, auch diese gebracht bekommen." (G3/66)

Aus Sicht der Forschenden bezieht sie sich mit ihrem Wunsch auf einen Zustand der Selbstverständlichkeit, den es nach den Interviews derzeit nur in speziellen Einrichtungen für schwule Männer gibt.

Wie wichtig es den befragten Pflegebedürftigen ist, als homosexueller Mensch nicht allein unter heterosexuellen Menschen zu sein, zeigen die Interviews mit einer Pflegebedürftigen und ihrer Partnerin (G8) und mit einem schwulen Mann im Betreuten Wohnen (M1):

„[Nur das,] dürfte[n] auch Heteros drin sein. [G8P: Ja] Dürften so ... man ist [G8P: sollte gemischt] halt ... ist halt immer doof, wenn du wenn die einzige dazwischen bist, so." (G8/587)

„Schön ist es schon, wenn man jetzt nicht im Ghetto lebt, aber dass ein paar Leute da sind, wo mein weiß, die sind auch von der Familie. Irgendwo hat man da einen Berührungspunkt." (M1/165)

Auch spielt das Geschlecht der Mitbewohner_innen und besonders der Pflegenden eine besondere Rolle, worauf im Kapitel zu den Handlungs- und Interaktionsstrategien eingegangen werden wird.

5.2.2.4 Bedürfnisse homosexueller Pflegebedürftiger

Bedürfnisse sind zunächst allgemeine, auf jeden anwendbare Zustände. Es handelt sich um Wünsche oder auch Ansprüche, die oftmals auch aus einem Mangel heraus resultieren können. Zur Eingrenzung soll es folgend weder um allgemeine Bedürfnisse noch um solche gehen, die aus der Pflegebedürftigkeit heraus resultieren. Im Kontext der Theorie der Anerkennung von Homosexualitäten in der Altenpflege geht es in diesem Kapitel um spezifische, aus der Homosexualität der Pflegebedürftigen heraus resultierende Bedürfnisse sowie um deren Einwirken auf die Lebenssituation der Betroffenen. Wobei sich zeigen wird, dass die Bedürfnislagen nicht immer trennscharf voneinander abgrenzbar sind. Es geht aber auch um Faktoren, die beeinflussend auf die Bedürfnisse homosexueller Pflegebedürftiger einwirken.

Ein verbreitetes Bedürfnis unter den befragten pflegebedürftigen lesbischen Frauen und schwulen Männern ist der Wunsch, **nicht allein unter ansonsten heterosexuellen Menschen zu sein.** Dieses Bedürfnis wurde im Kapitel zum Gemeinschaftserleben mit Gleichgesinnten bereits erläutert. An dieser Stelle relevant ist der beeinflussende Faktor des gelebten Bewusstheitskontextes auf dieses Bedürfnis. Der Wunsch, als homosexueller Mensch nicht allein unter ansonsten heterosexuellen Menschen zu sein, kann nur von denjenigen geäußert werden, die ihre Homosexualität offen gegenüber ihrem Umfeld leben, oder von denjenigen, die es nicht tun, sich jedoch eine Situation wünschen, in denen sie es könnten. Ersteres belegt das bereits an anderer Stelle zitierte Beispiel eines pflegebedürftigen schwulen Mannes in einer herkömmlichen stationären Einrichtung, der aufgrund seines gegenüber den Mitbewohner_innen und auch gegenüber den Pflegenden geschlossen gehaltenen Bewusstheitskontextes als homosexueller Mensch keine Bedürfnisse äußern kann. Es verbietet sich für den Probanden, als „Geschlechtsperson" (H8/79), wie er dies nennt, Bedürfnisse zu äußern. Der Wunsch, in einer Situation der Offenheit zu leben, zeigt sich am Beispiel eines pflegebedürftigen Mannes, der ebenso wie vorangegangener Proband in einer herkömmlichen stationären Einrichtung lebt. Auf die Frage, ob es ihm wichtig wäre, dass sein Umfeld von seiner Homosexualität weiß, antwortet er, dass es eine Befreiung sein könnte. Seine jetzige Situation beschreibt er als einen Zustand der Maskierung (M5/45). Was für den Probanden eintreten müsste, damit er seine Homosexualität offen zeigen kann, kann nicht gesagt werden. Auch kann aus dem Interview nicht abgeleitet werden, dass ein solches Bedürfnis besteht. Im Interview antwortet er, wie oben beschrieben, im Konjunktiv mit erheblichen Zweifeln: „Oh vielleicht, xxx freier. [I: mhm] So muss ich diese Maske tragen." (M5/45) Die Energie des Probanden ging selbst im Interview dahin, vor seinem Umfeld nicht geoutet zu werden. Das ging so weit, die Interviewer zu bitten, seine Einverständniserklärung zur Teilnahme an der Forschungsarbeit seinem anwesenden Betreuer der örtlichen AIDS-Hilfe zu übergeben, damit sie nicht von den Pflegenden gefunden wird. Es kann davon ausgegangen werden, dass eine Frage nach möglichen Veränderungen, die eine offene Lebensweise ermöglichen, im Hinblick auf eine oftmals über Jahrzehnte trainierte teilweise oder gänzlich versteckte Lebensweise nicht einfach zu beantworten ist. Ansätze hierzu aus dem Datenmaterial dieser Forschungsarbeit werden im Kapitel (5.3.3) zu den Handlungs- und Interaktionsstrategien unter den Aspekt der Anpassung des Identitäts- und Stigma-Managements dargestellt. Die Forschenden können an dieser Stelle nur auf die bereits an anderer Stelle zitierte lesbische Frau (G6) hinweisen, die ein starkes Bedürfnis entwickelt, sich in der Phase der Schwerstpflegebedürftigkeit und vor dem nahenden Tod gegenüber ihrer Umwelt zu öffnen. Dies tut sie – wie beschrieben – nachdem sie sich rückversichert hat und angespornt durch die für sie erkennbar offene Lebensweise eines homosexuellen Pflegenden.

Diese Beispiele weisen auf eine **Hierarchie der Bedürfnisse** hin. Um als Pflegebedürftiger spezifische, aus der Homosexualität heraus resultierende Bedürfnisse äußern zu können, müsste zunächst das übergeordnete Bedürfnis eines offenen Bewusstheitskontextes befriedigt werden, sofern es vorliegt. Bei nicht allen befragten Proband_innen, die ihre Homosexualität nicht offen gegenüber ihrem Umfeld leben, ist dies der Fall. So erklärt bspw. ein pflegebedürftiger schwuler Mann in der ambulanten Pflege, dass seine Homosexualität in der Interaktion mit den Pflegenden keine Rolle spiele (M7/55). Jedoch hat dieser Proband in seiner Pflegebedürftigkeit einen schwulen Freundeskreis, womit er seine spezifischen Bedürfnisse in diesem Kontext befriedigen kann. In seiner jetzigen Situation ist es ihm möglich, unterschiedliche, jeweils auf den Kontext bezogene Bewusstheitskontexte zu pflegen, bspw. eine offene Lebensweise gegenüber seinen Freunden und einen geschlossenen Kontext im Pflegesetting, was einer teiloffenen Umgangsweise entspricht[149].

Diejenigen unter den Interviewproband_innen, die in einer Partner_innenschaft leben oder sich eine solche für die Zukunft vorstellen könnten, ist es ein starkes Bedürfnis, **gemeinsam mit der Partnerin/dem Partner zu leben** und im Falle einer notwendigen stationären Einrichtung gemeinsam dort untergebracht zu werden. So berichtet eine bereits oben diesbezüglich zitierte pflegebedürftige lesbische Frau, die aus heutiger Sicht als *Single* weniger Wert auf eine offene Lebensweise bei einer möglicherweise notwenigen stationären Unterbringung legt, dass dies sich bei Eintreten einer Partnerinnenschaft ändern werde. Ihr derzeitiger Plan ist, im Falle einer notwendigen stationären Unterbringung in eine religiös geleitete Einrichtung zu gehen, deren Glaubensgrundsätze sie teilt, über deren konservative Einstellungen sie sich jedoch auch bewusst ist. Im Falle einer Partnerinnenschaft beabsichtigt sie, gegen diese Einstellungen zu kämpfen und ein gemeinsames Zimmer durchzusetzen (G4/80). Einem befragten lesbischen Paar ist das Bedürfnis nach Gemeinsamkeit so wichtig, dass sie auch bei Krankenhausaufenthalten ein zweites Bett hinzustellen lassen und dies wenn nötig erkämpfen, damit die gesunde Partnerin auch dort übernachten kann (G8/483). Ein solches Bedürfnis, mit der Partnerin/dem Partner auch in der Pflegedürftigkeit zusammenzuleben, ist zunächst kein spezifisch homosexuelles Bedürfnis. Jedoch korreliert dieses Bedürfnis mit dem o. g. Bedürfnis, nicht allein unter heterosexuellen Menschen zu leben. Ein Hinweis hierauf gibt das zuletzt

---

149 Hierzu mehr im Kapitel zu den Handlungs- und Interaktionsstrategien unter dem Aspekt der teiloffenen Identitätskonstruktion.

genannte lesbische Paar. Im Interview schwingt unterschwellig der Wunsch mit, im Alter und auch in der Pflegebedürftigkeit zusammenbleiben zu wollen (G8/576). Jedoch wissen beide wie auch die Interviewerin, dass es aufgrund der Erkrankung und dem daraus unmittelbar nahenden Tod der pflegebedürftigen Partnerin nicht mehr möglich sein wird. So wünschen sich beide für die zurückbleibende Partnerin im Bedarfsfall eine integrative Einrichtung, in der auch andere lesbische Frauen wohnen (G8/582).

Wie sich in einem Interview mit einem schwulen Paar zeigt, können die Bedürfnisse im Falle einer Pflegebedürftigkeit eines Partners sich bezüglich der Wohnformen zwar auf Gemeinschaft richten, jedoch muss das nicht bedeuten, rund um die Uhr im gemeinsamen Wohnraum gepflegt zu werden. Aufgrund der temporären Schwerstpflegebedürftigkeit eines der beiden Partner entscheiden sie beide für dessen Unterbringung in einer stationären Einrichtung. Der nicht-pflegebedürftige Partner verbringt täglich mehrere Stunden bei seinem Partner. Aufgrund dieser Situation erfährt er eine Entlastung, was ihm auch die Möglichkeit gibt, Freunde zu besuchen oder an einer schwulen Seniorengruppe zu partizipieren. Der pflegebedürftige Partner hingegen fühlt sich gut aufgehoben und sicher versorgt in der stationären Einrichtung. Beide sind nach anfänglichem Trennungsschmerz (M6/59–63) mit der Situation zufrieden. Sie berücksichtigt die Bedürfnisse beider und schützt auch vor der Überforderung des nicht-pflegebedürftigen Partners.

„Und ich mache mein Leben und er macht seins. [I: mhm] Er soll auch ausgehen. Er soll auch zu *schwule Seniorengruppe* gehen ab und zu, aber ich in meinem Alter, ich brauche das nicht mehr und ich g_gew geh auch nicht." (M6/98)

Wichtig ist hingegen beiden die Befriedigung ihres Bedürfnisses, regelmäßig gemeinsame Zeit zu verbringen. Voraussetzung hierfür ist für beide eine offene Lebensweise im Pflegesetting, was ihnen in der Einrichtung gut gelungen ist, von der sie sich als schwules Männerpaar akzeptiert fühlen.

Das Beispiel des befragten schwulen Paares weist auf ein weiteres Bedürfnis hin, welches auch hier übergeordnet ist und welches wiederum mit den bisher benannten Bedürfnissen korreliert. Es geht um die **Möglichkeit der offenen Lebensweise**. Diejenigen pflegebedürftigen Interviewproband_innen, die ihre Homosexualität offen leben, möchten es auch weiterhin tun[150]. Das betrifft insbesondere die Situation einer möglicherweise notwendigen stationären Unterbringung. Dieses Bedürfnis nach einer weiterhin offenen Lebensweise drückt sich in mehreren Dimensionen aus. Während bspw. bei einem schwulen Mann im Betreuten Wohnen der Fokus eher darauf liegt, vor Diskriminierung geschützt zu werden (M1/15), geht das Bedürfnis einer befragten lesbischen Frau dahin gehend viel weiter. Sie möchte ihre homosexuelle Identität im Alltag des Pflegesettings berücksichtigt sehen. Aus ihrer Erfahrung zurückliegender Krankenhausaufenthalte zieht sie einen Vergleich

---

150   Siehe hierzu in Kapitel 5.3 zu den Handlungs- und Interaktionsstrategien unter dem Aspekt der offenen Umgangsweise mit der Homosexualität.

mit dem dortigen Kiosk und mit der Krankenhausbibliothek. Sie erwartet, selbstverständlich eine Lesbenzeitschrift zu bekommen respektive lesbische Literatur bestellen zu können, ohne sich hierfür rechtfertigen zu müssen oder Angst haben zu müssen, auf Ressentiments zu stoßen (G3/66).

„Dass ich eben, wenn ich sage, ich hätte so gerne die L-mag, dass der Kioskbesitzer eben diese Zeitung besorgt ohne gleich irgendwelche Krätze zu kriegen. Ähm, dass es eben vollkommen normal ist, solche Zeitungen auch im Repertoire zu haben [...] Ich möchte einfach da sagen, so das und das hätte ich gern. [...] Oder, – ja, das ist so eigentlich das kann man sich wünschen, das wird aber sehr schwer zu erfüllen sein, dass es eben auch entsprechende Bücher in der Krankenhausbibliothek gibt. Weil, da fahren sie ja auch immer mit dem Wagen herum. Und dass, wenn ich zu der Person, die den Wagen bestückt hat, sagen kann: so haben sie von der und der, haben sie Rita Mae Brown oder sonst irgendwas da. Das die vielleicht nicht ‚Wer ist denn das?' macht, sondern, dass eben auch lesbisch-schwule Autoren bekannt sind. Und äh das kein Problem ist, solche Bücher zu besorgen." (G3/66)

Dieses Bedürfnis ist Ausdruck ihres Verständnisses von Pflegesettings, ob im Krankenhaus oder im Pflegeheim, **mit Selbstverständlichkeit als Homosexuelle vorzukommen**, dass eine Betonung ihrer gleichgeschlechtlichen Lebensweise nicht mehr nötig wird, womit sich für sie auch spezielle Einrichtungen erübrigen (G3/66). Beide Beispiele, die wie ein Kontinuum aufgespannt werden können, in dem sich zwischen den benannten beiden Polen die weiteren Bedürfnisse der offenen Lebensweise verorten lassen, weisen auch auf das eingangs genannte Resultieren von Bedürfnissen aus Mangelsituationen hin. Sowohl das Bedürfnis nach einem diskriminierungsfreien Raum respektive dem Schutz vor Diskriminierung wie auch das Bedürfnis im Alltag wie selbstverständlich als homosexueller Mensch vorzukommen, resultieren aus den alltäglichen Erfahrungen, dass beides eben nicht so ist. Es sind die in ihrer Sozialisation gemachten Alltagserfahrungen der hier befragten lesbischen Frauen und schwulen Männer, aus denen die benannten Bedürfnisse respektive die Ansprüche gegenüber Pflegediensten und Pflegeeinrichtungen resultieren.

Das Beispiel des o. g. pflegebedürftigen schwulen Mannes, der keine Bedürfnisse als „Geschlechtsperson" äußern kann, hat eine zweite Dimension, die es bei der Berücksichtigung spezifische Bedürfnisse zu beachten gilt. Anhand seines Interviews wie auch anhand eines Interviews mit einer pflegebedürftigen lesbischen Frau wird deutlich, dass spezifische Bedürfnisse durch Bedürfnisse aus der Pflegebedürftigkeit heraus überlagert werden können. Diese **Überlagerung von Bedürfnissen** drückt sich dahin gehend aus, dass befragte pflegebedürftige Proband_innen zunächst auf die Befriedigung von Bedürfnissen aus ihrer Pflegebedürftigkeit fokussiert sind, bevor sie spezifische, die Homosexualität betreffende Bedürfnisse bekunden können. Bei dem männlichen Probanden in einer herkömmlichen stationären Pflegeeinrichtung drückt sich das in dem von ihm als personell unterbesetzt wahrgenommenen Pflegesetting aus, vor dem er sich bemüßigt fühlt, nur für „das Notwendigste" zu klingeln (H8/30). Die lesbische Probandin in der ambulanten Pflege erstellt sich in einer ähnlichen Situation eine gedankliche Prioritätenliste dessen, was in jedem Fall erledigt werden soll und dessen, auf das sie vor dem Hintergrund der mangelnden Zeit der Pflegenden verzichtet, obwohl dieser Verzicht konträr zu ihren im Interview deutlich formulierten Bedürfnissen „sich als Frau zu fühlen" (G1/86) und als „lesbische Partnerin zu fühlen" (G1/254) steht:

> „...dann äußere ich, ähm, ähm beispielsweise, die das eine Mundpflege notwendig ist, dass das da für mich auch kein, keine Diskussion darüber [I: mhm] kann, ä_ä_ähm, aber beispielsweise, ähm, wenn nicht eingecremt wird, oder wenn nicht gefragt wird, welche Creme möchten Sie oder du heute, dass es mir dann egal ist, dass es dann ähm nicht so wichtig ist oder wenn es zu schwierig ist einen BH anzuziehen, dass ich dann darauf verzichte, [I: mhm] ähm – weil mir dann andere Sachen wichtiger sind." (G1/91)

Das Interview einer pflegebedürftigen lesbischen Probandin in der Versorgung durch ihre Partnerin weist exemplarisch auf die Rolle **fehlender grundlegender Rahmenbedingungen** hin, um überhaupt spezifische Bedürfnisse umsetzen zu können. So beschreibt sie ihren erfolglosen Kampf um eine barrierefreie Wohnung oder entsprechende Hilfsmittel wie bspw. ein Fahrstuhl, um in ihrer körperlichen Verfasstheit sicher ihre Wohnung verlassen zu können (G7/46–49). Gleiches trifft auf eine Schwulenbar, wie sie sie benennt zu, die sie vor der Pflegebedürftigkeit mit ihrer Partnerin regelmäßig besuchte. Aufgrund des Treppenaufgangs vor der Bar kann sie diese Besuche nicht mehr fortführen (G7/58). Beide Beispiele zeigen, um spezifische, aus der Homosexualität heraus resultierende Bedürfnisse halbwegs realistisch erscheinen zu lassen, müssen zunächst **Bedürfnisse der Rahmung** berücksichtigt werden wie bspw. das der notwendigen Mobilität. Letzteres beschreibt auch eine weitere pflegebedürftige lesbische Frau, die aufgrund ihres Rollstuhls auf einen Fahrdienst angewiesen ist, um bspw. Veranstaltungen zu besuchen. Die Anstrengungen der Koordination des Fahrdienstes und des An- und Auskleidens durch den Pflegedienst überlagern ihr Bedürfnis, an Veranstaltungen teilzunehmen (G1/261).

Weitere Bedürfnisse sollen an dieser Stelle nur der Vollständigkeit halber benannt werden, da an anderer Stelle ausgeführt. Es geht um das Bedürfnis der **Unterbringung in innenstadtnahen Einrichtungen** (bspw. M5/21 und H8/19) seitens einiger Proband_innen, um gewohnte Kontakte und andere Gewohnheiten, die auch die lesbische und schwule Lebensweise betreffen, fortführen zu können, bspw. Szenebesuche. Ebenso sollen das Bedürfnis nach **körperlicher Sexualität** und nicht zuletzt das von den lesbischen Interviewprobandinnen benannte Bedürfnis, **in Frauenbezügen untergebracht zu sein**, hier nicht unerwähnt bleiben.

5.2.2.5 Einflüsse des Lebensorts

Der Lebensort der pflegebedürftigen lesbischen Frauen und schwulen Männer wirkt in mehrdimensionaler Weise auf deren Lebenssituation ein. In den Interviews zeigen sich die Dimensionen des **Lebensortes** im Sinne des Stadtteils, in dem die Pflegebedürftigen in ihrer Stadt leben, des **Pflegesettings**, der **sozialen Ressourcen** und der **Nähe zur Szene**, die miteinander verwoben auf die Lebenssituation der befragten pflegebedürftigen lesbischen Frauen und schwulen Männer einwirken. Auf das unmittelbare Einwirken des Pflegesettings wurde bereits in Kapitel 5.1 zu den Ursachen und Kontextbedingungen der Theorie der Anerkennung von Homosexualitäten in der Altenpflege eingegangen. In diesem Kapitel wird es im Schwerpunkt um die **Auswirkungen eines Ortswechsels** auf die Wechselwirkung o. g. Dimensionen gehen, da anhand dessen die Auswirkungen einer möglichen Veränderung in diesem Gefüge am besten gezeigt werden können.

Da es in dieser Forschungsarbeit weitestgehend nicht gelang, pflegebedürftige Interviewpartner_innen aus dem ländlichen Raum zu gewinnen, kann nichts über dessen Einwirken in Verbindung mit dem sozialräumlichen Gefüge gesagt werden. Nur eine befragte lesbische Frau lebt im ländlichen Raum. Alle anderen in dieser Forschungsarbeit befragten pflegebedürftigen lesbischen Frauen und schwulen Männer leben in Städten. Hintergrund hierfür ist zum einen die schwierige Erreichbarkeit im Kontext der Akquise pflegebedürftiger lesbischer Frauen und schwuler Männer in ländlichen Regionen und ebensolcher Einrichtungen. Zum anderen kann hier die in einigen Interviews sichtbare bewusste Entscheidung der Pflegebedürftigen herangezogen werden, bereits in frühen Lebensjahren in eine Stadt zu ziehen, um dort – offen, oder auch versteckt im Schutz der Anonymität der Großstadt – an der Infrastruktur homosexuellen Lebens zu partizipieren, wie der Proband H14, der früher in verschiedenen europäischen Großstädten gelebt hat und sich auch für die notwendige stationäre pflegerische Betreuung für ein Haus in direkter Anbindung an die lokale schwule Szene in einer Millionenstadt entschieden hat (H14/9, 17). Ausschlaggebend für den Einfluss der jeweiligen Stadt auf die Lebenssituation der Proband_innen in der Pflegebedürftigkeit sind im Grunde drei Faktoren zu benennen respektive Fragen zu stellen: Handelt es sich erstens um das **gewohnte und selbst gewählte Wohnumfeld**? In welchem **Stadtteil** erfolgt zweitens die stationäre Unterbringung im Kontext eines Ortswechsels mit welchen Folgen? Und in welcher **Nähe zur Szene und/oder anderen gewohnten Orten** steht drittens der gegenwärtige Lebensort?

Wie oben bereits im Kontext des Situationserlebens der Pflegebedürftigkeit gezeigt wurde, wird deren Eintritt als Zäsur für das komplette Leben erlebt. Diese Zäsur findet ihre Verschärfung, wenn ein **Ortswechsel in eine stationäre Betreuung** notwendig wird. Ein solcher Ortswechsel hat bei denjenigen, die diesen erfahren haben/mussten, erhebliche **Auswirkungen auf gewohnte Kontakte und Freizeitbeschäftigungen**. Sofern die Proband_innen keine Unterstützung erfahren, wie sie oben am Beispiel einer speziellen Einrichtung für schwule Männer beschrieben wurden, die den Pflegebedürftigen Begleitungen zur Verfügung stellt, kann ein solcher Ortswechsel den **drohenden kompletten Abbruch bisheriger sozialer Kontakte** bedeuten. Das zeigt das Beispiel eines pflegebedürftigen schwulen Mannes, der nach mehreren Krankenhausaufenthalten nach seinem letzten Aufenthalt direkt in ein Pflegeheim umzieht. Organisiert wird es, mit der Zustimmung des Pflegebedürftigen, von dessen Betreuer. Aufgrund der zu dieser Zeit zur Verfügung stehenden Heimplätze und auch – so die Erklärung des Pflegebedürftigen –

aufgrund der Nähe der Einrichtung zum Wohnort des rechtlichen Betreuers, wurde ein Heimplatz am Stadtrand gefunden. Der Pflegebedürftige hätte für sich hingegen, sofern ihm dies möglich gewesen wäre, einen Heimplatz in der Innenstadt gesucht (H8/19). Obwohl sich der Pflegebedürftige mittlerweile eingelebt hat, – „Und äh ä_h jetzt g_es gefällt mir auch ganz gut." (H8/19) –, führt dieser Wechsel an den Stadtrand zu einer Situation der **Isolation im Pflegesetting**, wie bereits an anderer Stelle in dieser Forschungsarbeit erläutert. Gewohnte und regelmäßig gepflegte Kontakte zu seinen früheren Nachbar_innen (H8/57) und auch sein sexuelles Verhältnis zu einem verheirateten Mann (H8/42) brachen komplett ab. Ebenso ergeht es einem anderen pflegebedürftigen schwulen Probanden, der vor der Pflegebedürftigkeit mit seinem vermeintlichen Partner zusammenlebte und in diesem Kontext bedingt seine ansonsten versteckt gehaltene Homosexualität ausleben konnte. Mit dem Ortswechsel in das Setting einer stationären Pflegeeinrichtung, in der er darauf bedacht ist, nicht als homosexuell erkannt zu werden, bestehen keine Möglichkeiten für ihn mehr, seinen gewohnten Kontakten und Aktivitäten als schwuler Mann nachzugehen. Dieser Teil seines Lebens bricht komplett ab (M5). Wie diese Situation nach einem Ortswechsel respektive der Verlagerung des Pflegesettings in eine stationäre Einrichtung von den Pflegebedürftigen erlebt wird, zeigt das Interview mit einer pflegebedürftigen lesbischen Frau, die ebenso vor ihrer Pflegebedürftigkeit nicht offen lebte, trotzdem aber ein lesbisches Leben führen konnte, was in ihrer gegenwärtigen Situation für sie nicht mehr möglich scheint:

> „Also i_i_ch ich habe vorher immer irgendwie äh Partnerinnen gefunden, ähm – ohne da eine Anzeige aufzugeben. Sondern ich habe halt ähm ähm -- wenn ich draußen war irgendwo immer welche Lesben getroffen und ähm das war halt und dann ist eben plötzlich der Blitz eingeschlagen und ich wusste plötzlich, ähm das ist ne Frau in die ich mich verliebt habe und dann eben äh war es dann halt auch so. Und ähm ja heute ist es halt äh ein wenig arg viel anderster [I: hm] und ähm da ähm ähm finde ich halt ums Verrecken keine Freundin mehr." (G6/71)

Am Beispiel dieser Probandin werden die Auswirkungen das o. g. Wechselspiel der gegenseitigen Beeinflussung von Lebensort und Pflegesetting, hier im Beispiel zusätzlich beeinflusst durch den Grad der Pflegebedürftigkeit und der damit verbundenen Einschränkung, besonders deutlich.

In einigen Interviews fällt auf, dass die Pflegebedürftigen in solchen und ähnlichen Situationen wie o. g., keine Unterstützung durch Pflegende und/oder andere Beschäftigte oder ehrenamtlich Tätige erfahren, um ihre gewohnten Kontakte aufrechtzuerhalten und so den Auswirkungen der mit dem Ortswechsel eintretenden gravierenden Veränderung entgegenzuwirken. Es fällt jedoch auch auf, dass es anscheinend keine Anstrengungen ihrer früheren Freund_innen und Nachbar_innen gibt, die Kontakte ihrerseits zu pflegen. Von daher muss in solchen Fällen ein **beiderseitiger Kontaktabbruch** festgestellt werden, den Pflegende respektive Pflegeeinrichtungen nur bedingt kompensieren könnten. Hier stellt sich vielmehr die **Frage nach einer sorgenden Gemeinschaft**, um Menschen in der Pflegebedürftigkeit vor der drohenden Isolation zu schützen. Ein Beispiel hierfür zeigt sich bei einem pflegebedürftigen schwulen Probanden, der von seinen Freund_innen regelmäßig besucht wird und die ihrerseits auch dafür sorgen, dass der Proband eine gewisse Menge an Taschengeld zur Verfügung hat (M2/35–37).

Wie ebenso oben anhand spezieller Einrichtungen für schwule Männer erläutert, spielt die Nähe zur Szene oder zu anderen gewohnten Orten, wie auch das Angebot an Begleitdiensten, eine wichtige Rolle für Pflegebedürftige. Hierbei haben gewohnte Kontakte in die Szene und/oder zu gleichgesinnten Freund_innen einen sowohl identitätsstiftenden wie auch identitätserhaltenden Charakter. Daher kann mit der Pflegebedürftigkeit ein **Verlust identitätswirksamer Kontakte** einhergehen, sei es durch die körperliche Verfasstheit in Korrelation mit einem vorgenommenen Ortswechsel oder auch durch das Fehlen von Begleitungen, wie des im Kontext der Erfahrungen Pflegebedürftiger in speziellen Einrichtungen erläutert wurde (s. o.), oder personellen Ressourcen, wie im folgenden Kapitel beschrieben wird.

5.2.2.6 Soziale/personelle Ressourcen

Wie schon in den vorherigen Kapiteln deutlich wurde, geht mit dem Eintritt der Pflegebedürftigkeit und insbesondere mit einem damit verbundenen Ortswechsel die **drohende Isolation** einher. Wenn keine sozialen Ressourcen im Sinne von Freund_innen oder anderer Menschen vorhanden sind, die den Kontakt pflegen, und es keine sog. Begleitdienste oder Ähnliches gibt, um selbst Kontakte pflegen zu können, werden womöglich das Internet und/oder der Fernseher die einzigen Verbindungen zur Außenwelt, wie es Pflegebedürftige beschreiben:

„... übrigens, Fernsehen ist der einzige Kontakt zur Außenwelt." (H6/169)
„Deswegen habe ich hier noch meinen meinen PC. Und äh_m dann bin ich noch ein bisschen mit der Welt verbunden." (H8/45)

Der zitierte Pflegebedürftige begründet seinen Computer mit fehlenden Besuchen und mit der von ihm auf die personelle Unterbesetzung zurückgeführte fehlende Zeit Pflegender, sich über die Grundpflege hinaus mit ihm zu beschäftigen (H8/30, 45). Es ist bei ihm davon auszugehen, obgleich es dies nicht explizit formuliert, dass er über das Internet und entsprechende *Chat*portale mit anderen schwulen Männern virtuell in Verbindung steht.

Wie oben am Beispiel des Pflegebedürftigen M2 beschrieben, haben soziale Kontakte wichtige Funktionen und nehmen damit unmittelbaren Einfluss auf das Wohlbefinden der Pflegebedürftigen. Bei ihm sind es die regelmäßigen Besuche, wie auch die finanzielle Unterstützung, von denen er profitieren kann. Insbesondere die Besuche empfindet er als **Wertschätzung** seiner Person:

„Meine Freunde sind immer sehr treu zu mir geblieben. [I: mhm] Und ich weiß nicht warum? Ich habe es nicht verdient. [...] Die sind so lieb zu mir. Ich bin so glück ... Ich bin begnadigt. [I: mhm] Es ist eine Gnade so, so Freunde zu haben, wirklich." (M2/38)

Einen hohen Stellenwert bei gewohnten sozialen Kontakten nehmen die **persönliche Ansprache** und die **Vertrautheit** ein. Das zeigt sich bspw. bei einer pflegebedürftigen lesbischen Frau, die im häuslichen Setting von ihrer Partnerin versorgt werden kann und die gemeinsam mit ihr und ihrer Hilfe den gewohnten Kontakt zu Freund_innen pflegen kann. Auf diese Weise kann die Pflegebedürftige in ihrer schwierigen Situation und vor dem Hintergrund des nahenden Todes eine gewisse Zufriedenheit entwickeln, welche auch aus der Vertrautheit der sozialen Umgebung resultiert, was sich sehr deutlich im Interview zeigt (G8).

Die Wertschätzung durch soziale Kontakte und deren positiver Einfluss auf das Wohlbefinden können neben den gewohnten sozialen Kontakten auch aus Beziehungen zu Pflegenden gewonnen werden, wie das bereits mehrfach zitierte Beispiel eines pflegebedürftigen schwulen Mannes in einer herkömmlichen Einrichtung zeigt, der sich mit einer lesbischen Pflegenden angefreundet hat und von dieser – so scheint es – auch über die Durchführung von pflegerischen Maßnahmen hinaus aufgesucht wird (M6/348–352). Diese Verbindung trägt mit dazu bei, dass sich der Proband in der Pflegeeinrichtung wertgeschätzt fühlt: „Ja, ich bin sehr beliebt und ich mög ... mag alle und alle mögen mich." (M6/15) In dieser engen Verbindung eines Pflegebedürftigen zu einer Pflegenden stellt sich die im Kapitel zur Anerkennung gestellte Frage, ob jenseits der von Honneth benannten Primärbeziehungen nicht auch aus solchen Beziehungen eine emotionale Anerkennung gezogen werden kann, die sich positiv auf das Selbstvertrauen der Pflegebedürftigen auswirkt. Das wird im Kapitel (7.0) zur abschließenden Diskussion der Ergebnisse dieser Forschungsarbeit aufgegriffen werden. Hingegen verstärkt das Fehlen gewohnter sozialer Kontakte in Verbindung mit fehlenden persönlichen Kontakten zu Pflegenden das Gefühl der Einsamkeit, wie dies ein pflegebedürftiger Proband für sich feststellt, dem es aufgrund seiner versteckt gehaltenen Homosexualität zeitlebens nicht gelang Freundschaften aufzubauen, und dessen **Einsamkeit** sich nun in der Pflegedürftigkeit fortführt: „Ja_. Ich lebte immer alleine. – Ich war auch alleine." (H8/12) Und: „Im Grunde war ich mein Leben lang einsam!" (H8_P/39) Sein Einsamkeitsempfinden ist insbesondere dann sehr groß, wenn er aus gesundheitlichen Gründen sein Bewohnerzimmer nicht verlassen kann. In solchen Situationen, wie oben bereits zitiert, wird dem Probanden stets seine Einsamkeit und das Fehlen sorgender Menschen in seinem Umfeld bewusst (H8/30). Neben der persönlichen Ansprache und der damit verbundenen Wertschätzung nehmen soziale Kontakte für Pflegebedürftige auch im Sinne einer **Hilfe bei der Alltagsbewältigung** eine wichtige Rolle ein. So konnte oben zitierter Proband H8 vor dem Umzug in eine stationäre Pflegeeinrichtung auf die Hilfe einer Nachbarin zurückgreifen, die für ihn mitkochte, wodurch eine regelmäßige und gesunde Ernährung gesichert war (H8/12).

Die bis hierher beschriebenen Einflussnahmen sozialer Ressourcen sind zunächst nicht in jedem Fall spezifisch für homosexuelle Pflegebedürftige. Es ist erwartbar, dass sich bei vergleichbaren Untersuchungen mit heterosexuellen Pflegebedürftigen annähernd ähnliche Ergebnisse zeigen. Die Unterschiede zu heterosexuellen Menschen liegen hingegen zum einen in der oftmals fehlenden eigenen Familie und ggf. auch in dem fehlenden Kontakt zur Herkunftsfamilie, wie zum anderen auch in der historisch bedingten schwierigen Beziehungsgestaltung, aus Angst, als homosexuell erkannt zu werden, wie es die biografischen Erzählungen eines pflegebedürftigen Probanden exemplarisch zeigen:

„Und damals äh –, ja, die Studenten waren ja noch sehr adrett gekleidet. Mit_mit Anzug und Schlips. Und man siezte sich. Ja, ga ... völlig anders als das heute sein muss. Und ich bin wahrscheinlich an manchen vorbei gelaufen, die äh vielleicht ähn_ähnlich empfunden haben wie ich, aber ohne es zu wissen, und ohne es zu wagen. Natür ... man hatte ja viel zu viel Angst, zurückgestoßen zu werden, abgelehnt zu werden. Oder zu hören ((spricht affektiert)) ‚Was, du bist wohl warm.' [...] Man nannte uns ja die warmen Brüder. [I: mhm] Man darf nicht vergessen, ich bin ja noch mit dem Männlichkeitsideal des Dritten Reiches aufgewachsen." (M8/27)

Diese biografisch gemachten Erfahrungen prägen das Handeln der Betroffenen im Sinne eines symbolvermittelten Handelns auf der Grundlage von Erwartungen, die an eine Situation angelegt werden. Das bedeutet für diese Menschen, es auch in der seit den 1960er Jahren einsetzenden Liberalisierung nicht in jedem Fall zu schaffen, sich gegenüber anderen zu öffnen, um entsprechende Freundschaften pflegen zu können.

Es wäre zu untersuchen, ob und auf welche Weise sich die o. g. Isolation und das Einsamkeitsempfinden auf die physische und psychische Gesundheit der Betroffenen auswirken. Auf deren mögliche negative Beeinflussung kann hier nur anhand der oben beschriebenen positiven Einflüsse der erfahrenen Wertschätzung und des gefühlten Angenommenseins rückgeschlossen werden. Insbesondere für Menschen ohne eigene Familie und bei fehlendem oder nicht mehr möglichem Kontakt zur Herkunftsfamilie bspw. durch den Tod der Angehörigen spielen soziale Kontakte zu Freund_innen oder anderen vertrauten Personen eine wichtige Rolle. Im Kontext homosexueller Beziehungsgestaltungen sind hierbei Beziehungen zu Gleichgesinnten von besonderer Bedeutung, oftmals auch bezeichnet als **„Wahlfamilie"** (M1/16). Dass sich eine solche Wahlfamilie jedoch nicht zwingend aus dem Kreis gleichgesinnter Lesben und/oder Schwuler rekrutieren muss, zeigt das Beispiel eines pflegebedürftigen schwulen Probanden, der seine Wahlfamilie in einer christlichen Gemeinde respektive in Angehörigen dieser Gemeinde gefunden hat. Von diesen erfährt er u. a. die notwendige Unterstützung, auch in der Pflegebedürftigkeit am Gemeindeleben partizipieren zu können, indem sie ihn zu Gemeindeveranstaltungen abholen und auch wieder zurückbringen (M3/56). Auch hier zeigt sich ein Aspekt der im vorherigen Kapitel angerissenen **sorgenden Gemeinschaft**. Auch wenn die Wahlfamilie nicht in jedem Fall in der lesbischen und/oder schwulen *Community* liegen muss, so bestanden bei dem Probanden M3 vor der Pflegebedürftigkeit regelmäßige Kontakte zur schwulen Szene in der nächstgelegenen Großstadt. Der Verlust dieser Kontakte wird von ihm als Mangel erlebt, den auch seine Wahlfamilie der religiösen Gemeinschaft nicht kompensieren kann. Dieser Mangel ist ableitbar aus seinem im Interview geäußerten Wunsch nach Angeboten für ältere schwule Männer jenseits der Ballungszentren auch in kleinen Städten wie der, in der er lebt, um so gemeinsame Freizeitaktivitäten mit Gleichgesinnten erfahren zu können

(M3/74). Diese Kontakte zu Gleichgesinnten können durch seine Wahlfamilie aus dem religiösen Kontext nicht kompensiert werden. Ein ähnliches Beispiel zeigt sich bei einer schwerstpflegebedürftigen Probandin, die regelmäßig von sog. Grünen Damen besucht wird. Sie freut sich über diese Besuche und anerkennt deren Engagement, hingegen können diese Frauen nicht ihr Bedürfnis nach der Gemeinschaft unter gleichgesinnten lesbischen Frauen kompensieren (G6/77).

5.2.3 Wissen, Erfahrungen und Wissenstransfer Pflegender

Ebenso auf der Mikroebene des Pflegesettings stehen das **Wissen Pflegender** um die Geschichte homosexueller Menschen und ihrer Biografien, ihre **Erfahrungen** in der professionellen Pflegetätigkeit sowie die **Transferleistung** des Wissens und der Erfahrungen Pflegender in die professionelle Pflege. Abschließend wird auf das **pflegerische Handeln** als professionelles Berufshandeln im Hinblick auf die Anwendung des Fallverstehens und Wissens als intervenierender Bedingung eingegangen. Konkrete Handlungen Pflegender werden im anschließenden Kapitel zu den Handlungs- und Interaktionsstrategien einer Theorie der Anerkennung von Homosexualitäten in der Altenpflege beschrieben.

5.2.3.1 Wissen Pflegender um die Biografien homosexueller Menschen

Wie sich in den Interviews mit den Pflegefachkräften zeigt, wissen sie sehr viel über die Geschichte homosexueller Menschen in Deutschland und den daraus resultierenden Biografien. Sie wissen, wie homosexuelle Menschen in der Geschichte Deutschlands gelebt haben bzw. leben mussten. Sie kennen das Verbot von Sexualität unter Männern auf der Grundlage des Paragrafen 175 StGB. Auch wissen sie um die in früheren Zeiten noch mehr als heute verbreitete versteckte Lebensweise von Lesben und Schwulen aufgrund des o. g. Verbots wie auch der allgemeinen gesellschaftlichen ablehnenden Haltung ihnen gegenüber. Sie haben eine Vorstellung davon, was die politischen und gesellschaftlichen Verhältnisse für Lesben und Schwule bedeuteten und zum Teil noch heute bedeuten und können diese auch in das Verhältnis zu anderen, bspw. muslimisch geprägten Ländern setzen, in denen Homosexualitäten nicht offen gelebt werden können (bspw. HG3/22). Auch haben sie Kenntnisse über die einsetzende Liberalisierung in Politik und Gesellschaft. Sie können Orte benennen, an denen sich homosexuelle Menschen treffen, ebenso wie Anlässe dazu. Zu Letzterem gehört die Wahrnehmung von CSD-Paraden (bspw. MS6/178). Pflegefachkräfte benennen auch noch bestehende Ungleichheiten im Vergleich zu heterosexuellen Menschen wie bspw. das fehlende Adoptionsrecht (HG3/10). Ebenso wie das Wissen um die Geschichte und die Liberalisierung nehmen sie einen gegenwärtig erstarkenden Re-Konservatismus wahr, der sich für sie in gruppenspezifischen Ablehnungen, bspw. in beobachteten Übergriffen auf schwule Männer im Kontext erstarkender konservativer bis rechtsgerichteter Strömungen (HG5/15), oder auch als gesamtgesellschaftlicher *roll-back* ausdrückt, wie dies eine Pflegefachkraft exemplarisch beschreibt:

"Dass es immer noch – für viele – leider – etwas – außerhalb oder am Rande der Gesellschaft ist. – Ähm, dass vielfach auch noch – gelästert wird. – Ich fand, es war mal eine Zeit lang – besser und finde es zur Zeit wieder irgendwo – schlimmer manchmal. – Vielleicht ist es in großen Städten nicht so, – aber – ähm, hier im Umkreis empfinde ich das manchmal so." (HG4/5)

Das Wissen der Pflegefachkräfte speist sich aus eigenen Kindheitserfahrungen, aus teilweise bestehenden Kontakten zu homosexuellen Menschen im privaten und beruflichen Umfeld, aus Medien wie der Tagespresse oder Fernsehnachrichten, aus entsprechender Literatur wie auch, wie dies eine Pflegefachkraft beispielhaft beschreibt, aus Recherchen im Internet:

"Wo ich mich [I: Ja] informiert habe? Ah, schon immer überall. Ich habe schon immer zu allem Bücher gekauft. [I: Ja] Und zu allem ... – ja gut, seitdem Internet da ist, natürlich auch im Internet recherchiert. [I: mhm] Leute gefragt. -- Ja wahrscheinlich auch früher in Zeitschriften und so." (MS4/161)

Aus ihrem Wissen lässt sich ein vorhandenes Interesse an der Geschichte und den Biografien homosexueller Menschen schließen, wobei das Erhebungs-*Bias* ausschließlich befragter Pflegefachkräfte mit Erfahrungen in der Pflege homosexueller Menschen bedacht werden muss. Ob dieses Ergebnis bei Pflegefachkräften ähnlich oder gleich wäre, die keine Erfahrungen in der Pflege homosexueller Menschen haben, kann nicht gesagt werden.

5.2.3.2 Erfahrungen Pflegender mit Homosexualitäten

Wie bereits deutlich wurde, haben alle befragten Pflegefachkräfte mehr oder weniger Erfahrungen in der Pflege homosexueller Menschen gemacht. Das war, wie in Kapitel 4.1.2 beschrieben, Voraussetzung für die Teilnahme an dieser Befragung. Mit Ausnahme einer Pflegefachkraft, die in ihrer Berufslaufbahn ausnahmslos mit lesbischen Pflegebedürftigen Erfahrungen gesammelt hat (HG1/68), zeigt sich ansonsten eine **Dominanz der Erfahrungen mit pflegebedürftigen schwulen Männern**. Wie es zu einem solchen Ungleichgewicht kommt, kann anhand des Datenmaterials nicht gesagt werden. Nachdem dieses Ungleichgewicht zwischen Erfahrungen mit pflegebedürftigen schwulen Männern und ebensolchen lesbischen Frauen in den ersten Interviews deutlich wurde, entschlossen sich die Forschenden, die weiteren befragten Pflegefachkräfte hierzu gezielt zu befragen. Jedoch bekamen sie keine richtungsweisenden Antworten, sondern nur Vermutungen oder keine Antworten. Es bleibt die Vermutung, dass sich in dieser Ungleichheit das gesellschaftlich noch immer verbreitete Phänomen der **Nicht-Wahrnehmung lesbischer Lebensweisen** abbildet, wie sie bereits im Kapitel zur Sichtbarkeit und Unsichtbarkeit von Homosexualitäten im Pflegesetting thematisiert wurde (s. o.).

Einher mit gemachten Erfahrungen mit homosexuellen Pflegebedürftigen geht die **Sensibilität der Wahrnehmung** der befragten Pflegefachkräfte. Wie sich in den Interviews zeigt, scheint diese Sensibilität recht groß, besonders jedoch gegenüber schwulen Lebensweisen. Beispielhaft für diese Sensibilität steht eine Pflegefachkraft, die bei einer wahrgenommenen engen Verbindung einer pflegebedürftigen Frau zu einer Freundin eine lesbische Identität vermutet:

„U_nd äh_m. Ja. So in dieser Richtung. Und, wenn die dann hat viel von einer Freundin gesprochen. Die natürlich auch äl_ter war. Klar, dementsprechend mit der ich telefoniert hatte und so. – Wo ich_ gedacht habe, – das könnte so sein dann." (HG1/72)

Dieses Beispiel widerspricht der o. g. Unsichtbarkeit von lesbischen Lebensweisen nicht, da es in den Interviews die Ausnahme bleibt. Ansonsten sind es eher pflegebedürftige Männer, bei denen in gewissen wahrgenommenen Konstellationen auf eine homosexuelle Identität geschlossen wird.

Wie oben im Kapitel zur Sichtbarkeit und Unsichtbarkeit homosexueller Menschen in der Pflegebedürftigkeit beschrieben, sind es in der Regel die Betroffenen selbst, die eine Sichtbarkeit im Sinne einer offen ansprechbaren Homosexualität herstellen müssen, damit diese für die Pflege relevant werden kann. Dieser Befund kann hier bestätigt werden, da sich zwar eine gegebene Sensibilität zeigt, jedoch bleibt es trotz weniger benannter Ausnahmen bezüglich der Sensibilität von Pflegenden in der Regel bei **Vermutungen, die nicht in Handlungen münden**. Zu den genannten Ausnahmen gehört das bereits an anderer Stelle erläuterte Beispiel einer Pflegefachkraft, die anhand der Bilder in der Wohnung eines pflegebedürftigen Mannes auf dessen Beziehung zu einem gestorbenen Mitbewohner schließt (HG5/67).

Die Sensibilität der Wahrnehmung hat zwei Dimensionen, zum einen geht es hierbei um die beschriebene Wahrnehmung homosexueller Menschen im Pflegesetting, zum anderen um die **Wahrnehmung spezifischer Bedürfnisse homosexueller Pflegebedürftiger**. Wie sich in den Interviews zeigt, ist die Wahrnehmung spezifischer Bedürfnisse von pflegebedürftigen lesbischen Frauen und schwulen Männern sehr stark an deren **Verbalisierung** gebunden, wie das o. g. Beispiel der ausnahmslosen Pflege lesbischer Frauen durch weibliche Pflegekräfte zeigt (HG1/50), oder das verbalisierte Bedürfnis eines schwulen Bewohners, Poster von Männern in seinem Zimmer aufzuhängen (HG3/68), wie auch das eines anderen pflegebedürftigen schwulen Mannes, wenn ihm danach ist, eine Federboa oder andere Kleidungsstücke mit weiblicher Zuschreibung zu tragen (HG5/104). Wenn jedoch keine spezifischen Bedürfnisse geäußert werden, scheint es vonseiten der Pflegenden auch kein Nachforschen nach diesen zu geben. Das zeigt beispielhaft die an anderen Stellen bereits beschriebene Situation einer lesbischen Frau, die sich ein Mobiltelefon wünscht, das sie in ihrer körperlichen Verfassheit bedienen kann, um so Kontakt zu Freundinnen aufnehmen zu können. Im Kern dieses Wunsches steckt ihr starkes Bedürfnis, Kontakt zu anderen lesbischen Frauen zu haben, das sie jedoch nicht verbalisiert und welches vonseiten der Pflegenden auch nicht erfragt wird. Erfragen in diesem Sinne würde bedeuten, die neu eingetretene Situation des oben bereits beschriebenen *Outings* der Probandin vonseiten der Pflegenden aufzugreifen und den Biografiebogen sowie ihre Pflegeplanung der Pflegebedürftigen neu zu überarbeiten. Die Pflegebedürftige leidet unter ihrem Gefangensein in der

Pflegebedürftigkeit und sieht in einem solchen Mobiltelefon die für sie einzige Möglichkeit, Kontakte zu lesbischen Frauen knüpfen zu können:

„dass äh w_wenn ich nicht hier rauskomme selber, ähm dann kann ich halt auch keine äh Lesben kennenlernen." (G6/71)
„Ich hätte unheimlich gerne so ein Handy. [I: hm] Vielleicht mit einem äh xxx dass ähm ähm -- ich habe *Name der Erkrankung* und deswegen schmeiße ich leider alles runter [I: hm] was ich in der Hand halte. [...] Das ich die Möglichkeit habe über ein Handy zum Beispiel mit jemandem in Kontakt zu treten. [...] Dass ich damit kom_kommunizieren könnte, das würde mir [I: hm] verdammt gut gefallen." (G6/205)

Neben verbalisiert wahrgenommenen Bedürfnissen vermuten die befragten homosexuellen Pflegefachkräfte, was sich homosexuelle Pflegebedürftige wünschen oder welche Bedürfnisse sie haben könnten, weil sie aus der eigenen Lebenserfahrung der Pflegenden resultieren:

„Wie gesagt, sie hören gerne Musik, ich kenne es von mir, man geht gerne durch Kneipen, man möchte das vielleicht auch im Alter weiterführen und braucht dann vielleicht Menschen, die einem dorthin bringen. Vielleicht auch die Kneipen wo man hingegangen ist, weiß ich *Kneipenname* (schwule Kneipe) oder irgendwas, [I: Ja] wo man auch seinen Freundeskreis hat." (MS3/129)

Wenn jedoch die zusammengetragenen Lebenserfahrungen der Pflegekräfte nicht konzeptionell in eine spezielle Einrichtung für homosexuelle Menschen münden – wie dies beispielhaft im vielfach zitierten Interview mit einer Pflegefachkraft eines integrativen ambulanten Pflegedienstes deutlich wird, die bereits in die Konzeption einer speziellen Pflege-WG für schwule Männer involviert war (HG5) –, dann scheinen solche, aus eigenen Erfahrungen respektive der geteilten Lebenswelt homosexueller Menschen resultierende vermutete Wünsche und Bedürfnisse, auf der Ebene der Vermutung zu bleiben. Es zeigt sich eine **fehlende Umsetzung in eine Handlungsweise**, bspw., um im o. g. Beispiel zu bleiben, indem die pflegebedürftigen homosexuellen Menschen gefragt werden, ob sie denn das Bedürfnis haben, Orte aufzusuchen respektive dorthin begleitet zu werden, an denen sie sich früher mit Freund_innen getroffen haben.

5.2.3.3 *Selbstreflexion und Wissenstransfer durch Pflegende*

Wie sich in den Interviews mit den Pflegefachkräften zeigt, können spezifische Schulungen zur Thematik der Homosexualitäten in der Altenpflege die **Selbstreflexion Pflegender anstoßen**, die zu einer **Transferleistung ihres Wissens** um die Geschichte und den daraus resultierenden Biografien homosexueller Menschen in ihre Arbeit als professionell Pflegende führt. Auf ähnlicher Weise wirkten bei vielen der befragten Pflegefachkräfte die Interviews zu dieser Forschungsarbeit, welche jeweils eine Selbstreflexion anregten.

Wie oben beschrieben, haben die befragten Pflegefachkräfte ein breites Wissen um die Biografien homosexueller Menschen. Auch haben sie eine Vorstellung davon, was die gegenwärtig noch immer **verbreitete Homophobie** für Lesben und Schwulen bedeutet, wie es eine der Pflegefachkräfte ausdrückt:

> „Und äh es wird halt nicht akzeptiert von jedem. Manche denken das ist eine <u>Krankheit</u>. [I: hm] – Ja, manche denken es ist nicht richtig. Und ich könnte mir vorstellen, dass jemand, der schwul oder lesbisch ist, natürlich ähm kämpfen muss, um so frei zu leben, sein Leben, wenn er mit diesen ganzen Vorurteilen konfrontiert wird." (MS4/7)

Die Pflegefachkraft stellt im Interview fest, dass professionelles Pflegehandeln auch den Umgang mit unterschiedlichen Gruppen beinhaltet, sieht aber eine bestehende Lücke bei den Lehrinhalten der Altenpflege diesbezüglich. Sie resümiert im Interview die **fehlende Auseinandersetzung mit der Thematik der Homosexualitäten in ihrer Krankenpflegeausbildung** und setzt diese Erfahrung in Bezug zur Beziehungspflege in der Altenpflege:

> „Also ich --- ich kann mich echt nicht erinnern, dass irgendwo vorkam ... Ja gut, vielleicht als der Betriebsarzt die Fortbildung gemacht hat über HIV." (MS4/159)
> „...ich weiß nicht, wie es in der Altenpflegeausbildung ist. Da ist es eigentlich wichtiger noch als in der Krankenpflegeausbildung. Weil da halt keine richtige Beziehungspflege stattfindet, ja. Die Patienten liegen nur kurz im Krankenhaus. [I: Ja] Aber in der Altenpflege, wo du dann – Beziehungspflege im Prinzip auch lernst, – gerade da ist es wichtig, äh wie ich wie gehe ich mit <u>Anderssein</u> um." (MS4/173)

Auch das Beispiel einer Pflegefachkraft, die an einer von einer regionalen LSBTI-Beratungsstelle angebotenen Arbeitsgruppe für eine an der Lebenswelt von Lesben und Schwulen orientierten Pflege teilgenommen hat (MS3/123), zeigt sehr deutlich, dass es eines Anstoßes bedarf, um das historische Wissen um die Biografien homosexueller Menschen in die Praxis der Pflege zu übertragen und die Relevanz dieser Thematik für die Biografiearbeit und auch für die Pflegeplanung zu erkennen. Auch diese Pflegefachkraft stellt in ihrer Funktion als Ausbildungsleitung in der Einrichtung fest, dass die Thematik der Homosexualitäten in der Ausbildung von Altenpflegekräften nicht vorkommt (MS3/123–127).

Da beide zitierten Pflegefachkräfte nach eigenen Zuschreibungen unterschiedliche sexuelle Identitäten haben, kann das beschriebene Phänomen nicht darauf zurückgeführt werden. Auch wenn, wie sich in den entsprechenden Interviews zeigt, befragte homosexuelle Pflegefachkräfte eine höhere Sensibilität für die Thematik der Homosexualitäten in der Altenpflege aufweisen, kann nicht davon ausgegangen werden, dass sie o. g. Transferleistung aus ihrer eigenen Homosexualität heraus erbringen. Auch sie benötigen externe Anstöße, wie dies bspw. das Interview mit einer sich selbst als homosexuell bezeichnenden Pflegefachkraft zeigt, die ebenso wie die oben zitierte Pflegefachkraft die Relevanz der Thematik erst im Rahmen einer spezifischen Fortbildung erkannt hat, wie sie im Interview berichtet:

> „Also am Anfang dachte ich erst einmal, na ja, was wird sich denn jetzt großartig ändern. Man pflegt ja die ähm_ die Leute alle ja äh gleich. [I: mhm] Und ähm wie wird das denn sein, und so. A_aber nach und nach k_kommt das." (MS6/44)

Demgegenüber steht die Haltung einer sich als heterosexuell bezeichnenden Pflegefachkraft, für die die Homosexualitäten von Pflegebedürftigen einen pflegerelevanten Aspekt darstellt, der im Hinblick auf das, was sich daraus für die Pflege ergibt, für sie zwingend in die Pflegeplanung aufgenommen werden muss:

> „Das muss mit aufgeführt werden. Natürlich. Wie alles andere auch. Dafür ist die Pflegeplanung da. Probleme, Ressourcen. – Wenn das äh_ also Homosexualität bedeutet nicht gleich Problem. Äh_ Ha. Ha. Ist auch, genauso wie eine Diagnose nicht gleich Problem bedeutet, sondern eben das, was sich daraus ergibt." (HG1/54)

Als Beispiel für eine solche für die Pflege relevante und dokumentierte Information benennt sie das Bedürfnis eines lesbischen Paares, ausnahmslos von weiblichen Pflegekräften versorgt zu werden (HG1/54).

5.2.3.4 *Pflegerisches Handeln im Kontext von Wissen*

Unmittelbaren Einfluss auf die Lebenssituation pflegebedürftiger gleichgeschlechtlich liebender Frauen und Männer hat das pflegerische Handeln. Wie im entsprechenden Kapitel im theoretischen Teil dieser Forschungsarbeit gezeigt, besteht pflegerisches Handeln aus der doppelten Professionalisierung der gleichzeitigen **Anwendung wissenschaftlichen Wissens und des erfahrungsgeleiteten Fallverstehens**. Wie oben gezeigt wurde, besitzen die befragten Pflegefachkräfte ein großes Wissen um die Geschichte und die gegenwärtige Situation homosexueller Menschen und die daraus resultierenden schwierigen Lebensläufe. Wie hingegen auch gezeigt werden konnte, **fehlt es ihnen an wissenschaftlichem Wissen** im Sinne von tiefer gehenden Theorien oder Konzepten der professionellen Pflege im Umgang mit homosexuellen Pflegebedürftigen. Die Pflegefachkräfte thematisieren es und belegen damit die Abwesenheit der Thematik der Homosexualitäten in den Ausbildungsgängen der Altenpflege. Um hingegen eine subjektorientierte Pflege betreiben zu können, fordern nicht wenige von ihnen im Interview eine entsprechende Aufnahme der Thematik in die Ausbildungen, wie es das Interview mit einer Pflegefachkraft exemplarisch zeigt:

> „Also deswegen halte ich es ja auch für unglaublich wichtig, dass dieses Thema ja auch während der Ausbildung aufgegriffen wird. [I: Ja] Und nicht so wie es jetzt ist. Jetzt werden da ein paar Stunden darauf verwandt, und da wird sozusagen äh sozusagen gesagt, ‚ja so etwas gibt es, und ihr werdet da später mit zu tun haben', und [I: mhm] einfach oberflächlich. Aber ich meine es ist, wie soll man es machen, bei so einem kurzen Zeitraum [I: mhm] für eine Ausbildung. Sondern es muss wirklich detailliert aufgegriffen werden, genau wie andere Themenbereiche, Migration et cetera. Und äh da muss einfach mal ganz klar gesagt werden, worauf zu achten ist." (MS3/83)

Aus dem Wissen um die Geschichte Homosexueller sind sie meist in der Lage, **Empathie** im Sinne eines Fallverstehens für die Betroffenen in der Pflegebedürftigkeit aufzubringen. Ausdruck einer solchen Empathie ist auch, es zu akzeptieren, wenn ein vermeintlich schwuler Pflegebedürftiger alle Gesprächsangebote ablehnt und auf einen geschlossenen Bewusstheitskontext gegenüber seinem Umfeld besteht, wie es das Interview mit einer Pflegefachkraft exemplarisch zeigt (HG5/67). Die Pflegefachkraft und ihre Kolleg_innen können empathisch nachvollziehen, dass es diesem Mann aufgrund der lebenslang eingeübten versteckten Lebensweise nicht mehr möglich ist, sich gegenüber anderen zu öffnen.

Aus der beschriebenen Konstellation eines vorhandenen Wissens um die Geschichte Homosexueller und ihrer Biografien bei gleichzeitig fehlendem Fachwissen einer subjektorientierten Pflege homosexueller Menschen ist ein **Dilemma eines Fallverstehens bei fehlendem theoretischen Wissen** abzuleiten. Dennoch entwickeln Pflegende Handlungs- und Interaktionsstrategien, wie im folgenden Kapitel gezeigt werden wird.

5.3 Handlungs- und Interaktionsstrategien

Die Datenanalyse der Interviews weist eine Vielzahl unterschiedlicher Handlungen und Interaktionen auf, die die verschiedenen Akteur_innen im Feld der Anerkennung von Homosexualitäten in der Altenpflege praktizieren. Über diese Inter-/Aktionen werden die Lebenssituationen homosexueller Pflegebedürftiger herbeigeführt, geprägt, gestaltet, gehalten und/oder verändert.

Besteht Anerkennung von Homosexualitäten in der Altenpflege, können die Interagierenden bestimmte Interaktions- und Handlungsformen bestenfalls zu deren Bewahrung beitragen. Besteht jedoch eine Nicht-Anerkennung von Homosexualitäten, so können die Interagierenden bestenfalls spezifische Formen zu deren Beseitigung oder Minderung anwenden.

Auf der Mesoebene der lesbischen und schwulen *Community* werden zunächst als praxisrelevante Strategien das **Vorhalten und Initiieren spezieller Angebote für Lesben und Schwule** dargestellt. In Bezug auf die herkömmlichen, integrativen und speziellen Altenpflegeeinrichtungen wird auf das **Umsetzen einer Kultur der Offenheit gegenüber homosexuellen Lebensweisen** eingegangen. Auf der Mikroebene wirken die jeweiligen Identitätskonstruktionen der Pflegebedürftigen als intervenierende Bedingungen auf ihr Inter-/Agieren ein, wodurch die Pflegebedürftigen ihre jeweiligen homosexuellen Identitätskonstruktionen in der Regel fortführen. Die Homosexualitäten der Älteren sind demnach in einen permanenten und subjektiv relativ kohärenten Interaktions- und Handlungsprozess eingebunden. Dieser Prozess lässt sich zum Teil als *„doing homosexuality"* bezeichnen. Die unterschiedlichen Strategien kennzeichnen die jeweiligen homosexuellen Identitätskonstruktionen. Um zur Anerkennung ihrer homosexuellen Lebensweisen in den jeweiligen Pflegearrangements der Altenpflege zu kommen bzw. um die Anerkennung zu bewahren, wenden die Pflegebedürftigen Handlungs- und Interaktionsstrategien an, die sich auf den Umgang mit der eigenen sexuellen Orientierung als homosexueller Mensch beziehen. Hierzu passen sie ihr Identitäts- und Stigma-Management den durch die Pflegebedürftigkeit veränderten Lebensbedingungen derart an, dass ihre homosexuelle Lebensweise weiterhin sichtbar bleibt oder im neuen sozialen Umfeld des Pflegesettings sichtbar wird. Das heißt, sie führen ihr diesbezügliches Handeln entsprechend ihrer jeweiligen homosexuellen Identitätskonstruktionen fort. Diese Anpassung kann auch in der Dimension der Nicht-Anerkennung ihre Entsprechung finden, woraus eine (weitgehend) versteckte Umgangsweise einer entsprechenden Identitätskonstruktion folgt. Es werden zunächst idealtypisch die **bisherigen Identitätskonstruktionsprozesse der unterschiedlichen Umgangsweisen** in den jeweiligen Kapiteln der Identitätskonstruktionen skizziert, um in Folge in den jeweiligen Kapiteln die Fortführung der bisherigen Umgangsweisen innerhalb der Pflegebedürftigkeit darzustellen. Die Abhandlungen der Identitätskonstruktionsprozesse beziehen sich nicht primär auf das Pflegesetting, da sie sich zuvor gebildet haben, nun im Pflegesetting jedoch fortgeführt werden und somit in sie hineinwirken. Nur über die parallele Darstellung wird die Fortführung der Identität anhand ihrer Handlungs- bzw. **Umgangsweisen mit der eigenen Homosexualität im Pflegesetting** aufgezeigt. Hierdurch dokumentieren sich insgesamt die Strategien eines **anpassenden Identitäts- und Stigma-Managements** im Pflegesetting. Durch veränderte Anerkennungsverhältnisse im Pflegesetting können die interviewten Pflegebedürftigen jedoch auch von ihren gewohnten Umgangsweisen mit der eigenen Homosexualität grundsätzlich abweichen. Das nehmen sie als eine grundlegende Veränderung der eigenen homosexuellen Identitätskonstruktion wahr, was sich zugleich durch einhergehende Interaktions- und Handlungsstrategien eines **veränderlichen Identitäts- und Stigma-Managements** beschreiben lässt. Des Weiteren konnten auf der Mikroebene der Pflegenden mit der Kategorie „**identitätsfördernd homosexuelle Menschen pflegen**" praxisrelevante Handlungs- und Interaktionsmuster analysiert werden.[151]

Die Interaktions- und Handlungsstrategien und deren Geflecht sind sehr komplex, d.h. sie sind mehrdimensional miteinander verwoben und können zum Teil konträr zueinander stehen. Zu diesen Dimensionen zählen bspw. auch die Formen der Nicht-Anerkennung, also der Missachtung von Homosexualitäten durch Vernachlässigungen, Diskriminierungen und Stigmatisierungen.

5.3.1 Vorhalten und Initiieren spezieller Angebote durch die lesbische und schwule Community

Durch das **Vorhalten und Initiieren spezieller Angebote** bringt die (meist regional beschränkte) LSBTI-*Community*[152] nicht nur ihre Anerkennung von

---

151 Nachfolgend handelt es sich um eine in Teilen gekürzte Fassung des Kapitels der Handlungs- und Interaktionsstrategien (Gerlach und Schupp 2017, S. 493–665).

152 Die lesbischen und schwulen *Communities* sind wiederum Bestandteil des gängigen solidarisierenden Sammelbegriffs der „LSBTI-*Community*", weshalb dieser Begriff hier teilweise eine synonyme Verwendung findet, obwohl die *Communities* der Bisexuellen, Trans*menschen oder intergeschlechtlichen Menschen nicht Gegenstand der vorliegenden Arbeit sind und hierzu keine spezifischen Aussagen getroffen werden können.

Homosexualitäten gegenüber den teils älteren, HIV-positiven, hilfe- und/oder pflegebedürftigen Homosexuellen zum Ausdruck, sondern wirkt mit diesen bei einem Teil der Pflegebedürftigen bis in die unterschiedlichen Pflegesettings in der Altenpflege hinein. Werden hingegen ältere, pflegebedürftige Homosexuelle von der lesbischen und schwulen *Community* in ihrer Existenz und in ihren Belangen nicht wahrgenommen, so kommt das einer Missachtung auf der strukturellen, sozialen sowie auf der Individualebene gleich. Die nachfolgend erläuterten Handlungsweisen der lesbischen und schwulen *Community* fußen auf den Erzählperspektiven der interviewten Proband_innen und stellen kein Ergebnis einer *Community*-Analyse dar.

Die Initiierung durch homosexuelle Vereine kann auch in der **Übernahme der Trägerschaft eines speziellen Versorgungsangebots** münden, wie dies bspw. bei einer Pflege-Wohngemeinschaft für Schwule der Fall ist (HG5/98). Bedürfnisorientiert werden von den verschiedenen lesbischen oder schwulen Vereinen und Gruppen (Gruppen-)Angebote für Senior_innen getrennt nach Geschlechtern (M9/27) oder gemischt angeboten (M9/29). Das Engagement der LSBTI-*Community* kann aber auch zur **Kooperation und als Motor zur Etablierung eines integrativen Angebots** bei Einrichtungen der Altenpflege führen, wie bspw. bei Pflegeheimen (MS6/40) oder Pflegediensten, wodurch diese sich konzeptionell evaluieren (HG5/67). Des Weiteren wirkt die LSBTI-*Community* durch **aktives Vernetzen** spezieller (Gruppen-)Angebote und Veranstaltungen untereinander (HG5/205) sowie mit der herkömmlichen Altenhilfe (MS3/57).

Die Mitarbeitenden der *Community*-Organisationen **beraten**, **informieren** und/ oder **vermitteln**, teils sogar als aufsuchender Dienst bspw. einer schwulen Seniorenberatung, sowohl pflegebedürftige Homosexuelle als auch Einrichtungen. Auch wird teils in manchen Regionen eine zielgruppenspezifische fachliche Beratung sowie psychosoziale Begleitung HIV-positiver Personen angeboten (H5/25, 27, 76). Zum Teil werden zudem ehrenamtliche Angebote in Form eines Besuchs- oder Begleitdienstes speziell für homosexuelle oder HIV-positive Menschen angeboten. Die ehrenamtlichen Mitarbeitenden **fördern** im zeitlich begrenzten Umfang die soziale Teilhabe am kulturellen Leben, **begleiten** die Pflegebedürftigen in die Szenen, führen Gespräche und wirken somit solidarisierend und der Gefahr einer sozialen Isolation und Einsamkeit entgegen (M2/60). Zum Teil übernehmen die ehrenamtlichen Kräfte die Rolle einer Bezugsperson, da sie für die interviewten Pflegebedürftigen als einziges Bindeglied zur Außenwelt oder als einziger sozialer Kontakt außerhalb des Pflegesettings fungieren (G6/63, 67). Auch selbst organisierte Gruppen von Homosexuellen bieten mancherorts nicht nur für die homosexuellen Senior_innen eine Anlaufstelle, um auf Gleichgesinnte zu treffen, sich auszutauschen, Geselligkeit mit ihnen zu erleben, sich integriert zu fühlen und Initiativen zu starten (M9/27). Selbst die regulären Szeneangebote der Kneipen, Bars, Saunen und Cafés für Homosexuelle ermöglichen für einen Teil der homosexuellen Proband_innen sich weiterhin zu integrieren, um dort auf andere Homosexuelle zu treffen und sich identitätserhaltend weiterhin als ein Teil davon zu empfinden.

Jedoch erfahren die Proband_innen eine Nicht-Anerkennung als homosexuelle, ältere Pflegebedürftige zum Teil ebenso durch die lesbische und schwule *Commu-*

nity. Das bezieht sich weniger auf ihre jeweiligen Homosexualitäten als vielmehr auf den Umgang mit ihren spezifischen Bedürfnissen und Interessen auf Grundlage weiterer sozialer Merkmale, wie Alter, Behinderung und Pflegebedürftigkeit (G6/71; G5/38). So bestehen mancherorts trotz vorhandener Infrastruktur einer LSBTI-*Community* keine speziellen Angebote und keine sozialen Räume, die eine (Re-)Integration älterer und pflegebedürftiger Homosexueller ermöglichen. Das beklagt ein offen schwul lebender Heimbewohner:

> „Was mir auch nochmal helfen würde, wäre so eine Selbsthilfegruppe nochmal. So mit Erfahrungsaustausch nech. Wie das ist nech so so. [...] eine Selbsthilfegruppe für Behinderte in Pflegeheimen ne, außerhalb von Pflegeheimen nech, die da noch leben. Und dann so eine Selbsthilfegruppe praktisch. So etwas würde mir helfen. Anderer Gesprächskreis. [I: Mhm.] Wo man sich noch mit anderen auseinander_austauschen kann. Weil das hier nicht sein_weil ich hier der einzige Schwule bin ne. Also ne. – Der offen lebt nech. Und äh. Ich kann mich hier mit niemanden austauschen nech in den Bedürfnissen und in den Sachen, die ich habe. Ne. Und die mich betreffen. Und wo ich traurig darüber bin." (H3/120)

Eine Wahlmöglichkeit zwischen speziellen, integrativen oder herkömmlichen Betreuungs- und Pflegeangeboten stellt sich somit für die Proband_innen vielerorts erst gar nicht. Andernorts scheinen aktive Vernetzungen zwischen den Sektoren der herkömmlichen Altenhilfe und den (Gruppen-)Angeboten der LSBTI-*Community* zu fehlen, da sie teils von den interviewten Pflegebedürftigen sowie von den Pflegeinstitutionen und Pflegenden im Pflegesetting nicht gekannt und nicht vermittelt werden (H3/115).

5.3.2 Umsetzen einer Kultur der Offenheit gegenüber homosexuellen Lebensweisen durch die Pflegeeinrichtungen

Um die Anerkennung von Homosexualitäten in der Altenpflege herzustellen und zu bewahren, agiert ein Teil der Pflege- und Betreuungseinrichtungen auf der Handlungsebene im Innen- und Außenverhältnis mit der **Schaffung von** speziellen oder integrativen **Angeboten, Kooperationen** und **Vernetzungen** mit der LSBTI-*Community*, mit einer gezielten **Öffentlichkeitsarbeit**, gezielten **Personalstruktur**, mit gezielten **qualitätssichernden Maßnahmen** sowie mit einer **Atmosphärengestaltung**. Zusammengefasst kann hier von einer **praktizierten Kultur der Offenheit gegenüber homosexuellen Lebensweisen** gesprochen werden, die es sowohl den Mitarbeitenden ermöglicht, offen am Arbeitsplatz ihre Homosexualität zu leben, als auch den homosexuellen Pflegebedürftigen offeriert, sich als solches zu erkennen zu geben und ihre Biografien im Pflegealltag offen einzubringen, wenn es gewollt ist. Hingegen findet teils in (anderen) Einrichtungen eine strukturelle Nicht-Anerkennung von Homosexualitäten statt, bspw. über bestehende Atmosphären. Die hier dargestellten Handlungsweisen der Einrichtungen geben die Perspektiven der interviewten Proband_innen wieder und sind kein Ergebnis einer Einrichtungsanalyse. Durch spezielle oder integrative Pflege- und Betreuungskonzepte wird die **Teilnahme an speziellen – teils hauseigenen – Freizeit- und Kulturangeboten** offeriert, mit dem an spezifische Lebensgewohnheiten angeschlossen werden kann (M2/26; HG5/97). Ein Teil der Einrichtungsträger der freien Wohlfahrtspflege oder der privaten Wirtschaft arbeitet eng über **Kooperationen und/oder Vernetzungen** mit LSBTI-Vereinen und Gruppen zusammen und bietet integrative Angebote ambulant oder stationär an (MS3/57; HG5/87). Ein Teil der herkömmlichen Pflegeeinrichtungen **praktiziert** eine **Toleranz** oder **Akzeptanz** gegenüber homosexuellen Pflegebedürftigen, die durch eine konzeptionelle Berücksichtigung einer weitgehend individuellen Pflege abgedeckt sein kann. Trotzdem können herkömmliche Einrichtungen Unsicherheiten vermitteln, ob allgemein unter Individualität auch die Homosexualitäten der Pflegebedürftigen anerkannt sind. Ein programmatisches Angebot, eine proaktive Erhebung spezifischer Bedürfnislagen oder eine proaktive atmosphärische Ermunterung zum Anschluss an bisherige homosexualitätenbezogene Lebensgewohnheiten bleibt aus oder der Eigeninitiative der Pflegebedürftigen überlassen (M6/68, 75, 165; M10/298–302). Zur Absicherung eines angst- und diskriminierungsfreien Pflegeangebots hat eine integrative Pflegeeinrichtung neben dem allgemeingültigen **Beschwerdemanagement** zusätzlich eine externe „Beauftragte für Toleranz" (MS6/64) installiert (MS6/56, 66). Die Einrichtungen, die sich konzeptionell für Homosexuelle öffnen, betreiben eine teils **homosexuellenfreundliche Öffentlichkeitsarbeit**, eine **strukturelle Rücksichtnahme, Zertifizierungen** und **interne Schulungen**. Von den speziellen Einrichtungsträgern wird zudem über ein internes **Auswahlmanagement** und über **aufsuchende Hausbesuche** beraten, informiert und gemeinsam mit den homosexuellen Pflegebedürftigen sondiert, ob das jeweilige Angebot individuell adäquat erscheint (M2/2, 10).

Eine institutionelle Atmosphäre (re-)produziert sich im jeweils praktizierten räumlichen, organisatorischen und personellen Zusammenspiel einer Einrichtung. Auf der Ebene einer **institutionellen Atmosphäre,** die in einer Einrichtung wirkt, wird sie u. a. von den homosexuellen Pflegebedürftigen wahrgenommen und leiblich erfahren, wonach sich deren Inter-/Aktionen ausrichten können. Letztlich prägen zuvor genannte Handlungsweisen der Einrichtungen sowie die Homosexualitäten anerkennende Haltungen und Verhalten aller Mitarbeitenden eine Atmosphäre der jeweiligen Pflegeeinrichtung, die **förderlich** auf die Bedürfnisäußerungen der pflegebedürftigen Lesben und Schwulen einwirken kann. Umgekehrt kann entsprechendes Unterlassen zuvor genannter Handlungsweisen der Einrichtungen atmosphärisch **hemmend** die Artikulation von – spezifischen – Bedürfnissen beeinflussen. Zum Beispiel erfährt ein schwerpflegebedürftiger offen schwul lebender Proband die Atmosphäre und das Pflegeverhalten in einem herkömmlichen Pflegeheim einschüchternd: „Da war ich in einem Seniorenheim und das war furchtbar. […] Hach, die Einsamkeit, die äh_ die_ Kontaktlosigkeit mit dem Pflegepersonal äh die waren so_ Du hast das zu tun und das zu tun, – also mit einem recht martialischem Ton. Und das hat mir gar nicht gefallen." (M2/4-6) Den anschließenden Umzug in eine schwule stationäre Betreuungseinrichtung bewertet er nachgängig als seine „Rettung": „Meine Situation war hoffnungslos bis *Name Leiterin*, die Chefin hier, kam [...] und sagte: ,*Name Proband*, wir haben einen Platz für dich'. Das hat mein Leben gerettet (weinend)." (M2/2) Er erfährt eine institutionell offene Atmosphäre und ein zugewandtes Verhalten der Pflegenden, wodurch er die Sicherheit gewinnt, seine Bedürfnisse und Lebensgewohnheiten als schwuler Mann artikulieren und realisieren zu können:

> „Ich habe nicht gewusst, dass es so wunderbar ist. [I: mhm] Ich äh, (weinend) es ist so - - alles was ich will im Leben ist hier, alles was ich haben will ist hier. Und die machen sicher, dass ich es behalte. Die sind so gut zu mir, wirklich. [...] Ich kann auch sagen, ich will in die Schwulenbars gehen. Die sagen hier: ,Gut, wann kommst Du nachhause?'. Ich sage elf, zwölf, eins, Ja, dann haben die die Tür auf, für mich. - Ich kann machen, was ich will. - Was will ich mehr." (M2/13)

Eine Kultur der Offenheit gegenüber homosexuellen Lebensweisen einer Einrichtung kann nur gelingen, wenn die Einrichtung entsprechende **qualitätssichernde Maßnahmen** wie Reflexions- und Evaluationsmöglichkeiten vorsieht. Das **Nicht-Wahrnehmen**, **Ignorieren** oder gar eine **verweigernde Haltung** oder fehlende konzeptionelle Berücksichtigung von Homosexualitäten bei einem Teil der Einrichtungen kann als Missachtung auf die Pflegesettings homosexueller Pflegebedürftiger einwirken. Eine strukturelle Entsexualisierung bei einem Teil der Einrichtungen verhindert die Privatsphären der (homosexuellen) Pflegebedürftigen, um ihre körperliche Sexualität oder Partner_innenschaft ungestört ausleben zu können, bspw. durch Mehrbettzimmer oder strikte Besuchszeiten in Heimen (G1/251). Von Diskriminierungen auf der Organisationsebene berichtet eine Pflegebedürftige aus ihrer eigenen früheren Berufserfahrung als Pflegende. So machte sie die Erfahrung, dass die Leitung eines konfessionell gebundenen Heims die Zusammenlegung eines gleichgeschlechtlichen Paares in ein Doppelzimmer verweigerte (G7/202). Ein Pflegebedürftiger erfuhr bei der telefonischen Suche deutschlandweit von einigen Heimen eine **Ablehnung** aufgrund seiner AIDS-Erkrankung. Letztlich hat sich doch ein herkömmliches Heim zu seiner Aufnahme bereit erklärt (H3).

> „Und dann, habe ich einen Platz gesucht. Dann habe ich von Kiel bis nach München telefoniert nach Pflegeheime und die haben alle abgelehnt wegen der AIDS-Geschichte. Haben alle abgelehnt. [...] Ja und dies hier war dann das einzige Haus, was mich dann, was mich aufgenommen hat." (H3/7)

Ein Nicht-Mitdenken bzw. ein **Unterlassen** programmatisch verankerter homosexualitätenbezogener Freizeit- und Kulturangebote und/oder von Vernetzungen und Kooperationen zur LSBTI-*Community* verhindern einen präsenten Rückgriff auf fallbezogene Handlungsoptionen gegenüber homosexuellen Pflegebedürftigen (G6/71; H9/191, 193, 200). So berichtet eine interviewte Pflegefachkraft selbstkritisch in Bezug auf sich und die Einrichtung: „Haben Sie recht. Äh, haben wir nie äh, gefragt, vielleicht die wollen irgendwelche Filme hier schauen [...] Oder vielleicht Leute einladen, – hat, äh, homosexuelle und lesbische hier einladen – und machen so Kaffee, Tee ..." (HG2/195). Zudem können auch strukturelle Problemlagen ein **Dilemma** in den Handlungsweisen von Einrichtungen hervorrufen. Situativ kann bspw. eine zugesagte oder bisher angestrebte geschlechtsgewünschte Pflege aufgrund eines (akuten) Mangels an bestimmten Geschlechtern von Pflegenden zu einem Dilemma führen (HG1/44–45, 114).

5.3.3 Homosexuelle Identitätskonstruktionen der Pflegebedürftigen und ihr Identitäts- und Stigma-Management

Nachfolgend wird aufgezeigt, wie sich die jeweiligen homosexuellen Identitätskonstruktionen der interviewten pflegebedürftigen Lesben und Schwulen im bisherigen Interaktions- und Handlungsprozess kennzeichnen und vollziehen. In der Pflegesituation greifen die Pflegebedürftigen dabei auf ihre gewohnten individuellen Handlungs- und Interaktionsstrategien im Umgang mit ihrer Homosexualität zurück und passen diese den neuen oder veränderten Gegebenheiten der Pflegebedürftigkeit an.

Wie in den ursächlichen Bedingungen erläutert, sind den homosexuellen Pflegebedürftigen ihre Homosexualitäten primär nicht anzusehen, d. h. ihre homosexuelle Lebensweise ist für das Umfeld nicht offenbar. Keine/r der hier befragten pflegebedürftigen Interviewproband_innen lebt grundsätzlich die eigene Homosexualität im ausschließlich geschlossenen Bewusstheitskontext zur Umwelt. Jede/jeder Proband_in konnte mindestens einzelne Personen benennen, denen gegenüber sich die/der Proband_in offen zeigt, worüber zum Teil auch der Interviewkontakt entstand. Dennoch fällt das Spektrum der Umgangsweisen mit der eigenen Homosexualität gegenüber dem jeweiligen sozialen Umfeld, insbesondere der Pflege, sehr unterschiedlich aus.

Der Umgang mit der eigenen homosexuellen Identität (Identitätsmanagement) und der Umgang mit dem Stigma der Homosexualität (Stigma-Management) der Pflegebedürftigen stehen in engem Zusammenhang mit den jeweiligen homosexuellen Identitätskonstruktionen der Pflegebedürftigen, welche sich im Laufe ihres Lebens individuell und somit unterschiedlich unter Einfluss von persönlichen und sozialen Ressourcen sowie weiteren Faktoren[153] gebildet haben. Die nachfolgenden Kapitel zu den Identitätskonstruktionen streifen eine höhere Abstraktionsebene, da sich der jeweilig dargestellte Idealtypus aus dem bisherigen Handeln vor der Pflegebedürftigkeit generiert. Zur Veranschaulichung der **Idealtypen** wurden teils frequenzielle biografische Rückbezüge aus dem Datenmaterial der interviewten Proband_innen herausgelöst und den verschiedenen Idealtypen zugeordnet. Die entwickelten Idealtypen können nur als anregender Hinweis für weiterführende

---

153 Wie sie in den Kapiteln 5.1 und 5.2 beschrieben sind.

Forschungen und Hypothesenbildungen betrachtet werden.[154] Bei der Entwicklung der Idealtypen sind Bezüge zum jeweiligen Lebensalter sowie zur Zeitgeschichte als Merkmale mit eingeflossen. Der bisherige Umgang mit spezifischen Bedürfnissen und bisherige Erwartungshaltungen zur Altenpflege stellen sich ebenfalls als handlungsleitend für die Pflegesituationen dar. In den Pflegesettings der Altenpflege werden die jeweiligen Identitätskonstruktionen als Interaktions- und Handlungsprozesse von den interviewten Pflegebedürftigen fortgeführt.

Nachfolgend dokumentiert sich das Merkmal eines fortgeführten und zugleich sich anpassenden Identitäts- und Stigma-Managements über die aufeinanderfolgende prototypische Darstellung der Kennzeichen der jeweiligen Identitätskonstruktionen der Pflegebedürftigen zu ihren bisherigen Umgangsweisen mit ihrer Homosexualität und der anschließenden Darstellung ihrer Umgangsweisen im Pflegesetting. Prototypisch unterscheiden sich hierbei die Proband_innen mit ihren **homosexuellen Identitätskonstruktionen** in einen offenen Umgang und einen geschlossenen Umgang mit der eigenen Homosexualität. Ein **offener Umgang** mit der eigenen Homosexualität wird praktiziert (offener Bewusstheitskontext), um in der Altenpflege Anerkennung als solche herzustellen bzw. zu bewahren. Hingegen verheimlichen Homosexuelle, die einen **geschlossenen Umgang** praktizieren, in Folge der Nicht-Anerkennung von Homosexualitäten in ihrer **Identitätskonstruktion** ihre homosexuelle Lebensweise (geschlossener Bewusstheitskontext). Beide Identitätstypen und Umgangsweisen stellen zwei entgegengesetzte Endpunkte dar, in deren Zwischenbereich sich eine Spannbreite an **Identitätskonstruktionen** (Idealtypus) mit verschiedenen Interaktions- und Handlungsweisen eines spezifischen **teiloffenen Umgangs** befindet. Siehe hierzu nachfolgende Abbildung. Die Spezifität des teiloffenen Umgangs der Pflegebedürftigen umfasst den jeweiligen Kontextbezug zu Situation, Person und/oder Gruppen. Die Analyse des Datenmaterials zeigt, dass die unterschiedlichen Interaktions- und Handlungsweisen, insbesondere der teiloffene Umgang, nicht immer klar voneinander abzugrenzen sind und fließend ineinander übergehen. So können bspw. Pflegebedürftige einen offenen Umgang mit ihrer homosexuellen Lebensweise praktizieren, der jedoch von ihrem Pflegeumfeld nicht immer als solches situativ oder individuell wahrgenommen und interpretiert wird (siehe hierzu auch Kapitel 6.0). Auch hinsichtlich der Selbstwahrnehmung des eigenen Umgangs mit der Homosexualität können in den Narrationen der Pflegebedürftigen zum Teil Widersprüche auftreten. Zum Beispiel sieht sich ein Proband (M4) selbst als überwiegend offen lebender Homosexueller und berichtet im Widerspruch hierzu gleichzeitig, gegenüber bestimmten Lebensbereichen seine Homosexualität zu verheimlichen. Das heißt, in der Lebenspraxis der Pflegebedürftigen kommen die unterschiedlichen Umgangsweisen und Darstellungsformen ihrer Homosexualität nicht immer klar voneinander abgegrenzt zur Geltung.

---

154 Siehe hierzu nähere Ausführung zur Konstruktion von Typen in Kapitel 4.7.

Abbildung 8: Protoypische Darstellung der homosexuellen Idenitätskonstruktionen und ihrer Umgangsweisen mit der eigenen Homosexualität in der Altenpflege

bisheriges Identitäts- und Stigma-Management zur Homosexualität

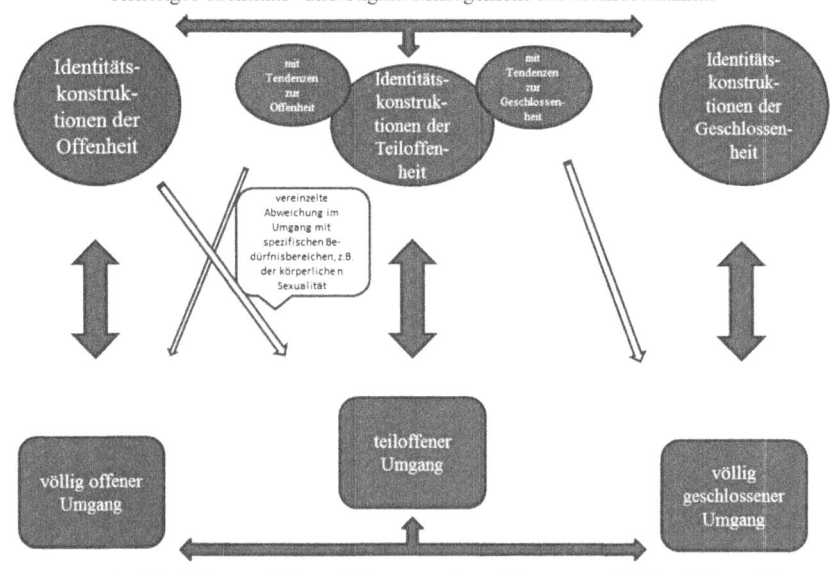

[Diagramm: Identitätskonstruktionen der Offenheit — mit Tendenzen zur Offenheit — Identitätskonstruktionen der Teiloffenheit — mit Tendenzen zur Geschlossenheit — Identitätskonstruktionen der Geschlossenheit; vereinzelte Abweichung im Umgang mit spezifischen Bedürfnisbereichen, z.B. der körperlichen Sexualität; völlig offener Umgang — teiloffener Umgang — völlig geschlossener Umgang]

anpassendes Identitäts- und Stigma-Management zur Homosexualität im Pflegesetting

Wie zur Homosexualität ist der Umgang mit der HIV-Infektion bei den interviewten Probanden langjährig in ihren jeweiligen Identitätskonstruktionen verankert. Ein (teil-)offener Bewusstheitskontext zur HIV-Infektion im Gegensatz zur Homosexualität scheint gegenüber den Pflegenden allein aus medizinisch-pflegerischen Gründen vorzuliegen. Aus weiteren ursächlichen und intervenierenden Bedingungen ergibt sich auch für die aktuelle Situation der Pflegebedürftigkeit in der Regel ein **anpassendes Identitäts- und Stigma-Management**, sodass die HIV-positiven Pflegebedürftigen ihre homosexuellen Identitätskonstruktionen weitgehend kohärent und zirkulär über das Inter-/Agieren fortführen. Das beinhaltet, dass aus den homosexuellen Identitätskonstruktionen heraus der Umgang mit der HIV-Infektion mit dem Umgang der Homosexualität analog verläuft, aber auch hiervon abweichen kann. Aus diesem Grund werden die jeweiligen **homosexuellen Identitätskonstruktionen** (Idealtypen) der **HIV-positiven** Pflegebedürftigen und ihre **offenen, teiloffenen und weitgehend geschlossenen Umgangsweisen mit der eigenen HIV-Infektion** in der Altenpflege ebenfalls prototypisch skizziert in eigenen Kapiteln gefasst.

Abbildung 9: Prototypische Darstellung der homosexuellen Identitätskonstruktionen und ihrer Umgangsweisen mit der eigenen HIV-Infektion in der Altenpflege

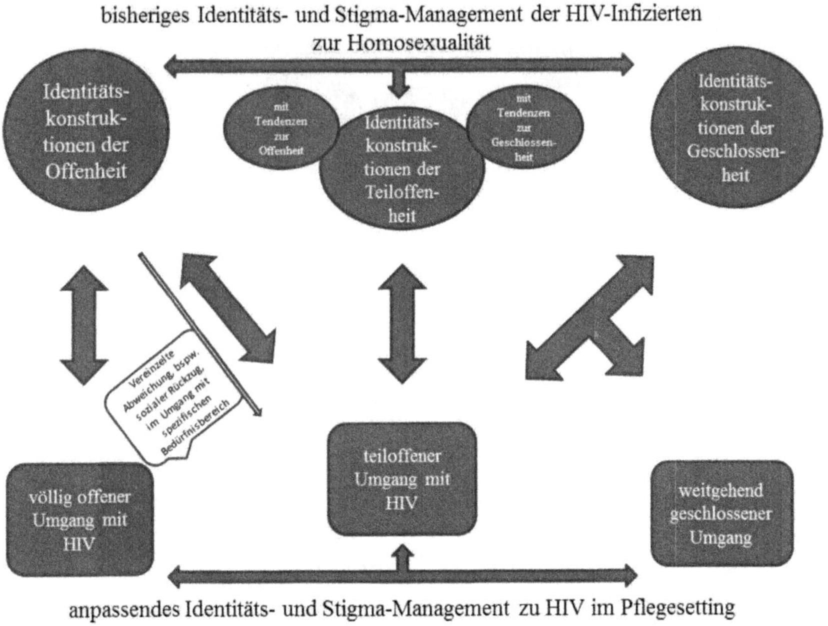

bisheriges Identitäts- und Stigma-Management der HIV-Infizierten zur Homosexualität

- Identitätskonstruktionen der Offenheit
- Identitätskonstruktionen mit Tendenzen zur Offenheit
- Identitätskonstruktionen der Teiloffenheit
- Identitätskonstruktionen mit Tendenzen zur Geschlossenheit
- Identitätskonstruktionen der Geschlossenheit

Vereinzelte Abweichung, bspw. sozialer Rückzug, im Umgang mit spezifischen Bedürfnisbereich

- völlig offener Umgang mit HIV
- teiloffener Umgang mit HIV
- weitgehend geschlossener Umgang

anpassendes Identitäts- und Stigma-Management zu HIV im Pflegesetting

5.3.4 Kennzeichen der homosexuellen Identitätskonstruktionen mit einem offenen Umgang

Nachfolgend wird anhand **spezifischer Merkmale und Einflussfaktoren** skizziert, womit sich nun homosexuelle Identitätskonstruktionen prototypisch auszeichnen, aus denen heraus ein offener Umgang mit der eigenen Homosexualität bisher resultierte und während der Pflegebedürftigkeit an die veränderten Lebensbedingungen orientiert weiterhin praktiziert wird. Aus dem spezifischen Inter-/Agieren (re-)konstruieren sich die homosexuellen Identitäten der Pflegebedürftigen fortwährend, wodurch die homosexuellen Identitätskonstruktionen hier als ein *doing homosexuality* bezeichnet werden können. Anschließend erfolgen in einem eigenen Abschnitt **Anmerkungen zu den Identitätskonstruktionen mit einem völlig offenen Umgang mit der eigenen HIV-Infektion**. Um das Charakteristische der prototypischen Identitätskonstruktionen eines offenen Umgangs in ihrem Prozess darstellen zu können, wird auf bereits ausgeführte ursächliche und intervenierende Bedingungen auf folgende Kennzeichen Bezug genommen.

- Bisheriger Identitätsprozess (*Coming-out*) und Selbstverständnis
- Offene Umgangsweisen als bisheriges Identitäts- und Stigma-Management

- Bisherige Umweltreaktionen (Bestätigungen, Stigmatisierungen, Diskriminierungen)
- Haltungen, spezifische Bedürfnisse, Wünsche und Erwartungen an die Altenpflege

5.3.4.1 Bisheriger Identitätsprozess (Coming-out) und Selbstverständnis

Als **Ausdruck identitätsbezogenen Handelns** begründet sich das offene Inter-/Agieren im *Coming-out*-Prozess. Das erste sich selbst bewusste Wahrnehmen und Erkennen gleichgeschlechtlicher Begierde bzw. der eigenen Homosexualität in den Biografien der Proband_innen findet zunächst im geschlossenen Kontext zur Umwelt statt. Für einen Teil der Proband_innen blieb die Selbstwahrnehmung gleichgeschlechtlichen Begehrens zunächst ohne Namen und/oder ohne reale Lebensperspektive (H7/106). Tabuisierung, Selbstzweifel und verschiedene Ängste wie etwa vor Stigmatisierungen, als „krank" zu gelten (G1/196), vor der Strafverfolgung aufgrund Paragraf 175 (R)StGB oder davor, den gesellschaftlichen und familiären Erwartungen ihrer Zeit als Frau oder als Mann nicht zu entsprechen und diese zu verletzen, sorgten dafür, dass ein Teil der Proband_innen zunächst geschlossene Umgangsweisen lebte, vielleicht sogar eine Familie gründete und erst im Erwachsenenalter ein **späteres erstes** *Coming-out* hatte (H10/63, 100; G7/225). Die Proband_innen mit einer offenen Umgangsweise erlebten ihr *Coming-out* zum einen als **Befreiung** von (eigenen oder fremden) heteronormativen Erwartungen, von bisherigen Ängsten und/oder von geschlossenen Umgangsweisen wie dem Doppelleben (H10/102). Zum anderen erfuhren sie die offene Umgangsweise als identitäre **Selbstbestätigung** und/oder als emanzipatorischen **Lebensausdruck** (G1/196). So berichtet bspw. ein Pflegebedürftiger von seinem späten *Coming-out* als Mittdreißiger und seinen fortwährend offenen Umgang in allen Lebensbereichen: „Also jeder, wo mit mir zu tun hatte ... Jeder hat gewusst, dass ich schwul bin. Und das ist_... -- Das war für mich halt äh_ wichtig." (H10/65)

Das erste Anvertrauen, also die erste offene Interaktions-/Handlungsweise, das sogenannte **erste** *Coming-out*, gegenüber einer Person oder einer Personengruppe im Umfeld wird von einem Teil der Proband_innen bereits im Alter der Pubertät, der Jugend oder des jungen Erwachsenseins verortet (H7/99, 103). Ein Erfahrungsspektrum von anerkennenden bis hin zu ablehnenden Haltungen und Reaktionen gegenüber der Homosexualität vonseiten der Familie als einer wichtigen primären Bezugsgröße bei der Identitätsentwicklung besteht bei den Proband_innen unabhängig davon, welcher Generation sie angehören oder welches Geschlecht sie haben (G7/187; H2/61; G1/196; H7/108). Ein **offenes Inter-/Agieren** dem (Pflege-)Umfeld gegenüber geht mit Identitätskonstruktionen der Pflegebedürftigen einher, die sich durch **ein Mindestmaß an Selbstakzeptanz, Selbstvertrauen, Selbstwertgefühl und einer Akzeptanz der Homosexualität durch Primärbeziehungen** (Familie, Freund_innenschaften) auszeichnen. Auch wenn die Primärbeziehungen, bspw. die Eltern, inzwischen gestorben sind, so wirkt deren Anerkennung für die Pflegebedürftigen in ihren Erinnerungen und Erzählungen fort (H1/226; H2/59–65;

G8/441). Ebenso kann die grundsätzliche Ablehnung durch die Familie aufgrund der Homosexualität fortwirken. Diejenigen interviewten Pflegebedürftigen, die für sich trotz dieser negativen Erfahrungen hohe Selbstakzeptanz und Selbstvertrauen identitätsbezogen ausbilden konnten, haben **im Laufe ihres Lebens andere Primärbeziehungen** wie etwa mit der/dem eigene_n Partner_in oder mit engen Freund_innen aufgebaut. Hierüber beziehen sie eine identitätsstärkende Anerkennung als homosexueller Mensch und können diese **der Ablehnungserfahrung kompensatorisch entgegensetzen**. Es scheint ihnen dadurch möglich offene Interaktions- und Handlungsweisen umzusetzen. So stellt ein pflegebedürftiger schwuler Mann, der in allen Lebensbereichen offen schwul lebt, für sich fest, dass er den emotionalen und sozialen Rückhalt in seinem Familienersatz, der sogenannten Wahlfamilie, gefunden hat, nachdem ihn seine biologische Familie zeitlebens als schwulen Mann abgelehnt hatte:

„Es gibt überhaupt keine Familie mehr. Ähm, es war vorher aber auch kein Kontakt mehr da. Das lag nicht an mir. Ich habe es immer wieder versucht persönlich und telefonisch, abe_r, dadurch dass mein Vater mich vollkommen abgelehnt hat, ähm und meine Mutter m_m sich meinem Vater sehr untergeordnet hat, war da absolut nichts möglich. Ähm und mit meinen Schwestern war es ähnlich. Nachdem äh mein Vater verstorben war und später meine Mutter auch, da ging nichts mehr. [...] - - - Also, meine Freunde sind meine Familie." (M3/42–43)

Das eigene homosexuelle Identitätsgefühl wird **weitgehend kohärent und kontinuierlich** über Interaktionen mit dem jeweiligen Umfeld re-/konstruiert und als für sich gefestigt empfunden, wie dies beispielhaft ein interviewter Pflegebedürftiger für sich benennt: „In Sachen Schwulsein hat sich gar nichts verändert. Das ist äh ... Ich habe eine schwule Identität. U_nd_ähm äh die die die die_s die war vorher, wie sie nachher war." (H2/25)

Eine Form der interaktiven Herstellung von homosexuellen Identitäten ist die offene Verwendung von Selbstbezeichnungen, wie sie im Pflegesetting fortgeführt wird. Unabhängig davon, ob die Proband_innen ihre eigene Homosexualität selbstbewusst oder mit Stolz (H2/92; H3/5) für sich akzeptieren oder fatalistisch hinnehmen (M6/13), geben die Proband_innen durch ihre **offen individuell verwendeten Selbstbezeichnungen** Hinweise auf ihre **(Teil-)Identitäten**, ihr **Gruppenzugehörigkeitsgefühl oder -abgrenzungsgefühl** sowie teilweise auf den **biografischen Verlauf** (M6/269, 289; G7/215, Biografiebogen). So können Bedeutungszuschreibungen von analog verwendeten kategorialen Selbstbezeichnungen der Pflegebedürftigen im Zusammenhang mit einer veränderbaren zeitgeschichtlichen, gesellschaftlichen und szenebezogenen Semantik stehen und voneinander abweichen. Die Begriffe „lesbisch" und „Lesbe", aber auch andere primär offen verwendete Selbstbezeichnungen wie bspw. „homosexuelle Frau" (G3/20), werden von den interviewten pflegebedürftigen Frauen im Interview als Selbstbezeichnungen eingeführt. Ebenso werden die Begriffe „schwul" und „homosexuell" von den interviewten pflegebedürftigen Männern als offen verwendete Selbstbezeichnungen im Interview eingeführt. Die Selbstbezeichnung „schwul" findet sich in jeder Altersklasse der befragten Probanden, „homosexuell" jedoch nur bei den vor 1945 geborenen. Ein Pflegebedürftiger und sein Partner unterscheiden bspw. bei der Verwendung bestimmter Selbstbezeichnungen je nach sozialer Nähe zum Gegenüber, also nach privaten oder offiziellen Lebensbereichen (H7/99; H7P/30, 119). Die Proband_innen drücken mit der offenen Verwendung der vorgenannten Selbstbezeichnungen ihren ganz unterschiedlich **emotionalen, sexuellen, partnerschaftlichen, sozialen und/oder politischen Bezug** zum gleichen Geschlecht ihrer individuellen homosexuellen Identitätskonstruktion aus. Hier eröffnet sich bei den homosexuellen Identitätskonstruktionen eine Varianz. So gibt es Proband_innen, die im Vergleich zu anderen einen intensiveren Bezug im Selbstbild und ihren daraus folgenden Handlungsstrategien haben. Zum Beispiel kann individuell teils der gleichgeschlechtliche Bezug auf das eigene Sexual- und Partner_innenschaftsleben (M2/22; G6/77, 187), teils auf das sozio-emotionale Leben (G8/163; G2/85, 95, 101) und teils auf das gesellschafts-, lesben- oder schwulenpolitische und/oder ehrenamtliche Engagement (H10/65) dominieren. Eine **gesellschaftskritisch-emanzipatorische Konnotation** findet sich auch bei der offenen Verwendung der Selbstbezeichnung „als Lesbe" (G2/103) oder als „Feministin und Lesbe" (G5/50) bei einem Teil der interviewten Lesben und bei der Selbstbezeichnung „schwul" bei einem Teil der Schwulen, worüber eine eigene gesellschaftskritische Haltung oder ein eigenes gesellschaftspolitisches Inter-/Agieren zum Ausdruck gebracht werden soll. Zum Beispiel benutzt ein Pflegebedürftiger die deutsche Selbstbezeichnung „schwul" im Interview und die englische Bezeichnung „queer" (subjektiv: im Sinn von schräg/anders) durchaus emanzipatorisch für sich und gegenüber seinem (Pflege-)Umfeld (H14/50, Biografiebogen). Für einen Teil der interviewten Lesben ist ihre körperliche **Behinderung als (Teil-)Identität** in ihre Selbstbezeichnung integriert und wird insbesondere innerhalb lesbischer Lebenszusammenhänge emanzipatorisch benutzt, bspw. als „Krüppellesbe" (G5/Biografiebogen) oder „behinderte Lesben" (G5/82). Trotz Selbstakzeptanz und Gruppenzugehörigkeitsgefühl werden bestimmte begriffliche **kategoriale Zuordnungen** wie „lesbisch" oder „schwul" von einem Teil der Proband_innen vermieden, da sie die Verwendung für sich **kritisch reflektieren**. Es können auch andere Selbstbezeichnungen offen verwendet werden, die zunächst für die Umwelt, also für die Pflegenden, nicht auf die sexuelle Orientierung hindeuten. Bei der Verwendung von nicht eindeutigen Selbstbezeichnungen ist eine andere offene Kommunikationsweise über die eigene Homosexualität notwendig, um den offenen Bewusstheitskontext herzustellen (G1/116, 136, 248, 267–268).

5.3.4.2 Offene Umgangsweisen als bisheriges Identitäts- und Stigma-Management

Ein Teil der Proband_innen verfolgte in Phasen ihres Lebens Strategien eines offensiv offenen Umgangs mit ihrer eigenen Homosexualität, bspw. sich in der (Teil-)Öffentlichkeit zeigen. Dabei folgten sie Intentionen, bspw. sich mit anderen homosexuellen Menschen **solidarisch zu erklären** und/oder sich **gesellschaftspolitisch, lesbenpolitisch oder schwulenpolitisch engagiert** für die Wahrnehmung und Anerkennung der Rechte und Bedürfnisse von Lesben und Schwulen einzusetzen. So ist bspw. bei einem Pflegebedürftigen die Identitätskonstruktion neben einem gleichgeschlechtlichen Partnerschafts- und Sexualbezug in erster Linie sehr schwulen- und gesellschaftspolitisch ausgeprägt. Offen schwul zu sein, ist eine gesellschaftskritische Überzeugung bei ihm, ganz im Sinne von ‚das Private ist Politisch'. In allen sozialen Bereichen seines Lebens setzte er sich gesellschaftspolitisch als „Pionier" (H2/55) für ein offenes Leben als schwuler Mann für sich und andere ein.

Intersektional wirken Merkmale wie etwa ‚Frau, Lesbe und Schwerbehinderung' oder ‚Schwuler, Senior und HIV-positiv'. So ist für einige der Pflegebedürftigen ihre Homosexualität in ihren Identitätskonstruktionen bspw. eng mit Feminismus, Lesben-, Schwulen-, Behinderten-Aktivismus und/oder HIV-/AIDS-Arbeit verbunden. Für eine Probandin ist bspw. ihr Lesbischsein und ihre Schwerbehinderung ein Teil ihrer Identitätskonstruktion, welches für sie ebenso in offensivem frauen-, lesben- und behindertenpolitischen Engagement mündet, bspw. um beidseitige Barrieren abzubauen (G2/67–69). Eine solche offensive Haltung, die eigene Homosexualität aus emanzipatorischen Gründen breit zu veröffentlichen und sich gesellschaftspolitisch zu engagieren, findet sich eher bei einigen, aber nicht bei allen schwulen Probanden im Alter von 59 bis 71 Jahren, also aus den Geburtsjahrgängen von 1942 bis 1952 wieder. Ebenso zeichnen sich einige, gleichfalls nicht alle lesbischen Probandinnen im Alter von 43 bis 60 Jahren, also aus den Geburtsjahrgängen von 1951 bis 1968, durch eine solche Lebenseinstellung aus. Für die Konstruktion eines solchen Selbstverständnisses kann zeitgeschichtlich die Frauen- und Lesbenbewegung und die Schwulenbewegung der 1970er Jahre sowie der Beginn der HIV/AIDS-Epidemie inkl. der Selbsthilfen-Bewegungen der 1980er und 1990er Jahre individuell prägend gewesen sein. Bei den älteren und bei den jüngeren Proband_innen lässt sich kein solch offensiver Umgang mit der eigenen Homosexualität finden, der sich an eine relativ breite Öffentlichkeit wendet. Das kann zeitgeschichtlich für die Älteren mit ihrer Prägung durch die jahrzehntelange Strafverfolgung und gesellschaftliche Ächtung sowie für alle, insbesondere für die Jüngeren, mit ihren persönlichen Lebenslagen aufgrund ihrer teils langjährigen Pflegebedürftigkeit zusammenhängen. Hinsichtlich der Umgangsweisen älterer Lesben mit der eigenen Homosexualität und etwaiger Begründungszusammenhänge können an dieser Stelle keine Aussagen getroffen werden, da sich keine Probandin über 60 Jahre für ein Interview finden ließ.

Ein Teil der pflegebedürftigen Proband_innen zielte mit ihrem **engagierten Handeln** bereits im Vorfeld ihrer Pflegebedürftigkeit oder während der Zeit ihrer Behinderung vorausschauend auf die Absicherung einer weitreichenden Anerkennung ihrer offenen Lebensweise als Lesbe oder Schwuler für das eigene Alter ab. Durch **Initiieren** und **Organisieren** von einzelnen Projekten oder Vereinen gelingt es ihnen, zum Teil neue Strukturen zu schaffen und zu nutzen. Die Pflegebedürftigen zielten, um perspektivisch sie schützende diskriminierungsfreie Rahmenbedingungen zu schaffen, durchaus auf unterschiedliche Bereiche wie spezielle oder integrative Angebote in den Bereichen der Freizeitgestaltung (G4/58–62), des Wohnens

(H10/125; M9/33) und/oder des Pflegesettings (G2/115, 125). Andere Pflegebedürftige wählten ihr Pflegesetting aktiv danach aus, wo sie ihre individuellen und offenen homosexualitätenbezogenen Bedürfnisse in einem Höchstmaß berücksichtigt sahen (G1/27; H6/21).

5.3.4.3 Bisherige Umweltreaktionen

Ein Teil der Pflegebedürftigen, die bisher in ihren Lebensbereichen offen ihre Homosexualität lebte und angab, **keine negativen Erfahrungen**, also keine ablehnenden Reaktionen ihres jeweiligen Umfelds, gemacht zu haben, sieht sich dadurch in ihrem bisherigen Identitäts- und Stigma-Management eines offenen Umgangs **bestätigt** (G1/128; H14/66). Diese Pflegebedürftigen nahmen für sich zugleich eine tolerante oder akzeptierende Atmosphäre im jeweiligen Lebenskontext bspw. in der Arbeitswelt oder im Wohnumfeld wahr (M6/101–108; H10/87) oder arbeiteten bewusst in Berufsbranchen, von denen sie eine solche Atmosphäre erwarteten (H14/49; H11/16).

Diejenigen Pflegebedürftigen, die aufgrund ihrer offenen Umgangsweise mit ihrer homosexuellen Lebensweise in ihrem Umfeld grundsätzlich auch **Ablehnungen erwarten** und/oder solche **erfuhren**, und trotzdem ihre offene Strategie beibehielten, tun es, um in ihren Beziehungen für sich selbst und anderen gegenüber authentisch sein und bleiben zu können (H13/122). Viel eher als andere sind diese Pflegebedürftigen dazu bereit, ihren Interaktionspartner_innen Verständigung und Reflexionshilfen anzubieten, wie es das Beispiel eines ironischen und humorvollen Umgangs eines Pflegebedürftigen zeigt. Und/oder sie brechen die zwischenmenschlichen Kontakte ab, wenn die ablehnende Haltung oder diskriminierende Handlung ihnen gegenüber nicht abgebaut bzw. eingestellt wird, um sich vor weiteren Beschädigungen ihrer Identität zu schützen (M3/38).

Im Zusammenhang mit den Umweltreaktionen stehen auch **Ängste und Befürchtungen** vor Diskriminierungen, insbesondere gegenüber der stationären Altenpflege resultieren teils aus eigenen **Erfahrungen** aus Heimbesichtigungen (H7/46–52, 55), aus Besuchen der eigenen homosexuellen Freund_innen oder Bekannten und der dort als „Horrorbilderbuch" (M9/129) erlebten sozialen Isolation oder aus ehrenamtlichen bzw. ehemaligen beruflichen Tätigkeiten (G5/124; G7/200). Zum Teil begründen sie sich auch aus allgemeinen Zuschreibungen wie mangelnden Personal- und Zeitressourcen (G8/518–520) oder aufgrund gesellschaftlicher Stigmatisierungs- und Diskriminierungserfahrungen (M3/15, 21–23).

Diejenigen, die eine besonders hohe **Wehr- und Handlungsfähigkeit** gegenüber homosexualitätsfeindlichen Diskriminierungen aufweisen, besitzen zugleich auch **identitätsstärkende Primärbeziehungen**. Proband_innen mit einer solchen Identitätskonstruktion lassen sich unabhängig von der Intensität ihrer Abhängigkeit vom Umfeld in allen Pflegeformen finden (H6/15; M1/38; H14/58; M6/122). In der Pflegesituation der eigenen Häuslichkeit, bei der noch keine Abhängigkeit von institutioneller Pflege besteht, wohl aber von privaten Pflegeleistungen der Angehörigen, zeigt eine Probandin ihre Wehr- und Handlungsfähigkeit bspw. gegenüber „Anfeindungen", „Beleidigungen" (G7/98) durch Passanten in der Öffentlichkeit.

5.3.4.4 Haltungen, spezifische Bedürfnisse und Erwartungen an die Altenpflege

Die Artikulation und das Leben der eigenen homosexuellen Identitätskonstruktion und einhergehender spezifischer Bedürfnisse folgen den bisherigen persönlichen und kollektiven (Lebens-)Erfahrungen sowie den Erwartungshaltungen der homosexuellen Pflegebedürftigen gegenüber der Altenpflege. Das heißt, die Pflegebedürftigen mit einer offenen Umgangsweise artikulieren in der Regel ihre Erwartungshaltung zur Durchführung ihrer Pflege gegenüber den Pflegenden und ihrer Umwelt. Die Erwartungen an die Pflege umfassen **Haltungen einer individuellen bedürfnisorientierten Pflege** (G1/94), welche für einen Teil der Pflegebedürftigen die Bedürfnisse von Lesben und Schwulen gleichwohl (G1/248) oder explizit (M2/48) mitberücksichtigen soll.

Ein Pol der Sichtweise zur **individuellen Pflege** besteht darin, dass der Mensch als Individuum in der Pflege anerkannt werden und seinen **Subjektstatus beibehalten** soll. Unter individuell wird gefasst, dass Menschen individuelle Umgangs- und Beziehungsformen haben können, die auf universal geteilten Bedürfnissen beruhen und nicht einer bestimmten Geschlechtlichkeit oder sexueller Identität zuzuordnen sind (G1/116, 136). Ein Sonderstatus durch eine exklusive Behandlung als Lesbe oder Schwuler wird abgelehnt. Vielmehr wird eine Pflege erwartet, die vorurteilsfrei ohne zuschreibende Kategorisierungen (wie Geschlecht, sexuelle Orientierung, Gesundheitszustand etc.) den einzelnen Menschen mit all seinen Bedürfnissen und seiner ihm eigenen Biografie anerkennt und sich daran ausrichtet. Eine solche Erwartungshaltung an die Altenpflege beinhaltet, dass individuell auch merkmalsbezogene, bspw. geschlechtsbezogene Bedürfnisse relevant werden können. Dieser Erwartung zufolge würde ohne Kategorisierung/Stigmatisierung eine ernsthafte Auseinandersetzung mit dem jeweils anderen und dessen Bedürfnissen stattfinden. Das andere im anderen ist nicht pathologisch anders, sondern einfach eigenartig. Es wäre Teil der Begegnung der Menschen und würde selbstverständlich in die Altenpflege, respektive in das Pflegesetting, einbezogen werden können (G1/118, 231, 248, 268–269).

> „Aber erst einmal ohne ein innere Grenze im Kopf dem Menschen gegenüber zu treten, würde glaube ich auf beiden Seiten viel Druck nehmen, auch dem der die Pflege oder Betreuung bedarf, wenn es heißt, es ist nicht alles möglich, es ist nie alles möglich, aber zu wissen, ich werde ernst genommen [I: mhm] mit meinen Bedürfnis, gleich welcher Art und werde nicht als äh verschroben oder merkwürdig oder ist zu krank dafür hingestellt. Sondern erst mal darf ich so sein und dann schauen wir, was ist umsetzbar. So ist es aber auch, wenn ich gesund bin, egal in welchem [I: mhm] Bereich, nie ist alles möglich. [I: mhm] Aber dieses erst einmal – den Menschen als Mensch ansehen, ich glaube das wäre gut. Und dann würde es auch nicht diese Grenze im Kopf geben, welche Sexualität lebt dieser Mensch." (G1/268)

Eine solche individuelle Pflege, die individuelle Bedürfnisse wahrnehmen, respektieren und in den Pflegehandlungen sensibel berücksichtigen soll, wird von einigen Pflegebedürftigen als Voraussetzung für eine bedürfnisorientierte Pflege für Lesben und Schwule gesehen (G8/518–527; M9/85). Die Erwartungshaltung an eine individuelle Pflege bezieht sich auch auf eine entsprechend ausgestattete Pflegestruktur (G5/124, 128–130; G4/76) und auf das pflegerische leiborientierte Handeln. Demnach sollen Pflegende ihre Haltung und Handlung dahin gehend überprüfen, was für ihr Gegenüber richtig ist und gewünscht wird, auch wenn man sich nicht mehr verbal mitteilen kann (G1/94, 231, 248–249).

Der andere Pol der Erwartungshaltung an eine individuelle, bedürfnisorientierte Pflege ist ähnlich, die Proband_innen betonen neben einer Berücksichtigung individueller Bedürfnisse aber auch die explizite Berücksichtigung spezifischer Bedürfnislagen (G8/582, 585; H14/134–136). Ein Pflegebedürftiger erwartet von Pflegenden, dass sie „… das äh Nichtkonventionelle dulden und erwarten" (H14/136). Entsprechend ihrem Selbstbild formulieren einige Pflegebedürftige **explizit** die Erwartung an die Pflegeinstitutionen und den Pflegenden, dass sie ihr **homosexuelles Leben offen und diskriminierungsfrei fortführen** können (H7P/129, P_H7/34). Insbesondere von konfessionell gebundenen Trägern werden dementsprechende Haltungsänderungen und Antidiskriminierungsmaßnahmen erwartet (G7/200, 202), weil teils große Befürchtungen vor Diskriminierungen und vor verminderter Teilhabe oder aus diskriminierenden Erfahrungen heraus bestehen (M3/16). Ein Proband **antizipiert** bspw. **soziale Isolation** und „**Depressionen**" (Selbstzweifel, Antriebsarmut) als schwuler behinderter Mann im Alter (intersektional „alt-schwul-behindert") als Folge einer gesellschaftlichen und schwulenszeneinternen Ausgrenzung, eines eventuellen persönlichen Rückzugs und/oder eingeschränkter Kontakte und geringer Integrationsmöglichkeiten als schwuler Mann (M9/21). Ein anderer Pflegebedürftiger befürchtet, dass ältere Schwule (die Generationen der von Strafe Bedrohten) im Pflegeheim auf gleichaltrige Mitbewohner_innen stoßen, die sie früher im gesellschaftlichen Leben diskriminiert hätten, sobald deren Homosexualität bekannt gewesen wäre. Somit erwartet er für ein Leben im Heim, **potenziell** auf **Ablehnung** zu treffen, sodass die Älteren, die in ihrem Leben offen gelebt haben, nun nicht mehr die Bedingungen vorfinden, es weiterhin tun zu können, und wieder zurück ins Versteck gehen müssten (H10/124–125).

Für jene homosexuellen Pflegebedürftigen, die bisher offen mit ihrer Homosexualität gegenüber ihrem sozialen Umfeld umgegangen sind, besitzen ihre **sexuellen Bedürfnisse** individuell eine – teils hohe – Bedeutsamkeit als Teil ihrer homosexuellen Identitätskonstruktion, weshalb sie ebenfalls für sich und gegenüber ihrem sozialen Umfeld offen damit umgehen und/oder sie sich realisieren (H14/109; G8/469, 499). Von den lesbischen und schwulen Pflegebedürftigen werden die eigene Homosexualität und ein offener bejahender Umgang mit ihren sexuellen Bedürfnissen für sich und gegenüber dem bisherigen sozialen Umfeld und dem Pflegeumfeld **als emanzipierte und fortzuführende Lebensform** angesehen. Ihre bestehenden sexuellen Bedürfnisse können sie für sich wahrnehmen und benennen. Eine solche Identitätskonstruktion ist durch die zeitgeschichtliche und gesellschaftliche Liberalisierung begünstigt (H14/50). Es besteht eine hohe Varianz an offenen Umgangsweisen, die individuell in unterschiedlicher Intensität gelebt werden. Dieser – teils hohe – identitätsbezogene Stellenwert kann bestehen bleiben, auch wenn körperliche Sexualität aufgrund von teils kompletten körperlichen Dysfunktionen und/oder medikamentöser Behandlung kaum oder nicht mehr als solche wahrgenommen werden kann, wie sich das bspw. im sexuellen Phantasieren oder Trauern darum ausdrücken kann. Die Pflegebedürftigen verorten aufgrund ihrer Haltung den **offenen Umgang mit ihren sexuellen Handlungen** entweder bei sich selbst, bspw. in der Form der Selbstbefriedigung, innerhalb ihrer Partner_innenschaft (H10/117–119) und/oder zusammen mit anderen Sexualpartner_innen. Sie informieren, wenn auch nicht individuell zwingend im Detail, ihr soziales Umfeld (Partner_in, Freund_innen, Pflegende) über ihre jeweiligen Bedürfnisse, bspw. bei der Suche nach einer/einem (Sexual-)Partner_in (M6/201; M1/27–28; M2/44).

Aufgrund der hier idealtypisch skizzierten **Haltungen** sehen die Pflegebedürftigen ihre sexuellen Bedürfnisse und deren angestrebten Vollzug als Teil ihres bisherigen und fortgeführten Identitätsmanagements und Lebensvollzugs an. Ein Teil von ihnen wendet sich bewusst gegen Altersstereotypien, die das Sexualleben abwerten (M1/93). Entsprechend ihres gelebten Sexuallebens **erwarten** die Pflegebedürftigen von der Altenpflege, dass **sexuelle Bedürfnisse** bzw. das Sexualitätsempfinden (ggf. Menstruationserleben bei jüngeren Pflegebedürftigen (G1/231–232)) aller pflegebedürftigen Menschen berücksichtigt werden. Unabhängig davon, welchen Geschlechts, sexueller Orientierung, Alters, Behinderung oder Erkrankung, bspw. Demenz, die Pflegebedürftigen sind, sollen deren sexuelle Bedürfnislagen von den Pflegenden wahrgenommen und mitgedacht werden. So plädiert eine Probandin für eine lust- und sexualitätsfreundliche Pflege, wofür bspw. veränderte Räumlichkeiten hin zu vermehrten Einzelzimmern, das Gewähren von homosexuellen Paaren in Doppelzimmern und das Tolerieren von Selbstbefriedigung sowie das Zulassen von Pornografie als Anregung sexuellen Phantasierens eingefordert werden:

> „Dass das genehmigt wird. Dass das äh in Ordnung ist. [I: hm] – Ne, dass, dass das äh eben im in in Pflegebereichen einfach mit integriert wird. [I: hm] Ne. – Gibt ja auch Männer, die gerne mal einen Porno sehen, ja warum denn nicht. Sollen sie. -- Ne? [G7P: mh] Ja Frauen gucken sich auch gerne mal einen Porno an, warum denn nicht. [I: Ja] Ist doch in Ordnung. -- [I: hm] Verstehe ich nicht, warum das immer alles ein Problem sein soll. [I: hm] – Es gehört eben nicht in die Norm, in die sogenannte aufgezwungene Norm von irgendjemanden, der das irgendwann mal ähm ... ja, keine Ahnung, in die Welt gesetzt hat und gesagt hat, das darf man nicht. Warum nicht." (G7/209–211)

Ein Teil der Pflegebedürftigen erwartet von der Pflege eine aktive Unterstützung zur Ermöglichung der sexuellen Bedürfnisse bspw. durch Aufrechterhalten von Privat- und Intimsphären und durch Rückzugsmöglichkeiten, um ein Sexual- und Partner_innenschaftsleben fortführen zu können (G1/249–251, 253). Zudem wird teils eine aktive Unterstützung beim Erhalt von *doing gender* und *doing attractive/ sexy* erwartet:

„Das heißt, mich auch, wenn ich um eine Rasur bitte oder wenn ich ähm bitte eine Körpercreme aufzutragen, eine die ich jetzt möchte [I: mhm] und nicht eine die die Schwester da grade greift, oder mein Parfüm aufzutragen, oder ähm, ähm meine Augenbrauen anzumalen, wenn ich das nicht alleine schaffe. So etwas, damit ich mich als – Frau und auch als ähm na gesund nicht, aber schon ein Stück gesünder oder nicht so eingeschränkt, [I: mh] das passt vielleicht besser, nicht so eingeschränkte Frau empfinde. – Auch ähm bereit sein m_mir Kleidung und Unterwäsche anzuziehen, die ich anziehen möchte – und nicht zu argumentieren, es gibt Netzhosen oder ähm [I: mhm] oder das ist uns zu kompliziert. [I: mhm] ähm Einfach das was ich für für mein Wohlbefinden, für mich als Frausein benötige. Das äh – hilft mir oder würde mir helfen, je nachdem ob das umgesetzt wird oder nicht, ähm auch um Sexualität leben zu können." (G1/154)

Die Identitätskonstruktionen der Pflegebedürftigen eines bejahenden offenen Umgangs mit den eigenen sexuellen Bedürfnissen werden des Weiteren durch ihre bestehenden **sozialen Ressourcen** bspw. durch bestätigende (Sexual-)Partner_innen oder ein sexualitätstolerantes Umfeld begünstigt (H14/52). Eine Partner_innenschaft, insofern sie besteht, wird von den interviewten Pflegebedürftigen offen und für andere erkennbar geführt, teils langjährig (M6/39–40; H1/214), teils offiziell verpartnert (G7/24), teils zusammenwohnend (G8/53) und teils kompensatorisch in der Übernahme fürsorglicher, organisatorischer (M6/28) oder pflegerischer (G7/34) Aufgaben im Alltag durch die/den Partner_in.

Bedürfnisse und Erwartungen einer **geschlechtsgewünschten Pflege** entspringen dem *doing gender* und *doing homosexuality* bei den Pflegebedürftigen. D. h. die Identitätskonstruktionen, die offen mit ihrer eigenen Homosexualität umgehen, verfolgen in der Regel auch einen offenen Umgang mit ihren Bedürfnissen nach bestimmtem Geschlechtereinsatz in der Pflege. Für einen Teil der – insbesondere der lesbischen – Pflegebedürftigen besteht das **Bedürfnis nach geschlechtsgleicher Pflege**. Ebenso besitzt ein Teil der Pflegebedürftigen **die Präferenz von Personen der gleichen sexuellen Orientierung** sowie die einhergehende Erwartung an die Altenpflege, beides zu berücksichtigen. Die Pflegebedürftigen schreiben bei einer geschlechtsgleichen (Intim-)Körperpflege und Betreuung den Pflegenden jeweils höhere Kompetenzen zur Sicherung des körperlichen, psychischen, sozialen und leiblichen Wohlbefindens zu, wodurch **mehr** Vertrauen und eine geringere Scham empfunden werden. So ist bspw. für eine Pflegebedürftige der Intimbereich äußerst schambesetzt (G1/248), und eine andere erwartet zudem von den weiblichen Pflegenden eine höhere Kompetenz (Einfühlsamkeit und *Know-how*) im pflegerischen Umgang mit ihrer weiblichen Anatomie:

„Eigentlich optimal, weil das äh das sind halt Frauen. Da bin ich auch dankbar, dass das Frauen sind. Und ich so äh zusagen davon ausgehen kann, ähm dass die zum Beispiel bei der Körperpflege ähm da entsprechend da auch Rücksicht drauf nehmen, dass zum Beispiel die Brüste [...] Also dass sie da was drunter machen. Oder wenn da etwas entzündet ist, dass die halt äh gucken, dass äh dass es nicht weiter geht." (G6/71)

Ein Pflegebedürftiger begründet sein Bedürfnis von Männern gepflegt zu werden damit, dass für ihn eine Schamhaftigkeit gegenüber Frauen und eine Vertrautheit gegenüber Männern bestehen, die ihm Sicherheit und Gelassenheit vermittelt, ohne dabei sexuelle Erwartungen oder Wünsche zu hegen:

„Ich möchte also nicht unbedingt ... Ist keine Abwertung von einer Pflegerin oder irgendetwas. Aber ich möchte halt doch schon von einem Mann gepflegt werden. Es geht halt auch dabei um – intime Sachen oder irgendetwas. Also ... Intimbereich und so. Ne, das ist dann ... – Und da habe, lege ich schon einen Wert darauf, dass es also vom Pflegen – von einem Pfleger gemacht wird. Ohne Hintergedanken. [I: Hm.] U_nd äh_... -- Es gibt mir auch so irgendwo eine eine_eine_ – Beruhigung." (H10/33)

Eine **Präferenz für Pflegende mit gleicher sexueller Orientierung** begründet sich teils in Zuschreibungen und teils in Erfahrungen eines höheren Maßes an Empathie, Verständnis, Kenntnis über homosexuelle Lebenswelten, Solidarität und an sozialer, identitärer Spiegelung im Gegenüber (H1/205, 214). Ein Pflegebedürftiger präferiert aus seiner leiblichen Erfahrung heraus eine Person, die sich in den Lebenswelten von Lesben und Schwulen auskennt, bestenfalls für sich einen schwulen Pflegenden, denn

„...der hat mehr Fingerspitzengefühl. – Der kann den anderen auch besser einschätzen. – Es hat wie gesagt, äh dieses überhaupt nicht sexuell zu tun. [...] Aber ich merke das eher. Irgendwo. [I: Mhm.] Da kommt mehr Kontakt herüber und da es gibt da auch mehr Berührungspunkte." (H6/56)

Entsprechend ihrer bisherigen Lebensführung und ihrer **sozialen Kontakt- und Freizeitgestaltung** besitzt ein Teil der offen homosexuell lebenden Pflegebedürftigen das Bedürfnis und die Erwartung an die Altenpflege und *Community*, mehr Sichtbarkeit von älteren Lesben und Schwulen in der Szene und in der Gesellschaft herzustellen und bspw. eine spezifische Senior_innenarbeit und -angebote für Lesben und Schwule vorzuhalten (M3/74–79; G5/130). Andere wiederum möchten eher in intergenerativen Zusammenhängen eingebunden sein (M7/93) oder wünschen sich alternativ integrative Angebote der herkömmlichen Altenpflege (G8/518–520).

Zusammenfassend zu den Erwartungshaltungen und zu den spezifischen Bedürfnisbereichen ist festzustellen: In der Regel folgt der offene Umgang mit den eigenen sexuellen Bedürfnissen, mit dem Bedürfnis nach einer geschlechtsgewünschten Pflege und nach sozialer Kontakt- und Freizeitgestaltung dem bisherigen offenen Umgang der Pflegebedürftigen mit ihrer eigenen Homosexualität. Abweichungen von diesem offenen Umgang bestehen zum Teil in einzelnen Lebens- und Bedürfnisbereichen aufgrund kontextueller und intervenierender Bedingungen, die intersektionell wirken. Andere soziale Merkmale wie Alter, Geschlecht, Körper-/ Attraktivitätsnormen und HIV-Status können als zusätzliches Stigma bei den homosexuellen Pflegebedürftigen individuell einen unterschiedlichen Einfluss haben, sodass eben ein Teil von ihnen mit einem teiloffenen Umgang in Bezug auf ein spezifisches Bedürfnis mit bspw. themenbezogener Eigenstigmatisierungen oder Verschweigen inter-/agiert.

5.3.4.5 Identitätskonstruktionen schwuler HIV-positiver Pflegebedürftiger mit einem offenen Umgang

Nach dem vorliegenden Datenmaterial hat sich keiner unserer Probanden erst kürzlich oder vor wenigen Monaten und Jahren infiziert, was sicherlich einen anderen Einfluss auf die eigene psychische und emotionale Verarbeitung und auf den Umgang mit der Diagnose gegenüber dem Umfeld haben dürfte. Die interviewten HIV-positiven Pflegebedürftigen leben seit längerer Zeit mit dem HI-Virus, manche infizierten sich Mitte der 1980er und andere innerhalb der 1990er Jahre. Für einen Teil von ihnen gilt, dass sie sich zu einer Zeit infiziert hatten, als die Diagnosestellung keine aussichtsreichen Behandlungsmöglichkeiten offerieren konnte und es für sie den baldigen Tod bedeuten konnte. Ihre Lebensverläufe und Identitätskonstruktionen sind daher teils von massiven existentiellen, lebensbedrohlichen Einschnitten und langjährigen Krankheitsphasen durch AIDS und einhergehender Multimorbidität, teils von den gesellschaftlichen stigmatisierenden (und verinnerlichten) Auseinandersetzungen und teils von den Emanzipationsbestrebungen zu HIV/AIDS geprägt. Für sie stellt die HIV-Infektion und eine nachfolgende phasenweise AIDS-Erkrankung mit ihren zum Teil anhaltenden physischen und psychischen Folgeerkrankungen und Einschränkungen die Ursache der fortwährenden Pflegebedürftigkeit dar.

Durch die gesellschaftliche Liberalisierung wäre es den meisten der interviewten HIV-positiven Probanden zumindest zeitgeschichtlich möglich gewesen, eine offene Umgangsweise zur eigenen Homosexualität zu entwickeln.[155] Ihre Umgangsweisen mit ihren Homosexualitäten und mit ihrer HIV-Infektion fallen jedoch unterschiedlich aus. **So folgt in der Regel einer offenen Umgangsweise mit der eigenen Homosexualität auch eine offene Umgangsweise mit der HIV-Infektion.** Wie in Kapitel 5.3.6.5 ausgeführt, kann die Intersektionalität, „schwul und HIV-positiv" zu sein, eine Abweichung der Umgangsstrategie mit HIV von den ansonsten offenen Umgangsweisen mit der eigenen Homosexualität bewirken. Befürchtete und erfahrene Diskriminierung, Scham- und Schuldgefühle, Eigenstigmatisierung, Ängste vor Infektion anderer und gleichwohl fehlende soziale Ressourcen dieser HIV-positiven Pflegebedürftigen führen dazu, dass trotz eines völlig offenen Umgangs mit der eigenen Homosexualität jedoch nur ein teiloffener Umgang mit der HIV-Infektion praktiziert wird.

Für die hier beschriebenen Pflegebedürftigen hat die **Zeitgeschichte**, also die **Auseinandersetzung mit HIV/AIDS,** auch ihre **kollektive schwule Identität** geprägt. Aus der Zeit der 1990er Jahre resultiert für einen Teil der Probanden ein solches Selbstverständnis, wonach schwule Männer sich damit auseinandersetzen mussten, dass unter ihren Freunden und Bekannten viele Schwule HIV-positiv, an AIDS erkrankten und starben. Diese *peer*-Erfahrung und eine daraus resultierende

---

155 Die interviewten HIV-positiven Pflegebedürftigen sind zwischen 47 und 71 Jahre alt, ihr Durchschnittsalter beträgt 59 Jahre.

gesellschaftspolitische Haltung einer notwendigen gesellschaftlichen Sichtbarkeit von schwulen und HIV-positiven Männern sowie einer **Solidarität, Gruppenzugehörigkeit** und **Akzeptanz** zueinander motiviert einen Teil der Probanden zur offenen Umgangsweise und zum solidarischen Handeln innerhalb der *Community* (H2/55–57).

Diese Probanden praktizieren einen, teilweise langjährigen **völlig offenen Umgang mit der HIV-Infektion** als parallele Strategie zu ihrem Identitäts- und Stigma-Management als schwule Männer. Sie leben in allen Lebensbereichen offen schwul, nach einer HIV-Infektion später auch als HIV-positiver Mann. In Anbetracht bereits schwerwiegender gesundheitlicher Krisen im Leben wendete ein Teil der Probanden offensive Vorsorgehandlungen zur Absicherung der persönlichen Situation an, was auch teils eine Strategie ihres bisherigen Identitäts- und Stigma-Management darstellt. Das offene Leben als schwuler sowie als HIV-positiver Mann birgt für sie jedoch auch **negative Erfahrungen**, sodass es zu ihrem Identitäts- und Stigma-Management dazugehört, sich vor Diskriminierungen weitgehend zu schützen. Das erreichen die Probanden, indem sie sich situativ wehren und/oder proaktiv diskriminierende Situationen, Personen und Orte verlassen und teils in Folge vermeiden. Zur Handlungsstrategie gehört es, vorsorglich zu handeln und für sich aktiv eine sie **akzeptierende Existenzperspektive** im sozialen Umfeld zu **schaffen**. Die Probanden behalten ihre offene Strategie mit dem eigenen Schwulsein und der HIV-Infektion bei, denn sie sichert ihnen einen Freundeskreis und Menschen, die sie akzeptieren und auf die sie sich verlassen können. Die praktizierte Offenheit ihrer Identitätskonstruktionen verlangt letztlich von ihrem Umfeld eine Positionierung, sodass sie als schwule HIV-positive Pflegebedürftige entscheiden können, mit wem sie wie Kontakt haben möchten, und in welcher Gegenwart sie sich aufhalten mögen. Sich zu verstecken wäre für sie keine Alternative, da sie dann nicht wissen können, wie das Umfeld wirklich über sie denkt, sodass sie auch keine tragfähige Vertrauensbasis zu anderen aufbauen könnten und umgekehrt. Zum Beispiel vermutet ein HIV-positiver Proband gegenüber den Institutionen der stationären Altenpflege dort genauso ablehnende Atmosphären und Diskriminierungen, wie er sie bereits in der früheren Nachbarschaft, durch eine Kneipenbesitzerin des Wohnorts (M3/36–37) oder als HIV-positiver Mann im Krankenhaus durch eine Pflegende (M3/71) erfahren hat. Seine bisherige Strategie ist es, dorthin zu gehen, wo man ihn so mag, wie er ist. Die negativen Erfahrungen wirken als Befürchtungen und Ängste sowie im Vorsorgeverhalten fort, ebenso wie die positiven Erfahrungen im Freundeskreis (M3/36–38).

Gemein ist diesen sehr offen lebenden Pflegebedürftigen auch, dass sie als **soziale Ressource** auf enge funktionierende Freundschaften und/oder Partnerschaften und auf deren Anerkennung als schwuler und HIV-positiver Mann ihr Selbstvertrauen bauen können (M3/45; H2/19–23). Eine weitere gemeinsame und wichtige Ressource ihres offenen Umgangs mit ihrer HIV-Infektion besteht darin, dass sie sich **explizit Pflegesettings** suchten oder **suchen**, die ihnen als schwule und/ oder als HIV-positive Männer konzeptionell und/oder tatsächlich einen weitgehend diskriminierungsfreien Schutzraum, spezifisches *Know-how* und Anerkennung als HIV-positiver Mensch in der Versorgung bieten (M3/15–16, 19).

Zusammenfassend für die Kapitel der idealtypisch dargestellten homosexuellen Identitätskonstruktionen des offenen Umgangs kann Folgendes gesagt werden: Homosexuelle Identitätskonstruktionen mit einer offenen Umgangsweise bilden sich durch die Homosexualitäten anerkennende Faktoren heraus und (re-)konstruieren sich darüber fort. Die Anerkennung von Homosexualitäten setzt zudem auch die Anerkennung körperlicher Sexualität und die Anerkennung einer möglichen Betroffenheit von einer HIV-Infektion voraus, um in allen Lebensbereichen während der Pflegebedürftigkeit offen damit umgehen zu können. Zu diesen Faktoren zählen jeweilige gesellschaftliche Zeit- und Generationseffekte, anerkennende soziale Ressourcen (emotionaler und sozialer Rückhalt bspw. durch Partner_innenschaften, Familien- und Freund_innenkreise) und anerkennende Umgebungsfaktoren wie Pflegeformen und Pflegende, die sich durch Anerkennungsweisen der fürsorglich-emotionalen Zuwendung, gleichwertigen Achtung und sozialen Wertschätzung explizit gegenüber den homosexuellen Lebensweisen auszeichnen. Die aus ihren Identitätskonstruktionen hinsichtlich einer offenen Umgangsweise mit ihrer Homosexualität abgeleiteten Bedürfnisse und Erwartungen sind für die Pflegebedürftigen gegenüber ihrer (Pflege-)Umwelt handlungsleitend.

5.3.5 Offener Umgang mit der eigenen Homosexualität im Pflegesetting

Pflegebedürftige, die ein offenes Identitäts- und Stigma-Management anwenden, setzen ihr Umfeld in allen Lebensbereichen, also auch ihr Pflegeumfeld, über ihre homosexuelle Lebensweise in Kenntnis und führen keine Informationskontrolle durch, ob oder wer davon erfahren könnte. Eine **völlig offene Umgangsweise** mit der eigenen Homosexualität zeichnet sich bei den interviewten Pflegebedürftigen durch folgende Handlungsweisen aus, die nachfolgend erläutert werden: Offenheit als ein Ausdruck der eigenen Normalität; offenes Kommunizieren der eigenen Homosexualität; offensiver Umgang mit der eigenen Homosexualität; Verwendung von Symboliken und Signalen; leibliches Kommunizieren der homosexuellen Lebensweise; oder homosexualitätenbezogene Bedürfnisse offen artikulieren und leben; oder offener Umgang mit einer ggf. vorliegenden HIV-Infektion.

5.3.5.1 Offenheit als Ausdruck der eigenen Normalität

Die eigene homosexuelle Lebensweise ist bei einem Teil der Pflegebedürftigen als ein selbstverständliches Merkmal der Persönlichkeit in ihre Identitätskonstruktionen integriert, sodass sie im Alltag ebendiese für sich und ihre Umwelt als **Selbstverständlichkeit**, also als **Normalität,** leben. Trotzdem werden homosexuelle Pflegebedürftige mit diesem Selbstverständnis situativ mit der gesellschaftlichen Erwartung konfrontiert, eine normale, also heteronormative Biografie zu besitzen, was sie vor die Herausforderung stellt, ihre homosexuelle Identität einem Gegenüber zu vermitteln. So müssen auch diejenigen, die grundsätzlich (oder eher) offen leben, überlegen, ob und wem gegenüber sie sich eindeutig zu erkennen geben oder von ihrer sexuellen Orientierung erzählen. Beispielhaft hierzu führt eine schwerstpflegebedürftige Lesbe, die ihre Pflege- und Unterstützungsleistungen über Pflegeassistenz abdeckt, eine Situation mit einer Assistentin an. Die Pflegebedürftige hat ihr Lesbischsein und ihre gesellschaftskritische Haltung des Feministischseins als Normalität für sich verinnerlicht, sodass sie im Alltag beides nicht permanent in den zwischenmenschlichen Begegnungen thematisiert, sondern als **praktizierte Lebenseinstellung** als bekannt voraussetzt. Nach monatelangem Einsatz bemerkt eine pflegerische Assistentin nicht, dass die Pflegebedürftige lesbisch ist, sondern wundert sich über deren engen Kontakte zur Lesben- und Schwulenszene. Zum einen sagt das etwas über die Assistentin und ihre Erwartung einer heterosexuellen Vorannahme gegenüber der Pflegebedürftigen aus. Zum anderen gibt die Pflegebedürftige selber an, dass ohne Partnerschaft das Lesbischsein für sie selbst wie auch für andere im Alltag weniger oder nicht offensichtlich ist, wodurch sie es offen verbalisieren muss, um Eindeutigkeit herzustellen.

„Wenn dann das Thema irgendwie fällt, oder ähm – ja – und da ich zur Zeit nicht in einer Beziehung lebe ist es auch, ähm – mehr oder weniger [ein] theoretisches Thema [I: mh], was ich auch nicht als erstes irgendwie anspreche, aber natürlich kommt es im Laufe des Alltags dann doch irgendwie [I: mh] ähm, und dann ist es manchmal schon ... letztens fragte eine warum ich denn so viele Lesben und Schwule kenne und für mich war das so ganz klar, dass es ... Häh? (lacht). Und da musste ich es erst mal so sagen und dann guckte sie auch erst mal und hatte schon einige Monate hier gearbeitet und hatte das noch nicht so wirklich auf dem Schirm. [I: mh] Und das fand ich dann schon eine etwas eigenartige Situation? [I: mh] Das ist dann irgendwie doch deutlich einfacher, bei den Lesben, die hier arbeiten." (G5/32)

5.3.5.2 Offenes Kommunizieren der eigenen Homosexualität

Ein Teil der Pflegebedürftigen **kommuniziert (pro-)aktiv offen** ihre Homosexualität, um Eindeutigkeit hierüber herzustellen, ungeachtet spezifischer Situationen, Personen oder Gruppen. Diese Pflegebedürftigen tun es, weil sie für sich eine emotionale und/oder soziale Anerkennung durch das soziale Umfeld, bspw. die Pflegenden, als lesbische Frau bzw. als schwuler Mann erwarten und/oder zugleich herstellen und/oder bewahren. Um das jeweilige Umfeld über die eigene Homosexualität zu informieren, können sowohl **verschiedene** sprachliche **Formulierungen** (Selbstbezeichnungen, kategoriale Begriffe) wie auch verschiedene **Intensitäten** genutzt werden. Jene Pflegebedürftigen, die aufgrund ihrer Identitätskonstruktion eine hohe Selbstakzeptanz und Selbstverständlichkeit im Umgang mit ihrer eigenen Homosexualität aufweisen, inter-/agieren offen mit ihrem Umfeld. Hierbei verbalisieren einige Pflegebedürftige in eindeutiger, teils offensiver Form ihre homosexuelle Lebensweise in den jeweiligen Lebensbereichen, bspw. gegenüber den Pflegenden oder es wird im Sinne einer Randnotiz ins Gespräch mit eingebaut, „... wenn dann das Thema irgendwie fällt ..." (G5/32). Ein Teil der Pflegebedürftigen wendet die Strategie der **Ironie und** eines **humorvollen Umgangs** beim Offenbaren an (H6/42, 84).

Der Partner eines Heimbewohners steuert gezielt die Offenheit über ihre homosexuelle Lebensweise gegenüber den Pflegenden in einem herkömmlichen Pflegeheim, um deren Reaktionen zu prüfen, sich deren Anerkennung und der ungehinderten Fortführung einer offenen Umgangsweise sicher zu sein, bevor sich das Paar für einen Einzug des pflegebedürftigen Partners dorthin entscheidet: „Ich habe gleich von Anfang an gesagt, ich bin reingegangen, da habe ich gesagt, ich brauche einen Platz für meinen Freund, weil zuhause geht es nicht mehr, der ist so krank. Und die wissen das, und die Sache ist erledigt. [...] sind alle freundlich." (M6P/101) Da die gängige gesellschaftliche Norm eine heterosexuelle Biografie erwarten lässt, kommen Lesben und Schwulen in Situationen, sich offenbaren zu müssen, um als solche **sichtbar** zu sein und **Missverständnissen vorzubeugen** oder richtigzustellen. Dazu gehört auch, unter Umständen einen Eindruck der **heterosexuellen Vorannahme** von Pflegenden oder Ärzt_innen offen und eindeutig zu **korrigieren**. Einige Pflegebedürftige benennen nicht eine Selbstbezeichnung, sondern – wenn vorhanden – ihren gleichgeschlechtlichen Beziehungsstatus als Symbol für ihre homosexuelle Lebensweise (G1/128).

5.3.5.3 Offenes Kommunizieren unter Verwendung von Selbstbezeichnungen

Eine konkretisierte Form des offenen Kommunizierens ist die **Verwendung von Selbstbezeichnungen**. Von Bedeutung scheinen beim Umgang mit ihnen zum einen die Innenperspektive der Pflegebedürftigen und zum anderen die interaktive Außenperspektive mit dem sozialen Umfeld, also mit den Pflegenden oder den Mitbewohner_innen zu sein. Beide Perspektiven stehen im wechselseitigen Zusammenhang. Sowohl die Verwendung von individuellen Selbstbezeichnungen als auch das **eindeutige Umschreiben** der homosexuellen Lebensweise der Pflegebedürftigen sind Ausdruck der Vermittlung ihrer jeweiligen homosexuellen Identitätskonstruktion. Indem die Pflegebedürftigen sich offen gegenüber dem Pflegeumfeld als homosexuell positionieren, schaffen sie dadurch interaktiv ihre Identitätskonstruktion, d.h. sie bestätigen sich selbst und ihrem Umfeld gegenüber ihr „Hier-Jetzt-So-Sein", also ihre homosexuelle Identität.

Je nach Kenntnisstand der Pflegenden über lesbische und schwule Lebenswelten kann vonseiten der Pflegebedürftigen über relativ **gängige Begrifflichkeiten** wie etwa „lesbisch" oder „schwul" ein offener Bewusstheitskontext über die jeweiligen Homosexualitäten hergestellt werden. Ein Teil der offen lebenden Proband_innen erwartet sogar, unmittelbar einmal in ihrem Pflegesetting darauf angesprochen oder danach gefragt zu werden, wie es ein Heimbewohner beschreibt: „Aber mich persönlich hat noch niemand gefragt [...] ob ich schwul bin." (M6/133–136) Eine solche Erwartungshaltung oder das Verwenden von Selbstbezeichnungen oder eindeutigen Umschreibungen hängt eng mit der Innenperspektive, also mit der subjektiven Selbstdeutung und jeweiligen eigenen homosexuellen Identitätskonstruktion zusammen. Mithilfe einer Selbstbezeichnung kann verkürzt das Selbstbild, die Identitätskonstruktion oder ein Teil davon für sich und für andere dargestellt werden und eine Gruppenzugehörigkeit und eine Abgrenzung zu anderen Gruppen ausgedrückt werden. Über den jeweiligen Umgang mit Selbstbezeichnungen können Hinweise auf die unterschiedlichen Identitätskonstruktionen der lesbischen und schwulen Pflegebedürftigen abgeleitet werden, was den Pflegenden in der Interaktion ermöglicht, sich sensibel und individuell danach auszurichten.

5.3.5.4 Offensiver Umgang mit der eigenen Homosexualität

Ein offensiver Umgang mit der eigenen homosexuellen Lebensweise gegenüber der näheren oder weiteren Öffentlichkeit dient den Pflegebedürftigen dazu, als homosexuelle Menschen anerkannt zu sein, und diese Anerkennung abzusichern. Die **vehemente Deutlichkeit ihres Handelns** ist teils von der Erfahrung oder Erkenntnis getragen, sich dadurch prophylaktisch vor möglichen Ablehnungen zu schützen und/oder um sich tatsächlich gegen Missachtungsformen zu verteidigen.

Wie bereits an anderer Stelle erwähnt, ist die Strategie, **öffentliche Interviews** zu geben, eine offensive Interaktions- und Handlungsweise einiger Proband_innen, die sie weiterhin in der Pflegebedürftigkeit nutzen. Für andere jedoch scheint es eine neue Strategie zu sein, die sich erst durch die Pflegesituation ergibt, um auf ihre Lebenssituationen als homosexueller, ggfs. HIV-positiver Mensch und/oder auf ihre spezifische Intersektionalität hinzuweisen (P_M2/40). Jene Pflegebedürftigen, die mit ihrer homosexuellen Lebensweise an die Öffentlichkeit gehen, tun dies aus bestimmten Gründen. Sie wollen einen bestimmten Teil der Bevölkerung erreichen, um als lesbische Frau oder schwuler, ggfs. HIV-positiver Mann für andere sichtbar zu sein. Mit der Sichtbarkeit in der Öffentlichkeit sind sie ein **positives Vorbild** für andere Lesben und Schwule, ebenfalls ihre Lebensweise offen für sich selbst und nach außen zu leben. Gleichwohl setzen sie damit der Allgemeinbevölkerung oder speziellen Gruppen bspw. innerhalb der Institutionen der Altenpflege gegenüber ein Zeichen, dass homosexuelle Menschen in ihrer Unterschiedlichkeit als solche von anderen wahrgenommen werden können. Das offensive Handeln einer sichtbaren Veröffentlichung der Pflegebedürftigen soll über die Grenzen der eigenen Lebens- und Pflegesituation hinaus wirken können. Dabei entzieht es sich ihrer Kontrolle, welche Adressat_innen tatsächlich Informationen über ihre homosexuelle Lebensweise erlangen und welche nicht. Ebenso kann öffentliches Inter-/Agieren als Zeichen andere Lesben und Schwule erreichen, sodass diese sich nicht als einzige lesbische pflegebedürftige Frau oder als einziger schwuler pflegebedürftiger Mann in der Gesellschaft und in ihrer unmittelbaren Umgebung der Altenpflege fühlen müssen. Hierbei verzichten sie teils bewusst auf den Schutz der Anonymität, um ihrem Ansinnen und ihren Forderungen für die Öffentlichkeit Authentizität zu verleihen. Es wirkt wie ein **solidarisches Zeichen** an andere homosexuelle Pflegebedürftige (H6/11).

Insbesondere für Momente, Lebensphasen oder Lebensbereiche, in der eine Vehemenz der offenen Umgangsweise erforderlich scheint, bekunden einige der interviewten Pflegebedürftigen ihre Wehrhaftigkeit und Selbstwirksamkeit. Dies wirkt bei manchen wie ein hilfreiches und lebenslang erprobtes Leitmotiv ihres Identitäts- und Stigma-Managements. So **verteidigen** die Pflegebedürftigen ihre persönliche und soziale Integrität sowie ihre Würde als homosexueller Mensch, wenn diese durch Missachtungsformen von Pflegenden bedroht werden oder als bedroht erscheinen. Nachfolgendes Beispiel zeigt die **Abwehrstrategien** eines Pflegebedürftigen auf, der zugleich seinen schwerstpflegebedürftigen Partner mitpflegt und sich und seinen Partner sowohl im Krankenhaus- als auch im Altenpflegebereich gegenüber Stigmatisierungen verteidigt und Missachtungen abwehrt. Der Pflegebedürftige erfährt im Krankenhaus von einer pflegerischen Leitungskraft die Diskreditierung als schwuler Mann in Form einer Verniedlichung und einer diskreditierenden Betonung des verbalisierten Stigmas der Homosexualität und gleichzeitig eine Lächerlichmachung als sorgender Partner, der die Essensgabe auch im Krankenhaus sicherstellt. In Folge fühlt sich der Proband in seiner Integrität und in ihrer gemeinsamen Integrität als Paar verletzt. Er wehrt sich aktiv verbal und sorgt mit Androhung von körperlicher Gegenwehr für entsprechenden Unterlass:

„Und nun kam ich mit dem Kuchen, mit dem geholten, und da sagte der so ... – Und das war so ein richtiges, – auf gut deutsch gesagt, – Arschloch. – Und dann sagte er: ‚Ach, Herr Nachname des Partners, nun werden sie ja ein ga nz Süßer.' (Proband ahmt affektierten Tonfall nach) Und dann in diesem Ton – ‚ganz Süßer'. -- Und dann habe ich nur gesagt, ganz laut zu ihm ‚Pass einmal auf, dass ich nicht mit dem Kuchen noch schmeiße!' -- Und dann war er draußen." (H1/95)

Auch in der Häuslichkeit sind dem Pflegebedürftigen, trotz der Abhängigkeit zu den Pflegenden, seine subjektive Wehrfähigkeit und sein Hoheitsrecht bewusst, einzelne Pflegende im Falle einer Diskriminierung des Wohnraumes zu verweisen oder den Pflegedienst kündigen zu können: „Und wenn mir einer krumm kommt, der lernt er mich kennen. --- Der lernt mich kennen." (H1/80) Und: „Wem es nicht passt, sind raus." (H1/210)

Als Kontrast zum Abwehrverhalten lassen sich im Datenmaterial als Reaktionen gegenüber erfahrenen Diskriminierungen weitere offensive Handlungsweisen finden. Hierzu zählen bei den Pflegebedürftigen auch **Strategien der Verständigung** oder **Strategien der gelassenen Hinnahme** unter Beibehaltung der offenen Lebensweise. Zum Beispiel praktiziert ein schwules Paar als Reaktion auf erfahrene Stigmatisierung durch eine Mitbewohnerin im herkömmlichen Heim eine offensive Umgangsweise, nämlich die Strategie der freundlichen Einbindung und **Sympathiegewinnung**, wodurch sich beide Seiten beggenen und sozial annähern (M6/115–136). Teils abwehrend und zugleich verständigend sowie mit betonter **Gelassenheit** reagiert hingegen ein Heimbewohner, der im herkömmlichen Pflegeheim als offen lebender Schwuler Erfahrungen von Diffamierungen bspw. durch öffentliche Beschimpfungen seitens eines Mitbewohners gemacht hat. Der Heimbewohner gibt an, dass es ihm nichts ausmache, d. h., er ignoriert es bzw. grenzt sich davon ab, um **sich** in der öffentlichen Situation des Speisesaals zu **schützen**. Dabei wirkt er selbstbewusst schwul, auch wenn er schweigt, schließlich ist er anscheinend der einzig offen schwul lebende Pflegebedürftige im Heim und ohne wirklichen Rückhalt in der Bewohner_innenschaft. Humorvoll, vielleicht auch etwas trauernd und ironisch, stimmt der Heimbewohner der Beleidigung des „Arschfickers" für sich insgeheim zu, da es schließlich sein sexuelles Bedürfnis klar benenne. Er versucht eigeninitiativ im zwischenmenschlichen Vieraugenkontakt zum Bewohner eine **offensive Konfliktlösung** in Form von **Sensibilisierungsarbeit**, indem er den Bewohner mit einer möglichen Betroffenheit konfrontiert. Damit versucht der Heimbewohner ein reflektorisches Übertragen von möglichen Situationen und Empathie beim Aggressor anzuregen, worüber er sich schließlich Toleranz, Akzeptanz oder Solidarität zu erhalten hofft. Jedoch misslingt dieser Versuch. Die Strategie des offenen Umgangs mit der eigenen Homosexualität wird vom Heimbewohner beibehalten, auch wenn sie ihn nicht vor aggressiven Angriffen im Pflegeheim bewahrt:

> „Ein Bewohner rief laut ‚Arschficker' durch den Speisesaal. Da sagt keiner was. Manche Mitarbeiter schimpfen dann. Mir ist es egal. Mir macht das nichts. Im Grunde hat er ja recht. Das ist ja das, was ich mir wünsche. […] Mit dem einen streite ich mich. Ich kenne da nichts und sage, was ich denke. Ich fragte ihn einmal, was er denn gemacht hätte, wenn sein Sohn schwul wäre. Da sagte er mir, er hätte seine Frau dazu gezwungen, vorher abzutreiben. Ich habe ein dickes Fell. Das brauchst du auch bei dem, was ich erlebt habe." (H3/135)

5.3.5.5 Verwendung von Symboliken und Signalen

Einige der Pflegebedürftigen nutzen als Interaktions- und Handlungsstrategie ihres Identitäts- und Stigma-Managements das **offene Zeigen von Symbolen und Signalen**, die auf ihre homosexuelle Lebensweise hinweisen. Je nach Kenntnisstand ihres sozialen Umfelds, bspw. ihrer Pflegenden, ob diese die symbolisierte Bedeutungszuschreibung als Hinweis der Zugehörigkeit zur Gruppe der Lesben und Schwulen erfassen oder interpretieren, und je nach Eindeutigkeit der Symbolik werden die Pflegebedürftigen für ihr Umfeld als Homosexuelle erkenn- und wahrnehmbar.

Nicht jede Symbolik wird vom Umfeld verstanden und/oder als eindeutig erkannt. In solchen Situationen können die Pflegebedürftigen durch offenes Kommunizieren ihrer sexuellen Orientierung ihre Aussage verdeutlichen, um Missverständnissen, Zweifeln oder Unklarheiten entgegenzuwirken. Manche Symboliken, die die Pflegebedürftigen individuell verwenden, würden andere wiederum nicht für sich in Anspruch nehmen. Begründen lässt sich das damit, dass die Symboliken nicht der individuellen Ästhetik entsprechen oder teils klischeehaft erscheinen. Einige Symbole eröffnen einen unterschiedlichen Grad eines interpretativen Rückschlusses oder entfalten erst in ihrer Kombination ihre tatsächliche Offensichtlichkeit. Symbolisiertes Interagieren und Handeln kann eine Eindeutigkeit über die homosexuelle

Lebensweise herstellen, wenn offenes Kommunizieren oder die Verwendung bestimmter Selbstbezeichnungen individuell der/dem Pflegebedürftigen nicht möglich erscheint. Ebenso können mithilfe dieser Strategie andere offene Interaktions- und Handlungsweisen der Pflegebedürftigen in ihrer Bedeutung unterstützt bzw. unterstrichen werden. Das nachfolgend aufgezeigte Spektrum dieser Strategie umfasst das **Verwenden von eindeutigen bis hin zu Insider-Symbolen** und Signalen.

Für jene Pflegebedürftigen, die in einer Partner_innenschaft leben, kann ihr **Beziehungsstatus** als Symbol für ihre homosexuelle Lebensweise herangezogen werden, wenn sie eine Eindeutigkeit darüber und eine Anerkennung ihres sozialen und rechtlichen Status herstellen wollen. Das kann verbalisiert stattfinden (M1/16). Durch die **institutionalisierte Form** der Eingetragenen Lebenspartner_innenschaft erhält die gleichgeschlechtliche Beziehung einen rechtlichen und offiziellen gesellschaftlichen Status, der nach außen in gewisser Weise ein offenes Bekenntnis zueinander ist. Dementsprechend können verpartnerte Pflegebedürftige gegenüber Pflegenden diesen Status kundtun (G8/228–230). Zwei interviewte Lesben lassen sich in der näheren Öffentlichkeit der häuslichen Pflegesituation über ihre **Gesten** als lesbisches Paar erkennen. Sie erfahren daraufhin von ihrer gesellschaftlichen Umgebung diskriminierende Reaktionen, wie bspw. abfällige Bemerkungen oder Verachtung. Wie andere Pflegebedürftige zeigen sich die beiden bspw. in vertrauter, familiärer Paarkommunikation und/oder in einer körperlichen Nähe:

> „Also dazu muss ich sagen, das einzigste was wir in der ähm Frei ... also beim Spazierengehen gemacht haben, war anfassen. Ja oder Unterhaken. Oder ähm auch w_was andere Paare ja auch machen, einfach zu sagen, ,du Schatz guck mal hier, das ist doch toll', oder irgendwie so." (G7/100)

Gesten, bspw. wie Hand-in-Hand-gehen, können Symbolkraft sowohl im Innenverhältnis als Zeichen der emotionalen partnerschaftlichen Verbundenheit, Zuneigung und des Selbstverständnisses als Paar wie auch im Außenverhältnis als Ausdruck der Eindeutigkeit eines (gleichgeschlechtlichen) Paares besitzen. Solche Gesten, wenn sie von zwei Frauen oder zwei Männern ausgeführt werden, können auf deren Homosexualitäten hinweisen. In der heteronormativen Gesellschaft ist es nach wie vor eher unüblich und selten, dass sich zwei Frauen oder Männer Hand-in-Hand in der Öffentlichkeit bewegen, wenn sie kein Liebespaar sind. Diese interagierende Rückversicherung sich selbst und anderen gegenüber, sich als Paar zu erfahren, kann unterbrochen bzw. verhindert sein. Insbesondere Hilfsmittel wie der Rollstuhl können eine solche bisher gewohnte Handlungsstrategie mit einhergehender Symbolik für einen Teil der Pflegebedürftigen verhindern. Durch eine heterosexuelle Vorannahme des Umfelds, in deren Rahmen eine homosexuelle Partnerschaft nicht primär als Möglichkeit mitgedacht wird, sondern vielmehr ein anderes verwandtschaftliches Verhältnis (bspw. Schwestern oder Mutter-Tochter-Beziehung) unterstellt wird, muss das Missverständnis geklärt und Eindeutigkeit zur homosexuellen Lebensweise nun über andere offene Handlungsstrategien seitens der Pflegebedürftigen hergestellt werden (G8/191). So beschreibt eine pflegebedürftige Rollstuhlfahrerin, dass sie mit ihrer schiebenden Partnerin von der Gesellschaft nicht mehr als lesbisches Paar unmittelbar wahrgenommen wird. Sie müssen nun in Interaktionen mit Dritten eindeutig kommunizieren, wenn sie in ihrer Homosexualität und als Paar (an-)erkannt werden wollen (G1/122).

Symbolisiertes Handeln, um die eigene homosexuelle Lebensweise gegenüber der Gesellschaft sowie gegenüber den Pflegenden anzuzeigen, kann sich auch in einem ganz anderen und eher bewusst **unangepassten Lebensstil** von Pflegebedürftigen darstellen. Beispielhaft zeigt sich das in der Fortführung der Identitätskonstruktion eines schwulen Pflegebedürftigen, dessen offenes Identitäts- und Stigma-Management sich auch im extravaganten Kleidungs- und Lebensstil ausdrückt (H13/122, 128).

Neben den genannten Beispielen des symbolisierten Inter-/Agierens können die Pflegebedürftigen auch die Handlungsstrategie der **Verwendung gegenständlicher Symboliken** in den eigenen Räumlichkeiten und/oder an der eigenen Kleidung verfolgen, um offen auf ihre Homosexualitäten und ihre Gruppenzugehörigkeiten hinzuweisen. Es wäre stereotyp, würde einzig von der Wahrnehmung eines solchen Gegenstands der direkte Rückschluss auf eine tatsächliche homosexuelle Lebensweise des- oder derjenigen erfolgen, schließlich könnte es sich ebenso um Unwissenheit oder um solidarisches Verhalten nicht-homosexueller Menschen handeln, wie auch andere Gründe eine Rolle beim Anbringen solcher Symboliken spielen könnten. Jedoch ermöglichen die Pflegebedürftigen es, über solche symbolhaften Gegenstände ein Gespräch zu eröffnen, um bspw. den Pflegenden einen Zugang zum Thema und/oder zur eigenen Biografie und Identität zu erleichtern. Weitere interaktive Signale von Pflegebedürftigen können den Hinweis auf sich entweder verstärken oder entkräften.

Hinsichtlich der Dekoration mit symbolhaften Gegenständen **in den eigenen Räumlichkeiten** verfolgen die Pflegebedürftigen nicht primär das Ziel, sich hierüber gegenüber Dritten zu *outen*. Vielmehr liegt ihre Motivation hierbei in ihrem ästhetischen Empfinden und darin, sich über den jeweiligen Gegenstand an das eigene homosexuelle Leben und an evtl. prägende Personen und Erlebnisse zu erinnern, sowie in einer Selbstbestätigung ihrer homosexuellen Identitätskonstruktion und/oder einer Gruppenzugehörigkeit. Ein Teil der schwulen Pflegebedürftigen hat Kunstfotografien, Kalender oder Gemälde eines Männerakts mehr oder weniger prominent im Wohnraum hängen, so zieren bspw. bei einem Pflegebedürftigen zwei große Bildmotive sich küssender Männer in seinem Wohnzimmer (P_H5/41) oder bei einem Heimbewohner ein großer Männeraktkalender über dem Pflegebett im Bewohnerzimmer die Wände (P_H15/36). Andere haben stattdessen oder ergänzend Fotografien von ehemaligen Partnern/Partnerinnen, von Freunden/Freundinnen, von Gruppenerlebnissen und/oder von lesbischen, schwulen oder bisexuellen Idolen und Persönlichkeiten in ihren Räumlichkeiten aufgestellt bzw. aufgehängt. So hat bspw. eine lesbische Heimbewohnerin in ihrem Zimmer persönliche Bilder, die auf eine lesbische Lebensweise hindeuten, sowie ein Bild von einem Lesbenfrühlingstreffen aufgehängt (Biografiebogen_G6, G6/123) und ein Pflegebedürftiger in einer schwulen Pflegeeinrichtung hat als einzigen Schmuck seiner Zimmerwände ein Bild von sich und seinem gestorbenen Partner hängen, worüber er sich an diese Zeit der

Partnerschaft erinnern kann (H12/97, P_H12/48). Das teils prominente Platzieren der Bilder oder der Fotografien mit teils persönlichen Widmungen von Idolen der Film-, Gesangs- und Schauspielbranche oder von politischen Persönlichkeiten, die eine öffentliche Glorifizierung als Diva und/oder eine Bewunderung u. a. für ihre (öffentliche) bi- oder homosexuelle Lebensführung erhalten oder zumindest mit einer ebensolchen in Verbindung gebracht werden, bezieht sich bei den Pflegebedürftigen bspw. auf Marlene Dietrich (P_H13/36), Horst Buchholz (P_H11/47) oder Klaus Wowereit (P_H6/35).

Nicht allen Pflegebedürftigen, die vorwiegend geschlossene Strategien ihres Identitäts- und Stigma-Managements verfolgen und somit auf eine Geheimhaltung angewiesen wären, scheint es bewusst zu sein, dass in ihren privaten Räumlichkeiten symbolhafte Gegenstände wie bspw. bestimmte Bildmotive, eindeutig oder latent von Fremden bzw. Pflegenden erkannt werden und auf ihre homosexuellen Identitäten hindeuten können bzw. könnten. So berichtet bspw. eine interviewte Pflegefachkraft von ihren Rückschlüssen auf die Homosexualität eines verdeckt lebenden Pflegebedürftigen aufgrund von Bildern seines verstorbenen Partners, dem sogenannten „Kollegen", in der ehemals gemeinsamen Häuslichkeit. Es sind die Bilder und deren Anzahl, die der Pflegefachkraft einen symbolischen Bezug zur ehemaligen Männerbeziehung geben und die homosexuelle Lebensweise – von dem Pflegebedürftigen **ungewollt** – ihr **offenbart**:

> „Und äh der hat von seinem ... das ...die Bilder standen überall. Und er hat seinen Kollegen gepflegt bis zum Tod, mit dem er zusammen gewohnt hat. Das war so offensichtlich. Aber man durfte es auf keinen Fall ansprechen. Das durfte nicht sein." (HG5/110)

Anders verhält es sich in der offenen Erkennbarkeit, wenn Pflegebedürftige sowohl in den Räumlichkeiten als auch **an der Alltagskleidung** eindeutige Symbole, bspw. der Lesben- und Schwulenbewegung der 1970er bis 1990er Jahre, platzieren. Jene Pflegebedürftige **solidarisieren** sich auch somit weitgehend öffentlich bzw. gegenüber den Gästen ihrer Räumlichkeiten über die verschiedenen Zeichen mit den Gruppen der Lesben und/oder der Schwulen (P_G6/117; P_H10/39–40).

5.3.5.6 Leibliches Kommunizieren der homosexuellen Lebensweise

Eine andere Interaktions- und Handlungsstrategie zur **Offenbarung** der eigenen Homosexualität findet **über die Leiblichkeit** statt. Sich leiblich für andere Menschen erkennen zu geben, bedeutet, dass andere Menschen die homosexuelle Lebensweise der Pflegebedürftigen spüren und in Folge für sich erkennen können. Damit ist keine Erotik gemeint, wenngleich sich diese ebenfalls über die leibliche Kommunikation transferieren lässt. Vielmehr geht es um das Erspürenlassen und zirkulär um das Erspüren der Homosexualität, ohne dass darüber miteinander gesprochen würde oder andere eindeutige Informationen hierzu vorlägen. Somit hängt dieses Erspüren auch von der jeweiligen Fähigkeit der Interagierenden ab, das, was erspürt sein will oder sich ungewollt auch erspüren lässt, dann auch erspüren zu können.

Anhand des nachfolgenden, von einer interviewten Pflegefachkraft angeführten Beispiels wird deutlich, wie ein Pflegebedürftiger sich offen über die Leiblichkeit gegenüber dem am Arbeitsplatz nicht offen lebenden schwulen Pflegenden zeigt, d. h. sich hinsichtlich seiner homosexuellen Identität zu erkennen gibt. Der interviewte Pflegende berichtet von einem HIV-positiven Heimbewohner, bei dem er meint, dessen geheim gehaltene homosexuelle Lebensweise bereits zuvor vermutet zu haben. Alle Gesprächsangebote bzw. Versuche des Pflegenden mit dem Pflegebedürftigen in Bezug auf das Thema Homosexualität in Kontakt zu kommen, lehnt dieser jedoch ab. Zwischen dem Heimbewohner und dem Pflegenden besteht zunächst ein – sehr wahrscheinlich beidseitig – geschlossen gehaltener Bewusstheitskontext der vermuteten Homosexualität des anderen. Der Pflegebedürftige zeigt dem Pflegenden gegenüber durch eine bestimmte Markierung, nämlich einer Geste des Handhaltens, die der Pflegende als eindeutige Offenbarung leiblich erspürt, seine bisher versteckt gehaltene homosexuelle Identität an. Ein **leibliches Verständnis** zwischen beiden (verdeckt lebenden) schwulen Männern ermöglicht die Gewissheit der Homosexualität des anderen. Es handelt sich dabei im Sinne von Hermann Schmitz um ein einseitiges, wenn nicht sogar um ein sogenanntes „**wechselseitig**" wirkendes „**antagonistisches Einleiben**" (= Ich merke es! Wir merken es!) zwischen Pflegebedürftigen und Pflegenden.[156] Das heißt, über die Art und Weise, wie der Pflegebedürftige den Pflegenden berührt, erspürt (und erkennt in Folge) dieser ohne verbale Interaktion die Geste als eindeutiges Outing ihm gegenüber, und indem er die Berührung aufrechterhält, gibt er dem schwulen Pflegebedürftigen das leibliche Signal des Verstehens seiner homosexuellen Identität:

> „U_nd – ich wusste, dass er war – schwul eigentlich, ne? Aber er war nicht so richtig, dass er sich so äußerte, ne? So richtig, er war hart, so. Nö. Ich will nicht, so nicht zeigen, so. – Aber trotzdem hat er gerne sich unterhalten, und als ich da manchmal war, hat er auch meine Hand gehalten, – aber nicht so stark, nur so normal, ne? Ich merke das so schon, das ist – schon ein bisschen – ein anderes Gefühl ..." (HG2/77)

Für den schwulen Heimbewohner scheint in seiner leiblichen, also gespürten Wahrnehmung eine Verwobenheit von Intuition, Sympathie, Vertrauen, Körperlichkeit und/oder ein Bedürfnis nach homosexueller Geborgenheit zu dem schwulen Pflegenden zu existieren, sodass er sich ihm gegenüber leiblich und nonverbal öffnen kann. Umgekehrt scheint auch eine solche Verwobenheit in der leiblichen Kommunikation (mit Ausnahme eines Bedürfnisses nach homosexueller Geborgenheit) beim schwulen Pflegenden gegenüber dem Pflegebedürftigen zu existieren, da er sie (an-)erkennt, deutet und erwidert. Dieses Spüren-Können auf beiden Seiten bewirkt, dass eine leibliche und nonverbale Kommunikation möglich ist, im Sinne von: Wir verstehen uns, wir müssen nicht darüber reden.

---

156 Wie in Kapitel 3.4 ausgeführt.

5.3.5.7 Unterscheidungen der Artikulation allgemeiner, individueller und spezifischer Bedürfnisse

Dieser Abschnitt gliedert sich in drei Sinnabschnitte auf: Zunächst werden die **Unterschiede** zwischen allgemeinen, individuellen und spezifischen Bedürfnissen der homosexuellen Pflegebedürftigen erläutert. In den darauffolgenden Kapiteln werden **Artikulationen homosexualitätenbezogener Bedürfnisse** beispielhaft im Spektrum der offenen Umgangsweisen eines **individuellen** *doing homosexuality* ausgeführt (Kapitel 5.3.5.8). Die Artikulation bzw. die **Realisierung** der eigenen homosexualitätenbezogenen Bedürfnisse in den verschiedenen Lebens- und Bedürfnisbereichen offenbart für andere Menschen im Pflegeumfeld die eigene Homosexualität und lässt eindeutige Rückschlüsse zu. Gleichzeitig wirken weitere ursächliche und intervenierende Bedingungen[157] wie etwa die Tabuisierung der sexuellen Bedürfnisse älterer Menschen, Attraktivitätsnormen, Geschlechteridentitäten und homosexuelle Identitätskonstruktionen oder unterschiedliche Angebotsstrukturen für Lesben und Schwule unterschiedlich auf die Interaktions- und Handlungsweisen in diesen Lebensbereichen ein. Aus diesen Gründen werden abschließend die offenen Umgangsweisen der Proband_innen mit homosexualitätenbezogenen Bedürfnissen nach den **jeweiligen Bereichen des sexuellen Lebens** (Kapitel 5.3.5.9), der **geschlechtsgewünschten Pflege** (Kapitel 5.3.5.10) sowie der **sozialen Kontakt- und Freizeitgestaltung** (Kapitel 5.3.5.11) dargestellt.

Zunächst zur **Unterscheidung der Bedürfnisarten**: Ein Teil der Proband_innen äußert einige ihrer Bedürfnisse aus dem Bewusstsein heraus, es vordergründig als ein „Individuum" zu tun. Ihre Bedürfnisäußerung oder -realisierung folgt in solchen Momenten nicht immer einer Selbstreflexion, dass es sich hierbei ein Inter-/Agieren aus ihrer jeweiligen homosexuellen Identitätskonstruktion heraus handelt, auch wenn ebendiese Bedürfnisse für sie zugleich einen spürbaren, teils hohen identitären Wert einnehmen. Es handelt sich dabei um spezifische Bedürfnisse einer lesbischen Frau oder eines schwulen Mannes, worüber die Pflegebedürftigen ihr verinnerlichtes homosexuelles Selbstverständnis versuchen zu reproduzieren. Die Offenheit eines bedürfnisgeleiteten Inter-/Agierens aus der jeweiligen homosexuellen Identitätskonstruktion der Pflegebedürftigen, also ein *doing homosexuality*, wird von den Pflegenden jedoch nicht immer (an-)erkannt.

Neben den verschiedenen intervenierenden Bedingungen bspw. subjektbezogenen Faktoren (homosexuelle Identitätskonstruktionen, körperliche und psychische Verfassungen etc.) oder Umgebungsfaktoren spielt der **Inhalt** von Wünschen und Bedürfnissen und die Intention für Artikulation und Realisierung der eigenen Bedürfnisse eine Rolle. Das **Spektrum** reicht **von allgemeinen, individuellen bis hin zu spezifischen Bedürfnissen**. Die Pflegebedürftigen dürfen annehmen, dass ihre allgemeingültigen Wünsche und Bedürfnisse auch von der Gesellschaft hinsichtlich ihrer Pflegesituation als anerkannt bzw. nachvollziehbar gelten und

---

157 Siehe 5.1 und 5.2.

entsprechendes Verständnis und Handeln der Umwelt, respektive der Pflegenden, bewirken. Hierzu zählen elementare Bedürfnisse wie etwa Körperhygiene (H8/8), Nahrungssicherung oder materielle Absicherung (M2/2). Diese allgemeinen Bedürfnisse können bei den Proband_innen individuelle Ausprägungen annehmen, bspw. individuelle Essenswünsche (H8/26). Allgemeine und individuelle Wünsche und Bedürfnisse der Pflegebedürftigen können, müssen aber nicht im unmittelbaren Zusammenhang mit ihren Homosexualitäten stehen. Manchmal ist es in der Praxis für alle Beteiligten nicht immer offensichtlich, ob es sich um ein „allgemeines, individuelles" oder doch um ein homosexualitätenbezogenes, also „spezifisches" Bedürfnis handelt.

5.3.5.8 Homosexualitätenbezogene Bedürfnisse offen artikulieren und leben

Bedürfnisse nach dem Erhalt der Attraktivität und des *doing gender* können sich auf das gleiche Geschlecht beziehen, zu deren Durchführung ggf. auch entsprechende Hilfen von Pflegenden herangezogen werden. Wenn z.B. eine lesbische Frau gesellschaftliche Attraktivitätsideale, wie u. a. Aufrechterhaltung bestimmter Körperhygiene (G1/89), bestimmte Kleidungs- und Schmuckstücke (G1/86, 91, 154) oder Schminken (G1/86, 154) als *doing gender* (G1/227) für Frauen, für sich in der lesbischen Beziehung umsetzt, kann das für sie individuell als ein spezifisches, also **homosexualitätenbezogenes Bedürfnis** benannt werden. Sich bspw. als lesbische Frau in ihrem Sinne attraktiv zu inszenieren, zielt bei den Pflegebedürftigen darauf, sich selbst und der gleichgeschlechtlichen Partnerin gegenüber weiterhin als lesbische Frau fühlen zu können:

> „Zum Beispiel möcht ich ähm, d_dass meine Arme und meine Beine rasiert werden. Das ist ziemlich wichtig, – das ist vielleicht für mich wichtig als Frau, weil als Mann wäre es mir even_tueller Weise, kann ich nicht beurteilen, aber als Frau ist es mir wichtig und auch als Frau, die ich eine Freundin habe ist es mir wichtig, aber auch für mich selbst und äh_ das ist schon schwierig für die Schwestern ..." (G1/227)

Werden die eigenen – homosexualitätenbezogenen – Bedürfnisse vom Pflegeumfeld nicht erkannt oder nicht gekannt, so helfen sich die Pflegebedürftigen durch **bloßes Mitteilen** (Benennen) der Bedürfnislage, soweit es ihnen bspw. aufgrund des Allgemeinzustands und der Tagesform (noch) möglich ist (G1/86–87). Teils geschieht ein **offensives Einfordern** der Bedürfnisbefriedigung vor dem Erfahrungshintergrund der Proband_innen, dass bekannte Bedürfnisse von den Pflegenden nicht beachtet werden oder eine fremdbestimmte Prioritätenvergabe in der Durchführung stattfindet. Das vehemente Verdeutlichen findet hier als **Reaktion auf Missachtungen** der Bedürfnislagen statt. Offensives Einfordern der – teils homosexualitätenbezogenen – Bedürfnisse gerät so gleichwohl zum **prophylaktischen Handeln**, um so Befürchtungen einer fortschreitenden Entindividualisierung, Objektisierung, Ohnmacht und mangelnden Pflegequalität bei der Pflegedurchführung vorzubeugen. Mit **Vehemenz** und in manchen Situationen mit einer gewissen **Permanenz** kämpfen die Pflegebedürftigen für die Durchsetzung und Umsetzung ihrer allgemeinen, individuellen oder homosexualitätenbezogenen Bedürfnisse gegenüber den Pflegenden. Schließlich geht es hierbei um ihren Identitäten- und Lebensvollzug und -erhalt. Dabei werden Konfrontationen mit Pflegenden nicht immer gescheut, um Ohnmachtssituationen entgegenzuwirken. So wenden teils die Pflegebedürftigen Kräfte auf, die ihnen nicht täglich hierfür zur Verfügung stehen, um ihre Sorgen und Meinungen deutlich kundzutun, Auseinandersetzung mit den Pflegenden zu führen und die Berücksichtigung ihrer eigenen – homosexualitätenbezogenen – Bedürfnisse zu kontrollieren (G1/87–94):

> „... aber ich habe erlebt, dass ich immer wieder für diese Bedürfnisse kämpfen musste, und dass mir das aber schwer fällt, weil ich einfach nicht mehr dazu in der Lage bin, diese Kraft aufzubringen und [...], was ist, wenn ich mich mal überhaupt nicht mehr äußern kann, werden dann meine Wünsche gar nicht mehr berücksichtigt?" (G1/88)

Ebenso reaktiv können sich die interviewten Pflegebedürftigen situativ laut, impulsiv und/oder aggressiv **wehren**, um ihre – homosexualitätenbezogenen – Bedürfnisse zu artikulieren und für deren Berücksichtigung unmissverständlich einzutreten. Hierbei handelt es sich um Bedürfnisse mit einer teils hohen existentiellen und/oder identitären Relevanz für die homosexuellen Pflegebedürftigen (H1/40; H8/31, 33). Sich zur Wehr zu setzen und für die eigenen Bedürfnisse einzutreten, verlangt jedoch auch ein gewisses Maß an Selbstbewusstsein oder einen Leidensdruck, der sich akut in der Situation zuspitzt. **Beschweren** ist als Form der Gegenwehr zu verstehen, wenn es sich verteidigend oder abwehrend direkt an diejenige Person adressiert, von der das missachtende Verhalten ausgeht. Nach dieser **Verteidigungsstrategie** handelt bspw. ein Pflegebedürftiger, sobald er die Umsetzung der homosexualitätenbezogenen Bedürfnisse von ihm und seinem Partner in Gefahr sieht: Für den Pflegebedürftigen und seinen schwerstpflegebedürftigen Partner ist ein gepflegtes attraktives Äußeres ein Teil ihres schwulen Selbstbilds (H1/18, 104), wodurch körperliche Reinlichkeit als individuelles *doing homosexuality* und *doing attractive* eine hohe Priorität im Pflegealltag einnehmen. Der schwule Pflegebedürftige schreibt schwulen Männern die Eigenschaft eines besonderen ästhetischen Empfindens zu (H1/84), die sie in der Gestaltung von Räumlichkeiten, Dekorationen und an ihrer Person umsetzen (H1/3, 214–218). Auf die Frage, welche Bedürfnisse er als schwuler Mann hat, antwortet der Pflegebedürftige zunächst in Bezug auf die gleichgeschlechtliche Lebensweise und gibt für sich und seinen schwerstpflegebedürftigen Partner das Bedürfnis an:

> „Gepflegt zu sein. Ich bedaure zum Beispiel, dass er sich nicht, wo er so darauf geachtet hatte, sich zu pflegen ... Das kann er nicht. [I: Mhm.] Ne? – Also_äh, da gab es nichts. Regelmäßig zum Friseur gegangen. Und die Haare wurden fast jeden Tag beim Duschen mitgewaschen. U_nd äh Zähne geputzt. Zähne waren sein ein und alles. Alles." (H1/104)

Da der Partner fast komplett in seiner (non-)verbalen Kommunikation eingeschränkt ist, achtet der Proband daher bei den Unterstützungsleistungen der Pflegenden in der Körperpflege seines Partners auf Bewahrung dieses Reinlichkeits- und Attraktivitätsbedürfnisses und hält damit den Subjektstatus des Partners aufrecht. Durch eine permanent deutliche, teils offensive Artikulationsform sucht der Pflegebedürftige die im gleichgeschlechtlichen Bezugsrahmen eingebetteten, also **spezifischen Bedürfnisse** nach Reinlichkeit zu verteidigen (H1/40) und somit einen **Teil ihrer schwulen Identität** und ihres Partnerschaftslebens (H1/24) als Vollzug zu sichern.

Nicht jede impulsive Gegenwehr der interviewten Pflegebedürftigen gegenüber ihnen als Homosexuelle entgegengebrachte oder als solche empfundene Missachtungsformen führt situativ zum gewünschten Erfolg. Auch gibt es Situationen, zu denen nachgängig einige homosexuelle Pflegebedürftige die Form der **Beschwerdeführung** nutzen, um ihre homosexualitätenbezogenen Bedürfnisse zu artikulieren und sich für deren perspektivische Umsetzung einzusetzen (G1/88). Hierbei wird die **Hierarchie** innerhalb der jeweiligen Pflegeinstitution **genutzt**. Je nachdem, wen die Beschwerde betrifft und von wem sich eine Erfolg versprechende Abhilfe erhofft wird, wird von den Pflegebedürftigen die entsprechend nächsthöhere Leitungsebene involviert. Somit werden nicht nur die jeweiligen Bedürfnisse der Pflegebedürftigen, sondern auch der erfahrene situative Umgang damit gegenüber Dritten offenbart. Mit der **Beschwerde auf dem Dienstweg** sind sowohl ein Appell an Fürsorge und Schutz wie auch Forderungen verbunden, entweder das Verhalten, das zur Beschwerde geführt hat, zu ändern bzw. ändern zu lassen oder entsprechende Pflegepersonen vor Ort nicht mehr einzusetzen (HG1/45–60, 50).

Von einer interviewten Pflegefachkraft wird ein Beispiel der **Beschwerdeführung auf dem Dienstweg** für das Bemühen um Anerkennung und Einhaltung des spezifischen Bedürfnisses eines Lesbenpaares in der ambulanten Pflege als konflikthafte Erfahrung angeführt. Ein vom Pflegedienst versorgtes älteres Lesbenpaar scheint sich schließlich nicht anders zu helfen zu wissen, nachdem seinem Bedürfnis nach geschlechtsgleicher Versorgung aus wirtschaftlichen Gründen im personalen Engpass nicht nachgekommen werden konnte, als sich bei der obersten Geschäftsleitung darüber zu beschweren, um seinem Bedürfnis nach unbedingter Einhaltung in der Pflegeorganisation selbst für Engpässe Nachdruck zu verleihen. Der interviewten Einsatzleitung bleibt das Verhalten des von ihr beispielhaft angeführten Lesbenpaares unverständlich, auch wenn sie in Folge ein professionelles Beschwerdemanagement durchführt (HG1/45–46). Das Lesbenpaar scheint aus erfolgter Missachtung ihres mitgeteilten Bedürfnisses, ausschließlich von Frauen betreut und gepflegt zu werden, herausgehandelt zu haben, und versucht über die offizielle Beschwerde einem künftigen **missachtenden Verhalten vorzubeugen**, aber auch ihre **Enttäuschung aufzuzeigen**. Die interviewte heterosexuelle Pflegefachkraft kann aus sich heraus nicht anerkennen, dass es für das ältere Lesbenpaar keine Verhandelbarkeit des geäußerten und eingeforderten **Bedürfnisses nach Einhaltung des strikten Frauenbezugs** nicht nur für den Intimbereich, sondern auch in der weiteren Privatsphäre gibt, denn die älteren Lesben „...wollten_ – nur Frauen. Es sollte kein Mann über die Schwelle kommen. Das Haus nicht betreten." (HG1/50) Vielmehr erwartet die Pflegende von dem Lesbenpaar ein Entgegenkommen und die Anerkennung ihres Bemühens, als verantwortliche Einsatzleitung im

Spannungsfeld zwischen Wirtschaftlichkeit und individuellen Bedürfnissen der Pflegebedürftigen ihre Einsätze planen zu müssen:

„... dann war das also bitterböse_. Mit Beschwerde nach oben, dass das so wenig berücksichtigt wird und so weiter und so fort. Auf gut deutsch gesagt äh_m dass das, als wenn da eine Boshaftigkeit hinter_ gehangen hätte. Oder eine Oberflächlichkeit. Also war überhaupt kein Verständnis – da." (HG1/46)

5.3.5.9 Sexualleben artikulieren und sich ermöglichen

Die **sexuellen Bedürfnisse** der interviewten Proband_innen sind in der Regel ausschließlich auf das gleiche Geschlecht bezogen, weswegen diese vor dem Hintergrund eines heteronormativen Gesellschaftslebens und entsprechender Sozialisation spezifische, also homosexualitätenbezogene Bedürfnisse darstellen. **Sich das sexuelle Leben zu ermöglichen bzw. einzufordern**, folgt dem bisherigen Identitätsmanagement der Pflegebedürftigen im offenen Umgang mit der eigenen Homosexualität. Altersunabhängig werden eigene sexuelle Bedürfnisse für sich selbst bejaht. Das Spektrum, das eigene Sexualleben und die eigenen sexuellen Bedürfnisse im Interview und aller Wahrscheinlichkeit mit dem sozialen Umfeld, insbesondere den Pflegenden, zu kommunizieren, reicht bei den Pflegebedürftigen individuell von einer freien, fast tabulosen bis hin zur eher zurückhaltend-eindeutigen Offenbarung. So teilen einige der Pflegebedürftigen ihre sexuellen Bedürfnisse sowie ihr früheres und aktuelles Sexualleben offen, nüchtern und/oder humorvoll mit (H6/90–92; H3/135) und andere führen dies sehr schwärmerisch, detailliert, direkt und/oder unbefangen aus (M2/22).

Es besteht bei den offen lebenden Pflegebedürftigen eine **Bandbreite an Bedürfnissen**, die individuell in unterschiedlicher Intensität erlebt werden. Auf die Frage nach den bestehenden sexuellen Bedürfnissen in der Lebensphase der Pflegebedürftigkeit antwortet ein Heimbewohner eben mit dieser vielfältigen Dimensionalität: „Ja, ganz klar gesagt -- Sex – Liebe muss maxxx und ja, und Zärtlichkeit. -- Auf deutsch. – Aber das ist grundsätzlich so." (H3/51) Sexuelle Bedürfnisbefriedigung folgt demnach nicht nur allein körperlichen Zwecken, sondern ebenso psychosozialen Zwecken. So kann bspw. das aktive Sexualleben bzw. die offene Suche eines schwulen Pflegebedürftigen danach neben dem Streben nach körperlichem sexuellem Wohlbefinden auch als ein Sich-**(selbst-)Beweisen** der eigenen sexuellen und körperlichen Vitalität und Potenz verstanden werden. Es wirkt zugleich wie ein **Werben** darum, als ein sexaktiver, begehrenswerter schwuler Mann innerhalb der Szene oder einer Gruppe von Schwulen zu gelten und sich sozial weiterhin als solcher dort integriert zu fühlen, was letztlich dem Erhalt eines schwulen Selbstbildes dient (M2/11, 22, 44). Um sich selbst und anderen Menschen, wie bspw. der/dem eigenen Partner_in, gegenüber weiterhin sexuell attraktiv zu fühlen, achten einige Pflegebedürftige aktiv auf ihr körperliches Erscheinungsbild und den weitgehenden **Erhalt ihrer Attraktivitätsvorstellung**. Hierfür versuchen sie selbst oder durch Pflegende bspw. ihr *doing gender*, also die inszenierte Geschlechtlichkeit, ihr „doing chic" bzw. „doing attractive/sexy", also ihre Sauberkeit und Körperhygiene (G1/208, 227, 258), ihr Schlankheitsideal (G6/105, 107) oder ihr extravagantes oder gepflegtes Äußeres (H13/122, 138; H1/104) zu bewahren.

Weil sich die Pflegebedürftigen ihrer aktuellen sexuellen Bedürfnisse bewusst sind, **trauern** einige von ihnen offen um ihr vergangenes körperliches und zugleich auch soziales Sexualleben und/oder um die aktuell reduzierten Möglichkeiten bspw. aufgrund körperlicher oder partnerschaftlicher Veränderungen (H1/104, 198) oder des begrenzenden strukturellen Bedingungsgefüges (M3/61). Manche von ihnen **empfinden** es offen als regelrechten **Mangel** und Verlust (M3/59, 62). Ein Teil der Pflegebedürftigen kann es für sich und anderen Menschen gegenüber offen **tolerieren**, wenn die bestehenden eigenen sexuellen Bedürfnisse nicht (immer) befriedigt werden können. Sie befürchten gleichzeitig für sich in solchen Situationen keinen emotionalen oder psychischen Leidensdruck (H10/120). Andere Pflegebedürftige hingegen äußern klar ihre **Befürchtungen** gegenüber möglicher Tabuisierung der körperlichen Sexualität in herkömmlichen Pflegeeinrichtungen. Sie sorgen sich, wenn sie ihre sexuellen Bedürfnisse nicht befriedigen können, psychisch Schaden zu nehmen (G8/499), ihre Sexualorgane sich zurückbilden und womöglich bei ihnen eine emotionale Unausgeglichenheit und ein aggressives Verhalten entsteht (H6/88). Trotz der Pflegebedürftigkeit und einhergehender multipler Veränderungen können einige interviewte Pflegebedürftige ihre sexuellen Bedürfnisse wahrnehmen. Auch wenn sich infolge von Schmerzen, Bewegungseinschränkungen und Stressinkontinenz die Häufigkeit sexueller Handlungen reduziert hat (G8/467).

Innerhalb einer zwischenmenschlichen Beziehung, also gegenüber dem/der (Sexual-)Partner_in praktizieren die Pflegebedürftigen eine Varianz an Interaktions- und Handlungsweisen, wie bspw. (partnerschaftliches) „Knuddeln" (H2/88), Austausch von Zärtlichkeiten, körperliche Nähe, „schmusen und küssen" (G8/473) oder „Ich bumse, ich lutsche, ich lecke ..." (M2/44), also aktives oder passives Penetrieren (H14/109; M2/22). Teils werden alltäglich **Rituale** der körperlichen Nähe mit der/dem eigenen Partner/-in im unterschiedlichen Maß praktiziert, worin sich das jeweilige Bedürfnis nach partnerschaftlicher Geborgenheit ausdrückt, deren Umsetzung bspw. ein lesbisches Paar für sich auch im Krankenhausbereich **einfordert**:

„... ich mag einschlafen mit ihrem Körper neben meinem. Ich finde das sehr wichtig. Und ähm wir haben schon gekämpft im Krankenhaus, wenn ich länger dort bleiben musste, dass sie mit mir in einem Zimmer schlafen durfte, und übernachten." (G8/481–483)

Neben der Selbstwahrnehmung und Artikulation sexueller Bedürfnisse ermöglicht sich ein Teil der Pflegebedürftigen ein aktives Sexualleben. Hierzu werden unterschiedliche Handlungsstrategien angewendet. Wie das zuvor genannte Beispiel zeigt, **organisiert sich** ein Teil der Pflegebedürftigen aktiv die **Privat- und Intimsphäre**, um sexuelle Handlungen, Intimitäten und/oder homosexuelle Zweisamkeit für sich erleben und bewahren zu können. Dazu gehören Handlungen wie das Absprechen von ungestörten Zeiten und Abwesenheiten der Pflegenden in der ambulanten Pflege (H6/90; G1/213), das Auffordern von Pflegenden, Räumlichkeiten, wie bspw. den Toilettenraum (G1/231), kurzfristig zu verlassen, das Abstimmen mit dem/der Mitbewohner_in bzgl. der alleinigen Raumnutzung im Doppelzimmer (H3/108), das Abschließen des Einzelzimmers im Pflegeheim bzw. in der Pflege-Wohngemeinschaft (H12/172) oder das Einfordern des Anklopfens von Pflegenden vor Betreten des Zimmers (H3/106). Die Pflegebedürftigen nutzen für sich die selbst geschaffene Privatsphäre oder ggf. einen institutionell zugestandenen Freiraum, um **sexuell phantasieren** (H10/54; H13/103) und **sich stimulieren** zu können, bspw. mit Hilfe von Porno-Filmen (H3/102), um sich sexuell **selbstbefriedigen zu können** (H10/119; H13/101) oder um **sexuelle Handlungen** und/oder Zweisamkeit mit der/dem eigenen Partner_in oder mit anderen Sexualpartner_innen zu erleben (G1/213; H12/172).

> „Ja und jetzt eben nur noch Sexualität also nur noch Porno ne und dann eben Selbstbefriedigung_ne ja. [I: Mhm.] Sonst überhaupt nicht_ne. (leise sprechend) [I: Mhm.] Ja und das ist sehr traurig." (H3/102)

Um sich sexuelles Leben zu ermöglichen, ergreifen einige Pflegebedürftige die Initiative und **suchen aktiv nach (Sexual-)Partner_innen**, indem sie bspw. im zwischenmenschlichen Kontakt mit ihrem näheren Pflegeumfeld flirten, d. h. versuchen, sexuelle Kontakte in der Interaktion anzubahnen (P_G6/23; H6/94; H13/99), mögliche Potenziale bei den Mitbewohner_innen für sich prüfen (H12/120; M2/44), auf Kontaktanzeigen antworten (M2/11) oder sich Adressen von Orten des (halb-) anonymen Sex (Sauna, Bars, Sexkinos) in schwulen Zeitschriften heraussuchen und diese Orte aufsuchen (M1/45; H9/64). Ein Teil der Pflegebedürftigen, die in ihrer Mobilität eingeschränkt sind oder keine schwulen Szenetreffpunkte in erreichbarer Nähe haben, nutzen aktiv – teilweise zusätzlich – die computergestützte Kommunikation des schwulen *Chats* im Internet. Die Erfolgsaussichten werden unterschiedlich bewertet. So gibt es Pflegebedürftige, die trotz ihres offenen Umgangs mit ihren sexuellen Bedürfnissen nicht von **Diskriminierungen** verschont bleiben. Das zeigt sich bspw. bei einem Pflegebedürftigen aufgrund des Alters im schwulen *Chat* (M2/20). Andere interviewte Pflegebedürftige wiederum machen solche Erfahrungen nicht und finden auch (Sexual-)Partner. Ein Proband sieht im Internet durchaus Vorteile gegenüber dem Aufsuchen von Szenelokalen, da er sich den dazugehörigen Konsum sparen kann (H14/87–89). Manche der Pflegebedürftigen ermöglichen sich das sexuelle Leben über bezahlte Sexualbegleitung, Stricher (HG5/203) oder Callboys (M1/103), wenn ihnen entsprechende eigene finanzielle Ressourcen dafür zur Verfügung stehen. So berichtet eine Lesbe von ihrer **Inanspruchnahme sexueller Dienstleistungen**:

> „... oh es ist schon zwei Jahre her – ja, zweieinhalb, zwei Jahre, ähm, habe ich das erste Mal eine Sexualbegleiterin [I: mh] ähm kontaktiert [I: mh] und beauftragt. Und das war für mich ein sehr großer Schritt [I: mh] und auch ähm eine sehr besondere Erfahrung [I: mh]. Ähm, eine sehr gute Erfahrung ((spricht lächelnd, leicht lachend))..." (G5/116)

5.3.5.10 Geschlechtsgewünschte Pflege artikulieren und ermöglichen

Sich von fremden Menschen in einer sozialen und/oder körperlichen Nähe betreuen und pflegen zu lassen, eröffnet ein weiteres Spektrum an Auseinandersetzungen mit Tabuisierungen, Stigmatisierungen und an persönlichen und sozialen Erwartungen in Bezug auf Geschlecht, Sexualität, Körperlichkeit, Berührungen, Entblößung, Scham, Intimität, Privatheit, (An-)Vertrauen, (Un-)Sicherheiten etc. Ein **offenes Artikulieren** der eigenen Wünsche und Bedürfnisse nach dem Geschlechtereinsatz von Pflegenden folgt dem Identitätsmanagement eines offenen Umgangs mit der eigenen Homosexualität der interviewten Pflegebedürftigen. Bei der Artikulation bzw. beim **Ermöglichen einer geschlechtsgewünschten Pflege**, bspw. des Bedürfnisses nach einer geschlechtsgleichen Pflege, wird von den Pflegebedürftigen in Kauf genommen, dass sie sich gegenüber dem Pflegeumfeld damit offenbaren bzw. dieses Rückschlüsse auf die Homosexualität zieht.

Ein Teil der schwulen Pflegebedürftigen, die offen ihre Homosexualität leben, hat **kein spezifisches Bedürfnis** hinsichtlich der Geschlechterwahl sowohl für allgemeine als auch für intime Pflegetätigkeiten (M6/49, 51). Sie artikulieren ihre diesbezügliche Akzeptanz offen gegenüber dem Pflegeumfeld. Andere interviewte Lesben und Schwule artikulieren offen ihre **Toleranz gegenüber geschlechtsungleicher Pflege**, wenn es sich um eher körperferne oder nicht-intime Tätigkeiten handelt (G3/24). Nur unter dieser Bedingung eines körperfernen Einsatzes weicht ein Teil der Pflegebedürftigen von dem Bedürfnis nach einer geschlechtsgleichen Pflege und Betreuung ab, andere tun dies in institutionellen Engpässen der Personalbesetzung.

Die Pflegebedürftigen erfahren in ihren verschiedenen Pflegesettings teils eine Anerkennung und teils eine Missachtung ihrer artikulierten **Bedürfnisse nach einer geschlechtsgleichen Pflege**. Ein Heimbewohner verlangt und erfährt ausschließlich bei der Körperpflege von Männern versorgt zu werden (H9/58). Bei einem Pflegebedürftigen scheint es der Pflegedienst überwiegend zu berücksichtigen, dass er weibliche Pflegende für die Intimpflege ablehnt (P_H1/37). Eine pflegebedürftige Lesbe macht die Erfahrung in der ambulanten Pflege, dass ihr eine geschlechtgleiche Versorgung nicht garantiert wurde, sodass sie sich ihr Bedürfnis des leiblichen Spürens von Vertrauen, Sympathie und Empathie als „persönliche Chemie" (G5/12) unter Frauen durch die Inanspruchnahme weiblicher Pflegeassistentinnen realisiert (G5/12–14).

Ein Teil der Pflegebedürftigen ist sich des eigenen Bedürfnisses nach dem Einsatz geschlechtsgleicher Personen sehr bewusst. Sie informieren sich und suchen offensiv nach Pflegeangeboten bzw. -einrichtungen, die ihnen eine geschlechtsgleiche Pflege garantieren. Insbesondere die **lesbischen Interviewten** fallen durch ein **engagiertes Bestreben nach einer geschlechtsgleichen Pflege** auf. Sie wenden teilweise eine hohe Energie bei der Suche danach auf (G1/27–31) oder entscheiden sich im Rahmen einer gleichzeitig bestehenden Behinderung für die Pflegeassistenz durch ausschließlich weibliche Einsatzkräfte (G5/14). Einem individuell oder kollektiv emanzipierten Identitätsgefühl und einhergehendem Identitäts- und Stigma-Management folgend äußern einige lesbische und schwule Pflegebedürftige ihr Bedürfnis nach strikter Einhaltung und Umsetzung einer geschlechtsgleichen Pflege. Die **Unverhandelbarkeit** dieses Bedürfnisses zeigt sich auch in dem oben angeführten Beispiel eines Lesbenpaars, das sich auf dem Dienstweg beschwerte. Einigen lesbischen Pflegebedürftigen ist die sexuelle Orientierung beim gleichen Geschlecht egal (G2/27), andere wiederum bevorzugen eine Varianz von heterosexuellen und lesbischen Frauen unter den Pflegenden (G5/32).

Die Intensität des Bedürfnisses nach einer geschlechtsgleichen Pflege und/oder nach einer Pflege durch Personen mit gleicher sexueller Orientierung fällt insbesondere bei den schwulen Pflegebedürftigen unterschiedlich aus und reicht von offener Bevorzugung bis hin zur Unverhandelbarkeit des Bedürfnisses. Ein schwuler Heimbewohner präferiert, bei gleichzeitiger Toleranz weiblicher Pflegender, von Männern gepflegt zu werden, da er dadurch eine ungezwungene und schamfreiere Atmosphärengestaltung bei der Körperpflege erwartet: „Ich werde lieber von Männern gepflegt. [...] Die gehen offen damit (gemeint ist die Körperpflege) um. Das ist eben anders!" (H3/134) Andere schwule Pflegebedürftige bevorzugen schwule Pflegende oder „... jemand, wie gesagt, der sich auskennt" (H6/54), mit denen sie bspw. biografieorientierte Gespräche über schwule Lebenswelten führen können oder sich in ihrer nonkonformen Lebensbiografie anerkannt und verstanden fühlen (H1/205, 262; H14/130, 134). Aus diesen Gründen sucht ein Teil der Pflegebedürftigen aktiv die soziale Nähe zu (vermeintlich) schwulen oder lesbischen Pflegenden in einer Pflegeeinrichtung, um Pflegebeziehungen zu kräftigen oder um sich nicht allein, sondern unter Gleichgesinnten zu fühlen (M6/348; M1/16; H1/265). Bei anderen Pflegebedürftigen hingegen ist es ihrem bisherigen Identitäts- und Stigma-Management einer offenen Umgangsweise mit ihrer Homosexualität folgend ebenso zentral, dass es sich beim gleichen Geschlecht auch vorwiegend um Personen der gleichen sexuellen Orientierung handelt. So beharrt bspw. ein schwuler Pflegebedürftiger darauf, sich beim Pflegedienst die Pflegenden insbesondere für die Körperpflege aussuchen zu können (M3/65–69):

> „... dass ich schwul bin und später noch, dass ich HIV-infiziert bin und so weiter, ich musste mich immer für mein Leben rechtfertigen. Und das muss endlich mal ein Ende haben. Ich habe keine Lust mich auch im Alter noch für mein Leben rechtfertigen zu müssen. Es ist nun mal so, ich bin ein schwuler Mann und ich möchte mich lieber von einem schwulen Mann pflegen lassen. Als, oder von einem Mann pflegen lassen, sagen wir mal so, der im Umgang zumindest mit einem schwulen Mann keine Probleme hat. – Ähm – und_ähm ich möchte das nicht begründen müssen, warum ich da keine Frau haben muss. – Das ist einfach so." (M3/69)

5.3.5.11 Artikulieren und Realisieren homosexualitätenbezogener Kontakte und Freizeitaktivitäten

Die soziale Kontakt- und Freizeitgestaltung wie gewohnt fortzuführen oder während der Pflegebedürftigkeit neu zu schaffen, unterliegt bei allen Pflegebedürftigen den Hemmnissen der intervenierenden Bedingungen wie erhöhte Unselbstständigkeit, eingeschränkte Mobilität, reduzierter Aktionsradius, Rückzug oder Tod nahestehender Menschen. Nachfolgend wird speziell das **offene Artikulieren oder Realisieren** der interviewten Pflegebedürftigen dargestellt, was darauf abzielt, bestehende oder neue **spezifische soziale Kontakte und Freizeitaktivitäten aufrechtzuerhalten** bzw. **zu finden**. D. h. die Kontakte oder Freizeitaktivitäten, die im Zusammenhang mit der eigenen Homosexualität stehen, können sie gegenüber ihrem Pflegeumfeld eindeutig als lesbisch oder schwul offenbaren.

Von jenen Pflegebedürftigen, die in einer Partner_innenschaft leben, offenbart sich ein Teil im Pflegealltag, indem sie sich offensichtlich als Paar von ihrer Umwelt wahrnehmen lassen. Als Voraussetzung hierfür gilt die **aktive Fortführung der –** teils jahrzehntelangen **– Partner_innenschaft**, trotz veränderter Partnerschaftsrollen und -aktivitäten aufgrund der Pflegebedürftigkeit (G7/51, 55, 83; M6/39–40). Das Zusammenwohnen in einer Wohnung (G8/53), die partnerschaftliche Übernahme pflegerischer oder anderer fürsorglicher Tätigkeiten (H1/42), das Bewahren der Privatsphäre des Paares (G1/213) sind einige Beispiele für das aktive offenbare Inter-/Agieren, wie es u. a. in den Abschnitten zum offenen symbolisierten Handeln beschrieben ist.

Das **offene Zulassen** und/oder **Einfordern von Besuchen** von bisherigen Freund_innen können die Pflegebedürftigen in ihrem Pflegeumfeld als lesbisch oder schwul offenbaren, wenn es explizit kommuniziert wird (M2/35). Um neue Kontakte herzustellen oder alte aufrechtzuerhalten, nutzt ein Teil offen bspw. das Internet oder andere Kommunikationsmittel, worüber sie für das unmittelbare Pflegeumfeld in ihrer Homosexualität offenbar werden können, wenn sie es entweder selbst kommunizieren oder die Gegenwart bspw. von Pflegenden dabei erlauben (H14/88–89). Oder sie kommunizieren ihre Homosexualität offen im zwischenmenschlichen Kontakt, **suchen** dabei **gezielt Personen**, von denen sie sich als solches anerkannt fühlen, und versuchen Freund_innenschaften bspw. unter den Mitbewohner_innenschaft zu knüpfen (H3/11, 23–25). Andere Pflegebedürftige **nutzen bestehende Strukturen und integrative oder spezielle Angebote** der Einrichtung, die es auch anderen Lesben und Schwulen ermöglichen, sich über gemeinsame Aktivitäten offen zu zeigen. So nimmt bspw. ein Pflegebedürftiger an einer Theatergruppe seiner speziellen Pflegeeinrichtung teil, integriert sich darüber aktiv in die Hausgemeinschaft und eignet sich hierüber **neue Freizeitaktivitäten** an (H13/147–156). Eine weitere Strategie ist es, von den Pflegebedürftigen mit ihrem Pflegeumfeld **offen** über ihre früheren oder aktuellen Besuche von erreichbaren Szenetreffpunkten, von lesbischen oder schwulen Vereinen oder Gruppen oder von anderen Freizeitaktivitäten innerhalb lesbischer oder schwuler sozialer Bezüge zu **berichten** (H6/68). Da manche von ihnen beim Verlassen des Wohnraums und zum Aufsuchen von Szeneorten auf Unterstützung angewiesen sind, **organisieren** sie sich aktiv entsprechende **Unterstützungen** bspw. über Freund_innen (G8/191; M9/11–13). Zum Beispiel erzählt ein Pflegebedürftiger den Pflegenden aus seiner Biografie als schwuler Mann und sucht in Begleitung von Pflegenden oder von Freunden die schwule Szene auf, um sich eine weitere Teilhabe am sozialen Leben unter Schwulen zu bewahren und an gewohnte Aktivitäten anzuknüpfen (H6/62, 68).

Nicht alle offen lebenden Pflegebedürftigen waren in lesbischen oder schwulen Gruppen oder Vereinen eingebunden, teils haben sie sich bereits vor der Pflegebedürftigkeit aus dem Szeneleben zurückgezogen (H7/142). Diese Pflegebedürftigen versuchen ihre **Freundschaftskontakte und -aktivitäten**, in denen sie als offen homosexuell lebender Mensch anerkannt sind, auch während der Pflegebedürftigkeit **fortzuführen** (H7/181). Andere Pflegebedürftige besitzen nach wie vor eine hohe Identifikation mit dem lesbischen oder schwulen sozialen Leben und mehr oder weniger enge **Verbindung** zu lesbischen oder schwulen Gruppen, Vereinen, Szeneorten und Veranstaltungen und **pflegen** diese aktiv. Abhängig von intervenierenden Bedingungen, wie bspw. geringe finanzielle Ressourcen oder Wohnortlage, versuchen die Pflegebedürftigen, ihr gewohntes Freizeit- und Kontaktverhalten fortzuführen. So besucht bspw. eine Probandin das Lesbenfrühlingstreffen, um im sozialen Austausch mit und unter Lesben zu sein (G5/38–42). Einen interviewten Pflegebedürftigen interessiert alljährlich der städtische CSD, um dort präsent zu sein (M10/143). Ein anderer Proband nimmt regelmäßig an den Freizeit- und Begegnungsangeboten der örtlichen AIDS-Hilfe teil wie Ausflüge oder Café-Nachmittage, wofür er ehrenamtlich Kuchen backt. Im Gegensatz zu seiner herkömmlich Betreuten Wohnstätte erfährt er sich im Rahmen der AIDS-Hilfe wie auch in anderen schwulen Gruppen in der Großstadt in einem festen sozialen Netzwerk (H10/93).

5.3.5.12 Offener Umgang mit einer ggf. vorliegenden HIV-Infektion

Es ist einem Menschen nicht anzusehen, ob er mit einem HI-Virus infiziert ist. Um einen offenen Bewusstheitskontext darüber herzustellen, muss der HIV-positive Mensch sich gegenüber seinem sozialen Umfeld offenbaren. Anders als bei der Homosexualität erfordert die Diagnose HIV und die medizinischen Therapieformen im pflegerischen Kontext eine Offenbarung, um u. a. ein größtmögliches gesundheitliches Wohlbefinden sicherzustellen. Die HIV-positiven Pflegebedürftigen sind sich ihrer (über-)lebensnotwendigen Abhängigkeit von der medikamentösen Behandlung von HIV aus eigener Erfahrung heraus durchaus bewusst (H2/35, 57; H9/29, 92). Von den lesbischen Pflegebedürftigen gab keine Frau an, HIV-positiv zu sein. Da schwule Männer nach wie vor zu den Hauptbetroffenengruppen von HIV/AIDS in Deutschland zählen, und einige der Proband_innen über die AIDS-Hilfen den Interviewaufruf erhalten hatten, verwundert es nicht, dass von den interviewten Pflegebedürftigen acht Männer HIV-positiv sind.

Offenes Kommunizieren kann belastend wirken, wenn ihm eine Unsicherheit vorausgeht, ob die Pflegenden in Bezug auf HIV fachlich versiert sind und sich zwischenmenschlich unvoreingenommen verhalten. Umgekehrt erleichtert die entsprechende Sicherheit den Pflegebedürftigen eine offene und vertrauensvolle Kommunikation über HIV-relevante Themen, wie es ein Pflegebedürftiger in seiner Pflegesituation durch einen speziellen Pflegedienst für HIV-positive Menschen erfahren hat:

„Der *Pflegedienst* ist alles AIDS-Hilfe. Und das war mir sehr angenehm, dass sie sich auskannten, dass die wussten_, was ich habe und was ich haben kann_ und was_, worauf man achten muss und so weiter. [I: Mhm.] Ähäh Alleine schon, wenn es im Gespräch auch nur war [...] Aber einfach zu wissen ähäh ich muss da jetzt nicht – bei Adam und Eva anfangen, die aufzuklären." (H2/13)

In den speziellen Einrichtungen können die Pflegebedürftigen konzeptionell davon ausgehen, dass sie hier als HIV-Positive als normal gelten und anerkannt sind, weil alle Mitbewohner_innen HIV-positiv sind oder ihre Anzahl aller Wahrscheinlichkeit nach über dem Durchschnitt liegt und die Thematik von HIV/AIDS in das Alltagshandeln der Pflegenden eingebettet ist. So nimmt ein offenes Kommunizieren über HIV keinen Sonderstatus ein und wird **als Normalität** wahrgenommen bis dahin, dass es keine Notwendigkeit der Offenbarung in den Alltagsgesprächen gibt (HG5/255–259). Ein Teil der offen, teils offensiv schwul lebenden Pflegebedürftigen praktiziert einen eher unaufgeregten offenen, wenngleich weniger offensiven Umgang hinsichtlich ihrer HIV-Infektion gegenüber ihrer Umgebung (H14/153).

Um sich ein die HIV-Infektion akzeptierendes (Pflege-)Umfeld zu sichern, muss die Infektion offen mit den verantwortlichen Ansprechpartner_innen der Altenpflege kommuniziert werden. Ein offen lebender HIV-positiver Pflegebedürftiger **organisiert** sich auf diese Weise **vorsorglich** seine weiteren künftigen Pflegeangebote (M3/36–38). Allerdings schützt Offenheit über die HIV-Infektion nicht immer vor Diskriminierungen. Zum Beispiel berichtet ein anderer Pflegebedürftiger, wie bereits zuvor beschrieben, dass er in mehreren deutschen Großstädten telefonisch auf der Suche nach einem Heimplatz war, aufgrund seiner AIDS-Erkrankung abgelehnt wurde und sich wegen dieser **Diskriminierungserfahrung** für die jetzige (herkömmliche) Einrichtung entschied, „Weil die_ weil da weil das die einzige Einrichtung ist, die mit dem AIDS kein Problem hatte." (H3/13) Diese Erfahrung macht auch ein Pflegebedürftiger, der in all seinen Lebensbereichen offen über seine HIV-Infektion spricht. Bei der **Suche nach sexuellen Kontakten** erfährt er aufgrund seiner Offenheit im schwulen Chatportal von einem anonymen Chatpartner ausgrenzende Vorwürfe aufgrund von Unkenntnis bzw. der Angst, sich anzustecken. HIV und das erhöhte Alter werden stigmatisierend als **intersektionelles Hindernis** in der Kontaktaufnahme zu anderen Sexualpartnern erlebt, trotzdem lassen sich manche in ihrem Sexualleben nicht entmutigen (M2/20).

Zum offenen Umgang gehört auch die **eigene Auseinandersetzung mit der Diagnose HIV** bzw. mit der AIDS-assoziierten Co-Morbidität und den Folgen der psychischen, körperlichen, sozialen und/oder monetären Veränderungen und Einschränkungen, die zum Teil von den Pflegebedürftigen als sehr alltagsprägend wahrgenommen werden. Um sich offen und persönlich mit anderen HIV-positiver Menschen über solche Themen und deren Erfahrungen austauschen zu können, haben einige der Probanden in der Vergangenheit entsprechende **Selbsthilfegruppen** der AIDS-Hilfen besucht (H2/45) oder tun es heute noch gelegentlich, wenngleich die Lebenszusammenhänge der Neu-Infizierten zu denen der Langzeitpositiven inzwischen als teils sehr unterschiedlich wahrgenommen werden:

„... ‚Komm doch einmal ins ins HIV-Café ins *Schwulenzentrum*.' Da bin ich dann auch die erste Zeit hin. Und ähm auch dann zwischendurch einmal. Dann war einmal wieder Sendepause. [...] Aber -- nicht, dass ich mir das nicht z zutraue, da einmal hinzugehen. Aber was es hat sich ja auch viel getan gegenüber damals vor – über zwanzig Jahren." (H9/68)

Jene HIV-positiven Pflegebedürftigen, die offen, teils offensiv, in allen Lebensbereichen mit ihrem sozialen Umfeld über ihren HIV-Status inter-/agieren, besitzen alle eine ausschließlich homosexuelle Identitätskonstruktion, die sich durch eine hohe Selbstakzeptanz und einen selbstverständlich offenen Umgang mit der eigenen homosexuellen Lebensweise auszeichnet. Für eine solche offensive Interaktions- und Handlungsweise, wie bspw. öffentliche Interviews zu geben, sei auf das Kapitel 5.3.5.4 verwiesen.

Zusammengefasst lässt sich für die Kapitel eines offenen Umgangs mit der eigenen Homosexualität im Pflegesetting sagen: Die offenen Umgangsweisen mit der eigenen Homosexualität sind Ausdruck ihres bisherigen und an den Handlungsrahmen ihrer Pflegebedürftigkeit und ihrer Pflegesettings angepasst fortgeführten Identitäts- und Stigma-Managements. Hierzu zählen auch die offenen Umgangsweisen mit der körperlichen Sexualität und im Falle einer eigenen Betroffenheit der offene Umgang mit der HIV-Infektion. Dieses Identitäts- und Stigma-Management begründet sich vor allem in ihren jeweiligen homosexuellen Identitätskonstruktionen. Die offenen Interaktions- und Handlungsstrategien der Pflegebedürftigen folgen der Erwartung nach Anerkennung und Bewahrung der persönlichen und sozialen Integrität als homosexueller Mensch, zielen auf den Schutz vor Formen der Missachtung in ihrem sozialen Umfeld und/oder dienen der solidarisierenden Vorbildfunktion für andere ältere Lesben und Schwule.

5.3.6 Kennzeichen der homosexuellen Identitätskonstruktionen mit einem teiloffenen Umgang

Die homosexuellen Identitätskonstruktionen, die über ihre Homosexualität teiloffen mit ihrem Umfeld inter-/agieren, kennzeichnen sich durch bestimmte **fortwährende Merkmale und Einflussfaktoren**, die nachfolgend prototypisch skizziert werden. Über diese Kennzeichen (re-)produzieren sich die homosexuellen Identitätskonstruktionen über entsprechende Umgangsweisen der selektiven Offenbarung bzw. Geheimhaltung im Interaktionsprozess mit sich und ihrer Umwelt. In der selektiven Offenheit erfahren die homosexuellen Identitätskonstruktionen ein selektives *doing homosexuality*. Ergänzend folgen **Anmerkungen zu den Identitätskonstruktionen eines teiloffenen Umgangs mit der eigenen HIV-Infektion**. Um die prozessgeleiteten Identitätskonstruktionen eines teiloffenen Umgangs prototypisch beschreiben zu können, beziehen sich nachfolgende Skizzierungen auf bereits erwähnte ursächliche und intervenierende Bedingungen.

5.3.6.1 Bisheriger Identitätsprozess (Coming-out) und Selbstverständnis

Der Identitätsprozess derjenigen Proband_innen, die teiloffen gegenüber ihrem sozialen Umfeld leben, erscheint wie eine Synthese der Identitätskonstruktionsleistungen der Proband_innen mit einem offenen und denen mit einem geschlossenen Umgang. Die Teiloffenheit, also die situations-, personen- oder gruppenbezogene Offenbarung bei gleichzeitiger selektiver Geheimhaltung anderen Menschen gegenüber, ergibt sich aus zugleich wahrgenommenen Erfahrungen und/oder Erwartungen der Anerkennung ebenso wie der Nicht-Anerkennung als homosexueller Mensch. Im Ergebnis bleibt zwar eine stringente Handlungsweise, aber sie umfasst eine Ambivalenz zwischen Offenheit und Geheimhaltung, die selektiv entweder in die eine oder andere Richtung tendenziell verstärkt umgesetzt wird. Die unterschiedlichen Intensitäten, also Qualitäten und Quantitäten der Anerkennungs- und Missachtungserfahrungen erzeugen durch ihre konträr erlebte und bewertete Unterschiedlichkeit in den Anerkennungsbereichen ein ambivalentes, also situations-, personen- oder gruppenbezogenes Selbstvertrauen, Selbstachtung oder Selbstwertgefühl als homosexueller Mensch mit einem abwägenden Handlungsmuster der Teiloffenheit. Diese Situationsbewertungen und teiloffenen Umgangsweisen können sich im Lebensverlauf identitätsbezogen festigen, sodass sie als individuelle Interaktions- und Handlungsweise von den Proband_innen fortführend reproduziert wird und die homosexuelle Identitätskonstruktion ihre (Selbst-)Bestätigung erfährt.

So kann teils in den Primärbeziehungen (Familie/Eltern, Freund_innen) Akzeptanz oder Toleranz der Homosexualität erfahren werden, worüber sich Selbstakzeptanz und -vertrauen entwickeln konnten. Gleichwohl werden biografisch andere soziale Faktoren, bspw. die staatliche Strafverfolgung früherer Zeiten oder Diskriminierungen durch das soziale Umfeld, für die Entwicklung eines Selbstachtungs- oder eines Selbstwertgefühls als hemmend erfahren, weshalb je nach Gefährdungs- oder Anerkennungspotenzial der Umgebung ein teiloffener Umgang resultiert. So kann ein Teil der Proband_innen auf bestätigende Primärbeziehungen (bspw. Integration des/der Partners/-in in die Herkunftsfamilie, langjährige Partnerschaft, enge Freund_innenschaften) und einhergehend auf eine hohe Selbstakzeptanz/-vertrauen und Selbstwertgefühl als homosexueller Mensch zurückblicken (H1/226). Die strafrechtliche Diskriminierung aufgrund Paragraf 175 StGB in den 1950er und 1960er Jahren und/oder die gesellschaftliche Stigmatisierung wurden von ihnen zugleich als bedrohlich erfahren: „Also Schwulsein, das war ja früher furchtbar, ne?" (H1/82) Sie fühlen sich weitgehend der Gruppe der Lesben oder der Schwulen zugehörig, besuchten teils jahrzehntelang bis zur ersten gesundheitlichen Einschränkung regelhaft die Orte der schwulen oder lesbischen Szene und zogen sich teils hiervon selbststigmatisierend bspw. aufgrund erwarteter Altersdiskriminierungen zurück (H1/109, 114). Vor diesem Hintergrund scheinen sie sich eine teiloffene Umgangsweise angeeignet zu haben, wonach sie zum Schutz angepasst und konfliktvermeidend ohne einen Anlass zur Offenbarung gegenüber der Öffentlichkeit, jedoch **mit der Tendenz zu einer** selektiven, dennoch **weitreichenden Offenheit** in den näheren sozialen Kontaktbereichen leben (H1/195). So gibt es

Pflegebedürftige, die mit ihrer Identitätskonstruktion eines teiloffenen Umgangs vorwiegend zum offenen Umgang in fast allen ihren Lebensbereichen tendieren, während sie nur einzelne Situationen, Personen oder Gruppen davon ausschließen und/oder evtl. ein (Fremd-)Outing als weniger bedrohlich bewerten.

Auf der anderen Seite des Spektrums befinden sich jene Pflegebedürftigen, die mit ihrer Identitätskonstruktion eines teiloffenen Umgangs weitgehend in fast allen Lebensbereichen zum geschlossenen Umgang mit ihrer Homosexualität tendieren, während sie lediglich konkrete Personen, Gruppen oder Bereiche situativ darüber informieren und/oder ein (Fremd-)Outing eher als Bedrohung bewerten. Werden teils von den Primärbeziehungen ambivalente oder zueinander konträre Haltungen (M10/39, 127) oder Ablehnungen hinsichtlich der eigenen Homosexualität erwartet (H15/106) oder erfahren (M8/31), scheint nur ein Mindestmaß an Selbstvertrauen als homosexueller Mensch zu gelingen, wenn es nicht stellenweise durch Primärbeziehungen, eine Psychotherapie (M8/46) oder eine psychosoziale Beratung/Begleitung (H9/131; H15/75) im Laufe des Lebens gestärkt werden konnte bzw. kann. Zeitgeschichtliche, kollektive sowie individuelle Diskriminierungserfahrungen und -befürchtungen gegenüber dem sozialen Umfeld haben die physische und/oder soziale Integrität teils nachhaltig beeinträchtigt, sodass auch eine soziale Integration und ein einhergehendes Selbstwertgefühl als homosexueller Mensch erschwert sind, weshalb ein teiloffenes Inter-/Agieren über die eigene Homosexualität **mit der Tendenz einer weitreichenden Geheimhaltung** von den Proband_innen in ihrer Identitätskonstruktion integrierend praktiziert wird. So erfuhr ein Teil der Proband_innen in den (verschiedenen) Primärbeziehungen ambivalente Haltungen zu Homosexualitäten. Entweder bestand diese Ambivalenz innerhalb der Primärbeziehung, bspw. wenn ein begrenzter sozialer Rückhalt und die Toleranz der Eltern bei Bekanntwerden der Homosexualität zwar erfahren, jedoch ein erfüllendes Ausleben in der Jugend- und Erwachsenenzeit gleichzeitig verhindert wurde (H8/41, 90). Eine emotionale Diskrepanz zwischen Loyalität der zu den Eltern und dem eigenen Leben kennzeichnet die innere konflikthafte Ambivalenz im Umgang mit der eigenen Homosexualität. Oder ein Ambivalenzgefühl kann hervorgerufen werden, wenn es zwischen unterschiedlichen Primärbezugsgruppen vermittelt wird, bspw. wenn ein Teil der Familie einen gewissen sozialen Rückhalt bietet, der aber die Verletzungen durch einen gleichzeitigen Kontaktabbruch eines anderen Teils der Familie aus gleichem Grund nicht ausreichend kompensiert (H8/70). Aufgrund der damaligen Strafverfolgung von homosexuellen Männern, Diffamierungen aufgrund von Fremdouting (P_H8/38), erlebten Diskriminierungen am Arbeitsplatz (H8/89) sowie aufgrund des Alters bspw. in der schwulen Szene (P_H8/38) oder Ähnlichem mehr konnten/können die Proband_innen ein eher geringes Vertrauen in sich selbst und ein geringes Selbstwertgefühl als homosexueller Mann entwickeln. Selbstbestätigungen, wie etwa Sexualkontakte oder -beziehungen werden teiloffen meist personenbezogen offen, ansonsten geheim praktiziert (H8/42). So sind die Identitätskonstruktionen eines teiloffenen Umgangs mit der Tendenz einer weitreichenden Geheimhaltung als Ausdruck der bisherigen Verletzungen ihrer physischen und sozialen Integrität (P_H8/39) als homosexueller Mensch zu verstehen, um sich vor befürchteten weiteren Diskriminierungen zu schützen.

Ein **handlungsleitendes Selbstbild** einer grundsätzlichen Zurückhaltung und eines teiloffenen Umgangs offenbart sich im Geschlechterunterschied. Um das Fehlen einer schlagkräftigen lesbischen Altenlobby zu begründen, wird zum Teil von den Probandinnen die allgemeine Sozialisation von Frauen angegeben, wonach diese sich nicht direkt mit ihren Bedürfnislagen zu Wort meldeten, sondern indirekt und subtil interaktive Wege suchen würden, um diese annähernd zu verwirklichen (G4/137). Hierzu passt, dass ein Teil der Probandinnen einerseits eine hohe Selbstakzeptanz als homosexueller Mensch und keine direkte Angst vor Entdeckung besitzt (G4/70) und gruppenbezogen offen lebt, bspw. gegenüber Freund_innen. Andererseits halten sie ihr Lesbischsein und einhergehende Bedürfnisse für nicht so hoch priorisiert (G4/116), sodass sie diese aus sozialer Rücksicht vor Konflikten vorwiegend vor den Nachbar_innen und insbesondere gegenüber Pflegenden geheim halten und ihre Bedürfnisse über das Frausein kompensieren.

Die Identitätskonstruktionen eines teiloffenen Umgangs zeichnen sich zudem durch ein insgesamt eher ambivalentes **Gruppenzugehörigkeitsgefühl** aus. Ein Teil von ihnen lebt in Distanz zur lesbischen oder schwulen *Community* (M4/65), während ein anderer Teil eine innere Verbundenheit auch nach außen über Szenebesuche oder Gruppenanbindungen teiloffen in ihr persönliches Leben integriert (H15/136). Die **Ambivalenz eines Gruppengefühls** oder des eigenen **Identitätsgefühls** kann sich im Selbstverständnis des **Interagierens mit Selbstbezeichnungen** reproduziert fortsetzen. Um die Position der eigenen homosexuellen Identitätskonstruktion, also **sich mit anderen ein- und von anderen auszuschließen**, interaktiv zu vermitteln, grenzt sich bspw. ein Proband aktiv von anderen Schwulen mit effeminierten Zuschreibungen ab, um zusätzliche Attributionen nicht-gesellschaftskonformer Genderrollen abzuwehren und die eigene Nähe zur heteronormativen Gesellschaftsform zu unterstreichen (M4/57) (Stigmatisierung innerhalb einer stigmatisierten Gruppe).

Das **Vermeiden** einer für die Pflegebedürftigen individuell **negativ konnotierten Selbstbezeichnung** als homosexueller Mensch kann sowohl Ausdruck einer biografischen Diskriminierungserfahrung sein und auf die Vermeidung ebensolcher vermuteten Reaktionen des Umfelds zielen, wie auch Ausdruck für eine angestrebte soziale Anerkennung der eigenen Identitätskonstruktion und der persönlichen Umgangsweise mit der eigenen Homosexualität durch das (Pflege-)Umfeld sein. Für einen Teil der über 67-Jährigen ist das Wort „schwul" abwertend als Schimpfwort konnotiert, verweist auf die gesellschaftliche Stigmatisierung und kann von ihnen weder zum Teil als Selbstbezeichnung noch als Gruppenzugehörigkeit oder beides angenommen werden. Hierdurch wird auch nicht die emanzipatorische Position der Lesben- und Schwulenbewegung der 1970er Jahre geteilt, diese Wörter offensiv und progressiv als Selbstbezeichnung symbolisiert zu verwenden. Bei einem Pflegebedürftigen werden dessen Ambivalenz hinsichtlich einer Selbstbezeichnung sowie der unterschiedliche Gebrauch in Abhängigkeit eines/einer wissenden Interagierenden deutlich. Er fühlt sich der Gruppe der Schwulen zugehörig, spricht indirekt im Interview wie selbstverständlich von sich als schwuler Mann: „... i_ch habe einen Kollegen besucht, der auch schwul war ..." (H1/82). Jedoch vermeidet er gleichzeitig bewusst, sich selbst oder seinen Partner als schwul oder homosexuell zu bezeichnen, sondern findet trotz hoher Selbstakzeptanz für seine homosexuelle Lebensweise keine Selbstbezeichnung: „Wir waren das." (H1/224) Oder „gar nichts, das ist so." (H1/Biografiebogen) Denn schließlich: „Ja, ich finde auch [...] Schon schwul und Lesben, das sind für mich so – wie böse Namen." (H1/253) Ebenso verwendet der Pflegebedürftige stigmatisierende Begriffe eines Schwulenjargons wie „Tante" (H1/82) für schwule Männer mit einer femininen Art und grenzt sich von einem exponierten Verhalten mancher homosexueller Menschen ab, das dem gesellschaftlichen Klischee des Homosexuellen entsprechen könnte (H1/224). Gleichzeitig hebt er sich positiv einschließend hervor und grenzt sich selbstironisch solidarisierend und durch Verwendung stigmatisierender Begrifflichkeiten verteidigend gegenüber persönlich erfahrenen homophoben Angriffen der Gesellschaft ab, wie bspw.: „... so frech werden, die Tunten, ..." und „... die Schwuchteln waren die fühlende Gruppe ..." (H1/84) am Arbeitsplatz.

Ein Heimbewohner wiederum wählt für sich die Selbstbezeichnung „homophil", kann sie gegenüber Gleichgesinnten, wie bspw. gegenüber dem schwulen Interviewer, verbalisieren, und fühlt sich in erster Linie der **Gruppe der Homophilen** und entfernt der Gruppe der Schwulen zugehörig (H8/77, 90). Zugleich verwendet er ein- und mehrdeutige Umschreibungen seiner Homosexualität, was seinem Identitäts- und Stigma-Management eines teiloffenen und weitgehend versteckten Lebens entspricht. Ein anderer Proband, der in verschiedenen Lebensbereichen wie bspw. im Familienkreis oder im Betreuten Wohnen seine Homosexualität geheim hält, fühlt sich der Gruppe der Schwulen zugehörig und verwendet die Begrifflichkeiten „Schwule" und „Homosexuelle" synonym. Dass er sich ein offenes Ausleben seiner Homosexualität in den 1960er Jahren aufgrund der Gesetzeslage nur im Ausland versprach, scheint sich in seiner Selbstbezeichnung als „gay" (M8/Biografiebogen) widerzuspiegeln.

Zwar können andere soziale Ungleichheitsmerkmale, wie etwa eine Behinderung, zu weiteren **Teilidentitäten** führen, hingegen vermeidet bspw. eine Pflegebedürftige diesbezüglich eine gesellschaftspolitische Positionierung (G4/58) und eine fremd- und selbstbestimmte Ab- bzw. Ausgrenzung von Lesben als „Krüppelgruppe" (G4/118), was sich auch in ihrer selektiv verwendeten Selbstbezeichnung wiederfindet: „... alle fragen sich, ich habe diese ewigen Diskussionen, so von wegen, was ist eine Lesbe und was ist dies und jenes, ne ... Und das, finde das müßig" (G4/116), „ich bin lesbisch." (G4/74, 123)

Zu Identitätskonstruktionen mit einem teiloffenen Umgang gehört, ihren inneren situativen personen- oder gruppenbezogen empfundenen Ambivalenzen folgend, eine selektive Zurückhaltung und ein **eindeutiges Umschreiben** oder **uneindeutiges Verbalisieren**. Dennoch verbleibt ein Rest an Offenheit in der Aussage, die dem sozialen (Pflege-)Umfeld sowohl Chancen bietet, an der Lebenswirklichkeit anzuknüpfen, als auch diese zu ignorieren oder nicht wahrzunehmen. Ein Beispiel hierfür ist das fortgeführte Identitäts- und Stigma-Management eines Pflegebedürftigen, der seit den 1960er Jahren einen vorsichtigen tabuisiert anmutenden, also teiloffenen bis weitgehend offenen Umgang mit seiner Homosexualität selektiv gegenüber den Personen in den verschiedenen Lebensbereichen umsetzt, von denen er keine Diskriminierung, sondern Toleranz oder Akzeptanz erwartet. Der Pflegebedürftige vermeidet kategoriale Selbstbezeichnungen der eigenen homosexuellen Lebensweise und bleibt dennoch eindeutig. Er spricht davon, vom „anderen Stern" (H11/34) oder „andersrum" zu sein, und kommuniziert in *Outing*situationen wie im früheren Berufsleben den Beziehungsstatus zugleich eher umschreibend, er sei bspw. „befreundet mit einem Gleichgeschlechtlichen", und sie „leben miteinander sehr harmonisch zusammen" (H11/16). Vor der Pflegebedürftigkeit lebte der Pflegebedürftige „seine Veranlagung" niemals offensiv, jedoch weitgehend offen und ging davon aus, dass sein Gegenüber es entweder „geschluckt", d.h. toleriert/akzeptiert, hat oder nicht. Weder er noch sein jeweiliges Umfeld scheinen seine homosexuelle Lebensweise im Gespräch zu vertiefen oder auszubreiten, was einerseits für ein gespürtes **offenes Tabu**, Unbeholfenheit, Desinteresse, Gleichgültigkeit und/oder Ignoranz gegenüber seiner Persönlichkeit und andererseits für erfahrene Einsamkeitsphasen sprechen könnte (H11/68).

Während ein Teil der älteren schwulen Pflegebedürftigen sich rückblickend vor dem Hintergrund der staatlichen und gesellschaftlichen Repressionen ein anderes und bestätigendes Leben wünscht („Wenn mir Gott ein zweites Leben schenkt, wird es vielleicht anders." (P_H8/39)), bewerten andere es rückwirkend selektiv als eine positive Lebenszeit. Das mag überraschen, aber scheint sich darüber zu erklären, dass die damaligen Bedrohungen zwar kognitiv erinnert werden, aber die emotionale Bedrohung inzwischen verblasst oder nicht mehr akut wahrgenommen wird, sodass ein früheres aktives, vitales (Nischen-)Leben als positive Erinnerung idealisiert dem körperlichen und sozialen Verlustempfinden und einem veränderten Szeneleben der aktuellen Lebensphase gegenübersteht (M4/65).

„... früher fand ich_ -- äh_äh war es vielleicht lustiger. Ich weiß es gar nicht. Ist es lustiger oder interessanter? – Weil es teilweise ja auch verboten war, ne? – U_nd ... – Nachher wie es dann erlaubt war_ ... Das ist ja jetzt erst passiert." (H1/116)

5.3.6.2 *Teiloffene Umgangsweisen als bisheriges Identitäts- und Stigma-Management*

Je nach dem, welches Bedingungsgefüge eine Anerkennung als homosexueller Mensch bisher erwartbar oder erfahrbar werden ließ, richtete sich phasenweise oder richten sich ein Teil der Proband_innen entsprechend ihren homosexuellen Identitätskonstruktionen situations-, personen- oder gruppenbezogen danach aus, teiloffen mit ihrem jeweiligen sozialen Umfeld zu interagieren. Entsprechend ihren homosexuellen Identitätskonstruktionen tendiert grundsätzlich ein Teil von ihnen dazu, offene Bewusstheitskontexte über ihre Homosexualität herzustellen, wobei eher in einem geringen Maß situations-, personen- oder gruppenbezogen sie verschwiegen wird. Bei einem anderen Teil der Proband_innen besteht eine umgekehrte Tendenz.

Die **verinnerlichte Ambivalenz** dieser Identitätskonstruktionen **im Umgang mit dem Stigma** der Homosexualität besteht darin, dass einerseits die Homosexualität als Merkmal der Diskreditierten in der Gesellschaft wahrgenommen und aktiv ignoriert wird. Andererseits führt es als Merkmal der Diskreditierbaren verinnerlicht zugleich zu einem weitgehend konfliktvermeidenden Verhalten und teils zu einem der jeweiligen Zeit angepassten sittlichen Anstandsregelverhalten. So versucht ein Teil der Proband_innen, die in bestimmten Lebensbereichen offen ihre Homosexualitäten leben, das gesellschaftliche **Stigma** der Homosexualitäten bewusst situativ oder im Alltag weitgehend zu **ignorieren**. Um das Gefühl der Handlungsfähigkeit und der eigenen Normalität sowie einhergehend die teiloffene Interaktion mit dem Umfeld zu bewahren, wird das Stigma ignoriert. Ein Pflegebedürftiger, der teiloffen, aber vorwiegend offen in fast allen Lebensbereichen, auch in der Pflege, lebt, gibt bspw. an, dass er zeitlebens aktiv versucht zu ignorieren, was die unmittelbare Gesellschaft/Nachbarschaft über ihn als schwuler Mann denkt und wie er als solcher wahrgenommen wird (H1/79). So ignoriert er im Krankenhaus beim Krankenbesuch seines Partners das von ihm gespürte Gerede der Pflegenden über sie als homosexuelles Paar: „Da werden sie hinterher getuschelt haben, immer, ne? Und da habe ich mir ja nichts daraus gemacht, ne?" (H1/95) Der Pflegebedürftige lebt zusammen mit seinem Partner seit mehreren Jahrzehnten in der Wohnung, wo sie zum Eigenschutz unter Ausschluss der Öffentlichkeit während der Zeit der Strafverfolgung aufgrund Paragraf 175 StGB und darüber hinaus private Schwulenfeste feierten. Auch hierbei wird das wahrgenommene Stigma, wird sogar die Gefahr der Strafverfolgung, mit dem Recht auf Privatheit trotzig anmutend vom Probanden ignoriert jedoch gleichzeitig für den öffentlichen Raum angenommen:

> „Hier die Bude war gerammelt voll. [...] Wie laut. [...] Und wenn die Leute nichts mitkriegen ... Hier wurde getanzt und gemacht und getan. Also wirklich. [...] Weil äh_ wir haben uns auch nichts daraus gemacht, ne? Wenn einer schief guckt. – [I: Mhm.] – Also, wir sind nie, wie da_, so Hand in Hand gegangen. Das haben wir nicht gemacht." (H1/188–195)

Der Pflegebedürftige erkennt sehr wohl die gesellschaftliche Stigmatisierung und Ausgrenzung von sich stereotyp verhaltenden Lesben und Schwulen. Das angeführte situative Ausblenden des Stigmas wirkt hierbei wie eine Verteidigung, die homosexuelle Lebensweise leben und als normal erleben zu können: „Die Leute haben immer noch Vorbehalte. – U_nd äh einfach damit umgehen. [...] Ich habe mich zum Beispiel auch immer, – mich gar nicht darum gekümmert. – Auch hier in der Straße nicht. – Laß sie doch. -- Also es war ... – Wir waren das." (H1/224)

Es ist ein aktiver Prozess des Ausblendens von Stigmata, sozusagen nicht darüber nachdenken zu wollen, das die Proband_innen in den zwischenmenschlichen Begegnungen oder gegenüber dem unmittelbaren Umfeld versuchen zu praktizieren. Sie tun es, um für sich ihre Normalität der homosexuellen Lebensweise, reduziert auf die Privatsphäre, weitgehend ungestört fortleben zu können. Eventuell dient es ihnen auch als Selbstschutz, um nicht Selbstzweifel zu wecken und/oder Formen von Angriffen für sich abzuwehren bzw. nicht an sich heranzulassen (H1/79–80). Obwohl das Stigma ausgeblendet wird, läuft es als Hintergrundfolie in den Interaktionen und Handlungen mit, was sich in der selbstbewussten Zurückhaltung der teiloffenen Umgangsweise und in der Vermeidung eindeutiger Symboliken in der Öffentlichkeit bemerkbar macht. Die Proband_innen leben eine Offenheit mit Grenzen, also eine Teiloffenheit, die die Option zum Anschluss an ihre homosexuelle Lebenswelt auch für die Pflegenden offen hält (H1/265).

5.3.6.3 Bisherige Umweltreaktionen

Einige Pflegebedürftige fühlen sich im bisherigen Identitäts- und Stigma-Management eines teiloffenen Umgangs mit ihrer Homosexualität bestätigt, weil sie entweder die Erfahrung gemacht haben, dass ein solches Verhalten sie vor potenziellen Diskriminierungen schützen kann (G3/24, 58; M10/135, 295–300), sie sich verteidigen können (H1/82), oder weil sie Diskriminierungen befürchten. Abgesehen von zeitgeschichtlichen, kollektiven Diskriminierungen hat ein Teil der Proband_innen persönlich keine oder geringe Diskriminierung aufgrund ihrer Homosexualität erfahren. So fühlt er sich in Folge in seinem Identitäts- und Stigma-Management eines teils weitgehend an den heteronormativen Konventionen angepassten Lebens und in ihrer Teiloffenheit als homosexueller Mensch bestätigt und subjektiv handlungs- und wehrfähig. Wenn situations-, personen- oder gruppenbezogen mit Ablehnungen und Diskriminierung zu rechnen ist, reagieren sie bspw. mit dem Abbruch zwischenmenschlicher Kontakte. Dementsprechend ließen sie bspw. am Arbeitsplatz dezent offene Rückschlüsse auf ihre homosexuelle Lebensweise zu:

> „Ich war in meinem Beruf stark engagiert, [...] – und, von allen Seiten, alles, was immer ich gemacht habe, bin ich so akzeptiert worden, wie ich bin. Also ich hab nie, nie das Gefühl gehabt, und wenn es wirklich mal gewesen sein sollte, kann ich mich auch dann ganz kurz zurückziehen. Die Leute, die mich nich die mich nicht mögen – mu_muss ja nicht sein." (M4/61)

Ein anderer Teil fühlt sich erst recht in der selektiven Offenbarung zum Zweck einer weitgehenden Geheimhaltung bestätigt (H8/51), gerade weil ein teiloffener Umgang sie nicht vor Diskriminierungen durch das soziale Umfeld situativ schützen konnte und ein Fremddouting stattfand (P_H8/39). Das Maß an bisher erlebten homosexualitätsfeindlichen Stigmatisierungen und Diskriminierungen in unterschiedlichen Lebensbereichen fällt bei den Proband_innen unterschiedlich aus und reicht von verbalen Beleidigungen, Erpressungen, psychischem Druck, sozialem Ausschluss bis hin zur Anwendung körperlicher Gewalt. Die Proband_innen leiten einen Teil der Motivation ihres teiloffenen bzw. weitgehend offenen Umgangs mit ihrer Homosexualität aus individuellen und/oder kollektiven Erfahrungen einer physischen, psychischen und sozialen Verletzung der Integrität als homosexueller Mensch ab. So antizipiert ein Proband Befürchtungen, in manchen öffentlichen Situationen erkannt und diskriminiert zu werden, weshalb er sich bspw. ein tolerantes Berufsfeld suchte:

„Man wird ja auf der Straße teilweise auch ... – Hm. Tja. Kannst ruhig sagen, – indirekt angepöbelt: – ‚Ah. Guck mal die Tunte.' Also, wenn sie zu zweit sind. Nicht?! Dann sind sie in der Stärke und machen dich fertig. Ja?! Und das ist ja ... Das tut seelisch sehr weh. Ja?! – Berufsleben, ist es sowieso – eine grausame Sache. Wenn du da – andersherum bist, bist du praktisch schon sozusagen rausgekantet. – Aus der Firma. Das wird nicht gerne gesehen. Oder nicht gerne gehabt." (H11/15–16)

Frühere Gewalt- und Diskriminierungserfahrungen können traumatisierend fortwirken, solange das (Nicht-)Anerkennungspotenzial eines veränderten Lebensumfeldes situations-, personen- oder gruppenbezogen uneindeutig bleibt. Diese Erfahrungen, kombiniert mit einer selektiven oder weitgehenden Geheimhaltungsstrategie, verhindern eine psychische Aufarbeitung und ein Gefühl der Anerkennung und können phasenweise zu psychischen Erkrankungen, wie etwa Depressionen, Ängsten oder Süchten führen (H15/75–77). Die Angst vor Entdeckung bzw. vor einem Zwangsouting sowie vor Diskriminierungen insbesondere durch Männer (bspw. Heimbewohner) resultiert bei einem Teil der Proband_innen aus direkten Diskriminierungs- und Gewalterfahrungen. Von einer solchen Erfahrung berichtet ein Proband, als er als Erwachsener in der Öffentlichkeit am Wohnort diffamiert und zusammengeschlagen wurde. Er kannte zwar die Täter, befand sich in der damaligen Zeit jedoch im Dilemma, dass er sie nur hätte anzeigen können, wenn er sich damit nicht gegenüber seinen Eltern zwangsweise geoutet hätte (H15/104–106):

> „... wie ich in *Großstadt2* lebte – äh, bin ich mal – ganz fürchterlich verd, verdroschen worden. [...] Ich war in einer Kneipe – [...] Die haben das wohl gemerkt – äh_, dass, – dass ich schwul bin. – U_nd haben mich dann – reingelegt in, in Anführungsstrichen, [...] und da haben die mich ganz fürchterlich zusammengeschlagen. [I: Mhm.] – Ne? Da – ist mein Vater mit mir zur Polizei gegangen, – aber ... – Und das Schlimme ist – hier äh, – ich – wusste, wer das war. [I: Mhm.] – Habe aber äh keine Anzeige, ich habe ... Ich tat so, als würde ich es nicht wissen. ((seufzt)) -- Ich wusste ... Ich_ich, ich kannte die ja. [I: Mhm.] – Ja. – Bin denen dann auch mitunter äh äh begegnet. – Einmal bin ich denen äh_ im Bus begegnet, – da besuchte ich meine – Mutter im Altersheim. – Da waren wir im_im selben Café, – dieser Typ und ich, und – ich habe es in diesem Café nicht ausgehalten. [I: Mhm.] Ich habe es ... Das_ – das sitzt zu tief. Ich habe äh: ‚Jetzt sitzt dieses Schwein hier.' – Ne? Ja. Ja. – Ich war v_voller Hass. – Ich habe es – nicht ausgehalten in seiner Nähe. [I: Mhm.] – Nein." (H15/104)

Es können auch Reaktionen des sozialen Umfelds aufgrund anderer sozialer Ungleichheitsmerkmale, wie bspw. Alter oder Behinderung, auf einen teiloffenen Umgang der Proband_innen mit ihrer Homosexualität einwirken (G5/38–42; H9/125). So kann zum Beispiel ein **sozialer Rückzug** der Proband_innen stattfinden, wodurch selektiv andere Personen und Gruppen nicht mehr kontaktiert werden und somit eine Konfrontation vermieden wird. Ein Teil der Proband_innen fühlt sich in unterschiedlichen Gruppen der lesbischen oder schwulen *Community*, bspw. Sportgruppe, durch eine Behinderung ausgegrenzt und darauf in der Interaktion reduziert. Die Behinderung wurde als Begründung an sie herangetragen, warum sie den Anforderungen der Gruppe nicht entsprächen und nicht mitmachen könnten, stattdessen aber bspw. bei den „Krüppellesben" besser aufgehoben seien. Wenngleich die Proband_innen ihre eigene Behinderung akzeptieren, so können sie sich teils nicht mit den Gruppen behinderter lesbischer Frauen oder schwuler Männer identifizieren. Aus diesen Gründen ziehen sich die Proband_innen von der lesbischen oder schwulen Szene und *Community* und ihren entsprechenden Gruppenangeboten zurück und pflegen ihre privaten freundschaftlichen Netzwerke. Ebenfalls als Hindernis für die Suche nach einer Partnerin innerhalb der lesbischen *Community* nimmt eine Probandin Alter und verstärkend Behinderung als Stigmata beispielhaft wahr (Intersektionalität):

„... Partnerin finden, geht irgendwie gar nicht. Weil also ab einem bestimmten Alter sowieso schwierig. Und dann also durch die Behinderung, das ist so'ne so'ne, also im Grunde ... [...] bin ich dann mal zu *lesbische Schwimmgruppe*, weil die also Schwimmen, ich bin absolut Schwimmen ist so meins, ja. Und dann haben die also mich wirklich gedisst. So nach dem Motto, du bist uns zu langsam, wir können dich nicht gebrauchen. Und dann bin ich einmal hingegangen, und nich wieder. [...] Das heißt, es kam die Botschaft, so nach dem Motto, wir wir sind hier diejenigen, die trainieren, und du gehörst also jetzt in die Krüppelgruppe, ja." (G4/118)

5.3.6.4 Haltungen, spezifische Bedürfnisse und Erwartungen an die Altenpflege

Bisherige Lebenserfahrungen und das bisherige Identitäts- und Stigma-Management einer teiloffenen Umgangsweise mit der eigenen Homosexualität und einhergehend mit homosexualitätenbezogenen Bedürfnissen stehen in einem engen Zusammenhang mit den Erwartungshaltungen an die Altenpflege. Die Erwartungen der Proband_innen an die Pflege umfassen individuell unterschiedliche Haltungen von einer individuellen, die psychosozialen Aspekte berücksichtigenden Pflege einerseits bis hin zur rein körperorientierten Pflege (H8/26, 28) andererseits. Der letztgenannte Pol einer sogenannten Trocken-Satt-Sauber-Pflege erweitert sich ebenfalls für einen Teil der Pflegebedürftigen um den körperlichen Aspekt der medizinisch-pflegerischen Rehabilitationserwartung (G3/22, 26), bei der jedoch spezifische Bedürfnisse keine oder eine untergeordnete Rolle zu spielen haben. Diese unterschiedlichen Erwartungshaltungen werden von den teiloffen homosexuell lebenden Proband_innen grundsätzlich eher in einer Zurückhaltung artikuliert. In diese Erwartungshaltungen werden bereits zum Teil schon situations- und gruppenbezogene Selektionen bestimmter Bedürfnisse einbezogen. Der **Erwartungshaltung** folgend, dass Kranken- und Altenpflege die Aufgabe **des körperlichen Kurierens** subjektbezogen zu fokussieren habe, sieht ein Teil der Proband_innen das primäre Aufgabengebiet der Pflege nicht in der Erfüllung ihrer spezifischen Bedürfnisse. Demnach teilen einige Pflegebedürftige ihre Homosexualität gegenüber Pflegenden auch nicht mit, d.h. sie **verschweigen** diese **situations- und**

gruppenbezogen, obwohl sie ansonsten in ihren sozialen Bezügen eher offen leben, so beschreibt bspw. eine Pflegebedürftige ihre entsprechende Erwartung (G3/24–29):

> „Denn ich finde es unwichtig, wenn ich Krankenschwester bin, mir darüber Gedanken zu machen, ob ich da jetzt einen Schwulen, eine Lesbe, einen Transsexuellen oder Bisexuellen oder …, mehr brauche ich nicht aufzählen, vor mir habe. Weil ich finde, in dem Moment ist für mich der Mensch, der irgendetwas hat, viel wichtiger. Und in dem Moment, und so sehe ich mich auch als Gepflegte, ähm ist es nicht so wichtig ähm, welche sexuellen Vorstellungen ich habe. Sondern vielmehr die Vorstellung, wie ich mein Bein gewickelt haben möchte. Oder wie ich meinen Katheter versorgt haben möchte. [I: Mhm] Oder, oder, oder." (G3/22)

Teils wird die eigene homosexuelle Lebensweise von den Proband_innen als Sexualpraktik dem tabuisierten Themenbereich der körperlichen Sexualität zugeordnet, oder als nachrangiger Teilbereich des Menschseins betrachtet. Aus diesen Gründen wird von ihnen die eigene Homosexualität in pflegerischen Zusammenhängen nicht benannt, obwohl sie teils in anderen Lebensbereichen offen homosexuell leben. Im Vordergrund ihrer Erwartungshaltung steht die Befriedigung ihres Bedürfnisses nach einer allgemein humanen und fachlich kompetenten medizinisch-pflegerischen Versorgung. Vielmehr erwarten sie perspektivisch gesamtgesellschaftlich: „… Homosexuelle sollten so in der Gesellschaft eingebunden sein, dass wir uns in jeder Zeit überall wohlfühlen können." (G3/66) Für die Altenpflege favorisiert ein Teil der teiloffen lebenden Proband_innen keine getrennten stationären Angebote für Lesben oder Schwule, sondern vielmehr einen integrativen Ansatz, bei dem in einer Selbstverständlichkeit z. B. ein „Gay-Magazin" (G3/66) oder Literatur von homosexuellen Autor_innen vorgehalten wird. Dennoch erfreut sich bspw. eine Probandin über ihre beiläufige Erfahrung, als Lesbe von lesbischen Pflegenden im Krankenhaus aufgrund eines von ihr gelesenen, lesbischen Buches identifiziert zu werden, was sie als ein zwischenmenschliches Wohlbefinden erfährt (G3/24).

Hingegen besitzen andere Pflegebedürftige die **Erwartungshaltung** gegenüber der Altenpflege, dass diese **am Individuum ausgerichtet** zu verlaufen habe, was sich in Prozess und Struktur widerzuspiegeln habe. Um sich diese Erwartung perspektivisch zu erfüllen, favorisieren sie aus Gründen einer bestimmten Spiritualität oder Religiosität eine konfessionell geführte Institution. Eine Probandin erwartet für sich dort eine besondere Achtsamkeit hinsichtlich einer biografieorientierten Pflege (G4/76). Gleichwohl erwarten die Proband_innen im Rahmen einer konfessionell geführten Pflegeeinrichtung jedoch einen konflikthaften Verlauf bei einem Bekanntwerden ihrer Homosexualität, weswegen sie die Haltung einnehmen und bspw. gegenüber dem ambulanten Dienst bereits praktizieren, ihre homosexuelle Lebensweise **selektiv** situations- und gruppenbezogen zu **verheimlichen**. So erwartet bspw. eine Pflegebedürftige von sich selbst, dass sie ihre speziellen Bedürfnisse hinter den Bedürfnissen einer Frau, die sie durch die individuelle Pflege abgedeckt sieht, aus Rücksicht auf die Religion und das konfessionell geführte Pflegeheim zurückstellt, falls sie weiterhin Single bleiben sollte (G4/66–74): „Weil ich definiere mich in meinen Bedürfnissen, die ich in der Pflege brauche, jetzt als Frau. Und ich habe also keine lesbischen spezifischen Pflegebedürfnisse ..." (G4/70)

Ein anderer Pflegebedürftiger misst dem teiloffenen und weitgehend offenen schwulen Leben nicht mehr die hohe Bedeutsamkeit wie in jüngeren Jahren bei, weshalb seine **Erwartungshaltung** gegenüber der Altenpflege **ambivalent** ausfällt und er sie entsprechend unterschiedlich in sein Verhalten einbezieht. Der Proband begründet eine nachlassende Bedeutsamkeit seiner schwulen Lebenswelt mit der bestehenden Einsamkeit (M10/151) und fehlenden sozialen Ressourcen. Das heißt, dass das schwule Leben für ihn in seiner Lebenssituation aktuell kaum spürbar ist, da er real keine Partnerschaft hat, wenig Freundschaftsbesuche zu Hause erhält und nicht in die schwule Szene geht. Deswegen praktiziert er seine Strategie des selektiven offenen Umgangs in der ambulanten Pflege, wie im Falle einer stationären Versorgung abhängig von dem „Verständnis der Leute", also der Pflegenden sowie der potenziellen Mitbewohner_innen im Heim, ob er Anerkennung und Akzeptanz als schwuler Mann von vornherein erwarten kann oder eben nicht:

„[I: Ist es für Sie wichtig, offen weiter zu leben?] Nja, im Alter ist das nicht mehr so wichtig. In dem Alter, ne. [...] Ich meine, ist natürlich äh_m kommt auf_f das Verständnis der Leute an, ne. [...] Das ist entscheidend. [...] Aber äh_äh offen zu leben, äh, man hat ja keine Verbindung mehr. [...] Und diesen äh_ dass man in Lokale geht oder irgendwie, sich Freunde bestellt, [I: mhm] zuhause nachhause was, hat man im Alter denn nicht mehr." (M10/275-276)

So entspricht ein integratives oder spezielles Heim für Homosexuelle seinen Idealvorstellungen (M10/256-262). Wenn er für sich ableiten muss, dass mit einer Anerkennung als schwuler Mann nicht zu rechnen ist bzw. wäre, bspw. in einer konfessionell geprägten Pflegeeinrichtung, würde er sich eher fügen, anpassen und seine homosexuelle Lebensweise verschweigen (M10/58). Diese ambivalente Erwartungshaltung schließt die **Abwägung zwischen subjektiven und objektiven Handlungsfähigkeiten** der älteren Homosexuellen in der Altenpflege mit ein. So spricht sich bspw. ein anderer Proband zwar für eine höhere Sichtbarkeit älterer Schwuler in der Öffentlichkeit und in der Altenpflege aus, um bspw. auf Diskriminierungserfahrungen hinzuweisen, jedoch nur unter der Voraussetzung einer gewissen Handlungsfähigkeit:

„Wir müssen wahrscheinlich dankbar sein, dass wir paar so Älters an die Öffentlichkeit kommen. – Ja?! Wir sollen nicht immer alles verdecken und vertuschen und so tun, als ob f nichts gewesen ist. Das ist Käse. Eine Veranlagung ist eine Veranlagung, die muss auch rausgelebt werden können. [I: Mhm.] Wenn es möglich ist. – Nicht?!" (H11/15)

Ein weiterer Teil der Proband_innen erwartet von den Pflegeinstitutionen ein explizit **diskriminierungsfreies und integratives Altenpflegeangebot**, in dem die eigenen homosexuellen Identitätskonstruktionen angstfrei fortgeführt werden können, weil **Diskriminierungsbefürchtungen** bestehen (H15/17). Das beinhaltet aus Sicht eines Probanden bspw. auch konzeptionell der quantitativen Frauendominanz zu begegnen und ein integratives und intergeneratives Angebot aufzustellen. Mit einer solchen Atmosphäre wird verbunden, sich outen zu können, wenn es individuell und selektiv gewünscht ist:

„Hauptsache ja man kann sich frei fühlen und und gegebenenfalls auch frei darüber sprechen. [I: Ja] Und wird keinen unangenehmen Fragen mehr ausgesetzt. Nichts mehr, was einem peinlich sein müsste. [I: mhm] Gut, man_man soll es nicht vor sich hertragen, [...] kein Ostrazismus (gemeint ist ein sog. Scherbengericht), aber auch kein Opportunismus, ja. [I: mhm] Sondern sich_sich frei fühlen können, [I: mhm] und an_an_angenommen fühlen können, akzeptiert fühlen können." (M8/185)

Die Erwartung, ihre homosexuelle Identitätskonstruktion fortführen zu können, beinhaltet für die Proband_innen, dass sie in allen, selbst in integrativen oder speziellen Pflegeeinrichtung erwarten, dass ihr Normalitätsgefühl respektiert wird (M4/152–156) und ihnen bspw. kein anderes kategoriales und zugeschriebenes (homosexuelles) Identitätskonstrukt übergestülpt wird, das ihnen nicht entspricht, weil es einer Missachtung ihrer persönlichen homosexuellen Identitätskonstruktion gleichkäme (M8/185). Aus der Situation eines herkömmlichen Pflegeheims mit einer quantitativen Frauendominanz heraus wünscht sich ein anderer teiloffen lebender Proband zusätzliche Angebote in Form integrativer **(Pflege-)Wohngemeinschaften** mit Menschen, die seine Lebenswelt teilen bzw. sich dafür interessieren, sodass er sich traut, offen zu leben (H15/37–39).

Von jenen Pflegebedürftigen, die eine Berücksichtigung ihrer Homosexualität von der Altenpflege nicht erwarten, wird einer Berücksichtigung homosexualitätenbezogener **sexueller** und sozialer **Bedürfnislagen** in der Pflege auch **keine bedeutsame Erwartung** zugeschrieben (G3/22). Von anderen Proband_innen wird die Haltung des Fortführens eines teiloffenen **Auslebens der körperlichen Sexualität** und dessen Ermöglichung in der Altenpflege eingenommen. So erwartet ein Heimbewohner von der Altenpflege allgemein, dass sexuelle Bedürfnisse auf eine Art und Weise in der Pflege berücksichtigt werden, die es möglich macht, sie ohne Angst und Scham zu artikulieren. Damit ist nicht gemeint, dass Pflegende den sexuellen Bedürfnissen entsprechen sollen, sondern vielmehr, dass eine Offenheit, „Vertrauen", „Ehrlichkeit" und „gegenseitiger Respekt" (H15/180) in der Pflegebeziehung bestehen, gemeinsam die Möglichkeiten zu sondieren, die es dem Pflegebedürftigen ermöglicht, sie selbst zu befriedigen. **Schulungsangebote** werden erwartet, die die Pflegenden befähigen, ihre Scham zu reflektieren und sensibel über das Themenfeld der körperlichen Sexualität klientelbezogen sprechen zu können (H15/174–178).

Auch wenn grundsätzlich eine bejahende Haltung gegenüber der körperlichen Sexualität für die bisherige Lebensführung besteht, so wird teils aufgrund körperlicher Einschränkungen und Veränderungsprozesse ein **Nachlassen** oder ein **Ausbleiben sexueller Bedürfnisse** festgestellt (M4/116–120). Intersektionalitäten können unterschiedlich verarbeitet werden. Neben verinnerlichten gesellschaftlichen Moral- und Attraktivitätsnormen können durch Erkrankungen, Behinderung und Pflegebedürftigkeit, verändertes Körperempfinden, eingeschränkte

Körperhygiene sowie hierdurch bedingte personelle und strukturelle Abhängigkeiten individuell unterschiedlich Scham-, Ekel-, Minderwertigkeits-, Angst- und Unlustgefühle bei den Proband_innen hervorrufen, wodurch von bisher gewohnten Umgangsweisen mit der eigenen körperlichen Sexualität abgewichen werden kann. Bestimmte Haltungen befördern einen tabuisierten Umgang mit sexuellen Bedürfnissen, wie bspw. aufgrund eines selbst zugeschriebenen **Attraktivitätsverlusts**. Stimmt das tatsächliche mit dem verinnerlichten Alters- und Attraktivitätsbild von sich nicht mehr überein, so reagiert ein Teil der Proband_innen, der eine ansonsten (weitgehend) offene Umgangsweise hinsichtlich seiner Homosexualität übt, mit Selbststigmatisierung und sozialem bzw. sexuellem Rückzug. Eine solche Interaktions- und Handlungsstrategie kommt einem teiloffenen, fast schon geschlossenen Umgang mit der körperlichen Sexualität gleich. Ihre Haltung wertet die körperliche Sexualität nicht grundsätzlich ab, jedoch wird sie sich aufgrund von körperlichen und sozialen Veränderungen und Einschränkungen nicht mehr in der Form zugestanden, insofern sie funktional möglich wäre. In diesem Zusammenhang stellen die interviewten Pflegebedürftigen auch nicht die **Erwartung** an die Altenpflege, dass körperliche Sexualität als menschlicher Lebensbereich in den Aufgabenbereich der Altenpflege falle (H2/70–73, 86).

Das Bedürfnis nach einer **geschlechtsgleichen Pflege** und die damit einhergehende Erwartung ihrer Realisierung findet sich bei einem Teil der – insbesondere lesbischen – Pflegebedürftigen, der ansonsten teiloffen ihre Homosexualitäten lebt. Jedoch resultiert hieraus kein teiloffener, sondern ein explizit offener Umgang. Auch wenn die lesbischen Probandinnen Präferenzen haben, vorzugsweise von lesbischen Pflegenden versorgt zu werden, so messen sie diesem Wunsch eine untergeordnete Bedeutung bei, verschweigen es grundsätzlich oder überlassen seine Realisierung dem Zufall (G3/24; G4/123). Insofern ein Bedürfnis nach geschlechtsgleicher Pflege bei schwulen Probanden besteht, die ansonsten teiloffen ihre Homosexualität leben, so wird es grundsätzlich offen artikuliert (H9/58; P_H1/37), während Präferenzen hinsichtlich der Versorgung durch einen schwulen Pflegenden grundsätzlich verschwiegen und dem Zufall überlassen werden (H1/200–205). Es besteht jedoch keine Erwartung einer Teiloffenheit, d.h. es findet keine selektive Offenheit bei gleichzeitig selektiver Geheimhaltung statt. Andere interviewte Pflegebedürftige mit der Identitätskonstruktion einer teiloffenen Umgangsweise besitzen keine ausgeprägten Präferenzen hinsichtlich des Geschlechts oder der sexuellen Orientierung von Pflegenden.

Zusammenfassend zu den Erwartungshaltungen und zu den spezifischen Bedürfnisbereichen lässt sich sagen: Ein teiloffener Umgang mit den eigenen sexuellen Bedürfnissen und mit spezifischen Bedürfnissen sozialer Kontakt- und Freizeitgestaltung der Pflegebedürftigen folgt in der Regel dem bisherigen teiloffenen Umgang mit der eigenen Homosexualität. Abweichungen von diesem teiloffenen Umgang bestehen zum einen im Bedürfnisbereich der geschlechtsgewünschten Pflege, da sich diesbezüglich kein teiloffener Umgang im vorliegenden Datenmaterial finden lässt. Zum anderen gibt es Abweichungen teils in den vorgenannten spezifischen Lebens- und Bedürfnisbereichen aufgrund kontextueller und intervenierender

Bedingungen, die im Pflegesetting intersektionell zur Geltung kommen. Andere sozial verhandelte Merkmale wie etwa Alter, Geschlecht, Körper-/Attraktivitätsnormen und HIV-Status können mit einem weiteren einhergehenden Stigma-Status die homosexuellen Pflegebedürftigen individuell unterschiedlich in Bezug auf ihr Handeln beeinflussen. Im Umgang mit spezifischen Bedürfnissen wendet etwa ein Teil von ihnen offene Strategien (z.B. Offenbarung einer geschlechtsgewünschten Pflege) und ein anderer Teil von ihnen komplett geschlossene Strategien (z.B. sozialer Rückzug, komplette Tabuisierung der körperlichen Sexualität) gegenüber ihrem Pflegeumfeld an.

5.3.6.5 Identitätskonstruktionen von schwulen HIV-positiven Pflegebedürftigen mit einem teiloffenen Umgang

Pflegebedürftige, die aus ihren homosexuellen Identitätskonstruktionen heraus teiloffen mit ihrer Homosexualität gegenüber ihrem Umfeld inter-/agieren, tun dies in der Regel auch im Falle einer HIV-Infektion. Trotzdem eine, teilweise sogar hohe, Selbstakzeptanz und ein selektiver (weitgehend) offener Umgang mit der eigenen Homosexualität besteht, wird situations-, personen- und gruppenbezogen die HIV-Infektion selektiv geheim gehalten. Begründen lässt sich ihre Teiloffenheit als HIV-Positiver zum einen durch verschiedene intervenierende Bedingungen, bspw. Pflegekonzepte und -formen, aber auch durch ihre bisherigen und fortgeführten Identitätskonstruktionen und das einhergehende Identitäts- und Stigma-Management als HIV-positiver Mensch. Ihre Identitätskonstruktionen weisen in unterschiedlichem Maß und in unterschiedlichen Bedürfnisbereichen auf teils mangelnde soziale Unterstützungsressourcen, teils fehlendes Vertrauen in sozialen Beziehungen, teils bestehende Ängste vor Ausgrenzung gegenüber dem Umfeld und/oder teils auf Eigenstigmatisierungen aufgrund von Schuld- und/oder Schamgefühlen als HIV-positiver Mensch hin.

Das in Kapitel 5.3.7.12 zum teiloffenen Umgang mit der eigenen HIV-Infektionen angeführte Beispiel eines Pflegebedürftigen im Pflegesetting zeigt die Intersektionalität von „HIV und Schwulsein" auf. Dem Pflegebedürftigen gelingt es zwar aufgrund seiner hohen Selbstakzeptanz als schwuler Mann und aufgrund seines gefühlten sozialen Rückhalts seitens der Pflegenden, dem Stigma der Homosexualität mit einer offenen Umgangsweise zu begegnen, gegenüber dem Stigma von HIV bezwingen ihn jedoch die befürchteten Diskriminierungen und fehlenden sozialen Ressourcen. Eine Eigenstigmatisierung als teiloffen HIV-positiv lebender Mensch führt entweder zur selektiven Verheimlichung oder aber zum sozialen und sexuellen Rückzug. Die Eigenstigmatisierung der Probanden dieser Identitätskonstruktionen einer teiloffenen Umgangsweise bzgl. ihrer HIV-Infektion und die nachfolgend erläuterten intervenierenden Bedingungen begünstigen im Zusammenwirken eine **verdeckte Umgangsweise gegenüber bestimmten Personengruppen bzw. Lebensbereichen**. So können die Probanden teils nur auf wenige soziale Ressourcen blicken, die sie in ihrer Person als schwuler, HIV-positiver Mann bestätigen könn(t)en. Zum Beispiel besitzt ein Proband zwar einen engen Kontakt zu seiner

Familie, die von seiner HIV-Infektion weiß (H9/30), jedoch verheimlicht er weiterhin aktiv seine Homosexualität vor ihr (P_H9/43). In seinem aktuellen sozialen Umfeld wissen nur die Pflegenden von seiner HIV-Infektion. Immerhin gibt es tragfähige soziale Kontakte zu externen psychosozialen Sozialbetreuer_innen, worüber er für sich das Selbstvertrauen erlernt hat, mit der HIV-Infektion zu leben (H9/133).

Ein Teil der Probanden thematisiert zwar offen die HIV-Infektion gegenüber ihren reduzierten, vertrauten Sozialkontakten. Jedoch ist neben der durch die AIDS-Langzeiterkrankung verursachten prekären Situation (H5/93) die Eigenstigmatisierung der wesentliche Grund ihres extremen **Rückzugs und ihrer Vermeidung von sozialen und sexuellen Kontakten**. So haben sie es verinnerlicht, für ihr früheres, teils aktives Sexualleben eine selbst- oder fremdzugesprochene „Strafe" erhalten zu haben, wofür sie sich selbst eine Schuld zusprechen. Gleichwohl beschäftigt sie nach wie vor die Ungewissheit über ihren Infektionsweg, so als ob sie sich im erwarteten Rechtfertigungszwang befänden oder als ob ihnen eine Antwort eine gewisse Beruhigung verschaffen könnte: „Und ich habe meine Quittung bekommen. Ich wei_ich weiß nicht ob äh ich sie bekommen habe äh_äh äh äh_äh vielleicht das ich mich irgendwie_ durch irgendwie eine Leichtsinnigkeit angesteckt habe. Ob jemand anderes sogar daran schuld ist und so." (H5/74) Sie haben seit ihrer HIV-Infektion Angst, andere Männer beim Sex damit zu infizieren. Dazu kommt teilweise mittlerweile die Angst, sich von anderen Menschen mit anderen Erkrankungen, bspw. Erkältungen, anzustecken, weswegen soziale Zusammenkünfte gelegentlich vermieden werden (H5/99). Die Veränderung des Selbstbilds vom einst sexuell aktiven, attraktiven und begehrten Mann hin zum aktuell kranken, unattraktiven und hilfe- sowie pflegebedürftigen Mann und die Angst vor möglicher diesbezüglicher Stigmatisierung und Ausgrenzung führen bei den Probanden ebenfalls dazu, sich nicht mehr in die Szene zu wagen. Dadurch handeln die Probanden **proaktiv** im Rückzugsverhalten, wodurch sie niemandem die Chance geben, sie kennenzulernen und von ihrer HIV-Infektion zu erfahren:

> „Und das war eben halt auch ähm eben halt äh ja mit dieser AIDS-Phase. Das ist äh – für mich war einfach so_ ich äh äh – will will nicht schuld sein oder ich äh kei_könnte das nicht verkraften äh äh, schuld zu sein, wenn ich jemanden anstecken würde. – Und äh es gibt es heute viele sektual_äh sexuell übertragbare Krankheiten. Also dass äh äh dass man sich ja gar nicht hundertprozentig schützen könnte. Auch wenn ich hundertprozentig äh von mir aus sagen würde, bei mir würde sich keiner anstecken. Es ist egal in welcher Sache, gibt es genügend, die anders sind. [...] Ich habe mich einfach zurückgezogen, auch wenn ich hundertprozentig sagen könnte, dass ich jemanden schützen würde ..." (H5/103)

Selbststigmatisierendes Verhalten, wie bspw. der soziale oder sexuelle Rückzug, der HIV-positiven Pflegebedürftigen kann zu **psychischen ambivalenten Konflikten** führen, die sich anscheinend nicht oder schwerlich auflösen lassen. So ist bspw. ein Pflegebedürftiger beim Schauen von Pornofilmen mit seinen sexuellen Bedürfnissen konfrontiert, die er sich zugleich aus Angst, andere infizieren zu können, abspricht (H5/99, 101). Er hat sich aus seinem sozialen und sexuellen Leben durch seine Selbststigmatisierung fast komplett zurückgezogen. Eigene Ängste und zugleich Bedürfnisse nach körperlicher Sexualität und zwischenmenschlichen sozialen Kontakten bestehen konflikthaft zueinander. Während der Erzählpassagen über sein ehemaliges Sexualleben, sein sexuelles Outfit und seinen Rückzug aus der Szene deutet die gezeigte Traurigkeit des Probanden – er kämpft im Interview mehrmals mit den Tränen – auf einen ambivalenten Konflikt in seiner Situation hin (P_H5/30).

Zusammenfassend lässt sich für die Kapitel der prototypischen Darstellung der homosexuellen Identitätskonstruktionen mit einem teiloffenen Umgang Folgendes sagen: Ein ungleiches oder gar ambivalentes Zusammenwirken von Homosexualitäten anerkennenden sowie missachtenden Lebensbereiche und Interaktionsformen trägt zur Konstitution von homosexuellen Identitätskonstruktionen, die teiloffen ihre Homosexualitäten gegenüber ihrer Umwelt vermitteln, und deren Reproduktion bei. Sowohl die Anerkennung als auch die Nicht-Anerkennung von Homosexualitäten stehen im engen Zusammenhang mit der Anerkennung bzw. der Nicht-Anerkennung körperlicher Sexualität und im Falle einer HIV-Betroffenheit mit deren Anerkennung bzw. Nicht-Anerkennung, woraus sich individuell unterschiedlich wirkende Intersektionalitäten und ein teiloffener Umgang ergeben können. Erfährt bspw. das Merkmal der Homosexualität in einem bestimmten sozialen Umfeld eine Ablehnung, während sie woanders anerkannt ist, oder wird die körperliche Sexualität grundsätzlich abgelehnt, so sind für die Proband_innen in diesem bestimmten Lebensbereich Ablehnungen aufgrund der eigenen Homosexualität oder aufgrund der sexuellen homosexualitätenbezogenen Bedürfnisse durchaus erwartbar. Das heißt, die Proband_innen antizipieren in diesem Bereich Ablehnung, während sie woanders oder durch andere Personen Bestätigung erhalten. Das beschreibt eine ambivalente Gesamtsituation, aus der ein teiloffener Umgang zum Schutz bzw. Bewahrung der eigenen Integrität folgen kann. Bestimmte Zeit- und Generationseffekte, ungleiche Verhältnisse von bestätigenden, missachtenden und/oder fehlenden sozialen Ressourcen (bspw. Partner_innenschaft, Herkunftsfamilie) sowie weitere Umgebungsbedingungen führen teils zu Bestätigungen und Stärkungen eines homosexuellen Selbst und zugleich je nach Lebensbereich zu Schwächungen oder Brüchen eines ebensolchen, woraus sich die Integration von Ambivalenzen individuell in unterschiedlichen Maß ergibt. Entsprechend dieser Identitätskonstruktionen fällt ein breites Spektrum an verschiedenen Erwartungshaltungen und Bedürfnissen gegenüber der Altenpflege ähnlich ambivalent und teils zurückhaltend in ihrer Artikulation aus.

5.3.7 Teiloffener Umgang mit der eigenen Homosexualität im Pflegesetting

Mit einem teiloffenen, also spezifischen Umgang mit der eigenen Homosexualität ist gemeint, dass dieser Teil der interviewten Pflegebedürftigen unter bestimmten Bedingungen ihre Strategien des offenen und des geschlossenen Identitäts- und Stigma-Managements miteinander kombiniert. Somit stehen die Strategien eines teiloffenen Umgangs im Zusammenhang sowohl mit der Anerkennung als auch der Nicht-Anerkennung von Homosexualitäten in der Altenpflege. Entsprechend praktizieren einige Pflegebedürftige ihre teiloffenen Umgangsweisen mit der identitätsbezogenen Tendenz zur Offenheit fokussiert darauf, welche konkreten Personen oder Bereiche vom Wissen um ihre Homosexualität (eher) ausgeschlossen werden, während andere es bereits wissen (können). Hingegen richten andere Pflegebedürftige ihren Fokus bei dem teiloffenen Umgang mit der identitätsbezogenen Tendenz zur Geschlossenheit darauf, welche Personen oder Bereiche konkret und ausschließlich informiert sein sollen, während die anderen keine Kenntnis darüber besitzen (sollen).

Die **Strategie einer teiloffenen Umgangsweise** mit der eigenen Homosexualität lässt sich bei den interviewten Pflegebedürftigen anhand nachfolgend dargestellter Handlungsweisen kennzeichnen: Teiloffenheit als Ausdruck der eigenen Normalität; teiloffenes Kommunizieren der eigenen Homosexualität; situations-, personen- oder gruppenbezogen keine offensive Offenbarung und keine strikte Verleugnung der eigenen homosexuellen Lebensweise; situations-, personen- oder gruppenbezogene Verwendung und Vermeidung von Symbolen und Signalen; teiloffenes leibliches Kommunizieren der homosexuellen Lebensweise; oder homosexualitätenbezogene Bedürfnisse teiloffen artikulieren und leben; oder teiloffener Umgang mit einer ggf. vorliegenden HIV-Infektion.

5.3.7.1 Teiloffenheit als Ausdruck der eigenen Normalität

Die eigene Homosexualität ist bei einem Teil der Pflegebedürftigen als Teil ihrer homosexuellen Identitätskonstruktion im Selbstbild akzeptiert. Jedoch wird gleichzeitig von ihnen antizipiert, dass es sich um ein gesellschaftliches Stigma handelt, woraufhin Ausgrenzungen drohen, weswegen ein teiloffener Umgang je nach Situation gegenüber bestimmten Personen oder Gruppen, also als eine **Lebenseinstellung** des/der Pflegebedürftigen, praktiziert wird. Ihrer **Normalitätsvorstellung** entspricht es, ihre homosexuelle Lebensweise nicht andauernd nach außen zu offenbaren, ebenso wenig sie komplett geheim zu halten, sondern vielmehr ihre Homosexualität für sich selbstverständlich dem Kontext ihrer Umwelt angepasst zu leben. Das bedeutet, dass sie in ihren jeweiligen Interaktionen mit Einzelpersonen ihres sozialen (Pflege-)Umfelds den Grad eines direkten oder indirekten Outings je nach erwartbarem Anerkennungspotenzial oder Schutzbedarf entscheiden. Situations-, personen- und gruppenbezogen entscheiden die Pflegebedürftigen, ob und wer bspw. im Pflegeumfeld über ihre Homosexualität Kenntnis erlangen soll und wer davon ausgeschlossen bleibt, wie es etwa ein Heimbewohner für seine Pflegesituation beschreibt: „Teilweise von Per ... Nee Bewohner nicht, aber vom Personal mit wissen sowieso, wie ich damals gelebt habe." (H9/79)

Ein weitgehend an den gesellschaftlichen Konventionen orientiertes Leben nach außen wird proaktiv gewahrt, indem die homosexuelle Lebensweise zwar nicht offensiv gezeigt und auch nicht komplett versteckt, jedoch in passiver Zurückhaltung gegenüber der Umwelt gelebt wird. Als Ausdruck seiner Normalität beschreibt ein Pflegebedürftiger seine lebenslange teiloffene Umgangsweise:

„Ich bilde mir selbst ein, dass ich äh verhältnismäßig normal daher komme. [...] Also ich glaube, dass das so ein bisschen umreißt, [I: Ja] wie ich gelebt habe, und wie ich eigentlich auch heute noch lebe, ne. [I: Ja] äh Ich bin zwar mit meinem Freund nie zusammen einkaufen gegangen. [...] Da sind wir abwechselnd einkaufen gegangen. [I: Ja] Und die Leute wussten mit der Zeit auch, dass wir zusammen gehören. Aber da hat es nie_ [I: mhm] -- da hat es nie irgendwie negative [I: Ja] Äußerungen gegeben. – Aber vielleicht auch deshalb, weil wir uns verhältnismäßig normal bewegt haben." (M7/45)

5.3.7.2 Teiloffenes Kommunizieren der eigenen Homosexualität

Die eigene Homosexualität wird von einem Teil der Pflegebedürftigen gegenüber bestimmten Personen oder Gruppen in konkreten Situationen entweder **proaktiv thematisiert**, während andere **proaktiv** hiervon **ausgeschlossen** sind bzw. bleiben. Oder aber die gleiche Strategie erfolgt als eine eher **passive**, sich ereignende **Inter-/Aktion**. Einher geht ein eher konfliktvermeidendes Inter-/Agieren, um nicht als homosexuelle Person Anlass von Konflikten zu sein, wenn es um Einhaltung gesellschaftlicher Konventionen in der Interaktion mit dem Pflegeumfeld geht. Das unterschiedliche situations-, personen- und gruppenbezogene teiloffene Kommunizieren der Pflegebedürftigen folgt aus dem Zusammenspiel zwischen ihren handlungsleitenden homosexuellen Identitätskonstruktionen und den jeweiligen Pflegesettings in den herkömmlichen und integrativen Pflegeeinrichtungen.

Beim teiloffenen Kommunizieren erfolgen **zwei Handlungsrichtungen** der Informationssteuerung, zum einen die Offenbarung der Homosexualität und zum anderen ihr Verschweigen. Ziel der eingegrenzten Offenbarung ist die Herstellung oder Bewahrung der Anerkennung als homosexueller Mensch im Pflegesetting. Das folgt den homosexuellen Identitätskonstruktionen eines teiloffenen Umgangs der Pflegebedürftigen, welche sich teils durch eine hohe Selbstakzeptanz kennzeichnen. Ihre Motivation liegt meist im Bestreben nach einer emotionalen, zwischenmenschlichen Fürsorgeabsicherung, einem Identitätserhalt über *doing homosexuality*, einem Bestreben nach sozialer Integration und/oder Solidarität. Gleichzeitig sind Faktoren der Nicht-Anerkennung von Homosexualitäten für die gezielte Geheimhaltung wirksam. So streben die Pflegebedürftigen nach weitreichendem Schutz und Sicherheit durch (Teil-)Anonymität als homosexueller Mensch aufgrund zum Teil ihrer verinnerlichten Selbstabwertungen, Hierarchisierung von Teilidentitäten, befürchteten Diskriminierung, Ängsten vor Entdeckung, Wahrnehmungen heteronormative Dominanzatmosphären und/oder erlebter Fremdbestimmung.

Die Offenbarung kann von den Pflegebedürftigen über Strategien des offenen Kommunizierens stattfinden, bspw. mithilfe konkretisierender sprachlicher Formulierungen zur jeweiligen homosexuellen Identitätskonstruktion oder über Umschreibungen und Andeutungen. Zu umschreiben und in Latenz zu sprechen, kann wiederum ebenso die Option des Verschweigens beinhalten. Beim Verschweigen können die Strategien des geschlossenen Umgangs Anwendung finden. Das **Sprechen in Andeutung** ist eine Kommunikationsform, die es in der Regel dem/der Interaktionspartner_in (bspw. den Pflegenden) überlässt, ob er/sie daraus eine homosexuelle Lebensweise der pflegebedürftigen Person interpretiert und diese direkt oder indirekt thematisiert. Es verbleibt ein Rest von Uneindeutigkeit im Sprachgebrauch. In Latenz von seiner homosexuellen Lebensweise zu sprechen, ist ein Schutzverhalten, um nicht nur sich, sondern auch andere bekannte Personen vor möglicher Diskreditierung zu schützen. Es eröffnet den homosexuellen Pflegebedürftigen situativ in der Interaktion umzusteuern, falls das Anerkennungspotenzial anders bewertet wird. So spricht ein Heimbewohner selbst während des Interviews in unterschiedlicher Form in Latenz von seiner Homosexualität, bspw. indem er sie ohne Benennung zum Teil mit „es" (H8/6) umschreibt oder sinnhaft geteiltes Wissen über Erfahrungs- und Lebenswelten nutzt: „Ich bin ja ledig geblieben aus_ gewissen Gründen, wie Sie wohl wissen kö_nnen." (H8/5) Ebenso kann die Eindeutigkeit über die eigene Homosexualität über eine eher **passive, indirekte und reaktive** Interaktionsform hergestellt werden, um bspw. die Anerkennung als homosexueller Mensch für sich situativ zu bewahren. Ein schwuler Pflegebedürftiger beschreibt seine eher passiv (teil-)offene Umgangsstrategie sowohl zu Zeiten seines Berufslebens wie auch gegenüber anderen sozialen Kontakten, bspw. gegenüber Pflegenden im Heim und in der ambulanten Pflege, explizit als nicht plakativ. Er fühlt sich hierin durch vorwiegend positive oder neutrale Reaktionen seines Umfelds bestätigt. So reagiert er hinsichtlich situativer Stigmatisierungen bspw. mit deutlicher Ironie und Humor, um gleichzeitig seine Position und seine Homosexualität zu offenbaren:

> „Also ich bi̱n kein Ty̱p der mit einem Schild um [...] Hals äh so ein Schild hängt oder so und sagt ‚Ich bin schwul', oder so, ne. Ich fand das natürlich belustigend, wenn einmal einer irgendetwas gesagt hat. ‚Da', sagte ich, ‚vorsichtig. Da ist ein Schwuler!' und so. Ne̱." (H5/53)

Entsprechend ihren homosexuellen Identitätskonstruktionen eines teiloffenen Umgangs und ihrer Pflegesettings in den herkömmlichen und integrativen Pflegeeinrichtungen begründet und adressiert sich das **teiloffene Kommunizieren situations-, personen- und gruppenbezogen** unterschiedlich, wie nachfolgend beispielhaft dargestellt.

Bezieht sich die Offenbarung oder Geheimhaltung der homosexuellen Pflegebedürftigen gezielt auf bestimmte Gruppen, so kann es alle einhergehenden Situationen umfassen. Situations- oder gruppenbezogen können wiederum jeweils beteiligte Personen in- oder exkludiert sein. Ein interviewter Pflegebedürftiger bspw. kann sich **situations- und gruppenbezogen** gegenüber dem Pflegeumfeld als Schwuler zu erkennen geben, wenn er Anerkennung von Homosexualitäten von bestimmten Gruppen vermutet, und umgekehrt. So verheimlicht er von vornherein seine homosexuelle Lebensweise gegenüber einem katholischen Pflegedienst, da er religiös-ideologisch motivierte Ablehnungen der Homosexualitäten durch die Pflegenden befürchtet. Aufgrund eines vom Pflegebedürftigen missionarisch empfunden Verhaltens der Pflegenden wechselt er schließlich zu einem nicht konfessionell gebundenen Pflegedienst (M10/25–29). Dort erwartet er Neutralität, die er mit Toleranz und Akzeptanz gegenüber vielfältiger Lebensweisen gleichsetzt. Er kommuniziert von vornherein offen sein Schwulsein und erfährt bestätigende solidarische Anerkennung als schwuler Mann (M10/58–64). Würde er fremdbestimmt durch einen konfessionellen Träger versorgt werden, würde er sich wieder selbst schützend den erwarteten Konventionen anpassen und seine Homosexualität verschweigen (M10/214).

> „Also ich fand äh die äh mit mit dem *katholischen Pflegedienst* habe ich da nie so drüber gesprochen. Jetzt mit diesen hm_äh freien Richtungen da äh kann ich äh m_mich besser äußern. [...] [I: Ja. <u>Wusste</u> denn dieser erste Pflegedienst, die Pflegenden die da gekommen sind, wussten die, dass Sie schwul sind?] N_nein, habe ich nicht, bei denen nicht gesagt. Nur bei den bei den anderen habe das gesagt. Komischerweise ne." (M10/58–60)

Situativ, also **für die generelle Pflegesituation**, tritt für einen Teil der interviewten lesbischen Pflegebedürftigen das Lesbischsein hinter der Teilidentität als Frau (G4/66) oder als eine Sexualpraktik hinter eine medizinisch-pflegerische Versorgungserwartung gegenüber der Pflege in den Hintergrund (G3/22, 24). Obwohl auch diese lesbischen Pflegebedürftigen in bestimmten Lebensbereichen, wie bspw. Familie und Freund_innen, offen leben, verschweigen sie ihre Homosexualität in pflegerischen Zusammenhängen komplett, auch wenn sie sich gegebenenfalls nicht verleugnen würden. **Personenbezogene Ausnahmen** machen sie jedoch gegenüber (vermeintlich) lesbischen Pflegenden, gegenüber denen sie sich entweder reaktiv oder bspw. aktiv über einen zurückhaltenden Flirt als Lesbe zu erkennen geben. Sie stellen für sich darüber situativ ein emotionales Wohlbefinden und eine Bestätigung ihres Selbstvertrauens oder -wertgefühls als lesbische Frau her (G3/24).

> „Das ist nicht offen dann. [...] Weil ich bin also nicht, also für die, in Pflegesituationen bin ich eine Frau. Die Frau *Nachname*. Aber ich bin nicht die, also jetzt irgendeine Lesbe. [...] Aber das ist, also ich, in Pflegesituationen und in Situationen mit Menschen, die hier einfach nur so kommen, muss ich das nicht, also mit mir rumtragen. Sondern da will ich, dass meine Bedürfnisse als Frau erfüllt werden. Und, mehr brauche ich da nicht, ne." (G4/66)
>
> „... so eine von den Krankenschwestern war war lesbisch. [...] und dann gab es halt auch noch eine, die immer das Essen gereicht hat. Und die, das war also ganz klar, wir ha ..., ich habe immer ein bisschen die Chance gehabt, mit ihr ein bisschen zu flirten. Das hat natürlich die Stimmung gehoben." (G4/13)

Nachfolgende Beispiele zeigen, dass eine **personenbezogene Offenbarung** entweder dazu verwendet werden kann, um in Folge sich **situations-, personen- und gruppenbezogen** zu öffnen oder eine **gruppenbezogene Geheimhaltung** abzusichern.

Qua **Status** wird den **Leitungskräften** in der Altenpflege Vertrauen, Verantwortung und/oder hierarchische Macht zugesprochen, was einigen der interviewten Pflegebedürftigen ermöglicht, sich ihnen gegenüber anzuvertrauen und/oder sich von ihnen im Diskriminierungsfall geschützt zu wissen. Ein Pflegebedürftiger folgt bspw. seiner bisherigen homosexuellen Identitätskonstruktion im **teiloffenen**

Umgang mit Tendenz hin zu einer weitreichenden Offenheit. So informiert er die Leitung vor Heimeinzug über seine homosexuelle Identität und rückversichert sich bei ihr des Schutzes und der solidarischen Sicherheit vor befürchteter Diskriminierung durch das Personal (H15/17-19). Gegenüber den Pflegenden verschweigt er zunächst in der Anfangszeit und gegenüber den Mitbewohner_innen anhaltend seine Homosexualität. Der Heimbewohner scheint für sich im Laufe der Zeit Authentizität in den Pflegebeziehungen herstellen zu wollen und beginnt gezielt, sich gegenüber auserwählten Pflegenden zu outen. Positive Reaktionen der Pflegenden und eine gefühlte Akzeptanz seiner Homosexualität motivieren ihn über weitere Outings gegenüber Pflegenden personen- und gruppenbezogen nachzudenken (H15/98). Die Beziehungsgestaltung und das Vertrauensverhältnis spielen hier eine besondere Rolle, um sich zu öffnen und einen weiteren Zugang zur eigenen Biografie für die Pflegenden zu schaffen. Eine hohe Bedeutsamkeit für ihn besitzt das von ihm geplante Outing gegenüber seinem Lieblingspfleger, wovor er noch zögert, da er aufgrund dessen bisheriger Äußerungen eine Störung und/ oder Ressentiments innerhalb der Pflegebeziehung befürchtet (H15/98). Trotz des zum Teil selbstkritischen Reflektierens im Interview kann der Heimbewohner seine **Stereotypen** gegenüber den gleichaltrigen Mitbewohner_innen im Heim nicht fallen lassen. Zu groß sind die bestehenden **Unsicherheiten** aufgrund biografischer Diskriminierungserfahrungen, die eine Vertrauensfindung in den zwischenmenschlichen Beziehungen verhindern oder erschweren, sodass der Heimbewohner seine Homosexualität weiterhin gruppenbezogen verheimlicht:

„… ich unterschätze die Leute mitunter auch. – So wie das eine Ehepaar oder … – Und – ihn halte ich für einen Schwulenhasser. – Was gar nicht stimmt. Ich_ich denke: ‚Wieso, wieso komme ich darauf jetzt?', ne? Und ich gucke dann noch mal genau hin, denke ich: ‚Eigentlich ist er ein ganz netter Mann.' – ne? ‚Und wa_wa_warum soll er – ein Schwulenhasser sein?' [I: Mhm.] – Ne? Ja. – Ja, man hat ja selber auch seine Vorurteile. [I: Mhm.] – Ne? Ich habe auch Vorurteile." (H15/102)

Ein anderer interviewter Heimbewohner, der bisher **teiloffen mit der Tendenz einer weitgehenden Geheimhaltung** seiner Homosexualität in den meisten Lebensbereichen lebte, führt mit den für ihn jeweils zuständigen Leitungskräften in der ambulanten und stationären Altenpflege über seine Homosexualität ebenso gezielt einen offenen Bewusstheitskontext herbei. Auch seine Motivation liegt darin, seine Integrität als homosexueller Mensch im Falle des Bekanntwerdens seiner Homosexualität, aber zudem auch seine geschlossene Umgangsweise gegenüber den Mitbewohner_innen geschützt zu wissen. Aufgrund befürchteter Diskriminierungen und der Angst vor einem ungeplanten Fremddouting sichert der Pflegebedürftige sein Bedürfnis als homosexueller Mann nach Anonymität durch die Leitung ab: „Also, da_äh hat man mir auch zugesichert, von der Leitung her, dass das äh es auch anonym bleibt." (H8/6) So erwartet er von der Leitungsebene Unterstützung seines Schutzverhaltens dergestalt, dass gruppenbezogen die für ihn relevanten Pflegebeziehungen darüber informiert werden. Anders als im vorherigen Beispiel thematisiert der Proband seine homosexuelle Lebensweise nicht aktiv in den Pflegebeziehungen: „Wir haben nie darüber gesprochen. – [I: Mhm.] Also man spricht mich, man, spricht, mich, nicht, daraufhin, an_. Und ich sehe auch keinen Grund, warum ich das extra noch mitteilen soll." (H8/51) Der Pflegebedürftige handelt vorab, also prophylaktisch, um sich vor möglichen und von ihm erwarteten homophoben Reaktionen seitens der männlichen Pflegenden zu schützen. Er gibt somit den Pflegenden bewusst die Möglichkeit, ihn als homosexuellen Menschen nicht zu versorgen, falls sie eine ablehnende Haltung ihm gegenüber einnehmen, und versucht, sich selbst vor einer solchen Konfrontation zu bewahren:

> „Und die wussten auch wie_ wie ich war. Das heißt, ich hatte das der der Chefin_ gleich von Anfang an gesagt. Äh_ denn man musste mich ja auch einmal in der Woche duschen. [...] Es sind ja auch Männer im Dienst. Und da weiß man nie, äh ob sie es dann gemacht hätten. Ne? Deswegen habe ich gleich von vornherein gesagt, so, dann kann eben jemand sagen: ‚Nein. Äh_ zu dem Patienten gehe ich nicht aus den und den Gründen.' Ne? Denn er w_ist es so, er wi_kommt es ja dann doch heraus. Und äh ... Naja. Mmh. So ist es." (H8/10)

Ein **personenbezogen** teiloffenes Kommunizieren kann sich auch auf nur eine einzige Person im Pflegeumfeld beziehen. Neben der Schutzfunktion kann dieser Person auch im Fall einer zufällig bestehenden Homosexualität die Position eines/ einer solidarischen Gleichgesinnten zugetragen werden. Das berichtet bspw. eine interviewte schwule Pflegefachkraft. Der Pflegende nimmt die Rolle an und setzt sich für identitätsfördernde Pflegemaßnahmen, also für eine bedürfnisorientierte Pflege eines schwulen Bewohners ein, ohne ihn dabei gegenüber dem Kollegium zu outen:

> „Na ja, auf jeden Fall der hat sich geoutet. Ich durfte das niemand erzählen. Der hat sich mir gegenüber geoutet. Ich durfte das niemals erzählen, ne. Ich war da im Glück, dass ich Wohnbereichsleiter war, in dieser Zeit. Und dann habe ich gesagt zu dem: ‚Das soll niemand erfahren.' [...] Ne, ich habe nichts gesagt, das ist mein Berufsgeheimnis sowieso." (MS5/63)

Die vermutete oder tatsächliche **Gleichgesinnung der Pflegenden** eröffnet für einen Teil der Pflegebedürftigen eine grundsätzliche Vertrauensöffnung in der teiloffenen **personenbezogenen** Interaktion mit Pflegenden. Ein interviewter Pflegebedürftiger bspw. gibt gegenüber den Pflegenden die Zurückhaltung über seine homosexuelle Lebensweise und seine Biografie auf, sobald er ihnen gegenüber Vertrauen hat und/oder glaubt zu wissen, dass die Pflegenden ebenfalls schwul sind. Kann er annehmen, dass Pflegende des Pflegedienstes seine Lebenswelt teilen, so gewährt er einen Vertrauensvorschuss und öffnet sich personenbezogen. In diesem Zusammenhang berichtet der Pflegebedürftige auch von seiner Fehleinschätzung gegenüber einem Pflegenden. Der Proband offeriert ein biografisches Gespräch zur schwulen Lebenswelt und spricht den Pflegenden auf seine vermeintliche Homosexualität an. Auf sein Outing erfährt der Pflegebedürftige daraufhin eine anerkennende Reaktion, auch wenn der Pflegende eine eigene homosexuelle Lebensweise verneint (H1/265). Ein besonderes Vertrauensverhältnis zu den Pflegenden kann ebenfalls zum teiloffenen Kommunizieren beitragen. Eine interviewte Pflegefachkraft berichtet, dass ein älterer teiloffen schwul lebender Pflegebedürftiger in der ambulanten Pflege sich gegenüber den heterosexuellen Bezugspflegekräften personenbezogen *outet* und über biografische Erlebnisse aus der schwulen Szene offen erzählt, während er sich gegenüber der allgemeinen Öffentlichkeit nicht als Homosexueller zu erkennen gibt (MS1/52, 60).

5.3.7.3 Teiloffenes Kommunizieren unter Verwendung und Vermeidung von Selbstbezeichnungen

Situations-, personen- und gruppenbezogen können von den Pflegebedürftigen Selbstbezeichnungen, die auf ihre homosexuelle Lebensweise hindeuten, verwendet und vermieden werden. Über das selektierte Verwenden bzw. Vermeiden von Selbstbezeichnungen und Umschreibungen der eigenen Homosexualität finden die Pflegebedürftigen eine interaktive (Selbst-)Bestätigung ihrer entsprechenden Identitätskonstruktionen gegenüber dem Pflegeumfeld. Ebenso können hierdurch Ein- und Ausgrenzungen zu verschiedenen Gruppen und Selbstverständnissen von Lesben und Schwulen für sich und gegenüber anderen Personen positioniert werden.

Je nach Potenzial der Selbst- und Fremdanerkennung lassen gesetzte semantische **Umschreibungen** der Pflegebedürftigen im Pflegeumfeld den Rückschluss auf die homosexuelle Identitätskonstruktion zu. So können von ihnen eindeutige, kategoriale **Selbstbezeichnungen** entweder grundsätzlich vermieden und gleichzeitig ein- oder mehrdeutiges Umschreiben wie die Selbstbezeichnung „andersrum" (H11/16) genutzt werden. Oder bestimmte Selbstbezeichnungen, wie „homophil" (H8/90) oder „lesbisch" zu sein (G4/74), werden nur gegenüber bestimmten Gruppen und Personen verwendet, bspw. gegenüber Gleichgesinnten oder Freund_innen, wobei die homosexuelle Lebensweise anderen gegenüber, bspw. gegenüber den Pflegenden, ansonsten umschrieben oder verschwiegen wird.

5.3.7.4 Keine offensive Offenbarung und keine strikte Geheimhaltung

Die eigene Homosexualität wird situations-, personen-, oder gruppenbezogen von einem Teil der Pflegebedürftigen in der Regel weder offensiv dargestellt und verteidigt noch explizit verleugnet, sondern eher verschwiegen. Eine selektive Offenbarung vollzieht sich eher auf eine beiläufig und zufällig anmutende Art und Weise der ambivalenten Zurückhaltung. Die Pflegebedürftigen empfinden für sich teils ein Dilemma zwischen vertrauensbildender Offenheit und Ängsten vor Ressentiments, woraus die Teiloffenheit resultiert (H15/102). Dementsprechend beschreibt ein Proband seine langjährige und anhaltende Strategie der Zurückhaltung und selektiven Offenheit gegenüber dem Freund_innenkreis sowie gegebenenfalls gegenüber Pflegenden (M8/185) bei gleichzeitiger Geheimhaltung bspw. gegenüber der Familie und den Mitbewohner_innen:

„Ja was heißt offen. Äh ich meine ich habe es praktizieren dürfen. [I: Ja] Endlich mal. Aber nie mit anderen etwa im_äh_im Kollegenkreis, geschweige denn in der Familie oder auch mit all den Damen, die ich da kenne, [I: Ja] nie w_ nie wurde das äh geäußert. [I: mhm] Äh ich habe, w_wenn das Gespräch darauf kam, entweder geschwiegen oder mich ganz neutral dazu geäußert und eingemischt, [I: hm] äh und so." (M8/129)

Andere Pflegebedürftige setzen für sich die ambivalente Teiloffenheit im Heimalltag durch eine Strategie des **angepassten, teiloffenen Doppellebens** um. Sich „**Nischen schaffen**", bedeutet, sich einen kleinen freien (bzw. geheimen) Ort oder eine Gelegenheit zu schaffen, weil sie für sich ansonsten nicht die Möglichkeit sehen, im *Mainstream* anzudocken, bzw. als homosexuelle Pflegebedürftige im *Mainstream* wahrgenommen zu werden. Eine geschaffene Nische ermöglicht ihnen einen Ort, eine Situation und/oder eine Person, um sich dort selbstbestimmt, autonom und individuell als homosexueller Mensch erfahren zu können. Ein Heimbewohner schafft sich bspw. seine verschiedenen Nischen im Heimalltag, wo er als schwuler Mann vorwiegend unter Frauen und Heterosexuellen lebend, wenig Verbindungen zu deren Lebenswelten erkennen und seine homosexuelle Identität nicht interaktiv widerspiegeln und bestätigen kann (H15/23, 25):

„... ich schaffe mir hier meine, ich habe mir hier meine Nischen – äh, geschaffen, mh. [I: Mhm.] – Obwoh_l – es_ für mich äh mitunter -nicht – einfach ist. – Es sind ja hier zu neunzig Prozent Frauen. – Ne? Das ist ... Mh_. ((stöhnt)) -- Auch hier von den äh Bewohnern." (H15/23)

Die Pflegenden sind teils vom Heimbewohner über seine Homosexualität informiert, und er würde sich sicher nicht verleugnen. Trotzdem hält er sie selektiv gegenüber den Mitbewohner_innen geheim und verlässt im Verborgenen regelmäßig das Heim. Seine Nische außerhalb des Heims bzw. sein Doppelleben ermöglicht ihm, seine schwule Lebenswelt fortzuführen, einer ehrenamtlichen Aufgabe in der schwulen *Community* nachzugehen, sich schwul vernetzt zu wissen und interaktiv identitätsbezogen anerkannt zu fühlen (H15/37).

5.3.7.5 *Verwendung und Vermeidung von Symbolen und Signalen*

Ein Tcil der Pflegebedürftigen verwendet im Rahmen ihres Identitäts- und Stigma-Managements **Symbole und Signale**, die auf die eigene Homosexualität hindeuten, nur **in spezifischen Situationen und gegenüber bestimmten Personen oder Gruppen** ihres Pflegeumfelds, während gleichzeitig andere von eben dieser Sichtbarkeit ausgeschlossen werden. Hierüber werden sie bspw. für Pflegende als Homosexuelle erkennbar und umgekehrt bleiben sie genauso ungeoutet. Teiloffen, d. h. über Symbole und Signale selektiert zu inter-/agieren, kann bei einer hohen Bedeutsamkeit solcher Symbole dazu dienen, sich selbst darüber in der homosexuellen Identitätskonstruktion zu bestätigen, eine Gruppenzugehörigkeit auszudrücken und diese darüber für sich zu (re-)konstruieren, wenngleich bestimmte Personen davon ausgeschlossen bleiben können. Umgekehrt kann es für andere Pflegebedürftige bedeuten, teiloffen mit Symbolen umzugehen, indem diese weitgehend vermieden werden und nur selektiv gegenüber bestimmten Situationen, Personen und Gruppen zugelassen werden. Für die Pflegebedürftigen eines teiloffenen Umgangs bietet eine mögliche Unkenntnis des Pflegeumfelds oder die Uneindeutigkeit mancher Symboliken und Signale genau die Chance, situativ und vorsichtig durch weiteres Rückfragen zu prüfen, ob sie sich der/dem Interagierenden anvertrauen können, sich zu offenbaren und/oder den Bewusstheitskontext über ihre Homosexualität geschlossen oder in der Vermutung zu halten. Ein teiloffener Umgang mit eindeutigen oder latenten Symboliken kann von den Pflegebedürftigen bspw. über das (Re-)Platzieren von symbolhaften Gegenständen oder in der Performance eines bestimmten Lebensstils praktiziert werden.

In offiziellen Zusammenhängen wie etwa der Altenpflege lässt sich ein eingegangenes Rechtsinstitut wie der Eingetragenen Lebenspartner_innenschaft schwerlich als rechtliches Faktum verheimlichen. So verwundert es nicht, dass keine/r der teiloffen lebenden Proband_innen verpartnert ist, insofern eine Partner_innenschaft besteht. Der **Beziehungsstatus** wird von ihnen weniger konkret und weniger eindeutig gegenüber ihrem Pflegeumfeld verbalisiert, vielmehr über Gestik und faktisches Handeln situativ personen- oder gruppenbezogen offenbart. Eine Partner_innenschaft kann unabhängig von ihrem rechtlichen Status geprägt sein von einem Füreinander-Einstehen, einer wechselseitigen Verantwortung und einem Sorgetragen, das für die Außenwelt erkennbar bzw. erfahrbar wird, insbesondere wenn einer der Partner die Rolle des Pflegenden übernimmt. Das kann dazu führen, dass Pflegebedürftige bzw. ihre pflegenden Partner_innen, die in der Öffentlichkeit und gegenüber zunächst fremden Personen eine tabuisiert anmutende oder geschlossene Umgangsweise mit ihrer Homosexualität zeigen, dennoch für das Pflegeumfeld aufgrund ihrer besonderen Vertrautheit als homosexuelles Paar in der Pflegesituation zu erkennen sind oder sie es teils sogar personenbezogen kommunizieren (MS1/52, 60). Ein pflegender Partner vermeidet eine kategoriale Selbstbezeichnung und eindeutige Symboliken, durch die er und sein Partner im öffentlichen Raum für andere als Paar erkennbar sind. Zugleich sind sie aber über ihr fürsorgliches, vertraut-familiäres, eben partnerschaftliches Inter-/Agieren zumindest in den Bereichen der ambulanten Pflege, des Freundeskreises und der Familie als gleichgeschlechtlich liebendes Paar wahrnehmbar (M4/31, 57).

Um in zwischenmenschlichen Begegnungen jede Vermutung oder gar ein *Outing* als homosexueller Mensch zu vermeiden, hat sich ein Teil der pflegebedürftigen Proband_innen eine **Zurückhaltung** in ihren jeweiligen Lebensstilen angeeignet. Entsprechend den Tendenzen hin zu einem eher offenen oder weitgehend geschlossenen Umgang mit ihrer Homosexualität existieren in dieser Zurückhaltung bei den teiloffen lebenden Proband_innen ebenfalls tendenziell unangepasste sowie angepasste Lebensstile[158]. So besteht bspw. eine ausgeprägte Zurückhaltung da-

---

158 Wie sie in den jeweiligen Kapiteln (5.3.5.5 und 5.3.9.5) zum Verwenden bzw. zum Vermeiden von Symboliken und Signalen eines offenen bzw. eines geschlossenen Umgangs im Pflegesetting aufgeführt sind.

durch, dass das Leben ihrer Homosexualität in Nischen (H15/29, 37; H9/63–64) oder in Form eines eher **unangepassten** und **doch** teils **unauffälligen** Lebens- und Kleidungsstils stattfindet, bspw. des offensichtlichen Tragens von Schmuck bei gleichzeitig schlicht-eleganter Kleidung (P_H15/37; M10/52). Die Lebensstile erscheinen in der Lebenspraxis der teiloffen homosexuell lebenden Pflegebedürftigen zwischen den dargestellten Polen individuell unterschiedlich und eher fließend.

Die Zurückhaltung im Umgang mit ihrer homosexuellen Lebensweise ist mehr oder weniger in Richtung eines **konfliktvermeidenden, unauffälligen** und an den Konventionen weitgehend **angepassten Lebensstils** ausgeprägt, wobei sie im Gegensatz zu einem weitgehend geschlossenen Umgang sich dabei situativ oder generell nicht als homosexueller Mensch verleugnen würden. So versuchen sie bewusst, insbesondere nach außen situativ oder bestimmten Personen und Gruppen gegenüber selektiv, bestimmten gesellschaftlichen Etikettierungen und Stereotypien gegenüber Lesben und Schwulen nicht zu entsprechen. Die teiloffen homosexuell lebenden Pflegebedürftigen praktizieren teilweise einen solchen weitgehend angepassten dennoch zugleich unkonventionellen Lebensstil. So können bspw. homosexuelle Partner_innen im Innenverhältnis einer Familie als vollwertiges Mitglied bzw. Partner_innenschaften akzeptiert und integriert sein, gleichzeitige treten diese im Außenverhältnis als solche, teils sogar über Jahrzehnte, nicht in Erscheinung, um das Bild einer heteronormativ aufgestellten Familie nicht zu gefährden (M4/80). An die Stelle einer ausschließlich getrennten Wohnungsführung kann durch die zunehmende Übernahme von Pflegetätigkeiten die hauptsächliche Nutzung einer gemeinsamen Wohnung treten. Das heißt, eine bisher verheimlichende Handlungsweise wird aus pragmatischen Gründen einer zurückhaltenden Umgangsweise situativ angepasst (M4/43, 72). Entsprechend einer solchen homosexuellen Identitätskonstruktion grenzt sich ein Teil der Proband_innen bewusst bspw. von femininen Zuschreibungen gegenüber Schwulen ab, um selbst als schwule Männer nicht als „tuckig" zu gelten. Sie versuchen auch während der Pflegebedürftigkeit stets betont normalisiert und unauffällig, ggf. auch als Paar, zu leben und den Schein des Anstands gegenüber bspw. Pflegenden zu wahren (M4/57). Heteronormativer Rollen- und Verhaltenskodex der Geschlechter werden essentialistisch gefasst und die eigene homosexuelle Lebensform in Passung gebracht, dennoch verbleibt bspw. ein unkonventionell gelebtes Beziehungsgefüge. So ist ein Männerpaar bestrebt, Anerkennung von seinem sozialen Umfeld nicht primär aufgrund der Homosexualität, sondern nur zu erhalten, wenn es seine sozialen Kontakte weitgehend unauffällig und im Innen- und Außenverhältnis angepasst pflegt:

> „Ohne jede Schwierigkeit [I: mhm]. In der Familie, [...] von seiner Mutter, von der Frau, von seinen Kindern, äh von seiner Schwester bin ich immer ak voll akzeptiert worden. Nie nie irgendwo ein_ein dummes blödes Wort. Nie. Weil wir das ganz natürlich – gelebt haben. Also jetzt nicht tuckig gelebt (lacht) haben, tschuldigung ja. Also ganz, ganz normal gelebt [...] Ich bin überall akzeptiert worden, weil ich also mich ganz normal bewegt habe. [I: hm] – – Kommt ja immer drauf an, wie man sich gibt. (M4/57)

Obwohl das Paar gegenüber der Familie und dem Pflegedienst bspw. eindeutige körperliche Gesten als Symbol der gegenseitigen Zuneigung ausdrücklich unterlässt (M4/124–126) und auch in vergangenen Zeiten in der Öffentlichkeit versuchte, Offensichtlichkeit zu vermeiden und als „normal" zu gelten, so lassen die Darstellungen im Interview zumindest für die aktuelle Zeit der Pflegetätigkeit keinen Rückschluss zu, dass der Proband eine Entdeckung seiner Partnerschaft fürchtet. Vielmehr betont er mehrmals, dass er als Partner sozial im gemeinsamen Freundeskreis und in der Familie anerkannt ist. Ihn verlangt es nach interaktiver Anerkennung seiner selbstlosen umfangreichen, pflegerischen Tätigkeiten für seinen Partner (M4/130–134).

Neben der Strategie des symbolisierten Handelns können die Pflegebedürftigen auch Strategien des Re-/Platzierens von symbolischen Gegenständen an Kleidung oder in den eigenen Räumlichkeiten als selektiven Umgang mit ihrer Homosexualität gegenüber ihrem Pflegeumfeld anwenden. Die Strategie der gezielten Informationskontrolle, um sich situations-, personen- und gruppenbezogen zu *outen*, kann von den Pflegebedürftigen auch in Form der Verwendung **eindeutiger** oder **latenter Symbole** umgesetzt werden. Nicht nur etwaige Diskriminierungsbefürchtungen können der Grund für die gezielte Informationskontrolle bei einem Teil der Pflegebedürftigen sein, sie kann auch als besondere Geste des besonderen **Vertrauens und Sympathie** innerhalb einer zwischenmenschlichen Begegnung gedacht sein. Ein *Outing* scheint für einen Teil der Pflegebedürftigen in den Situationen von Erst- bzw. Kennenlerngesprächen nicht selbstverständlich oder erforderlich zu sein, um sich die Anerkennung zu sichern, sondern sie führen ein *Outing* gezielt über andere eher eindeutige Situationen oder beiläufig über **gegenständliche Symbole** herbei. So verwendet z. B. eine Pflegebedürftige gelegentlich gezielt Symboliken, wie bspw. ein bestimmtes Buch, das auf ihre Homosexualität hindeuten kann, und das sie offen am Pflegebett liegen lässt, um personenbezogene Reaktionen ihres pflegerischen Umfelds zu testen und um selektiv Rückschlüsse zu ermöglichen. Gleichwohl würde die Probandin ihr Buch sicher nicht explizit verstecken (G3/24).

Je nachdem, wo sich Gegenstände mit relativ eindeutiger Symbolik in den Räumlichkeiten der Pflegebedürftigen befinden, können die Pflegebedürftigen ihre selektive Offenheit über die **Zugänglichkeit** zu Räumen für fremde Personen oder für Pflegende **steuern**. Die Selbstthematisierung hinsichtlich der Wohnungseinrichtung durch einen schwulen Pflegebedürftigen im Interview zeigt, dass er sich sehr wohl bereits Gedanken darum gemacht hat, ob Besuchende bzw. die Pflegenden aufgrund der Gegenstände im weniger intimen Wohnraum, wie die Büste eines nackten männlichen Oberkörpers und ein Bild mit Balletttänzern (P_M7/44), Rückschlüsse auf seine homosexuelle Identitätskonstruktion ziehen könnten. So untersagt er bspw. dem Pflegedienst den Eintritt in sein Schlafzimmer, um keinen offensichtlichen Rückschluss auf seine homosexuelle Lebensweise auf Anhieb zu ermöglichen und rückversichert sich im Interview beim Interviewer hinsichtlich des Erfolgs seiner angewendeten Einrichtungsstrategie der Zurückhaltung:

„Ich lasse sie (gemeint sind die Pflegenden) allerdings auch nicht unbedingt in mein Schlafzimmer. [I: Ja] ähm – Mein Schlafzimmer ist also etwas eindeutiger eingerichtet, als mein Wohnzimmer hier. Ich weiß nicht, würden Sie feststellen, dass ich schwul bin, anhand meines Wohnzimmers?" (M7/55)

Ein Teil der Pflegebedürftigen scheint je nach dem, mit welchem Besuch er rechnet, und ob sie sich diesem gegenüber outen wollen, eindeutige Gegenstände, wie bspw. Schwulenmagazine (P_M8/48–49), aus ihrem Wohnraum hin- oder wegzuräumen. Zum Beispiel versteckt ein Pflegebedürftiger vor jedem Besuch seiner Familie eindeutige Gegenstände, um sich hierüber ihnen gegenüber nicht zu outen, während gegenüber den Pflegenden die Gegenstände sichtbar bleiben (P_H9/43). Manche Gegenstände bzw. Bilder von Persönlichkeiten wirken unverfänglich, und erst ihre **Exponiertheit im Raum** und andere Informationen des Pflegebedürftigen können auf ihre Symbolhaftigkeit hindeuten (P_H8/36). So bleibt es den Pflegebedürftigen jederzeit möglich, bei einer eventuellen Thematisierung der Motivauswahl auf andere Gründe auszuweichen, ohne es in den Zusammenhang mit einem homosexuellen Lebensgefühl bzw. -bezug zu setzen.

Obwohl vielleicht keine primär oder auch keine latent eindeutigen Gegenstände in den Räumlichkeiten von Pflegebedürftigen präsent sind, können jedoch auch **Gebrauchsgegenstände** einen symbolisierten Hinweis auf die Homosexualität bieten. Beispielhaft hierfür ist die Konstellation zweier Betten eines pflegebedürftigen Männerpaars, die als Doppelbett fungieren. Das Pflegebett des Partners wurde mit dem anderen Bett zusammengestellt. Da die Wohnung geräumig genug ist, auch andernorts eine Bettstatt aufzustellen oder die Betten auseinander zu stellen, um auch die Pflegetätigkeit zu erleichtern, dies aber – für die Pflegenden offensichtlich – nicht praktiziert wird, können die Pflegenden des ambulanten Pflegedienstes eindeutig Rückschlüsse auf die Männerbeziehung schließen und somit eine homosexuelle Lebensweise der Männer vermuten, ohne dass andere Gegenstände oder verbale Informationen dazu notwendig wären. Es handelt sich hier um einen intimen Privatraum, der zugleich fremden Personen, also Pflegenden, zugänglich gemacht wird, somit praktiziert das Paar die Handlungsstrategie der Teiloffenheit, denn schließlich stünden ihnen auch andere Geheimhaltungs- oder Offenbarungsstrategien zur Verfügung (P_H1/46).

5.3.7.6 Teiloffenes leibliches Kommunizieren der homosexuellen Lebensweise

Sich teiloffen **über die Leiblichkeit** als homosexueller Mensch zu erkennen geben bedeutet, wenn Pflegebedürftige ihre homosexuelle Identität bestimmten Menschen (Personen, Gruppen) in bestimmten Situationen leiblich erspüren lassen, wohingegen andere Menschen davon ausgeschlossen werden oder diese nicht näher über die Fähigkeit verfügen, es situativ zu erspüren.

Das bereits für den offenen leiblichen Umgang der eigenen Homosexualität angeführte Beispiel lässt sich durch Aspekte der Teiloffenheit ergänzen: Ein ansonsten verdeckt homosexuell lebender Heimbewohner **offenbart** sich über die Leiblichkeit gegenüber dem am Arbeitsplatz verdeckt schwul lebenden Pflegenden. Über das

Halten der Hand des Pflegenden gibt sich der Heimbewohner unausgesprochen als homosexueller Mensch zu erkennen. Der Pflegende hält die Berührung aufrecht, worüber er dem Pflegebedürftigen nicht nur ein Verstehen vermittelt, sondern zugleich auch ein Einverständnis zur Aufrechterhaltung der offiziellen Nonverbalität über die Homosexualität. Der Heimbewohner gibt somit einen Teil des Schutzes bzw. seiner Tarnung preis, hält gleichzeitig seine homosexuelle Identitätskonstruktion aufrecht und setzt sich dem Risiko aus, doch gegenüber anderen Personen geoutet werden zu können, was ihn auch verletzbar machen könnte. Gleichwohl deutet die **Aufrechterhaltung der Nonverbalität** auf das Stigma der Homosexualität hin (HG2/77). Das beschreibt zusammenfassend zunächst die offene leibliche Kommunikation des Heimbewohners gegenüber der interviewten Pflegefachkraft. Aus den Schilderungen der Pflegefachkraft ist zu entnehmen, dass andere Pflegende von dieser leiblichen offenen Kommunikation anscheinend ausgeschlossen sind bzw. sie die Eindeutigkeit seiner leiblichen und teils körperlichen Interaktion nicht als Ausdruck seiner homosexuellen Identitätskonstruktion und einhergehenden – homosexualitätenbezogenen – Bedürfnisse (er-)spüren und verstehen. Der Heimbewohner scheint demnach in seiner Leiblichkeit **teiloffen** zu inter-/agieren, wie nachfolgend weiter ausgeführt.[159]

Der Heimbewohner vermittelt die Unmittelbarkeit seines Gewordenseins („vermittelte Unmittelbarkeit" im Sinne von Helmuth Plessner[160], d. h. eines verdeckt lebenden homosexuellen Mannes gegenüber den Pflegenden. Diese Vermittlung seiner Unmittelbarkeit äußert sich beim Pflegebedürftigen wie folgt, auch wenn sie für das Pflegeumfeld (ausgenommen den schwulen Pflegenden) offensichtlich unverständlich bleibt: Er tabuisiert seine Homosexualität, stimmt in der sozialen Interaktion einer geschlechtsungleichen Pflege zu. Das tut er wahrscheinlich aufgrund einer sozialen Erwünschbarkeit oder aus Angst vor Rückschlüssen auf seine homosexuelle Lebensweise bei einem gleichzeitig nicht geäußerten, aber wahrscheinlichen individuellen Wunsch nach geschlechtsgleicher Pflege. Der Pflegebedürftige[161] reagiert jedoch in der konkreten körperlichen Berührung und verbalen Interaktion gegenüber Frauen aggressiv-abwehrend. Er entspannt jedoch sichtlich bei einer geschlechtsgleichen Körperpflege und führt angeregt persönliche Gesprä-

---

159 Einschränkend ist zu erwähnen, dass es sich bei der Schilderung der Situation um die Perspektive einer interviewten Pflegefachkraft handelt. Das bedeutet, dass durchaus auch weitere offene leibliche Kommunikationsmomente mit anderen an der Situation der Körperpflege beteiligten Pflegenden des Heimbewohners möglich gewesen sein könnten. Da weder die Erzählperspektive des Heimbewohners noch die der anderen an der Pflegesituation beteiligten Pflegenden zur Verfügung steht, bleibt die Aussagekraft auf die Narration des interviewten Pflegenden für die Gesamtsituation begrenzt. Die Datenanalyse der Narration der Pflegefachkraft lässt ein teiloffenes Interagieren in der Leiblichkeit als beispielhaft geschilderte Handlungsstrategie zu.
160 Wie in Kapitel 3.4 zur Leiblichkeit des Menschen erläutert.
161 Aus der Erzählperspektive des interviewten Pflegenden und dessen Wahrnehmungen.

che mit männlichen Pflegenden, insbesondere mit dem (nicht geouteten) schwulen Pflegenden. Der Heimbewohner wird gegenüber weiblichen Pflegenden in der Körperlichkeit und durch seine versteckte Umgangsweise mit seiner Homosexualität als „hart" und zugleich im geschlechtsgleichen Körperkontakt zugänglich und gegenüber dem (nicht geouteten) schwulen Pflegenden als „netter" und gesprächig erlebt:

> „... die Frauen gepf ... ihn gepflegt oder gewaschen haben, – und die haben gefragt: – ‚Mögen Sie lieber von einer Frau gewaschen werden oder von einem Mann?' – Er hat gesagt: ‚Von Frau.' ne? – A ber dann, aber er hat sie, trotzdem [...] hat er sie gekra tzt und äh, – so richtig so_ – hart war er. Hat auch manchmal sie richtig angefa sst, so. Aber wenn – ich mal als Mann ihn gewaschen habe, – da war er ganz anders, ganz äh, andere Gespräche und so, ganz, – viel netter war er da." (HG2/75)

Abhängig von jeweils intervenierenden Bedingungen existiert sozusagen eine qualitative Bipolarität beim Inter-/Agieren des schwulen Pflegebedürftigen mit seinem Pflegeumfeld in der Wahrnehmung des Pflegenden: hart (Schutzverhalten: Rückzug und Abwehr gegenüber einer heteronormativen Atmosphäre) versus weich (pflege-tolerierendes Verhalten: Gesprächigkeit und leibliche Offenheit gegenüber einer eher solidarischen Atmosphäre aufgrund des gleichen Geschlechts und der homosexuellen Identität).

Ein Teil der Pflegebedürftigen wendet als offene oder als teiloffene Umgangsweise leibliche Kompetenzen interaktiv an, um sich ihre homosexualitätenbezogenen Bedürfnisse leiblich, also für sie selbst spürbar über ihre Gefühlswelt zu realisieren. Dies geschieht bei manchen insbesondere dann, wenn ihnen die Umsetzung bspw. körperlich aufgrund der gesundheitlichen Einschränkung versagt bleibt. Kraft ihrer Gedanken (Kognition) stellen sie sich die Realisierung ihrer Bedürfnisse vor und erleben sie situativ als existent und als Vorwegnahme der praktischen Umsetzung (sog. Einleiben). Das Einleiben einer – faktisch zwar nicht umgesetzten – Realisierung sowohl homosexualitätenbezogener als auch anderer Bedürfnisse ist wie ein gedankliches, emotionales und zugleich körperlich übertragenes und somit spürbares Eintauchen in eine andere Welt des konkreten Bedürfnisses. Hiermit ist keine pathologische Verkennung ihrer Situation gemeint. Vielmehr fördern Ressourcen wie leibliches Empfinden, starker Wille, starke Vorstellungskraft, positives Erinnern und – teilweise religiöser – Glaube, Wunschdenken und/oder Hoffnungsstärke die Fähigkeit, sich situativ gedanklich und/oder leiblich in die Realisierung der eigenen Bedürfnisse hineinzuversetzen, sodass diese für sie situativ spürbar werden (M5/159), wie in einer Meditation oder bei einer sogenannten „leiblichen Weitung" nach Hermann Schmitz. Diese Handlungsweise kann unter interaktivem Einbezug des Pflegeumfelds als offenes oder aber als **teiloffenes Einleiben eigener homosexualitätenbezogener Bedürfnisse** von Pflegebedürftigen praktiziert werden, wenn es interaktiv situativ oder gegenüber bestimmten Personen oder Gruppen kommuniziert wird.

Dieses Sich-**Einleiben einer möglichen Bedürfnisumsetzung** kann sich für die Betroffenen selbstbestätigend und Kraft fördernd auswirken, wie das nachfolgende Beispiel eines schwulen Pflegebedürftigen zeigt. Durch das intensive Erinnern, das über ein biografieorientiertes Gespräch eines schwulen Pflegenden über ein schwules Szenelokal angeregt wurde, leibt sich der durch Panikattacken an Gangunsicherheit leidende Pflegebedürftige die zwar örtlich ferne und trotzdem emotional spürbare Räumlichkeit ein und verspürt ein solches Wohlbefinden, sodass er situativ unbewusst wieder erste Gehschritte in seiner Häuslichkeit vollziehen kann:

> „Und da hatte ich einen Pfleger, der war schwul. Und der erzählte mir nun von irgendwie von irgendwelchen Kneipen, wo ich früher auch war. – So_ und da sagt er, ich sage so: ‚Ist die Wand noch grün? Ist der Spielautomat noch da? Arbeitet der *Männervorname1* noch hinter der Bar?' – Nur diese Fragen. An für sich vollkommen belanglos. – Aber dann hat der mir irgendetwas erzählt. Und auf einmal bin ich gelau_fen und dann sagt er auf einmal: ‚*Vorname des Probanden*. Du läu_fst.'" (H6/21)

5.3.7.7 Homosexualitätenbezogene Bedürfnisse teiloffen artikulieren und leben

Ein selektives Offenbaren wenden die Pflegebedürftigen innerhalb ihrer Pflegesettings an, um sich als lesbische Frau oder schwuler Mann in ihrem Selbstverständnis und in ihren homosexualitätenbezogenen Bedürfnissen anerkannt zu wissen. Ebenso wirkt eine Nicht-Anerkennung ihrer Homosexualitäten innerhalb der Altenpflege auf sie ein, sodass sie diese selektiv geheim halten können. Die bereits dargestellte Bandbreite an Interaktions- und Handlungsstrategien eines teiloffenen Umgangs bildet sich ebenfalls beim teiloffenen Umgang der Pflegebedürftigen mit ihren homosexualitätenbezogenen Bedürfnissen ab.

Unterschiedliche gegensätzlich verlaufende intervenierende Bedingungen, wie etwa verschiedene Interessenslagen von Pflegebedürftigen und Pflegenden, können einen **Abwägungsprozess** bei der Artikulation und Durchsetzung – homosexualitätenbezogener – Bedürfnisse bei den Pflegebedürftigen herbeiführen, an dessen Ende eventuell **Zugeständnisse** oder ein Kompromiss stehen können. Wird die **Kompromissfindung** situativ gegenüber bestimmten Pflegenden oder Gruppen von den Pflegebedürftigen umgesetzt, handeln sie teiloffen, wenn gleichzeitig andere Personen von dieser Kompromissfindung ausgeschlossen sind. Ein teiloffener Umgang kann auch bedeuten, bestimmte Bedürfnisse selektiv gegenüber bestimmten Personen nicht, nicht in Gänze oder in deren Bedeutungsumfang zu äußern und umzusetzen. So bleiben die spezifischen Bedürfnisse als solche unerkannt im Verborgenen, obwohl die Pflegebedürftigen womöglich hierüber einen Kompromiss zu verhandeln versuchen. Wird ein geäußertes Bedürfnis situativ nicht als ein homosexualitätenbezogenes erkannt, so verbleibt die Bedeutsamkeit in der interaktiven Verhandlung ebenso in einer Teiloffenheit. Aus Unkenntnis heraus kann in einem solchen Fall eine erwartete Anerkennung der Homosexualitäten gegenüber den Pflegebedürftigen ausbleiben. Des Weiteren ist eine einseitige – teils innerliche – Kompromissschließung in Form von Zugeständnissen möglich, ohne dass die Interagierenden davon Kenntnis erlangen, obwohl die – homosexualitätenbezogenen – Bedürfnisse der Pflegebedürftigen zugleich offenbar sind.

Ein Kompromiss stellt die Umsetzung eines Teils der Bedürfnisse oder zumindest in veränderter Form in Aussicht, wenngleich sie sich eben nicht in Gänze erfüllen. Zudem erfordert eine Kompromissschließung auch wechselseitiges Verständnis und Anerkennung der Bedürfnisse und der unterschiedlichen Rollen als pflegebedürftiger Mensch und Pflegende im asymmetrischen Pflege-/Arbeitsverhältnis. Um beidseitigen Anforderungen an die Pflegesituationen gerecht zu werden, führen einige Pflegebedürftige **lösungsorientierte Kompromisse** herbei und erwarten ein ebensolches Verhalten von den Pflegenden. So organisiert sich bspw. eine Pflegebedürftige Unterwäsche, die ihrem Selbstverständnis des Frauseins und ihrem lesbischen Bedürfnis nach *doing attractive* optisch entspricht und zugleich der Anforderung der Pflege genügt. Sie umgeht damit die von der Pflege eingeforderten Netzhosen zur Umschließung der Inkontinenzvorlagen und erwartet eine Anerkennung und kompromissbereite Berücksichtigung ihrer Bedürfnislagen:

> „… es ist ein Gratwanderung, aber vielleicht ist es in einem guten Kontakt auch vorsichtig möglich, so etwas anzubringen, zu sagen, gut dies hier ist vielleicht einfach von der Pflege nicht mehr, nicht mehr händelbar, aber es gibt ja die oder die Möglichkeit. Und man muss nicht gleich mit Netzhosen oder mit Windelhosen winken. Es gibt dazwischen auch noch Möglichkeiten. Und ich nutze jetzt einfach eine Nummer grö… oder ja anderthalb Nummern größer an [I: mhm] Unterwäsche und ähm fühl mich darin aber wenigstens noch mit mir [I: mhm] zufrieden." (G1/258)

Kompromisse können ein vorübergehendes Mittel der Wahl sein, wenn andere Strategien nicht zum erwünschten Erfolg führen. Hierbei ist die **Qualität der Kompromisse** entscheidend. So kann ein Gelingen der Pflegesituation, wozu evtl. auch die individuelle Pflegebeziehung zu den Pflegenden gehört, von den Pflegebedürftigen situativ höher priorisiert werden als die Berücksichtigung bekannter Bedürfnisse, wobei hier individuell zwischen der Wichtigkeit von Bedürfnissen differenziert wird. Wenn homosexualitätenbezogene Bedürfnisse der Pflegebedürftigen von hoher emotionaler und identitärer Bedeutsamkeit gekennzeichnet sind und als Zugeständnis dauerhaft zurückgestellt werden, kann sich das gefährdend auf die homosexuelle Identitätskonstruktion auswirken. Selbst situativ einmalig anmutende Kompromisse dieser Art, die in Anbetracht der Abhängigkeit zu Pflegenden offen oder verdeckt eingegangen werden, können die Lebens- oder Pflegezufriedenheit der homosexuellen Pflegebedürftigen beeinträchtigen (G1/89, 91):

> „… so dass man dann schon überlegen muss, welche Bedürfnisse äußere ich [I: mhm] und welche sind mir dann vielleicht nicht mehr ganz so wichtig und es kann in meinen Augen aber keine befriedigende Pflegesituation sein …" (G1/89)

Es gibt Situationen, in denen die Pflegebedürftigen sich personen- oder gruppenbezogen überfordert oder ausgeliefert fühlen, verängstigt oder beschämt sind, wenn sie ihre personale Unversehrtheit und/oder soziale Integrität als homosexueller

Mensch in Gefahr sehen oder dieses durch Verhalten und Handeln von Pflegenden verletzt wird, sodass eine körperliche und verbale Abwehr situativ uneindeutig ausfällt oder unterbleibt (G1/94). Für die Pflegebedürftigen kann bspw. ein kompromisshafter Verzicht auf die pflegerische Umsetzung der Bedürfnisse nach *doing gender, doing homosexuality* und *doing attractive* (G1/91) – „Einfach das was ich für für mein Wohlbefinden, für mich als Frausein benötige ..." (G1/254) – bedeuten, auf den **Erhalt des Selbstbilds** als lesbische Frau oder schwuler Mann und/oder als begehrenswerte/r Partner/-in regelhaft situativ zu verzichten.

Sind die selektive Thematisierung und/oder die teiloffene Kompromissschließung in der Umsetzung der – homosexualitätenbezogenen – Bedürfnislage nicht zufriedenstellend, kann wiederum situativ ein personenbezogenes resigniertes **Dulden**, also ein **reaktives Unterlassen** erfolgen, sich nicht für die Anerkennung der eigenen Bedürfnislage als homosexueller pflegebedürftiger Mensch einzusetzen. Sowohl das teiloffene Kommunizieren wie auch das selektive Verschweigen von eigenen – homosexualitätenbezogenen – Bedürfnissen kann von den Pflegebedürftigen gleichfalls als belastend erlebt werden, wenn sie die Erfahrung machen, eine Berücksichtigung ihrer Bedürfnisse allgemein oder situativ nicht voraussetzen zu können.

„Also ich bin der Meinung, es muss ein, ein gegenseitig K_kompromiss gefunden werden, [I: mhm] was ist für die Pflegekraft möglich, aber auch was ist für mich als Kundin erträglich. [I: mhm] Und da erlebe ich immer wieder noch, dass nicht erfüllt wird und dass ich immer wieder äh entweder reden muss und diskutieren [I: mhm] muss oder schweige und mich quäle, und beides finde ich aber keinen guten Weg, sondern ich finde, es müsste einfach ein Anerkennen der individuellen Situation bei mir sein und beim nächsten oder beim [I: mhm] vorherigen Kunden, kann es ja ganz anders sein." (G1/94)

Die teiloffenen Umgangsweisen mit den homosexualitätenbezogenen Bedürfnissen der interviewten Pflegebedürftigen werden nachfolgend in Bezug auf die verschiedenen Lebens- und Bedürfnisbereiche des sexuellen Lebens, der Körperpflege sowie der sozialen Kontakte und der Freizeitgestaltung ausgeführt. Die Interaktions- und Handlungsweisen innerhalb dieser Lebensbereiche sind zugleich durch weitere ursächliche und intervenierende Bedingungen, wie bspw. die Tabuisierung der sexuellen Bedürfnisse älterer Menschen, Attraktivitätsnormen, Geschlechteridentitäten und homosexuelle Identitätskonstruktionen oder unterschiedliche Angebotsstruktur für Lesben und Schwule, unterschiedlich beeinflusst.

5.3.7.8 Teiloffener Umgang mit sexuellem Leben

Jene interviewte Pflegebedürftige, die sich in ihrem bisherigen Identitäts- und Stigma-Management mit einem teiloffenen Umgang mit ihrer Homosexualität auszeichnen, praktizieren in der Regel auch eine gesteuerte Offenheit bzw. Geheimhaltung ihrer sexuellen Bedürfnisse und deren Umsetzung. Bei ihnen besteht individuell und altersunabhängig ein Spektrum an Tendenzen zwischen einer

Selbstakzeptanz und einer Selbstabwertung körperlicher Sexualität. Insbesondere im Lebensbereich der körperlichen Sexualität zeichnen sich jedoch innerhalb der homosexuellen Identitätskonstruktionen der Proband_innen mit einer teiloffenen Umgangsweise mit ihrer Homosexualität **Unterschiede** in der Wahl ihres Umgangs mit ihrem Sexualleben ab:

- Bei einem Teil der Pflegebedürftigen mit einem ansonsten teiloffenen Umgang mit der eigenen Homosexualität und einer bestehenden Tendenz hin zu einer weitgehend offenen Umgangsweise wird der Umgang mit dem Sexualleben analog zur Tendenz einer bejahten körperlichen Sexualität praktiziert.
- Andere Pflegebedürftige mit einer teiloffenen Umgangsweise mit ihrer Homosexualität und mit der Tendenz einer weitreichenden Offenheit und sogar Pflegebedürftige mit einer grundsätzlich offen Umgangsweise mit ihrer Homosexualität wiederum handeln aufgrund einer bestehenden Selbstabwertung ihres Sexuallebens mit teiloffenen Strategien und der Tendenz einer weitgehenden Geheimhaltung.
- Der Teil der Pflegebedürftigen, der teiloffen in der Tendenz zur weitgehenden Geheimhaltung mit seiner Homosexualität umgeht und für sich die körperliche Sexualität eher negiert, praktiziert eine weitgehend oder völlige geschlossene Umgangsweise mit seinen sexuellen Bedürfnissen, insofern sie bestehen.
- Andere Pflegebedürftige mit einem teiloffenen Umgang und der Tendenz eines weitgehend geheim haltenden Umgangs mit der eigenen Homosexualität besitzen eine Selbstakzeptanz der körperlichen Sexualität und artikulieren bzw. praktizieren diese analog zu ihrem teiloffenen Umgang.

Es besteht eine Varianz an sexuellen Bedürfnislagen und (In-)Aktivitäten bei den teiloffen homosexuell lebenden Pflegebedürftigen, die individuell unterschiedlich sowie unterschiedlich intensiv ausfallen. Nachfolgend wird dargestellt, welche entsprechenden teiloffenen Interaktions- und Handlungsformen die Pflegebedürftigen anwenden, sodass sie sich in ihrem sexuellen Bedürfnisbereich und folglich in ihrer homosexuellen Identitätskonstruktion anerkannt fühlen.

Der Impuls der Pflegebedürftigen, sexuelle Bedürfnisse situations-, personen- und gruppenbezogen offen äußern und realisieren zu wollen, folgt der Anerkennung der Homosexualität und der körperlichen Sexualität vor sich selbst. Die Homosexualitäten und die körperliche Sexualität anerkennende Faktoren der Umwelt begünstigen eine solche Selbstanerkennung und einen selektiv stattfindenden offenen Umgang mit den sexuellen Bedürfnissen. Die Pflegebedürftigen handeln bspw. teiloffen, wenn eigene sexuelle Bedürfnisse bejahend von ihnen selbst wahrgenommen und praktiziert werden und sie gleichzeitig bspw. vor (bestimmten) Pflegenden im jeweiligen Pflegesetting geheim gehalten, also nicht artikuliert werden. Gründe für ein solches **gruppen- oder personenbezogenes Geheimhalten** umfassen bei den Pflegebedürftigen bspw. die allgemeine Tabuisierung, Scham, fehlendes Vertrauen, Bewahren des Autonomiegefühls, Bewahren der Intim-/Privatsphäre, fehlende Kompetenzzuschreibungen oder eine fehlende Notwendigkeit in der Thematisierung zur Erreichung einer Bedürfnisbefriedigung. So nimmt ein Teil der teiloffen homosexuell lebenden Pflegebedürftigen seine sexuelle Bedürftigkeit wahr, schafft sich entsprechend den intimen Rückzug innerhalb seiner Privatsphäre für eine begrenzte bzw. reduzierte Bedürfnisbefriedigung. Dementsprechend berichtet ein Heimbewohner:

> „Also, die äh_ – äh Bedürfnisse sind immer noch da. – Also ich_ich_ich bin keiner, – der sagt: ‚Ich brauche keinen Sex.' – Da habe ich mir ((lachend)) nämlich, nee, nee ... Bin ich wieder b_bei den Nischen. – Ich habe mir ein paar -- äh äh Pornos äh äh – rübergerettet. [I: Mhm.] – Die – gucke ich mitunter abends hier. [I: Mhm.] – Dann geht es mir besser. – Das stimuliert mich ein bisschen. – Ja." (H15/84)

Der Themenbereich der körperlichen Sexualität scheint dabei weder seitens der Pflegenden noch der Pflegebedürftigen bisher angesprochen oder erfragt worden zu sein. Es bestehen zum Teil Tabuisierungen und Unsicherheiten bei den Pflegebedürftigen, dieses selbst den Pflegenden gegenüber zu thematisieren, die von ihrer Homosexualität wissen (H15/172): „Das wird auch gar nicht --- so an so angesprochen. Also, dass ich so mit mit jemanden so darüber spreche und so, necht." (H9/169) Andere teiloffen homosexuell lebende Pflegebedürftige hingegen artikulieren und leben situativ und personenbezogen offen ihre sexuellen Bedürfnisse. Gegenüber Personen ihres näheren Vertrauens im sozialen (Pflege-)Umfeld können sie sich teils frei darüber austauschen und sich ebenfalls innerhalb der jeweiligen Pflegestruktur ungestörtes sexuelles Phantasieren und Selbstbefriedigung ermöglichen. Sie realisieren außerhalb ihres Pflegesettings ihre (teils halb-anonymen) Sexualkontakte (H9/165, 178), da Hemmungen bestehen, jemanden ins herkömmliche Heim mitzunehmen. Die Pflegebedürftigen befürchten Stigmatisierungen und verschweigen (potenziellen) Sexualpartner_innen, dass sie in einer Institution der Pflege leben:

> „... ehrlich gesagt, mein Wunsch, das einmal so auszuleben. Natürlich kannst du das hier, wenn du Besuch kriegst, äh kannst du die Tür abschließen. Oder was weiß ich und so. [...] Du lernst zum Beispiel jemanden draußen kennen und, wo man sich versteht. Ja und dann geht das schon los, der hat – ‚Wo woh_nst du denn? Ja, wo woh_nst du denn?' Und dann_: in Pflegeeinrichtung. [...] Wie mir das peinlich ist, aber ... – Da habe ich manchmal auch schon gedacht, ob ich das Ganze dann – lasse." (H9/94)

Ein Teil der ansonsten offen homosexuell lebenden Pflegebedürftigen artikuliert die sexuellen Bedürfnisse nicht und fordert auch kein Gespräch über deren Ermöglichung ein. Zum einen mag für die interviewten Pflegebedürftigen teils ein tabuisiertes Sprachverhalten zur körperlichen Sexualität und eine Scham bestehen, sich mit einer Offenbarung als sexuelles Wesen zu präsentieren. Zum anderen halten sie teils die Pflegenden personenbezogen aufgrund deren Heterosexualität nicht für kompetent bzw. vertrauenswürdig in Hinblick auf ihre homosexuellen Bedürfnislagen, sodass ein Sich-Anvertrauen ausbleibt (G6/71). Andere ansonsten offen homosexuell lebende Pflegebedürftige verschweigen ihr praktiziertes Sexualleben in ihrem häuslichen Pflegealltag proaktiv gegenüber ihrem Pflegeumfeld, da sie bei Bekanntwerden der Inanspruchnahme sexueller Dienstleistungen eine soziale Missachtung/Stigmatisierung befürchten:

„Also ich wollte am liebsten, dass die davon nichts mitkriegen. m-h-i [I: mh]. habe das auch zum Großteil glaube ich so hingekriegt, wahrscheinlich haben sie sich Gedanken gemacht, warum sie jetzt zwei Stunden, sich irgendwo anders aufhalten müssen [I: mh] und vorher irgendwie eine Wildfremde kommt und danach irgendwie weg ist und m-h-i [I: mh]. Keine Ahnung was sie wahrgenommen haben. Ähm, aber da war mir, das war mir unangenehm [I: mh], also weil ich eben das Gefühl habe, das ist nicht so in ihren Köpfen, dass ich da auch Bedürfnisse habe und dass ich – ähm – ja es ist ja dann eh so ein bisschen so mmm, so gekauft, sag ich mal, eine Dienstleistung, [I: mh, mh] und ähm, das ist wohl auch total selten, dass Frauen das machen, […] So das ist wohl ganz, ganz äh – tabuisiert …" (G5/116)

Das Wahrnehmen sozialer Kontrolle, sexueller Missgunst sowie einer heteronormativen Anstandswahrung unter den Mitbewohner_innen in stationären Einrichtungen veranlasst einen Teil der ansonsten offen homosexuell lebenden Proband_innen, fortgeführte Sexualkontakte situativ und gruppenbezogen im (Pflege-)Umfeld proaktiv geheim zu halten. Im Falle eines Bekanntwerdens würde sich bspw. ein Proband aber nicht verleugnen (M1/32):

„Ich hab zwar, als ich hier eingezogen bin, nach allen Ausgängen geguckt, wo man eventuell sozialer Kontrolle entkommen kann." (M1/6)
„Und wenn man zum Beispiel mal Besuch hat, auch zu später Zeit oder so, muss man es sicherlich nicht jedem auf die Nase binden. Das tut man in einem Mietshaus auch nicht. Und das nicht weil ich mich jetzt fürchterlich schämen würde oder so, aber weil ich nicht dauernd entweder schief angeguckt werde möchte, weil_ähm – –, hier ist natürlich auch noch, in diesem Hause, Sexualneid, weil Leute niem_keinen Partner haben und äh über welche herziehen, die einen haben, hier im Hause zum Beispiel, und ich lege da also nicht so ein Wert drauf, nun dauernd Gesprächsthema zu sein." (M1/7)

Wie bereits erwähnt, praktizieren die Pflegebedürftigen insbesondere dann ein **personenbezogenes Offenbaren**, wenn zu bestimmten Personen ein besonderes Vertrauen oder Sympathie besteht. Dies gilt teils auch für ansonsten offen homosexuell lebende Pflegebedürftige, selbst wenn sie in einer speziellen Pflege-Wohngemeinschaft für schwule Pflegebedürftige leben. Ein offen schwul lebender Pflegebedürftiger wendet sich bspw. selektiv nur an einen bestimmten Pflegenden, um sich über seine sexuellen Bedürfnislagen oder die Durchführung von Intimpflege offen austauschen zu können. Zu ihm besitzt der Proband ein besonderes Vertrauensverhältnis, wodurch er personenbezogen seine Scham überwinden und sich öffnen kann, sich ernst genommen und anerkannt fühlt (H13/198, 200).

Ein selbst oder fremd zugeschriebener Verlust an sexueller Attraktivität (körperlich oder aufgrund des Alters oder der Pflegebedürftigkeit) kann bei einem Teil der Pflegebedürftigen trotz einer bisher grundsätzlich bejahenden Selbstakzeptanz sexueller Bedürfnisse zu **selbststigmatisierendem Verhalten** führen (Intersektionalität). Ein teiloffener Umgang in Form eines situations-, personen- oder gruppenbezogenen sexuellen Verzichts oder Rückzugs kann mit gleichzeitiger selektiver personenbezogener Artikulation oder Realisierung sexuellen Lebens einhergehen. Ein selbststigmatisierendes Verhalten kann bei gleichzeitiger Bejahung von körperlicher Sexualität die Pflegebedürftigen teilweise in ein Dilemma führen, wie dies insbesondere, aber nicht ausschließlich, für einen Teil der schwulen Pflegebedürftigen festzustellen ist.

Einerseits nehmen die Pflegebedürftigen **sexuelle Bedürfnisse** und/oder **Bedürfnisse nach homosexueller Geborgenheit und Partner_innenschaft** bei sich wahr (H2/69; G5/36, 116), können diese aber andererseits für sich nicht umfänglich ausleben. Teilweise bilanzieren sie für sich eine fehlende Bestätigung in der *Community*, die es ihnen erlaubt, sich trotz körperlicher Behinderung oder Veränderung als attraktiv wahrgenommen fühlen zu können (G5/38, 68). Ein Teil von ihnen bilanziert für sich aber auch, dass eine Veränderung der bisherigen Haltung zu Altersbild, Attraktivitätsnormen von Körper etc. eine zu große Kraftanstrengung und unsicheres Risiko für sie darstellen würde, um eine Haltungsänderung tatsächlich zu wagen. Die als **ambivalent konflikthaft empfundene Situation** verstärkt ihr **Verharren** in ihrer gefundenen Position, sich insofern als progressiv oder emanzipiert zu fühlen, bspw. in Abgrenzung zu der vorherigen Generation alter schwuler Männer (H2/90) oder zu einem Teil der Nicht-Behinderten in der lesbischen *Community* (G4/118; G5/38, 68). Zwar benennen die Probanden zum Teil für sich kein Bedürfnis mehr zu haben, sexuell aktiv zu werden. Sie beziehen das jedoch teils auf den früheren Leistungs- und Handlungsdruck und halten ihre subjektiven und objektiven Handlungsfähigkeiten des sexuellen Agierens in der schwulen Szene für wenig Erfolg versprechend (H2/77). Die Probanden zogen sich aktiv aus der schwulen Szene als Ort des Sex zurück und verzichteten auf Sex mit anderen Menschen. Das tun sie, um teils von früheren schönen sexuellen Erinnerungen zu zehren, um teils mit dem Partner körperliche Geborgenheit ohne „krampfhaft herbeigeführten Sexualakte" (H2/88) zu erleben und/oder sich in ihren Augen nicht „unwürdig" als älterer schwuler sexuell bedürftiger Mann den jüngeren Schwulen zu erkennen zu geben und um eine erwartete beidseitige Konfrontation zu vermeiden (H2/49, 90). Auch ein Teil der lesbischen Pflegebedürftigen, der für sich Bedürfnisse nach körperlicher Sexualität und nach Partnerinnenschaft benennt, hat sich aus der lesbischen Szene und *Community* aktiv zurückgezogen:

> „Ich fand es zunehmend anstrengend [I: mh] also weil so viel äh, äh Diskriminierung und so viel äh ja Erklärungsdruck immer auf meiner Seite also ähm, das ist immer so viel, ... dass ich das Gefühl habe, ich muss mich immer irgendwie ähm – mmh, gegen das Behindertenbild kämpfen, [I: mh], und da hat ich dann irgendwann keine Lust mehr und das ist irgendwie, das ist mir zu anstrengend! [I: mh, mh] -- und auch so zum LFT (Abk. für Lesbenfrühlingstreffen) fahr ich eigentlich selten!" (G5/38)

Die Pflegebedürftigen können es für sich zugleich als **Entspannung** werten (H2/71), sich dem sexuellen Leistungs- und Handlungsdruck oder dem Druck einer Attraktivitätsnorm („... von den lesbischen Idealen, sag ich mal. Von sportlich, mittelalt und m-h-i, [I: mh] und irgendwie aktiv …" (G5/68)) nicht mehr auszusetzen. Um eine mögliche Veränderung ihres Handelns herbeizuführen und bspw. ihren sexuellen Bedürfnissen nachzugehen, würde es von ihnen zum einen eine moralische Neubewertung ihres **verinnerlichten Alters- und Attraktivitätsbildes** als schwuler Mann oder als lesbische Frau bedeuten. Zum anderen müssten diese Proband_innen konkret Energie aufwenden und neue Handlungsweisen erarbeiten, die kombiniert mit der moralischen Neubewertung einhergehen, wie bspw. sich im eigenen Körper wohl und attraktiv fühlen bzw. annehmen zu können, wie andere Schwule oder Lesben unabhängig ihres Alters es tun, oder bspw. Geld für Sexarbeit auszugeben, oder gegen die Körperfülle durch vermehrten Sport anzuarbeiten etc. (H2/70, 90). Einem Teil der Pflegebedürftigen gelingt es in Ansätzen, sich gegen eine Selbststigmatisierung zu wenden, indem sie sich bspw. ihre sexuellen Bedürfnisse über Sexualdienstleistungen realisieren (G5/116). Es zeigt sich, dass Selbststigmatisierung ein Ausdruck der bestehenden gesellschaftlichen Stigmatisierung ist. So berichtet ein Proband beispielhaft, wie schwer es ihm fallen würde, seine Haltung und Handlungsstrategie zu verändern, dabei bleibt fraglich, ob es ihm überhaupt körperlich möglich wäre:

> „Es wäre mir schlicht und einfach zu anstrengend. Wenn ich jetzt einen Typ hätte, der mir gefällt, ja, dann wäre das auf jeden Fall einer de_r äh äh bessere Figur hat, als ich, hübscher aussieht und und und. Und ich müsste ständig den Bauch einziehen und tausend Dinge unternehmen haha (lacht), weil ich da gleichziehen möchte. Und das kann ich ja gar nicht mehr. Einmal wegen dem Alter, einmal wegen dem körperlichen Zustand. Äh und deswegen lasse ich es lieber. Das wäre vie_ schlicht und einfach zu anstrengend." (H2/90)

Eine Veränderung ihrer Handlungsstrategie scheint die Proband_innen teils zu beängstigen oder zu verunsichern. Denn es bleibt für sie ein Risiko, ob sie sich durch eine Veränderung ihrer Haltung zum Altersbild etc. wirklich besser fühlen und/ oder einen positiv erlebten aktiven Sex tatsächlich haben würden. Ein einmaliges Erlebnis dieser Art kann ihnen kaum dazu verhelfen, diese Ambivalenz dauerhaft aufzulösen, sodass sie teils geneigt sind, ein solches Erlebnis im Nachgang als berühmte Ausnahme von der Regel anzusehen oder es für sich abzuwerten (H2/77). Sie verbleiben somit in ihrer ambivalenten Situation und entscheiden sich für die Beibehaltung ihrer bisherigen Position/Haltung des Altersbildes etc., weil sie ihnen einen Vorteil als eine abschätzbare **Sicherheit** zu bieten scheint. Dieser Vorteil wiegt mehr, als sich verändern zu wollen, um bspw. die eigenen sexuellen Bedürfnisse zu befriedigen. Das verinnerlichte Altersbild und das Attraktivitätsempfinden einiger schwuler Probanden sind eindeutig an einem Schönheitsideal der Jugendlichkeit, Schlankheit und Muskelformung gekoppelt, woran auch ihr sexuelles Bedürfnis sich im Selbst- und Fremdbild ausrichtet. Ihr tatsächliches Alter und alters- und krankheitsbedingte körperliche Veränderungen realisieren sie als Diskrepanz zu ihrem Alters- und Attraktivitätsbild. Um diesen Widerspruch für sich biegsam zu gestalten, nehmen sie sich teils in positiver Abgrenzung zur älteren Generation, bspw. zu alten Schwulen früherer Zeiten wahr. Das begründen sie sich bspw. dadurch, dass sie sich ein ausgelebtes in der Jugend verortetes Sexualleben zuschreiben, sodass sie sich nun im Alter eben nicht mehr einen durch die Gesellschaft lebenslang verhinderten und unerfüllten Sex suchen müssten, wie sie es anderen Generationen zuvor zuschreiben. Diese emanzipativen Begründungen scheinen zum Teil eben vordergründig zu stimmen, da das **Bedürfnis nach Selbstwertbestätigung**, die teils an Jugendlichkeit und Vitalität gekoppelt ist, bei den Pflegebedürftigen als Hintergrundfolie tatsächlich weiter fortwirkt (H2/81, 90; H7/96). Die Pflegebedürftigen schreiben sich teils eine Altersreife zu bzw. formen sich eine emanzipierte Anstandshaltung, mit ihren (sexuellen) Empfindungen und ihrem äußeren Erscheinungsbild andere in der Szene nicht mehr konfrontieren zu wollen. Anstatt einen emanzipatorischen Moment im aktiven Einbringen ihres Alters und ihres alternden Körpers in das jeweilige Szeneleben zu erkennen, ziehen sie sich proaktiv in der Phase des zunehmenden Alters aus einem offenen und ehemals erfüllten Sexualleben zurück.

„Ich habe früher häufig, so vor fünfzehn Jahren, häufig Männer erlebt, fünfundsechzig, siebzig, noch älter, die sich wirklich sehr sehr angebiedert haben, sozusagen. Wo ich gesagt habe, äh das wird mir in meinem Alter nicht passieren. Passiert mir auch nicht. Ich werde mich nicht in in solche würdenlosen Situationen begeben. [I: mhm] Das mache ich nicht, – sozusagen. [I: Ja] So jedes Alter hat seine bestimmte Zeit und bestimmten Kneipen oder so." (M9/45)

Beispielhaft versteht ein Proband unter seinem „schwulen Älterwerden" einen solchen proaktiven Rückzug (H2/82–84):

„Und das äh ist ein Ergebnis von meinem schwulen Älterwerden, dass ich das nicht muss. Also ich habe meine Jugend gehabt, die ist nicht verloren. Und äh ich habe ich habe die Dinge erlebt und mit ihnen zu tun gehabt, als die Zeit dafür war. Und das ist für mich unheimlich unheimlich schön und befriedigend äh ähm ähäh das zu wissen und und äh nicht so geworden zu sein, wie diese Leute, die ich damals als junger Typ eher anstrengend und sehr seltsam fand und äh abstoßend." (H2/84)

Der Pflegebedürftige ist mit seiner Position und dem teiloffenen Umgang seines reduzierten sexuellen Lebens zufrieden, d.h. er hat die bestehende Ambivalenz kohärent in sein schwules Selbstbild integriert, scheint aber zugleich nicht ganz glücklich, weil es ihn kognitiv und emotional (auch während des Interviews) doch umtreibt (H2/67–68, 90):

„Also ich bin auch nicht sonderlich äh äh äh ähm aus dieser Einstellung, wie ich sie eben geschildert habe, sexuell aktiv geworden [...] Und wie gesagt, es wurde immer weniger, weil ich eben äh ähm ... – Ja diesen schönen Platz in meiner Erinnerung zur Sexualität, dem wollte ich jetzt nicht noch irgendwelche verzweifelten Versuche eines alten Mannes dazu fügen, äh der da jetzt irgendwelche äh äh äh junge Männer rumkriegen muss oder will äh warum auch immer. [I: Mhm.] Also das_ äh äh das ist so meine Einstellung. Ich denke, da da das äh da fühle mich auch ganz wohl damit." (H2/77)

5.3.7.9 Geschlechtsgewünschte Pflege teiloffen artikulieren und ermöglichen

Ein teiloffener Umgang mit geschlechtsgewünschter Pflege würde bedeuten, dass die homosexuellen Pflegebedürftigen in bestimmten Situationen gegenüber bestimmten Personen oder Gruppen ihr Bedürfnis nach einem bestimmten Geschlechtereinsatz in der Pflege äußern bzw. sich ermöglichen, während zugleich selektiv andere Personen oder Gruppen von dieser Bedürfnisäußerung nicht in Kenntnis gesetzt werden würden. Eine situative Zurückhaltung einer eindeutigen Bedürfnisartikulation nach einem bestimmten Geschlecht bei der Wahl von Pflegenden ist als Ausdruck des Abwägens denkbar, wonach geprüft würde, welches Anerkennungspotenzial gegenüber Homosexualitäten und Geschlechtern in der Pflege besteht.

Jedoch werden die Bedürfnisse nach einer geschlechtsgewünschten Pflege von den interviewten Proband_innen entweder grundsätzlich offen oder grundsätzlich geschlossen gegenüber ihrem Pflegeumfeld verhandelt. Dem folgen auch die homosexuellen Pflegebedürftigen, die mit ihren Homosexualitäten ansonsten teiloffen umgehen. Ein teiloffener Umgang, wonach die homosexuellen Pflegebedürftigen ihr Bedürfnis nach Einsätzen von Pflegenden eines bestimmten Geschlechts und/oder sexuellen Orientierung selektiv äußern bzw. sich ermöglichen und gleichzeitig andere hiervon ausschließen, ist von keiner der Proband_innen in den Interviews berichtet worden. Was aber nicht heißen mag, dass es diese Vorgehensweise nicht gäbe. Es lässt sich vielmehr bei einigen Pflegebedürftigen ein teiloffener Umgang in Bezug auf bestimmte Pflegende feststellen. Dabei bezieht sich die selektive Offenbarung bzw. Geheimhaltung ihres Bedürfnisses nach dem Einsatz einer bestimmten Pflegeperson eher auf die Ebene der Sympathien und Antipathien oder situations- und personenbezogen auf besonders fürsorgliches oder missachtendes Pflegeverhalten. Geschlecht und sexuelle Orientierung mögen dabei als Hintergrundfolie wirksam sein, werden aber nicht explizit im Sinne des teiloffenen Umgangs einer geschlechtsgewünschten Pflege in den Interviews benannt.

5.3.7.10 Teiloffenes Artikulieren und Realisieren homosexualitätenbezogener Kontakte und Freizeitaktivitäten

Da spezifische soziale Kontakte und Freizeitbeschäftigungen die Gefahr für die Pflegebedürftigen bergen, dass bei Bekanntwerden Rückschlüsse auf die Homosexualitäten gezogen werden können, lebt ein Teil der Proband_innen diese Bereiche teiloffen.

Es scheint ein besonderes Vertrauensverhältnis zu einer Person im sozialen Umfeld notwendig, um sich mit dem Bedürfnis nach homosexueller Geborgenheit, sozialer Begegnung und Partner_innenschaft selektiv an sie zu wenden. So werden Pflegende von den teiloffen homosexuell lebenden Pflegebedürftigen eher nicht als Ansprechpartner_innen dafür gewählt. Beispielsweise spricht ein Heimbewohner regelmäßig im Vertrauen mit einem ihn aufsuchenden schwulen Sozialarbeiter eines *Community*-Angebots sowohl über das **Bedürfnis nach einer Partnerschaft**, über

soziale Kontaktmöglichkeiten zu anderen Schwulen und über Szeneadressen. **Gruppenbezogen** findet mit den Pflegenden hierzu kein Gespräch im Pflegealltag statt, obwohl sie von seiner Homosexualität wissen. Im Heim gibt es kein Potenzial, andere schwule Männer kennenzulernen, zudem lebt er ungeoutet gegenüber den Mitbewohner_innen.

> „Also noch einmal äh wirklich, aber das wird hier f wirklich ni_nie mehr äh werde ich wohl auch hier äh also hier sowieso in der Einrichtung nicht erleben, noch einmal – ähm einen F Freund kennen – kennenzulernen. Wo man sich auch einmal anlehnen und geborgen fühlt und so dass ..." (H9/87)

Außerhalb erscheint ihm eine zaghafte Kontaktsuche eher möglich, wozu ihn der Sozialarbeiter motiviert. Das Bedürfnis, seine Homosexualität „auszuleben" (H9/94), umfasst jedoch nicht nur Partnerschaft und Sex, sondern auch die Geselligkeit unter Gleichgesinnten in der schwulen Kneipenszene (H9/87–89, 94, 102). Über **aktives Erinnern** leibt er sich frühere Erlebnisse ein, wodurch er sich selbst in seiner homosexuellen Identitätskonstruktion bestätigen und widerspiegeln kann, und tauscht sich mit dem schwulen Sozialarbeiter in biografieorientierte Gespräche darüber aus (H9/64). Er vermisst eine schwule Integration und nimmt seine relative Zurückgezogenheit und Einsamkeit teils fatalistisch, teils resignierend hin (H9/149).

Diejenigen Pflegebedürftigen, die ihre Homosexualität teiloffen und in einer Partnerschaft leben, verleugnen sie gegenüber ihrem Pflegeumfeld nicht, sondern leben sie zurückhaltend und als solche präsent wahrnehmbar (H1/78).

Insofern Kontakte und Aktivitäten mit Freund_innen noch bestehen, werden diese entsprechend dem teiloffenen Umgang der Pflegebedürftigen gegenüber denjenigen Personen oder Gruppen offenbart, denen auch die Homosexualität der Pflegebedürftigen bekannt ist, wohingegen andere im Pflegeumfeld in Unwissenheit darüber gehalten werden. So pflegt bspw. ein teiloffen schwul lebender Heimbewohner seinen bisherigen engen und weiteren schwulen Freundeskreis proaktiv weiter. Er initiiert **Freundschaftsbesuche** sowohl innerhalb als auch außerhalb des Heims, d. h. er versteckt sich und seine Freunde nicht, wenngleich er die Interaktionen nicht so offensichtlich halten wird, dass darüber für die Mitbewohner_innen ein eindeutiger Rückschluss möglich wäre. Der Proband steuert aber auch nicht gegen mögliche Momente der Vermutung (H15/150, 197). Er versucht seine bisherigen **Freizeitaktivitäten** fortzuführen. Dazu zählt für ihn u. a. sein bisheriges ehrenamtliches Engagement in der schwulen Szene, und er pflegt enge Kontakte zum ortsansässigen Lesben- und Schwulenzentrum (H15/136, 144). Über seine auswärtigen Kontakte und Aktivitäten, die im Zusammenhang mit seiner Homosexualität stehen, berichtet der Heimbewohner gruppenbezogen seinen Mitbewohner_innen jedoch nichts, da er sich hierüber sonst outen würde.

Die teiloffen homosexuell lebenden Pflegebedürftigen mit einer Tendenz hin zu einer weitreichenden Geschlossenheit halten ihre Freund_innenschaften, Bekanntschaften, Freizeitaktivitäten, insofern diese noch bestehen, sowie Bedürfnisse nach sozialen Kontakten oder nach Partner_innenschaften weitgehend verdeckt gegenüber ihrem Pflegeumfeld. Das heißt, sie leben ihre homosexualitätenbezogenen

Kontakte und Aktivitäten auf eine zurückhaltende Art und Weise fort, sodass es für andere im Pflegeumfeld nicht primär offensichtlich ist. Bei Bekanntwerden würden die Pflegebedürftigen sie nicht verleugnen (M8/55, 77, 81).

5.3.7.11 Teiloffener Umgang mit der eigenen HIV-Infektion

Wie bereits erwähnt, besteht für die Pflegebedürftigen aufgrund der Diagnose HIV eine selbst- oder fremdbestimmte gesundheitsbezogene Offenheit gegenüber den Pflegenden in der Altenpflege, die wiederum einer Schweigepflicht unterliegen. Der verbleibende Interaktions- und Handlungsraum, wie und mit wem das Gespräch über die eigene HIV-Infektion geführt wird, wird von den Pflegebedürftigen individuell unterschiedlich ausgestaltet. Hierbei greifen die Pflegebedürftigen situations-, personen- oder gruppenbezogen auf unterschiedliche Interaktions- und Handlungsstrategien des Identitäts- und Stigma-Managements eines offenen und geschlossenen Umgangs zurück und kombinieren beides.

Obwohl die Pflegebedürftigen davon ausgehen können, dass die zuständigen Pflegenden über die HIV-Infektion informiert sind und diesbezüglich ansprechbar wären, **selektieren** sie für den allgemein offenen Austausch oder für fachliche Fragen in ihren Inter-/Aktionen nach Personen, denen sie zwischenmenschlich individuell vertrauen und/oder eine besondere fachliche Kompetenz auf dem Themengebiet von HIV/AIDS zusprechen. So berichtet ein Pflegebedürftiger, der von einer herkömmlichen Pflegeeinrichtung versorgt wird, die sich integrativ für die Pflege von Menschen mit HIV geöffnet hat, dass er sich insbesondere mit spezifischen Fragen zu HIV und/oder zur Medikation vertrauensvoll an seinen externen psychosozialen Sozialbetreuer der schwulen *Community* wendet, dem er auf diesem Gebiet eine fachliche Kompetenz zuschreibt. Der Proband rückversichert sich bei seiner emotionalen und fachlichen Stütze des Sozialbetreuers über seine Lebensperspektive, was zeigt, dass immer noch Befürchtungen und Sorgen bestehen, ob und wie lange er tatsächlich mit den Medikamenten leben kann:

> „Ne, heute kann ich damit umgehen und leben. – Oder oder seit zehn Jahren. – Wo es mir dann schon besser geht. – Und letztes Mal habe ich *Vor- und Zuname des schwulen Sozialarbeiters* noch einmal eine Frage geste gest_stellt. [...] ob er jemanden kennt. – [...] Obwohl ja allgemein bekannt ist, dass man die Medikamente alte werden kann und so. Also, dass man normal ... Durch die xxx helfen im Leben. [...] Und und und er meint, ja, er kennt so einige. Pf – Personen und so, die die da schon über siebzig – [I: Mhm.] sind und so." (H9/133)

Einige der schwulen interviewten Pflegefachkräfte, die in integrativen oder in herkömmlichen stationären Pflegeeinrichtungen arbeiten, berichten, dass ihnen besonderes Vertrauen von HIV-positiven Pflegebedürftigen entgegengebracht und die räumliche Nähe zu ihnen gesucht wird, um sich mit ihnen über die HIV-Infektion auszutauschen oder um Unterstützungen zur Thematik zu erhoffen. Ein Pflegender aus einer herkömmlichen stationären Pflegeeinrichtung berichtet bspw. von einem HIV-positiven, suizidgefährdeten Heimbewohner, der zu ihm als schwulem

Pflegenden ein Vertrauensverhältnis aufgebaut hat, das es ihm letztlich trotz psychiatrisch intervenierender Maßnahmen nicht ermöglicht hat, ihn von einem Suizid abzuhalten (MS5/71–72). Wahrscheinlich werden den Pflegenden aufgrund ihrer homosexuellen Lebensweise eher eine Offenheit, Solidarität und/oder fachliches Wissen und Kenntnisse zur Thematik von HIV/AIDS zugesprochen. Und/oder anders als in speziellen Pflegeeinrichtungen treten die homosexuellen Pflegenden exponiert als potenzielle gleichgesinnte Vertrauenspersonen des nahen Umfelds, umgeben von mehrheitlich heterosexuellen und nicht-HIV-positiven Menschen, in ihren Institutionen für die schwulen HIV-positiven Pflegebedürftigen hervor. Ein schwuler Pflegender einer integrativen Einrichtung belegt das beispielhaft:

> „Dass die – merken wahrscheinlich, dass äh, ich selber schwul bin, so habe ich auch gedacht. – Dann nehmen die wahrscheinlich das mehr so, [...] Merke das auch manchmal, weil wenn die haben, – der *im Wohnbereich* Probleme hat oder so was oder irgendwo zum Arzt geht, dann jedes Mal kommt er wieder – und sagt: ‚Du ich war beim Arzt, ich habe jetzt das Blut abgenommen und guck mal meine Werte', dass ich immer schauen sollte, hat mehr Vertrauen. [I: Mehr zu Ihnen als ...] Ja. [I: zu anderen?] Ja_, das, – das merke ich. Das stimmt. – Das stimmt, [...] Zum Beispiel merke ich: – ‚Was ist los mit Dir? Du bist so ... Ach, gestern war die, die Schwester da, die hat mich so ... Die hört mir gar nicht zu und so, die – will mich, mir nicht – helfen, gar nichts und so!'" (HG2/152–154)

Unabhängig davon, ob die interviewten Pflegebedürftigen in herkömmlichen oder integrativen Pflegeeinrichtungen mit Plätzen für HIV-positive Menschen leben, benötigen sie **tragfähige zwischenmenschliche Beziehungen** innerhalb ihres Pflegeumfelds, die es ihnen ermöglichen, sich ihnen gegenüber als HIV-Positive zu erkennen zu geben. Ein Heimbewohner berichtet davon, dass er keine bzw. sehr geringe soziale Ressourcen besitzt, also grundsätzlich außerhalb des Heims keine und innerhalb kaum soziale Freundschaftskontakte existieren und ambivalente Familienbeziehungen zu ihm als schwulem, HIV-positivem Mann bestehen. Innerhalb der Mitbewohner_innenschaft hat er bereits offene homophobe Diskriminierung erfahren (H3/73, 90–92, 135), weshalb er sich seitens der Pflegenden zwar akzeptiert fühlt, es ihm aber schwerfällt, sich als HIV-Positiver gegenüber den Bewohner_innen zu outen: „Ja das ich mich hier eigentlich wohl fühle und dass ich hier offen leben kann. [...] Und auch mit dem AIDS, das wissen nur wenige Leute, den ich das, den ich den ich vertrauen kann." (H3/9) Die **Angst vor Stigmatisierung und Diskriminierung sowie Eigenstigmatisierung** aufgrund von HIV sind **handlungsleitend**, sich bestimmten Personen in bestimmten Situationen anzuvertrauen und anderen gegenüber nicht.

Die teiloffen HIV-positiv lebenden Pflegebedürftigen berichten davon, wie schwer es ihnen teilweise fällt, im Gespräch mit anderen Menschen zuzugeben, dass sie sich über den Sex mit Männern infiziert haben. Das ließe dadurch für andere wiederum nicht nur einen Rückschluss auf ihre Homosexualität zu, sondern würde auch ihr bisheriges Sexualleben offenbaren, welches gesellschaftlich ebenfalls in Bezug auf die Häufigkeit und die Wahl der Sexualpartner sowie bezüglich Unachtsamkeit oder Pannen beim *Safer Sex* stigmatisiert ist. Letztlich getragen von der Angst, für ihr früheres *unsafes* Handeln und ihr heutiges HIV-positiv-Sein ausgegrenzt zu werden und dadurch ihre persönliche und/oder soziale Integrität zu verlieren, **verhandeln** die Pflegebedürftigen nach wie vor **innerlich ihre Position zu HIV**. Sich selbst als HIV-Positiver anderen gegenüber zu offenbaren, würde sie nicht nur mit Reaktionen ihres Umfelds konfrontieren, wie auch immer sie aussehen mögen. Vielmehr konfrontiert es sie zunächst selbst mit ihrer emotionalen Auseinandersetzung über Schuldfragen eines selbst oder fremd zugeschriebenen Eigenverschuldens der HIV-Infektion sowie mit Scham- und Schuldgefühlen darüber, unwissentlich auch andere Männer ebenfalls infiziert haben zu können (H9/131).

Gegenüber ihrem Pflegeumfeld thematisieren die Pflegebedürftigen HIV/AIDS eher zurückhaltend. So hat ein Teil die Offenbarung hierüber nicht offensiv vollzogen, sondern geht davon aus, dass die Pflegenden ihren HIV-Status entweder über die Pflegedokumentation, die tägliche Medikamentengabe oder bspw. über den erhöhten Pflegebedarf aufgrund früherer schwerer langjähriger Erkrankungsphasen kennen. Ein teiloffen HIV-positiv lebender Heimbewohner fühlt sich von den Pflegenden hinsichtlich seiner HIV-Infektion akzeptiert: „Also ich bin nie äh deswegen – diskriminiert worden und so. [I: Mhm.] -- Die behandeln mich ganz normal als normalen Menschen." (H9/83) Das **akzeptierende Gefühl** durch die Pflegenden scheint als Bestätigung und Sicherheit für den Pflegebedürftigen dennoch nicht auszureichen, um bspw. offen im zwischenmenschlichen Gespräch mit Mitbewohner_innen seine Homosexualität oder HIV-Infektion zu erwähnen, so hält er beides über die Jahre hinweg vor den Mitbewohner_innen geheim (H9/79–81). Ob andere Mitbewohner_innen HIV-positiv sind und/oder offen damit umgehen, woraus er vorbildhaft (teil-)offenes und/oder solidarisches Inter-/Agieren für sich adaptieren könnte, erwähnt der Heimbewohner im Interview nicht.

Eigenstigmatisierendes Verhalten kann bei teiloffen HIV-positiv lebenden Pflegebedürftigen auch dann eine Rolle im Bereich der Interaktions- und Handlungsstrategien spielen, wenn sie zwar ihre (selektiv) offene Umgangsweise mit HIV gegenüber ihrem sozialen Umfeld beibehalten, sich aber grundsätzlich von ihren bisherigen sozialen Bezügen, ihrem Sexualleben und vom gesellschaftlichen Leben zurückziehen (H5/93, 101, 103). Ihre Handlungsweisen des **sozialen Rückzugs** bzw. **aktiven Verzichts** auf soziale und/oder sexuelle Kontakte wirken wie eine **passive Geheimhaltung**, da Chancen des Kontakts aktiv vermieden werden und in Folge die Gefahr von Deprivation, Einsamkeit und sozialer Isolation besteht.[162]

Zusammenfassung: Der teiloffene Umgang mit der eigenen Homosexualität im Pflegesetting folgt dem bisherigen und dem an die Bedingungen der Pflegebedürftigkeit sich anpassenden Identitäts- und Stigma-Management der homosexuellen Identitätskonstruktionen der Pflegebedürftigen. Die dargestellten Strategien der interviewten Pflegebedürftigen beziehen sich somit auf das Spektrum an homosexuellen Identitätskonstruktionen der teiloffenen Umgangsweisen zwischen den Polen

---

162 Siehe hierzu auch das Kapitel 5.3.9.11.

eines eher weitgehend offenen und einer eher weitgehend geschlossenen Umgangsweise. Das fortgeführte und sich anpassende Identitäts- und Stigma-Management der Teiloffenheit umfasst in der Regel auch alle spezifischen Lebens- und Bedürfnisbereiche, wie bspw. die körperliche Sexualität, innerhalb der verschiedenen Pflegesettings. Die Strategien des selektiven Umgangs der Pflegebedürftigen liegen in der situations-, personen- und gruppenbezogenen erwarteten oder erfahrenen Anerkennung oder Nicht-Anerkennung ihrer Homosexualität durch das Pflegeumfeld begründet.

5.3.8 Kennzeichen der homosexuellen Identitätskonstruktionen mit einem geschlossenen Umgang

Jene Pflegebedürftige, die eine offene Umgangsweise mit ihrer homosexuellen Lebensweise weitgehend oder komplett vermeiden, besitzen aufgrund bisheriger Nicht-Anerkennung ihrer Homosexualitäten entsprechende Identitätskonstruktionen, die einhergehende Interaktions- und Handlungsstrategien (re-)produzieren und sich darüber relativ kohärent in ihren Pflegesettings fortlaufend (re-)konstruieren. Beispielhaft werden anhand einiger **markanter Merkmale und fortwährender Einflussfaktoren** die homosexuellen Identitätskonstruktionen mit ihrem bisherigen Identitäts- und Stigma-Management einer (weitgehend) geschlossenen Umgangsweise mit ihrer Homosexualität prototypisch skizziert. In einem eigenen Abschnitt folgen die **Anmerkungen zu den Identitätskonstruktionen mit einem weitgehend geschlossenen Umgang mit der eigenen HIV-Infektion.** Für die Umreißung des Prototypischen wird auf bereits erwähnte ursächliche und intervenierende Bedingungen Bezug genommen.

5.3.8.1 *Bisheriger Identitätsprozess (Coming-out) und Selbstverständnis*

Für einen Teil der Proband_innen setzt sich der weitgehend geschlossen gehaltene Umgang mit ihrer Homosexualität seit ihrem ersten eigenen Wahrnehmen und Erkennen des gleichgeschlechtlichen Begehrens zeitlebens bis in die Pflegebedürftigkeit fort. Einhergehend mit ihrem ersten Bewusstwerden ihres gleichgeschlechtlichen Empfindens erfuhren sie innere sowie äußere konflikthafte Auseinandersetzungen mit den heteronormativen Erwartungen ihres sozialen Umfelds und ihren verinnerlichten Normen. Erste gesellschaftliche Sanktionierungen können bereits bei Bekanntwerden des gleichgeschlechtlichen Begehrens bspw. während der Schulzeit als Jugendlicher erfahren worden sein und eine unbeschwerte (homo-)sexuelle Erfahrung in Folge erschwert haben (M8/27). Die eigene Homosexualität wird von den Proband_innen entweder negiert und als Makel hingenommen („… nur ich selber habe mich immer versucht zu tarnen" (G6/83, 101)), innerlich fortwährend abgewehrt und/oder in eine homoästhetische bzw. -platonische Bedeutungs- und Umgangsweise kanalisiert (M5/125–129). Insbesondere massive **Ablehnungen** und **Ausgrenzungserfahrungen** im engeren sozialen Bezugskreis, wie Familie, Schule, Nachbar_innen, setzen bereits erste und teils weitreichende Verletzungen des Selbst, wodurch ein eigenes **Selbstvertrauen** als homosexueller Mensch teils **gebrochen** und ein **Minderwertigkeitsgefühl** ausgelöst wurden. Gleichzeitig fehlte ihnen hierdurch eine Bestätigung durch Primärbeziehungen und das soziale Umfeld, die eine (frühe) Herausbildung einer homosexuellen, sich positiv annehmenden Identitätskonstruktion ermöglicht hätten. Fehlende Bestätigungen konnten die Proband_innen in innere „schwere Konflikte" (M8/27) führen, die sie teils fortwährend oder über längere Zeitphasen im Leben internalisierten, weil „… das abgelehnt wurde. – Vom Staat, von der Kirche, von der Familie. Und das schlimme ist, das habe ich wohl auch verinnerlicht. Und bin dadurch in äh_ ja sch_ständige Schuldgefühle, auch Angstgefühle geraten." (M8/29) Für einige Proband_innen konnte sich die Selbstachtung vor sich als vollwertigem Gesellschaftsmitglied durch die **Strafverfolgung** männlicher Homosexueller und durch die Vorenthaltung der rechtlichen Gleichberechtigung der Homosexuellen von der Kindheit bis ins junge und mittlere Erwachsenenalter hinein nicht entwickeln. Es gab **keine** öffentlichen **Vorbilder** im Lebensalltag der Proband_innen, die sie zur Offenheit ermutigt hätten. Die Erfahrungen eines erschwerten Prozesses der Identitätskonstruktion bis ins Erwachsenenalter sind in den (Selbst-)Narrationen der Proband_innen nach wie vor präsent.

Identitätskonstruktionen des geschlossenen Umgangs sind durch einen hohen **Leidensdruck** und eine **konflikthafte emotionale Ambivalenz** bezüglich ihrer Strategie gekennzeichnet. Prägend ist zugleich die Erfahrung der **Einsamkeit**, die mit der gesellschaftlichen Tabuisierung von (Homo-)Sexualitäten einhergehend als sehr belastend, psychisch und physisch krank machend erfahren wird (P_H8/39; M8/42–43). Internalisierte moralische Abwertungen können phasenweise oder bis heute als weitgehend zurückhaltender oder geschlossener Umgang mit der eigenen Homosexualität fortwirken:

„Ja, das möchte ich auch betonen. [I: Ja] Dass ich das als ganz äh schreckliches Faktum empfinde, dass man so furchtbar einsam dadurch wird, dass das Thema völlig tabu ist. [I: Ja] Oder, damals tabu war. […] Also es ja äh viele Aspekte [I: Ja] auf dem Gebiet. Der_der seelischen, der geistigen, der körperlichen Gesundheit. Und überhaupt dass man sich nicht unglücklich unglück_unglücklich machen muss. Aber wenn man das Gefühl hat man ist völlig eingesperrt, [I: Ja] dadurch dass das tabu ist, das kommt einfach nicht raus, und das muss doch dann was ganz schlimmes sein, was ganz schreckliches sein, wenn man das verschweigen muss wie ein Verbrechen. […] Ä_ä was man vielleicht tabuisieren müsste. Nein, das kommt einem ganz – unschuldig aus vollem Herzen. Dieses Bedürfnis jemand anders zu küssen, zu umarmen oder was, [I: Ja] schon das ist nicht erlaubt. [I: mhm] Ja es ist ja auch bis zum heutigen Tage gehört es sich ja auch nicht. […] dann hat man das als schreckliche Einschränkung [I: Ja] und Beklemmung und Beschränkung empfunden. [I: hm] Also das durch diese Tabuisierung so unnötig, ja nicht nur diese Einsamkeit entsteht, [I: mhm] sondern man tatsächlich äh in sein Unglück rennen kann …" (M8/142)

Es stehen den versteckt lebenden Proband_innen somit **wenige oder keine soziale Ressourcen** (Freund_innen, Bekannte, Partner_innen) im Alltag zur Verfügung, die identitätsstärkend wirken könnten. Sie erfahren infolgedessen einen geringen sozialen Rückhalt in Form eines lebenslangen Alleinseins oder Einsamkeit als homosexueller Mensch (H8/41). Ein Gruppenzugehörigkeitsgefühl fällt bei den interviewten Pflegebedürftigen, die eine geschlossene Umgangsweise praktizieren, eher gering aus. Es wird eine weitgehende oder völlige **Distanz zur** Lesben- oder Schwulen-*Community* durchgängig gelebt (M5/91; G6/71).

Große Verzweiflung und Ängste vor und aufgrund **erfahrener Diskriminierungen** sind teils sehr früh und teils fortlaufend in den Biografien der Proband_innen handlungsleitend. Es wurde und wird von ihnen eine subjektive und objektive **Handlungsunfähigkeit** erlebt, wodurch es schwerfällt, eine wehrhafte Entscheidungsmacht zu entwickeln. Ein Gefühl der Anerkennung als homosexueller Mensch, ein **Identitätsgefühl** konnte sich nicht oder teils nur **brüchig** vor dem Hintergrund fehlender Bestätigungen während ihrer Jugend- und teils im Erwachsenenalter etablieren. „Als die_ Verwandten merkten, dass ich Homo bin, da haben sie mich fallen gelassen_. – Und äh das war auch ein Grund dafür, dass ich auch nachher selten je_eine Bekanntschaft suchte" (H8/70), berichtet bspw. ein Proband über die erfahrene Schutzlosigkeit in engen sozialen Kontakten und von der Angst davor, den eigenen Halt zu verlieren. Frühzeitige und/oder massive Ablehnungen durch die Primärbeziehungen wurden als absolute Bedrohung der emotionalen und psychischen (evtl. sozialen) Existenz erfahren und können als erlittenes Trauma lebenslang fortwirken (M8/43).

So kann die Angst vor Enttäuschung, vor Schutzlosigkeit und vor Diskriminierung aufgrund der Homosexualität ein Motor dafür sein, soziale Kontakte nur reduziert oder oberflächlich einzugehen. In Folge prägt es das Selbstverständnis dieser Proband_innen, ihre Homosexualität zu **verheimlichen** und ihre Lebensweise entsprechend zu inszenieren und sich hierüber **selbst bestätigend** abzusichern. Eine kategoriale Selbstbezeichnung zur Identifikation mit einer homosexuellen Lebensweise konnte teils von den Proband_innen nicht entwickelt werden oder wird gemieden (M5/Biografiebogen). Obwohl eine Probandin sich selbst als Lesbe bezeichnet, lebte sie ihre Homosexualität gegenüber ihrem sozialen Umfeld versteckt, mit Ausnahme ihrer jeweiligen Partnerin. Die Probandin verinnerlichte ihr Lesbischsein als negative Abweichung von der gesellschaftlich erwarteten Heteronorm, also als gesellschaftliches Stigma und **Selbstabwertung** in ihr Selbstbild. Diskriminierungserfahrungen im Alltag aufgrund der Homosexualität haben ihre Befürchtungen verstärkt (G6/181), dass ihr soziales Umfeld und die Gesellschaft mit Ausgrenzung reagiere (G6/51). Daraus leitet sie eine Erwartungshaltung bzw. Lebenseinstellung und ein Selbstverständnis für sich ab, mit sich selbst allein glücklich und zufrieden zu sein (G6/101), was sich durch Interaktions- und Handlungsstrategien der Unabhängigkeit, Autarkie und gleichwohl des Sich-Versteckens und des sozialen Rückzugs kennzeichnete (G6/51, 169). Hierdurch vermied sie vermeintlich direkte Konfrontationen mit der Heteronormativität, was sich im Selbstbild einer **Einzelgängerin** kumuliert:

„I_ch [I: hm] war wohl mehr äh ein Einzelgänger. [I: hm] ähm Ich ähm -- ich habe gedacht ähm m ähm… Ich habe mich alleine gar nicht unwohl [I: hm] gefühlt. Ich habe gedacht ähm das wäre wohl äh das Beste. [I: hm] Wenn schon lesbisch, dann ähm äh -- ich müsste das doch schaffen, die freie Zeit mit mir selber gestalten können." (G6/101)

Für einen Teil der interviewten Proband_innen nehmen seit der Kindheit zusätzlich auch andere soziale Merkmale, bspw. während der NS-Zeit als „nicht arisch" zu gelten (P_H8/40) als Ungleichheitskategorien intersektionalen Einfluss auf den Identitätsprozess, was teils internalisiert selbststigmatisierend wirken kann.

5.3.8.2 Geschlossene Umgangsweisen als bisheriges Identitäts- und Stigma-Management

Es entspricht den homosexuellen Identitätskonstruktionen der Pflegebedürftigen, für sich phasenweise oder kontinuierlich in ihrem Leben verschiedene, nachfolgend dargestellte Strategien des weitgehenden oder völligen Verheimlichens ihres homosexuellen Begehrens umzusetzen.

Insbesondere zu Zeiten der Strafverfolgung bis in die 1960er Jahre bestanden bei den Proband_innen große Ängste vor Entdeckung, sodass sie keine wie auch immer geartete Offenbarung oder Annäherung wagten. Das Schutzverhalten des teilweise langjährigen oder teils fortwährenden Verheimlichens der eigenen Homosexualität diente als **Überlebensstrategie** (M8/43). Ein Teil der Proband_innen praktizierte infolge früherer repressiver Rahmenbedingungen in der Gesellschaft sowie einhergehender Normen und Erwartungen ein **Sich-Tarnen** und Vortäuschen eines heteronormativen Lebens oder ein **Doppelleben**. Die Umsetzung dieser Strategie verlangte den Proband_innen eine alltägliche Kraftanstrengung ab, die teils als destruktiver Stress wahrgenommen wird. Hiervon berichtet eine Lesbe:

„… ich [habe] mich darum ähm äh gekümmert, dass das äh nicht nach außen gekommen ist und äh habe ich mich wirklich bemüht, das ähm zu verbergen. […] Und ich habe immer gedacht, ich müsste mich da tarnen. ähm – Weil früher ähm äh für Lesben das nicht äh angenehm war, dass äh Lesben äh akzeptiert werden würden. Und ähm, und ich habe also mich getarnt, so gut es ging." (G6/51)

Ein Proband kann diese Überlebensstrategien als Teil einer zeitgeschichtlichen Notwendigkeit seines Lebens rückblickend respektieren, gleichzeitig reflektiert und bewertet er sie vor dem Hintergrund der einhergehenden dauerhaften Belastungen als eine (selbst-)missachtende Handlungsweise (M8/43). Das Schutzverhalten, in zwei unterschiedlichen, voneinander getrennten Lebenswelten zu leben, wird von einem anderen Probanden ebenfalls ambivalent bewertet, da er sich hinsichtlich der Authentizität in seinem Selbst- und Fremdbild herausgefordert fühlte:

„Ich bin *in den 1940er Jahren* geboren. -- Ja. Und … Also, ich habe noch die Zeit miterlebt, wo Homosexualität unter Strafe gestanden hat. Wo man verfolgt wurde. – Wo man ausgegrenzt wurde. – Man musste in die man musste in dieser Zeit musste man ein Doppelleben führen. Und das ist nicht schön. – Ne, wenn man nur abends ab ph_h – Feierabend sagen kann, eben bin ich der *Vorname des Probanden*. – Die andere, die andere Zeiten äh da ist man nicht der *Vorname des Probanden*. Da ist man jemand anderes." (H10/102)

Eindeutigkeiten in der Interaktions- und Handlungsweise auszuweichen, bspw. durch Vermeiden von Symboliken, die im Zusammenhang mit homosexuellen Lebensweisen stehen, oder sich **passiv** in bestimmten Situationen zu **verhalten**, können ebenso zu den bisherigen Strategien der Proband_innen gehören. Ihren Haltungen folgend, dass ihre – homosexualitätenbezogenen – Bedürfnisse und Wünsche ihr soziales Umfeld nicht zu tangieren hätten, werden diese auch nicht geäußert. Diese Interaktions- und Handlungsweisen können auf sozialstrukturelle, also habituelle Gründe[163] zurückzuführen sein und gleichzeitig eng mit einem Stigma-Management hinsichtlich der Homosexualität verbunden sein. Ein Teil der Proband_innen machte bspw. zeitlebens die Erfahrung, aufgrund verschiedener Stigmata, insbesondere der Homosexualität, diskriminiert zu werden. Diese Erfahrungen beschädigten ihre homosexuelle Identität nachhaltig, womit eine fast ausschließlich versteckte Lebensweise ihrer Homosexualität einherging. Sie erleben sich einsam als Leidtragender der gesellschaftlichen und schicksalhaften Umstände, wie ein Opfer, dem es nicht vergönnt war und ist, seine homosexuelle Identität für sich positiv und lebensbejahend gestalten zu können (H8/70; P_H8/39). Das **Unterlassen der Bedürfnisäußerung** spezifischer Bedürfnisse ist Teil ihres Identitäts- und Stigma-Managements der Proband_innen. Jedoch bleibt offen, ob und inwieweit das teils jahrzehntelange Management der verschiedenen Stigmata dazu führte, dass sie eine Erfüllung ihrer persönlichen psychosozialen Bedürfnisse weder an zwischenmenschlichen Begegnungen noch von ihrem sozialen Umfeld in der Pflegesituation erwarten und in Folge nicht äußern. Eine solche Bedürfnisäußerung hätte eventuell eine wechselseitige Anerkennung in Form der sozialen Wertschätzung und Integration befördern können.

Das bisherige Identitäts- und Stigma-Management kann auch beinhalten, sich von körperlicher Homosexualität, von anderen Homosexuellen und ihren Identitätskonstruktionen abzugrenzen bzw. sich und/oder andere moralisch abzuwerten. Gleichzeitig wird ein Gegenentwurf gelebt, der das gleichgeschlechtliche Begehren in ein homoästhetisches, platonisches soziales Beziehungs- und Freundschaftsmuster kleidet und sich nach außen nicht als eindeutig homosexuell offenbart. Das Geistige (Kultur, Ästhetik, Spiritualität) wird positiv konnotiert und vom Körperlichen (körperliche Sexualität, Schwulenszene) getrennt. So etwa führt ein verdeckt lebender Proband seit Jahren eine platonische Männerbeziehung mit einem bisexuellen Mann und verzichtet auf körperliche Sexualität (M5/105, 129, 131). Insofern Partner_innenschaften noch bestehen, werden diese von den Proband_innen ebenfalls geheim gehalten, sodass sie offiziell nicht als Homosexuelle zu erkennen sind.

---

163 Eine Habitusanalyse entspricht nicht dem theoretischen Rahmen, ist also nicht Bestandteil der vorliegenden Forschungsarbeit. Der Hinweis dient vielmehr für weiterführende Forschungen.

5.3.8.3 Bisherige Umweltreaktionen

Ein Teil jener Pflegebedürftigen, die bisher in den verschiedenen Bereichen ihres Lebens ihre homosexuelle Lebensweise geheim hielten und keine negativen Reaktionen ihres Umfelds daraufhin erfuhren, interpretieren das für sich als **Bestätigung** der Strategie. Ein Proband führt hierzu seine geschlossene Umgangsweise im Berufsleben beispielhaft an, wo er außer einem Buschfunk nichts Diskriminierendes für sich feststellte: „... und_und mit den Kollegen weiter keine Probleme hatte [I: mhm] so, ich habe mir ja nie was merken lassen irgendwie." (M8/45) Ganz anders verhält es sich da für jene Pflegebedürftige, die aufgrund ihrer Homosexualität inzwischen – teils mehrfach – von Diskriminierungen und Stigmatisierungen in unterschiedlichen Bereichen des gesellschaftlichen Lebens betroffen waren. Hier sind es eben die negativen Erfahrungen mit der Umwelt und ein angestrebter weitreichender Schutz und die Sicherheit davor, weshalb sie an ihrer Geheimhaltungsstrategie weiterhin festhalten. Bei einem möglichen Bekanntwerden ihrer Homosexualität erwarten sie entsprechend Ablehnung zu erfahren, wodurch sie ihre Existenz umfänglich bedroht sehen. Folgendes Beispiel zeigt auf, wie die **Diskriminierungserfahrungen** verschiedene Ängste eines Probanden befeuerten. Aufgrund der für ihn alltagspräsenten staatlichen Strafverfolgung des Paragrafen 175 StGB verinnerlichte der Proband sein Schutzverhalten der Anpassung und sozialen Zurückhaltung als Überlebensstrategie. Bereits als Jugendlicher und später als Erwachsener machte er die Erfahrung, von anderen Personen in Bereichen der existentiellen Abhängigkeit geoutet zu werden, nämlich in der Nachbar_innenschaft, der Familie und an mehreren Arbeitsstellen. Das Fremddouting hatte Konsequenzen einer erhöhten sozialen Kontrolle durch die Eltern, einer öffentlichen Diffamierung und Diskriminierung am Arbeitsplatz. Das verfestigte die Ängste vor Diskriminierungen und vor Entdeckung seiner Homosexualität (H8/41, 70, 89–90, P_H8/38–39).

> „... ich bin ja noch äh_m sozusagen_ äh groß geworden in einer Zeit, als es verboten war. Und äh dadurch hatte ich auch vie_l äh Mobbing am Arbeitsplatz. [...] Außerdem war ich äh_ ähm_m_m wussten meine Eltern_ durch irgendeinen Umstand Beschei_d. Und da taten natürlich nun alles, um zu verhindern, dass ich jemanden kennenlernte." (H8/89–90)

5.3.8.4 Haltungen, spezifische Bedürfnisse und Erwartungen an die Altenpflege

Der bisherige identitätsbezogene Erfahrungsrahmen in den verschiedenen Lebensbereichen und das Verheimlichen der homosexuellen Identitätskonstruktionen und der einhergehenden spezifischen Bedürfnisse sind mit entsprechenden Erwartungshaltungen der Proband_innen an die Altenpflege verknüpft, woraus sich ihr weiteres Inter-/Agieren in der Pflege prototypisch ergibt. So lässt sich unter den Proband_innen mit einer weitgehenden Geheimhaltungsstrategie eine Erwartung an psychosoziale, leibliche Kompetenzen und an eine Aufgabenzuschreibung der Pflegenden hierfür nicht finden. Entsprechend ihrer **körperorientierten Haltung** äußern sie ihre Wünsche und Bedürfnisse vorwiegend gegenüber der Pflege, wenn diese sich auf Ernährung, Körperpflege, Hygiene und Heilbehandlung bezieht, und im Rahmen der zugeschriebenen und tatsächlichen Aufgabenbereiche und Erfüllungsmöglichkeiten der Pflege liegen (H8/26, 28). Eine solche Haltung, Pflegetätigkeiten als körperorientiertes Handwerk zu sehen und **sich** gegenüber der Altenpflegestruktur in der stationären Altenpflege zu **fügen**, kommt einer fatalistischen Hinnahme gleich: „… ich nehme das so hin, wie es wie es hier kommt. Also m_hm ich habe wenig_ ähm – w_w ich habe wenig Wünsche. [...] Und und u_nd äh_m_ sonst habe ich eigentlich keine großen Wünsche. Also zumindestens ist es so, dass man mir nichts ablehnt." (H8/26) Aus einer solchen, gleichwohl bescheiden anmutenden Haltung heraus scheint den Proband_innen nur zu gelingen, Wünsche und Bedürfnisse zu formulieren, die offiziell als solche der Aufgabenerfüllung der Pflege zugeschrieben werden und gleichfalls als notwendig erachtet werden. Diese Haltung prägt entsprechend auch das Rollenverständnis dieser Proband_innen. Eine eher **passive**, sich zurücknehmende und unterordnende **Selbstpositionierung** in der asymmetrischen Hierarchie von Pflegebedürftigen gegenüber Pflegenden und innerhalb der institutionellen Machtstruktur wird beispielhaft daran deutlich, dass sich die Proband_innen andere Bedürfnisse gegenüber den Pflegenden nicht zugestehen und anscheinend teils durchgängig nicht artikulieren. Von einem Heimbewohner werden bspw. die Bedürfnisse abgeschwächt als „Wünsche" bezeichnet, auf deren Erfüllung er keinen wirklichen Anspruch zu haben scheint. So mag auch nicht verwundern, dass die Proband_innen mit einer solchen Haltung im Vorfeld und im Prozess ihrer Pflegebedürftigkeit bei der Auswahl ihrer jeweiligen Pflegesettings anscheinend verhältnismäßig wenig Handlungsfähigkeit und Wirkmächtigkeit (sog. *Agency*) sowie Interesse aufbringen, ob die ambulante oder die stationäre Pflegeinstitution den individuellen Bedürfnissen entspricht (H8/19).

Ihrem Selbstbild entsprechend erwarten die Proband_innen außer einer implizierten Diskriminierungsfreiheit als homosexueller Mensch (H8/6) keine weitere oder besondere Berücksichtigung ihrer spezifischen Bedürfnisse in der Altenpflege. Das impliziert jedoch eine Erwartung, dass ihrem bisherigen Gefühl und der Vorstellung ihrer angepassten „Normalität" entsprochen werden soll (M4/154). So werden von ihnen eher allgemeine Erwartungen bzw. Wünsche nach höherem Zeitumfang für die Pflegenden geäußert (M5/105). Gleichzeitig bestehen von ihrer Seite durchaus große **Befürchtungen vor Diskriminierungen** durch ihr Pflegeumfeld bei einem möglichen Bekanntwerden ihrer Homosexualität, insbesondere durch gleichaltrigen Mitbewohner_innen, denen eine antihomosexuelle Haltung zugeschrieben wird (H8/49).

Für einen Teil der Proband_innen, die bisher weitgehend oder völlig ihre homosexuelle Lebensweise gegenüber ihrem sozialen Umfeld verheimlicht haben, nehmen die **sexuellen Bedürfnisse** und deren Realisierung bisher keine besondere Bedeutung ein (bspw. Proband M5). Für andere von ihnen jedoch durchaus. Entweder erfüllten Letztere sich ihre sexuellen Bedürfnisse vor der Pflegebedürftigkeit oder vor dem Heimeinzug im Rahmen ihrer jeweiligen Partner_innenschaften, die ebenfalls im System der Verheimlichung eingebunden waren (G6/51, 169). Oder sie befriedigten sich selbst (H8/77) oder führten ausschließlich geheim gehaltene Sexualbeziehungen. So berichtet bspw. ein zeitlebens weitgehend geschlossen homosexuell lebender Proband von seiner früheren geheimen und langjährigen sexuellen Beziehung zu einem verheirateten Mann (H8/42). Es scheinen sich verschiedene Faktoren zu überschneiden, sodass sich die interviewten, weitgehend verdeckt lebenden Proband_innen weder ein sexuelles Leben ermöglichen noch seine Ermöglichung gegenüber der Altenpflege einfordern können. Hierzu zählen nicht etwa allein körperliche Einschränkungen, eine teils geringe Selbstakzeptanz der Homosexualität oder eine teils grundsätzliche Ablehnung und Abwertung körperlicher Sexualität. Ein Teil der (weitgehend) geschlossen homosexuell lebenden Proband_innen verortet die Erfüllung sexueller Bedürfnisse für sich ausschließlich in einer Partner_innenschaft. Fehlt eine solche, so werden sexuelle Bedürfnisse nicht gelebt. Es kommen auch **Haltungen** jener Proband_innen zum Tragen, die einen tabuisierten Umgang vor sich selbst mit **sexuellen Bedürfnissen** aufgrund eines fortgeschrittenen Alters (H8/49), aufgrund einer höheren Bedeutsamkeit einer zwischenmenschlichen platonischen Beziehung (M5/129) oder aufgrund des Verlusts der Reproduktionsfähigkeit begründen. So hat bspw. eine lesbische Probandin für sich die weibliche Sexualität als Reproduktionsleistung mit einem heteronormativen Familienmodell verinnerlicht. Weil sie dieses nicht erbringen kann, fühlt sie sich in der „Vorstufe" eines „sexuellen Neutrums" (G3/44). Dennoch gesteht sie sich ein Bedürfnis nach lesbischer Geborgenheit und eventuell nach sexuellem Austausch ein, wenngleich sie nicht aktiv wird, dieses für sich in ihrer Lebensphase der Pflegebedürftigkeit umzusetzen, aus Angst vor zwischenmenschlichen Enttäuschungen (G3/44). Aus den beschriebenen Haltungen heraus resultieren seitens der Proband_innen auch **keine Erwartungen** an die Altenpflege, den sexuellen Bedürfnisbereich in irgendeiner Form zu berücksichtigen.

Hinsichtlich der **Bedürfnisse und Erwartungen** an eine **geschlechtsgewünschte Pflege** der Proband_innen, die bisher in langen Zeitphasen bis in die Pflegebedürftigkeit hinein einen geschlossenen Umgang mit ihrer Homosexualität verfolgten oder dauerhaft nach wie vor verfolgen, lässt sich feststellen, dass beide Geschlechter das Bedürfnis nach geschlechtsgleicher (Körper-)Pflege und keine Präferenzen in Bezug auf die sexuelle Orientierung der Pflegenden haben. Es offenbart sich jedoch ein Geschlechterunterschied in der Ausprägung der Erwartungshaltung und im Umgang mit diesbezüglichen Bedürfnissen. So erwarten die versteckt lesbisch lebenden Probandinnen ausnahmslos die Erfüllung einer geschlechtsgleichen Versorgung in der Altenpflege (G4/123), wohingegen die Männer eine solche Erwartung nicht haben bzw. nicht äußern (M5/141–145), um nicht Gefahr zu laufen, sich zu outen.[164]

---

164 Ergänzungen zu möglichen Hintergründen dieser vordergründig als Widerspruch erscheinenden Aussage werden in Kapitel 5.3.9.9 erläutert.

Aufgrund eines geringen Gruppenzugehörigkeitsgefühls der geschlossen homosexuell lebenden Proband_innen (M5/91) oder aus Angst vor Entdeckungen (G6/51) bestehen auch keine expliziten Wünsche oder Bedürfnisse oder sie werden sich nicht zugestanden, **spezifische soziale Kontakte oder Freizeitangebote** zu suchen. Selbst wenn eine solche spezifische Bedürfnislage besteht, unterliegt sie der Strategie der Geheimhaltung gegenüber der Altenpflege (G6/51, 71).

5.3.8.5 Identitätskonstruktionen von schwulen HIV-positiven Pflegebedürftigen mit einem geschlossenen Umgang

Die Identitätskonstruktionen der HIV-positiven Pflegebedürftigen, die ihre Infektion bisher weitgehend gegenüber ihrem (Pflege-)Umfeld geheim halten, zeichnen sich dadurch aus, dass sie ebenfalls bisher **einen völlig bis weitgehenden geschlossenen Umgang mit der eigenen Homosexualität** in ihren Lebensbereichen praktizieren. Das heißt, die Identitätskonstruktionen der interviewten Probanden mit einer geschlossenen Umgangsweise zur Homosexualität unterliegen aus medizinisch-pflegerischen Gründen einer Zwangslage hin zum teiloffenen und trotzdem weitgehend geschlossenen Umgang mit der HIV-Infektion gegenüber ihrem Pflegeumfeld. Einer Identitätskonstruktion eines weitgehend verdeckten Umgangs mit der eigenen Homosexualität gegenüber dem Umfeld folgt eine entsprechend weitgehend geschlossene Umgangsweise mit der HIV-Infektion im Pflegesetting (M5/40–41).

Ein **fortwährendes Hadern** mit der eigenen HIV-Infektion offenbart sich bspw. über ein offenkundiges Anzweifeln der Diagnose eines Probanden sowie über eine offenkundige Diskrepanz zwischen der von ihm anhaltend negierten körperlichen Sexualität und seiner gerühmten, inzwischen weit vergangenen Sexualpotenz (P_M5/42). Anscheinend hat der Proband nicht allein aufgrund einer verinnerlichten Homophobie, sondern verstärkt durch die spätere HIV-Infektion, eine **ablehnende Haltung** zur körperlichen Sexualität ins **Selbstbild** übernommen. Das Negieren eines körperlichen Sexuallebens als mittlerweile eingenommene Grundhaltung, sowie ein langjähriger exakt zurückdatierter **Sexualverzicht** deuten auch darauf hin, dass dieser mit dem Zeitpunkt der HIV-Infektion einhergehen könnte (M5/31; P_M5/42). Ein **Hadern** mit der HIV-Infektion und eine Form der **Selbstverleugnung** (gerade in den Anfangszeiten nach der Infektion) können sich auch in Form einer kompletten Verweigerung oder in einer **Non-Adhärenz** einer (über-)lebenswichtigen medikamentösen Behandlung ausdrücken. So berichtet bspw. ein Pflegebedürftiger, dass er nach der Erstdiagnose einige Jahre symptomfrei lebte, und bei Eintritt der ersten Symptome eine Beratungsstelle aufsuchte: „Bin zweimal zur Beratungsstelle und, und ... <u>Tabletten</u> wollte ich nicht nehmen. [...] Und und <u>Datum</u> war dann eine K... fast der ganze Zusammenbruch gewesen." (H9/29) Nach anschließenden Krankenhausbehandlungen findet für eine begrenzte Zeit in seiner Pflegebedürftigkeit noch ein non-adhärentes Verhalten des Probanden statt, das letztlich aufgrund jahrelanger sozialarbeiterischer und pflegerischer Begleitung in eine Selbstakzeptanz und eine Adhärenz mündet:

"... also äh Medikamente. Das war bewusst. Damals war das die erste Zeit ja auch noch nicht. Da habe ich die erst die ersten eineinhalb Jahre – mit den neuen Medikamenten – in der Schublade gesammelt oder in die Toilette geschmissen. [...] Ja und dann habe ich – Krampfanfall gekriegt. Ja, dann war ich drei Jahr drei Jahre [...] im Krankenhaus. [...] Und danach ... Na, heute ist mir das alles – bewusst und so. Von daher ist – Lebenssituation." (H9/92)

Ob enge Freund_innenschaften und Bekanntschaften als soziale Ressourcen bestehen, ob diese in die HIV-Infektion eingeweiht sind und welchen Einfluss ein solches Umfeld auf den eigenen Umgang mit der eigenen HIV-Infektion nimmt, bleibt aufgrund der Datenlage bei den vorwiegend verdeckt lebenden HIV-positiven Probanden offen.

Das Stigma einer HIV-Infektion kann zur Intersektionalität der Pflegebedürftigen beitragen. In dem Zusammenhang stehende **Selbststigmatisierungen** aufgrund der HIV-Infektion können Ausdruck entsprechender Identitätskonstruktionen sein, mit der eigenen HIV-Infektion gegenüber dem Pflegeumfeld entweder weitgehend geschlossen oder teiloffen umzugehen.[165]

Zusammengefasst für die Kapitel der idealtypisch dargestellten homosexuellen Identitätskonstruktionen mit einem geschlossenen Umgang lässt sich festhalten: Ein Prozess der homosexuellen Identitätskonstruktion in allen Lebensbereichen ist erschwert, wenn nicht sogar verhindert, wenn Missachtungen und Ablehnungen von Homosexualitäten erfahren und erwartet werden. Fehlende Referenzrahmen der Anerkennung von Homosexualitäten tragen zur (Re-)produktion von Identitätskonstruktionen bei, die einen (weitgehend) geschlossenen Umgang mit der homosexuellen Lebensweise praktizieren. Die Nicht-Anerkennung von Homosexualitäten umschließt auch Ablehnungen körperlicher Sexualität und im Falle einer HIV-Infektion die Ablehnung einer solchen und der betreffenden Personen, weshalb Geheimhaltung und Vermeidung stattfinden. Bestimmte Zeit- und Generationseffekte, fehlende anerkennende soziale Ressourcen und Umgebungseinflüsse tragen zu Verletzungen der physischen und sozialen Integrität der Homosexuellen bei. Wenn keine Kompensationen möglich werden, ist das Individuum auf sich selbst zurückgeworfen und erwartet in Folge als homosexueller Mensch auch keine oder nur eine geringe Solidarität. Dementsprechend sind die Bedürfnisse und Erwartungshaltungen der Pflegebedürftigen mit einer solchen Identitätskonstruktion und Umgangsweise ihrer Homosexualitäten an die Altenpflege gering und fokussieren auf den Schutz und die Sicherheit.

5.3.9 Geschlossener Umgang mit der eigenen Homosexualität im Pflegesetting

Von den interviewten pflegebedürftigen lesbischen Frauen und schwulen Männern lebt niemand einen gänzlich geschlossenen Bewusstheitskontext in der Altenpfle-

---

165 Ein Beispiel hierzu wird in Kapitel 5.3.7.11 ausgeführt.

ge. Wie bereits erwähnt, bestand mindestens gegenüber der/dem Interviewer/in, meist jedoch auch gegenüber einer dritten Kontaktperson eine partielle Offenheit. Es kann vermutet werden, dass Homosexuelle mit einem gänzlich geschlossenen Bewusstheitskontext in ihrem Identitäts- und Stigma-Management keine Symboliken oder andere Hinweise geben, die auf ihre Homosexualität hinweisen. Nur ein pflegebedürftiger schwuler Interviewproband lebt einen fast gänzlich geschlossenen Bewusstheitskontext insbesondere gegenüber seinem Pflegeumfeld, sodass sich dieses Identitäts- und Stigma-Management einem geschlossenen Umgang mit der eigenen Homosexualität zuordnen lässt. Seine neuerlich soziale Betreuung durch eine Einrichtung der AIDS-Hilfe und sein früheres langjähriges Zusammenwohnen mit einem Mann könnten jedoch aufseiten des Pflegepersonals auf einen Bewusstheitskontext der Vermutung hindeuten.

Eine **geschlossene Umgangsweise** mit der eigenen Homosexualität in der Altenpflege kennzeichnet sich bei den interviewten Pflegebedürftigen durch nachfolgende Handlungsweisen, die anschließend ausgeführt werden: Verschlossenheit als Ausdruck der eigenen Normalität; Verheimlichen der eigenen Homosexualität; Verleugnen und Täuschen über die homosexuelle Lebensweise; Vermeiden von Symboliken und Signalen; Vermeiden des leiblichen Kommunizierens der homosexuellen Lebensweise; oder homosexualitätenbezogene Bedürfnisse verschweigen und nicht leben; oder (weitgehend) geschlossener Umgang mit einer ggf. vorliegenden HIV-Infektion.

5.3.9.1 Verschlossenheit als Ausdruck der eigenen Normalität

Für einen Teil der Pflegebedürftigen besteht zur eigenen Homosexualität ein **negatives Selbstbild**, er hat das gesellschaftliche Stigma zur homosexuellen Lebensweise als einen persönlichen Makel verinnerlicht. Das völlige Verheimlichen ihrer Homosexualität gegenüber dem Pflegeumfeld ist für diese Proband_innen ein **Ausdruck der eigenen Normalität**. Dabei antizipieren sie eine mögliche oder konkrete Nicht-Anerkennung der eigenen Homosexualität im Pflegeumfeld. Wie selbstverständlich praktizieren sie eine geschlossene Umgangsweise zum **Selbstschutz**. Aus diesen Gründen verheimlicht bspw. ein Heimbewohner seine Homosexualität gegenüber den Mitbewohner_innen:

> „... die Patienten wissen es nicht. Und die möchten es auch nicht wissen. [...] Äh wir haben ältere Herren und man weiß nicht, wie die reagieren würden. [I: Ja_.] Weil die ja noch äh_ die Zeiten anders kennen. Ne? Wo_ wo das nicht so besonders war." (H8/49)

Die Geheimhaltung dient den Pflegebedürftigen ebenso dazu, sich durch ein weitgehendes Unterlassen eines *doing homosexuality* in ihren homosexuellen Identitätskonstruktionen, welche durch ihr gleichgeschlechtliches Begehren durchaus geprägt sind, zu bestätigen. Ein Teil der Pflegebedürftigen beweist sich und der Umwelt, dass sie sich vom Makel der Homosexualität vermeintlich abheben, indem sie weitgehend einer erwarteten heteronormativen Verhaltensweise entsprechen und ihr gleichgeschlechtliches Begehren verstecken. Sie bemühen sich, in ihrer

Lebensführung als „normal" im Sinne der Gesellschaftskonformität zu gelten. Ein interviewter Pflegebedürftiger hat bspw. ein Selbst- und Fremdbild von sich, als „normaler" Mann vom Pflegeumfeld wahrgenommen zu werden (M5/39–41), weil er bemüht ist, keinen Anlass zu geben, als homosexuell zu gelten. Er tarnt seine Männerfreundschaft, unterhält keine Lebensbezüge zur schwulen Szene oder Ähnliches: „Ich lebe nicht in der Welt, also ich weiß es nicht. [I: mhm] – Ich habe immer in einer sogenannten normalen Welt gelebt. – [I: mhm] Ich bin nie in ein Lokal gegangen." (M5/91) Die eigene homosexuelle Lebensweise und Biografie zurückzustellen, entspricht auch der **Lebenseinstellung** eines Probanden bei einer eventuellen Heimversorgung: „Muss ich doch nicht das noch aus_leben und_und alle Welt wissen lassen, hier – [I: Ja.] Da benehm ich mich als normaler Mensch und lass mir helfen, wenn es sein muss, und_und nehme das gerne an." (M4/152–154). Die Lebenseinstellung deutet auf gewohnte Handlungsmuster hin, aus verinnerlichter Angst („was passiert, wenn") sich nicht erkennen zu geben.

5.3.9.2 Verheimlichen der eigenen Homosexualität

Ein Teil der Pflegebedürftigen informiert niemanden im Pflegeumfeld über die eigene Homosexualität, d. h. die homosexuelle Lebensweise wird **proaktiv** gegenüber anderen Menschen **verschwiegen**, unabhängig davon, um welche Situationen, Personen, Gruppen oder Bedürfnisbereiche es sich dabei handelt. Das begründet sich darin, sich nicht als homosexueller Mensch anerkannt zu fühlen bzw. zu wissen und zugleich den Status der personalen und sozialen Integrität allgemein als Person nicht zu gefährden. Schließlich garantiert(e) diese Lebenspraxis ein Überleben in der Gesellschaft, indem die Geheimhaltung weitgehend vor befürchteten Anfeindungen und Verfolgungen schützt und eigene Scham- und Schuldgefühle, homosexuell zu sein, nicht offenbart (G6/51).

Frühere Diskriminierungserfahrungen befeuern sowohl **Ängste** vor Entdeckung als auch das **Bedürfnis nach Sicherheit** und **nach Anonymität** als homosexueller Mensch im Pflegesetting. Wie bereits erwähnt, lebt ein Heimbewohner komplett verdeckt im Heim. Als er vom Interviewer darauf hingewiesen wird, dass die Einwilligungserklärung zum Interview in der Schublade auch von anderen gelesen werden könnte, scheint der Proband in Panik zu geraten und beruhigt sich erst, als der dem Interview beiwohnende schwule Seniorenberater ihm zusichert, die Einwilligung für ihn aufzubewahren (P_M5/46). Auch im Interview selbst wird von den Pflegebedürftigen die Anonymität im Erzählen beibehalten. So werden bspw. nahestehende Personen oder Örtlichkeiten nicht beim Namen genannt, sondern umschrieben (M5/33, 47). Wie tief die Angst vor der früheren Strafverfolgung und gesellschaftlichen Ausgrenzung sitzen kann, zeigt sogar ein Beispiel eines anderen schwulen Pflegebedürftigen, der vor und während der Pflegebedürftigkeit im sozialen (Pflege-)Umfeld komplett offen lebt. Am Ende des Interviews flammt die Angst vor unkontrolliertem Fremdouting auf, dass er aufgrund des offenen Erzählens über sein homosexuelles Leben im Interview von der unbestimmten Öffentlichkeit Diskriminierungen erfahren könnte und ins Gefängnis käme. Die nochmalige mündliche Zusicherung der Anonymitätswahrung sowie die Versicherung, dass heutzutage niemand mehr aufgrund der Homosexualität in Deutschland strafverfolgt werde, konnten die konkreten Ängste wieder auflösen (P_H12/44).

Wie einige der Interviews mit den Pflegefachkräften vorwiegend aus dem stationären Altenpflegebereich zeigen, nehmen diese ebenfalls Atmosphären in den Wohnbereichen wahr, wo über „Getuschel und Getratsche" (MS2/49) offene Verdächtigungen über die Homosexualitäten bestimmter Bewohner_innen zirkulieren. Gleichzeitig werden von den Pflegenden Ängste vor Diskriminierungen bei den betroffenen homosexuellen – zumeist weitgehend oder unausgesprochen völlig versteckt lebenden – Pflegebedürftigen beobachtet, die **unausgesprochen Schutz und zwischenmenschliche Nähe** bei den Pflegenden suchen: „... also, haben das Bedürfnis so xxx gerade auch mit Pflegekräften, weil sie natürlich auch viel Angst haben, vor den anderen Bewohnern, ohm da könnte was passieren, also dass da jemand redet und [I: Ja] ähm – da könnte es Ärger geben." (MS2/63) Die Pflegenden berichten teils von **homophoben Atmosphären und Haltungen** der gleichaltrigen Heimbewohner_innen, die sich sowohl in Alltagskonversationen wie auch in konkreten Situationen gegenüber bestimmten Bewohner_innen, die weitgehend versteckt leben und doch **als homosexuell verdächtigt** werden, sich Bahn brechen: „... weil die Bewohner sind sehr heftig untereinander, im Sinne von: ‚Du bist doch nicht schwul, oder was.' Oft hört man: ‚Haben sie dich vergessen, früher, bei den Nazis? Haben sie dich vergessen?'" (MS5/117)

Das Verschweigen der homosexuellen Identitätskonstruktion im Pflegesetting kann sich auch in der Interaktion als **Strategie des Ausweichens** bemerkbar machen. So wird die Thematik der Homosexualitäten proaktiv im Gespräch mit anderen Personen im Pflegeumfeld gemieden, wie es ein Heimbewohner für sich in der Konversation mit Mitbewohner_innen beschreibt: „Äh, da ist, da – ist es überhaupt kein Thema. Das ist ... Liegt aber auch daran, – dass ich dieses Thema – äh, nicht bringe. – Ich_ich weiche dem auch aus." (H15/102) Durch bestehende Unsicherheiten und fehlendes Vertrauen in die zwischenmenschlichen (Pflege-)Beziehungen im Pflegeumfeld fühlen sich die Pflegebedürftigen bestärkt, ihre Homosexualität geheim zu halten: „So eng war das Verhältnis nicht. Ich hatte mich beim Pflegedienst nicht äh, geoutet, nein." (H15/239) Auch bei Thematisierungen oder sogar Stigmatisierungen von Homosexualitäten durch das Pflegeumfeld schweigen die Pflegebedürftigen, um ihre Geheimhaltung nicht zu gefährden. Schweigen bedeutet in der Konsequenz für sie zwar, Konfrontation zu vermeiden, aber auch, offizielle Solidarität seitens der Gruppe der Homosexuellen nicht einfordern zu können. Gleichwohl empfinden sie einen **inneren Stress**, diese **Ambivalenz** auszuhalten und die Situation zu erdulden. Selbst ein Erdulden oder eine Rebellion wird innerlich unterdrückt, wie es das Beispiel eines im Betreuten Wohnen verdeckt lebenden Probanden zeigt:

„... wie auch mein Tischbar_nachbar neulich mal von nicht von Hinterladern gesprochen hat, oder so. [I: Ja] Also wenn ich so was höre, könnte ich innerlich wütend werden. [I: Ja] Diese Klischees, die da noch herrschen. [I: Ja] Aber ich habe dann das überhört, dazu geschwiegen. [I: Ja] Aber solche Äußerungen kann man schon hören." (M8/129)

Andere Pflegebedürftige praktizieren die Strategie des Verschweigens ihrer Homosexualität, weil sie eine ablehnende oder verständnislose Haltung aufgrund religiöser oder kultureller Wertvorstellungen ihres Pflegeumfelds erwarten. Teils bestehen bei den Pflegebedürftigen einhergehende **Diskriminierungsbefürchtungen** (M10/58), teils **Rücksichtnahmen** gegenüber den vermeintlichen oder tatsächlichen religiös-kulturellen Werten. So hält bspw. eine Pflegebedürftige ihre Homosexualität aufgrund von Zuschreibungen gegenüber dem konfessionellen Pflegedienst geheim, um sowohl einen zwischenmenschlichen Konflikt als auch einen Gewissenskonflikt der Pflegenden zu vermeiden. Da dieser Pflegedienst ihr garantieren kann, dass sie als Frau von Frauen gepflegt wird, stellt sie ihr Lesbischsein zugunsten einer geschlechtsgewünschten Pflege von sich aus zurück: „Ich werde ihr nicht sagen, dass ich lesbisch bin, weil das ist für sie vielleicht ein bisschen jenseits ihres Horizonts." (G4/120)

5.3.9.3 Verheimlichen der eigenen Homosexualität durch Vermeiden von Selbstbezeichnungen

Einige Pflegebedürftige verwenden für sich keine Selbstbezeichnungen im Pflegesetting, insbesondere **keine kategorialen Begrifflichkeiten**, da sie ihrem Selbstverständnis nicht entsprechen und/oder sie sich darüber nicht darstellen wollen. Mit dem **Verzicht auf Selbstbezeichnungen** rückversichern sie ihre entsprechenden (homosexuellen) Identitätskonstruktionen, indem sie sie in ihren Interaktionen mit dem Pflegeumfeld nicht sichtbar werden lassen. Dabei handelt es sich um Identitätskonstruktionen, die teils aufgrund ihrer biografischen Verläufe wenig Selbstvertrauen sowie Selbstachtung als homosexuelle Menschen aufbauen konnten. Sie besitzen eine wenig ausgeprägte Gruppenzugehörigkeit und halten ihre Homosexualitäten gegenüber ihrem (Pflege-)Umfeld verschlossen. Allenfalls verwenden sie im geschützten interaktiven Raum, wie dem Interview, Umschreibungen ihrer homosexuellen Lebensweise.

Ein Heimbewohner vermeidet jegliche kategorialen Begrifflichkeiten und Selbstbezeichnungen sogar im Interview, aus der seine homosexuelle Lebensweise geschlossen werden könnte. Er umschreibt semantisch und kontextuell, dass er als Mann Männer liebt (M5/31, 33; M5/Biografiebogen), was kongruent mit seinem Stigma-Management einer vorwiegend versteckten Lebensweise einhergeht.

5.3.9.4 Verleugnen und Täuschen über die homosexuelle Lebensweise

Sich als homosexueller Mensch in der Gesellschaft und übertragen im Pflegeumfeld nicht anerkannt zu fühlen bzw. zu sein und einhergehende Missachtungsformen zu erwarten, bedeutet für einige Pflegebedürftige, dass sie eventuelle Rückschlüsse auf sich proaktiv und/oder offensiv verhindern. Sie **verleugnen** ihre homosexuelle Lebensweise, führen ein Doppelleben und/oder täuschen ihre Umgebung über sich. So berichtet eine interviewte Pflegefachkraft von einem verdeckt lebenden älteren Männerpaar in der stationären Altenpflege, das beim Küssen beobachtet wurde und in Folge aus ihrem Selbstverständnis und biografischen Werdegang heraus die Behauptung ablehnt, sie seien deswegen bereits „homosexuell" (MS3/95). Dieses Schutzverhalten dient der Vermeidung des Sichtbarwerdens der eigenen Homosexualität. Mit dem Täuschen und Verleugnen geht eine Erwartungshaltung und permanente Selbstkontrolle einher, sich nicht eindeutig, stereotyp oder zweifelhaft zu verhalten, um nicht die Vermutung über die eigene Homosexualität im Umfeld entstehen zu lassen (G6/51). Dies beinhaltet auch eine gewisse Strenge in der Lebensführung. Die eigene Homosexualität erhält von den Pflegebedürftigen nur im vermeintlichen Freiraum des Verstecks ihre zugewiesene Berechtigung und Entfaltung. Als Antrieb für diese Handlungsweise werden die Ängste vor Diskriminierung und Entdeckung angeführt. Es ist nicht nur eine proaktive, sondern auch reaktive Strategie, um sich zu schützen. Beispielhaft hierfür sei der bereits zitierte Heimbewohner angeführt. Er führt eine langjährige platonische Freundschaft zu einem Mann, mit dem er vor dem Heimeinzug zusammenwohnte. Der praktizierte Sprachstil des Probanden weist auf eine schützende **Anonymisierung** hin, um Rückschlüsse nur für Eingeweihte und im Kontext zu ermöglichen. Der Freund wird bspw. vom Probanden im Interview zwar als Beziehungspartner umschrieben, jedoch nicht als solcher konkret tituliert, sondern über persönliche Funktionsbeschreibungen wie über das frühere Mietverhältnis oder dessen Berufsbezeichnung in der Interaktion in einer eher entfernten Beziehungskonstellation benannt (M5/36–37). Im Heim erhält der Proband somit wöchentlich von seinem ehemaligen „Mieter" bzw. „Vermieter" Besuch (M5/33, 129). Als offizieller Grund wird hierfür das gemeinsame Kultur- und Kunstinteresse angegeben, weswegen im Heim der „Vermieter" eher als ein Gesellschafter eingeführt und ihre Beziehung, als eine Freundschaft dargestellt wird, um keine Vermutung auf eine homosexuelle (bzw. im Falle des Freundes bisexuelle (M5/129)) Lebensweise aufkommen zu lassen: „Wir leben äh Freunde – äh kulturmäßig. [...] Was die Leute in meinem Rücken sagen, weiß ich nicht." (M5/49) Der Heimbewohner schreibt seinen Geheimhaltungsstrategien zu, dass er dadurch bisher auch keine positiven wie negativen Reaktionen des Pflegeumfelds erfahren hat, worüber er sehr erleichtert ist. Eventuelle Befürchtungen vor Diskriminierungen und die Trauer, nicht seine gewohnte Lebenskonstellation im Alltag für sich fortführen zu können, **belasten** ihn jedoch. Auf die Frage nach der Bedeutsamkeit von Offenheit seiner homosexuellen Lebensweise, wünscht er sich eine Demaskierung im Heim. Die **Maskierung** im Heim gibt ihm das Gefühl der Unfreiheit. Er verstellt sich alltäglich bzw. versteckt sich hinter einer heteronormativen Maske, die er bereits kennt. Die Maske zu verlieren, stellt für ihn eine unerreichbare Freiheit im Konjunktiv dar, d.h. er sieht für sich keine Perspektive darauf zu verzichten. Individuelle und soziale Ressourcen für ein offenes Leben scheinen kaum vorhanden zu sein (M5/43–45). So führt der Heimbewohner ein **angepasstes Doppelleben**, indem er seiner emotional hoch bewerteten platonischen Männerfreundschaft nicht den offiziellen Rahmen gibt und eine heteronormative Fassadenhaltung aufrechterhält. Die Fassade wird nach außen gelebt und, wie sich im Verlauf des Interviews zeigt, verteidigt. Ohne Maske zu leben, bleibt in seinem Wunschdenken klar und realistisch an seine bisherige Lebenswelt gebunden. Demnach würde eine Freiheit ohne Maske bedeuten, das bisherige Leben mit seinem Partner zu Hause in ihrer Wohnung ungestört als Männerfreundschaftspaar (M5/33) fortleben zu können. Die bisherige Wohnung zeichnet sich klar als privater Schutzraum vor der Öffentlichkeit ab, der eine gewisse Freiheit der Ungestörtheit und zudem einen gewohnten Lebensstandard der Versorgung bietet (M5/47).

„[I: Wäre das für Sie wichtig, dass die Menschen wissen, dass Sie Männer lieben, mit denen Sie zusammen sind?] Oh vielleicht, xxx freier. [I: mhm] So muss ich diese Maske tragen. – – [I: Was würden Sie sich vorstellen, wäre ihr Leben ohne Maske?] Mit meinem Mieter (gemeint ist hier der o. g. *Berufsbezeichnung*, bei dem M5 wohnte) zum Beispiel [I: Ja] weiter zu leben. Wir hatten eine sehr schöne Wohnung ..." (M5/44–47)

Für einen anderen verdeckt lebenden Heimbewohner eröffnet sich über das **Nutzen des Internets**, „noch ein bisschen mit der Welt verbunden" (H8/45) zu sein, d. h. es ermöglicht einen virtuellen Raum, den der Proband als **Parallelwelt** zum Leben im Heim nutzen, aufbauen und pflegen kann. Der virtuelle Raum bietet ihm auch die Möglichkeit, sich darin sozial bewegen zu können, ohne Gefahr zu laufen, geoutet zu werden oder sich zu outen. Es böte sogar die Möglichkeit, sich zu outen, da er im virtuellen Raum auch anonym bleiben könnte, ohne Gefahr zu laufen, erkannt zu werden. Im Heim hingegen möchte er bezüglich seiner Homosexualität anonym bleiben (H8/6). Zwar nutzt der Proband das Internet und auch das Telefon, um einen Teil seiner wenigen Kontakte aufrechtzuerhalten, worunter aller Wahrscheinlichkeit nach mindestens ein Kontakt zu einem homosexuellen „Bekannten" zählt (H8/61).

5.3.9.5 *Vermeiden von Symboliken und Signalen*

Wenn die Verwendung von Symboliken und Signalen, die auf Homosexualitäten hindeuten können, unterlassen wird, kann dies bei den interviewten Pflegebedürftigen auf eine Strategie ihres Identitäts- und Stigma-Managements hindeuten, gezielt für andere Menschen in der Altenpflege nicht sichtbar werden zu wollen. Um sich über eindeutige Symbole in ihrer homosexuellen Identitätskonstruktion trotzdem bestätigen zu können und diese für sich zu reproduzieren, werden diese Symbole von den Pflegebedürftigen vor den Augen anderer Personen versteckt. Oder die Pflegebedürftigen machen diese Symbole in der Regel in ihren privaten Räumen gegenüber der Öffentlichkeit, wie etwa gegenüber den Pflegenden, unzugänglich.

Allein auf eindeutige oder latente Symboliken und Signale zu verzichten, bedeutet gleichwohl nicht, dass ein geschlossener Bewusstheitskontext von allen Pflegebedürftigen intendiert ist. Sehr wohl zeigen einige der Proband_innen, die selbstverständlich für sich offen ihre homosexuellen Identitätskonstruktionen im Pflegesetting leben, dass sie nicht überall und jederzeit Symbole verwenden. So lassen sich bei ihnen bspw. teils keine gegenständlichen Symbole in den dem/der Interviewer/-in zugänglichen Räumlichkeiten ambulant sowie stationär finden (P_M6/49; G1/Biografiebogen). Ebenso lassen sich bei ihnen teils durchaus auch unauffällige Kleidungsstile vorfinden (P_G7/22), die nicht in Verbindung mit bestimmten Klischees zu bringen sind. Individuell ästhetisches Empfinden sowie die

Gewissheit, sich anderweitig in der homosexuellen Identitätskonstruktion interaktiv bestätigen zu können, mögen für sie ausschlaggebende Gründe sein.

Ist ein geschlossener Bewusstheitskontext intendiert und leben die Pflegebedürftigen in einer Beziehung, so wird der **Beziehungsstatus**, also eine bestehende Partner_innenschaft, ebenfalls gegenüber dem Pflegeumfeld geheim gehalten. Demnach findet sich auch niemand unter den weitgehend verdeckt lebenden Proband_innen, der für sich das Rechtsinstitut der Eingetragenen Lebenspartner_innenschaft eingegangen ist. **Gesten**, die auf die Partner_innenschaft hindeuten würden, werden in Gegenwart anderer Personen, bspw. Pflegenden, nicht praktiziert. Eindeutige symbolhafte Gesten, die absichtlich im öffentlichen Raum vermieden werden, um sich nicht als homosexuelles Paar zu markieren, finden auch nicht als bewusst gesteuerte Handlung im Privaten statt: „Also, wir sind nie, wie da , so Hand in Hand gegangen. Das haben wir nicht gemacht" (H1/195), so ein Pflegebedürftiger. Aus der Sorge heraus, andere im (Pflege-)Umfeld in ihrer Konvention zu verletzen bzw. sie zu brüskieren, achten bspw. ein Proband und sein pflegebedürftiger Partner im Beisein der Familienangehörigen oder der Pflegenden tunlichst darauf, keine körperlichen zärtlichen Gesten auszutauschen:

> „... das muss ja nicht sein wenn die Leute, wenn die vom Pflegedienst kommen. Das muss man ja nicht praktizieren. [I: mhm] – Das haben das haben wir nie so ... Ich meine das kann ich natürlich auch nicht ... Haben wir – kann man nicht machen, wenn die Frau dabei ist und_und und dann äh Zärtlichkeiten austauscht." (M4/124)

Obwohl Pflegebedürftige, die verdeckt und als Singles leben, nicht in den Zugzwang geraten, ihren Beziehungsstatus verstecken zu müssen, wissen sie gleichwohl darum, dass auch ihr *Single*-Status gegebenenfalls zu verdächtigenden Rückschlüssen im Pflegeumfeld führen kann. So berichtet ein verdeckt lebender Pflegebedürftiger davon, dass, je älter er wurde, der Konventionendruck der Umwelt, wie etwa durch die Nachbar_innen, als Mann doch eine Frau zu heiraten, also ein Doppelleben zu führen, immer größer wurde. Da er alleinstehend blieb, ist ihm bewusst, dass er Anlass für Gerede und zu Spekulationen über seine Homosexualität bot bzw. bietet. Der Proband verweigerte sich trotzdem einer solchen Schein- bzw. Zweckehe, weil er sie im Verlauf meist als unglücklich wahrnahm (P_H8/39).

Damit die eigene Homosexualität gegenüber der Öffentlichkeit und im Pflegeumfeld nicht bekannt wird, praktiziert ein Teil der interviewten Pflegebedürftigen einen **unauffälligen, angepassten** und teils zurückgezogenen **Lebensstil**. Ein Proband betont mehrfach im gesamten Interviewverlauf seine Persönlichkeitseigenschaften und sein daraus folgendes Verhalten seiner fortgeführten Identitätskonstruktion als Homosexueller, als verdeckt lebender Mann zugleich gegenüber anderen Menschen im Allgemeinen und im Pflegeumfeld im Besonderen immer „... höflich. Freundlich. Hilfsbereit" (H8/45) zu sein. Aus diesem beispielhaft angeführten, strategischen Handeln heraus resultiert für diese Proband_innen aus ihrer Sicht, keine negativen, also keine homophoben Reaktionen aus ihrem jeweiligen Umfeld zu erhalten. Sie sind danach bestrebt und sichern sich eine weitgehend harmonische Interaktion, um sich toleriert und im Einklang mit den Pflegenden zu fühlen. Zugleich rückversichern sie sich in der Interaktion, dass jedwedes Verhalten von ihnen auch keinen Anlass für ein situatives Unbehagen in der zwischenmenschlichen Beziehungsgestaltung, wie etwa in der Pflegebeziehung, auslöse (H8/45, 94).

> „Und ich bin von Natur aus höflich und freundlich, so dass ich also äh_ keine Schwierigkeiten habe. Ich komme auch mit den_ mit den Pflegern und mit den Schwestern gut aus. Inwieweit sie wissen, äh dass ich so bin, wie ich bin, das weiß ich nicht." (H8/6)

Entsprechend ihrer Identitätskonstruktionen handelt es sich bei diesem Lebensstil ebenfalls um symbolisiertes Handeln. Das bewusste **Vermeiden eindeutiger oder latenter Symbole**, die auf eine homosexuelle Lebensweise hindeuten könnten, sowie das konkret „Unauffällige" und Konventionelle geraten hier zum Symbol des eigenen Lebensstils. Dieser zeichnet sich vor den Augen verdeckt lebender Pflegebedürftiger durch die Fortführung und die damit einhergehende (Selbst-)Bestätigung eines **konventionellen Normalitätsgefühls** aus. Sich von sichtbaren Lesben und Schwulen und ihrem Verhaltenskodex nach außen hin abzugrenzen und sich zugleich **konfliktvermeidend** zu verhalten, indem hegemoniale Konventionen weitgehend übernommen und nach außen gelebt werden, sind Schutz- und Überlebensstrategien, nicht nur der älteren Proband_innen, wovon sie sich situativ und grundsätzlich Sicherheit, Toleranz und Akzeptanz ihres Pflegeumfelds erwarten. Dementsprechend führt bspw. eine verdeckt lebende Lesbe ihren Lebensstil, „ruhig und diskret" (G6/187) zu leben, aus Angst vor befürchteten Diskriminierungen als Stigma-Management jahrelang im Pflegeheim weiter fort (G6/51, 83). Eine solche normative Anpassungsleistung im Lebensstil erwartet von sich und erbringt auch ein älteres schwules Paar. Diese zeitgebundene Überlebensstrategie bewahrte sie persönlich vor negativen Erfahrungen, wie etwa Buschfunk oder einer direkten Diskriminierung (M4/57, 61). Im Falle einer Pflegeheimunterbringung würde das Paar oder der überlebende Partner sich ebenfalls nicht offen als homosexuell zu erkennen geben. Sie befürchten in einem solchen Fall Ausgrenzung oder negative Bemerkungen vom Pflegeumfeld. So haben sie sich nie verhalten. Sie sehen sich als „normale" Menschen, als solche haben sie sich verhalten, und erwarten, dass sie als genau solche behandelt werden, womit sie sich von offen lebenden Homosexuellen abgrenzen.

> „Da benehm ich mich als normaler Mensch und [...], ich gehe davon aus, dass ich wie ein normaler Mensch da behandelt werde. [...] Verstehen Sie, es gibt ja manchmal so so_so [I: Ja.] Bemerkungen die dann da na ja, der Kerl und so, nicht, nein, habe ich nie, ich hab, so habe ich mich nie, jedenfall nie gegeben, dass jemand da eine Veranlassung zu hat. [I: mhm] – Und da hoffe ich auch mit weiter gut zu fahren." (M4/154–156)

Jene interviewten Pflegebedürftigen, die ihre Homosexualitäten vor ihrem Pflegeumfeld geheim halten, **vermeiden** die Verwendung **gegenständlicher Symboliken**. So lassen sich bspw. bei einem versteckt lebenden Heimbewohner auch keine entsprechenden Symbole **im Wohnraum oder an der Kleidung** bemerken (P_M5/46). Zum Teil besteht keine oder eventuell nur eine geringe Identifikation mit typischen Gegenständen, die bspw. auf eine gesellschaftliche Emanzipation von Lesben oder Schwulen hindeutet. Vielmehr wird die Abgrenzung von den Gruppen durch die Vermeidung solcher Symbole sich selbst gegenüber bestätigend praktiziert. Bestehen jedoch Identifikationen mit solchen Gegenständen, so werden diese vor den Augen anderer Personen, bspw. der Pflegenden versteckt. So verweigert bspw. ein Pflegebedürftiger den Pflegenden des versorgenden Pflegedienstes explizit den Zutritt zu bestimmten Zimmern seiner Wohnung, worin sich nach eigenen Angaben eindeutige Gegenstände befänden, die auf seine homosexuelle Lebensweise hindeuten könnten (M7/55).

5.3.9.6 Vermeiden des leiblichen Kommunizierens der homosexuellen Lebensweise

Jene homosexuellen Pflegebedürftigen, die in der Altenpflege völlig oder weitgehend ihre Homosexualität verheimlichen, **vermeiden** es auch, über die **leibliche Kommunikation als homosexueller Mensch** für das inter-/agierende Pflegeumfeld erfahrbar zu sein, um **nicht** als solcher **wahrnehmbar**, erkannt und verdächtigt zu werden. Leiblich interaktiv nicht als homosexueller Mensch gespürt zu werden, kann auch bedeuten, sich in einer heterosexuellen Vorannahme der Umgebung entsprechend leiblich spüren zu lassen, d. h. **sich heterosexuell vorzutäuschen** oder als neutral und **unauffällig wahrgenommen** zu **werden**. So berichtet bspw. ein verdeckt homosexuell lebender Proband von seiner Wahrnehmung einer heteronormativen Atmosphäre der Zwischenmenschlichkeit unter den Mitbewohner_innen in seiner herkömmlichen Betreuten Wohneinrichtung. Er bemüht sich, entsprechend leiblich unauffällig hinsichtlich seiner Homosexualität von seinem sozialen Umfeld wahrgenommen zu werden:

> „Ich nehme mein Mittagessen ein [I: Ja] und_und wer und ziehe mich sofort eigentlich wieder zurück. [I: Wie wirst du denn als Mann wahrgenommen hier in der Einrichtung?] Ich hoffe verhältnismäßig unauffällig. [...] Ich werde ja, werde mich ja hüten mich hier mich zu outen. [I: Ja] Das geht ja nun wirklich niemanden was an. ((schlägt mit einer Hand auf die Sessellehne)) [...] Es hat mich aber auch noch niemand gefragt, [I: Ja] ob ich ob ich ledig, verheiratet, geschieden oder_oder was auch immer bin. [I: Ja] Auch mein Tischnachbar hat_hat das noch nicht gefragt." (M8/77–81)

Ein interviewter schwuler Pflegender aus der stationären Altenpflege beschreibt das wahrgenommene leibliche Kommunikationsverhalten eines fast völlig versteckt lebenden Heimbewohners, der sich nur ihm gegenüber und mit einer sichtbaren, emotionalen Erleichterung geoutet hatte (MS2/65). Die leibliche Kommunikation des Pflegebedürftigen folgte seinen Diskriminierungsbefürchtungen und zielte darauf, seine Homosexualität geheim zu halten und im Pflegeumfeld keine Vermutung hierüber entstehen zu lassen. Das versuchte er interaktiv mit distanzierender durch Unfreundlichkeit und betont verbaler Überlegenheit abzusichern, um kein tiefer gehendes Interesse an seiner Person entstehen zu lassen:

„Gefühlskalt. [I: Ja] Also hat hat äh möglichst ... er saß immer da in seinem Rollstuhl ähm irgendwo, und ähm hat möglichst wenig geredet, und wenn, dann auch, aber auch, ein bisschen verbittert ist er auch gewesen. Und_ähm hat dann Gehässigkeiten gegenüber anderen [I: mhm] dann schon geäußert. [...] Er war weit über Achtzig, aber er wusste was er sagte und und ähm ja hat sein Wortwitz dort auch spielen lassen, [I: mhm] und ähm über andere Menschen – ja, um die zu be_beurteilen." (MS2/81)

5.3.9.7 Homosexualitätenbezogene Bedürfnisse verschweigen und nicht leben

Die unterlassene Artikulation und die fehlende Umsetzung der homosexualitätenbezogenen Bedürfnisse sind ebenfalls ein Ausdruck einer verinnerlichten Homophobie in der eigenen Identitätskonstruktion der interviewten Pflegebedürftigen, der Tabuisierung von körperlicher Sexualität im Alter, von Bodyismen und/oder der Atmosphäre in der Altenpflege, die nicht ausreichend zu einem offenen Umgang ermutigt.

Ebenso wie die interviewten Pflegebedürftigen ihre homosexuelle Lebensweise nicht kundtun, **äußern** sie bewusst auch **nicht** ihre allgemeinen, individuellen – teils homosexualitätenbezogenen – Bedürfnisse und Lebensgewohnheiten gegenüber ihrer (Pflege-)Umwelt. Sie **verschweigen** sie insbesondere gegenüber Pflegenden, praktizieren sie für sich nicht im Pflegesetting und/oder setzen ihre Umsetzung selbst bei Bekanntwerden nicht durch. Ihnen stehen kontinuierlich und/oder situativ die notwendigen unterschiedlichen persönlichen Ressourcen für andere genannte Interaktions- und Handlungsweisen nicht mehr zur Verfügung (H6/96; H15/21; G1/86–87; G7/26). Es erfolgt ein **Dulden**, also ein proaktives oder reaktives **Sichfügen**, und sie unterlassen es, sich für die Anerkennung ihrer Bedürfnislage als homosexueller pflegebedürftiger Mensch, also für die Berücksichtigung ihrer Individualität, einzusetzen. Das Einnehmen der Rolle als „Patient_in", wie eine scheinbare Bittstellerposition gegenüber Pflegenden zu haben und in der schwächeren Machtposition gegenüber der Pflegestruktur zu sein, kommt in den Bedürfnisäußerungen eines Heimbewohners zum Ausdruck: „Ich ich kann ja keine Wünsche äußern ähn m_a als als äh als Geschlechtsperson. Ich kann ja nur Wünsche äußern als Patient. Und und als Patient werden sie so weit im Rahmen des Möglichen werden sie auch erfüllt."(H8/79) Auch wenn teils eine persönliche Eigenschaft der Bescheidenheit einerseits dafür sorgen mag, dass wenig Wünsche bestehen bzw. wenig Bedürfnisse von den Pflegebedürftigen geäußert werden (H8/26), so werden sie immerhin gegenüber Pflegenden geäußert, wenn sie im Rahmen der körperorientierten Pflege liegen. Hingegen als „Geschlechtsperson" wie im zitierten Beispiel, also als (homo-)sexuelles menschliches Wesen, schlussfolgern die Proband_innen, keine spezifischen Wünsche und Bedürfnisse, die ihre homosexuelle Lebensweise beträfen, gegenüber der Pflege äußern zu können. Damit folgen sie der eigenen Haltung, bspw. um den empfundenen Anstand zu wahren. So trägt das Stigma-Management der Pflegebedürftigen, ihre Homosexualitäten vorwiegend bis komplett gegenüber ihrem Pflegeumfeld geheim zu halten dazu bei, dass sich spezifische

Bedürfnisse nicht als erwartbar anerkannte Wünsche und Bedürfnisse zugestanden und geäußert werden können. Ihr geschlossen gehaltener Bewusstheitskontext gegenüber dem Personal lässt eine spezifische Bedürfnisartikulation nicht zu. Durch ihre Haltung und teils Erfahrung, sich als Pflegebedürftige der subjektiv wahrgenommenen oder zugeschriebenen Strukturmacht der Altenpflege unmittelbar unterzuordnen, bestätigen bzw. fühlen sie sich in ihrer Handlungsweise bestärkt. Pflegebedürftig zu sein und das gewohnte Stigma-Management als homosexueller Mensch fortzuführen, kann intersektionell wirken, wie vorgenanntes Beispiel zeigt.

Nachfolgend werden die geschlossenen Umgangsweisen der Proband_innen mit homosexualitätenbezogenen Bedürfnissen nach den verschiedenen Lebens- und Bedürfnisbereichen des sexuellen Lebens, der Körperpflege sowie der sozialen Kontakte und Freizeitgestaltung erläutert. Weitere ursächliche und intervenierende Bedingungen wie bspw. die Tabuisierung von sexuellen Bedürfnissen von älteren Menschen, Attraktivitätsnormen, Geschlechteridentitäten und homosexuelle Identitätskonstruktionen oder unterschiedliche Angebotsstrukturen für Lesben und Schwule haben Einfluss auf die unterschiedlichen Interaktions- und Handlungsweisen der Pflegebedürftigen in diesen Lebensbereichen.

5.3.9.8 Sich sexuelles Leben absprechen oder verheimlichen

Ein **geschlossener Umgang mit der körperlichen Sexualität** kennzeichnet sich bei den interviewten Pflegebedürftigen dadurch, dass eigene sexuelle Bedürfnisse niemandem gegenüber artikuliert und nicht für sich im Pflegesetting gelebt werden. Jemand, der seine Homosexualität verschweigt, realisiert sich seine sexuellen Bedürfnisse im Geheimen und spricht mit niemandem darüber. Oder aber diese Pflegebedürftigen negieren ihre sexuellen Bedürfnisse und/oder verzichten auf eine potenzielle Realisierung in der Altenpflege, um einer Offenlegung dieser Bedürfnisse auszuweichen. Diese Strategien folgen einer gewissen Logik, da sexuelle Bedürfnisse, würden sie als solche geäußert werden, aller Wahrscheinlichkeit dazu beitrügen, dass sich die pflegebedürftige Person ohne Weiteres als Lesbe bzw. Schwuler gegenüber den Pflegenden outen würde, da sich die Bedürfnisse auf das gleiche Geschlecht beziehen. Dementsprechend folgen die jeweiligen Interaktions- und Handlungsstrategien der interviewten Pflegebedürftigen hinsichtlich des Umgangs mit ihren sexuellen Bedürfnissen nahezu, aber nicht ausschließlich einem geschlossenen Umgang mit ihren Homosexualitäten im Pflegesetting.

Ein Teil der Pflegebedürftigen nimmt für sich **keine sexuellen Bedürfnisse** (mehr) wahr und bekundet auch keine sexuellen Phantasien (M5/93). Als – teils gewohnte – Umgangsstrategie werten sie körperliche Sexualität grundsätzlich ab und verzichten willentlich auf sexuelle Handlungen, wozu bspw. das weitestgehend aktive **Vermeiden** jeglicher Körperkontakte gehört. Wie in einem Interview mit einem verdeckt lebenden Heimbewohner verschiedentlich deutlich wird, empfindet dieser Verachtung, Scheu, wenn nicht sogar Ekel gegenüber körperlicher Sexualität und jeglichen Körperkontakten in zwischenmenschlichen Beziehungen, weshalb er beides für sich weitestgehend ablehnt:

„Seit beinahe zwanzig Jahren. – Ich lebe ohne Sex." (M5/31)
„Nicht sehr wichtig. Ich verabscheue zu viel Intimität. [I: Ja] Ich will ich bleiben. [I: mhm] Aber diese Kontakte – hm_ – eher ein Kontakt, aber spiritueller Art, [I: mhm] nicht körperlich." (M5/131)

Als Gegenentwurf zur abgewerteten körperlichen (Homo-)Sexualität und als **Kompensationsleistung** seines Stigma-Managements strebt der Pflegebedürftige in seinen zwischenmenschlichen Kontakten nach der Umsetzung seiner homoästhetischen Vorstellung von geistiger „Zärtlichkeit", die sich idealerweise in einer emotionalen, spirituellen, geistigen Treue und Verbundenheit einer platonischen Männerfreundschaft vollendet (M5/105, 123–129).

Andere Pflegebedürftige werten im bisherigen Lebensvollzug die körperliche Sexualität nicht grundsätzlich ab, stellen mittlerweile gleichwohl ein Nachlassen und/oder Ausbleiben sexueller Bedürfnisse für sich in der Pflegebedürftigkeit fest, was teils sogar als „entspannter" (H2/69) oder „friedvoller" (H7/202) für sich erfahren wird. Sie erdulden und **fügen sich** ihren körperlichen Erkrankungen und körperlichen, sozialen, strukturellen Veränderungen und führen teils eine erfahrene und/oder erwartete **Tabuisierung** fort und **verschweigen** somit ihre sexuellen Bedürfnisse im Pflegesetting. So kann bspw. eine heimliche langjährige Sexualbeziehung durch den Einzug in die Struktur des Pflegeheims nicht aufrechterhalten werden, da ansonsten sowohl der weitgehend verdeckt lebende Heimbewohner als auch das Doppelleben seines Sexualpartners offenbart werden würden (H8/42). Ein Verlust von Kontakten zu (Sexual-)Partner_innen wird von den Pflegebedürftigen aus Angst vor Entdeckung und vor erwarteter Diskriminierung durch das Pflegeumfeld nicht adäquat kompensiert. Durch das Verschweigen sexueller (und partnerschaftlicher) Bedürfnisse und das **Unterlassen ihrer Umsetzung** verbleiben die Pflegebedürftigen teils in sexueller Deprivation und sozialer Isolation, insbesondere dann, wenn sie durch erhöhte Immobilität auf fremde Hilfen, Unterstützung und Vermittlung angewiesen sind (G6/77, 167–169).

Ein Teil der Pflegebedürftigen **ordnet** die Befriedigung ihrer sexuellen Bedürfnisse dem Bedürfnis nach wiederzuerlangender Genesung und/oder nach Selbstständigkeit außerhalb pflegerischer Strukturen **unter**. Sie folgen ihrer Erwartungshaltung gegenüber der Pflege allgemein, ihre Homosexualität und ihre sexuellen Bedürfnisse aus moralischen Gründen nicht gegenüber der Pflege äußern zu wollen (G3/22). Die Erfüllung dieser Bedürfnisse und mögliche Unterstützungshilfen rechnen sie nicht dem Verantwortungsbereich der Pflege zu. Ihre sexuellen Bedürfnisse ordnen die Pflegebedürftigen ihrer körperlichen Krankheitslage unter. Beispielsweise untersagt sich eine Probandin kognitiv die Wahrnehmung ihrer sexuellen Bedürfnisse und deren Befriedigung, solange sie nicht genesen und unabhängig von Pflegenden ist:

„Aber in dem Moment, wo mir viele Dinge aus der Hand genommen sind, weil ich es selber nicht machen kann. – [I: Mhm] Und in dem Moment steht meine Sexualität irgendwo im Schrank und wartet darauf, bis ich den Schrank selber wieder aufmachen kann. [I: Mhm.] -- Ich kann ja auch nicht zu einer Krankenschwester sagen: So, ich bin jetzt gerade wuschig. Bitte befriedigen sie mich. Ja?! – Das kann, das kann man nicht.

[...] Also, musst Du von hier oben sagen: So, da unten ist jetzt mal ausgeschaltet. Ruhe. [I: Mhm.] Ja?! Ruhe im Apparat." (G3/28)

Nach dem ökonomischen Prinzip wägen die Pflegebedürftigen teils ihre Ressourcen ab, entscheiden je nach Lebensphase und Tagesverfassung, wofür sie ihre körperlichen Energien benötigen und ob sie ihre sexuellen Bedürfnisse zulassen und ausleben:

> „Und das heißt, mein ganzer Körper muss – eben auf Kommandos funktionieren. Wenn ich sage: So heute gibt es kein Libido, dann gibt es das einfach nicht. Weil ich die Energie, die ich sonst dafür hätte, für ganz andere, wichtigere Dinge brauche. Zum Beispiel, um von hier zur Tür zu gehen und zurück. Das sind manchmal ganz – pfh... für Gesunde ganz einfache Dinge. Aber für mich ist es manchmal eine riesen Leistung ..." (G3/28)

Nicht allein das Ansprechen sexueller Bedürfnisse und deren Umsetzung für sich ist für einen Teil der Pflegebedürftigen grundsätzlich schambesetzt, sondern insbesondere auch dann, wenn eine zum Nachteil bzw. als Mangel (Stigma) interpretierte körperliche Veränderung selbst- oder fremdwahrgenommen wird. Infolge solcher Situationen der Pflegebedürftigkeit fühlen sich die Pflegebedürftigen sexuell gehemmt, wodurch ein teils kompletter **sexueller Verzicht bzw. Rückzug** in der Partner_innenschaft oder aus bisherigen sexuellen Bezügen (bspw. Szeneleben) stattfindet. Gründe für ein solch **selbststigmatisierendes Verhalten** können vielfältig und teils in Kombination (Intersektionalität) auftreten: Aufgrund des fortgeschrittenen biologischen Alters wird sich grundsätzlich ein Sexualleben als unsittlich und/oder im Rahmen eines physiologischen Abbauprozesses abgesprochen (H8/77; H11/53), wie es ein Pflegebedürftiger tut: „Au_außerdem denke ich einmal, in meinem Alter de_d_das spielt ja so etwas auch überhaupt keine R darf es ja gar keine Rolle mehr spielen. Ich könnte ja jetzt hier äh_nie_mand niemand an die Hose gehen." (H8/49) Der Zeitpunkt, ab welchem Alter sich ein aktives Sexualleben sozial und/oder physiologisch nicht mehr selbst zugestanden und/oder erfahren wird, variiert individuell und umfasst bei den interviewten schwulen Pflegebedürftigen eine Altersspanne beginnend bei ca. 50 Jahren (H2/67–69) bis ca. 90 Jahren (M4/116, 118). Ein Teil der – nicht nur verdeckt homosexuell lebenden – Pflegebedürftigen befürchtet aufgrund des Alters, körperlicher Veränderungen und Einschränkungen, Unsauberkeiten oder aufgrund von (Pflege-)Hilfsmitteln einen Attraktivitätsverlust und einhergehend Stigmatisierungen und Diskriminierungen oder partnerschaftliche Enttäuschungen (G7/55, 192; M3/61), weshalb sexuelle Aktivitäten unterlassen werden. Erfahrene und/oder erwartete Stigmatisierungen, Diskriminierungen und vor allem Selbststigmatisierungen aufgrund des Alters und/oder Behinderung können einen proaktiven Rückzug der Pflegebedürftigen aus der lesbischen (G4/118) oder schwulen Szene befördern (H2/70–71, 83).

5.3.9.9 Sich eine geschlechtsgewünschte Pflege nicht ermöglichen

Werden Bedürfnisse zu einem bestimmten Geschlechtereinsatz in der Pflege bewusst nicht geäußert und ermöglichen sich Pflegebedürftige sie sich nicht selbst, kann diese Handlungsweise auf Identitätskonstruktionen hindeuten, bei denen eine geschlossene Umgangsweise mit ihrer homosexuellen Lebensweise einhergeht. Eine geschlechtsgewünschte Pflege nicht zu artikulieren und sich zu ermöglichen, kann jedoch für die Pflegebedürftigen in einem unterschiedlichen Maß belastend wirken.

Wenn verdeckt homosexuell lebende Pflegebedürftige ihr **Bedürfnis nach einer geschlechtsgewünschten Pflege nicht artikulieren oder** sich **ermöglichen**, so bezieht es sich bei den Proband_innen ausschließlich auf den **geschlechtsgleichen** Pflegeeinsatz. Besteht das Bedürfnis nach einem geschlechtsgleichen Pflegeeinsatz, so werden die **Geschlechter unterschiedlich inter-/agieren** können. Verdeckt lebende lesbische Pflegebedürftige scheinen als Frauen weniger Gefahr zu laufen, sich in einem solchen Fall zu outen. Gesellschaftlich akzeptierte Gründe, wie etwa die hohe Anzahl weiblicher Pflegender, die eigene und zugeschriebene Religiosität (G4/123), eine Scham bei umfangreicher Entblößung (HG1/46) oder eventuelle Gewalterfahrungen (HG1/54), können von ihnen oder dem Pflegeumfeld zur Erklärung des Bedürfnisses nach geschlechtsgleicher Pflege herangezogen werden, ohne unmittelbare Rückschlüsse auf ihr Lesbischsein hervorzurufen. So kann sich bspw. eine im Pflegeumfeld verdeckt lesbisch lebende Pflegebedürftige sicher sein, bei ihrer expliziten Artikulation ihres Bedürfnisses nach geschlechtsgleicher Pflege nicht ohne Weiteres als Lesbe erkannt zu werden (G4/123). Schwule Männer hingegen tragen ein höheres Risiko, durch eine solche Bedürfnisäußerung den Anschein einer homosexuellen Lebensweise zu erwecken, da für Männer gesellschaftlich eine andere hegemoniale Argumentationslinie zur Geltung kommt. Schwule Pflegebedürftige, die ihre Homosexualität vor ihrem Pflegeumfeld grundsätzlich geheim halten, verschweigen lieber ihre Bedürfnisse nach geschlechtsgleicher Pflege, insofern sie bestehen. Sie bedienen proaktiv (HG5/110) oder reaktiv eine soziale Erwünschtheit bzw. verstecken sich hinter der heteronormativen Vorannahme, dass Männer den Einsatz weiblicher Pflegender bevorzugen könnten. So berichtet bspw. eine interviewte Pflegefachkraft von einem verdeckt homosexuell lebenden Heimbewohner, der sich offiziell mit einer geschlechtsungleichen Körperpflege einverstanden erklärt. In der praktischen Umsetzung jedoch gerät der vermeintliche Schutz vor einem *Outing* anscheinend durch eine innere Überschreitung seiner Toleranzgrenze zur **emotionalen Überforderung**. Der Pflegebedürftige reagiert mit Aggressionen gegenüber den weiblichen Pflegenden, hingegen mit Akzeptanz der körperlichen Berührungen durch männliche Pflegende (HG2/75).

Ein verdeckt lebender Heimbewohner bedauert sehr, keine ausschließlich geschlechtsgleiche Körperpflege zu erhalten. Sein Bedauern bezieht sich ebenso auf seine Annahme, dieses Bedürfnis nicht gegenüber dem Pflegeumfeld äußern zu können, und/oder auf seine Erfahrung, eine ausschließliche Pflege durch männliche Pflegende als unrealistisch einzuschätzen oder nicht gewährleistet zu bekommen (M5/138–143). Der Pflegebedürftige misstraut Frauen und besitzt ein aversives, diffamierendes, negatives Frauenbild. Frauen und in abgeschwächter Form weibliche Pflegende lösen bei ihm emotional eher Unwohlsein/Unbehagen und das Gefühl aus, sich leiblich wie auch (aus Gründen des physischen Transfers) körperlich unsicher zu sein. Davon grenzt der Pflegebedürftige sein idealisiertes Männerbild schwärmerisch ab, womit er sein ästhetisches Empfinden, also sein homoästhetisches Begehren betont. Männliche Pflegende können ihm in der körperlichen Pflege mehr Sicherheit vermitteln: „Ich habe die Männer lieber, weil sie besser transferieren können." (M5/135) Sein im Interview geäußertes Bedauern über eine nicht stattfindende geschlechtsgewünschte Pflege ist als Ausdruck eines **dauerhaften Unwohlseins**, eines Leidens zu verstehen. Das heißt, eine geschlechtsgleiche Pflege würde in diesem Fall identitätsstiftend und -erhaltend wirken, auch wenn und gerade weil er als schwuler Mann ungeoutet bleibt. Über seinen homoästhetischen bzw. platonischen Männerbezug in zwischenmenschlichen Kontakten würde der Einsatz männlicher Pflegender ein grundsätzliches Wohlbefinden steigern (M5/135–151).

Selbststigmatisierungen aufgrund von Bodyismen können ebenso dazu führen, dass – nicht nur verdeckt homosexuell lebende – Pflegebedürftige sich nicht trauen, eine geschlechtsgewünschte Pflege zu artikulieren und umzusetzen. So schämt sich bspw. eine pflegebedürftige Lesbe vor den Augen jüngerer Frauen ihrer Körperfülle. Um sich dieser Gefühlslage zu entziehen und die Pflegesituation für sie persönlich zu entsexualisieren, präferiert sie, von älteren Frauen und im Bedarfsfall von schwulen Pflegenden und möglichst nicht von lesbischen Frauen versorgt zu werden. Dieses Bedürfnis äußert sie bspw. auch nicht gegenüber den betreuenden Physiotherapeut_innen, da sie befürchtet, dass ihre Bedürfnisäußerung missverstanden und persönlich genommen werden könnte (G8/87–105):

> „Und xxx xxx diese junge, [...] Ich meine, wie kann man dann zu ihrem Chef sagen, ich will die nicht mehr. Kann man nicht. Es ist schwierig, ne." (G8/97)
> „Und wenn die Frau schon sechzig ist, und ähm... Ich weiß nicht, ob ich es gut schaffen würde mit einer Lesbe. Ich weiß nicht, ob ich das gut fände. Aber ich glaube, da müsste ich sofort nein sagen. – Glaube da hätte ich ein Problem. [I: Weil?] Pf_ Ähm weil ich mich da dann so bloßlege. Mit meinen Windel. Und ähm ich habe einen riesen Bauch, ich habe dreißig Kilo zugenommen. Ähm man hat so dein Eigenbild. Und das ist nicht mehr da. Ich sehe nicht aus, wie aus den aussehen sollte." (G8/103–105)
> „Aber ich fühl, ich fühle mich am wohlsten mit einem schwulen Pfleger, muss ich sagen. Einen schwulen Pfleger. [I: hm] Finde das am bequemsten. Wei da, ob ich jetzt einen Bauch habe, oder keinen Bauch habe, oder ähm ((klatscht in die Hände)) ..." (G8/114)

5.3.9.10 Homosexualitätenbezogene Kontakte und Freizeitgestaltung verschweigen und nicht umsetzen

Nachfolgend werden Strategien der interviewten Pflegebedürftigen ausgeführt, mit denen soziale Kontakte sowie Freizeitbeschäftigungen, die sich auf die homosexuelle Lebensweise beziehen, **verschwiegen** und sich **nicht** (mehr) im Feld der Altenpflege **ermöglicht** werden. Insofern homosexualitätenbezogene Bedürfnisse dieser Art bestehen, werden sie von den Pflegebedürftigen nicht geäußert, um sich gegenüber dem Pflegeumfeld nicht als homosexuell zu erkennen zu geben. Andere Pflegebedürftige messen der Äußerung eines solchen Bedürfnisses keine Aussicht auf eine adäquate Befriedigung durch die Pflegenden bei, sodass sie proaktiv, also von vornherein unterbleibt. Kompensatorisch nutzen einige das Einleiben früherer und erinnerter spezifischer Kontakte und Freizeitaktivitäten. Beim Fortführen homosexualitätenbezogener Kontakte im Pflegesetting wird darauf geachtet, dass sich die homosexuelle Lebensweise nicht offenbart.

Einem verdeckt lebenden Heimbewohner gelingt es, seit seinem Heimeinzug seine wenigen **sozialen Kontakte fortzuführen**. Ob von diesen Bezugspersonen alle über seine homosexuelle Lebensweise informiert sind, bleibt jedoch offen. Entweder wissen die Besuchenden nach wie vor nichts von der homosexuellen Lebensweise des Pflegebedürftigen oder aber sie verhalten sich ebenfalls gegenüber dem Pflegeumfeld so, dass hieraus nicht auf die Homosexualität des Pflegebedürftigen geschlossen werden kann. Der Proband erhält wöchentlich Besuch u. a. von seinem Freund, mit dem er eine langjährige partnerschaftlich anmutende, platonische Männerfreundschaft pflegt und zuvor zusammenwohnte. Der Freund wird, wie bereits erwähnt, offiziell als Gesellschafter eingeführt, um die **Geheimhaltung** seiner Homosexualität und ihrer platonischen Männerbeziehung zu bewahren (M5/49). So gelingt es dem Heimbewohner unter dem Deckmantel des Schweigens, seine sehr begrenzten sozialen Kontakte zu vier bis fünf Personen aufrechtzuerhalten (M5/69–71). Im Heim findet er keine ausreichenden kulturellen Angebote und Teilhabe am kulturellen Leben (M5/107). Da er zudem im Heim selbst einsam und von den anderen, anscheinend überwiegend dementen (M5/11) Mitbewohner_innen zurückgezogen lebt, wirkt die Aufrechterhaltung der Kontakte in die Außenwelt für ihn **identitätserhaltend** und **sozial sowie kulturell integrierend**. Kontakte zur schwulen Szene gehörten nicht zur Lebensgewohnheit des Probanden. Fast schon als eine Art Gegenpol hierzu nehmen das Kulturell-Musische sowie die Homoästhetik beim Probanden einen hohen identitären Stellenwert ein. Seine geistigen, kulturellen, musischen und leiblich-ästhetischen Bezüge, wozu auch seine platonische Beziehung gehört, kann er über seine Kontakte, wenn auch aufgrund der Struktur reduziert, fortführen (M5/57, 109–115), ohne dass sie direkt auf seine Homosexualität hindeuten. Ohne diese Kontakte würde er der Gefahr der sozialen Isolation unterliegen, und seine personale Identität wäre verstärkt gefährdet, da er für sich keine Kontaktoptionen im Heim erkennt (M5/77): „Ich würde hier explodieren vor vor Tristesse." (M5/67)

Andere verdeckt lebende Pflegebedürftige in der stationären Altenpflege haben fast alle ihre begrenzten sozialen Kontakte durch den Heimeinzug verloren (H8/69). Sie sehen für sich nicht die Möglichkeit, an frühere Lebensgewohnheiten anzuknüpfen, wie der Teilhabe am kulturellen Leben (Opernbesuche etc.), am gesellschaftlichen Leben der Innenstadt und an Kontaktgestaltungen mit nahestehenden Personen und Gleichgesinnten (H8/42, 58). Ein Teil von ihnen schreibt es den gesellschaftlichen Bedingungen zu, dass er sich als homosexueller Mensch ein Leben lang **einsam** fühlt **und allein** lebt (H8/12, 41). Teils gelingt es, zu einer sehr begrenzten

Anzahl von Mitbewohner_innen einen sozial oberflächlichen, zugleich für diese Pflegebedürftigen relativ bedeutungslosen Kontakt herzustellen, obwohl zugleich die Geheimhaltung ihrer Homosexualität sowie eine fehlende Gleichgesinnung und teils eine fehlende geistige Nähe keine tiefen Beziehungen zu ermöglichen scheinen (H8/45, 74). Um ihre sehr begrenzten sozialen Kontakte mit Gleichgesinnten außerhalb des Pflegeheims **im Verborgenen** und unter dem Ausschluss der Öffentlichkeit zu unterhalten, kommunizieren sie, wenn es ihnen technisch und physiologisch möglich ist, virtuell **über das Internet** (H8/45, 63). So verwundert es nicht, dass bspw. ein verdeckt homosexuell lebender Heimbewohner seine sozialen und leiblichen Bedürfnisse nach zwischenmenschlichem Zuspruch, Nähe und Geborgenheit in Alltagssituationen sowie in existentiell schwierigen Krankheitsphasen nicht gegenüber den Pflegenden artikuliert. In Folge spürt er ein Versorgungsdefizit, verbunden mit einem befürchteten Leiden. Schließlich muss er davon ausgehen, wenn er sein Heimzimmer nicht mehr eigenständig verlassen kann, und/oder wenn es ihm gesundheitlich schlechter geht, dass ihm zunehmende Einsamkeit droht, gepaart mit der Gefahr einer sozialen und psychischen Vernachlässigung. Inwiefern tatsächlich die Pflegenden die Bedürfnisse des Probanden mitbekommen und es ihnen möglich ist, Anteilnahme in den verschiedenen Situationen zu zeigen, oder ehrenamtlich Helfende strukturell dem Heim zur Verfügung stehen, kann nicht gesagt werden, da es nicht Bestandteil der Erhebung war. Zum beschriebenen Umgang der Pflegebedürftigen, Bedürfnisse nicht zu äußern und unterzuordnen, passt eine vordergründige und/oder tatsächliche **Rücksichtnahme** auf das hohe Arbeitspensum der Pflegenden und die Pflegestrukturen (Personalknappheit, Finanzierungsaspekte), sich einen möglichen Anspruch auf die Bedürfnisäußerung vorauseilend erst gar nicht sich selbst gegenüber zu legitimieren. Eine nach außen gewahrte höfliche Verklausulierung des Umgangs, bestimmte Bedürfnisse nicht zu äußern bzw. deren Erfüllung nicht zu erwarten, kann die Intensität und hohe Emotionalität des situativen und antizipiert künftigen Erlebens verdecken, wie am Beispiel des Heimbewohners deutlich wird:

> „Und äh äh m_m es ist ja so auch, auch genau wie hier, im Grunde genommen sind es ja keine Ansprechpartner für das Leben. Sondern es ist ja nur z_es ist ja äh_ äh zeitgebunden. [I: Mhm.] Denn dann auch die häu die häusliche Pflege die kann sich die kann sich ja nicht um die seelischen Belange äh der Patienten kümmern. Das ist ja äh_äh das ist wenn_ das ist ja auch nicht der Sinn der Pflege. Die Pflege, sie soll ja eigentlich nur das Körperliche ähm_ bewerkstätigen. – [I: Mhm. – Würden Sie sich das wünschen?] Was? [I: Dass Sie auch seelisch, aufgefangen werden?] Ja, das würde ich mir schon wünschen. Aber das wird nicht gehen, wei_l weil zu wenig Kräfte da sind. [...] es ist niemand da, der dann äh_ mir die Hand hält und sagt: ‚Ach, Vorname des Probanden, es wi_ es wird schon besser werden.' Und so. Das_ äh kann man auch nicht erwarten." (H8/28–30)

Das **Einleiben eigener homosexualitätenbezogener Bedürfnisse**[166] kann auch von jenen Pflegebedürftigen praktiziert werden, die darüber nicht mit ihrem Pflegeumfeld in einen interaktiven Prozess treten. Zwar werden andere Menschen von den eigenen Erinnerungen, Vorstellungen und/oder von früheren Erfahrungen und Erlebnissen und von einhergehenden Bedürfnislagen, die die eigene homosexuelle Lebensweise betreffen, ausgeschlossen. Dennoch kann der/die homosexuelle Pflegebedürftige für sich im inneren Dialog den Prozess der Einleibung vollziehen. So beschreibt es bspw. eine schwerstpflegebedürftige Lesbe, die ihre homosexualitätenbezogenen Bedürfnisse nach sozialen Kontakten und Freizeitgestaltung gegenüber ihrem Pflegeumfeld im herkömmlichen Pflegeheim geheim hält. Sie verbleibt durch Verschweigen ihrer Bedürfnisse **als Lesbe in der sozialen Isolation**. Zugleich leibt sie sich jedoch **im inneren Dialog** Erinnerungen und frühere soziale Erlebnisse mit anderen Lesben ein, bspw. das alljährliche Lesbenfrühlingstreffen, sodass sie sich selbst in ihrer lesbischen Identität hierüber eine frühere Sozialität spiegeln kann:

> „Also irgendwie, na wenigstens hat er (gemeint ist „der Herrgott") mir noch die Erinnerungsfähigkeit noch gelassen. [I: hm] Das mir das noch möglich [I: hm] ist. [I: hm] Das ich es aber zum Beispiel, bald ist Pfingsten und da gab es von den Lesben doch immer das Pfingsttreffen. [...] Ja ich bin dahin. [...] Und ähm tja, das war ganz toll für mich." (G6/117–123)

5.3.9.11 (Weitgehend) geschlossener Umgang mit der eigenen HIV-Infektion

Eine völlige Verheimlichung der eigenen HIV-Infektion kann der Logik folgend durch eine gleichzeitige Offenbarung im Interview nicht erhoben werden. Da in der Vergangenheit und in der Regel aktuell mindestens die medizinisch Tätigen und die Pflegenden über die HIV-Infektion informiert waren und sind, schließt sich für die HIV-positiven Personen eine komplette Verheimlichung bereits aus, zumal wenn zum eigenen Gesundheitserhalt eine medizinische Therapie begleitend in Anspruch genommen wird. Diese Gruppe von Mitwissenden jedoch untersteht, wie bereits an anderer Stelle erwähnt, der gesetzlichen Schweigepflicht. Jeder HIV-positive Mensch kann sich im Allgemeinen darauf verlassen, dass diese Berufsgruppen, wozu auch die Pflegenden in der Altenpflege gehören, die Diagnosen gegenüber anderen Personen geheim halten müssen. Von daher besteht für die Betroffenen trotz der geringfügigen Anzahl von Mitwissenden die Möglichkeit eines weitreichenden geschlossenen Umgangs mit der eigenen HIV-Infektion in allen ihren Lebensbereichen. So besteht bei den Interviewprobanden aktuell zumindest gegenüber den Interviewern sowie gegenüber den medizinisch-pflegerischen Mitarbeitenden in der Altenpflege eine Offenheit über die eigene HIV-Infektion. In einem Fall kann

---

166 Wie es in Kapitel 5.3.7.6 im Zusammenhang mit der teiloffenen Umgangsweise beschrieben ist.

von einem weitreichend geschlossenen Umgang eines Pflegebedürftigen (M5) mit der eigenen HIV-Infektion ausgegangen werden.

Auch wenn HIV bzw. AIDS-assoziierte Erkrankungen und Folgeerkrankungen bzw. Einschränkungen die aktuelle Pflegebedürftigkeit verursacht oder verstärkt haben, so hält ein Teil der Probanden an der weitgehenden Verheimlichung ihrer Diagnose auch während ihrer Pflegebedürftigkeit gegenüber ihrem (Pflege-)Umfeld fest. Jene Pflegebedürftige, die gegenüber dem Pflegeumfeld ihre homosexuelle Lebensweise geheim halten, handeln im Falle einer HIV-Infektion gleichfalls nach dem Prinzip einer **weitgehend geschlossenen Umgangsweise**. Das heißt, unabhängig von den Personen, Gruppen und Situationen wird die HIV-Infektion nicht bzw. weitgehend nicht kommuniziert (ggf. Ausnahme der Informationskontrolle: medizinische/pflegerische Personen), um einen möglichen Rückschluss auf die eigene Homosexualität aufgrund der möglichen Zugehörigkeit zur HIV-Hauptbetroffenengruppe schwuler Männer zu unterbinden. Beispielsweise hält ein Heimbewohner gegenüber den Mitbewohner_innen seine HIV-Infektion geheim. Es entspricht dem anpassenden Identitäts- und Stigma-Management, dass er seinen weitgehend geschlossenen Umgang im Pflegeumfeld und seinen sexuellen Rückzug – ebenfalls wahrscheinlich aufgrund seiner HIV-Infektion – als Handlungsstrategien während der Pflegebedürftigkeit und des Heimaufenthalts weiter fortführt. Seinem bisherigen Stigma-Management zu HIV folgend ist anzunehmen, dass er nicht aktiv oder direkt mit den Pflegenden über seine HIV-Infektion ins Gespräch geht, auch wenn sie davon wissen. Im Interviewverlauf erwähnt der Proband dementsprechend auch nicht seine HIV-Infektion und nicht seinen bereits geplanten Umzug in eine spezielle stationäre Betreuungseinrichtung für schwule HIV-positive Männer (P_M5/34). Der Heimbewohner kommt erst am Ende des Interviews bei der Besprechung des Biografiebogens auf seine HIV-Diagnose zu sprechen. Er formuliert die Diagnose gegenüber dem Interviewer, wahrscheinlich auch gegenüber den Pflegenden, als Vermutung seitens der Ärzt_innen. Der Proband gibt vor, diese Vermutung als Irrtum anzuzweifeln, da er nach eigenem Bekunden kein ursächliches Verhalten hierfür als Erklärung angeben könne. Hierdurch versucht der Proband, seine **HIV-Infektion zu leugnen**. Er versucht, von einem möglichen Rückschluss auf seine Homosexualität und/oder auf sein (früheres) Sexualleben abzulenken (P_M5/42; M5/31). Es ist anzunehmen, dass der Pflegebedürftige in seinem herkömmlichen Pflegeheim die atmosphärische Offenheit und/oder Anerkennung als HIV-positiver Mensch nicht erhält oder nicht erwartet. Ebenso ist anzunehmen, dass er sich als solcher ein gewisses und höheres Maß an Offenheit und Anerkennung von der – über die schwule Seniorenberatung vermittelten – speziellen Einrichtung für HIV-positive Menschen erhofft. Worüber er als vorwiegend verdeckt homosexuell lebender Mann Kontakt zur schwulen Seniorenberatung erhalten hat, bleibt aufgrund der Datenlage ebenso wie seine persönlichen Beweggründe für den Umzug in eine spezielle Einrichtung offen (P_M5/34, 42).

Der **Rückzug aus dem sexuellen Leben** bzw. ein emotional-kognitiver Entschluss eines aktiven Verzichts darauf, ohne dass körperliche Funktionseinschränkungen vorliegen, ist eine Handlungsstrategie eines Teils der Probanden, um ihr Umfeld bzw. den Sexualpartner nicht mit der HIV-Infektion zu konfrontieren. Proaktiv wird der **Geheimhaltung** Vorschub geleistet, da die Möglichkeit einer Offenbarung durch fehlenden sozialen bzw. sexuellen Kontakt nicht geschaffen wird. Zum Beispiel verzichtet der bereits zitierte Heimbewohner aktiv auf sexuelle Handlungen, um sich dadurch vor Verdächtigungen zu schützen, die ein aktives gleichgeschlechtliches Sexualleben wohlmöglich mit sich brächten. Das heißt, er bewahrt sich davor, als homosexueller und als HIV-positiver Mann im Heim entdeckt und ausgegrenzt zu werden. Letztlich schützt er sich vor Situationen, andere möglicherweise mit dem HI-Virus infizieren zu können bzw. dafür verantwortlich gemacht zu werden zu können. „Frei" darüber sprechen zu können, bedeutet für den Probanden im folgenden Zitat keineswegs offen über seine HIV-Infektion sprechen zu können. Vielmehr bedeutet es, frei von negativen Reaktionen seines Pflegeumfelds zu bleiben, weil er als Homosexueller und zudem als HIV-Positiver eben nicht über sexuelles Handeln entdeckt und stigmatisiert werden kann, da es nicht stattfindet. Er fühlt sich auch frei von möglichen eigenen sexuellen Erwartungen und diesbezüglichen zwischenmenschlichen Konfrontationen: „Aber wie gesagt, ich habe keinen Sex mehr. [I: mhm] Also ich kann deswegen sehr frei darüber reden." (M5/43)

Eine **Eigenstigmatisierung** aufgrund einer HIV-Infektion bedeutet im Extremfall für einen Teil der interviewten Pflegebedürftigen analoge Interaktions- und Handlungsmuster wie beim weitgehend verheimlichten Umgang damit. Aus Angst vor Stigmatisierung und Diskriminierung, aus Angst, andere zu infizieren, und/oder aus Schuld- und/oder Schamgefühlen als HIV-positiver Mensch ziehen sich die Pflegebedürftigen teils komplett oder weitgehend aus ihrem bisherigen gesellschaftlichen Leben, aus ihren bisherigen sozialen Bezügen, wie bspw. aus dem schwulen Szeneleben, und/oder aus dem aktiven Sexualleben zurück. Auf die Frage nach bestehenden sozialen Kontakten benennt bspw. ein Pflegebedürftiger eindeutig seinen **proaktiven sozialen und sexuellen Rückzug** seit seiner HIV-Infektion und seiner AIDS-Erkrankung:

> „Ich denke mir äh äh letztendlich äh zurückgezogen habe ich mich äh nachdem ich äh erfahren hatte, dass ich AIDS hatte. Da habe ich mich langsam zurückgezogen. [I: Mhm.] So, also irgendwo wurde ich äh also ich habe mich immer weiter so zurückgezogen, dass man äh nicht mehr großartig darüber nachdenken konnte." (H5/91)

<u>Zusammenfassend</u> lässt sich für die Kapitel eines geschlossenen Umgangs mit der eigenen Homosexualität in der Altenpflege Folgendes festhalten: Die Pflegebedürftigen handeln auf Grundlage ihrer homosexuellen Identitätskonstruktionen und ihrer einhergehenden bisherigen Strategien des (weitgehend) geschlossenen Umgangs mit der eigenen Homosexualität auch im Feld der Altenpflege und ihrer verschiedenen Pflegesettings. Das hierdurch reproduzierte und anpassende Identitäts- und Stigma-Management bezieht sich ebenfalls auf die Bereiche der körperlichen Sexualität und auf den Umgang mit HIV im Falle einer vorliegenden Infektion. Die Strategien eines geschlossenen Umgangs mit der eigenen Homosexualität begründen sich in der erwarteten und erfahrenen Nicht-Anerkennung der Homosexualitäten in der Altenpflege sowie im Bestreben nach Schutz und Sicherheit vor Diskriminierungen.

Die Dimension der Nicht-Anerkennung von Homosexualitäten in der Altenpflege wirkt vielfältig belastend auf die Pflegebedürftigen ein, wodurch sie sich in ihren verschiedenen Lebensbereichen eingeschränkt fühlen.

Es lässt sich <u>für die Kapitel des anpassenden Identitäts- und Stigma-Managements zusammenfassend</u> sagen: In der Regel wird das bisherige Identitäts- und Stigma-Management der Pflegebedürftigen aufgrund ihrer jeweiligen Identitätskonstruktionen auch in den verschiedenen Pflegesettings weiter fortgeführt. Bestehende oder erwartete Anerkennung und/oder Nicht-Anerkennung von Homosexualitäten im Pflegeumfeld verstärken die individuell bestehenden Interaktions- und Handlungsmuster hinsichtlich der eigenen Homosexualität. Wie gezeigt werden konnte, bestehen Bedürfnisse und Erwartungshaltungen bei allen Pflegebedürftigen dahin gehend, dass ihre jeweiligen homosexuellen Identitätskonstruktionen mit ihren verschiedenen Umgangsweisen mit ihren Homosexualitäten vom Pflegeumfeld als ihre jeweilige persönliche Normalität respektiert werden. Das umschließt die Erwartungen, angstfrei und diskriminierungsfrei in der Altenpflege fortleben zu können, sich outen zu können, wenn es gewollt ist, es aber nicht zu müssen, unabhängig davon, ob bisher offen, teiloffen oder geschlossen mit der eigenen Homosexualität umgegangen worden ist.

Spezifische Bedürfnisse kommen in den Pflegesituationen zur Geltung, wenn die Pflegebedürftigen die Vorannahme einer heterosexuellen Identität und Biografie seitens der Pflegenden ihnen gegenüber zu durchbrechen versuchen und ihre Bedürfnisse als individuelle bzw. spezifische kenntlich machen. Trotzdem werden von ihnen zum Teil je nach eigenen Kraftreserven und je nach Pflegesituation Kompromisse eingegangen, durch die ein Teil der spezifischen Bedürfnisse nicht mitgeteilt und/oder deren Umsetzung nicht eingefordert wird (G1/94). Dies geschieht auch bei denjenigen, die offen ihre homosexuelle Lebensweise leben. Homosexualitätenbezogene Bedürfnisse werden nicht von denjenigen lesbischen und schwulen Pflegebedürftigen artikuliert, die auch keine Berücksichtigung spezifischer Bedürfnisse institutionell (H8/79) und personell (G6/71) von der herkömmlichen Altenpflege erwarten und die ihre Homosexualität vorwiegend in teiloffenen bzw. weitgehend geschlossenen Bewusstheitskontexten ihres Pflegeumfelds leben.

5.3.10 Veränderliches Identitäts- und Stigma-Management der Pflegebedürftigen

Während zuvor beschrieben wurde, dass die interviewten Pflegebedürftigen entsprechend ihren homosexuellen Identitätskonstruktionen ihr jeweiliges gewohntes Identitäts- und Stigma-Management in der Regel anpassend fortführen, **verändert** ein Teil von ihnen **grundsätzlich ihr Identitäts- und Stigma-Management** und **einhergehend ihre homosexuellen Identitätskonstruktionen** im Pflegesetting. Theoretisch und sicherlich in der Lebenspraxis sind weitere Variationen möglich. Wie nachfolgend dargestellt, ließen sich im vorliegenden Datenmaterial jedoch nur Fälle finden, bei denen sich die Identitätskonstruktionen mit einem weitgehend geschlossenen Umgang mit der eigenen Homosexualität in allen Lebensbereichen hin zu Identitätskonstruktionen mit einem grundsätzlich offenen Umgang während des Pflegesettings veränderten. Für die Pflegebedürftigen **erfahrbare Formen der Anerkennung** von Homosexualitäten in den Pflegebeziehungen nehmen maßgeblichen Einfluss auf eine Veränderung hin zu einer Identitätskonstruktion eines offenen Umgangs mit der eigenen Homosexualität. Zu den erfahrenen Anerkennungsformen gehören etwa das explizit integrative Pflegekonzept und/oder atmosphärisch und faktisch wahrnehmbare, soziale Wertschätzungen gegenüber anderen offen lebenden Vorbildern im Pflegeumfeld, inoffizielle *Role-Models*. Über fortwährende interaktive Bestätigungen ihres veränderten Umgangs festigt sich ihre veränderte homosexuelle Identitätskonstruktion kontinuierlich und kohärent. Prozesshaft findet die Veränderung zunächst über teiloffenes Inter-/Agieren gegenüber bestimmten Personen und Gruppen, bspw. gegenüber einer bestimmten Pflegekraft, in Folge gegenüber den Pflegenden und anschließend als offener Umgang gegenüber weiteren Personen im sozialen Umfeld statt.

Abbildung 10: Prototypische Darstellung der homosexuellen Identitätskonstruktionen und einer hin zur offenen prozesshaft veränderten Umgangsweise mit der eigenen Homosexualität in der Altenpflege

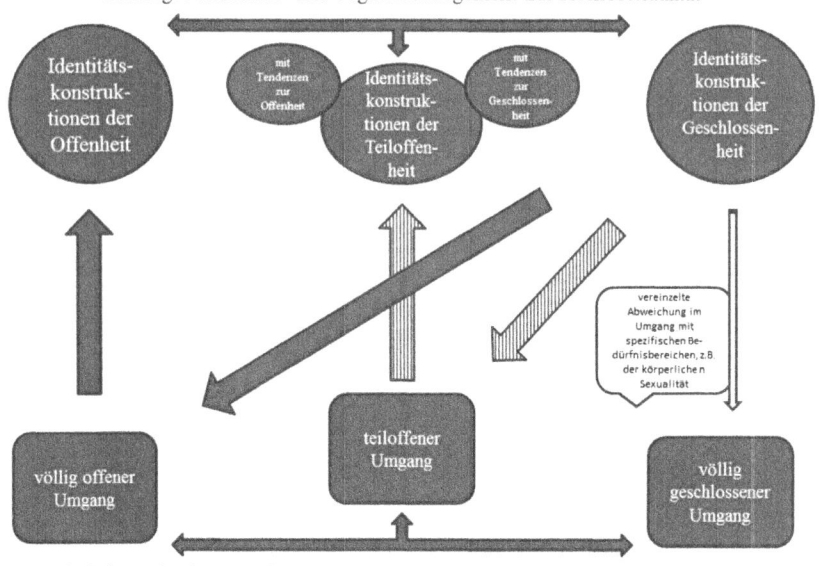

Nachfolgende zwei Beispiele veranschaulichen den Veränderungsprozess des bisherigen Identitäts- und Stigma-Managements eines weitgehend verdeckten Lebens hin zu einem offenen Leben als homosexueller Mensch im Pflegesetting. Ein interviewter Pflegender berichtet von einem Heimbewohner, der zunächst seine Homosexualität gegenüber seinem Umfeld geheim hält und sogar eine heterosexuelle Biografie vortäuscht. Aufgrund des integrativen Pflegekonzepts, einiger offen schwul lebender Mitbewohner sowie einiger offen homosexuell lebender Pflegender kann der Heimbewohner im Laufe der Zeit (Selbst-)Vertrauen fassen, sich gegenüber seinem Pflegeumfeld outen und von seinen schwulen Biografiebezügen erzählen (MS6/74, 156):

„... bei den war das ja früher äh so das äh das er das alles so geheim gehalten hat. [I: Ja] Und deshalb ähm denke ich mal, wollte er das erstmal beibehalten. Aber dann wo der gesehen hat, wie die Reaktion hier ist, wie die Leute hier sind, ähm dass er sich ja schon ein bisschen mehr getraut hat, [I: Ja] darüber äh offen zu reden." (MS6/158)

Eine Heimbewohnerin hat in der Zeit vor und während der Pflegebedürftigkeit in ihrer Häuslichkeit sowie in den ersten sechs bis sieben Jahren im aktuellen, herkömmlichen Pflegeheim als Lesbe völlig versteckt gegenüber ihrer Umwelt gelebt. Nur gegenüber ihren jeweiligen Partnerinnen und früheren Freundinnen sowie selektiv bei der Teilnahme an einzelnen Lesbenveranstaltungen bestand zuvor ein (teil-)offener Bewusstheitskontext. Sozialer Rückzug („Ich bin immer so äh alleine rumgelaufen." (G6/95)), eine verinnerlichte Selbstabwertung, ein geringes Selbstwertgefühl als Lesbe und ein eher distanziertes Gruppengefühl zur Lesbenszene kennzeichneten ihre frühere Identitätskonstruktion eines weitgehend geschlossenen Umgangs (G6/51, 95, 101). Ein hohes Autonomie- bis Autarkiebestreben führte in der häuslichen Situation der fortgeschrittenen Pflegebedürftigkeit letztlich fast zur Selbstvernachlässigung und -gefährdung, da es ihrem früheren Selbstbild und Schutzverhalten widersprach, fremde Hilfe anzunehmen, sich in Abhängigkeiten zu begeben und damit Gefahr zu laufen, als Lesbe entdeckt und diskriminiert zu werden (G6/49–51, 67). Rückblickend bezweifelt die Probandin inzwischen die phasenweise Richtigkeit und Nützlichkeit ihrer damaligen ausgeprägten Haltung und ihres Verhaltens eines geschlossenen Umgangs mit ihrer Homosexualität für ihr Leben, da sie deren Tragweite für ihre aktuelle Situation erfasst. Einerseits wären für sie aus ihrer Sicht zeitlich frühere fremde Unterstützungsleistungen hilfreicher gewesen (G6/53–55, 59). Andererseits schreibt sie selbstkritisch ihrem früheren Beharren auf Selbstständigkeit und ihr nachgängig als egozentrisch anmutendes Schutzverhalten eindeutig negative Folgen zu, da sie aktuell gänzlich auf keine tragfähigen sozialen Kontakte, außer zu zwei ehrenamtlichen Besucherinnen, zurückgreifen kann (G6/39, 49–51):

„Also ähm -- [I: hm] ähm ich finde es zwar bedauerlich, aber ich bin es sozusagen selbsthin schuld, ähm weil ich auch so arg keine Kontakte gepflegt [I: hm] habe. Weil ich doch gedacht habe, ich könnte mich immerfort äh selbst ähm versorgen. Ich habe gedacht ich würde das auch weiterhin können. Falsch kalkuliert. ähm tja [...] Ich ähm wenn die Leute die ich früher kannte, ähm jetzt nichts mehr mit mir zu tun haben wollen, ähm kann ich das zwar scheiße finden, aber ich kann äh nichts daran ändern." (G6/169)

Aus Angst vor erwarteten Diskriminierungen bei Bekanntwerden ihrer Homosexualität verschweigt sie sie im Pflegeheim jahrelang komplett. Im Kontext ihrer Lebensbilanzierung entwickelt sie ein Bedürfnis, offen lesbisch leben zu können. Hilfreich für den Prozess, ihr bisheriges Identitäts- und Stigma-Management zu verändern, ist die Tatsache, dass sie einen Pflegeschüler als schwul erkennt und sie einen akzeptierenden und wertschätzenden Umgang unter den Pflegenden mit dem schwulen Schüler erlebt. Das vermittelt ihr eine soziale Bestätigung, woraus sie den Mut entwickelt, sich selbst zunächst gegenüber einer Pflegenden zaghaft zu öffnen. Bevor sie sich offenbart, rückversichert sie sich ihr gegenüber vorsichtig, ob denn Pflegebedürftige in diesem Pflegeheim auch homosexuell sein dürften:

> „... ich habe mir gedacht, ähm hm -- ähm i_ich habe einerseits mal so vorsichtig äh mich vorgetastet und habe dann festgestellt, dass es offensichtlich hier möglich ... Also ich habe äh also hier einen ähm äh beispielsweise einen Schwulen gesehen hier, beim Pflegepersonal. [I: hm] Und da habe ich mir gedacht, na wenn der so out ist, ähm dann kann ich mir das ja wohl auch leisten. Und ich habe als ich äh neulich mal äh eine äh Schwester von hier, habe ich neulich mal befragt, ob das von wegen mit links und lesbisch ... Die hat dann zu mir gesagt, also nach links ginge es schon, aber nach rechts wäre das äh schlicht und ergreis_ergreifend unmöglich. [I: hm] ähm Also ähm mit Terrorismus beispielsweise, da wäre nichts drin. Aber äh äh solche ähm --- (9 sec) also lesbisch wäre kein [I: hm] Problem." (G6/89)

Die Probandin empfindet diesen Veränderungsprozess als Lernprozess, was einen mittel- bis langfristigen Prozess der Verhaltensänderung aufzeigt, der in das erst vor wenigen Monaten vollbrachte *Outing* gegenüber ihrem Pflegeumfeld mündet. Die inneren und äußeren Auseinandersetzungen der Probandin sowohl durch verschiedene Zeiteffekte (Pflegedauer, Dauer der Pflegebedürftigkeit, Gesundheitszustand, Liberalisierungswahrnehmungen in der Gesellschaft etc.), anerkennende Umgebungsfaktoren (Vorbild, Atmosphäre, Schutz vor Diskriminierung) als auch die einhergehende Selbstreflexion der Lebensbilanzierung (Reduzierung/Wegfall bisheriger Diskriminierungsbefürchtungen und Erwartungshaltungen der Geheimhaltung, unverhandelbares Autonomiebestreben) führen eine Veränderung des Selbstbildes, der homosexuellen Identitätskonstruktion und entsprechender Umgangsweisen herbei:

> „Ich habe witziger Weise erst hier gelernt, ähm das ist ein Witz, erst hier in dem Pflegeheim ähm gelernt, ähm sozusagen ge äh ganz lesbisch sein nach außen zu zeigen [I: hm] ähm ist hier äh äh Gott sei Dank ähm äh ähm kein Anlass für Diskriminierung. ähm Das ist witzig. Diese Sachen, die habe ich erst hier in *Ortsname* (Synonym für Pflegeheim) gelernt. [I: hm] Und das einzige was ich bedauerlich finde, dass ich das nicht schon früher offen gezeigt habe [I: hm] ähm und erst jetzt sozusagen wo der Endspurt angesagt ist, ähm ähm erst jetzt richtig den Mut finde, ähm das was ich früher immer äh verbergen wollte ..." (G6/83)

Aus der bilanzierenden Perspektive eines gesteigerten Selbstvertrauens und Selbstwertgefühls als nun offen lebende Lesbe beschreibt sich die Probandin rückwirkend und selbstironisch, aber auch ein wenig trauernd, mit der Metapher eines „*Redupers*", einer allseitig reduzierten Persönlichkeit in Analogie zum gleichnamigen Film[167], die die identitätsbezogene Veränderung deutlich unterstreicht. So sieht sie reflektierend ihre Identität im Lebenskontinuum fortwährend daran gehindert, sich in unterschiedlichen Persönlichkeitsbereichen ihren spezifischen Wünschen und Bedürfnissen entsprechend frei entfalten zu können. Vielmehr befand bzw. befindet sie sich in der permanenten Ambivalenz zwischen sich konträr verhaltenden Bedürfnissen, bspw. aufgrund des bisherigen Geheimhaltungs-/Rückzugsverhaltens als Schutz vor Diskriminierungen oder aufgrund aktueller körperlicher, technischer und sozialer Einschränkungen nicht wie gewünscht an spezifischen kulturellen Veranstaltungen, wie etwa am Lesbenfrühlingstreffen (G6/187, 195), teilnehmen oder spezifische soziale Kontakte aufnehmen zu können. Das kommt einer Selbstbeurteilung gleich, die eine umfassende und lebenslange Verhinderung der Selbstverwirklichung der eigenen homosexuellen Identität beinhaltet, wodurch sie sich im Resultat der aktuellen Lebensbilanzierung als allseitig reduziert empfindet:

> „Ich bin doch jetzt ein wenig äh eingeschränkt. [...] ich bin auch so, wie heißt das, Redupers, das war mal äh äh ein Film äh früher, die einseitig reduzierte Persönlichkeit. [I: hm] ähm Das war die sogenannte Redupers. [I: hm] ähm Ich bin ja äh [...] Was ich mir vorstellen möchte, würde, also erstens mal das Lesben sich hier ganz normal bewegen können. Und ohne irgendwelche Beschimpfungen, zum Beispiel das klassische, früher waren die Bauarbeiter, ich weiß nicht ob das heute noch genau so war. Also Beschimpfungen von Bauarbeitern." (G6/181)

Obwohl die Probandin inzwischen offen mit ihrem Lesbischsein gegenüber ihrem Pflegeumfeld umgehen kann, äußert sie in den spezifischen Bedürfnisbereichen bspw. ihre sexuellen Bedürfnisse, ihr Bedürfnis nach einer Partner_innenschaft, ihre Bedürfnisse nach sozialer Kontaktaufnahme oder einer spezifischen Teilnahme an lesbischen Veranstaltungen gegenüber den Pflegenden nicht. Zum einen mag sie die Pflegenden hierfür nicht als kompetente Ansprechpartner_innen empfinden und darauf hoffen, den schwulen Pfleger einmal darauf ansprechen zu können (G6/81). Zum anderen umfasst es für sie weitere gesellschaftliche Tabubereiche wie etwa die körperliche Sexualität und Partner_innenschaft (G6/71).

---

167 Der Film „Die allseitig reduzierte Persönlichkeit – Redupers" (Helke Sander, 1977) beschreibt das fast aussichtslose Bemühen einer Frau, den verschiedenen Anforderungen des privaten und beruflichen/gesellschaftlichen Lebens im Einklang mit sich selbst gerecht werden zu können. Online verfügbar unter: www.helke-sander.de/filme/redupers/, zuletzt geprüft am 25.02.2018.

5.3.11 Identitätsfördernd homosexuelle Menschen pflegen

Die Pflegenden wenden verschiedene identitätserhaltende und -fördernde Interaktions- und Handlungsstrategien in der Altenpflege an, damit den homosexuellen Pflegebedürftigen eine Anerkennung ihrer Homosexualitäten zuteilwird. Hierzu zählen Strategien, interaktiv das **Anderssein** von Pflegebedürftigen **anzuerkennen**, sich über die spezifischen Lebenswelten zu **informieren, spezifische Bedürfnisse wahrzunehmen** und in **biografieorientierten Gesprächen** zu erfassen sowie diese im Rahmen einer **geplanten Pflege subjektorientiert** den Pflegebedürftigen zu reflektieren und zu **ermöglichen**. Hilfreich begleitet wird dieses pflegerische Handeln durch **Erkennen und Entgegenwirken von möglichen Diskriminierungen** und von einem **Aufbau** bzw. einer **Fortführung der Pflegebeziehung**. Hingegen verleiht ein Teil der Pflegenden durch Strategien, wie diskriminierendes Verhalten, regelgeleitetes objekt- und allein körperorientiertes Pflegehandeln und Unterlassen, Ignorieren oder Verweigern von bestimmten Pflegeleistungen, seinem teils subjektiven, teils kollektiven immanenten Nicht-Anerkennen der Homosexualitäten Ausdruck.

Die Anerkennung von Homosexualitäten als innere Haltung der Pflegenden spiegelt sich interaktiv direkt oder indirekt in wertschätzenden, zugewandten Formulierungen und Betonungen der Stimme wider (H6/36). Das kann gegenüber allen Pflegebedürftigen zur Anwendung kommen, da potenziell zunächst davon auszugehen ist, dass jede bzw. jeder Pflegebedürftige/r homosexuell sein könnte. Oder es wird von den Pflegenden insbesondere dann gebraucht, wenn sie die Vermutung oder die Gewissheit haben, dass die pflegebedürftige Person homosexuell ist. Nicht allein die Homosexualität, sondern auch der jeweilige Umgang damit, kann von den Pflegenden als abweichend von der persönlichen Norm- und Wertvorstellung oder der Dominanzgesellschaft, als fremdartig oder unverständlich wahrgenommen werden. Sicher erfordert es hierfür, die **eigene Einstellung** zu Homosexualitäten zu **reflektieren** bzw. sich einer anerkennenden Haltung bewusst zu sein, um sie interaktiv umsetzen zu können. So berichtet ein schwuler Heimbewohner von positiven, ihn bestätigenden Reaktionen der Pflegenden: „... dass sie das gut finden, dass ich damit so offen umgehe." (H3/47) Die Pflegenden sind in der Regel mit Pflegebedürftigen konfrontiert, die ein Spektrum an (homosexuellen) Identitätskonstruktionen füllen, denen entsprechende Umgangsweisen mit ihren Homosexualitäten folgen. So ist bspw. eine interviewte Pflegefachkraft im ambulanten Erstgespräch mit einem Pflegebedürftigen konfrontiert, bei dem sie sich einen ziemlich sicher ist, dass er homosexuell ist, obwohl oder gerade, weil er sich extrem bemüht, nicht als solcher gegenüber dem sozialen Umfeld zu gelten, weswegen er männliche Pflegende ablehnt. Sie akzeptiert seine versteckte Lebensweise und Bedürfnislage, sichert das Vertrauen in die Pflegeinstitution und -beziehung und wahrt somit seine Autonomie, indem er seinen Schutz aufrechterhalten kann. Interaktiv wird somit das **Anderssein anerkannt**, obwohl es nicht explizit wird (HG5/110).

Pflegende können über die Kommunikationsweisen der Pflegebedürftigen sensibel sondieren, wie sie den Faden der Offenheit oder der Teiloffenheit, also einer teils geschlossen gehaltenen Umgangsweise, behutsam aufgreifen und für **alltagsbezogene und biografieorientierte Gesprächsführungen** nutzen können. Mit der Verwendung ihrer individuellen Selbstbezeichnungen geben die Pflegebedürftigen in der Außenperspektive ihrem sozialen Umfeld in der Kommunikation Orientierung oder Gewissheit, ob und wie bspw. die Pflegenden mit ihnen über ihre homosexuelle Lebensweise individuell kommunizieren können. Die Pflegenden vermindern das Risiko, Begrifflichkeiten in der Inter-/Aktion zu nutzen, die von den Pflegebedürftigen eventuell in ihrer Bedeutung anders oder negativ gedeutet oder sogar abgelehnt werden, wodurch in Folge eventuell ein Vorbehalt gegenüber der zwischenmenschlichen Pflegebeziehung entstünde. Eine Diskussion bzw. ein Nachfragen von Pflegenden zu möglichen, verschiedenen Selbstbezeichnungen und deren unterschiedlichen Bedeutsamkeiten könnte individuell sinnvoll sein, wenn bereits ein entsprechendes Vertrauensverhältnis mit den Pflegebedürftigen besteht. Entsprechend sensibel wägt eine interviewte Pflegefachkraft sowohl in Aufnahmegesprächen wie auch in späteren Begegnungen ihre Interaktions- und Handlungsweisen ab, wie sie eine Offenheit zur vermuteten homosexuellen Lebensweise der Pflegebedürftigen förderlich begleiten kann. Bei einer vermuteten Homosexualität führt sie zu einer vorsichtigen, zurückhaltenden Thematisierung gegenüber den Pflegebedürftigen. Hierbei scheint die Inter-/Aktion in einem Wechselspiel von Wahrnehmungen (leiblich, emotional, kognitiv) zu stehen, um situativ zu prüfen, welche Strategie des direkten bzw. indirekten Ansprechens zur Anwendung kommt, wenn es für beide Seiten relevant erscheint:

„Wie gesagt, es war – nicht ein richtiges Outen, sie war einfach – da, – ohne das man darüber sprechen musste." (HG5/275)
„Also wenn ich jetzt ein_ein Gefühl oder ein Verdacht in Anführungszeichen hätte, dann_ wü_rde ich wahrscheinlich beim zweiten Mal oder dritten Mal würde ich es ansprechen." (HG5/89)

Um eine solche Sensibilität entwickeln zu können und den verschiedenen homosexuellen Identitätskonstruktionen und ihren Umgangsweisen respektvoll begegnen zu können, informiert sich ein Teil der Pflegenden über Fachartikel, Informationsbroschüren zur Thematik von Homosexualitäten und Alter, Literatur zu Biografien von Lesben und Schwulen sowie zu ihrer Zeitgeschichte oder **besuchten Fortbildungen** zum Thema (MS6/40). Wie ebenfalls in den intervenierenden Bedingungen ausgeführt, **nutzt** ein Teil von ihnen persönliche oder institutionelle **Kontakte zur LSBTI-*Community*,** um sich fallbezogen beraten zu lassen (HG5/29, 87; MS3/133, 159).

Ein Teil der Pflegenden setzt seine allgemeinen Kenntnisse dahin gehend um, dass er eine **biografieorientierte Kommunikation** alltagsbezogen oder zur Erfassung pflegerischer Ziele und Maßnahmen nutzt. Darüber bieten die Pflegenden den homosexuellen Pflegebedürftigen an, von sich und ihrer Biografie vertrauensvoll erzählen zu können, wenn es gewollt ist und nicht zu einem Wiedererleben-Müssen traumatisch wirkende Erlebnisse führt. Ein Pflegender berichtet beispielhaft von der biografieorientierten Gesprächsführung zu einem schwulen Pflegebedürftigen:

„Er erzählt mir immer, welche Bars sie besucht haben. Und – so Geschichten die sie erlebt haben, auch in ähm Schwulenbars, Schwulenkneipen. Und die, das wie wie viele aus seinem Bekanntenkreis in Anführungsstrichen verkappte Schwule waren, [I: mhm] die eigentlich verheiratet gewesen sind, und quasi ein Doppelleben geführt haben." (MS1/52)

Über das Erzählenlassen von Erinnerungen früherer homosexualitätenbezogener Ereignisse fördern die Pflegenden achtsam eine Verbundenheit zur Gegenwart und stabilisieren somit die homosexuelle Identität der Pflegebedürftigen (G6/117, 195). In diesen, insbesondere aber in Aufnahme- oder Anamnesegesprächen vermittelt ein Teil der Pflegenden gezielt eine atmosphärische Offenheit, in der über die Homosexualität gesprochen werden kann. So unterstreicht eine Pflegende ihre Herangehensweise für solche Gespräche und gibt auch Hinweise auf ihre Homosexualität:

„... ich würde auch auf Signale warten, um in etwa abschätzen zu können, ist es gewollt oder nicht, [I: mhm] ne. Und, oder auch äh zu Raum zu geben was zu erzählen von sich, ohne dass ich direkt nachfrage. Und ich bin mir ziemlich sicher, ich denke ich kann sehr offen damit umgehen. Insgesamt im Gespräch so. So dass ich auch das Gefühl vermitteln kann, es darf alles sein. Also es kann hier Raum haben. Können drüber sprechen, so. O der ich erzähle von mir selber, kurz, wenn es irgendwie passt. Dann mache ich einen Einwurf, einen kurzen. Und gebe dadurch etwas an die Hand, ne. Wo der, mein Gegenüber quasi die Möglichkeit hat, „aha, jetzt kann ich das ja erzählen", oder so ..." (HG5/93)

Eine Gleichgesinnung, also eine ebenso bestehende Homosexualität der Pflegenden, kann, wie im zuvor zitierten Beispiel, direkt als vertrauensfördernder Moment für eine biografieorientierte Gesprächsführung genutzt werden. Aufgrund der Gleichgesinnung ermöglichen die Pflegenden den homosexuellen Pflegebedürftigen eine Kommunikationsform des Verstandenwerdens, sich im Gegenüber identitätsbezogen spiegeln und in Bezug auf geteiltes Wissen über homosexuelle Lebensweisen sicher fühlen zu können. Es wird ein Gefühl hergestellt, sich und seine Lebenswelt nicht rechtfertigen zu müssen, sondern offen und frei über sich selbst sprechen zu können. Eine solche Gesprächsatmosphäre kann auch heterosexuellen Pflegenden gelingen, wenn sie im Gespräch entsprechende Marker sensibel setzen. Jedoch wird seitens einiger homosexueller Pflegebedürftiger homosexuellen Pflegenden aufgrund der Gleichgesinnung ein Vertrauensvorschuss unter zunächst Fremden zugeschrieben. Ein schwuler Pflegebedürftiger wünscht sich Kontakt zu Gleichgesinnten auch innerhalb des Pflegeteams und erwartet, dadurch biografieorientierte Gespräche umsetzen zu können:

„... ja der geht ich denke, der hat mehr Fingerspitzengefühl. – Der kann den anderen auch besser einschätzen. – Es hat wie gesagt, äh dieses überhaupt nicht sexuell zu tun. Das ist einfach irgendwo ein mehr... Da kommt mehr Kontakt herüber und da es gibt da auch mehr Berührungspunkte. – Es ist ganz egal, was aus der Welt nun ist. Das man sagt, äh äh den finde ja toll den Schauspieler. Oder was ich da im Fernsehen gesehen habe sagt man, ist auch belanglos. Nee, nee. Gehört aber mit dazu. [I: Mhm.] Und wenn jemand anderes, der kann nun gar nicht besser, vor allem wenn er sagt: ‚Den und den findest du toll? Ja, äh, wie denn? Wie findest du den denn toll?!' – Also ich muss mich dann erklären und das will ich nicht. Weißt du, dieses Erklärenmüssen. ‚Ich bin doch schwul.' ‚Das ist deshalb. Und das ist darum."' (H6/56)

Die **leibliche Kommunikation**, die in diesem Zitat anklingt, setzt ein Teil der Pflegenden kompetent identitätsfördernd in der Kommunikation mit homosexuellen Pflegebedürftigen ein. So kann ein schwuler Pflegender bspw. aufgrund des Vorwissens über die Biografien älterer homosexueller Menschen das leibliche Gewordensein eines homosexuellen Pflegebedürftigen und seine geschlossene Umgangsstrategie mit der eigenen Homosexualität in der leiblichen Kommunikation zwischen beiden (er-)kennen, anerkennen und verstehen. Der Pflegende kann das augenscheinlich paradoxe Verhalten des Heimbewohners, das das Spannungsfeld zwischen Geheimhaltung und Anpassung einerseits und identitätsbezogenes Wohlbefinden andererseits offenbart, kognitiv nicht nachvollziehen, weshalb er es als „komisch" umschreibt: „Und dann_, war er auch so ein bisschen komisch, – weil er auch, er war ein bisschen älter, er hat nie gesagt, – wenn dann, manchmal habe ich das gemerkt …" (HG2/75) Jedoch versteht er ihn gleichzeitig auf leiblicher Ebene, was sich darin ausdrückt, dass er spürt, dass eine geschlechtsgleiche Körperpflege, ein persönliches Gespräch mit ihm als Mann und als vermeintlich Gleichgesinnter und eine leibliche Offenbarung[168] tatsächlich identitätserhaltend wirkten.

Über den Nutzen des vermittelten Wissens über die allgemeine Historie und die Biografien von Homosexuellen in Deutschland sowie über eine individuelle biografieorientierte Gesprächsführung gelingt es einem Teil der Pflegenden, **spezifische Wünsche und Bedürfnisse zu erfassen**, diese **zu reflektieren und** sie den homosexuellen Pflegebedürftigen weitgehend **zu ermöglichen**. Dem folgt eine schriftliche oder interaktiv vermittelte **Pflegeplanung**, die sowohl die Biografien als auch einhergehende Bedürfnislagen der homosexuellen Pflegebedürftigen berücksichtigt (MS5/80; H9/79). So gibt eine interviewte Pflegefachkraft an, dass individuell relevante biografische Daten, Wünsche, Bedürfnisse, Eigenschaften, Ressourcen oder Problemlagen der verschiedenen Aktivitäten des Lebens, die im Zusammenhang mit der jeweiligen homosexuellen Identitätskonstruktion der Pflegebedürftigen stehen, in der Dokumentation zur Transparenz eines abgestimmten pflegerischen Handelns schriftlich festgehalten sind. Im Falle eines Personalwechsels oder bei fortschreitender Demenz kann hierauf zurückgegriffen werden.

> „Ja Kleidung. Kleidung, AEDL 7, fällt mir ein. *Männername* (Bewohner) zum Beispiel, der hat ja, der trägt, trägt gerne mal eine Boah, oder zieht einen Rock an. Also das sagt er ganz klar und das steht auch bei ihm drin. Fällt mir dazu ein." (HG5/93)
> „… zum Thema Beschäftigung, wir haben ja *dort* einen Patienten, der äh_ – zunehmend sehr dement ist, der geht zum Beispiel zu den *Treffpunkt für ältere Schwule in Millionen-*

---

168 Wie in Kapitel 5.3.5.6 als Beispiel ausgeführt.

stadt1, ne. Das steht auch in der Pflegeplanung. Der geht ein bis zweimal in der Woche wird er abgeholt" (HG5/97)

Da in dem erwähnten Fall eines versteckt lebenden schwulen Pflegebedürftigen in der ambulanten Pflege die Homosexualität auf keinen Fall kommuniziert werden darf, ist davon auszugehen, dass die Relevanz in der Nicht-Erwähnung liegt, demnach wurde nichts von den Pflegenden dokumentiert. Das schützt zudem vor fremden Leser_innen, falls Besucher_innen sich die Dokumentationsmappe anschauen sollten (HG5/110).

Entsprechend der Erfassung von spezifischen Bedürfnissen versucht ein Teil der Pflegenden, die Pflegebedürftigen bei der Umsetzung zu unterstützen. Dabei **motivieren** diese Pflegenden die homosexuellen Pflegebedürftigen proaktiv, die bisherigen homosexualitätenbezogenen Lebensgewohnheiten fortzuführen, oder geben Anreize zur (Re-)Integration. So wird bspw. im Bereich der körperlichen Sexualität von den Pflegenden überlegt, wie homosexuelle Pflegebedürftige individuell ihre geäußerten sexuellen Bedürfnisse befriedigen können, ohne sich selbst dabei zu gefährden (HG5/203). Oder sie motivieren sie zur eigenständigen Umsetzung ihrer sexuellen Bedürfnisse. So berichtet ein schwuler Pflegebedürftiger:

> „Zum Beispiel ich kann *Name Betreuerin* sagen: ‚*Name Betreuerin* ich muss unbedingt Sex haben, ich muss unbedingt ausgehen, ich muss unbedingt jemanden finden'. Sie sagt: ‚Ja gut, geh aus'. Sie hindert mich nicht, sie sagt: ‚Geh', ja. Und das ist xxx moralische Stütze. Ich weiß dass sie da ist für mich. [...] Und die haben das unterstützt." (M2/49)

Zum Teil praktizieren die Pflegenden eine subjektorientierte, respektvolle, zugewandte allgemeine Pflege, die durch rückversicherndes Pflegehandeln und -verhalten geprägt ist. Hierdurch erfährt auch bspw. die Privatsphäre der homosexuellen Pflegebedürftigen, wie etwa das Bewohner_innenzimmer, eine Achtung oder es wird bei der Durchführung von pflegerischen Handlungen, wie etwa bei der Körper-/Intimpflege, interaktiv nach dem Empfinden der Pflegebedürftigen gefragt (H13/69; H14/109–114; H1/49, 65; G1/78).

Für die interaktive Gestaltung einer Pflegesituation bauen die Pflegenden situativ oder dauerhaft eine Beziehung zu den homosexuellen Pflegebedürftigen auf. Die Intensität und Qualität einer **Pflegebeziehung** kann hierbei unterschiedlich ausfallen. Die Pflegenden gestalten in der jeweiligen Begegnung zum Teil eine wertschätzende Atmosphäre, die sich durch Offenheit, Anerkennung der Unterschiedlichkeit von Homosexualitäten, ihrer Umgangsweisen und der Geschlechter sowie durch die Entstigmatisierung von HIV auszeichnet. Diese Atmosphärengestaltung der Pflegebeziehung verläuft analog zu den Strategien zur Durchführung eines biografieorientierten Gesprächs. So wenden die Pflegenden hierzu ebenso Empathie, Anteilnahme, Interessen und teilweise eine vertrauensbildende Offenbarung eines Privatwerdens an. Das Privatwerden kann sich inhaltlich auf bestimmte Themen beziehen oder sogar in Ausnahmefällen auf Freund_innenschaften hinauslaufen (H15/43). So berichtet ein heterosexueller Pflegender:

„... das ist ein ein Freund von mir geworden, das kann man in dem Sinne schon sagen. Aber das hat das hat letztendlich auch nichts damit zu tun, ob er ähm – homosexuell ist oder nicht. Das ist einfach ein ganz interessanter Mensch, der viel zu erzählen hat." (MS1/42)

Die **Nicht-Anerkennung** von Homosexualitäten kann unterschiedlich über die Interaktions- und Handlungsweisen der Pflegenden zum Ausdruck kommen, wie nachfolgend beispielhaft ausgeführt. Unwissenheit, das **Nicht-Erfassen der Bedeutsamkeit von spezifischen** und die Nichtbeachtung **teils bekannter Bedürfnisse**, die das *doing gender* und/oder das *doing homosexuality* betreffen, können aufgrund einer anderen Prioritätensetzung der Pflegenden in der situativen oder generellen Durchführung oder durch Unterlassen pflegerischer Unterstützungsleistungen zu Missachtungsempfinden auf der Seite der homosexuellen Pflegebedürftigen führen (G1/254). Ein ausschließlich funktional anmutendes, objektorientiert-routiniertes Pflegehandeln sowohl in der Körperpflege (G1/70–74) als auch im zwischenmenschlichen Umgang verhindert eine leibliche Subjektwahrnehmung auch bei homosexuellen Pflegebedürftigen, wodurch stellenweise – spezifische – Bedürfnisse nicht (mehr) geäußert werden (G1/88). So konnte in einigen vorwiegend stationären Interviewsituationen festgestellt werden, dass ein Teil der Pflegenden die Zimmer der Bewohner_innen als seinen selbstverständlichen Arbeitsraum betrachtet, zu dem er sich anscheinend jederzeit ohne Vorankündigung Zutritt verschaffen kann, ohne Abwarten des Einverständnisses seitens der Pflegebedürftigen und ihres Besuchs (H8/14, 21; G1/225; H1/54; P_M5/44). Hierdurch findet eine Störung und teils eine Verhinderung der Privatsphäre aller, auch der homosexuellen Pflegebedürftigen statt. Zudem wird daran beispielhaft deutlich, dass allgemeine Pflegestrukturen und -prozesse, wie etwa auch Personalmangel, sich eben auch auf alle Pflegebedürftigen allgemeingültig auswirken können, ohne dass das explizit Untersuchungsgegenstand ist.

Zum Teil scheinen Pflegende in einer herkömmlichen Einrichtung situativ identitätsfördernde und -sichernde Maßnahmen, also Handlungsoptionen, welche die Homosexualität einer pflegebedürftigen Person betrifft, **nicht ohne Weiteres mitzudenken** und **anzubieten** (bspw. eine Vernetzung zur lesbischen oder schwulen *Community*/Szene). So verbleibt bspw. eine lesbische Probandin trotz ihrer offenen Lebensweise im Heim in der sozialen Isolation, da sie kein gebrauchsfähiges Telefon/Mobiltelefon[169], kaum soziale und keine lesbischen Kontakte besitzt und die heterosexuellen Pflegenden nicht für kompetente Ansprechpartner_innen hält, um das Gespräch darüber zu eröffnen:

„Also als Lesbe in einem Pflegeheim ist da eine Sache zum Beispiel ähm äh verdammt schlecht zu machen. ähm ähm -- Also wie soll ich hier an irgendwelche äh -- ähm --- ähm --- ähm --- ähm... Also die Pflegekräfte hier sind halt äh hetero und ähm ähm ich

---

169 Im Nachgang des Interviews hat die Interviewerin auf Wunsch und in Absprache mit der Probandin die Bereitstellung eines Mobiltelefons über die Pflegedienstleitung organisiert.

glaube, dass es irgendwie äh ähm --- ähm --- ähm --- also äh --- ähm es gibt halt ähm --- ähm --- ähm --- oh weia, es gibt halt leider keine Wunder. ähm Dass äh w_wenn ich nicht hier rauskomme selber, ähm dann kann ich halt auch keine äh Lesben kennenlernen. Ich kann zum Beispiel äh nicht nach *Millionenstadt* ((steht Synonym für eine benachbarte Millionenstadt in der es eine Lesbenszene gibt)) gehen und äh ..." (G6/71)

Für die interviewten Proband_innen ist es im Pflegesetting besonders dann schwierig, offen oder teiloffen ihre Homosexualitäten zu leben, wenn ihre homosexuellen Identitätskonstruktionen kaum oder überhaupt nicht berücksichtigt werden. Das trifft auch dann zu, wenn sich eine Pflegeeinrichtung zwar offen für Lesben und Schwule gibt, die Homosexualitäten und ihre jeweiligen Lebenswelten jedoch weder in den **biografischen Gesprächen** noch in der individuellen **Pflegeplanung** (HG1/54; HG2/219) als relevant einzieht. Wenn biografieorientierte Gespräche, die sich auf die homosexuellen Lebenswelten beziehen, dauerhaft gegenüber den Pflegebedürftigen ausbleiben und eine heteronormative Alltagskonversation von den Pflegenden durchgeführt wird, kann das zu einem eingeschränkten Wohlbefinden und destabilisierend auf die Identitäten der homosexuellen Pflegebedürftigen wirken, wie es ein ambulant versorgter Pflegebedürftiger für sich beschreibt:

„... auch in Gesprächen, wenn jetzt äh – der Pfleger oder die Pflegerin erzählt von äh fünf Enkelkindern und sonst etwas, kann ich mir bedingt anhören. – Finde ich auch gar nicht äh äh so_ unwichtig. Also so ist es ja nun nicht. Aber es gibt so ein Problem, dem kann ich nicht mehr folgen. Und nu_r nicht, das kann ich nicht mir immer anhören. Da will ich auch aus der schwulen Welt etwas hören. Irgendetwas, was passiert ist. Wer wieder tot ist oder nicht tot ist. Oder i_rgendetwas. So richtigen Tratsch und Klatsch. Den brauch man aber. – Der gehört einfach zum zum_ Wohlbefinden mit dazu. Den hatte ich ja vorher auch. Kann nicht auf einmal weg sein. – Und das war v_also eine wichtige Sache." (H6/21)

Die homosexuellen Identitätskonstruktionen der Pflegebedürftigen im Pflegeprozess nicht mitzudenken oder zu ignorieren, führt nicht nur dazu, dass eventuell bestehende spezifische **Bedürfnisse nicht erkannt** und/oder in der Pflege auch **keine Berücksichtigung** finden. Es kann schlimmstenfalls auch dazu geraten, dass die persönliche psychische und soziale **Integrität der homosexuellen Pflegebedürftigen verletzt** wird. Das zeigen bspw. erzählte Situationen in den Interviews: In einem Fall leben zwei vermeintlich schwule Männer in einer integrativen Pflegeeinrichtung, in der teils andere Bewohner_innen und Pflegende offen mit ihrer Homosexualität umgehen. Die beiden Männer sind anscheinend zeitlebens ein Paar, haben jedoch nie offen vor anderen Menschen in ihrem Umfeld als solches gelebt und können den Schritt eines offenen Umgangs auch innerhalb der integrativen Einrichtung für sich nicht vollziehen. Die Angst vor gesellschaftlicher Diskriminierung sowie der Anpassungsdruck scheinen verinnerlicht und so groß zu sein, dass das Paar den versteckten Umgang nicht überwinden kann oder will, obwohl das Pflegeumfeld es ihnen zugestehen würde. Es besteht bei den Pflegenden gegenüber den beiden Männern die Vermutung einer gegebenen Homosexualität, die sich dadurch zu bestätigen scheint, dass beide von einem Mitbewohner beim Austausch von Zärtlichkeiten beobachtet worden sind, der sich darüber beschwert hat. Ob die Pflegenden aufgrund dieser Beschwerde situativ vermittelnd gehandelt haben, kann in Bezug auf das Datenmaterial nicht gesagt werden. In der gut gemeinten Annahme, den Konflikt zu lösen, indem sie eine absolute Offenheit für das Paar herstellen und sie in ein gemeinsames Zimmer verlegen, weil es der in der Einrichtung gelebten Atmosphäre entspräche, handeln die Pflegenden anscheinend fremdbestimmend und entziehen den beiden Männern regelrecht situativ die Entscheidungsmacht und ein Mitsprache- und Selbstbestimmungsrecht. Ihre bisherige homosexuelle Identitätskonstruktion und Umgangsweise wird – vermutlich ungewollt oder unwissend – ignoriert und situativ missachtet. Die beiden werden angehalten, sich offen zu ihrer Homosexualität zu bekennen, da das Umfeld sie als solche akzeptiere. Das Paar fügt sich anscheinend überfordert in die Situation, streitet jedoch weiterhin ab, homosexuell zu sein, um ihre Identitätskonstruktion weitgehend vor sich selbst bewahren zu können. Eine andere, multiperspektivisch reflektierte, sensible und identitätserhaltende Herangehensweise hätte eventuell das gleiche Ergebnis herbeigeführt, jedoch unter weitgehender Wahrung der persönlichen Integrität der Bewohner. Inzwischen scheint sich das Paar nach Angaben der interviewten Pflegekraft zusammenwohnend wohlzufühlen (MS3/95)[170].

Zur weiteren Situation: Einige der interviewten Pflegenden sprechen von Erfahrungen mit Kolleg_innen, die eine ablehnende Haltung gegenüber Homosexualitäten einnehmen, was sich für sie teils direkt oder indirekt in der Inter-/ Aktion mit offen lebenden oder vermeintlich homosexuellen Pflegebedürftigen über **reduzierte Zuwendung, körperliche Abwendung, bestehende Vorurteile, Beleidigungen** oder **abfällige Bemerkungen hinter dem Rücken** wahrnehmen lässt (HG2/160, 162; MS5/80). Ein Pflegender aus einem herkömmlichen Pflegeheim berichtet davon, dass einige Kolleg_innen aus Spaß neue Mitarbeitende auf Kosten eines schwulen Bewohners demütigen. So werden neue Kolleg_innen unvorbereitet in eine Situation geschickt, in der sie mit den intimen Gegenständen eines Bewohners konfrontiert sind, die auf dessen Homosexualität hindeuten. Das scheint in der Absicht zu geschehen, dass die neuen Mitarbeitenden überrascht und schockiert reagieren. Anstatt neue Pflegende sowie den Bewohner in ihrer Menschenwürde zu respektieren, neue Pflegende auf evtl. fremdartig erscheinende Situationen vorzubereiten, mögliche zugewandte, respektvolle Umgangsweisen unter Einbezug biografischer Bezüge des schwulen Bewohners abzusprechen und zur individuellen Milieugestaltung zu motivieren, zielt das Verhalten der Pflegenden in diesem Fall auf die eigene **Belustigung** und die Erniedrigung anderer Menschen. Homosexualität und die Lebensführung des schwulen Bewohners dienen als Exotika. Das konfrontative Erleben des Überraschungseffekts wird vermutlich situativ beidseitig erfahren.

---

170 Aus Gründen der Anonymisierung der Pflegefachkraft, und um mögliche Rückschlüsse auf die Einrichtung zu vermeiden, mussten die Forschenden an dieser Stelle auf die entsprechenden Zitate verzichten.

Über die **Verletzung der Integrität** des schwulen Bewohners und über mögliche Folgen sowohl bei ihm als auch bei den Pflegenden wird anscheinend im Kollegium nicht reflektiert. Der schwule Bewohner scheint aus Angst vor Repressalien durch die Pflegenden mit einer Anpassung zu reagieren, indem er einige Gegenstände aus seiner Räumlichkeit bereits entfernt hat. Es besteht zum Teil eine **fehlende** bzw. eine unterlassene **praktizierte Solidarität**. Anscheinend gibt es niemanden, der ihn direkt vor solchen subversiven Übergriffen im Team schützt (HG2/89)[171].

Pflegende können auch ganz anders reagieren, wenn sie Diskriminierungen von homosexuellen Pflegebedürftigen miterleben. Sie versuchen, solche Handlungen im Pflegeteam zu unterbinden und Vorurteile zu reflektieren, und solidarisieren sich offen mit den Pflegebedürftigen. Sicherlich wirkt hierbei auch förderlich ein, wenn homosexuelle Pflegende ihre Homosexualität am Arbeitsplatz offen leben können, keine Repressalien befürchten müssen und/oder sie sich diesen gegenüber gewappnet sehen. Ein solches **Erkennen und Entgegenwirken von möglichen oder tatsächlichen Diskriminierungen** zeigt das Beispiel eines interviewten, stationär arbeitenden Pflegenden:

> „Ja natürlich xxx gibt es auch noch Kollegen, männliche Kollegen, die sagen dann zu ihm: ‚Du bist doch eine Tunte.' Und das wollte er natürlich nicht. – Ich habe gesagt zu ihm: ‚Ich möchte das nicht, dass du so mit Bewohner umgehst. Weil das das geht nicht. Die werden mit Respekt behandelt.' Genauso gut – ... Ich habe eine Frau xxx xxx, xxx xxx, die die Frau... Frauen lieben. Das wird sehr wenig toleriert. ‚Die Frau kann man mit niemand zusammenlegen. Weil, die geht an die Frauen ran.' Ich sage: ‚Ja was soll das, was soll das?' [...] Ja, das sagen andere. Habe ich gesagt: ‚Wie kommt ihr dazu? Ihr könnt doch die Frauen zusammenlegen. Die andere Frau die kann doch nein sagen.'" (MS5/80–82)

Interaktions- und Handlungsweisen derjenigen Pflegenden, die grundsätzlich allen Pflegebedürftigen gegenüber die Bereiche der körperlichen Sexualität tabuisieren (HG1/56), kommen auch gegenüber homosexuellen Pflegebedürftigen in diesem Bedürfnisbereich zur Geltung. Situative **Scham, Unbeholfenheit** oder **Ignoranz** durch Pflegende gegenüber der Artikulation **sexueller Bedürfnisse** oder einer **homosexuellen Partner_innenschaft** können von Pflegebedürftigen als irritierend oder gar missachtend empfunden werden, wenn keine eindeutige Erklärung abgegeben wird. So zeigt sich eine pflegebedürftige Lesbe zwar verständnisvoll gegenüber den Interaktionen von Pflegenden, gleichwohl fühlt sie sich in ihrer lesbischen Partner_innenschaft von ihnen nicht anerkannt:

> „... man merkt den Schwestern dann schon an, dass es ihnen unangenehm war [I: mhm] und ähm, dass sie ähm entweder ganz forsch ans Bett kamen [I: mhm] und sagte, ‚So, ich wasch dich dann jetzt mal'. O_oder dass sie sagten, ja ähm ja könn-

---

171 Aus Gründen der Anonymisierung der Pflegefachkraft und um mögliche Rückschlüsse auf die Einrichtung zu vermeiden, mussten die Forschenden an dieser Stelle auf die entsprechenden Zitate verzichten.

test du, also meine Freundin, könntest Du oder könnten Sie dann mal rausgehen. So dass das sehr – entweder sehr krampfig war, [I: mhm] oder sehr – – es ist wie jeden Morgen als ob keiner da wäre. Also [I: mhm] insofern, kann ich nur glauben, dass die Schwestern – – [I: mhm] m_m_ä_gar nicht denken, ähm_m dass ich ein Partnerschaft haben könnte." (G1/225)

Während teilweise bei heterosexuellen Pflegebedürftigen sexuelle Bedürfnisse wahrgenommen, erfasst und im Pflegeteam in der Absicht beraten werden, sie zu ermöglichen, reflektiert ein interviewter Pflegender für sich und seine Kolleg_innen im Interview, die Bedürfnisse der homosexuellen Bewohner_innen im Pflegehandeln im Heim nicht mitzudenken: „Ah, dann die denken nach, was kann man machen und so äh mit dieser, – aber äh Bedürfnisse und so sexuelle ... – Aber für – Schwule haben wir keine – Gedanken, ehrlich gesagt, nee. [I: Mhm.] – Und für Lesbische. – Überhaupt nicht." (HG2/193)

Ein Teil der Pflegenden versteht und berücksichtigt ohne weiteres bestimmte Gründe für eine **geschlechtsgewünschte Pflege** auch in ihrer Unverhandelbarkeit bestimmten Personengruppen gegenüber. Gleichzeitig bringen sie das Verständnis für eine ebenso unverhandelbare geschlechtsgewünschte Pflege von homosexuellen Pflegebedürftigen nicht umfänglich auf. So fühlt sich bspw. eine Pflegefachkraft persönlich und in ihrer Funktion, bei der ambulanten Einsatzplanung auf Wirtschaftlichkeit zu achten, angegriffen bzw. unverstanden und schreibt es einem provokanten Verhalten einer lesbischen Pflegebedürftigen zu, dass diese sich darüber beschwert, dass eine geschlechtsgleiche Pflege situativ nicht eingehalten worden ist. Gleichzeitig zeigt die Pflegende gegenüber anderen pflegebedürftigen Frauen entgegenkommendes Verständnis, bspw. aufgrund von Kriegserlebnissen. Hingegen wird ein ausschließliches Leben in Frauenbezügen zwar gesehen, aber nicht als hinreichender Grund situativ anerkannt:

„Aber aus irgendeinem Grund, ich weiß es nicht mehr, musste_ der Mann da hin. Weil, wie gesagt, es ging um die Abdeckung einer ganzen Tour. Es war irgendwie_ gar nicht anders machbar. [...] Und dann hatte ich gefragt, ob das möglich ist. Und äh_ ob sie das den Abend machen könnte, wei_l ich da_ personell das einfach nicht anders besetzen kann. [...] U_nd ähm_ dann war das also bitterböse_. Mit Beschwerde nach oben, dass das so wenig berücksichtigt wird und so weiter und so fort. [...] Also, das war schon_ äh provokant das Ganze." (HG1/45–46)

„Wenn jetzt eben, wie bei diesem weiblichen Paar, kein Mann über die Schwelle darf. Dann ist es ein Problem für die Tourenplanung. Dann muß es so mit aufgenommen werden. Wenn, wir haben ja auch äh Frauen, die Kriegserlebnisse haben. – Die_ keinen – Mann, möchten. Dann wird das in der Anamnese auch vermerkt." (HG1/54)

Auch wenn die Angst, sich zu infizieren, in der Regel unbegründet ist, verhält sich ein Teil der Pflegenden den HIV-positiven Pflegebedürftigen gegenüber distanziert oder meidet den körperlichen oder zwischenmenschlichen Kontakt. Es ist davon auszugehen, dass in der Interaktion mit Pflegebedürftigen ein solches Verhalten als stigmatisierend oder diskriminierend wahrgenommen werden kann (HG2/156;

MS5/111). Ein Pflegender berichtet von seinen Kolleg_innen: „Einige haben auch Angst. [I: Mhm.] – Das kann ich mir vorstellen, dass – ‚Er hat AIDS! – Oh , lieber nicht anfassen – oder Hand geben!' oder so. Obwohl, wir sind geschult, – wir sind ... Wir wissen, das ist eine normale äh Krankheit wie jede und so ..." (HG2/154)

Ergänzend sei erwähnt: Auch über ihr engeres soziales Umfeld erhalten die homosexuellen Pflegebedürftigen teils **fürsorgliche** und/oder **solidarische alltagsbezogene oder pflegerische Hilfen und Unterstützungen**. Durch ihre emotionalen Verbindungen (Primärbeziehungen) wirken diese Unterstützungsleistungen ebenfalls identitätsfördernd auf sie ein. Zum Teil bringen Partner_innen (G7/28; H6/28; H1/24; H7/21), Freund_innen oder Mitglieder der Herkunftsfamilie (H15/13, M3/10, 11; G4/46; G3/4) über ihr unterstützendes, teils pflegerisches Handeln ihre Anerkennung gegenüber den homosexuellen Lebensweisen der Pflegebedürftigen im Pflegesetting zum Ausdruck, insofern solche Beziehungen (noch) bestehen.

Zusammengefasst für das Kapitel der identitätsfördernden Pflege homosexueller Menschen lässt sich sagen, dass Pflegende oder andere Pflegepersonen durch ein die Homosexualitäten anerkennendes Pflegehandeln und Verhalten bspw. das Selbstvertrauen homosexueller Pflegebedürftiger identitätsfördernd stärken können (G6/81, 89). Sie tragen dazu bei, dass die homosexuellen Pflegebedürftigen sich individuell mit ihrer jeweiligen homosexuellen Identitätskonstruktion angenommen fühlen (können).

Zusammenfassend für die Kapitel der Interaktions- und Handlungsstrategien der verschiedenen Akteur_innen kann gesagt werden: Die hier dargestellten Interaktions- und Handlungsweisen der unterschiedlichen Akteur_innen erzeugen, kennzeichnen und gestalten teils die unterschiedlichen Lebenssituationen der pflegebedürftigen gleichgeschlechtlich liebenden Frauen und Männer in den Bereichen der Altenpflege, wie sie aus ihnen erwachsen. Dabei fallen jene die Homosexualitäten anerkennenden Interaktionen und Handlungen der Akteur_innen im Pflegesetting auf, die in ihrem Zusammenspiel die homosexuellen Pflegebedürftigen in ihrem Gewordensein bestätigen und ihnen ermöglichen, trotz der Pflegebedürftigkeit und der einhergehenden Veränderungen der intervenierenden Bedingungen bestenfalls ihr gewohntes homosexuelles Leben weitestgehend fortzuführen. Die Homosexualitäten bestätigende Interaktions- und Handlungsweise bestimmter Akteur_innen können die Homosexualitäten missachtenden Handlungen anderer Akteur_innen ausgleichen oder den Wegfall anderer, früherer Anerkennungsbereiche teils kompensieren. Im umgekehrten Fall können die Homosexualitäten missachtenden Interaktions- und Handlungsweisen verschiedener Akteur_innen im Zusammenwirken das Risiko einer Gefährdung des homosexuellen Selbst der Pflegebedürftigen deutlich erhöhen. Hier deuten sich im Zusammenwirken mit den unterschiedlichen kontextuellen und intervenierenden Bedingungen bereits die entsprechenden Konsequenzen der Theorie der Anerkennung von Homosexualitäten in der Altenpflege an, wie sie im nachfolgenden Kapitel erläutert werden.

Die idealtypischen Darstellungen der unterschiedlichen homosexuellen Identitätskonstruktionsprozesse und des fortgeführten Identitäts- und Stigma-Managements zur Homosexualität im Pflegesetting geben den Hinweis, dass anscheinend unabhängig vom Alter und trotz zeitgeschichtlicher Unterschiede im Erfahrungsspektrum der Proband_innen sich ähnlich offene, teiloffene und geschlossene Umgangsweisen und jeweilige homosexuelle Identitäten konstituiert haben. Das steht im Zusammenhang mit den jeweiligen und unterschiedlich einwirkenden Anerkennungsbereichen auf die Identitätskonstruktionsprozesse der homosexuellen Proband_innen.

5.4 Konsequenzen

Die Anerkennung von Homosexualitäten in der Altenpflege, ihre Ursachen und Kontextbedingungen und die zur Anwendung kommenden Interaktions- und Handlungsstrategien der unterschiedlichen Akteur_innen bringen bestimmte Konsequenzen für die Akteur_innen hervor. Nachfolgend werden die auf Basis der Datenanalyse generierten Konsequenzen für die Meso-Ebenen der lesbischen und schwulen *Community* und der Einrichtungen der Altenpflege sowie für die Mikro-Ebenen der homosexuellen Pflegebedürftigen und der Pflegenden beschrieben.

5.4.1 Soziale Integration und Solidarität durch die Community

Die erfahrene und potenzielle **soziale Integration** homosexueller Pflegebedürftiger sowie die erfahrene und potenzielle **Solidarität** können als zentrale Konsequenzen des Vorhaltens und Initiierens spezieller Angebote der lesbischen und schwulen *Community* festgehalten werden. Hierzu zählen die bestehenden **speziellen (Gruppen-)Angebote**, die sich an den heterogenen Interessen- und Bedürfnislagen älterer, pflegebedürftiger Lesben und/oder Schwuler wenden. Das Spezielle an diesen bestimmten (Gruppen-)Angeboten ist die inhaltliche Fokussierung auf die Lebens- und Bedürfnislagen der älteren pflegebedürftigen Homosexuellen, wozu auch die aktive Unterstützung der Partizipation an Angeboten der *Community* gehört. So tragen bspw. die ehrenamtlichen und hauptamtlichen Mitarbeitenden der LSBTI-Beratungsstellen, der speziellen Senior_innenberatung für Lesben und Schwule und der aufsuchenden psychosozialen Begleitungs- und Beratungsangebote für HIV-positive Pflegebedürftige als wichtige und teils als einzige Ansprechpersonen des näheren Vertrauens der homosexuellen Pflegebedürftigen über Beratung, Vermittlung und Informationen zu deren **Gesundheitserhalt** (H9/133), zur Vertrauensbildung (H9/131) und zu ihrer (Re-)Integration in die *Community* und ins Szeneleben (M6/275; H9/63–64) bei. So berichtet ein Pflegebedürftiger von der angeleiteten sozialen (Re-)Integration in schwule Kontaktbezüge:

> „Da muss ich schon, – das habe ich mit *Vor- und Zuname des schwulen Sozialarbeiters* auch schon einmal abgesprochen, rausgehen. In die Öffentlichkeit. Also, in dies entweder in diese Kinos. Oder, wie er mir jetzt eben sagte, in dieses in dieses *Schwulenbar1 der Großstadt1(Wohnort)* und so." (H9/178)

Für einen anderen Pflegebedürftigen ist das aufsuchende spezielle Angebot die einzige und regelhafte Verbindung zur schwulen Lebenswelt (H5/27), zu deren schwulen Ansprechpartnern er ein besonderes Vertrauensverhältnis zur zwischenmenschlichen Aussprache aufgebaut hat, worüber er sich in seiner schwulen Identität spiegeln (H5/70–72) und diese erhalten kann. Der Proband hat sich im Laufe der Jahre aus dem Szene- und Gesellschaftsleben zurückgezogen und ist als schwuler Mann mittlerweile von sozialer Isolation gefährdet:

> „... wichtig ist ja immer, dass ich mit einem_äh ein hohes Vertrauen habe und, dass ich mit dem über alles sprechen kann. [...] Ich weiß natürlich, dass *schwule Beratungsstelle der Großstadt1* natürlich eindeutig beruflich ist. Also_äh es ist nicht eine Freundschaft nicht oder so, weiß Gott nicht. Aber es ist schon ganz anderes Verhältnis. Natürlich. Also ich habe eben halt äh sehr Vertrauen zu ihm. Ne." (H5/29)

Die speziellen (Gruppen-)Angebote der *Community* und die behindertengerechten, barrierefreien Szeneangebote bieten den homosexuellen Pflegebedürftigen in der Konsequenz **räumliche und soziale Optionen**, soziale Kontakte mit anderen homosexuellen Menschen zu finden, homosexuelle Freund_innenschaften aufzubauen, (Sex-)Partner_innen suchen und finden zu können und an homosexualitätenbezogene Freizeit- und Lebensgewohnheiten anzuknüpfen. Das trifft sowohl für die homosexuellen Pflegebedürftigen zu, die sich in ihren Pflegesettings allein oder einsam fühlen (H12/130), wie auch für jene, die ihre bisherigen Bezüge aufrechterhalten wollen (M6/275; M7/63). Diese aktive Gestaltung eines Anschlusses an frühere Gewohnheiten und/oder die Re-Integration in homosexuelle Lebenszusammenhänge wirkt sich stärkend und/oder erhaltend auf die homosexuelle Identität der Pflegebedürftigen aus.

In diesen speziellen (Gruppen-)Angeboten erfahren die homosexuellen Pflegebedürftigen ihre **Anerkennung als homosexueller Mensch**, ihre **Bestätigung** in dem Gefühl der Gruppenzugehörigkeit, ihre **soziale Einbindung** unter Gleichgesinnten und einen zwischenmenschlichen Austausch mit ähnlichen Erfahrungs- und Lebenswelten. Sie erfahren in den bedürfnisorientierten Gruppen, bspw. in den lesbischen oder schwulen Senior_innengruppen, in den Gruppen behinderter Homosexueller oder in Selbsthilfegruppen für HIV-Positive (H9/68), auch eine diskriminierungsfreie Atmosphäre hinsichtlich ihrer verschiedenen Ungleichheitsmerkmale, wie bspw. Alter, Behinderung, Pflegebedürftigkeit. Während der Pflegebedürftigkeit findet bspw. ein schwuler Proband den Zugang zu verschiedenen Gruppen der örtlichen schwulen *Community*:

> „Also das Wort Gruppe und Verein hat, äh fand ich immer ganz fürchterlich. Das war also für mich eine Katastrophe. Ist jetzt aber genau das Gegenteil. Das finde ich also viel spanner spannender. Mich auseinanderzusetzen mit anderen Schwulen." (H6/66)

> „Ich bin äh wie ich halbwegs so laufen konnte. Oder jemand hat mich mitgenommen oder abgeholt. Äh äh äh_ *schwule Seniorengruppe* ist im *Lesben- und Schwulenzentrum1, Straßenname*. Und da war ich da bin ich zum ersten Mal wieder mit überhaupt gruppenmäßig zusammen gekommen mit Sachen. [...] Aber äh die Gruppen äh_ finde ich heute ganz wichtig. Ich finde es wichtig, da habe ich wenigstens, dass da ich mich wieder auseinandersetzen kann." (H6/70)

Ähnliches beschreibt für sich eine lesbische Pflegebedürftige von einem örtlichen Angebot der lesbischen *Community*:

„Wir haben also so einen Zirkel, also der sich seit zwei Jahren trifft. Das heißt Erzählcafé. Und das ist ein Zirkel von Frauen die sich also über 50, lesbischen Frauen, die also über bestimm ... also über persönliche Erfahrungen sprechen. Und in diesem in dieser Gruppe hat sich ein Stück ein Zusammenhalt gebildet, also die sich auch gegenseitig so ein Stück unterstützen." (G4/43)

Ein Teil der Pflegebedürftigen bewertet die lesbische oder schwule *Community* im Sinne einer Familie (M1/16) bzw. als Familienersatz. Eine Ein- oder Anbindung bedeutet für sie in der Konsequenz, einer engen Schutz- und Fürsorgegemeinschaft anzugehören, die ein persönliches, vertrauensvolles und verantwortliches Miteinander im Umgang mit den Gruppenmitgliedern organisiert. Somit tragen in diesem Sinne die *Community* bzw. deren speziellen Angebote über ihre Mitglieder zur **Selbstbestätigung und Stärkung des Selbstvertrauens** für diesen Teil der homosexuellen Pflegebedürftigen bei. So bedeutet bspw. die schwule Infrastruktur und die schwule Seniorengruppe am Wohnort eines Probanden für ihn der „Dreh- und Angelpunkt" sowie sein „sozusagen zuhause" (M9/27). Ein anderer Teil der pflegebedürftigen Proband_innen sieht die *Community* als weiter gefasste Gemeinschaft im Sinne einer Solidargemeinschaft unter weitgehend Gleichgesinnten. Für sie bedeutet die Existenz spezieller (Gruppen-)Angebote in der Konsequenz eine soziale Wertschätzung und als persönliches Angebot, sich selbst sozial dort einbringen zu können, wenn sie es wollen. Die Möglichkeit, die *Community* und deren spezielle (Gruppen-)Angebote selbst als Ort des eigenen ehrenamtlichen Engagements zu nutzen, bietet einem Teil der Pflegebedürftigen die Aufrechterhaltung oder die Wiedererlangung einer sozialen Teilhabe an homosexuellen Lebensbezügen (H15/37, 136; G3/31). Somit trägt die *Community*, insofern eine Infrastruktur regional existent ist, in diesem Sinne zur **Stärkung des Selbstwertgefühls** als homosexueller Mensch, zu **Stärkung eines Gruppengefühls** und zur sozialen Teilhabe von homosexuellen Pflegebedürftigen bei (H6/66; M8/188; G5/82; G4/43). Dies gilt aus der Perspektive der interviewten Schwulen insbesondere für die schwule *Community*. In den Interviews mit den lesbischen Pflegebedürftigen lassen sich die Aspekte einer Schutz- und Fürsorgegemeinschaft oder einer Solidargemeinschaft und das Phänomen der Stärkung eines Gruppengefühls und eines einhergehenden Selbstwertgefühls bei der Inanspruchnahme integrativer Angebote der lesbischen *Community* zwar finden, jedoch treten sie nicht so deutlich hervor. Das kann mit dem *Bias* zusammenhängen und/oder auf fehlende regionale spezielle Angebote für ältere, pflegebedürftige lesbische Frauen zurückzuführen sein.

Dieses Ergebnis wird wiederum zum Teil der intervenierenden Bedingung und löst die nächsten Handlungsfolgen aus. Handlungsfolgen liegen in der potenziellen oder faktischen Nutzung spezieller Angebote durch die homosexuellen Pflegebedürftigen, in der Vernetzungsarbeit zwischen *Community* und Einrichtungen der Altenpflege und in der Sensibilisierungsarbeit der Altenpflege hin zu integrativen oder speziellen Öffnungen ihrer Einrichtungen. Jedoch nutzt das Initiieren und

Vorhalten spezieller (Gruppen-)Angebote für einen Teil der homosexuellen Pflegebedürftigen wenig, wenn in der Konsequenz weder sie noch die sie versorgenden Pflegeeinrichtungen diese Angebote in der Region oder in der eigenen Stadt kennen (H3/115–117, 129; G6/71). Die Konsequenzen einer sozialen Integration homosexueller Pflegebedürftiger in die LSBTI-*Community* und der Solidarität ihnen gegenüber bleiben ebenfalls aus, wenn in den meisten Großstädten in Deutschland entweder keine Infrastruktur lesbischer oder schwuler Vereine und Initiativen besteht oder diese die Initiierung und Vorhaltung spezieller (Gruppen-)Angebote nicht stemmen kann. Bestehende Barrieren, bspw. die fehlende Unterstützung, nicht barrierefreie Zugänge und Ausrichtung bei Szeneangeboten wie Kneipen etc., verhindern die räumliche und soziale Teilhabemöglichkeit, selbst wenn die Pflegebedürftigen sich in örtlicher Nähe zur Szene befinden (G7/58). Wenn die Gruppen und Vereine der LSBTI-*Community* sowie die Betreiber_innen und Nutzer_innen der Szeneangebote nicht proaktiv den teils stigmatisierend, teils diskriminierend erfahrenen Atmosphären in Bezug auf Altersbilder, Behinderungen oder weitere Ungleichheitskategorien entgegentreten, bleiben mancherorts Resignation und Rückzug, psychische Verletzungen oder Einsamkeit und ein erhöhtes Risiko sozialer Isolation eines Teils der älteren pflegebedürftigen Homosexuellen als reale Konsequenzen dieser Unachtsamkeit und Missachtung zurück.

5.4.2 Sicherheit und soziale Integration durch die Einrichtungen

Die Anerkennung von Homosexualitäten in der Altenpflege und diesbezügliche Handlungsstrategien zur Umsetzung einer Kultur der Offenheit durch die Pflegeeinrichtungen erzeugen **Sicherheit** und **soziale Integration** homosexueller Pflegebedürftiger. Die Sicherheit differenziert sich auf den Handlungsebenen einer Einrichtung in formale, soziale und individuelle Sicherheiten aus. Sie umfasst die **Achtung** vor dem gelebten Leben der homosexuellen Menschen, also deren **Wahrnehmung und Berücksichtigung** ebenso wie die **Diskriminierungsfreiheit** oder zumindest den Schutz vor Diskriminierungen über ein entsprechendes Anti-Diskriminierungsmanagement. So berichten unabhängig voneinander bspw. ein schwuler Pflegebedürftiger aus einer integrativen Einrichtung und ein weiterer aus einer herkömmlichen Einrichtung über durch ein bestehendes Anti-Diskriminierungsmanagement erfahrene Sicherheit:

> „Das war jetzt nur der persönliche Eindruck, – wie sagt man da, mit der Chefin hier. U_nd – ich habe dann festgestellt, – dass sie auch – ähm, Homosexualität ist für Sie kein rotes Tuch. [...] U_nd sie meinte: ‚Sie müssen aber nicht befürchten, – dass_ Sie hier irgendwie – diskriminiert werden. Und wenn – äh, dann ist hier aber was los.' sagt sie. Ja. [I: Mhm.] – Die ist ganz ... Die hat ganz viel Power." (H15/17)
> „Wir hatten hier mal so eine Sache, dass ein Transsexuelle die hier arbeitet, äh, dass die diskriminiert wurde. Und die wurde, da wurde der, der da was gesagt hatte, aber scharf rangenommen vom Haus, und gesagt, beim nächsten mal findest du hier den Ausgang. [I: mhm] Das dulden wir hier nicht." (M1/38)

Entsprechende spezielle oder integrative Betreuungs- und Pflegekonzepte legen die formale Sicherheit fest, wonach sich die Strukturen, Prozesse und Ergebnisqualitäten einer Einrichtung ausrichten (HG5/124; MS6/40). Über die formale Sicherheit, bspw. verankert im Leitbild der Einrichtung (MS3/57), können sich die homosexuellen Pflegebedürftigen im Innen- und Außenverhältnis einer Einrichtung im Hinblick auf das gesellschaftlich bestehende Anerkennungsdefizit der Homosexualitäten universell gleichbehandelt mit der Allgemeinbevölkerung erfahren. Sie können sich als gleichwertiger pflegebedürftiger Mensch in der Pflegeinstitution explizit in ihren unterschiedlichen homosexuellen Lebensweisen berücksichtigt fühlen, da es ihnen formal zugesichert ist (H6/21). Mit dieser Konsequenz werben die Einrichtungen über Öffentlichkeitsarbeit um Vertrauen, welches in Folge erstes Vertrauen in die Einrichtungen bildet (H6/30). Die Sicherheit, die aus der praktizierten Kultur der Offenheit gegenüber homosexuellen Lebensweisen resultiert und sich bspw. konzeptionell abbildet, wird von den Lesben und Schwulen teils als Schutzraum der lebenslang persönlichen und/oder kollektiv erkämpften emanzipatorischen Freiheiten erfahren (H14/73).

Konzeptionell festgelegte Strategien, bspw. eine geschlechtsgewünschte Pflege zu garantieren, homosexuelle Mitarbeitende in der Pflege einzusetzen, strukturell das Thema der körperlichen Sexualität oder HIV/AIDS einzuplanen, bringen in der Konsequenz Sicherheiten für die homosexuellen Pflegebedürftigen hervor, die das körperliche, leibliche, soziale und psychische Wohlbefinden absichern und zugleich ihre homosexuellen Identitäten und Geschlechteridentitäten respektvoll stabilisieren (H6/34–36; HG5/98, 148–150, 173). Insbesondere für HIV-positive homosexuelle Pflegebedürftige stellt die Sicherheit einer praktizierten Kultur der Offenheit inklusive einer **HIV-spezifischen Versorgung** eine umfängliche Absicherung ihrer Existenz dar, sofern diese gegeben ist, was bspw. durch eine fehlende fachärztliche Versorgung in Heimen nicht immer der Fall ist (MS3/71, 141). Andernorts begründen eine anerkennende Haltung im Umgang mit HIV/AIDS, spezielle Schulungen von Mitarbeitenden sowie Vernetzungen mit Beratungsdiensten wie der AIDS-Hilfe eine weitgehende Sicherheit für die HIV-positiven Pflegebedürftigen (MS3/133):

„… weil das die einzige Einrichtung ist, die mit dem AIDS kein Problem hatte. [I: Mhm] Also bei dem Vorstellungsgespräch mit dem Heimleiter habe ich das erzählt und der hat dann gesagt: oh, das kann ja jedem passieren." (H3/13)

Die Homosexualitäten anerkennenden Strategien der Einrichtungen wirken ebenso in der Konsequenz als Sicherheit auf die Mitarbeitenden ein. Im Falle einer eigenen Homosexualität können sie selbst offen am Arbeitsplatz, ohne Angst vor Diskriminierung haben zu müssen, leben (HG5/61, 95, 98; MS6/38, 52). Diese Offenheit wirkt atmosphärisch in der Einrichtung wechselseitig zur gesamten Sicherheit.

Die erzeugten Sicherheiten bieten in Folge die Möglichkeit, als pflegebedürftiger homosexueller Mensch offen mit seiner Lebensweise individuell in Maß und Art und Weise umzugehen und im Pflegeumfeld sichtbar sein zu können, wenn es gewollt ist (M1/15; HG5/75). Selbst wenn eine Offenbarung seitens der homosexuellen Pflegebedürftigen nicht gewünscht ist, haben sie die Sicherheit, keine Repressalien im Falle eines Bekanntwerdens erwarten zu müssen (MS6/74).

Die Konsequenz einer Kultur der Offenheit gegenüber homosexuellen Lebensweisen in einer speziellen Einrichtung bedeutet die Sicherheit einer **speziellen Zusammensetzung** der Bewohner_innenschaft, bspw. ausschließlich schwule und/ oder HIV-positive Männer (HG5/75). Hierdurch kann/können sich die jeweilige(n) Gruppe(n) homosexueller Pflegebedürftiger als solche sicher sein, im Pflegesetting anerkannt zu sein, wie es beispielhaft ein Pflegebedürftiger berichtet:

> „Jeder achtet den anderen, weil er weiß, was er für Beschwerden hat. Gesundheitliche plus – das andere Thema. Die Veranlagung. Ist ja nun eindeutig hier. Ja?! Da brauchen wir nicht zu d zu diskutieren. Auch nicht untereinander." (H11/24)

Damit einher geht ein immanent offener Bewusstheitskontext, der als Bestätigung der eigenen Homosexualität erfahren wird und zumindest aus diesem spezifischen Grund keinen Anlass zum Ausschluss aus der Gemeinschaft der Pflegeinstitution garantiert. So beschreibt bspw. eine interviewte Pflegefachkraft die Selbstverständlichkeit von schwulen Lebenswelten im Pflegealltag einer speziellen Einrichtung für schwule Pflegebedürftige: „Das ist hier eigentlich immer Thema, schwingt immer mit. [I: okay] Ne, das ist das, was ich meinte eben, ne. Das ist, wird nicht extra thematisiert. Das ist einfach da, [I: mhm] ne." (HG5/138) Das Zusammenleben ist vom menschlichen Miteinander der sozialen Auseinandersetzung und von Integration in der Lebenspraxis geprägt. Beispielhaft beschreibt ein Pflegebedürftiger einer speziellen Pflegeeinrichtung für schwule Männer seine Erfahrung:

> „Gut, wenn man acht schwule Männer zusammen hat, das ist ein Haufen Schwuchteln schon, was erwartet man? Natürlich gibt es Differenzen und Eifersüchte. – Und – wie man so schön sagt, es – es ist gut so. Mal was ... Deswegen wollte man irgendwo sein, wo es andere Schwule gibt. Ich erwarte nicht gerade Harmonie. -- Wo findet man das sonst in der Szene? Das ist – mehr oder weniger ein äh – Indikationsfaktor für die schwule Szene, dass es voller Widersprüche und Turbulenzen ist." (H14/25)

Ein Teil der Pflegebedürftigen erfährt die Sicherheit durch die spezielle Konzeption. So bringt ein Pflegebedürftiger es in Abgrenzung zu einer herkömmlichen Pflegeeinrichtung auf den Punkt: „Ja, ich hab jahrzehntelang an meiner – schwule Unabhängigkeit gearbeitet, ich sehe nicht ein, dass ich --- mich mit_äh rund um die Uhr mit den borniertem – Meinungen von Heterosexuellen aussetzen muss, – ehrlich gesagt." (H14/73)

Ein anderer Teil der Pflegebedürftigen sieht für sich die Sicherheit entsprechend ihrer bisherigen Lebenspraxis eher in integrativen Pflegeeinrichtungen erfüllt (G8/587), die sich zur herkömmlichen Regelversorgung zusätzlich explizit für homosexuelle Pflegebedürftige öffnen. Beispielhaft gibt das integrative Konzept, in dem heterosexuelle Menschen und insbesondere lesbische Frauen und schwule Männer zusammenleben, dem oder der homosexuellen Pflegebedürftigen eine entsprechende Sicherheit:

„Weil ich dann nicht, oder der einzelne schwule Mann nicht in so einer Exotenrolle äh s_sind. [I: mhm] Einfach durch die Tatsache, dass hier mehrere schwule Männer wohnen, sozusagen, bringt ein Stück Normalität [I: mhm] darein. Und so ähnlich sehe ich das auch in der stationären Pflege." (M9/87)

Die Konsequenz einer Kultur der Offenheit gegenüber homosexuellen Lebensweisen in **integrativen Einrichtungen** besteht in der sicheren Orientierung für die Pflegebedürftigen, einen Diskriminierungsschutz im Pflegesetting zu besitzen und ohne Angst vor Diskriminierung eine offene Umgangsweise mit der eigenen Homosexualität leben zu können (MS6/64–66). Dies schließt auch die individuelle Wahl ein, welche Bewusstheitskontexte entsprechend der eigenen homosexuellen Identitätskonstruktion und des bisherigen Identitäts- und Stigma-Managements von den Pflegebedürftigen gelebt sein wollen.

Die dargestellten Sicherheiten begründen die Basis für die ebenfalls durch eine Kultur der Offenheit erzeugte soziale Integration homosexueller Pflegebedürftiger. Eigene oder vermittelte spezielle oder integrative Freizeit- und Kontaktangebote, die im Zusammenhang mit homosexuellen Lebenswelten stehen, befördern die soziale Teilhabe und das Anknüpfen an Lebensgewohnheiten der homosexuellen Pflegebedürftigen (HG5/97, 205). Diese werden konzeptionell, also auch atmosphärisch ermutigt, entsprechend ihren unterschiedlichen Biografien ihre homosexualitätenbezogenen Bedürfnisse, Wünsche und Interessen im Pflegesetting einzubringen. Eine entsprechende Pflegekonzeption beschreibt eine interviewte Pflegefachkraft:

„... die Möglichkeit zu haben – äh, zum Beispiel, dass jemand mir, mit mir auf den CSD geht oder auf *ein schwul-lesbisches Fest*, oder – äh, zu einer – schwul-lesbischen Veranstaltung, wie auch immer. – Und zu wissen in dem Umfeld, ich kann das sagen, da, ich möchte gerne dahin, und ich kriege – ähm, – Hilfe bei der Organisation oder sogar Begleitung, – das finde ich einen ganz wichtigen Punkt." (HG5/265)

Die **soziale Integration** besteht entweder innerhalb der Pflegeeinrichtung oder außerhalb bspw. in die lesbische oder schwule *Community* oder auch in beiden Richtungen. Infolge der sozialen Integration können sich die homosexuellen Pflegebedürftigen als **Teil der homosexuellen und/oder der Pflege-Gemeinschaft** anerkannt, sozial gewertschätzt fühlen und dies in ihr Selbstwertgefühl übernehmen (H13/52, 148).

Diese Ergebnisse werden gleichwohl Teil der intervenierenden Bedingungen und lösen nächste Handlungsketten aus. Auf der Ebene der Einrichtungen folgen Handlungen, sich qualitätssichernden Maßnahmen zu widmen sowie Vernetzungen und Kooperationen mit der LSBTI-*Community* aufrechtzuerhalten oder zu intensivieren. Handlungsfolgen für die Pflegenden bestehen darin, dass sie eine identitätsfördernde Pflege für homosexuelle Menschen umsetzen können und ggf. selbst offen und diskriminierungsfrei ihre homosexuelle Lebensweise am Arbeitsplatz einbringen können, wenn sie wollen. Für die homosexuellen Pflegebedürftigen liegen Handlungsfolgen darin, dass sie (weitgehend) angst- und diskriminierungsfrei ihr Identitäts- und Stigma-Management als homosexueller Pflegebedürftiger fortführen oder zu einer offenen oder teiloffenen Umgangsweise im Pflegesetting weiterentwickeln können, wenn sie es wollen.

Eine atmosphärische Akzeptanz und/oder Toleranz einer herkömmlichen Einrichtung gegenüber homosexuellen Lebensweisen kann als Konsequenz ebenfalls eine Sicherheit bieten, sich (weitgehend) diskriminierungsfrei als Lesbe oder Schwuler im Pflegesetting zu erfahren und offen zu erkennen zu geben (G6/83, 89). **Fehlende** konzeptionelle Berücksichtigung bspw. von spezifischen Freizeit- und Kontaktangeboten oder Vernetzungen zur LSBTI-*Community* verhindern in der Konsequenz jedoch eine fallbezogene Handlungsoption einer **sozialen Integration** von homosexuellen Pflegebedürftigen (HG2/195; G6/71). So erfährt bspw. ein offen schwul lebender Heimbewohner zwar, als solcher und HIV-positiver Pflegebedürftiger von der herkömmlichen Einrichtung und von den Pflegenden akzeptiert zu sein. Jedoch bleibt eine an seiner Biografie und an seinen homosexualitätenbezogenen Bedürfnissen nach spezifischen sozialen Kontakten und Freizeitbeschäftigungen orientierte Pflege und Angebotsgestaltung der Einrichtung aus. Zudem scheinen die Einrichtung bzw. die Pflegenden ihn nicht (immer) vor den homophoben Diskriminierungen durch die Mitbewohner_innen schützen zu können (H3/135). Atmosphärisch tragen teils die Diskriminierungen seitens der Mitbewohner_innenschaft zum Verschweigen seiner HIV-Infektion bei, teils das Gefühl, als schwuler Mann nicht sozial integriert, sondern allein, einsam und sozial isoliert zu sein:

> „...weil ich hier der einzige Schwule bin ne. Also ne. – Der offen lebt nech. Und äh. Ich kann mich hier mit niemanden austauschen nech in den Bedürfnissen und in den Sachen, die ich habe. Ne. Und die mich betreffen. Und wo ich traurig darüber bin. Oder ne. Und -- Wie oft liege ich abends im Bett nech und – und heule nech. Also, da brauch nur da brauch nur im im Fernsehen etwas kommen nech, was was_ eigentlich gar nicht so traurig ist nech, aber da fang ich sofort an zu Heulen nech. Ich finde das so traurig, wie ich hier lebe. Das ist echt ..." (H3/120)

Die Konsequenz einer fehlenden expliziten Berücksichtigung von Homosexualitäten in den angewendeten Strategien herkömmlicher Einrichtungen bedeutet für die homosexuellen Pflegebedürftigen, zunächst die **Unsicherheit,** welchen Bewusstheitskontext sie wählen sollen, um ein bestmögliches Anerkennungspotenzial zu erhalten und für sich (ab-)zusichern. Selbst dann, wenn sich die herkömmlichen Einrichtungen teils pflegekonzeptionell weitgehend am Individuum ausrichten, bleibt vor dem Hintergrund des kollektiven Anerkennungsdefizits von Homosexualitäten die Unsicherheit als Konsequenz für die Pflegebedürftigen bestehen (G5/124; G6/89). Erst durch explizite Klärung oder Rückversicherung kann als Konsequenz eine ungefähre oder weitgehende Sicherheit für die homosexuellen Pflegebedürftigen erzeugt werden (G6/89). Ist Sicherheit kein offizieller und umfänglich erfahrbarer Status, der in einer Einrichtung in Kenntnis aller Beteiligten besteht, so existiert Unsicherheit. Selbst wenn Teile der Einrichtung, wie bspw. die Leitungsebene, individuell eine Sicherheit für homosexuelle Pflegebedürftige herstellen (H15/17–19), so muss diese in weiteren Teilen der Einrichtung erfahrbar sein, um umfänglich Gültigkeit zu haben, d. h. als Konsequenz wirken zu können. So bleibt bspw. eine spürbare Unsicherheit für die homosexuellen Pflegebedürftigen, wodurch bestehende Diskriminierungsbefürchtungen gegenüber den Heimmitbewohner_innen nicht aufgelöst werden und infolgedessen ein teiloffener, weitgehend versteckter Umgang mit der eigenen Homosexualität beibehalten wird (H15/102, H8/49). Diese Unsicherheit existiert weiterhin, obwohl gleichzeitig für sie eine Teilsicherheit durch die jeweilige Leitungsebene der herkömmlichen Heime besteht, die teils Schutz im Falle einer faktischen Diskriminierung anbieten (H15/17–19), teils zumindest respektvoll Solidarität bekunden, während die Ängste der Pflegebedürftigen aufrechterhalten bleiben (H8/6).

Die Konsequenzen der Unsicherheit und der fehlenden sozialen Integration einer fehlenden oder verhinderten Umsetzung einer Kultur der Offenheit gegenüber homosexuellen Lebensweisen in der Altenpflege umfassen folgendes Spektrum: Die homosexuellen Pflegebedürftigen können im Vorfeld ihrer Auswahl der Einrichtung nicht wissen, welche Einrichtung ihnen Sicherheit und soziale Integration als homosexueller Mensch garantiert, wenn sie es nicht explizit öffentlich zum Einrichtungsziel bzw. -interesse erklärt hat. Deutschlandweit besteht strukturell bedingt keine tatsächliche Möglichkeit für homosexuelle Pflegebedürftige, in ihren Regionen zwischen herkömmlichen, integrativen und speziellen Einrichtungen auszuwählen, weil Letztere beide vor Ort nicht bekannt oder nicht existent sind. Eine fehlende Wahrnehmung der Existenz homosexueller Pflegebedürftiger und eine fehlende Berücksichtigung ihrer Biografien und einhergehenden spezifischen Bedürfnisse wirken verstärkend auf bestehende Ängste vor Entdeckung und vor Ausgrenzungen (H8/6), verhindern eine Vertrauensbildung und befördern Misstrauen gegenüber der Institution (M2/6; P_M5/34, 46). Tatsächlich stattfindende Stigmatisierungen und Diskriminierungen homosexueller Pflegebedürftiger, bspw. durch die Mitbewohner_innen (H3/135) oder durch Pflegende (MS5/155; HG2/89, 154, 156), werden anscheinend teils atmosphärisch getragen und ermöglicht und verletzen die persönliche und soziale Integrität der homosexuellen Pflegebedürftigen, sodass sie sich im Heim in Folge zurückziehen bzw. sich einsam und sozial isoliert fühlen. Trotz konzeptioneller Wegweisung hin zu einer Kultur der Offenheit kann die Sicherheit und soziale Integration bspw. durch ein fehlendes spezifisches Kultur- und Freizeitangebot (M1/163), evtl. fehlende Kontinuität der Vernetzung zur LSBTI-*Community* oder evtl. fehlende interne qualitätssichernde Maßnahmen gefährdet sein (MS3/95, HG2/89). Allgemeine Strukturprobleme der Altenpflege, wie bspw. Personalmangel, damit einhergehender, von den Pflegebedürftigen erfahrener Zeitmangel und fehlende Aufmerksamkeit, verstärken Befürchtungen davor, entsexualisiert und entindividualisiert in der Pflege als Objekt behandelt zu werden.

Unsicherheit in Teilen oder komplett als Konsequenz einer fehlenden praktizierten Kultur der Offenheit im Rahmen der Anerkennung von Homosexualitäten in der Altenpflege wird somit in der Dimensionalität des Phänomens für die nächsten Handlungsfolgen zum Teil der intervenierenden Bedingungen, sich in Teilbereichen situativ, bestimmten Personen oder Gruppen gegenüber oder komplett als homosexueller Mensch im Pflegesetting zu verstecken.

5.4.3 Sichtbarkeit, soziale Integration und Aufrechterhaltung der eigenen homosexuellen Identität

Im Rahmen der Anerkennung von Homosexualitäten in der Altenpflege zur Anwendung kommende offene Interaktions- und Handlungsstrategien der homosexuellen Pflegebedürftigen erzeugen eine **Sichtbarkeit** von ihnen im Pflegesetting und die Konsequenzen einer **sozialen Integration** sowie die **Aufrechterhaltung ihrer eigenen homosexuellen Identitäten**. In der Konsequenz ihrer offenen Umgangsweise mit der eigenen Homosexualität sorgen sie für die Bestätigung, die Sicherheit und das Vertrauen ihres Selbst, also ihrer Teilidentität als Lesbe oder Schwuler. Die Aufrechterhaltung bzw. die Stabilität der eigenen homosexuellen Identität ist das Ergebnis ihres (re-)konstruierenden Handelns einer offenen Umgangsweise mit der eigenen Homosexualität (*doing homosexuality*) der Pflegebedürftigen. Des Weiteren kann durch die Offensichtlichkeit der Homosexualitäten die Konsequenz einer Stigmatisierung und/oder Diskriminierung durch das Pflegeumfeld hervorgerufen werden, sodass in Folge eine Verletzung der persönlichen und/oder der sozialen Integrität der homosexuellen Pflegebedürftigen einhergehen kann. Gleichwohl kann im Falle einer Diskriminierung aufgrund des offenen Umgangs mit der eigenen Homosexualität in der Altenpflege eine Konsequenz ermöglicht sein, sich ein solidarisches Schutzverhalten des Pflegeumfelds einzufordern und/oder zu erhalten. Hierdurch wird die soziale Integration der homosexuellen Pflegebedürftigen gestützt.

Die Konsequenz eines auf Anerkennung ausgelegten offenen Umgangs mit der eigenen Homosexualität der Pflegebedürftigen in der Altenpflege bedeutet, als solches von ihrem Pflegeumfeld wahrgenommen werden zu können (H12/132; H14/66; M6/269–270). Es ermöglicht bisherige Lebensgewohnheiten und spezifische Bedürfnisse, die im Zusammenhang mit der Homosexualität und/oder ggf. mit der eigenen HIV-Infektion stehen, offen artikulieren und ggf. realisieren zu können, wenn es gewollt ist (H6/21; H14/7). So beschreibt für sich zusammenfassend ein offen schwul lebender Pflegebedürftiger sich, als solcher von seinem Pflegeumfeld angenommen, sozial integriert und in seiner schwulen Identität bestätigt:

> „… ich bin die glücklichste Person, die man sich vorstellen kann. [I: mhm] Ich habe hier das Glück gefunden für mein Leben. Ich möchte hier sterben, so glücklich bin ich. [I: mhm] Ja. Äh_ ich_ will nicht ins Krankenhaus, ich will hierbleiben, ruhig sterben. Das ist alles, was ich will. Äh – was ich sagen kann, ist, dass das Leben hier so wunderbar ist. Ich kann es nicht genug betonen. Wie glücklich ich bin. Wie so zufrieden, so, so umsorgt…" (M2/82)

Die Anerkennung von Homosexualitäten in der Altenpflege und eine diesbezügliche offene Umgangsweise von Pflegebedürftigen kann Folge eines veränderlichen Identitäts- und Stigma-Managements der Pflegebedürftigen im Sinne eines Wechsels von gewohnten Handlungsmustern sein. Findet ein veränderliches Identitäts- und Stigma-Management von einer (weitgehend) geschlossenen Umgangsweise hin zu einer dauerhaft angelegten (teil-)offenen Umgangsweise mit der eigenen Homosexualität in der Altenpflege statt, obwohl es dem bisherigen Handlungsmuster und der homosexuellen Identität der Pflegebedürftigen bisher nicht entsprach, so lassen sich als Konsequenzen eine Steigerung der Selbstakzeptanz, des Selbstvertrauen und des Selbstwertgefühls als homosexueller Mensch sowie eine Reduktion der inneren Ängste vor potenzieller Entdeckung etc. und der inneren Belastungen feststellen (G6/83, 89). Wenn bestimmte spezifische Bedürfnisbereiche, wie bspw. Kontaktbedürfnisse zu gleichgesinnten Lesben oder Schwulen, von den Pflegebedürftigen nicht geäußert werden, obwohl mit der eigenen Homosexualität im Pflegesetting offen umgegangen wird, so wird als Konsequenz die Sichtbarkeit dieser Bedürfnisse und einhergehend deren Berücksichtigung und Realisierung ausbleiben. D. h. in Folge resultiert eine fehlende Bedürfnisbefriedigung. Bezieht sich bspw. die Bedürfnisbefriedigung auf spezifische Kontakt- und Freizeitgestaltungen, so ist die Konsequenz einer fehlenden Bedürfnisbefriedigung die soziale Isolation als homosexueller Mensch (G6/71).

Die Konsequenz der Sichtbarkeit ist ein Teil der intervenierenden Bedingungen, wodurch bspw. spezifische Bedürfnisse der Pflegebedürftigen seitens der Einrichtungen wahrgenommen, entsprechend den individuellen Biografien über spezielle oder integrative Angebote berücksichtigt und von den Pflegebedürftigen genutzt werden können. Ähnliches gilt für die Pflegenden, wodurch sie proaktiv spezifische Bedürfnisse der Pflegebedürftigen erheben und in einer identitätsfördernden Pflege berücksichtigen können. Andere homosexuelle Pflegebedürftige können die offen homosexuell lebenden Mitbewohner_innen bspw. als Vorbild wahrnehmen.

Die Anerkennung von Homosexualitäten in der Altenpflege und der einhergehende teiloffene Umgang mit der eigenen Homosexualität erzeugt die Konsequenz eines **ambivalenten Spannungsverhältnisses** für die Pflegebedürftigen zwischen Sichtbarkeit und Unsichtbarkeit, situativ und gegenüber bestimmten Personen und Gruppen als homosexueller Mensch wahrgenommen zu werden bzw. nicht wahrgenommen zu werden. Entsprechend ihren Entscheidungen, in welchen Situationen, wem gegenüber sie wie umfangreich sich als solche zu erkennen geben, fällt das Maß oder das Potenzial ihrer sozialen Integration aus. Entspricht die teiloffene Umgangsweise mit der eigenen Homosexualität den bisherigen Handlungsgewohnheiten der Pflegebedürftigen, so besteht die Konsequenz ihres sich selbst bestätigenden Handelns in der Aufrechterhaltung ihrer entsprechenden homosexuellen Identitäten, die diese Ambivalenzen für sich tendenziell unterschiedlich in ihrem Selbst integrieren.

Die Konsequenz eines auf Anerkennung ausgelegten teiloffenen Umgangs mit der eigenen Homosexualität der Pflegebedürftigen in der Altenpflege, bedeutet als solches von einem Teil ihres Pflegeumfelds wahrgenommen werden zu können, während gleichzeitig ein anderer Teil hiervon ausgeschlossen bleibt (H9/79; H15/98). Zudem wird von denjenigen Personen, denen gegenüber sich die homosexuellen Pflegebedürftigen öffnen, ein bestmöglicher Diskriminierungsschutz bzw. Unterstützung im Falle von Diskriminierungen erwartet. Wohingegen gegenüber den Personen, die vom Wissen um die eigene Homosexualität ausgeschlossen bleiben, meist befürchtet wird, von ihnen im Falle des Bekanntwerdens ihrer Homosexualität diskriminiert zu werden (H8/6, 49; H15/17–19, 102). Aus dem teiloffenen Umgang mit der eigenen Homosexualität erfolgt eine individuell unterschiedlich begrenzte Selbstverwirklichung, Selbstbestätigung und soziale Integration bisheriger Lebensgewohnheiten und spezifischer Bedürfnisse, die im Zusammenhang mit der Homosexualität und/oder ggf. mit der eigenen HIV-Infektion stehen (H9/63–64, 179; H15/25, 29, 37, 150).

Die Konsequenzen einer Teilsichtbarkeit, d. h. der Sichtbarkeit bei gleichzeitiger Unsichtbarkeit gegenüber bestimmten Situationen, Personen oder Gruppen in der Altenpflege, liegen in wechselseitig sich bedingenden teiloffenen, ggf. offenen oder geschlossenen Handlungsfolgen ihres Umfelds.

Die Konsequenzen einer weitgehend oder völlig geschlossenen Umgangsweise mit der eigenen Homosexualität im Pflegesetting liegen in einer **Unsichtbarkeit** als homosexueller Pflegebedürftiger und in der **Einsamkeit** und **sozialen Isolation** als solcher (H8/41, 58; P_H8/39; G6/71; M5/65) oder zumindest in einem **erhöhten Risiko dafür**. So berichtet eine jahrelang im Heim verdeckt lebende Lesbe: „Also ähm ehrlich gesagt, war äh ach mit dem Einzug in das Heim, äh waren meine Außenkontakte auch erledigt." (G6/77) In Folge ergibt sich die Konsequenz eines reduzierten oder gefährdeten Selbstvertrauens, Selbstrespekts und/oder Selbstwertgefühls als homosexueller Mensch (G6/83). Gleichwohl kann die Konsequenz des Verheimlichens der eigenen Homosexualität im Pflegesetting auch situativ, gegenüber bestimmten Personen oder Gruppen tatsächliche oder erwartete Sicherheit vor Diskriminierungen bieten, also eine begrenzte Bewahrung der persönlichen oder sozialen Integrität gewährleisten. Ist ein solches Handlungsmuster als Schutzverhalten bisher eingeübt, so kann fortwährendes Praktizieren die Konsequenz der Selbstbestätigung der bisherigen homosexuellen Identitätskonstruktion sein, die bspw. entweder eine geringe Selbstakzeptanz, ein geringes Selbstvertrauen, ein geringes Selbstwertgefühl und/oder eine geringe Gruppenzugehörigkeit verinnerlicht hat.

Die Konsequenz der Unsichtbarkeit, also sich nicht als homosexueller Mensch in der Altenpflege wahrnehmen zu lassen, ist ein Teil der intervenierenden Bedingungen auf der Meso- und Mikro-Ebene und kann entsprechende Handlungsfolgen verhindern. Hierzu zählt, dass Einrichtungen bspw. einen gegebenen Bedarf in der umfänglichen Umsetzung einer Kultur der Offenheit verkennen und die Pflegenden bspw. die Pflege nur begrenzt biografieorientiert planen und umsetzen können. In Folge findet bspw. die soziale Teilhabe der Pflegebedürftigen begrenzt statt. Andere fühlen sich als einzige Lesbe oder als einziger Schwuler in einer Pflegeeinrichtung.

5.4.4 Fürsorgliche Bestätigung und Wohlbefinden durch Pflegende

Aus dem Homosexualitäten anerkennenden Inter-/Agieren der Pflegenden, also aus dem identitätsfördernden Pflegen homosexueller Menschen, ergeben sich die Konsequenzen einer **fürsorglichen Bestätigung** sowie einer **Stabilisierung des Wohlbefindens** für die homosexuellen Pflegebedürftigen. Die fürsorgliche Bestätigung umfasst eine zwischenmenschlich vermittelte Sicherheit, das Vertrauen und die professionelle Zuwendung, als pflegebedürftige Lesbe oder als pflegebedürftiger Schwuler im Pflegesetting von den Pflegenden wahrgenommen, verstanden und angenommen zu sein. Die Pflegebedürftigen fühlen sich in der Konsequenz einer identitätsfördernden Pflege als Subjekt in ihrer jeweiligen homosexuellen Identität und in ihrem individuellen Lebenserhalt gefördert und unterstützt, sodass sie von einer Wiedererlangung und/oder Stabilisierung ihres psychischen, physischen und sozialen Wohlbefindens profitieren.

Sicherheit als Konsequenz in der zwischenmenschlichen Begegnung bedeutet, von den Pflegenden das Gefühl vermittelt zu bekommen, ein Wissen um die Biografien der Homosexuellen und um ihre Stigmatisierung und Diskriminierungen in der Zeitgeschichte zu besitzen und sie in ihrem Gewordensein weitestgehend zu verstehen sowie vorurteilsfrei anzunehmen (G5/158; G7/203, 225; H2/35). Das bedeutet, dass sich die Pflegebedürftigen in Bezug auf ihre Homosexualitäten im interaktiven Kontakt mit Pflegenden frei von Angst und von Diskriminierung fühlen können. Eine solche Sicherheit ermöglicht zwischenmenschliches **Vertrauen**, sich gegenüber Pflegenden zu öffnen und über die eigene Biografie als homosexueller Mensch zu berichten und sich über die einhergehenden spezifischen Bedürfnisse auszutauschen. Eine behutsame Sensibilität der Gesprächs- und Atmosphärengestaltung gibt den homosexuellen Pflegebedürftigen die Freiheit bzw. eine Möglichkeit der Selbstbestimmung, sich outen zu können, wenn sie es wollen, es nicht zu müssen. Im zeitlichen Kennenlernprozess gestaltet sich ein interaktiver sozialer und emotionaler Bezug zueinander, der als individuelle Pflegebeziehung stattfindet. Je nachdem, wie sich individuell die Pflegebeziehung gestaltet, kann hierüber eine unterschiedliche Intensität an fürsorglicher Zuwendung und sozialer Wertschätzung das Selbstvertrauen und das Selbstwertgefühl der homosexuellen Pflegebedürftigen stabilisieren:

> „Also, das ist da bringt mir einmal jemand eine *Name eine kostenlosen schwulen Monatsmagazins* mit. Oder ir gendetwas. Also das sind so Klein_igkeiten." (H6/34)
> „Und da kann ich mich einmal unterhalten. Die probieren sich dann einzupendeln ein bisschen. [...] Sagt man, man hat mit dem Heilungsprozess nichts tun. Hat se hr wo hl damit etwas zu tun. Äh ohne Gespräche hier ähn da da passiert ja nichts mehr. – [I: Mhm.] Nicht, da gibt es s_so Kleinigkeiten. I_ja oder wenn jetzt nur einmal ein Pfleger sagt: ‚Du siehst aber heute gut aus.' – Ist eine ganz blöde Sache. Das sagt jeder Frisör: ‚Sie haben ja aber heute ... Die Frisur ist gut.' Oder was weiß ich. – Macht aber viel aus. – Denn, wenn jetzt jemand sagt: ‚Sie sehen aber heute schlecht aus.' Schon alles immer einmal nach unten. Da ist man ja schon halb tot. – Und wie gesagt, die bringen auch Sachen mit. Oder bringen einmal eine DVD mit. [...] Es ist so auch so Sachen, man m öchte, obwohl das gar nicht geht, von dem Pfleger oder Pflegerin ein Freund irgendwo sein. Dieses Freundschaftliche. Das hat nichts Sexuelles zu tun. Das sind zwei ganz andere Sachen. Aber dieses Freundschaftliche probiert man. Später kriegt man mit, dass das gar nicht ganz so geht. Dann müssten sie bei allen Leuten Freund sein. [I: Mhm.] Da wird es dann ein bisschen kompliziert." (H6/36)

Eine biografieorientierte Gesprächsführung spiegelt die homosexuellen Identitäten der Pflegebedürftigen wider, worüber sie sich ernst und respektiert fühlen, was sich wiederum positiv auf ihr **Wohlbefinden** auswirkt:

„Also man konnte sich austauschen. Das für mich war das Gespräch, das wichtigste. [...] Da will ich auch aus der schwulen Welt etwas hören. Irgendetwas, was passiert ist. [...] gehört einfach zum zum_ Wohlbefinden mit dazu." (H6/21)

Die Motivation, bisherige oder evtl. neue Bezüge zur lesbischen oder schwulen Lebenswelt über soziale Kontakt- und Freizeitgestaltung fortzuführen bzw. aufzunehmen, wird von den homosexuellen Pflegebedürftigen als **Bestätigung ihrer homosexuellen Identitäten** erfahren, was in Folge eine **soziale Integration** bedeutet (M2/11, 13; H6/62). Eine sensibel dokumentierte Pflegeplanung und deren evaluierte Umsetzung sichert zum einen die Kontinuität einer identitätsfördernden Pflege. Zum anderen stabilisiert ein solches pflegerisches Handeln anhand der Achtsamkeit und Aufmerksamkeit gegenüber dem Subjekt das Wohlbefinden der homosexuellen Pflegebedürftigen. So befinden sich die Pflegebedürftigen mit den Pflegenden im ständigen interaktiven Austausch über ihre individuellen, teils homosexualitätenbezogenen Bedürfnisse. Sie erfahren von ihnen eine individuelle und identitätsfördernde Pflege. In der Konsequenz fühlen die Pflegebedürftigen sich von den Pflegenden in ihren homosexuellen Identitäten respektiert und bestätigt. Ferner resultiert für sie im Pflegesetting eine weitestgehende Selbstbestimmung und Absicherung ihres gesundheitlichen Wohlbefindens. Beispielhaft berichten zwei Pflegebedürftige unabhängig voneinander von ihren Erfahrungen einer identitätsfördernden Pflege durch Pflegende unterschiedlicher, spezieller Einrichtungen für schwule Pflegebedürftige:

„Zum Beispiel, wenn ich jetzt mal einen Tag vorher lange – weg war oder auf war oder ir_gendwas und ich – sage: ‚Ich möchte morgen mal bis um neun, halb zehn schlafen', dann lassen die einen schlafen, dann wird eben das Frühstück später eingenommen. Das sind so Freiheiten, die kann man gar nicht mit Geld gut machen, so etwas. Das ist_ einfach eine Gnade, ne? Und so ist_es auch mit an ... Also sie – gehen immer erst auf Dich ein, dass Deine persönlichen Wünsche in Erfüllung gehen, und dann denken die erst mal an sich, wenn man das mal so nennen darf, ne? Also hier gibt_es keine so_eine, na wie ... wie in_einer Fabrik, wo es eben alles so auf ... -- Es ist sehr individuell, also hier ist nicht die Quantität gefla – fragt in erster Linie, sondern die Qualität. – Das ist schon_eine_ – große – ja – große Sache, finde_ich." (H13/63)
„Ich_ sage, ich wohne im Paradies. [...] Meine Umgänge mit dem Pflegepersonal ist sehr gut. Die sind sehr lieb zu mir. Äh_ das ist eine Voraussetzung. Das Personal muss sehr [...] auf die Bewohner, auf die eingehen. Und das tun die hier. Die kommen, die die wissen alles. Also die *Name Betreuerin* die hier war, die die die Kaffee ... Nein, die *Frauenname*, selbst die ist nur Putzfrau, eigentlich. Aber sie geht, sie geht auf mich ... Will wissen was ich essen will, und und wie ... Es ist das persönliche Kontakt des Pflegepersonals zum Bewohner_tum, das ist sehr wichtig, [I: mhm] dass das in Ordnung ist. Und das man nicht mit – äh, gehobener Nase durch die Gegend läuft und

sagt, ich bin besser und Du bist nur Bewohner, das geben die mir nicht, den Eindruck, Ja. Überhaupt nicht. Ich bin die Hauptperson, [I: mhm] für sie; Ja. Und das finde ich, muss man immer betonen. Die Pflegschaft muss, das Pflegepersonal muss auf die Bewohner – deren Psyche eingehen und deren Bedürfnisse eingehen." (M2/48)

Die Berücksichtigung homosexueller Lebenswelten und Bedürfnislagen und deren Einbezug in pflegerisches Handeln erzeugen die Bestätigung und das Wohlbefinden der Pflegebedürftigen, auch spezifische Bedürfnisse artikulieren und realisieren zu können. Interaktives pflegerisches Handeln der Pflegenden aus dem gleichen oder anderen Geschlecht oder aus der gleichen oder anderen sexuellen Orientierung heraus zu den homosexuellen Pflegebedürftigen kann je nach individueller Bedürfnislage fürsorgliche Bestätigung und Wohlbefinden erzeugen. So fühlt sich bspw. eine Pflegebedürftige durch die Pflegehandlung von ausschließlich weiblichen Pflegenden in ihren individuellen, teils spezifischen Bedürfnissen respektiert, im Pflegesetting sicher und in ihrem Wohlbefinden weitgehend stabilisiert, wofür sie den Pflegenden dankbar ist: „... optimal, weil das äh das sind halt Frauen. Da bin ich auch dankbar, dass das Frauen sind." (G6/71)

Fürsorgliche Zuwendung und Wohlbefinden als Konsequenz einer identitätsfördernden Pflege ermöglichen den homosexuellen Pflegebedürftigen insbesondere in weiteren Tabu- und Stigmatisierungsbereichen, Vertrauen zu den Pflegenden zu haben und sich mit ihren spezifischen Bedürfnislagen an sie zu wenden. Eine pflegefachliche Versiertheit, eine reflektierte Unaufgeregtheit im **Umgang mit HIV/AIDS** und die Sicherstellung der lebensnotwendigen Medikamentengabe erzeugt in der Konsequenz nicht nur eine Stabilität des körperlichen Wohlbefindens, sondern auch eine psychische, soziale Bewahrung ihrer Integrität und Vertrauensbildung in der Pflegebeziehung. So bleibt bspw. aus Sicht einer interviewten Pflegefachkraft die Integrität eines HIV-positiven Heimbewohners bewahrt, weil sie sich zeitlich, interaktiv und fachlich seinen gesundheitlichen Sorgen zuwendet, ihn darin respektiert und ihm als Ansprechpartner_in Halt gibt. Sie versucht, dessen Verhalten auszugleichen und das psychische und soziale Wohlbefinden des Heimbewohners zu stärken, zumal teils Ängste und Vorbehalte im Kollegium gegenüber HIV-positiven Pflegebedürftigen bestehen (HG2/156):

> „Merke das auch manchmal, weil wenn die haben, – der Bewohner Probleme hat oder so was oder irgendwo zum Arzt geht, dann jedes Mal kommt er wieder – und sagt: ‚Du ich war bei Arzt, ich habe jetzt das Blut abgenommen und guck mal meine Werte', dass ich immer schauen sollte, hat mehr Vertrauen." (HG2/152)

Im Bereich der körperlichen Sexualität besteht die fürsorgliche Zuwendung und die Stabilisierung des Wohlbefindens darin, dass sich die Pflegebedürftigen einerseits **als sexuelle menschliche Wesen** wahrgenommen fühlen können und andererseits ihre entsprechenden Bedürfnisse äußern können, wenn sie es wollen. So berichtet ein Pflegebedürftiger von seinem psychischen, physischen und sozialen Wohlbefinden, nachdem die Pflegenden ihn fürsorglich zugewandt ermutigt haben, seine Bedürfnisse nach einer sexuellen Kontaktsuche umzusetzen:

„Kann zurückkommen und sagen: ‚Oh, ich habe [...] wunderbares Erlebnis gehabt'. Ich habe es allen erzählt. [I: mhm] Einmal war es wunderbar, wirklich. Ich habe es allen erzählt, wie glücklich ich war. Und die haben gesagt: ‚*Name Proband*, Du bist der ganz andere Mensch, wenn Du glücklich bist', Ja. Und die haben das unterstützt. Die haben gesagt: ‚Du sollst es noch mehr machen'. Weil ich so glücklich war ..." (M2/49)

Im **wechselseitigen** interaktiven Prozess bekunden die Pflegebedürftigen teils ihre **Dankbarkeit, Solidarität** und **Wertschätzung** (H12/20) gegenüber der erfahrenen bestätigenden Zuwendung und Stabilisierung ihres Wohlbefindens gegenüber den Pflegenden, was diese wiederum in ihrem Handeln einer identitätsfördernden Anerkennung von Homosexualitäten bestätigt. Ein Proband drückt seine Dankbarkeit über die durch die Pflegenden empfangene fürsorglichen Zuwendungen und sein Wohlbefinden als homosexueller Pflegebedürftiger wie folgt aus:

„Weil was die leisten, ist nicht nur äh physisch, sondern auch geist also geistig, phys ..., sondern auch schwer. Die müssen ja auch manchmal einen anpacken, hochheben, und man ist da nicht so leicht, wie sich jeder ..." (H13/55)

„Und da habe ich gesagt: ‚Eigentlich hab ich gar keine Angst mehr, weil ich habe ein sehr schönes Leben gelebt, und wenn_es zu Ende ist, dann ist_es eben zu Ende', das wird ja auch mal kommen. Aber – ich hätte jetzt im Moment Angst, wenn ich hier müsste heraus. Das wäre das_Schlimmste, was mir passieren würde ... könnte. – Das wird wahrscheinlich nicht passieren, weil ich das auch – wie Freundschaft pflege, und ich bin auch nicht jetzt so_ – na, so ha rechthaberisch, dass ich nur auf meins bestehe. Weil ich bin schon_ein sehr rücksichtsvoller Mensch, denke ich mal, und – auch dankbar. (H13/57)

„Und das sind fantastische Leute. Also die haben ... -- Ja, die gehen eben auch auf solche Sachen, die man hat. Das ist ... kann man mit Geld eigentlich gar nicht bezahlen, ne? Und da bin ich so dankbar, dass das alles – in die Rubrik mit reinfällt." (H13/82)

Der **Schutz vor Diskriminierung** und ein aktives Einschreiten gegen Diskriminierungen durch Pflegende erzeugen bestätigende Wertschätzung, Sicherheit und Wohlbefinden für die homosexuellen Pflegebedürftigen (G6/83, 89).

Eine fürsorgliche Bestätigung ihrer homosexuellen Identitäten sowie eine weitestgehende Stabilisierung ihres Wohlbefindens können ebenso aus einer identitätsfördernden Pflege der homosexuellen Pflegebedürftigen durch **Pflegepersonen des sozialen Umfelds** wie etwa durch die/den Partner/-in oder durch Freund_innen resultieren. Das umfasst die Bestätigung und Sicherheit, weitestgehend entweder im gewohnten Lebensumfeld zu sein, spezifische Lebensgewohnheiten fortführen zu können, dass spezifische Bedürfnisse gekannt und berücksichtigt werden und/ oder sich in Anwaltschaft das soziale Umfeld für deren Berücksichtigung einsetzt (G8P/531; H1/38, 42; H7/70; M6P/312, 329). In nachfolgenden Zitaten drücken sich die Aspekte der individuellen Aufmerksamkeit, Vertrautheit und Verbundenheit einer fürsorglichen Bestätigung der homosexuellen Pflegebedürftigen durch ihre pflegenden Partner_innen aus:

„Und wenn er Wünsche hat, sagt er mir das. Und ich sage dann: ‚Ja, Junge, die kann ich Dir erfüllen. Oder [H7: Oder nicht.] oder auch nicht [I: Ja] Ja.‟ (H7P/167)

„Wenn sie denn mal sagt, komm, wollen wir nicht mal rausgehen. Oder ich sage komm, wollen wir jetzt nicht mal, mal irgendwo hin fahren, mal zum Flohmarkt oder so. Da äh stellt sie sich drauf ein und freut sich und geht dann, und kommt dann mit, ne.‟ (G7P/141)

„Und da ist es ihm immer lieber, wenn ich das sauber mache, als wenn Fremde kommen.‟ (H7P/36)

„Und da hat sich nichts dran geändert. [I: mhm] – – – Einer für den anderen da zu sein, in guten und in schlechten Zeiten, also praktisch.‟ (M4/53)

Die Konsequenzen eines Homosexualitäten anerkennenden Inter-/Agierens der Pflegenden sind Teil der intervenierenden Bedingungen, dass sich in Folge die homosexuellen Pflegebedürftigen im Pflegesetting offen oder situativ gegenüber bestimmten Personen und Gruppen teiloffen als solche zu erkennen geben, ihren gewohnten Umgang mit ihren Homosexualitäten fortführen und ihre Pflegesituationen weitgehend selbstbestimmt (mit-)gestalten können. Sie können ebenfalls einen entscheidenden Beitrag dazu leisten, dass sich Pflegebedürftige zum Zeitpunkt der Pflegebedürftigkeit im Pflegesetting prozesshaft entscheiden, ihr bisheriges Identitäts- und Stigma-Management hin zu einer generell offenen Umgangsweise zu verändern. Die Versäumnisse, eine identitätsfördernde Pflege homosexueller Menschen umzusetzen, haben die Konsequenzen der **Unsicherheit**, ihrer **Missachtung** und **Gefährdung** und/oder der **Verletzung des** psychischen, physischen und/oder sozialen **Wohlbefindens** der Pflegebedürftigen.

In Konsequenz der ursächlichen und kontextuellen Bedingungen einer heteronormativen Dominanzgesellschaft sowie in Folge eines kollektiven Anerkennungsdefizits besteht zunächst Unsicherheit für die homosexuellen Pflegebedürftigen auf der Einrichtungsebene, ob Homosexualitäten in der Altenpflege anerkannt sind. Diese Unsicherheit gilt übertragen auch auf der Mikroebene der zwischenmenschlichen Interaktion zu den Pflegenden. Die Unsicherheit einer nicht praktizierten identitätsfördernden Pflege von homosexuellen Lebensweisen beinhaltet die Angst vor Entdeckung, vor Ablehnung und vor Ausgrenzung (M5/40, G6/87) sowie ggf. die Angst davor, pflegerisch unversorgt zu bleiben. So berichtet ein Pflegebedürftiger von seiner Angst vor Ablehnung in der ambulanten und später in der stationären herkömmlichen Pflege: „... denn man musste mich ja auch einmal in der Woche duschen. [...] Es sind ja auch Männer im Dienst. Und da weiß man nie, äh ob sie es dann gemacht hätten. Ne?‟ (H8/10).

Das erschwert zunächst die Vertrauensbildung innerhalb einer Pflegebeziehung, da Pflegebedürftige erst direkt oder indirekt **Haltungen der Pflegenden abprüfen müssen**, um Sicherheit über eine offene oder teiloffene Umgangsweise mit ihren Homosexualitäten und ihre einhergehenden Bedürfnissen zu erlangen. Ansonsten bleibt die Unsicherheit bestehen, solange keine explizite Bestätigung einer Homosexualitäten anerkennenden Handlungsweise der Pflegenden erfolgt.

Objektorientiert anmutendes, ausschließlich körperlich funktional fokussiertes Pflegehandeln verletzt die psychische, soziale und eventuell sogar die physische Integrität der Pflegebedürftigen, da individuelle Bedürfnisse nicht von den Pflegenden erfragt und/oder berücksichtigt werden (H1/40). So beschreibt eine Pflegebedürftige ihr diesbezügliches Erfahrungsspektrum mit Pflegenden, sich von ihnen zum Teil weder in ihrer Homosexualität noch in ihrer Geschlechtlichkeit oder in ihrer Individualität wahrgenommen und anerkannt zu fühlen, weshalb sie sich in der Altenpflege als „Neutrum" (G1/231) behandelt fühlt. Die Verletzung ihrer persönlichen Integrität als pflegebedürftige lesbische Frau resultiert aus eben diesen Erfahrungen einer teils ignoranten, teils übergriffigen Pflege und befördert Ängste um ihr perspektivisches Wohlbefinden und ihre Autonomie (G1/87–89, 231–232, 251–256):

> „... die Art wie sie mich waschen ist, ähm, ist äh – also es ist kein Unterschied für mich feststellbar. [I: mhm?] Obwohl ich denke, dass es ein Unterschied ist, ob man Füße gewaschen kriegt oder ein sehr intimen Bereich gewaschen kriegt, für mich ist es durchaus ein Unterschied, aber, f_für die Schwestern ist es ein alltäglicher Arbeit, sie haben meistens auch mit alten Menschen zu tun [I: mhm] und für sie ist es vermutlich einfach, ein, – ein dies ist ihre Arbeit, [I: mhm] so." (G1/72–74)

> „... es war so ein ein, [I: mhm] für mich persönlich ein übergriffiges Verhalten und ein sehr, sehr unrespektables Verhalten. Ich war so schockiert, ich wusste überhaupt nichts [I: mhm] sagen und so." (G1/232)

> „... was ist, wenn ich mich mal überhaupt nicht mehr äußern kann, werden dann meine Wünsche gar nicht mehr berücksichtigt?" (G1/88)

Eine fürsorgliche Zuwendung und soziale Integration ist somit verhindert, dementsprechend sieht sich bspw. ein schwuler Pflegebedürftiger von den Pflegenden in einem herkömmlichen Heim nicht als solcher wahrgenommen und leidet, weshalb er später auch in eine spezielle Pflegeeinrichtung umzieht:

> „Hach, die Einsamkeit, die äh_ die_ Kontaktlosigkeit mit dem Pflegepersonal [...] Also ich habe nur drei Freunde hier in Millionenstadt und äh, – die die haben gesagt: „Name Proband du musst da raus. Ich habe nicht gewusst xx wohin." (M2/6)

Ein solches Unterlassen einer subjektorientierten Pflege schließt homosexualitätenbezogene Bedürfnisse der Pflegebedürftigen mit ein (G1/88), sodass Homosexualitäten in ihrer Existenz missachtet werden und das psychische, physische und soziale Wohlbefinden als homosexueller Mensch Gefahr läuft, verletzt zu werden, oder sogar verletzt wird. Einer Ignoranz von Homosexualitäten und einhergehender spezifischer Bedürfnisse geht das Wahrnehmen solcher voraus. Aus den Erzählungen der interviewten Pflegefachkräfte über beobachtetes stigmatisierendes und diskriminierendes Inter-/Agieren (bspw. in Form von Erniedrigungen, Beleidigungen oder sozialen Ausgrenzungen) in Bezug auf Homosexualitäten und/oder auf HIV und/oder auf körperlicher Sexualität durch Kolleg_innen in der Altenpflege können Konsequenzen für die homosexuellen Pflegebedürftigen rückgeschlossen werden. Zu dieser Konsequenz gehört, dass die Würde der Pflegebedürftigen als (homosexuelle) Menschen verletzt ist und ihr Wohlbefinden reduziert oder ein erhöhtes Risiko hierfür besteht (M3/71; HG2/89, 154; MS2/109). Eine Pflegefachkraft berichtet von einer diskriminierenden Erfahrung, ausgeführt von einigen seiner Kolleg_innen gegenüber einem schwulen Heimbewohner, die ihn offen diffamieren, wodurch dieser eine Entwürdigung erfährt: „Ja natürlich xxx gibt es auch noch Kollegen, männliche Kollegen, die sagen dann zu ihm: ‚Du bist doch eine Tunte.' Und das wollte er natürlich nicht." (MS5/80). Eine andere interviewte Pflegefachkraft beschreibt bspw. ein beobachtetes ablehnendes und körperlich abwendendes Verhalten einiger Kolleg_innen gegenüber einem schwulen Pflegebedürftigen, was sich von ihrem ansonsten zugewandten Pflegeverhalten zu anderen Pflegebedürftigen unterscheidet. Es ist davon auszugehen, dass der schwule Pflegebedürftige das als subtile oder direkte Ablehnung seiner Person erfährt und sich explizit anderen Pflegenden zuwendet, von denen er sich potenziell leiblich-kommunikative und fürsorgliche Bestätigung und eine soziale Wertschätzung als homosexueller Mensch erhofft:

„Aber es gibt Leute (gemeint sind Pflegende), welche, wenn er (gemeint ist der schwule Pflegebedürftige) etwas braucht oder ... Äh dann die – die schimpfen noch auf ihn. – Weil er stört, wie stö... Obwohl, das ist unsere normale Pflicht, was – erledigt ... Das ist nicht so ... – Da kann ich mir vorstellen, die geben nie die Hand. – [I: Mhm.] So, zum Beispiel. – [I: Warum?] Oder die mögen nicht, wenn äh er kommt ... – Die selber manchmal anfassen, so Leute auf die Schulter klopfen oder so. – Aber bei ihm keiner klopft auf die Schulter zum Beispiel. Oder ... -- Er selber kommt zu einem und äh lehnt sich auf die Schulter, so: ‚Hallo!', ne? ‚Ich brauche etwas!' Das stört mich nicht, aber es gibt Leute: [I: xxx] ‚Lass da meine Hand sein.', da gibt es schon solche. Ich kenne die Leute, die gibt [es]." (HG2/160)

Obgleich Homosexualitäten teils von den Pflegenden akzeptiert werden, bleibt als Resultat ein eingeschränktes soziales Wohlbefinden und einhergehend eine fehlende soziale Integration homosexueller Pflegender, wenn keine spezifischen Bedürfnisse bei offen lebenden Homosexuellen angenommen, nachgefragt und in Folge nicht berücksichtigt werden. Hier zeigt sich, dass Akzeptanz nicht mit Anerkennung gleichzusetzen ist. So verbleibt eine offen lesbisch lebende Pflegebedürftige im herkömmlichen Heim als solche in der sozialen Isolation, weil sie einerseits nicht erwartet, dass die Pflegenden sie in der Herstellung von sozialen Kontakten zur lesbischen *Community* unterstützen könnten, andererseits existiert seitens der Pflegenden kein Handlungswissen über eine mögliche Vernetzung zur LSBTI-*Community* (G6/71).

Die Konsequenzen der Missachtung, der Gefährdung oder der Verletzung der Integrität homosexueller Pflegebedürftiger können zum Teil der intervenierenden Bedingungen werden, die weitere Interaktions- und Handlungsreihen beeinflussen oder auslösen. Bspw. können andere Pflegende darauf mit einer identitätsfördernden Pflege homosexueller Pflegebedürftiger reagieren und Unterlassungen oder Diskriminierungen entgegentreten. Pflegeeinrichtungen können mit Strategien für eine Kultur der Offenheit gegenüber homosexuellen Lebensweisen reagieren und bspw. Reflexionen, Schulungen oder Sanktionen einleiten. Betroffene homosexuelle

Pflegebedürftige können im Rahmen ihrer jeweiligen Umgangsweisen mit der eigenen Homosexualität entweder ihre spezifischen Bedürfnisse artikulieren, sich offen wehren, sich über den Dienstweg beschweren oder aber auch resignieren, sich zurückziehen und schweigen.

5.5 Ergebnisdarstellung – Die Theorie der Anerkennung von Homosexualitäten in der Altenpflege

Abschließend zum Kapitel der Datenanalyse soll folgend das **zentrale Phänomen** der Anerkennung von Homosexualitäten in der Altenpflege und die damit **generierte Theorie** dargestellt werden.

Anerkennung von Homosexualitäten in der Altenpflege drückt sich darin aus, dass pflegebedürftige lesbische Frauen und schwule Männer mit ihren Homosexualitäten im wechselseitigen sozialen Prozess auf der Mesoebene der Altenpflegeeinrichtungen sowie auf der Mikroebene der zwischenmenschlichen Beziehungen zu den Menschen in ihrem Umfeld, insbesondere zu Pflegenden, gleichwertig beteiligt und anerkannt werden. Wie in dieser Forschungsarbeit gezeigt, spielen für eine Theorie der Anerkennung von Homosexualitäten in der Altenpflege auch die politischen und gesellschaftlichen Verhältnisse auf der Makroebene eine Rolle. Sie bestimmen einen Teil der Ursachen und der Kontextbedingungen einer solchen Theorie. Bspw. wirken sich die gemachten Erfahrungen der pflegebedürftigen lesbischen Frauen und schwulen Männer in Zeiten der Diskriminierung, Kriminalisierung und Verfolgung auf ihre gegenwärtigen Erwartungen und damit auf ihr Handeln aus. Auch werden auf der Makroebene die Rahmenbedingungen der Altenpflege geprägt, das betrifft sowohl die Einflussfaktoren gesellschaftlicher Norm- und Wertvorstellungen, als auch die politische Gestaltung der strukturellen Bedingungen der Altenpflege. Anerkennung auf der Makroebene bedeutet die rechtliche Gleichstellung homosexueller Menschen und ihr Schutz vor Diskriminierung. Das bezieht sich nicht nur auf die Homosexualitäten der Pflegebedürftigen, wie in dieser Forschungsarbeit dargestellt. Auch bspw. die Gruppe der HIV-positiven Pflegebedürftigen als eine Gruppe Mehrfachstigmatisierter, nämlich als homosexuelle und HIV-positive pflegebedürftige Menschen, benötigt soziale Wertschätzung und Solidarität. Anerkennung von Homosexualitäten in der Altenpflege bedeutet auch, Rahmenbedingungen zu schaffen, damit die Altenpflege der Subjektivität pflegebedürftiger Individuen gerecht werden kann.

Aus Sicht der betroffenen pflegebedürftigen lesbischen Frauen und schwulen Männer bedeutet eine im Pflegesetting erfahrene Anerkennung einen wesentlichen Beitrag zu einer gelungenen Selbstbeziehung zu sich selbst in der Situation der durch Abhängigkeit geprägten Pflegebedürftigkeit. Die wechselseitige Anerkennung von Homosexualitäten im Pflegesetting wirkt förderlich auf die pflegebedürftige Person und ihre homosexuelle Identität ein, gleichwohl gibt sie den unterschiedlichen Beteiligten soziale Orientierungen im Ordnungssystem der Altenpflege. Wie in den vorherigen Kapiteln gezeigt, ist die Anerkennung von Homosexualitäten in der

Altenpflege und damit die Anerkennung pflegebedürftiger homosexueller Menschen auf der Makroebene der gesellschaftlichen Verhältnisse, der Mesoebene der institutionellen Einrichtungen wie auch auf der Mikroebene des sozialen Miteinanders von zahlreichen Faktoren beeinflusst. Hierzu gehören u. a. historische Ereignisse der Verfolgung und der Kriminalisierung auf der gesellschaftlichen und politischen Ebene, der konzeptionelle Einbezug der Homosexualitäten Pflegebedürftiger in Betreuung und Pflege sowie ein akzeptierendes und vor Diskriminierung geschütztes soziales Miteinander in der Begegnung mit Pflegenden und Mitbewohner_innen. Aus den o. g. Einflussfaktoren auf der Makro-, der Meso- und der Mikroebene resultieren für die homosexuellen Pflegebedürftigen selbst wie auch für die Pflegenden und weitere Akteur_innen, wie bspw. Pflegedienst- oder Einrichtungsleitungen, vielfältige Handlungsoptionen, die in einem Anerkennungsverhältnis auf die Stärkung und den Erhalt der Identität homosexueller Pflegebedürftiger als solche ausgerichtet sind. Deutlich wird das anhand des Zitats eines Pflegebedürftigen, der das Phänomen nicht nur in einen gesamtgesellschaftlichen Kontext stellt, er bezieht auch die LSBTI-*Community* als Akteur_in ein und fordert einen anerkennenden Umgang unter Gleichgesinnten:

> „Wir müssen sehen, wir wollen von der Gesellschaft aufgenommen werden, also müssen wir unsere eigene Gesellschaft auch aufnehmen. Das heißt, äh wir selbst sind eine Gesellschaft, und eine vielfältige Gesellschaft, eine junge, eine alte, eine mittelalte, äh wir sind eine_eine_eine Transgender-Gesellschaft, wir sind eine bisexuelle Gesellschaft und so weiter. Und das müssen wir auch integrieren. Wir müssen uns selbst integrieren und anerkennen. Ich muss die Schwuchtel auch anerkennen, auch wenn ich sie nicht unbedingt schön finde." (M3/79)

Eine anerkennende Pflege und Betreuung Pflegebedürftiger erfordert ein **Zusammenwirken unterschiedlicher Akteur_innen**. Das gilt ebenso homosexuellen Pflegebedürftigen, jedoch mit dem Unterschied gegenüber heterosexuellen Menschen, dass sie aufgrund ihrer Homosexualitäten zu einer stigmatisierten Gruppe gehören. Ihr Minderheitenstatus erfordert eine konzeptionelle Berücksichtigung in der Pflege und ein akzeptierendes und identitätsstärkendes soziales Miteinander, damit sich die Betroffenen anerkannt und in ihrer Identität gegenüber ihrem Umfeld wohlfühlen können. Die unterschiedlichen Akteur_innen wie etwa Pflegende, Pflegedienst- oder Einrichtungsleitungen, Träger und andere Mitarbeiter_innen von Einrichtungen der LSBTI-*Community*, bspw. Beratungseinrichtungen und AIDS-Hilfen, sind auf unterschiedlichen Handlungs- und Strukturebenen an der Betreuung und Pflege beteiligt, wodurch sich **verschiedene Anerkennungsverhältnisse** auf den o. g. unterschiedlichen Ebenen ergeben. Die Anerkennung von Homosexualitäten auf der **Mesoebene der Pflegeeinrichtungen** berücksichtigt von vornherein deren Existenz, sodass ihre unterschiedlichen Lebens- und Bedürfnislagen bereits konzeptionell mitgedacht und eingeplant werden. Die formale institutionelle Anerkennung von Homosexualitäten bspw. in Form einer speziellen oder integrativen Öffnung zu den Zielgruppen, einer veränderten Personalstruktur, einer Berücksichtigung des spezifischen Themenbereichs in den Beschäftigungsangeboten oder einer Vermittlung von speziellen Besuchsdiensten sorgt für eine gerechte Versorgungsstruktur, die die Homosexualitäten der Pflegebedürftigen **proaktiv** einbezieht. Beispielhaft für eine solche Ausprägung der Anerkennung von Homosexualitäten in einer Einrichtung berichtet eine interviewte Pflegefachkraft von der speziellen Pflegekonzeption und der sozialen Integration, hier am Beispiel schwuler Pflegebedürftiger in einer speziellen Einrichtung für schwule Männer:

„... als auch nochmal ein_ein Zeichen von dem Eingebundensein ins Haus, es gibt eine *Kulturgruppe*, es gibt eine *Gruppe der Interessenvertretung der Bewohner_innen*, es gibt eine *Gestaltungsgruppe*, keine Ahnung. Auf jeden Fall sind von den Männer oben verschiedene in verschiedensten Gruppen. [...] Weil zwei unserer, in Anführung unserer Patienten *hier*, saßen im Rollstuhl, waren völlig integriert in diese Gruppe. [...] Und da habe ich gedacht, für mich ist das einfach gelungen, die Integration, [...] Das ist so ein Punkt, also die Angebote des Hauses. Dann haben wir natürlich auch das Thema_ Stricher, haben wir auch. Was Sexualität anbetrifft. [I: mhm] – Dann_ – haben wir das Thema *Name Begleitdienst*, also das die begleitet werden auch zu Veranstaltungen." (HG5/172–173)

Homosexuelle Pflegebedürftige können sich unabhängig davon, ob sie ihre Homosexualitäten offen, teiloffen oder geschlossen leben, in ihrer sozialen und in Folge in ihrer persönlichen Integrität als homosexueller Mensch geschützt und gefördert sehen. Die Ausprägung der Anerkennung von Homosexualitäten bezieht die Pflegenden auf Einrichtungsebene mit ein, sodass homosexuelle Mitarbeitende am Arbeitsplatz sich ebenso als gleichwertige Arbeitskräfte anerkannt und geschützt sehen können. Hierdurch ist die Möglichkeit der Sichtbarkeit der Homosexualitäten in der Altenpflegeeinrichtung erhöht. So umschreibt eine interviewte Pflegefachkraft die Homosexualitäten anerkennende Atmosphäre der integrativen Einrichtung mit „schon bisschen familiär" (MS6/34), was sich sowohl auf die Offenheit mit der eigenen homosexuellen Lebensweise einiger Kolleg_innen, der Leitungsebene und einiger Pflegebedürftiger als auch auf die Akzeptanz der anderen Kolleg_innen und Pflegebedürftigen bezieht.

Spezielle Einrichtungen für homosexuelle Menschen, hier in den Interviews für schwule und/oder HIV-positive Männer, zeichnen sich in der Regel durch einen solchen **proaktiven Einbezug der sexuellen Identität** in die Betreuung- und Pflegekonzepte aus. Das unterscheidet sie weitestgehend von integrativen und gänzlich von herkömmlichen Einrichtungen und Pflegediensten.[172] Ein solcher proaktiver Einbezug bedeutet eine den individuellen Lebensstil und die homosexuelle

---

172 Wenn hier Pflegedienste und Einrichtungen miteinander verglichen werden, dann geschieht es aus der Analyse der befragten pflegebedürftigen lesbischen Frauen und schwulen Männer sowie aus der von befragten Pflegefachkräften respektive der Perspektiven dieser beiden Gruppen. Die Untersuchung und der Vergleich von Einrichtungen sind nicht Gegenstand der vorliegenden Forschungsarbeit und daher auch nicht der Befragung.

Identitäten fördernde Pflege. Ein solcher proaktiver Einbezug der sexuellen Identität Pflegebedürftiger bedeutet vor allem aber eine Anerkennung homosexueller Menschen im Sinne einer Stärkung und Erhaltung ihrer Identitäten als homosexuelle Frauen und Männer. Wie gezeigt werden konnte, bedeutet im Umkehrschluss ein fehlender Einbezug der homosexuellen Identität Pflegebedürftiger das Ausbleiben ihrer Anerkennung, sodass die Sozialintegration nicht gelingen kann und der Selbstbezug der Individuen zu ihrer homosexuellen Identität gefährdet ist. Schlüsselbegriffe einer gelingenden Sozialintegration sind, wie im theoretischen Teil dieser Forschungsarbeit erläutert, **Fürsorge, Gerechtigkeit** und **Solidarität**. Erfahrene Fürsorge als pflegebedürftiger homosexueller Mensch bedeutet in der Fortentwicklung und der Kohärenz der sexuellen Identität bestätigt und gestärkt zu werden. Ein Aspekt der Gerechtigkeit gegenüber homosexuellen Menschen im Pflegesetting ist deren Sichtbarkeit. Sichtbarkeit respektive die Unsichtbarkeit homosexueller Menschen im Pflegesetting als intervenierende Bedingungen bedeutet für Leitungskräfte und Pflegende, die heteronormierte Vorannahme zu überwinden und Homosexualität generell für möglich zu halten und diese ggf. zu erkennen. In einer mehrheitlich von heterosexuell lebenden Menschen geprägten Gesellschaft, bedeutet es eine selbstreflexive Bewusstmachung, dass die Wahrscheinlichkeit einer Heterosexualität des Gegenübers sehr groß, jedoch nicht zwingend gegeben ist. Es bedeutet auch, die auf die heterosexuelle Mehrheit ausgerichteten Betreuungs- und Pflegekonzepte zu öffnen und sie an Minderheiten anzupassen, aber auch besondere an den Bedürfnissen pflegebedürftiger Homosexueller orientierte Beschäftigungs- und Freizeitangebote zu schaffen. Solidarität, wie sie hier verstanden wird, bedeutet die soziale Wertschätzung homosexueller Menschen, welche sich u. a. in dem proaktiven Einbezug ihrer sexuellen Identitäten in die Betreuungs- und Pflegekonzepte ausdrückt. Ein proaktiver Einbezug als Teil der Anerkennung kann die Selbstwertschätzung dieser Menschen durch den Einbezug ihrer individuellen Eigenarten und spezifischen Bedürfnisse fördern. Soziale Wertschätzung im Sinne einer von Anerkennung geprägten Betreuung und Pflege bedeutet auch, Diskriminierungen und anderen Formen von Ausgrenzung entgegenzuwirken und damit die Integration homosexueller Menschen zu fördern.

Wird den Homosexualitäten die Anerkennung vorenthalten, werden sie nicht als pflegerelevanter Aspekt wahrgenommen oder gar missachtet, indem ihnen schlicht keine Bedeutung für die Pflege zugesprochen wird, werden die Identitäten homosexueller Pflegebedürftiger verletzt, bspw. in Form der strukturellen Verhinderung geschlechtsgewünschter Pflege oder der Unterlassung von Vermittlungsangeboten zu speziellen oder integrativen Freizeitgestaltungen. Das kann in Folge zu strukturell bedingter Einsamkeit und sozialer Isolation der homosexuellen Pflegebedürftigen führen, selbst dann, wenn ein sie akzeptierender Rahmen besteht. Zum Beispiel erfährt ein Proband zwar Akzeptanz seitens der Einrichtung und der Pflegenden, zugleich erfährt er jedoch auch als einzig offen schwul lebender Heimbewohner der Einrichtung direkte Diskriminierungen durch verbale Beschimpfungen vonseiten der Mitbewohner_innen (H3/47, 135). Unter anderem diese Erfahrungen, in Korrelation mit dem fehlenden proaktiven Einbezug seiner Homosexualität in die Pflege, was auch den fehlenden Schutz vor Diskriminierung beinhaltet, führen bei dem Probanden zu einem massiven Unwohlsein. Er leidet unter Einsamkeit und sozialer Isolation als schwuler Mann, da er selbstständig keine Kontakte in die ortsansässige schwule *Community* oder Szene herstellen und deren Angebote nicht nutzen kann, eine aktive Unterstützung durch sein Umfeld jedoch ausbleibt:

> „Ja und das hat sich hier vollkommen geändert_nech. Ich habe hier überhaupt noch nicht. Ne, also ich kann hier meine Homosexualität überhaupt nicht ausleben_ne. [I: Mhm.] Und ... mit Rausgehen oder so in die Szene mal gehen oder so nech, [...] da kann ich halt so nicht mal irgendwie mal losziehen oder so. – Das ist sehr schwierig_ne meine nech meine Homosexualität hier jetzt auszuleben. Das ist sehr schwierig und da leide ich auch sehr darunter." (H3/39)

Auf der Mesoebene spielen nicht allein die Einrichtungen eine entscheidende Rolle beim Phänomen der Anerkennung, auch regionale Träger von Einrichtungen der **LSBTI-*Community*** und, wie nachfolgendes Beispiel zeigt, auch Kommunen als Akteurinnen der politischen Rahmengestaltung auf der Makroebene sind beteiligt. So berichtet ein Proband davon, wie die *Community* sich für die Anerkennung einer schwulen Seniorengruppe und deren Absicherung ihrer Angebote einsetzt, indem sie öffentliche Gelder aus der regionalen Senior_innenhilfe erfolgreich einfordern:

> „Wir haben hier das *Zentrum für Lesben und Schwule* und *schwule Seniorengruppe*, [...] es war einfach eine moralische Frage. [I: Ja] Dass ich finde, so wir brauchen, das ist jetzt auch mit einer finanziellen Anerkennung verbunden, [I: mhm] aber mir ging es vor allen Dingen um die moralischen Anerkennung. [I: mhm] Dass das was w_wir da im *Zentrum für Lesben und Schwule* tun und machen, dass das den gleichen Stellenwert hat wie die Caritas, AWO und so." (M9/90)

Die Anerkennung von Homosexualitäten kann im Sinne der emanzipatorischen Solidarität die soziale Integration homosexueller Pflegebedürftiger durch die *Community* in der Gesellschaft, in der LSBTI-*Community* selbst und in den Altenpflegeeinrichtungen befördern. Auf der Meso- und Mikroebene sorgen entsprechend anerkennende Angebote, bspw. spezielle Freizeit- und Beratungsangebote, für die Bewahrung der sozialen Integration sowie in Folge für die Bewahrung der persönlichen Integrität der homosexuellen Pflegebedürftigen.

Auf der Mesoebene steht die Anerkennung von Homosexualitäten in der Altenpflege in Wechselwirkung mit der **Mikroebene** und kommt zwischen den Pflegenden, den Pflegebedürftigen und deren sozialem Pflegeumfeld, bspw. Mitbewohner_innen oder Angehörige, zum Tragen. Ins Aufgabengebiet der **Pflegenden** fällt es von Berufs wegen, die praktizierte Pflege und Betreuung sowie einhergehende Interaktion auf der Mikroebene zu allen pflegebedürftigen Menschen professionell am Subjekt zu orientieren und entsprechend zu gestalten. Die Anerkennung von Homosexualitäten im Anerkennungsverhältnis zwischen Pflegenden und homosexuellen Pflegebedürftigen berücksichtigt (potenziell) deren lesbische oder schwule Lebens- und Bedürfnislagen. Homosexualitäten anerkennende Haltungen der Pflegenden und Interaktionen mit Pflegebedürftigen finden emotional und sozial zugewandt, fürsorglich und bestätigend ihre Anwendung, sodass sich die Pflegebedürftigen in ihrer physischen Integrität sowie in ihrer Autonomie als homosexuelle Menschen respektiert, geschützt und sozial integriert fühlen können. Die Pflegenden gestalten interaktive vertrauensvolle Atmosphären, in denen es homosexuellen Pflegebedürftigen möglich wird, sich entweder zu *outen* oder weitgehend angstfrei ihre gewohnte offene, teiloffene oder gänzlich geschlossene Umgangsweise im Pflegesetting fortzuführen. Auch wenn das Ziel einer am Subjekt homosexueller Menschen orientierten Pflege darin liegt, Räume und Situationen zu gestalten, in denen diese offen und gestärkt ihre Homosexualität leben können, so zeigen die Interviews, dass das nicht das alleinige Ziel sein kann und darf. Wie sich zeigt, können über Jahrzehnte eingeübte teiloffene oder gänzlich geschlossene Umgangsweisen mit der eigenen Homosexualität oftmals nicht mehr verändert werden. Hierzu tragen insbesondere die individuellen Erwartungshaltungen an das soziale Miteinander bei, die durch biografisch erlebte negative Reaktionen bis hin zur erlebten Diskriminierung, Kriminalisierung und Verfolgung geprägt sind, was die Handlungsweisen dieser Menschen bis in die Gegenwart hinein bestimmt. Das bedeutet, ein die Homosexualitäten von Pflegebedürftigen anerkennendes Pflegesetting muss auch auf den Schutz derjenigen ausgerichtet sein, die sich als solche nicht offen zeigen und auf diese Weise Diskriminierungen oder andere homophobe Übergriffe, die bei den Betroffenen zu weiteren Verletzungen führen könnten, zu vermeiden suchen.

Unterlassene interaktive Sensibilität, fehlende Empathie und Zuwendung oder gar die Homosexualitäten missachtende Pflegehandlungen gegenüber homosexuellen Pflegebedürftigen können sich negativ auf deren Selbstbestätigung auswirken, womit es zur Beschädigung ihrer Identität, zur Verletzung ihrer persönlichen Integrität und zur Gefährdung ihrer Gesundheit durch soziale Isolation kommen kann. Ein offen schwul lebender Pflegebedürftiger berichtet von seiner Erfahrung, dass ein Teil der Pflegenden ihm die Anerkennung als schwuler Mann vorenthält, indem er nicht als solcher wahrgenommen bzw. in seinem Schwulsein und seinen einhergehenden biografischen Bezügen und Bedürfnissen ignoriert wird:

> „Auch während der Pflege. Naja dann geht es dann in die Richtung. Dann wird es sehr neutra_l. Dann dann geht es so gut, da weiß jemand nichts mehr mit mir anzufangen. Dich zu unterhalten oder irgendetwas. „Äh ja, das das ach nunja das Bild an der Wand ist auch schön." Da merke ich, dass interessiert ihn sowieso nicht. Aber gut. Also das gibt es. N_nimmt ab. Deshalb äh wäre es endlich einmal besser, wenn es ein schwuler Pfleger wäre. – Oder jemand, wie gesagt, der sich auskennt." (H6/54)

Ein weiterer Aspekt des Phänomens der Anerkennung von Homosexualitäten in der Altenpflege im Anerkennungsverhältnis der Mikroebene zwischen den **homosexuellen Pflegebedürftigen** und ihrem engsten Bezugskreis fokussiert den Selbstbezug, die Konstitution und die Aufrechterhaltung der jeweiligen homosexuellen Identität sowie die soziale Integration. Sozialen Rückhalt geben die Homosexualitäten anerkennenden starken Gefühlsbeziehungen zu den Primärpersonen, wozu der/die Partner/-in, Freund_innen, ein Teil der Herkunftsfamilie, aber auch – trotz des asymmetrischen Beziehungsverhältnisses – Bezugspflegekräfte gehören können, wodurch die Pflegebedürftigen interaktiv Vertrauen zu sich selbst als homosexueller Mensch und zu anderen Menschen in ihrem Umfeld erfahren. Ein schwuler Pflegebedürftiger berichtet von der fürsorglichen Bestätigung und der Unterstützungsleistung bei der Aufrechterhaltung seiner bisherigen schwulen Lebensgewohnheiten, d. h. seiner homosexuellen Identität: „Was die tun, ist alles um Sorge um mich." (M2/10). Fürsorgliche, emotionale Zuwendung sowie soziale Wertschätzung ihrer Homosexualitäten durch das nahe soziale Umfeld der Pflegebedürftigen bestätigen ihr Selbstvertrauen, sich selbst als Lesbe oder Schwuler (weiterhin) in der einhergehenden spezifischen Bedürfnislage annehmen zu können, was die Aufrechterhaltung einer Kohärenz oder Fortentwicklung der eigenen homosexuellen Identität stützt. Eine offene, teiloffene oder geschlossene Umgangsweise mit der eigenen Homosexualität kann weitestgehend angstfrei fortgeführt werden, wenn es individuell gewollt ist oder auch, wie oben beschrieben, für die Betroffenen in teiloffenen oder gänzlich geschlossenen Lebensweisen nicht mehr anders möglich erscheint. Entsprechend ihrer gewohnten offenen Umgangsweise mit ihrer Homosexualität formuliert bspw. eine pflegebedürftige Lesbe ihre Erwartung und ihr erfahrungsgeleitetes Bedürfnis nach Anerkennung von Homosexualitäten gegenüber der Gesellschaft, ihrem sozialen Umfeld und den Pflegenden in der Altenpflege, um als homosexueller Mensch und ebenso auch als Frau in der Gesellschaft und im Pflegesetting anerkannt leben und sich offen zeigen zu können:

„Ich möchte als Frau von Frauen auch als Frau anerkannt werden, [I: hm] gesehen werden als Frau. Ähm – ich glaube dass das oftmals ähm sehr schwierig ist für andere Frauen, dich als ähm Frau zu sehen und auch als Frau zu respektieren, wenn du Frauen liebst. Das ist schwierig." (G7/104)
„Ich möchte einfach, dass man lesbische Frauen ähm anerkennt, so wie sie sind. Als Frau, die einfach eine Frau lieben. Es is_t das normal normalste von der Welt. Ähm aber viele Menschen haben einfach Angst davor, das zu respektieren. Und da würde ich mir wirklich wünschen, dass das in die Köpfe der Menschen geht. Dass sie begreifen, dass auch wir Bedürfnisse haben, und dass die einfach anerkannt werden. Ich möchte einfach frei ähm mit meiner Frau spazieren gehen können, ohne dass blöde Sprüche kommen, ohne dass wir angefeindet werden, ohne dass man eventuell uns sogar Schläge androht." (G7/117)

Die Anerkennung von Homosexualitäten im Pflegeumfeld, bspw. durch die Mitbewohner_innen, bestätigt die homosexuellen Pflegebedürftigen darin, sich sozial wertgeschätzt zu fühlen und sich gleichwertig ins nähere oder weitere soziale Leben einbringen zu können, bspw. über ehrenamtliche Tätigkeiten.

Wird hingegen die Anerkennung von Homosexualitäten durch das engere oder weitere Bezugsumfeld im Pflegesetting den Pflegebedürftigen vorenthalten oder missachtet, gerät die psychische, physische und soziale Integrität homosexueller Pflegebedürftiger in Gefahr und kann verletzt werden. Das Selbstvertrauen und Selbstwertgefühl als homosexueller Mensch verbleibt auf einem niedrigen Niveau oder verringert sich sogar. Als Schutz vor weiteren oder drohenden Missachtungen bleiben die homosexuellen Pflegebedürftigen in der Unsichtbarkeit, womit Einsamkeit gefördert wird und sich das Risiko der sozialen Isolation erhöht. Hiervon berichtet eine lesbische Pflegebedürftige, die selbst jahrelang in der herkömmlichen stationären Altenpflege gearbeitet hat:

> „Und damit auch die Pflegebedürftigen, die vielleicht im Rollstuhl sitzen oder äh wa_ warum dürfen die sich nicht mit anderen Lesben und Schwulen treffen. – Warum ist das – verpönt. [I: hn] M_pf_ Heterosexuelle dürfen ja auch überall hin. Warum dürfen <u>die</u> nicht da hin. Das muss einfach geändert werden. [I: hm] Da muss man mehr drauf eingehen. Und vor allen Dingen, dass es möglich ist, wenn man in ein Pflegeheim kommt, dass man nicht verschweigen muss, ich bin schwul, ich bin lesbisch. – Das ist ja heute immer noch ein Problem für ganz ganz viele Menschen. Warum?" (G7/215)

Wie sich in den Interviews mit den Pflegebedürftigen lesbischen Frauen und schwulen Männern zeigt, erfahren viele von ihnen ihre Lebenssituation als **Aushandlungsprozess**, der zum Teil ihren Erwartungen einer ausbleibenden Anerkennung entspricht, sich meist jedoch als Alltagserfahrung darstellt. Sie machen die Erfahrung, ihre spezifischen Bedürfnisse einfordern und verhandeln zu müssen.

Die Anerkennung von Homosexualitäten kommt durch das **Zusammenwirken der unterschiedlichen Ebenen und Akteur_innen** zu ihrer **wechselseitigen Entfaltung**, d.h. zu ihrem Fortbestand im Pflegesetting. Das hier beschriebene Phänomen der Anerkennung von Homosexualitäten findet sich in unterschiedlichen Ausprägungen in den Lebenssituationen der für diese Forschungsarbeit befragten pflegebedürftigen lesbischen Frauen und schwulen Männer. Es umfasst ein **Spektrum an Intensität und Kontinuität** zwischen den Polen einer umfänglichen Anerkennung von Homosexualitäten bis hin zu deren gänzlicher Abwesenheit oder gar Missachtung im Sinne eines fehlenden Bewusstseins Pflegender für Homosexualitäten als pflegerelevantem Aspekt. Die Daten zeigen, dass die aufgeführten Aspekte je nach Quantität und Qualität unterschiedlich **situativ** und **einzeln oder dauerhaft** und **in ihrer Gesamtheit** zur Anerkennung oder zu deren Verhinderung beitragen. Die Faktoren, die die Anerkennung von Homosexualitäten in der Altenpflege fördern, können ebenso **gleichzeitig oder nacheinander** ihre entsprechende Wirkung haben, Gleiches gilt für deren Verhinderung. Diese unterschiedlichen Wirkweisen der Aspekte in Dauer, Häufigkeit und Qualität können **innerhalb einer Ebene**, bspw. auf Einrichtungsebene, ebenso wie **zwischen der Meso- und Mikroebene** stattfinden. Besteht eine Gleichzeitigkeit und Dauerhaftigkeit der Anerkennung von Homosexualitäten auf den unterschiedlichen Ebenen, so ist von einer hohen Intensität der Anerkennung für homosexuelle Pflegebedürftige im Pflegesetting auszugehen, die weitestgehend eine stabile Identität als homosexueller Mensch fördert und diesen eine subjektive Handlungsfähigkeit und objektive Wirkmächtigkeit als solche sichert. Ein Pflegebedürftiger berichtet bspw. von der erfahrenen Anerkennung als schwuler Mann auf der institutionellen Ebene sowie der interaktiven Ebene mit den Pflegenden und Mitbewohnern einer speziellen Pflegeeinrichtung für schwule Männer, die miteinander wirken, wodurch er sich in seinen spezifischen Bedürfnislagen verstanden und sozial integriert weiß:

„... weil ich das Haus ... Also weil ich mir das_ äh durchgelesen hab und das entsprach auch meinen Vorstellungen. Das war für mich erst mal besser als wie meinetwegen jetzt in ein Altersheim oder irgendwas, weil man da mit Seinesgleichen zu tun hat. Und auch die WG, ich durfte die ja alle vorher kennenlernen. Bevor ich eingezogen war, hat man mich vorgestellt, habe mit allen – dann auch Kontakt aufgenommen und wir haben eigentlich alle auch ein relativ – gutes Verhältnis hier. Also das ist nicht so, dass ... Ich meine, die kann man sich nicht raussuchen. Das ist so wie mit der buckeligen Verwandtschaft, die musst du halt ((lachend)) nehmen, [...] und – kann nur sagen, das ist mein Lottogewinn." (H13/52)

Hingegen kann ein situatives oder dauerhaftes Vorenthalten von Anerkennung auf einer Ebene, bspw. in der zwischenmenschlichen Interaktion auf der Mikroebene, die Anerkennung durch eine andere Ebene, bspw. eine formal-institutionelle Anerkennung auf der Mesoebene, situativ oder dauerhaft beeinträchtigen, verhindern oder als solche nicht erfahrbar werden lassen. In Folge sind der Identitätserhalt, also die Autonomie und die Individualität von homosexuellen Pflegebedürftigen situativ oder dauerhaft weitestgehend eingeschränkt oder unterbunden. Gleiches gilt für unterschiedliche Akteur_innen innerhalb einer Ebene. Ist zum Beispiel auf der Einrichtungsebene die Anerkennung von Homosexualitäten wirksam, so kann diese Wirksamkeit durch eine bei einem Teil der Pflegenden nicht zur Anwendung kommende Anerkennung in der Pflege homosexueller Pflegebedürftiger reduziert sein, ausbleiben oder zur besonderen Verletzung führen, da die Pflegebedürftigen eine Anerkennung erwarten konnten. Das bedeutet, Anerkennungsverhältnisse müssen, um die Identität und den Selbstbezug homosexueller Pflegebedürftiger zu fördern, ineinander verschränkt auf allen Ebenen wirksam werden und sich somit sinnhaft ergänzen. Das geschieht nicht, wenn bspw. innerhalb eines Pflegeteams ein Teil der Pflegenden in der Gestaltung von Pflegesituationen die Anerkennung von Homosexualitäten zur Geltung kommen lässt, gleichzeitig ein anderer Teil des Teams diese den (potenziell) homosexuellen Pflegebedürftigen vorenthält oder sogar missachtet. Der Fortbestand der Anerkennung von Homosexualitäten geht mit dem jeweiligen Aushandlungsprozess zwischen den Akteur_innen innerhalb der Ebenen wie auch zwischen den unterschiedlichen Ebenen einher.

Zusammenfassung: Aus der Empirie der Interviews der für die vorliegende Forschungsarbeit befragten pflegebedürftigen Lesben und Schwulen sowie Pflegefachkräfte mit Erfahrungen in der direkten Pflege von Homosexuellen in der Altenpflege konnte die Anerkennung von Homosexualitäten in der Altenpflege als das zentrale Phänomen generiert werden. Der zuvor ausführlich dargestellte komplexe kausale

Zusammenhang einzelner Komponenten des Phänomens begründet die generierte **Theorie der Anerkennung von Homosexualitäten in der Altenpflege**[173]. Das Phänomen der Anerkennung von Homosexualitäten in der Altenpflege ist eingebettet in ein Spannungsfeld zwischen den historischen Anerkennungsdefiziten von Homosexualitäten und ihren Emanzipationsbewegungen und den Liberalisierungen der Gesellschaft. Die Erfahrungen von Minderheiten in einer Dominanzgesellschaft bringen ein emanzipatives Streben nach Anerkennung von Teilgruppen hervor, wie bspw. von homosexuellen Menschen. Die Altenpflege als Teil der Gesellschaft führt diese Dominanz repräsentativ in ihrer Strukturmacht für die Pflegebedürftigen fort. Hierdurch erklärt sich das Streben nach und das Bewahren und Gewähren von Anerkennung von Homosexualitäten in der Altenpflege. Die Einrichtungen, die Pflegenden, die homosexuellen Pflegebedürftigen selbst sowie deren soziales Pflegeumfeld wirken unterschiedlich und sich ergänzend auf die Initiierung oder den Fortbestand der spezifischen Anerkennung im Pflegesetting ein. So wird die Anerkennung von Homosexualitäten im Pflegesetting erzeugt bzw. bewahrt, wenn die Akteur_innen der lesbischen und schwulen *Community* spezielle Angebote initiieren und vorhalten, die Einrichtungen eine Kultur der Offenheit gegenüber homosexuellen Lebensweisen umsetzen, die Pflegenden und/oder andere Pflegepersonen die homosexuellen Menschen identitätsfördernd pflegen und/oder die homosexuellen Pflegebedürftigen ihre Homosexualitäten offen oder teiloffen leben, sofern sie es wünschen.

Anerkennung von Homosexualitäten in der Altenpflege – und damit verbunden die Anerkennung der Persönlichkeiten homosexueller Menschen – bewirkt eine soziale Integration. Ebenso bewirkt sie bei den pflegebedürftigen lesbischen Frauen und schwulen Männern ein Gefühl der Sicherheit und des Schutzes. Die erfahrene Solidarität wird als soziale Wertschätzung erfahren. Zusammengenommen wirken diese Aspekte bei den Betroffenen darauf ein, sichtbar und angstfrei die jeweilige homosexuelle Identität aufrechtzuerhalten zu können und darin ein Wohlbefinden zu erfahren. Solche Anerkennungsverhältnisse verleihen den Betroffenen die Würde, ein anerkanntes Mitglied und ein anerkannter Teil dieser Gesellschaft respektive ihres unmittelbaren Umfelds im Pflegesetting zu sein. Auch stärken sie die persönliche Integrität als homosexueller Mensch in der Altenpflege. Wird die Anerkennung von Homosexualitäten in der Altenpflege vorenthalten oder sogar missachtet, so wirkt der zuvor beschriebene kausale Zusammenhang entgegengesetzt. Eine Nicht-Anerkennung von Homosexualitäten in der Altenpflege kann in der Konsequenz für homosexuelle Pflegebedürftige Einsamkeit, soziale Isolation und die Beschädigung ihrer Integrität und Identität als homosexuelle Frau oder homosexueller Mann in der Pflegebedürftigkeit mit sich bringen.

---

173 Siehe hierzu das Kodierparadigma zur Theorie der Anerkennung von Homosexualitäten in der Altenpflege zu Beginn des Kapitels 5.0.

6.0 Bewusstheitskontexte der Homosexualitäten im Pflegesetting

Wie in Kapitel 4.6.4 erläutert und begründet, entschlossen sich die Forschenden in der vorliegenden Forschungsarbeit der oben beschriebenen Theorie der Anerkennung von Homosexualitäten in der Altenpflege das sensibilisierende Konzept der Bewusstheitskontexte zur Seite zu stellen. Bei der Analyse der für diese Forschungsarbeit mit pflegebedürftigen Lesben und Schwulen sowie mit Pflegefachkräften geführten Interviews beobachten die Forschenden eine Parallele zur Theorie des Umgangs mit Homosexuellen (*Awareness of Homosexuality*) von Ken Plummer (1973). Während Plummer jedoch in seiner Theorie in einer einfachen Konstellation der Interaktion zwischen homo- und heterosexuellen Menschen verbleibt, gehen die hier beobachteten Bewusstheitskontexte darüber hinaus. Wie sich zeigt, wirken die verschiedenen Bewusstheitskontexte dann in besonderer Weise, wenn es zu **Interaktionen zwischen homosexuellen Menschen** kommt, die in unterschiedlicher Weise mit ihrer sexuellen Identität umgehen, bspw. wenn ein versteckt lebender schwuler Pflegender mit einem offen lebenden schwulen Bewohner interagiert. Mit dieser Beobachtung und ihrer Analyse geht die vorliegende Forschungsarbeit über die Untersuchungsergebnisse von Plummer hinaus und erweitert somit dessen Theorie. Eine zweite Erweiterung der Theorie Plummers liegt in der Beschreibung **mehrerer parallel vorhandener Bewusstheitskontexte**. Wie in den vorherigen Kapiteln zur Theorie einer Anerkennung von Homosexualitäten in der Altenpflege gezeigt worden ist, können Homosexuelle gegenüber ihrem Umfeld gleichzeitig in unterschiedlicher Weise mit ihrer Homosexualität umgehen, bspw. indem sie sie gegenüber den Mitbewohner_innen in einer Einrichtung verschweigen, während deren Leitung von der Homosexualität weiß, wie es bei einem Interviewprobanden dieser Forschungsarbeit der Fall ist (H8).

Bewusstheitskontexte, wie in Kapitel 3.2 aufgezeigt, beschreiben den Kontext, in dem Beteiligte interagieren, während sie ihn zur Kenntnis nehmen. Das bedeutet im Umgang mit der Homosexualität, Bewusstheitskontexte beschreiben den Einfluss des Wissens, der Vermutung oder des Nichtwissens um eine vorliegende Homosexualität auf die Interaktion. Die Wirkung der Bewusstheitskontexte zeigt sich wiederum in deren Einfluss auf das Verhalten der Interaktionspartner_innen. Für Betroffene spielt in der Interaktion auch ihr Wissen oder ihre Vermutung darüber eine wichtige Rolle, was andere von ihnen wissen oder über sie vermuten. Dies bedeutet, für Homosexuelle ist es in der Theorie der Bewusstheitskontexte wichtig, einschätzen zu können, ob andere von ihrer Homosexualität wissen oder diese erahnen. Dies spielt eine besondere Rolle in Interaktionen, in denen sie ihre Homosexualität verschweigen wollen oder dies nicht anders können.

Die in dieser Forschungsarbeit vorgefundenen Bewusstheitskontexte sind kausal auf die Identitätskonstruktionen homosexueller Pflegebedürftiger und Pflegefachkräfte zurückzuführen. Sie sind nicht per se gegeben, sondern werden jeweils **konstruiert**. Von wesentlicher Bedeutung hierbei ist, dass das *Coming-out* kein einmaliger Akt, sondern vielmehr ein lebenslanger Prozess ist. Homosexuelle müssen sich in veränderten Lebensbedingungen, bspw. bei einem Jobwechsel oder, wie hier in dieser Forschungsarbeit im Fokus stehend, beim Übergang in die Pflegebedürftigkeit und besonders beim Umzug in eine stationäre Pflegeeinrichtung, jeweils neu entscheiden, wie sie gegenüber dem neuen Umfeld mit ihrer Homosexualität umgehen. Sie entscheiden bewusst oder unbewusst, ob sie ihre gewohnte Umgangsweise mit ihrer Homosexualität beibehalten oder verändern. Eine weitere Bedingung eines Bewusstheitskontextes liegt im jeweiligen Identitätskonstrukt homosexueller Menschen. Wie in Kapitel 3.3 gezeigt, resultieren die Identitäten homosexueller Menschen aus deren biografischen Erfahrungen, aus den eigenen Haltungen zur Homosexualität und aus erfahrenen und erwarteten Reaktionen des Umfelds. Diese Faktoren bestimmen in der Summe ihr Handeln und damit den Umgang mit ihrer Homosexualität, was wiederum auf die Bewusstheitskontexte einwirkt. Nicht zuletzt nehmen die Rahmenbedingungen, bspw. die wahrgenommene Atmosphäre gegenüber Homosexuellen im Pflegesetting, eine bedeutende Rolle ein.

In diesem Kapitel wird dargestellt, wie die Bewusstheitskontexte der Homosexualitäten auf die Interaktion mit und zwischen Homosexuellen im Pflegesetting wirken und wie sich diese Interaktion übergeordnet auf die Lebenssituation der in dieser Forschungsarbeit im Fokus stehenden pflegebedürftigen Lesben und Schwulen auswirkt. Hierfür wird die Theorie der in Kapitel 3.2 dargestellten Bewusstheitskontexte aufgegriffen und anhand des empirischen Interviewmaterials im Kontext der Betreuung und Pflege der befragten pflegebedürftigen Lesben und Schwulen dargestellt und auf ihre Wirkung analysiert. Ein besonderes Augenmerk dieser Darstellung liegt darauf, unter welchen Bedingungen und auf welche Art und Weise Bewusstheitskontexte verändert werden. Dabei ist vorab festzustellen, dass sich unter den befragten pflegebedürftigen Lesben und Schwulen niemand befand, der oder die vor der Pflegebedürftigkeit offen lebte und in der Pflegebedürftigkeit einen geschlossenen Bewusstheitskontext pflegt. Die in den Interviews festzustellenden Veränderungen – sofern vorhanden – gehen ausnahmslos in Richtung der Öffnung mit der Perspektive eines gänzlich offenen Bewusstheitskontextes.

Die Analyse der Interviews mit den pflegebedürftigen Lesben und Schwulen und sowie mit den Pflegefachkräften bringt im Kern die folgenden vier Bewusstheitskontexte hervor:

- Geschlossener Bewusstheitskontext
- Geschlossener Bewusstheitskontext der Vermutung
- Bewusstheitskontext der tabuisierten Offenheit
- Offener Bewusstheitskontext

Die folgende Darstellung und Analyse der genannten vier Bewusstheitskontexte folgt den von Glaser und Strauss (1974) angewandten Schritten und Leitfragen[174], jedoch wird eine neue, für diese Forschungsarbeit sinnvoller erscheinende Reihenfolge vorgenommen.

6.1 Geschlossener Bewusstheitskontext

Ein geschlossener Bewusstheitskontext bedeutet aus der Perspektive Homosexueller, ihre sexuelle Identität gegenüber Personen oder Gruppen oder auch gänzlich gegenüber ihrer Umwelt zu **verheimlichen**, während im Umfeld keine Vermutungen hierüber bestehen. Ein solcher Kontext kommt in dieser Forschungsarbeit nicht vor, da mindestens gegenüber dem Interviewer oder der Interviewerin ein offener Kontext besteht, meist aber auch gegenüber anderen Personen, bspw. denjenigen, die zwischen den pflegebedürftigen Lesben und Schwulen und den Interviewern respektive der Interviewerin die Teilnahme an dieser Forschungsarbeit vermittelt haben. Daher werden geschlossene Bewusstheitskontexte in dieser Arbeit **situations- oder gruppenbezogen geschlossen** genannt. Ein situations- oder auch gruppenbezogen geschlossener Bewusstheitskontext bedeutet, die sexuelle Identität vor bestimmten Personen und/oder Gruppen im Umfeld zu verheimlichen, während zu anderen Personen oder Gruppen Offenheit besteht. Beispiele hierfür bieten ein pflegebedürftiger schwuler Interviewproband und eine pflegebedürftige lesbische Probandin. Die Leitung der Einrichtung weiß um die Homosexualität des Mannes, hingegen sollen seine Mitbewohner_innen in der stationären Pflegeeinrichtung nichts davon erfahren. Inwieweit die Pflegenden von der Leitung der Einrichtung informiert worden sind, weiß der Proband nicht. Wie sich zeigt, spielt es für ihn auch keine große Rolle, da die Leitung von dem Probanden instruiert wurde, dafür zu sorgen, dass seine Homosexualität vor den Mitbewohner_innen versteckt bleibt (s. u.).

„Ich komme auch mit den_ mit den Pflegern und mit den Schwestern gut aus. Inwieweit sie wissen, äh dass ich so bin, wie ich bin, das weiß ich nicht. A ber, das ist ja das Personal, aber hier im Hei_m äh die anderen Bewohner, die wissen es nicht. Und ich möchte auch nicht, dass sie es wissen." (H8/6)

---

174 Folgende Schritte und Leitfragen wurden in Anlehnung an GLASER und STRAUSS (1974, S. 18) für die vorliegende Analyse an das Datenmaterial angelegt: 1. Beschreibung des jeweiligen Bewusstheitskontextes; 2. Bedingungen der sozialen Struktur des jeweiligen Kontextes; 3. Sich aus den jeweiligen Bewusstheitskontexten ergebende Interaktionen mit ihren verschiedenen Strategien und Gegenmaßnahmen; 4. Folgen der Interaktion für die an der Interaktion Beteiligten und für weitere Interaktionen; 5. Vorgehen Interagierender, um einen Wechsel des Bewusstheitskontextes zu bewirken; 6. Veränderung der Interaktion nach einem Wechsel des Bewusstheitskontextes.

Bei der weiblichen Probandin kann anhand des Interviews von einer weitestgehend offenen lesbischen Lebensweise gegenüber Freundinnen und Gruppen der lesbischen Szene ausgegangen werden. Sie pflegt Freundschaften und Bekanntschaften zu anderen lesbischen Frauen und besucht Treffpunkte für Lesben, soweit es noch geht. In ihrer Pflegebedürftigkeit hingegen zeigt sie ihre Homosexualität nicht offen: „Das ist nicht offen dann. Es ist kein Thema. Weil es ist nicht offen da ... Weil ich bin also nicht, also für die, in Pflegesituationen bin ich eine Frau." (G4/66)

Im Kern der **Bedingungen** des geschlossenen Bewusstheitskontextes sind zwei Beweggründe für dieses Verhalten zu erkennen, die **Angst** erstens **vor negativen Reaktionen** und zweitens **vor dem gesellschaftlichen Ausschluss**. So hat bspw. der oben zitierte Proband Angst vor den Reaktionen gleichaltriger männlicher Mitbewohner, die folglich ihre Sozialisation in einer Zeit erfuhren, in der Homosexualität noch kriminalisiert wurde und unter Strafe stand: „Weil_ viele sind ja noch ... Äh wir haben ja sechs oder sieben ältere Herren. U_nd da weiß man natürlich nie, ähm weil die ja auch schon so alt sind, wie sie das sehen." (H8/6) Die Angst vor dem gesellschaftlichen Ausschluss beschreibt eine pflegebedürftige lesbische Interviewprobandin, die zeit ihres Lebens das Gefühl hatte, ihre Homosexualität gegenüber ihrer Umwelt verschweigen zu müssen, eine Identitätskonstruktion, welche sie zunächst auch in der stationären Pflege fortsetzt. Die Probandin beschreibt beides, Angst vor negativen Reaktionen und Angst vor dem gesellschaftlichen Ausschluss: „Also ich hatte halt Angst vor Diskriminierung. [I: hm] Oder [I: hm] dass ich von irgendetwas ausgeschlossen worden wäre." (G6/87) Beides ist für sie zunächst Motor, ihre Homosexualität auch in der stationären Pflege zu verschweigen. Erst Jahre nach dem Einzug in die Einrichtung öffnet sie sich unter besonderen Bedingungen, auf die später im Kontext des Wechsels vom geschlossenen in den offenen Bewusstheitskontext eingegangen werden soll.

Auf der Ebene der **Interaktion** ist es für Pflegebedürftige im geschlossenen Bewusstheitskontext nicht möglich, Bedürfnisse, die sich aus ihrer Homosexualität heraus ergeben oder mit dieser in engem Zusammenhang stehen, gegenüber ihrem Umfeld und somit auch nicht gegenüber den Pflegenden zu artikulieren. Deutlich wird das beispielhaft an der Aussage eines pflegebedürftigen schwulen Mannes, der gegenüber der Einrichtung, in der er lebt, einen geschlossenen Bewusstheitskontext pflegt: „Denn, wie gesagt ... -- Ich ich kann ja keine Wünsche äußern ähn m_a als als äh als Geschlechtsperson. Ich kann ja nur Wünsche äußern als Patient." (H8/79) Die Strategie der Betroffenen liegt darin, ihre sexuelle Identität und die möglicherweise daraus resultierenden Bedürfnisse auszublenden und sich auf die Rolle der Pflegebedürftigen oder auch auf ihr Geschlecht zu reduzieren, wie es sich bei der bereits oben zitierten lesbischen Frau zeigt, die im Pflegesetting ihr Frausein in den Mittelpunkt stellt und ihr Lesbischsein verborgen hält (G4/66). Mit dieser Handlungsweise der **Selbstreduktion auf bestimmte Rollen**, wie hier in genannten Beispielen auf die Pflegebedürftigkeit oder auf das Frausein, gelingt es den Betroffenen, ihre sexuelle Identität im Pflegesetting auszublenden.

Die **Strategie des Ausblendens** der Homosexualität ist Teil einer übergeordneten Informationskontrolle, wie sie bei stigmatisierten Menschen üblich ist, um ihr

Stigma zu verbergen, sofern sie dies wollen oder nicht anders können. Eine solche Informationskontrolle beinhaltet auch die Gestaltung des persönlichen Umfelds in der Weise, dass von anderen nicht auf die Homosexualität geschlossen werden kann. So bspw. ein pflegebedürftiger schwuler Proband, der in seiner Wohnung, mit Ausnahme des Schlafzimmers, keine Gegenstände oder Accessoires aufstellt, die auf seine Homosexualität schließen lassen könnten. Auch er spaltet seine sexuelle Identität von der Pflegebedürftigkeit ab. Gegenüber den Pflegenden des ambulanten Pflegedienstes gibt er sich dahin gehend verschlossen. Um diese Geschlossenheit zu wahren, ist er hingegen gezwungen, darauf zu achten, den Pflegenden den Zugang zu seinem Schlafzimmer zu verweigern: „Ich lasse sie allerdings auch nicht unbedingt in mein Schlafzimmer. [I: Ja] ähm – Mein Schlafzimmer ist also etwas eindeutiger eingerichtet, als mein Wohnzimmer hier." (M7/55)

Die **Folgen** eines geschlossenen Bewusstheitskontextes liegen für die pflegebedürftigen lesbischen und schwulen Interviewproband_innen darin, einen Teil ihrer **Bedürfnisse auszublenden oder nicht zuzulassen**, sodass sie auch keine Befriedigung in der Pflegesituation erfahren, wenn sie keine anderen Personen ins Vertrauen ziehen und gegebene Möglichkeiten nicht selbstständig nutzen können. Sehr deutlich wird das beim oben zitierten Probanden, der als homosexueller Mensch – er bezeichnet sich diesbezüglich selbst als Geschlechtsperson – keine Bedürfnisse äußern kann, worunter er sichtbar leidet, da sich damit seine Einsamkeit weiter fortsetzt. Der Proband vermochte es zeit seines Lebens nicht, sich gegenüber seinem Umfeld zu öffnen. Gründe dafür sind die in seiner Sozialisation erfahrene Kriminalisierung unter dem Paragrafen 175 StGB, die soziale Kontrolle durch seine Eltern und erlebte Anfeindungen im Beruf. Diese Erfahrungen bedingen seine Identitätskonstruktion der seinem Umfeld gegenüber vorwiegend geschlossenen Lebensweise. Hieraus resultiert für ihn eine erfahrene Einsamkeit, da er es nicht vermochte, sein wahres Leben zu leben und eine Beziehung zu einem Mann aufzubauen: „Ja_. Ich lebte immer alleine. – Ich war auch alleine." (H8/12) Dieses Gefühl der Einsamkeit setzt sich auch in der Pflegedürftigkeit fort. Ein zweiter schwuler Interviewproband bezeichnet seine Verhaltensweisen gegenüber seinem Umfeld im geschlossenen Bewusstheitskontext, welchen er zur Zeit des Interviews gegenüber den Pflegenden und den Mitbewohner_innen im Pflegeheim aufrechterhält, als Zwang, jemand anderes sein zu müssen. In seiner Antwort auf die Frage, ob es ihm wichtig wäre von seinem Umfeld als homosexueller Mann erkannt zu werden, verbindet er eine solche Offenheit mit einer möglichen Freiheit gegenüber seinem Umfeld: „Oh vielleicht, xxx freier. [I: mhm] So muss ich diese Maske tragen." (M5/45)

Für die Pflegenden bedeutet ein geschlossener Bewusstheitskontext von Pflegebedürftigen, Teile aus deren Biografie nicht in die Biografiearbeit und damit auch nicht in die Pflegeplanung aufnehmen zu können. So berichtet eine Pflegefachkraft im Interview von einer starken Vermutung gegenüber einem Pflegebedürftigen in der ambulanten Pflege, der ihr und ihren Kolleg_innen gegenüber jedoch einen geschlossenen Bewusstheitskontext aufrechterhält, was er durch klare verbale Äußerungen unmissverständlich mitteilt. Den Pflegenden bleibt nichts anderes, als es hinzunehmen (HG5/67, 283). Es kommt zu einem **fehlenden Einbezug seiner homosexuellen Biografie**, zu der offenbar eine Partnerschaft zu einem mittlerweile gestorbenen Mann gehört, den er selbst bis zum Tod gepflegt hat.

Wie eingangs bereits angedeutet, wirken die verschiedenen Bewusstheitskontexte dann in besonderer Weise auf Interaktionen ein, wenn es zu Interaktionen zwischen homosexuellen Menschen kommt, die in unterschiedlicher Weise mit ihrer sexuellen Identität umgehen. Das zeigt das Beispiel eines befragten schwulen Pflegers, der in seinem Freund_innenkreis offen lebt, hingegen gegenüber einem Teil der Kolleg_innen in der Pflege und gegenüber den Bewohner_innen der Einrichtung einen geschlossenen Bewusstheitskontext pflegt. Einen Teil der Kolleg_innen hat er unter dem Versprechen der Geheimhaltung über seine Homosexualität informiert. Zu den anderen Kolleg_innen pflegt er einen geschlossenen Bewusstheitskontext durch die Verweigerung der Verbalisierung seiner Homosexualität, obwohl er sich unsicher ist, ob die Kolleg_innen nicht doch von seiner Homosexualität wissen oder diese zumindest vermuten: „Vielleicht wissen sie es, aber mir ist es egal, – ich will es nicht erzählen so." (HG2/101) In dieser Verweigerung mit Kolleg_innen über seine Homosexualität sprechen zu wollen, stecken Anteile des unten beschriebenen *Bewusstheitskontextes der tabuisierten Offenheit*, was auf die Komplexität parallel vorhandener unterschiedlicher Bewusstheitskontexte hinweist. Gegenüber den Heimbewohner_innen geht er davon aus, dass diese nichts von seiner Homosexualität wissen, was er auch nicht möchte: „Und, und dann einige erzählen nicht, einige wissen gar nicht, dass ich ... Und die Bewohner wissen das sowieso nicht, die fragen immer: „Mh, wie geht es Deiner Freundin?" (HG2/44) Die Strategie dieses homosexuellen Pflegers liegt ebenso wie bei den oben beschriebenen Pflegebedürftigen in der Abspaltung der sexuellen Identität, bei ihm jedoch nur in seiner Rolle als Pflegefachkraft respektive in der Arbeitswelt. Er begründet dieses Verhalten mit der Privatheit der sexuellen Identität:

> „Ich habe einen Partner.", aber ich erzähle nicht so viel, weil ich will das nicht so erzählen ... -- Das ist so viel ... Ein bisschen Privatleben. – U_nd – vom Privatleben möchte ich mich schon zurückhalten, da so Arbeit ist Arbeit, Privatleben ..." (HG2/44)

Auch bei diesem Probanden geht es im Kern dieser Strategie der Informationskontrolle darum, negative Reaktionen auf die Homosexualität zu vermeiden. Im Interview berichtet der Proband von eigenen negativen Erfahrungen und von ebensolchen aus dem Kreis seiner Freund_innen. Die Angst vor erneuten negativen Erfahrungen wird am Ende des Interviews besonders deutlich, indem der Proband den Wunsch formuliert, in einer speziellen Einrichtung für Lesben und Schwule mit ebenso lesbischen und schwulen Pflegekräften zu arbeiten, da für ihn in einer solchen Konstellation eine Umgangsweise herrschen könnte, in der Bewohner_innen und Pflegende offen mit ihrer Homosexualität umgehen:

> „Zum Beispiel eine Etage für Schwule und eine lesbische, gemischt, – und die allen pflegerischen Leute sind Schwule oder Lesben ... Das kann ich mir vorstellen, das

wäre – eine andere Arbeits, äh_, vorstellung. [...] Dann wir würden auch – ganz anders umgehen." (HG2/215)

Obwohl der Proband gegenüber den Bewohner_innen einen geschlossenen Bewusstheitskontext lebt, gibt es in der Einrichtung u. a. zwei offen lebende homosexuelle Männer, die anscheinend von seiner Homosexualität wissen oder diese vermuten. Beide suchen die Nähe zu ihm: „Mh_ – ich glaube, – die beiden, die wissen, dass ich schwul bin. Das vermute ich zu hundert Prozent. – Dann, die reden auch anders mit mir, so ein bisschen offen und so." (HG2/28) Der Proband empfindet deren Suche nach seiner Nähe als positiv und würde diese gerne erwidern. Jedoch birgt ein engeres Vertrauensverhältnis bzw. ein engerer freundschaftlicher Kontakt zu den beiden homosexuellen Bewohnern für ihn die Gefahr eines ungewollten *Outings* in der Einrichtung. Die Angst davor bestimmt sein Handeln, er wahrt Distanz zu beiden schwulen Bewohnern, um so den Bewusstheitskontext ihnen gegenüber und übergeordnet in seinem Arbeitsumfeld geschlossen zu halten:

„Weil ich hier auf der Arbeit bin, – und manchmal denke ich, wenn es zu einer Freundschaft kommt, wird dies Privatleben [...] das könnte sich nicht positiv später für mich entwickeln. Da muss man ein bisschen vorsichtig sein von meiner Seite, denke ich manchmal." (HG2/144)[175]

Dieses Beispiel zeigt, welche unterschiedlichen Bedürfnisse und Interessen mit den verschiedenen Bewusstheitskontexten verbunden sind. Es zeigt aber auch die oftmals vorhandene **Inkompatibilität der Bedürfnisse und Interessen unterschiedlicher Bewusstheitskontexte** zueinander. Wie sich die Verhaltensweise der Distanzierung auf die beiden schwulen Heimbewohner auswirkt, kann nicht gesagt werden. Für die Pflegefachkraft hingegen kann festgestellt werden, sie befindet sich in einem Dilemma zwischen ihrem Bedürfnis nach freundschaftlicher Annäherung und den Zwängen ihres Stigma-Managements.

Eine **Veränderung** des geschlossenen Bewusstheitskontextes zeigt sich wie bereits angedeutet bei einer der befragten pflegebedürftigen lesbischen Frauen, die sich innerhalb einer stationären Einrichtung gegenüber den Pflegenden als lesbisch outet. Dies geschah im Kontext einer einsetzenden Lebensbilanz in ihrer Schwerstpflegebedürftigkeit. Ein weiterer und vermutlich dominierender Grund liegt darin, dass sie ein sehr starkes Bedürfnis hat, Kontakt zu anderen lesbischen Frauen oder gar eine Beziehung zu einer Frau zu haben. Im Gegensatz zu ihrem Leben vor der Pflegebedürftigkeit, in der sie ihr Lesbischsein zwar nicht offen lebte, aber immer lesbische Freund_innenschaften und auch Beziehungen pflegte, kann sie nun keine entsprechenden Kontakte mehr aufbauen:

„Also ähm ich würde mir wünschen, dass meine frühere Beziehung sich hier melden würde und mal persönlich vorbei kommt. Aber das wird wohl nicht gehen. [I: hm] Also wenn ich dann wünsche, wünschte ich mir, dass ähm eine Fee mir endlich eine

---

175 Das Zitat wurde aus Gründen der Anonymisierung sprachlich verändert.

richtig lesbische Frau hier her beschaffen würde. Die mich sehen würde und prompt äh äh äh denken würde, das ist die Frau, die ich schon immer gesucht habe." (G6/187)

Es ist auf der einen Seite ableitbar, dass für die Probandin eine mögliche Chance, andere Lesben kennenzulernen, darin liegt, sich in ihrer Situation zu öffnen. Auch beobachtet sie den kollegialen Umgang unter den Pflegenden mit einem vermeintlich homosexuellen Pflegeschüler. Beides miteinander bewirkt die Öffnung der Probandin. Sie beginnt ihr Umfeld zu sondieren, und kommt aufgrund der Beobachtung des Umgangs mit dem Schüler zu dem Schluss, keine Diskriminierung erwarten zu müssen:

„Und ähm -- ähm -- ich habe mir gedacht, ähm hm -- ähm i_ich habe einerseits mal so vorsichtig äh mich vorgetastet und habe dann festgestellt, dass es offensichtlich hier möglich ... Also ich habe äh also hier einen ähm äh beispielsweise einen Schwulen gesehen hier, beim Pflegepersonal. [I: hm] Und da habe ich mir gedacht, na wenn der so out ist, ähm dann kann ich mir das ja wohl auch leisten." (G6/89)

Diese Erfahrung gibt ihr Sicherheit. Bevor sie sich hingegen *outet*, fragt sie eine Pflegende, was man denn in dieser Einrichtung sein dürfe. Verpackt in die Frage nach politischen Richtungen stellt sie auch die Frage nach der Möglichkeit, offen lesbisch leben zu dürfen:

„Und ich habe als ich äh neulich mal äh eine äh Schwester von hier, habe ich neulich mal befragt, ob das von wegen mit links und lesbisch ... Die hat dann zu mir gesagt, also nach links ginge es schon, aber nach rechts wäre das äh schlicht und ergreis_ergreifend unmöglich. [I: hm] ähm Also ähm mit Terrorismus beispielsweise, da wäre nichts drin. Aber äh äh solche ähm --- (9 sec) also lesbisch wäre kein [I: hm] Problem." (G6/89)

Die Aussicht auf eine mögliche Chance, nochmals mit anderen Lesben in Kontakt zu kommen, gepaart mit der Beobachtung eines offenen Umgangs der Pflegenden mit einem vermeintlich schwulen Kollegen und die verbale Rückversicherung motivieren die Probandin zu einem *Outing* innerhalb der stationären Pflegeeinrichtung. Sie verändert ihre Identitätskonstruktion des ehemals geschlossenen Umgangs mit ihrer sexuellen Identität in einen offenen Umgang. Mit dieser Öffnung tritt für die Probandin ein **Zustand der Befreiung** ein. Ihre gewohnte und zeit ihres Lebens eingeübte Informationskontrolle fällt weg und sie kann sich gegenüber anderen offen als lesbisch bezeichnen:

„Ich ha... äh kann zum Beispiel äh jetzt allen Ernstes, jetzt wo ich in *Ortsname* angekommen bin, äh ohne jetzt äh jetzt und habe es auch nicht gleich, sondern eigentlich erst so seit Beginn dieses Jahres äh ähm äh laut sagen, ich bin lesbisch. Früher habe ich mich darum ähm äh gekümmert, dass das äh nicht nach außen gekommen ist und äh habe ich mich wirklich bemüht, das ähm zu verbergen." (G6/51)

Ein zweiter aus den Interviews erkennbarer Wechsel eines Bewusstheitskontextes geht mit der oben bereits an einem Beispiel beschriebenen Konstellation des Zusammentreffens unterschiedlicher Bewusstheitskontexte einher. Auch hier treffen unterschiedliche Bedürfnisse und Interessen aufeinander, was für eine der beiden Parteien zu einem vermutlich ungewollten *Outing* führt. Eine homosexuelle Pflegefachkraft berichtet von zwei Heimbewohnern, die von einem Mitbewohner bei sexuellen Handlungen miteinander beobachtet worden sind. Aus ihrer eigenen unbedingt offenen Lebensweise schließt die Pflegefachkraft, ggf. gemeinsam mit Kolleg_innen, dass eine offene Lebensweise auch für die Bewohner_innen der Einrichtung anzustreben sei. Folglich werden die beiden Bewohner in ein gemeinsames Zimmer verlegt, offenbar ohne sie gefragt zu haben. Zwar besteht zwischen ihnen eine lange Verbindung, die jedoch beide nicht offiziell als homosexuell ansehen, wie sie der Pflegefachkraft berichten:

„Ja, der ei... also di_die beiden, die haben mir dann erzählt, d_das_das wenn so schlechte krank ... also jeder hat mal so eine Krankheitsphase hinter sich gehabt. Und die haben sich dann gegeneinander auch immer besucht im Krankenhaus. [**I:** Ja] Haben sich sehr geholfen. Die haben sich halt auch immer aufeinander verlassen. Aber halt in ihrem ganzen Leben nie zusammen gelebt. [**I:** Ja] Weil, man durfte es nicht. Es war irgendwie verpönt." (MS3/95)

Die Konstellation der beiden Männer zueinander und ihre Hintergründe lassen sich aus dem Datenmaterial nicht rekonstruieren. Für beide könnte dieses – von den Pflegenden wohlgemeinte – Zusammenziehen in ein Zimmer gegenüber den Pflegenden, wie auch gegenüber den Mitbewohner_innen einem **ungewollten Outing** gleichkommen. Einer der beiden reagiert am folgenden Tag im Gespräch mit einer Pflegefachkraft, indem er die Homosexualität beider verneint:

„Den Tag später war ich dann ja bei den beiden und habe sie dann ja gefragt, wie_wie geht euch, [**I:** Ja] also wie geht Ihnen das damit. Ja, der eine hat sich aufgeregt, ‚nur weil wir ein bisschen knutschen' meinte er, ‚und ein bisschen rumfummeln. Dabei sind wir ja nicht homosexuell.'" (MS3/95)

Das Identitätskonstrukt der beiden Bewohner ist aus ihrer Biografie heraus darauf ausgelegt, sich selbst nicht als homosexuell zu bezeichnen, und das, obwohl es offensichtlich eine körperliche Beziehung gibt. Beide waren in ihrem Leben heterosexuelle Ehen eingegangen (MS3/95). Ob es zur Tarnung oder aus anderen Gründen geschah, kann nicht gesagt werden. Es liegt jedoch nahe, dass sie damit vor sich selbst und/oder vor der Gesellschaft die „Normalität" der heterosexuellen Beziehung zeigen und ggf. auch leben wollten. Aus diesen Identitätskonstruktionen resultieren geschlossene Bewusstheitskontexte bezüglich ihrer sexuellen Identität, die bis ins Alter und ins Pflegeheim gegenüber den Pflegenden und Mitbewohner_innen aufrechterhalten werden. Im Gegensatz zur oben zitierten Probandin, die den Wechsel vom geschlossenen zum offenen Bewusstheitskontext selbstständig und vorsichtig einleitete, vollzog er sich bei den beiden männlichen Bewohnern abrupt und vermutlich gegen ihren Willen, zumindest gegen den Willen von einem der beiden, welcher oben zitiert wurde.

Mit einer Öffnung des Bewusstheitskontextes Können **Veränderungen der Interaktionen** eintreten. So kann mit einer Öffnung die Maskerade fallen, wie es der oben zitierte pflegebedürftige schwule Interviewproband im geschlossenen Bewusstheitskontext ausdrückt, sodass die Betroffenen die **Informationskontrolle des Stigma-Managements aufgeben** können. Die Biografie und auch die aus der Homosexualität heraus resultierenden Bedürfnisse der Betroffenen können nun in die Pflegeplanung einbezogen werden. Das bedeutet allerdings für Pflegende – um es mit einer Metapher auszudrücken –, den Ball aufzunehmen und aktiv der Frage nachzugehen, welche Bedürfnisse und Wünsche aus der nun im Pflegesetting offenen Homosexualität für die Pflegebedürftigen resultieren, und wie sie umgesetzt werden können. Am Beispiel der oben zitierten Lesbe, die sich gegenüber den Pflegenden öffnete, zeigt sich hingegen, dass dieser Schritt offenbar nicht gegangen wurde. Es bleibt in ihrer Beschreibung bei ihrer Öffnung gegenüber den Pflegenden, was diese durchaus anerkennen, hingegen wird ihr Bedürfnis nach Gemeinschaft mit lesbischen Frauen nicht erfüllt. Eine Initiative der Pflegenden diesbezüglich bleibt aus. Auch wird nichts von einer an die neue Situation angepassten Biografiearbeit und einer Anpassung der Pflegeplanung berichtet. Sie bleibt mit ihrem Bedürfnis weiterhin allein, was in ihrer Schwerstpflegebedürftigkeit bedeutet, keine Aussicht auf Befriedigung des Bedürfnisses nach Gemeinschaft mit anderen lesbischen Frauen erfahren zu können: „... also äh --- ähm es gibt halt ähm --- ähm --- ähm --- oh weia, es gibt halt leider keine Wunder. ähm Dass äh w_wenn ich nicht hier rauskomme selber, ähm dann kann ich halt auch keine äh Lesben kennenlernen." (G6/71) Die Pflegenden hätten jedoch die Möglichkeit, Kontakt mit der lesbischen *Community* in der nächstgelegenen Stadt aufzunehmen, bspw. in Gestalt eines LSBTI-Beratungszentrums oder anderer Anlaufstellen, um sich zu erkundigen, ob es einen lesbischen Besuchsdienst gibt oder ob ein solcher für die lesbische Pflegebedürftige organisiert werden könnte. Auch wäre es möglich, ihr den Wunsch nach einem Mobiltelefon zu erfüllen (G6/205) oder nach einer anderen, für sie in ihrer Schwerstpflegebedürftigkeit möglichen Form der Kontaktaufnahme zu suchen, damit sie Kontakte zu früheren Freund_innen wieder aufnehmen kann, was jedoch, so der Eindruck im Interview, vonseiten der Pflegenden ausbleibt.

6.2 Geschlossener Bewusstheitskontext der Vermutung

Im geschlossenen Bewusstheitskontext der Vermutung[176] ist die Interaktion geprägt durch den seitens der homosexuellen Person geschlossen gehaltenen Bewusstheits-

---

176 Entgegen der gebräuchlichen Verwendung des Begriffs des „Verdachts" in der deutschen Übersetzung von Awareness of Dying (Glaser und Strauss 1974) entschlossen sich die Forschenden in ihrer Weiterführung der Theorie den Begriff der „Vermutung" zu verwenden. Hintergrund ist die über Jahrzehnte vorhandene Kriminalisierung der männlichen Homosexualität in Deutschland, welche dem Begriff des „Verdachts" eine irreführende und gegenüber den Betroffenen unsensible Konnotation verleiht.

kontext und der Vermutung der zweiten Person.[177] Ob die homosexuelle Person von der Vermutung ihres Gegenübers weiß oder diese erahnt, kann nicht gesagt werden, da dieser Bewusstheitskontext im Interviewmaterial aus der Perspektive desjenigen oder derjenigen beschrieben wird, der oder die die Vermutung hat. Denkbar ist beides. Im Kern des geschlossenen Bewusstheitskontexts der Vermutung steht die Intention der oder des Homosexuellen, diesen trotz der Vermutung in der Interaktion geschlossen zu halten. Auf der Seite der Person, die die Vermutung hat, stellt sich die Frage, wie sie mit dieser umgehen soll/kann.

In Rahmen der **Bedingungen** des geschlossenen Bewusstheitskontexts der Vermutung erlebt der/die Homosexuelle ebenso wie im geschlossenen Bewusstheitskontext **Angst vor ablehnenden Reaktionen** und/oder vor dem gesellschaftlichen Ausschluss durch das Umfeld. Auch hier ist davon auszugehen, dass die biografisch erworbene Identitätskonstruktion, die geprägt ist durch eigene und/oder durch wahrgenommene negative Erfahrungen anderer Homosexueller, eine Öffnung in der Interaktion nicht zulässt. Die Rolle der Person, die die Vermutung hat, ist grundlegend geprägt durch den eigenen Referenzrahmen. In ihm muss Homosexualität als Voraussetzung dafür vorkommen, diese wahrnehmen respektive für möglich halten zu können.

Die **Interaktion** im geschlossenen Bewusstheitskontext der Vermutung ist geprägt von dem Ansinnen des oder der Homosexuellen, den Bewusstheitskontext geschlossen zu halten auf der einen Seite und den Reaktionen des Gegenübers auf der anderen Seite. Hieraus ergeben sich unterschiedliche Strategien der Interaktion. Wie oben am Beispiel des vermutlich ungewollten *Outings* im geschlossenen Bewusstheitskontext verdeutlicht, kann die Strategie der Öffnung des Bewusstheitskontextes gegen den Willen der homosexuellen Person für ihr Wohlbefinden schädlich sein, wenn sie mit einer abrupten Öffnung gegenüber dem Umfeld nicht umgehen kann. Eine andere Möglichkeit liegt darin herauszufinden, was der oder die Homosexuelle in der Interaktion erwartet. Deutlich wird das am bereits aufgegriffenen Beispiel einer lesbischen Pflegefachkraft, die in der ambulanten Pflege zu einem pflegebedürftigen Mann in die Wohnung kommt und anhand der Fotos des Mannes mit einem zweiten Mann sogleich auf dessen Homosexualität schließt. Der Pflegebedürftige bezeichnet den zweiten Mann als „Kollegen", der mit ihm gewohnt und den er bis zu seinem Tod gepflegt habe. An der Bezeichnung als „Kollege" erkennt die Pflegefachkraft den ihr respektive dem Pflegedienst gegenüber geschlossen gehaltenen Bewusstheitskontext. Aus dieser Erkenntnis resultierten für sie eine Haltung der **Akzeptanz des geschlossenen Bewusstheitskontextes**, nach der sie in Folge handelt:

> „Und mit den schwulen Männern, muss ich sagen, ähm_ – ich hatte vorher ja schon, das in der ambulanten Pflege war das Thema eher immer versteckt. Also man konnte

---

177 Eine solche Konstellation kann sich auch zwischen einer Person und Gruppen finden lassen, bspw. wenn Kolleg_innen vermuten, dass einer ihrer Kollegen/eine ihrer Kolleginnen homosexuell ist.

sich in der Wohnung umgucken, und dann hingen da ganz viele Bilder von dem Freund, oder dem verstorbenen Freund. Der dann als Kollege bezeichnet wurde. Und das lässt man dann so stehen und akzeptiert das auch." (HG5/67)

Ein zweiter noch deutlicherer Hinweis resultiert für die Pflegefachkraft aus der Strategie des vermeintlich homosexuellen pflegebedürftigen Mannes, nur weibliche Pflegekräfte zu akzeptieren, damit die Nachbarn nicht denken könnten, er sei schwul (HG5/67). In diesem Wunsch steckt die weitere Dimension, den Bewusstheitskontext nicht nur gegenüber dem Pflegedienst, sondern auch gegenüber dem Umfeld geschlossen zu halten.

Als **Folge** des beschriebenen Bewusstheitskontextes der Vermutung ergibt sich für die Pflegenden, das Bedürfnis des Pflegebedürftigen zu akzeptieren und aktiv zu unterstützen. Letzteres bedeutet bspw. auch, seinem Wunsch nachzukommen, ihm nur weibliche Pflegekräfte zu schicken. Würde sie es nicht tun, müsste sie davon ausgehen, dass der Pflegebedürftige täglich in Angst versetzt würde, die Nachbarschaft könne aufgrund der Besuche männlicher Pflegender auf seine Homosexualität schließen. Dabei ist es nicht entscheidend, ob die Nachbarschaft es wirklich täte, was eher unwahrscheinlich ist. Es geht vielmehr um die subjektive Erwartung des vermeintlich homosexuellen Pflegebedürftigen und um seine Ängste, die im Sinne einer symbolvermittelten Interaktion sein Handeln bestimmen[178].

Anhand einer dritten in den Interviews erkennbaren Strategie des Umgangs mit der Vermutung einer vorliegenden Homosexualität lässt sich zeigen, wie es zu einer *Veränderung hin zu einem offenen Kontext* kommen kann. Am Beispiel eines versteckt lebenden Mannes in einer Pflegeeinrichtung wirken zwei Aspekte zusammen: Zum einen baut die Leitung der Einrichtung zu dem pflegebedürftigen schwulen Mann eine Beziehung auf, in der er sich ihr gegenüber öffnet. Zum anderen erlebt der Betroffene in der Einrichtung ein offenes Klima gegenüber Homosexuellen, das ihm Mut macht, sich Stück für Stück zu öffnen, wie es ein Pflegender berichtet:

„Na ja, weil der ja auch sein ganzes Leben äh lang, so wie der mal erzählt hat, sich auch mehr oder weniger so versteckt hat. [...] Ja also ähm -- bei dem war das ja früher äh so das äh dass er das alles so geheim gehalten hat. [I: Ja] Und deshalb ähm denke ich mal, wollte er das erstmal beibehalten. Aber dann, wo der gesehen hat, wie die Reaktion hier ist, wie die Leute hier sind, ähm dass er sich ja schon ein bisschen mehr getraut hat, [I: Ja] darüber äh offen zu reden." (MS6/156–160)

An erster Stelle der in den Interviews beobachtbaren von der Sensibilität gegenüber den Bedürfnissen Homosexueller geprägten Interaktion im geschlossenen Bewusstheitskontext der Vermutung steht die **Anerkennung der biografisch erworbenen Identitätskonstruktion** der geschlossenen Lebensweise. Erst an zweiter Stelle steht ein mögliches Bemühen um eine Öffnung in der Interaktion. Das kann, wie beschrieben, befördert werden durch den Aufbau einer persönlichen Beziehung als vertrauensbildende Maßnahme sowie durch ein gelebtes offenes Umfeld gegenüber

---

178 Siehe hierzu mehr in Kapitel 3.1.

Homosexuellen als Vorbildfunktion. Ein Beispiel für Letzteres findet sich oben im Kontext des geschlossenen Bewusstheitskontextes anhand der lesbischen pflegebedürftigen Frau, die in der Pflegeeinrichtung einen offenen und anerkennenden Umgang des Pflegepersonals mit der Homosexualität eines Kollegen erfährt, was ihr Mut macht, sich in der Einrichtung zu öffnen (G6/81). Eine solche Öffnung ist hingegen nicht Ziel einer solchen Interaktion im geschlossenen Bewusstheitskontext der Vermutung. Vielmehr bedarf es einer großen Sensibilität Pflegender zu erkennen, ob und wann eine Öffnung möglich ist oder vom Gegenüber auf keinen Fall gewünscht wird, wie im genannten Beispiel des Pflegebedürftigen mit seinem „Kollegen" und dem Wunsch nach ausschließlich weiblichem Pflegepersonal. Eine mögliche Vorgehensweise beschreibt oben zitierte Pflegefachkraft, die es als ihre Strategie bezeichnet, intuitiv mögliche Signale aufzunehmen und ggf. die Homosexualität bei einem späteren Besuch anzusprechen:

„Also wenn ich jetzt ein_ein Gefühl oder ein Verdacht in Anführungszeichen hätte, dann_ wü_rde ich wahrscheinlich beim zweiten Mal oder dritten Mal würde ich es ansprechen." (HG5/89)
„Wie gesagt, ich würde auch auf Signale warten, um in etwa abschätzen zu können, ist es gewollt oder nicht." (HG5/93)

Ein weiterer Wechsel vom Bewusstheitskontext der Vermutung hin zu einem offenen Bewusstheitskontext lässt sich auf der Ebene der Leiblichkeit im Pflegesetting beobachten. Eine befragte Pflegefachkraft berichtet von ihrem Bemühen, mit einem vermeintlich homosexuellen Bewohner über dessen Homosexualität ins Gespräch zu kommen, was dieser vehement verweigert. Das lässt die Pflegefachkraft akzeptierend stehen. Hingegen sucht der Bewohner auf der nonverbalen Ebene den körperlichen Kontakt zu ihr, womit eine **leibliche Öffnung des Bewusstheitskontextes** möglich wird:

„Und ich wusste, dass er schwul war – schwule eigentlich, ne. Aber er wollte sich nicht so richtig äußern. Er war richtig hart. Nein, er wollte sich so nicht zeigen. Aber trotzdem hat er sich gerne unterhalten. Und manchmal, als ich bei ihm war, hat er meine Hand gehalten. Nicht stark, normal. Ich merkte schon, dass dies ein bisschen ein anderes Gefühl war."[179] (HG2/77)

Das Beispiel weist auf einen möglichen Unterschied zwischen einer verbalen und einer leiblichen Öffnung des Bewusstheitskontextes hin, der jedoch nicht anhand weiterer Interviews ausgeführt werden kann.

Die **Veränderungen** der Interaktion durch einen Wechsel vom geschlossenen Bewusstheitskontext der Vermutung sind den Veränderungen des oben beschriebenen Wechsels vom geschlossenen zum offenen Bewusstheitskontext analog.

---

179 Aus Gründen der Anonymisierung wurde das Zitat sprachlich angepasst.

6.3 Bewusstheitskontext der tabuisierten Offenheit

Im Bewusstheitskontext der tabuisierten Offenheit besteht ein Wissen um die Homosexualität eines Interaktionspartners/einer Interaktionspartnerin. Jedoch wird die Homosexualität nicht offen angesprochen und das Thema in der Interaktion mit Betroffenen mit einem Tabu belegt. Ein Bewusstheitskontext der tabuisierten Offenheit kann in zwei unterschiedlichen Ausprägungen vorliegen. Zum einen besteht ein solcher Kontext dann, wenn Betroffene davon ausgehen können, ihr Umfeld wisse von ihrer Homosexualität, thematisiere sie aber nicht. Eine zweite Ausprägung ist dann gegeben, wenn das Umfeld um die Homosexualität einer Person weiß oder sie recht sicher vermutet, die Person hingegen nicht davon ausgehen kann, ihr Umfeld wisse von ihrer Homosexualität. Auch hier wird die Homosexualität nicht angesprochen. Beiden Ausprägungen ist gemein, dass sich eine mögliche Thematisierung an der Bereitschaft der betroffenen Homosexuellen orientiert. Im Unterschied zum geschlossenen Bewusstheitskontext liegt in der tabuisierten Offenheit potenziell die Option oder auch das Bedürfnis vor, personen- oder gruppenbezogene Offenheiten herzustellen oder zuzulassen.

Die **Bedingungen** der sozialen Struktur eines Bewusstheitskontexts der tabuisierten Offenheit können mehrere Dimensionen annehmen. Ein Beispiel dafür, dass ein Betroffener von dem Wissen seines Umfelds um seine Homosexualität ausgeht, liefert ein pflegebedürftiger schwuler Interviewproband, der sich im Aufnahmegespräch für eine stationäre Einrichtung gegenüber der Leitung *outet* und von ihr die Versicherung erhält, keiner Diskriminierung ausgesetzt zu sein:

> „‚Gibt es hier denn auch Schwule und Lesben?' ‚Ja, sicherlich!', sagt sie, ‚Aber, – wie überall gibt's die, gibt es die hier auch.' – U_nd sie meinte: ‚Sie müssen aber nicht befürchten, – dass_ Sie hier irgendwie – diskriminiert werden'" (H15/17).

Trotz dieses *Outings* und der Versicherung durch die Leitung wird die Homosexualität des Probanden innerhalb der Einrichtung zunächst nicht thematisiert. Sie bleibt solange ein Tabu, bis der Proband es ändert (s. u.). Ein ebensolcher Kontext der tabuisierten Offenheit zeigt sich bei einem pflegenden Angehörigen, der seinen pflegebedürftigen Partner betreut und gemeinsam mit dem Pflegedienst pflegt. Die Familie des Partners weiß von der Homosexualität der beiden, thematisiert sie jedoch nicht. In der Interaktion mit der Familie und auch mit der inzwischen gestorbenen Ehefrau des pflegebedürftigen Partners wurde ein Klima der Toleranz geschaffen, das es anscheinend erübrigt – womöglich gar verbietet – die Homosexualität der beiden zu thematisieren:

> „Dieses Verhältnis in der Familie hier ist einfach so, dass von Anfang an, solange seine Frau noch lebte, äh unsere Beziehung bekannt war, aber von allen toler_toleriert wurde. Selbst von den Kindern und Ke... Enkeln und Urenkeln." (M4/32)

Jedoch haben die Kinder des pflegebedürftigen Partners gegenüber dem Interviewprobanden jenseits der Tabuisierung der Homosexualität aus der Beziehung der beiden die Verpflichtung abgeleitet, dass er ihren Vater zu pflegen habe: „Die_ haben mir ganz klar gesagt, pf_ du weißt ja, was du zu tun hast im Alter, den Vater pflegen." (M4/32)

Eine weitere Dimension der Gestaltung einer solchen tabuisierten Offenheit zeigt sich bei einem pflegebedürftigen schwulen Probanden, der bereits oben im Kontext des geschlossenen Bewusstheitskontextes angesprochen worden ist, den er gegenüber den Angestellten und den Mitbewohner_innen in einer stationären Einrichtung pflegt. Hingegen kann bezüglich des Pflegepersonals davon ausgegangen werden, dass es von der Homosexualität des Mannes weiß bzw. wissen könnte. Der Proband ist zum einen HIV-positiv, was nicht zwingend auf seine Homosexualität schließen lässt, jedoch liegt aufgrund der Mehrzahl homosexueller Männer in der Gruppe der HIV-Positiven, eine solche Vermutung nahe, zumal der Proband ledig ist und vor der Pflegebedürftigkeit mit einem Mann zusammenwohnte. Ein noch deutlicherer Hinweis für die Pflegenden liegt in der Betreuung des Pflegebedürftigen durch einen Sozialarbeiter der örtlichen schwulen Seniorenarbeit, die wiederum an die örtliche AIDS-Hilfe angegliedert ist. Dieser Betreuer ist den Pflegenden bekannt. Jedoch wird die Homosexualität des Bewohners vonseiten der Pflegenden gegenüber dem Probanden anscheinend nicht thematisiert.

Die **Strategien der Interaktion** im Bewusstheitskontext der tabuisierten Offenheit unterscheiden sich von denen im geschlossenen Bewusstheitskontext darin, dass nicht in jedem Fall eine Informationskontrolle betrieben wird, wie im Beispiel des pflegenden Partners, oder dass anders mit ihr umgegangen wird. Das beruht auf der potenziell gegebenen Option oder auch dem **Ziel, personen- oder gruppenbezogene Offenheit herzustellen**. Aus dem Beispiel des genannten Probanden, der sich im Aufnahmegespräch outet, zeigt sich eine Offenheit gegenüber der Leitung, die innerhalb der Einrichtung in dieser Form nicht stattfindet. Es herrscht aber auch keine Strategie des Verschweigens vor. Vielmehr gehört es zu dem Identitätskonstrukt des Probanden, bewusst Hinweise auf seine Homosexualität zu geben und abzuwarten, bis er angesprochen wird, um sich dann zu öffnen. „Ich habe ja immer gewartet, dass man mich mal anspricht. -- War ... Ich habe mal so – Hinweise gegeben, – ne?" (H15/81) Darin zeigt sich, dass der Betroffene im Bewusstheitskontext der tabuisierten Offenheit die Thematisierung selbst steuert, indem er bspw. verbal oder nonverbal auf seine Homosexualität hinweist und damit den oder die Interaktionspartner_in zur persönlichen Ansprache einlädt. Diese Strategie weist noch auf einen weiteren Aspekt hin: Der Proband wartet darauf, von anderen angesprochen zu werden. Er gibt Hinweise und hofft darauf, dass andere sie erkennen und ihn ansprechen. Damit setzt er ableitbar beim Gegenüber eine Auseinandersetzung mit seiner Homosexualität voraus, die die Wahrscheinlichkeit einer ablehnenden Haltung möglicherweise reduziert oder gar beseitigt. Das zeigt die Annahme eines weiteren Probanden, der noch in der Gegenwart der Pflegebedürftigkeit gegenüber seiner Familie in einer vergleichbaren Situation ist. Er setzt eine mögliche Ansprache des Themas seiner Homosexualität durch seine Angehörigen mit deren Akzeptanz gleich. Obwohl er vermutet, dass seine Verwandten, insbesondere seine Geschwister, seine Homosexualität zumindest erahnen, geht er davon aus, dass sie sie erst dann akzeptieren, wenn sie ihn selbst darauf ansprechen. Deshalb wartet er ab:

> „Aber ich habe mir immer gesagt, solange die mich nicht fragen, [I: mhm] sage ich es auch nicht. Ich glaube wenn sie mich fragen würden, dann würde ich davon ausgehen, dass sie das auch so akzeptieren. Aber ich gehe davon aus, dass sie es ohnehin nicht nur ahnen, sondern wissen." (M8/51)

Eine zweite Strategie in einem solchen Bewusstheitskontext liegt darin, sich die Menschen bewusst auszusuchen, denen gegenüber man sich öffnen möchte. So handelt bspw. ein pflegebedürftiger schwuler Proband in einer stationären Einrichtung. Bemerkenswert ist daran, dass der Proband gegenüber der Einrichtungsleitung als offen lebender schwuler Mann in die Einrichtung gezogen ist, es aber, wie oben beschrieben, nicht weiter thematisiert wird, sodass für ihn ein Outing in Raten notwendig wird: „Und das wird das Nächste sein, jetzt. – Ich habe mir ein, zwei schon a ausgesucht, de denen ich es auch mal sagen werde." (H15/94) Welche Kriterien er bei dieser Auswahl anlegt und wie er die Öffnung vorbereitet, kann nicht gesagt werden. Es ist jedoch von einem vorherigen **Beziehungsaufbau** auszugehen, in dessen Rahmen er eine Vertrauensbasis hergestellt und auf diese Weise die Wahrscheinlichkeit ablehnender Haltungen reduziert.

Auch die **Folgen der Interaktionen** im Bewusstheitskontext der tabuisierten Offenheit sind mehrdimensional. Dramatisch gestalten sich diese für den genannten Probanden M5, von dem das Pflegepersonal wissen müsste, dass er homosexuell ist. Der Proband sieht sich aufgrund der Informationskontrolle seines Stigma-Managements gezwungen, gegenüber seinem Umfeld eine Maskerade zu leben. Nach dem Interview bat der Proband den teilnehmenden Sozialarbeiter, aus Angst vor einem *Outing* die Einwilligungserklärung für die Teilnahme an dieser Forschungsarbeit an sich zu nehmen. Eine **vorsichtige Annäherung** der Pflegenden, vorausgesetzt diese (an)erkennen ihn als homosexuellen Menschen, könnte ihm möglicherweise den Zwang zur Maskerade und auch seine dahinterliegende Angst vor einem *Outing* nehmen.

Der **Wechsel** eines Bewusstheitskontextes der tabuisierten Offenheit hin zu einer – in den Interviews personen- oder gruppenbezogenen – gänzlichen Offenheit findet in der Regel dann statt, wenn die Betroffenen ihn einleiten. In dieser Beobachtung liegen vermutlich auch die Beweggründe für die Interaktion in einem solchen Bewusstheitskontext verborgen, über die ansonsten nur wenig gesagt werden kann. Eine Öffnung durch die Betroffenen kann auf eine Sensibilität des Umfelds hinweisen, auf Zeichen zu warten, die darauf hindeuten, dass der oder die Homosexuelle über die Homosexualität sprechen möchte. Das kann jedoch auch auf eine falsche Rücksichtnahme hinweisen, wie sie am Beispiel des Probanden H15 erkennbar ist, dessen Angehörige auf sein *Outing* damit reagieren, dies bereits zu wissen und auf eine Öffnung gewartet zu haben. Die Betroffenen hingegen benötigen Sicherheit, bei einer Öffnung keine negativen Reaktionen erfahren zu müssen. Möglicherweise bestehen neben der Rücksichtnahme weitere Beweggründe der Tabuisierung der

Homosexualität in diesem Bewusstheitskontext, die jedoch aus den Interviews nicht hervorgehen und auch nicht abgeleitet werden können.

Für den eingangs zitierten Probanden, der sich gegenüber der Leitung im Aufnahmegespräch geöffnet hat, bedeutet die Interaktion einer tabuisierten Offenheit eine **verbleibende Unsicherheit** vor möglichen ablehnenden Reaktionen seines Umfelds. Das hat er mit denjenigen Proband_innen gemein, die einen geschlossenen Bewusstheitskontext pflegen. Der Unterschied jedoch liegt darin, dass der Proband aktiv die Offenheit sucht. So hat er sich bereits gegenüber wenigen Mitarbeitern geöffnet: „Ja, ich sehe eins, zwei, drei Mitarbeiter – erinnern, – denen ich's erzählt habe." (H15/98) Und wie bereits zitiert, hat er weitere Mitarbeiter ins Auge gefasst, gegenüber denen er sich öffnen möchte. Wie groß die Angst vor einer Ablehnung ist, zeigt sein Zögern sich demjenigen unter den Mitarbeiter_innen zu öffnen, zu dem er eine besondere Nähe hat. Er weiß von ihm, dass er mal schlechte Erfahrungen mit einem schwulen Mann gemacht hat, was in dem Probanden die Angst vor einer Zurückweisung im Falle einer Öffnung gegenüber diesem Mitarbeiter schürt:

> „Ich habe es so meinem Liebling *Männervorname* noch nicht erzählt. – Das_ ... – Da bin ich nicht so glücklich darüber, – dass ich mich da so schwer tue, es ihm zu sagen. – Er hat mir mal – erzählt, er hatte mal – ein unangenehmes Erlebnis mit ei_mit einem Schwulen. W_wie die Heteros sagen, der wol, der wollte ihm wohl a_an die Wäsche." (H15/98)

Die **Veränderungen der Interaktion** nach dem Wechsel vom Bewusstheitskontext der tabuisierten Offenheit zum offenen Bewusstheitskontext liegen darin, dass nun über etwas gesprochen werden kann, das die Interaktionspartner zwar gewusst haben, aber nicht ansprechen durften, wie es der oben zitierte Proband gegenüber seiner Familie erlebt hat. Er hat die Erfahrung, dass alle Familienmitglieder von seiner Homosexualität gewusst haben:

> „U_nd – meine älteste Schwester, die – die ja sehr ... – Ich habe gesagt, ich habe gesagt, wenn, die sollte es eigentlich nicht wissen, – die wird das überhaupt nicht v – nicht äh_ verstehen. – Dann bin ich für die erstmal erledigt. – War ich aber nicht. – Die guckte mich an und sagte: – 'Mensch, *Vorname des Probanden*', sagte sie, – 'das wissen wir doch alle. – Das – wissen wir doch.' Ja, *Männervorname7, Männervorname7* ist mein, – ja, auch – ihr Mann und_und ... – 'Ja', sagt sie, 'es_es wissen die alle. Meine Kinder wissen das, – *Frauenvorname1* und *Männervorname8*, die wissen das alle.'" (H15/81)

Mit dieser Öffnung erübrigen sich versteckte Hinweise und auch die Angst vor möglicherweise ablehnenden Reaktionen durch das Gegenüber. Darüber hinaus gelten auch hier die oben im Kontext des geschlossenen Bewusstheitskontextes beschriebenen Veränderungen eines Wechsels des Bewusstheitskontextes.

6.4 Offener Bewusstheitskontext

Der offene Bewusstheitskontext ist geprägt von der offenen Umgangsweise mit der Homosexualität und dem Wissen des Umfelds der Interaktionspartner_innen um sie. In den Interviews dieser Forschungsarbeit zeigt sich eine enge Korrelation der beobachteten Bewusstheitskontexte mit den im Kapitel zu den intervenierenden Bedingungen der Theorie der Anerkennung von Homosexualitäten in der Altenpflege beschriebenen drei Formen der Betreuungs- und Pflegekonzepte: der speziellen Ausrichtung einer Einrichtung, der integrativen Öffnung und herkömmlicher Einrichtungen, ohne erkennbare Öffnung. Zum Verständnis der Interaktion in offenen Bewusstheitskontexten und deren Vergleich hinsichtlich der genannten Konzepte ist zunächst eine Betrachtung dessen notwendig, **wie Offenheit hergestellt** wird gegenüber den Einrichtungen respektive den Pflegenden wie auch gegenüber Mitbewohner_innen. Wie oben bereits beschrieben, ist ein *Coming-out* ein lebenslanger Prozess, der auch beim Übergang in die Pflegebedürftigkeit und im Besonderen beim Umzug in eine stationäre Pflegeeinrichtung erneut vollzogen werden muss oder auch unterlassen wird.

In speziellen Einrichtungen findet eine **konzeptionelle Herstellung der Offenheit** statt, zum einen durch die entsprechende Außendarstellung als Einrichtung für homosexuelle Menschen, zum anderen geschieht dies durch die Aufnahme homosexueller Menschen. Beides drückt sich in der Antwort eines pflegebedürftigen schwulen Interviewprobanden auf die Frage aus, warum er sich für eine Pflege-Wohngemeinschaft für schwule Männer entschieden hat: „Ja, weil es äh schwul ist. Nicht nur diese Einrichtung, sondern das ganze Haus drumherum, sind – nicht nur, aber fast nur Lesben und Schwule hier." (H14/17) In solchen Fällen erübrigt sich eine Öffnung des Kontextes im Aufnahmegespräch oder anderer Interaktionen mit den Pflegenden respektive der Leitung der Einrichtung, da – wie es eine Pflegefachkraft beschreibt – die Homosexualität Voraussetzung für die Aufnahme ist: „M__ hier in der WG braucht man ja da – das war ja klar" (HG5/75). Die Öffnung erfolgt über die Anmeldung durch die Betroffenen selbst oder durch andere Personen, bspw. Angehörige oder Betreuer_innen, oder auch, wie es das Beispiel einer anderen von der Probandin betreuten Pflege-WG zeigt, durch eine Organisation von und für lesbische Frauen:

> „Ähm ich frage nicht direkt danach. Sondern äh es kommt drauf an, äh diese Frau zum Beispiel kam über die Safia-Frauen. Und wenn die Safia-Frauen mich anrufen, dann weiß ich schon, wo die herkommen. Dann kann ich das direkt ansprechen, ne." (HG5/87)

Letzteres setzt allerdings voraus, dass SAFIA und deren Bedeutung als Netzwerk lesbischer Frauen im Alter auch gedeutet werden kann. Nur wenn ein Wissen um die Organisation besteht, kann die Schlussfolgerung auf eine lesbische Identität gezogen werden.

Im Falle von Pflegediensten oder stationären Einrichtungen mit einer integrativen Öffnung für Lesben und Schwule kann ein offener Bewusstheitskontext durch **sicht-**

bare **Zeichen** nach außen initiiert werden, wie etwa bei einem pflegebedürftigen schwulen Mann, dessen Partner auf einen Pflegedienst mit einer Regenbogenfahne aufmerksam wurde. Beide interpretieren und verbinden diesen Aufkleber mit einer besonderen Offenheit ihnen gegenüber, was der Grund ist für ihre Entscheidung, diesen Dienst auszuwählen:

> „Das war aber mein Freund (gemeint ist der Lebensgefährte) hat es gefunden. Da sah er eine Regenbogenfahne daran. Dachte, die könnten vielleicht irgendwie vielleicht anders reagieren oder anders sein." (H6/21)

Neben sichtbaren Zeichen nach außen, kann ein offener Bewusstheitskontext auch durch die wissentliche **Spezialisierung** bspw. für Menschen mit HIV hergestellt werden[180], von der auch eine Offenheit für homosexuelle Menschen abgeleitet werden kann, wie ein pflegebedürftiger schwuler Mann die Auswahl des Pflegedienstes beschreibt:

> „Den Pflegedienst, wo ich jetzt habe ist ein Pflegedienst, der hier mit der AIDS-Hilfe zusammenarbeitet. Und das war dann halt nahe gelegen, äh dass so ein Pflegedienst äh – dazukommt. Ist für mich natürlich auch eine_ eine Sache ... – Äh ich bin homosexuell." (H10/33)

Beide zitierten Beispiele beschreiben äußere Faktoren, die die Probanden dazu veranlasst haben, ihren jeweiligen Pflegedienst auszuwählen. Wie letztlich der offene Bewusstheitskontext hergestellt worden ist, beschreiben beide nicht. Deutlich wird hingegen bei beiden, dass die genannten äußeren Faktoren als Brücke zu dem jeweils offenen Bewusstheitskontext fungieren, da sie den Probanden die Sicherheit geben, keine negativen Reaktionen erwarten zu müssen.

Ungleich schwerer ist die Öffnung gegenüber einem herkömmlichen Pflegedienst oder einer ebensolchen Einrichtung, die nach außen keine sichtbaren Zeichen ihrer Offenheit gegenüber Lesben und Schwulen senden. Im Gegensatz zu dem genannten Pflegedienst mit der Regenbogenfahne, bei dem die Offenheit erwartet werden kann, wissen Homosexuelle in herkömmlichen Einrichtungen nicht, was sie bei einer Öffnung erwartet. Hier verweisen die Interviews auf unterschiedliche Strategien. Das genannte Beispiel der vom geschlossenen zum offenen Bewusstheitskontext wechselnden lesbischen Probandin zeigt zunächst eine **zaghafte Sondierung des Umfelds** auf mögliche Reaktionen. Erst als die Probandin sich sicher ist, dass sie keine Diskriminierung erwarten muss, öffnet sie sich gegenüber der Einrichtung. Demgegenüber eher forsch ist die **direkte Öffnung** eines pflegebedürftigen schwu-

---

180 Dass dies nicht unbedingt vorausgesetzt werden kann, zeigt das Interview mit der Pflegefachkraft HG2, in dem von offensichtlichen Diskriminierungen schwuler Männer in einer integrativen Einrichtung für HIV-positive Menschen berichtet wird. Hingegen kann ansonsten aus den Interviews der Pflegebedürftigen und der Pflegefachkräfte in speziellen oder anderen integrativen Einrichtung von einem anerkennenden Klima gegenüber Homosexuellen ausgegangen werden.

len Mannes, der von seinem Partner angemeldet wird und damit den Bewusstheitskontext öffnet:

> „Ich habe gleich von Anfang an gesagt, ich bin reingegangen, da habe ich gesagt, ich brauche einen Platz für meinen Freund, weil zuhause geht es nicht mehr, der ist so krank. Und die wissen das, und die Sache ist erledigt. Was die hinter mein ... oder hinter unserem Rücken sagen, stört mich nicht, sind alle freundlich." (M6/101)

Im Vergleich beider Öffnungsweisen muss festgehalten werden, dass die Probandin keine Wahl hatte, als sie ins Pflegeheim kam und dass sie allein lebt, während das schwule Paar auf die Suche nach einem Heimplatz gehen konnte, womit ihm eine gewisse Auswahl zur Verfügung stand. Der zweite Unterschied liegt bei dem Partner des pflegebedürftigen schwulen Mannes, der ihn auch nach dem Umzug ins Heim täglich besucht und betreut und somit weiterhin im engen Kontakt zu ihm steht, was ein *Outing* gegenüber der Einrichtung fast unabdingbar macht. Dies weist auf eine vorhandene Beziehung als Einflussvariable auf den offenen Bewusstheitskontext hin. Ähnlich verhält es sich auch bei einem zweiten Paar, bei dem der Partner (H1) des Pflegebedürftigen sowohl bei dem vorausgegangenen Krankenhausaufenthalt wie auch gegenwärtig in der ambulanten Pflege seines schwerstpflegebedürftigen Partners die Rolle des Verantwortlichen und desjenigen übernimmt, der die ambulante Pflege anstelle der stationären Pflege auswählt und organisiert. Auch ist er bei Pflegetätigkeiten des ambulanten Dienstes anwesend (H1/25–42). Um die Rolle des sorgenden und teilweise auch pflegenden Partners beibehalten zu können, muss der Bewusstheitskontext gegenüber dem Krankenhauspersonal und dem ambulanten Pflegedienst offen gestaltet werden, auch wenn es nicht in jedem Fall offen verbal geschieht.

Eine weitere Form der Herstellung eines offenen Bewusstheitskontextes in herkömmlichen Einrichtungen liegt in der Anmeldung als homosexuelle Person durch Dritte, bspw. durch Betreuer_innen, wie es bei dem zitierten Probanden gegenüber der Leitung geschah, während der Pflegebedürftige gegenüber seinen Mitbewohner_innen einen geschlossenen Bewusstheitskontext pflegt:

> „Ich habe es einmal äh_m zur Chefin gesagt und die wusste es schon. Äh das hatte mein Betreuer hatte es schon, also, wie ich hier ankam, musste musste man einen Fragebogen ausfüllen. Und da wird er das sicherlich mitgeteilt haben." (H8/51)

Mit diesem Beispiel tritt auch ein deutlicher Unterschied zwischen speziellen stationären Einrichtungen für Homosexuelle und stationären Einrichtungen mit einem integrativen Ansatz oder herkömmlichen Einrichtungen hervor. Denn während die Betroffenen in den beiden letztgenannten Einrichtungsformen einen offenen Bewusstheitskontext zunächst gegenüber der Leitung hergestellt haben oder dieser durch Dritte hergestellt wurde, steht diese Öffnung gegenüber den Mitbewohner_innen noch aus, sofern sie einen offenen Kontext anstreben. Diesen Prozess beschreibt ein schwuler Interviewproband im Betreuten Wohnen als **permanentes *Outing***, bei dem er sich seit seinem Einzug der Thematisierung seiner Homosexualität durch Mitbewohner_innen stellt und auf Fragen eingeht, wie auch auf deren Homophobie:

„So_äh Schwulsein ist direkt auch angesprochen worden. Auch mit kritischen Fragen von meinen Nachbarinnen. Hab ich auch drauf Antwort gegeben. Auch mal ein bisschen flapsig, sehen Sie, da haben wir schon wieder ein Vorurteil, hab ich mal ((spricht lachend)) gesagt zu einer. Also die konnte keine küssenden Männer ausstehen. Und_ ähm, dann die Frage gestellt, warum eigentlich nicht. Aber ganz locker und nicht so, sag mal im Keifton früherer Jahre, ((lachend)) das ist aber schwulenfeindlich, oder so." (M1/8)

Eine zweite Form des permanenten *Outings* beschreibt derselbe Proband im Kontext der Besuche seines Partners, von dem aufgrund seines geringeren Alters oftmals angenommen wird, er sei sein Sohn, was der Proband stets richtigstellt, indem er auf seine homosexuelle Beziehung hinweist: „Und_ähm, manche Leute halten ihn für meinen Sohn. Ich sag dann immer, nein es ist mein Freund." (M1/16)

Ein weiterer Unterschied liegt in dem Umgang von Pflegenden mit ihrer Homosexualität, die in speziellen Einrichtungen ebenso offen gehandhabt wird wie bei den Bewohnern, während das in den integrativen oder herkömmlichen Einrichtungen nicht per se der Fall ist. Wie sich im Interview mit einer Pflegefachkraft zeigt, hat der Träger einer speziellen Einrichtung für homosexuelle Männer den Anteil der schwulen Pflegekräfte dahin gehend bewusst gesteuert, indem er eine Quote von 80 Prozent festgelegt hat, um durch die mehrheitliche Pflege durch Homosexuelle eine größtmögliche Empathie zu erzielen: „Also 80 % der Pflegekräfte *in der WG im Haus* sind schwule Männer. Und das ist aber auch eine Voraussetzung für uns, und auch für den *schwulen Träger.*" (HG5/98) Demgegenüber beschreibt ein pflegebedürftiger schwuler Interviewproband im Betreuten Wohnen einer für Lesben und Schwule integrativen Einrichtung eine von ihm beobachtete unterschiedliche Umgangsweise homosexueller Pflegender mit ihrer Homosexualität, der Proband bezeichnet als zur „Familie" gehörend:

„Und_ähm na ja und, es ist natürlich auch so, dass von der Familie hier etliche Leute anwesend sind in der Arbeit. Und so ein paar kenne ich, und_ähm – nicht alle machen das so ganz offen, das muss auch nicht sein ..." (M1/16)

Wie das Beispiel der Pflege einer lesbischen Pflegebedürftigen durch einen auf die Pflege Homosexueller spezialisierten Pflegedienst zeigt, muss auch dann ein offener Bewusstheitskontext zunächst hergestellt werden, wenn alle Rahmenbedingungen ihn fast erwarten lassen. Wie eine lesbische Pflegefachkraft, die von der Leitung des Pflegedienstes – vermutlich als vertrauensbildende Maßnahme – bewusst eingesetzt wird, um zu einem lesbischen Paar zu fahren, berichtet, ist eine der beiden lesbischen Frauen dement und pflegebedürftig. Ihre Partnerin pflegt sie gemeinsam mit dem Pflegedienst. Die lesbische Pflegefachkraft weiß um die lesbische Identität der beiden Frauen. Auch kann sie davon ausgehen, dass die pflegende Partnerin aufgrund der Ausrichtung des Pflegedienstes ihre lesbische Identität vermuten kann, weiß es jedoch nicht sicher. Eine gänzliche Öffnung des Bewusstheitskontextes stellt sie in der Interaktion mit der pflegenden Partnerin her, indem sie ihr durch die Erwähnung ihrer Lebenspartnerin eine **Vorlage zur Öffnung** anbietet:

> „... also ich habe, – bin in dem Falle zum Beispiel auch in Vorlauf ge... – gegangen – und habe von meiner Freundin erzählt. Also jetzt nicht – Geschichten erzählt, sondern – in ein_einem Satz habe ich äh, fallen lassen, dass – ich mit meiner Freundin das und das gemacht habe oder ich weiß nicht mehr, ne. Wie sich das so ergibt im Gespräch, ne." (HG5/217)

Die **Interaktion im offenen Bewusstheitskontext** ist im Wesentlichen aus Sicht der befragten pflegebedürftigen Lesben und Schwulen geprägt durch zwei Merkmale: durch die **Abwesenheit einer Informationskontrolle des Stigma-Managements** und die dadurch bedingte, jedoch weiter gehende Möglichkeit der **offenen Umgangsweise mit der eigenen Biografie** respektive der biografisch erworbenen homosexuellen Identität und den daraus resultierenden Bedürfnissen. Offen über die eigenen Bedürfnisse reden zu können und diese gegenüber dem Umfeld zu leben, bedeutet für die Betroffenen, sich nicht verstecken zu müssen. Allerdings zeigen sich in den Interviews deutliche Unterschiede der Ausgestaltung der Interaktionen in Abhängigkeit von der Art der Einrichtung respektive der Ausrichtung des ambulanten Pflegedienstes. Die weitestgehende Offenheit besteht in speziellen, für homosexuelle Männer konzipierten Einrichtungen. Die Offenheit in diesen Einrichtungen wird von den interviewten Bewohnern als Glückserleben beschrieben. Voneinander um die Homosexualität zu wissen und sich gegenseitig achten, bedeutet, sich nicht rechtfertigen zu müssen. Die Homosexualität der Bewohner ist Selbstverständlichkeit in ihrem Alltagsleben, wie es einer der Männer im Interview ausdrückt:

> „Also, das ist so, rundherum kann man das so sehen. – Aber die_ a_äh die akzeptieren das hier. Ja?! Jeder wird ... Äh Jeder achtet den anderen, weil er weiß, was er für Beschwerden hat. Gesundheitliche plus – das andere Thema. Die Veranlagung. Ist ja nun eindeutig hier. Ja?! Da brauchen wir nicht zu d zu diskutieren. Auch nicht untereinander. Zum Glück." (H11/24)

Dies bedeutet nicht, dass es in diesen Einrichtungen nicht auch Sympathien und Antipathien, ebenso wie auch Konflikte gibt. Die dort Pflegenden, so beschreiben es die dort wohnenden Männer, zeigen ihnen gegenüber eine anerkennende Offenheit, in der die Pflegebedürftigen selbst ihre sexuellen Bedürfnisse offen artikulieren können und bei deren Umsetzung Unterstützung erfahren, wie es das Beispiel eines schwulen Mannes in einer Einrichtung des Betreuten Wohnens zeigt:

> „Zum Beispiel ich kann *Name Betreuerin* sagen: „*Name Betreuerin* ich muss unbedingt Sex haben, ich muss unbedingt ausgehen, ich muss unbedingt jemanden finden". Sie sagt: „Ja gut, geh aus". Sie hindert mich nicht, sie sagt: „Geh", ja. Und das ist xxx moralische Stütze." (M2/49)

6.5 Bewusstheitskontexte und die Anerkennungstheorie von Homosexualitäten in der Altenpflege

Die Erkenntnisse der Theorie der Anerkennung von Homosexualitäten in der Altenpflege lassen sich für die Theorie der Bewusstheitskontexte in Bezug auf das Pflegesetting und darüber hinaus nutzbar machen. Die Bewusstheitskontexte und deren Herstellung oder Veränderung stehen im **bedingungshaften Zusammenhang** mit der gesellschaftlichen, institutionellen, subjektbezogenen und situativ-interaktiven erwartbaren und erfahrbaren Anerkennung oder Nicht-Anerkennung von Homosexualitäten in der Altenpflege. Wie oben gezeigt, wird eine vorwiegend offene Umgangsweise mit der Homosexualität gegenüber dem Pflegeumfeld von jenen homosexuellen Pflegebedürftigen praktiziert, die in einer oder mehreren der drei Sphären der Liebe (emotionale Zuwendung/Fürsorge), des Rechts und der Wertschätzung Anerkennung erfuhren respektive im gegenwärtigen Pflegesetting erfahren. Das betrifft diejenigen,

- die idealtypisch biografisch über ihre früheren und/oder aktuellen Primärbeziehungen (Herkunftsfamilie, Partner_in und/oder enge Freund_innen) ein Selbstvertrauen als homosexuelle Menschen aufbauen und erhalten konnten, und/oder diejenigen,
- die für sich selbst durch zeitgeschichtliche, homosexualitätenanerkennende rechtliche Gleichberechtigungsbestrebungen eine Selbstachtung entwickeln und beibehalten konnten, und/oder diejenigen,
- die durch institutionelle und soziale Wertschätzung des Pflegeumfelds gegenüber den Homosexualitäten sich in einer solidarischen Wertegemeinschaft ihr Selbstwertgefühl als homosexueller Mensch bewahren können.

Umgekehrt wirken befürchtete und/oder erfahrene Missachtungsformen – wie etwa traumatisch erlebte Ablehnungen durch die Herkunftsfamilie, rechtliche Diskriminierungserfahrungen aufgrund des Paragrafen 175 StGB oder Stigmatisierungs- und Diskriminierungserfahrungen im weiteren und/oder näheren sozialen (Pflege-)Umfeld – eher identitätsbeschädigend auf homosexuelle pflegebedürftige Menschen ein, sodass sie versuchen, den Bewusstheitskontext über ihre homosexuelle Lebensweise situativ oder allgemein geschlossen zu halten, wenn keine weiteren kompensatorischen Anerkennungsformen als Ressource wirksam genutzt werden können.

6.6 Bewusstheitskontexte in Theorie und Praxis – Diskussion

Wie gezeigt, sind Bewusstheitskontexte der Interaktion mit oder auch zwischen homosexuellen Menschen nicht per se gegeben, sondern jeweils konstruiert, und sie korrelieren in hohem Maße mit biografisch und/oder gegenwärtig erfahrener Anerkennung als homosexueller Mensch. Das Erlebte und Erfahrene bestimmt Denken und Handeln homosexueller Menschen. Neben Konstruktion und Anerkennung spielt die Wahrnehmung durch andere eine dritte wesentliche Rolle. Die Sensibilisierung heterosexueller Menschen erweitert deren Referenzrahmen, womit eine vorliegende Homosexualität erst denkbar wird. Um Homosexualitäten zu erkennen oder diese zumindest zu vermuten, bedarf es eines Denkens über heterosexuelle Lebensweisen hinaus. So kann bspw. ein selbstverständlich offener Umgang eines homosexuellen Menschen, also das Bestreben, einen offenen Bewusstheitskontext mit seinem Umfeld herzustellen, nur zur tatsächlichen Offenheit gelangen, wenn das eindeutig symbolhafte Interagieren von dem/der Interaktionspartner_in als solches auch wahrgenommen und erkannt wird. Wie ebenfalls dargestellt, werden konnte, pflegen homosexuelle Menschen selten einen einzigen Bewusstheitskontext. Eine Ausnahme bildet allein der gänzlich in allen Lebenslagen geschlossene Bewusstheitskontext, der jedoch in dieser Forschungsarbeit nicht vorkommen kann, da in diesem Kontext eine Teilnahme an einer solchen Arbeit ausgeschlossen ist. Auch in weitestgehend offenen Bewusstheitskontexten ist davon auszugehen, dass nicht immer und überall die Homosexualität offen sichtbar gemacht wird, bspw. in Situationen, in denen es für die Betroffenen keine Rolle spielt oder die als weniger wichtig eingeschätzt werden, bspw. flüchtige Gespräche auf der Straße. In gefährlich wirkenden Situationen, wie etwa in von Homophobie geprägten Umfeldern, kann davon ausgegangen werden, dass die Homosexualität nicht in jedem Fall offen gezeigt wird. Wobei in einem offenen Bewusstheitskontext in der Regel versucht wird, in den gegebenen Lebenszusammenhängen als homosexueller Mensch weitestgehend erkennbar zu sein respektive sich als solcher erkennbar zu zeigen.

Die multikomplexe Parallelität mehrerer Bewusstheitskontexte lässt deren Theorie zum Teil unübersichtlich werden, da nicht immer trennscharfe Zuordnungen vorgenommen werden können. Wie in der oben vorgenommenen Darstellung verschiedener Bewusstheitskontexte deutlich wird, können einer Person unterschiedliche parallel vorhandene Bewusstheitskontexte zugeschrieben werden. Ebenso können in Interaktionen unterschiedliche Bewusstheitskontexte vorliegen. Die vermeintliche Unschärfe mindert jedoch nicht die Anwendbarkeit dieser Theorie. Im Gegenteil, ihre Anwendung kann die Komplexität der Interaktionen mit und unter Homosexuellen unterschiedlicher Bewusstheitskontexte und deren Konsequenzen für die Interaktion wie auch für die Akteur_innen analytisch hervorbringen.

Im Kern der Theorie der Bewusstheitskontexte im Umgang mit Homosexualitäten kann davon ausgegangen werden, dass homosexuelle Menschen in unterschiedlichen Situationen und zu unterschiedlichen Personen und/oder Gruppen verschiedene Bewusstheitskontexte pflegen. Das unterscheidet sie maßgeblich von heterosexuellen Menschen, denen solche Strategien in Bezug auf ihre (hetero-)sexuelle Identität unbewusst fremd sind, da sie für sie als Teil der Mehrheitsgesellschaft solange nicht notwendig sind, wie sie nicht von der heteronormativen Norm abweichen. Es ist davon auszugehen, dass die Gestaltung unterschiedlicher Bewusstheitskontexte je nach erwart- und erfahrbarem Anerkennungspotenzial der Homosexualitäten zu dem von Ilan H. Meyer (2003) beschriebenen Minderheitenstress beiträgt. Es ist ferner davon auszugehen, dass dieser Stress mit dem zunehmenden Grad der Geschlossenheit steigt, welche, wie gezeigt, weit mehr Energie für die permanente

Informationskontrolle des Stigma-Managements gegenüber einem offenen Bewusstheitskontext verlangt. Hier nicht untersucht worden aber von weiterführendem Interesse wäre, wie sich der Wechsel von der diskreditierbaren zur diskreditierten Person bei einer Öffnung des Bewusstheitskontextes auf das Individuum auswirkt. Wie sich der genannte Stress auf die physische und psychische Situation von Individuen auswirkt und welche *Coping*-Strategien die Betroffenen möglicherweise entwickeln, kann hier kaum näher beschrieben werden, dafür bedürfte es weiteren Forschungen. Jedoch kann festgehalten werden, dass die Theorie der von Plummer (1973) als solche benannten *Awareness of Homosexuality*, also die Prägung der Interaktionen durch das Wissen, das Vermuten oder das Nicht-Wissen um eine vorliegende Homosexualität eines/einer Interagierenden oder beider, ein Analyseinstrument bildet, anhand dessen die Interaktionen und deren Gestaltung, wie auch die Folgen für die Interaktionspartner_innen im Setting der Altenpflege, aber auch darüber hinaus in vergleichbaren Situationen beschrieben werden können.

7.0 Diskussion der Ergebnisse und deren Konsequenzen für die Wissenschaft und die Praxis der Altenpflege

Abschließend werden die Ergebnisse der vorliegenden Arbeit vor dem Hintergrund der sensibilisierenden Theorie der Anerkennung und deren Übertragung in den Entwurf einer kritischen Theorie der Pflegewissenschaft durch Heiner Friesacher diskutiert. Dieser Diskussion folgt eine theoretische und praktische Verortung der hier generierten Theorie der Anerkennung von Homosexualitäten in der Altenpflege. Weiterführend diskutiert werden die Rolle(n) der LSBTI-*Community*(s) in der Pflegebedürftigkeit ihrer Individuen. *Last but not least* erfolgt eine Einordnung und ein Ausblick der Anerkennung von Homosexualitäten in und für das pflegerische Handeln Pflegender in der Altenpflege.

7.1 Kritische Diskussion einer Theorie von Homosexualitäten in der Altenpflege im Kontext der Anerkennungstheorie Axel Honneths

Mit der Herausbildung des Phänomens der Anerkennung von Homosexualitäten in der Altenpflege und im Kontext der wissenschaftlichen Diskussionen im Promotionskolloquium der Forschenden, in ihren jeweiligen und in wissenschaftlichen Gesprächen mit der betreuenden Professorin, kristallisierte sich für die Forschenden eine große Nähe ihrer entstehenden Theorie zur Anerkennungstheorie des Philosophen Axel Honneths (Honneth 1994, 2003a) heraus. Mit dieser Entwicklung wurde Honneths Theorie nicht nur ein wichtiger Bezugsrahmen der in dieser Forschungsarbeit entwickelten Theorie, sie nahm ebenso Einzug in deren heuristischen Rahmen. Eine Erweiterung fand die Theorie Honneths durch deren Übertragung in die Pflege durch Heiner Friesacher in seinem Entwurf einer kritischen Theorie der Pflegewissenschaft (2008). Mit ihrer Konzeptualisierung des Honneth'schen Anerkennungsbegriffs als Theorierahmen der vorliegenden Forschungsarbeit leisten die Forschenden eine Verknüpfung des theoretischen Ansatzes von Honneth mit einer empirischen Analyse. Wie jedoch insbesondere in den kritischen Diskussionen im Kapitel zur Anerkennung in dieser Forschungsarbeit bereits angedeutet wurde, scheint eine Verknüpfung des theoretischen Ansatzes Honneths mit der empirischen Analyse der vorliegenden Forschungsarbeit nicht uneingeschränkt möglich. An diesem Befund ändert auch die Verwendung der Anerkennungstheorie im o. g. Entwurf Friesachers nur wenig. Insbesondere die Übertragung der Anerkennungssphären der emotionalen Zuwendung (Liebe) und der sozialen Wertschätzung (Solidarität) werfen bei der Anwendung der Theorie Honneths im Kontext des Untersuchungsfeldes der Homosexualitäten in der Altenpflege Fragen auf, die folgend diskutiert und aus der Datenanalyse der vorliegenden Forschungsarbeit beantwortet werden sollen:

Honneth definiert die erfahrene **emotionale Zuwendung** in der Anerkennungssphäre der **Liebe** als grundlegend für das Selbstvertrauen von Individuen. Als Orte respektive Räume der Erfahrbarkeit der emotionalen Zuwendung galten für ihn zunächst die sog. Primärbeziehung der Herkunftsfamilie sowie die Intimbeziehungen in Partner_innenschaften. In späteren Werken erweiterte er diese Orte auf den Bereich enger freundschaftlicher Bindungen (Honneth 1994, S. 153, 2013, S. 232–317; Wimbauer 2004, S. 32, 2012, S. 32). Die Frage, die sich für die Forschenden im Kontext der vorliegenden Forschungsarbeit stellte, ist die, ob Pflegebedürftige eine Stärkung ihres Selbstvertrauens nicht auch aus der Interaktion mit Pflegenden oder anderen Bezugspersonen, wie sozialen Betreuer_innen aus Einrichtungen der LSBTI-*Community* wie bspw. AIDS-Hilfen, erfahren können. Einen Hinweis, dieser Fragestellung nachzugehen, gab den Forschenden die Fördernde Prozesspflege nach Monika KROHWINKEL, nach der insbesondere für diejenigen Pflegebedürftigen, die kaum noch oder keine privaten Beziehungen mehr haben, die Kontinuität und die Qualität der Beziehungen zu beruflich Pflegenden einen zentralen Stellenwert einnehmen (Krohwinkel 2008, S. 232). Ein weiterer Anlass, dieser Fragestellung nachzugehen, liegt für die Forschenden im Minderheitenstatus der untersuchten Gruppen lesbischer Frauen und schwuler Männer begründet. Insbesondere die in dieser Forschungsarbeit interviewten Generationen älterer lesbischer Frauen und schwuler Männer haben in ihren Biografien nicht selten massive Erfahrungen der Nicht-Anerkennung gemacht, sei es durch die Kriminalisierung und die daraus resultierende Verfolgung homosexueller Männer, die Nicht-Wahrnehmung lesbischen Lebens als eigenständige Lebensweisen, und/oder die gesellschaftliche Ächtung lesbischer Frauen und schwuler Männer, woraus oftmals auch schwierige oder zerbrochene Beziehungen zu den Herkunftsfamilien resultieren. Aufgrund der permanent von außen erfahrenen und zum Teil internalisierten Infragestellung ihrer Lebensweisen sind für diese Menschen anerkennende Beziehungsformen von besonderer Bedeutung, um ein gelingendes Vertrauen zu sich selbst entwickeln und fortführen zu können.

Die Analyseergebnisse der vorliegenden Forschungsarbeit geben in Hinblick auf die Beziehungen lesbischer und schwuler Pflegebedürftiger zu beruflich Pflegenden Anlass zu einer Erweiterung der von Honneth definierten Anerkennungsorte. Und das, obwohl es sich hierbei im Gegensatz zu den von Honneth beschriebenen Anerkennungssphären um asymmetrische Beziehungskonstellationen handelt, die in professionelles, von Machtstrukturen gekennzeichnetes Berufshandeln eingebunden sind. Beispielhaft wird eine solche Beziehung von einem befragten schwulen Mann in einer stationären Einrichtung beschrieben, der gemeinsam mit seinem Partner eine besondere Beziehung zu einer Pflegekraft pflegt, in der sich beide als homosexuelle Männer akzeptiert und angenommen fühlen, was ihr Vertrauen zu sich selbst stärkt (M6/348). Ausdruck ihres Vertrauens zu sich selbst ist u. a. auch ihr Vermögen, weniger anerkennende Verhältnisse oder gar Bemerkungen hinter ihrem Rücken schadlos ausblenden zu können (M6/104). Ebenso beispielhaft berichtet eine befragte Pflegefachkraft von einem freundschaftlichen Verhältnis zu den schwulen Bewohnern einer speziellen Pflege-WG, von denen sie oft eingeladen wird. Die gepflegte Gemeinschaft mit diesen Männern vermittelt ihr ein Wohlbefinden, welches reziprok auch auf die Bewohner wirkt (HG5/195). Im Sinne der Anerkennung kann umgekehrt eine fehlende oder gar ablehnende emotionale Bindung an Pflegende bei Pflegebedürftigen zu einer Gefährdung oder gar dem Verlust ihres Vertrauens zu sich selbst führen. So berichtet bspw. eine Pflegefachkraft von einer ablehnenden Haltung eines Teils ihrer Kolleg_innen gegenüber homosexuellen HIV-positiven Bewohnern, die bei einem dieser Bewohner dazu geführt hat, aus Angst vor negativen Reaktionen einen Teil seiner homosexualitätsbezogenen Symbole in seinem Bewohnerzimmer zu entfernen, was für eine Beeinträchtigung seines Selbstvertrauens spricht (HG2/89).

Bezüglich der Frage, ob jenseits der Pflegenden enge Bindungen auch zu betreuenden Personen aus Einrichtungen der LSBTI-*Community* förderlich für das Selbstvertrauen homosexueller Pflegebedürftiger wirken können, kann das Beispiel eines schwulen Bewohners in einer für HIV-positive Menschen integrativ offenen stationären Einrichtung herangezogen werden. Wie die bereits oben angeführte Pflegefachkraft berichtet, stellt der wöchentliche, mit gemeinsamen Ausflügen verbundene Kontakt zu einem sozialen Betreuer aus einer Beratungsstelle für schwule Männer eine wichtige Ressource für einen schwulen Bewohner dar (HG2/140). Die Auswirkungen dieser Beziehung auf das Selbstvertrauen des schwulen Bewohners sind vor dem Hintergrund der von der Pflegefachkraft beschriebenen ablehnenden Haltung einiger ihrer Kolleg_innen von besonderer Bedeutung.

Aus Sicht der Forschenden kann auf der Grundlage der Analyseergebnisse der vorliegenden Forschungsarbeit davon ausgegangen werden, dass Pflegebedürftige Interaktionen mit Pflegenden wie auch mit betreuenden Personen aus der LSBTI-*Community* als Anerkennung im Sinne einer emotionalen Zuwendung erfahren können, die sich positiv auf ihr Vertrauen zu sich selbst auswirkt. Demgegenüber können negative Auswirkungen auf dieses Vertrauen zu sich selbst auftreten, wenn Interaktionen mit Pflegenden von Ressentiments oder gar von Ablehnung geprägt sind. Mit einem solchen Ergebnis folgen die Forschenden dem Befund FRIESACHERS, nach dem sich Anerkennungsverhältnisse der emotionalen Zuwendung, wie sie von Honneth beschrieben wurden, in die „pflegerische Welt" übertragen lassen (Friesacher 2008, S. 294). Ein besonderer Aspekt dieser Übertragung liegt in der **Fürsorge** gegenüber Pflegebedürftigen, die ihre Autonomie – bezogen auf die hier befragten pflegebedürftigen lesbischen Frauen und schwulen Männer – aufgrund ihrer Abhängigkeit sowohl als Pflegebedürftige wie auch als Homosexuelle nur bedingt oder nicht mehr wahren können. In diesen Situationen sind für Pflegebedürftige der Bezug zu sich selbst wie auch der zu ihrer sozialen Umwelt an die Erfahrungen der Anerkennung gebunden (Friesacher 2008, S. 301–302). Wie anhand der genannten Beispiele gezeigt werden konnte, können beide Bezüge – zu sich selbst und zur sozialen Umwelt – durch anerkennende Interaktionen mit Pflegenden wie auch mit anderen nahestehenden betreuenden Personen positiv beeinflusst werden.

Was die Übertragung der Anerkennungssphäre der **sozialen Wertschätzung**, oder der **Solidarität**, wie Honneth diese Sphäre auch nennt, angeht, so stehen die Forschenden vor der Herausforderung der von HONNETH insbesondere in der neueren Entwicklung seiner Anerkennungstheorie vorgenommenen Engführung oder Spezifizierung dieser Anerkennungssphäre in den Bereich der Leistung als Erwerbstätige/r innerhalb der kapitalistischen Produktionsprozesse (Fraser und Honneth 2003, S. 162–189). Die Selbstbeziehung als erlebtes Selbstwertgefühl in diesem Verständnis resultiert aus der Erfahrung, Leistungen zu bringen oder besondere Fähigkeiten zu besitzen, die von der Gesellschaft als wertvoll anerkannt werden (Honneth 1994, S. 209–211). Demgegenüber fasste Honneth in früheren Werken unter den Begriff der sozialen Wertschätzung die Anerkennung von Individuen in ihrer Eigenschaft als Teil einer Wertegemeinschaft. In dieser weiteren Perspektive gilt die soziale Wertschätzung den besonderen „Eigenschaften, durch die Menschen in ihren persönlichen Unterschieden charakterisiert sind" (Honneth 1994, S. 197).

Eine Übertragung des neueren Begriffs respektive des neueren Honneth'schen Verständnisses von sozialer Wertschätzung in das vorliegende Untersuchungsfeld ist aus Sicht der Forschenden nicht möglich. Mit Ausnahme einer befragten pflegebedürftigen lesbischen Frau in der Assistenz und einer zweiten temporär noch berufstätigen Interviewprobandin spielt das Erwerbsleben in den vorliegenden Interviews keine Rolle mehr. Eine Rolle hingegen spielt die Anerkennung in ihrer Eigenart als Teil einer Solidargemeinschaft, die den Interviewproband_innen in ihrer Biografie aufgrund ihrer Homosexualität oftmals nur eingeschränkt zuteilwurde oder gänzlich versagt blieb. Das führte die Forschenden zu einer Fokussierung auf die o. g. frühere, breiter angelegte Definition Honneths.

In der vorliegenden Theorie der Anerkennung von Homosexualitäten in der Altenpflege geht es nicht um das Erbringen besonderer Leistungen oder um besondere Fähigkeiten der Pflegebedürftigen. Vielmehr geht es darum, sich als homosexueller Mensch als anerkanntes Mitglied der Gesellschaft zu fühlen und über dieses Gefühl sich selbst als wertvoll zu empfinden. Mit diesem Verständnis einer sozialen Wertschätzung weicht die vorliegende Anerkennungstheorie von der Honneths ab und setzt eigene Akzente. Soziale Wertschätzung, wie sie in dieser Forschungsarbeit verstanden wird, bedeutet, Pflegebedürftige in ihrer Homosexualität als solches anzuerkennen und ihnen das Gefühl zu geben, ein wichtiger Teil dieser Gesellschaft zu sein. Ausdruck einer solchen Wertschätzung ist bspw. die in dieser Forschungsarbeit aus der Analyse des Datenmaterials heraus beschriebene **proaktive Berücksichtigung von Homosexualitäten** in der Altenpflege. Damit bekommt die Homosexualität von Individuen einen Stellenwert, der als relevant für die Betreuung und Pflege dieser Menschen betrachtet wird. Ausdruck der damit verbunden Solidarität ist u. a. die nach außen sichtbare Bewerbung von Pflegediensten und stationären Einrichtungen für die Zielgruppen homosexueller Menschen, bspw. durch das sichtbare Anbringen von Regenbogenaufklebern an der Eingangstür oder die Teilnahme an den örtlichen Paraden zum *Christopher-Street-Day*, wie es in einigen Interviews beschrieben wurde. Weiter gehender drückt sich eine solche Solidarität in der konzeptionellen Ausrichtung der Pflege auf homosexuelle Menschen oder in der Etablierung von speziellen Einrichtungen für sie aus. Ein solcher proaktiver Einbezug der Homosexualitäten von Pflegebedürftigen kann als Ausdruck eines angewandten *Diversity*-Ansatzes in der Altenpflege gesehen werden, welcher die Pflegedürftigen in ihrer Eigenart und mit ihren Eigenschaften (Merkmalen) anerkennt und ihnen subjektorientiert begegnet. Beispielhaft hierfür steht die Aussage eines befragten pflegebedürftigen schwulen Mannes, dessen Partner über einen an der Eingangstür angebrachten Regenbogenaufkleber auf einen Pflegedienst aufmerksam wurde. Die wahrgenommene Botschaft des Aufklebers lautete für beide, von diesem Pflegedienst als homosexuelle Menschen willkommen geheißen zu werden, und eine Begegnung in ihrer gleichgeschlechtlich liebenden sexuellen Identität zu erfahren. Beides bewahrheitete sich in der Pflegebeziehung, was sich förderlich auf das Selbstwertgefühl der beiden Männer auswirkte (H6/21). Ebenso geben die Beschreibungen derjenigen hier befragten schwulen Männer, die in speziellen Einrichtungen leben, einen deutlichen Hinweis auf eine konzeptionell angelegte Wertschätzung ihrer Lebensweisen.

Bezüglich der dritten von Honneth formulierten Anerkennungssphäre, der **rechtlichen Gleichstellung**, auch als **kognitive Achtung** benannt (Honneth 1994, 173–183, 211), geht es, auch in Anlehnung an FRIESACHER, in der Pflege um die Erfahrung sozialer Gerechtigkeit respektive sozialen Unrechts. Werden Individuen legitime Ansprüche auf eine subjektorientierte Pflege verwehrt oder werden diese Ansprüche bewusst oder unbewusst gar als nicht legitim betrachtet, so kann das zu einer Verletzung der persönlichen Integrität Pflegebedürftiger führen (Friesacher 2008, S. 304; Honneth 2003a, 154–155, 166–177). In Anlehnung an Honneth bezieht sich FRIESACHER in seiner Anwendung der Anerkennungssphäre der rechtlichen Gleichstellung auf strukturelle Bedingungen der Pflege, wie bspw. Personalstrukturen und gegebene Machtstrukturen in der Pflege sowie das Verhältnis von Weiblichkeit zu Männlichkeit unter Pflegenden (Friesacher 2008, S. 304). Aus Sicht der Forschenden, basierend auf den Analyseergebnissen der vorliegenden Forschungsarbeit, bedarf das Verständnis einer rechtlichen Gleichstellung in Bezug auf die Homosexualitäten Pflegebedürftiger, einer Erweiterung im Sinne einer theoretischen und konzeptionellen Beachtung ihrer Lebensweisen in der Theorie und Praxis der Pflege. Wie ebenso gezeigt werden konnte, erfahren eine diesbezügliche Anerkennung nur diejenigen der befragten Interviewproband_innen, die in speziellen Einrichtungen für schwule Männer leben oder von integrativen Pflegediensten versorgt werden, für die die Homosexualitäten von Pflegebedürftigen ein für die Pflege relevanter Aspekt darstellt. Jedoch ist, wie gezeigt wurde, bei integrativen Einrichtungen nicht in jedem Fall auf ein Betreuungs- und Pflegeverhältnis der Anerkennung zu schließen, wie das Beispiel einer integrativen Einrichtung für HIV-positive Menschen zeigt, in der homosexuelle HIV-positive Bewohner offensichtlich diskriminiert werden (HG2). Prinzipiell jedoch kann nicht gesagt werden, dass homosexuellen Pflegebedürftigen in integrativen und herkömmlichen Pflegediensten und stationären Einrichtungen nicht akzeptierend begegnet wird. Auch ist nicht davon auszugehen, dass diese sich dort nicht wohlfühlen. Jedoch bleibt trotz Akzeptanz, wie die Ergebnisse dieser Forschungsarbeit zeigen, oftmals ein

Einbezug oder die Beachtung der Homosexualitäten in der Betreuung und Pflege aus. Mit einem solchen Ausbleiben ist die soziale Integration homosexueller Menschen im Sinne der Anerkennungstheorie Honneths und einer kritischen Theorie der Pflegewissenschaft nach Friesacher gefährdet. Eine solche fehlende kognitive Achtung bleibt bereits in der Theorie und in den Konzepten pflegerischen Handelns aus, wie in Kapitel 1.0 zur Rahmung des Forschungsfelds gezeigt wurde. Die in dieser Forschungsarbeit befragten Pflegefachkräfte berichten fast ausnahmslos, wenig bis kein Wissen über die Geschichte der Homosexualitäten und der Biografien homosexueller Menschen in ihrer Ausbildung vermittelt bekommen zu haben. Konzepte der Kultursensiblen Pflege wie auch die sog. *Diversity*-Ansätze basieren noch immer weitestgehend auf der kulturellen Andersartigkeit aufgrund der nationalen Herkunft oder der Religion. Der gleichwertige Einbezug weiterer Merkmale wie Alter, Geschlecht, sexuelle Orientierung, Behinderung und Fähigkeiten, Religion, soziokultureller Hintergrund und Hautfarbe, wie ihn van KEUK et. al. allgemein für den klinischen sozialen Alltag formulieren (van Keuk et al. 2011), scheint in den Konzepten der Altenpflege noch nicht angekommen zu sein.

Abschließend kann gesagt werden, dass die Anerkennungstheorie Honneths zwar nicht 1:1, jedoch in ihrem theoretischen Ansatz weitestgehend für die Analyse des empirischen Materials zur Untersuchung der Lebenssituation lesbischer Frauen und schwuler Männer in ambulanter und stationärer Altenpflege herangezogen werden kann. Die hier in dieser Arbeit formulierte Anerkennungstheorie von Homosexualitäten in der Altenpflege zeigt auf, dass und wie das **Selbstvertrauen**, die **Selbstwertschätzung** und die **Selbstachtung** homosexueller Pflegebedürftiger **durch die Anerkennung** von Homosexualitäten in der Altenpflege gefördert werden können. Auch konnte gezeigt werden, dass ein Ausbleiben der Anerkennung in einer oder auch in allen drei benannten Sphären zu einer Beschädigung des Selbstbezugs pflegebedürftiger homosexueller Menschen führen kann. Damit bestätigt sich für die Forschenden die von WIMBAUER erfolgte Einschätzung der Anerkennungstheorie als eine soziologisch höchst relevante Theorie (Wimbauer 2012, S. 42). Aus Sicht der Forschenden ließe sich diese Theorie auch in anderen Bereichen der empirischen Forschung anwenden, ähnlich wie die der Bewusstheitskontexte, die im folgenden Kapitel diskutiert wird.

Bei der Anerkennung von Homosexualitäten in der Altenpflege geht es weniger darum, freundschaftliche Verhältnisse zwischen Pflegenden und Pflegebedürftigen zu pflegen, obgleich das, wie das Beispiel oben zeigt, durchaus möglich sein kann. Vielmehr geht es für die betroffenen Pflegebedürftigen darum, Achtsamkeit und Empathie in der Zuwendung sowie fürsorgendes Handeln in der Betreuung und Pflege durch Pflegende zu erfahren. Pflegerisches Handeln gegenüber homosexuellen Pflegebedürftigen bedeutet, diese in ihrer Eigenart zu erkennen, ihnen zu begegnen und sie durch ihre Haltungen und ihr Handeln in ihrer Lebensweise zu bestätigen. Wie ebenso anhand der Analyseergebnisse gezeigt wurde, kann eine solche intersubjektive Bestätigung durch das Erfahren von Liebe (Fürsorge), Recht und Wertschätzung im o. g. Sinn von den homosexuellen Pflegebedürftigen sowohl kognitiv als auch leiblich erfahrbar sein.

7.2 Bewusstheitskontexte als sensibilisierendes Konzept

Wie im Kapitel 4.0 zum Forschungsprozess beschrieben, entschlossen sich die Forschenden der hier formulierten Anerkennungstheorie von Homosexualitäten in der Altenpflege mit den Bewusstheitskontexten, basierend auf Barney G. GLASER und Anselm STRAUSS (1965; 1974) sowie auf Ken PLUMMER (1973), ein im Sinne der *Grounded Theory* im *Postmodern Turn* nach Adele CLARK (Clarke 2012) sensibilisierendes Konzept zur Seite zu stellen. Das sensibilisierende Moment dieser Bewusstheitskontexte liegt darin, über ihre Anwendung unterschiedliche, parallel zueinander mögliche offene, teiloffene oder geschlossene Umgangsweisen mit der Homosexualität darzustellen, welche sich jeweils auf die Interaktionen im Pflegesetting auswirken. Mit dieser Darstellung ist eine Analyse der Umgangsweisen mit der homosexuellen Identität und deren Konsequenzen für die Interaktionen und deren Akteur_innen im Pflegesetting möglich. Darin liegt auch der Erkenntnisgewinn dieses sensibilisierenden Konzepts.

Wie gezeigt wurde, stellen die gelebten Bewusstheitskontexte Handlungsweisen homosexueller Menschen dar, die aus ihren biografischen Erfahrungen resultieren. Im Sinne des Symbolischen Interaktionismus bestimmen erwartbare Reaktionen das gegenwärtige Verhalten. Das zeigt sich besonders in den beschriebenen Öffnungen teilweise oder gänzlich geschlossener Bewusstheitskontexte im Pflegesetting. Die Beweggründe dieser Öffnung geben Hinweise darauf, wie ein Pflegesetting gestaltet werden kann, damit teilweise oder gänzlich versteckt lebende homosexuelle Pflegebedürftige sich gegenüber ihrem Umfeld öffnen können, sofern sie es möchten. Das betrifft auch Pflegende gegenüber ihren Kolleg_innen, wobei deren Öffnung nicht Gegenstand dieser Untersuchung ist.

Mit dem o. g. Erkenntnisgewinn scheint den Forschenden das sensibilisierende Konzept der Bewusstheitskontexte über die von Glaser und Strauss beschriebene Interaktion mit Sterbenden und deren Übernahme in den Bereich der Interaktion mit Homosexuellen durch Plummer hinaus anwendbar auf den Umgang mit anderen ebenso tabuisierten Gruppen und Themen und deren Wahrnehmung oder Nichtwahrnehmung in Interaktionen zu sein.

7.3 Homosexualitäten im Kontext der Bedürfnislagen und der Angebote in der Altenpflege

Die empirischen Ergebnisse der vorliegenden Forschungsarbeit verweisen auf strukturelle, prozessorientierte und personale Ressourcen und Defizite in den Pflegesettings, die eine Anerkennung homosexueller Lebensweisen in der Altenpflege ermöglichen oder verhindern. Die Ergebnisse eröffnen und stützen den fachlichen und gesellschaftlichen Diskurs um die **Aufrechterhaltung der Würde pflegebedürftiger Menschen** im Allgemeinen und homosexueller Pflegebedürftiger im Besonderen. Solange gesellschaftliche und strukturelle Problemlagen der Altenpflege, wie bspw. die Stigmatisierung von Alten, Pflegebedürftigen, Behinderten oder HIV-Positiven und die strukturellen Bedingungen der Personalknappheit und der Feminisierung der Pflege, nicht gesamtgesellschaftlich gelöst werden, solange kann das Ziel einer subjektorientierten und insbesondere einer Homosexualitäten anerkennenden Altenpflege vielerorts nicht erreicht werden. Bei der Fülle an Aufgaben, Anforderungen und Verantwortungen sowohl der Einrichtungen als auch der Pflegenden dürfen eine subjektorientierte Wahrnehmung und ein entsprechendes Pflegehandeln nicht als Belastung, als Luxus für wenige Pflegebedürftige oder als altruistische, ehrenamtliche Aufopferung Pflegender wahrgenommen werden. In der Folge entstünden so weiteres Ungleichheitsempfinden und fehlende Anerkennung. Vielmehr muss eine **subjektorientierte Pflege** jeder und jedem Pflegebedürftigen in ihrer und seiner Individualität zukommen.

Die vorliegenden Ergebnisse verweisen nicht allein auf die bestehende Intersektionalität aufgrund der Merkmale der Pflegebedürftigkeit und der Homosexualitäten, sondern ebenso auf weitere Merkmale, bspw. Behinderung oder HIV-Infektion. Wie in Kapitel 3.3 gezeigt wurde, hemmen oder schädigen fehlende oder reduzierte Ressourcen den Identitätsprozess eines Menschen. Wenn manche Ressourcen aufgrund von Alter und Pflegebedürftigkeit faktisch nicht mehr bestehen (können), dann formuliert sich im solidarischen Prinzip für die Gesellschaft und für die helfenden und heilenden Professionen daraus die Aufgabe, die Pflegebedürftigen darin zu unterstützen, die noch bestehenden Ressourcen weitestgehend zu erhalten oder teilweise wiederzuerlangen. Hierdurch können weitere Gefährdungen und Verlusterleben der eigenen Identität als pflegebedürftiger Mensch kompensiert oder bestenfalls reduziert werden. Durch die Intersektionalitäten stehen den homosexuellen Pflegebedürftigen weniger gesellschaftliche und individuelle Möglichkeiten zur Verfügung, Ressourcen für die Aufrechterhaltung der eigenen Identität bewahren oder nutzen zu können. Mehrfachstigmatisierungen können diese Reduzierung von Ressourcen und deren Nutzung potenzieren. Demnach wird bei einer Umsetzung der Theorie der Anerkennung von Homosexualitäten in der Altenpflege ebenso die Frage und zugleich die Forderung nach Anerkennung insbesondere der Personengruppen der Frauen, der HIV-positiven Menschen, der alten und (körper-)behinderten Menschen u. v. m. in der Altenpflege und zugleich in der Gesellschaft aufgeworfen. Hierzu bedarf es weiterführender interdisziplinärer Forschungen, wie sich Stigmabewältigungs- und Identitätsprozesse in ihrer sozialen und psychologischen Komplexität bei den Menschen vollziehen. Anders gefragt: Warum erwachsen für manche Betroffene aus Mehrfachstigmatisierungen Multiproblemlagen, für andere jedoch nicht?

Die vorliegenden Ergebnisse konnten die Varianz an **Bedürfnissen** und **Wünschen** der lesbischen und schwulen Pflegebedürftigen nach **Diskriminierungsfreiheit, Sicherheit, sozialer Integration** und weitgehender **Fortführung ihrer Lebensgewohnheiten** aufzeigen, was bereits bestehende Forderungen nach speziellen Einrichtungsangeboten und nach Öffnungen der Regelversorgung untermauert (Plötz 2006, S. 228–229; Schmauch und Braukmann 2007, S. 53; Gerlach und Szillat 2017, S. 225–230). Wenn bei einem Teil der befragten lesbischen und schwulen Pflegebedürftigen das spezifische Bedürfnis besteht, sich **unter Gleichgesinnten** aufzuhalten, mit diesen ihre Freizeit zu gestalten und/oder in **speziellen**

Pflege- oder Wohneinrichtungen für lesbische Frauen und/oder schwule Männer zu leben, dann handelt es sich um Bedürfnisse, die im Kontext der politischen und gesellschaftlichen Rahmenbedingungen eines gelebten Lebens entstanden sind. Anders ausgedrückt, Politik und Gesellschaft haben dazu beigetragen, dass ein Teil der homosexuellen Pflegebedürftigen sich ausschließlich untereinander sicher und geschützt fühlt. Diese Menschen haben insbesondere im Alter das Bedürfnis, die noch verbleibende Lebenszeit in Frieden und im erfahrbaren Respekt vor dem (eigenen) gelebten Leben zu verbringen. Einem Teil der in dieser Forschungsarbeit befragten homosexuellen Interviewproband_innen erscheint ein solch spezifisches Bedürfnis befremdlich oder sogar ihrem gesellschaftspolitischem Integrationsgedanken zuwiderlaufen. Teils haben sie ihr Leben lang integrativ gelebt, sodass es ihrer Gewohnheit entspricht, dies auch für die Pflegebedürftigkeit oder das Wohnen im Alter anzustreben. Beide Bedürfnisse – das Bedürfnis, in speziellen, ausschließlich für homosexuelle Menschen vorgehaltenen Einrichtungen zu leben, wie auch das Bedürfnis, in einer integrativen Einrichtung unter ansonsten heterosexuellen Menschen zu leben – sind für sich genommen legitime Bedürfnisse, denen es zu begegnen gilt, und die ihre jeweiligen Entstehungskontexte haben. Der Wunsch nach speziellen Einrichtungen, mindestens jedoch nach solchen, die sich erkennbar integrativ für homosexuelle Menschen geöffnet haben, hängt u. a. auch damit zusammen, dass das Lebensumfeld in der altersbedingten Abhängigkeit eine andere Rolle spielt als in der gegebenen Mobilität jüngerer Lebensjahre. Dem Teil der Menschen, der das Bedürfnis nach einer speziellen Wohn- oder Pflegeeinrichtung hat, eine „Ghettoisierung" oder das Schaffen einer Parallelwelt vorzuwerfen, erscheint vor dem Hintergrund jahrzehntelanger gesellschaftlicher und staatlicher Diskriminierung und Stigmatisierung Homosexueller als blanker Zynismus gegenüber den Betroffenen. Es ist gleichwohl nachvollziehbar, dass ein Teil der älteren Lesben und Schwulen spezielle Einrichtungen für sich ablehnt, weil sie ihre erkämpften Freiheiten integrativ im Leben nutzen konnten. Anderen bleibt dies aus unterschiedlichen Gründen verwehrt. Vielen der in dieser Forschungsarbeit befragten lesbischen und schwulen Interviewproband_innen gelang es aus vielschichtigen Gründen nicht, eine gänzlich offene Umgangsweise mit ihrer Homosexualität zu leben. Ein spezifisches Bedürfnis, unter Gleichgesinnten leben zu wollen, ist zum Teil in den Erfahrungen des gesellschaftlichen Ausschlusses und damit einhergehender Verletzungen begründet. Ein bewusstes Vorenthalten einer Förderung spezieller oder integrativer Strukturen in der Altenhilfe verkennt den Anspruch einer individuellen, bedürfnisorientierten Pflege und Betreuung. Die Autonomie und Individualität homosexueller Pflegebedürftiger in ihrer Unterschiedlichkeit bliebe weiterhin in der Altenpflege unberücksichtigt und missachtet. Gleiche Bedingungen in der Altenpflege für alle Menschen zu schaffen, umfasst **ungleiches und zugleich gleichwertiges Handeln**, das den unterschiedlichen Bedingungslagen der Menschen weitestgehend gerecht wird. Das bedeutet auch, die Bedürfnislagen pflegebedürftiger Lesben und Schwuler in ihrer Unterschiedlichkeit als praxisrelevant zu erkennen und anzuerkennen.

Obwohl lesbische und schwule Pflegebedürftige eine Minderheit unter den Pflegebedürftigen und in sich heterogene Gruppen darstellen, bietet strukturell bedingt die aktuelle geringe Anzahl spezieller und integrativer Einrichtungen und Angebote vielerorts in Deutschland **keine faktische Wahlmöglichkeit**. Ein eingeschränkter Aktionsradius und die geringe Quantität sowohl an speziellen als auch an integrativen Angeboten erschweren es den Pflegebedürftigen, ihre Pflegesituation situativ, selbstständig und autonom sowie weitgehend identitätserhaltend zu gestalten. Die Abhängigkeit von der regionalen Pflegestruktur ist in der Regel komplett oder teilweise vorgegeben, selbst wenn persönliche soziale Ressourcen bestehen. Das lässt den Rückschluss zu, dass eine **zusätzliche Öffnung der Regelversorgung** von herkömmlichen Pflegeeinrichtungen und -diensten unabdingbar ist, um perspektivisch eine Anerkennung von Homosexualitäten in der Altenpflege zu gewährleisten. Hierzu scheinen ein anhaltender politischer und gesellschaftlicher Wille und Druck, wie auch die Initiative der LSBTI-*Community* vor Ort notwendig, damit die Einrichtungen der Altenpflege Homosexualitäten potenziell und tatsächlich für alle Beteiligten *top to down* erfahrbar anerkennen. Wenn Sensibilisierungen und Informationen sowie pflegefachliche und gesellschaftspolitische Einflussnahmen nicht intensiviert werden, bleibt weiterhin teils das Fehlen von Einsicht und Verständnis sowie der Motivation der Einrichtungsträger als große Hürde einer Inklusion homosexueller Pflegebedürftiger bestehen.

Für die Mehrheit der homosexuellen Pflegebedürftigen bleibt strukturell bedingt als Ausblick die gesellschaftliche Initiierung und Realisierung **integrativer Einrichtungsangebote**. Haltung, Handeln und Politik der Integration oder der Inklusion von Homosexualitäten werden nicht durch eine Aufgliederung in spezielle Gruppen, Angebote und Einrichtungen geschmälert. Vielmehr liegt das inklusive Moment im Zulassen spezieller Angebote, deren Vernetzung und soziale Einbindung zu anderen, integrativen Angeboten unter der Maßgabe stattfindet, an den unterschiedlichen Subjekten orientiert zu sein und die Homosexualitäten anzuerkennen. Ein Teil der pflegebedürftigen Proband_innen sowie die im Kapitel zum Forschungsstand beschriebene Studienlage zeigen, dass LS(BTI)[181]-Personen mehrheitlich integrative Pflegeeinrichtungen präferieren. Trotzdem bleibt das Bedürfnis, zum einen sich nicht als einzige Lesbe oder als einziger Schwuler einer heteronormativen Dominanzgemeinschaft gegenüber wiederfinden zu müssen. Zum anderen besteht das Bedürfnis, dass das Pflegeumfeld die Homosexualitäten explizit anerkennt und berücksichtigt. Auch das stellt die Einrichtungen in der Praxis vor die Herausforderung, nach adäquaten Ansprech- und/oder Kooperationspartner_innen zu suchen, insbesondere dann, wenn mancherorts kein Pendant der LSBTI-*Community*

---

181 Die Einklammerung von BTI basiert auf der Basis der hier untersuchten Gruppen von Lesben und Schwulen. Die vorliegenden Untersuchungsergebnisse können für andere sexuelle Minderheiten zwar richtungsweisend sein, jedoch bedarf es eigener Untersuchungen zu deren Validierung respektive zum Generieren von Spezifitäten. Bisher nur eine quantitative Studie in Deutschland hat die Gruppe der intersexuellen Menschen mit in eine Befragung zur Altersperspektive mit aufgenommen (Ministerium für Integration, Familie, Kinder, Jugend und Frauen Rheinland-Pfalz 2015).

existiert. Hier könnten überregionale Ansprechpersonen oder Kompetenzzentren hilfreich sein, die in solchen Fällen aktiv den Einrichtungen zur Seite stehen.

Die vorliegenden Ergebnisse haben klar aufgezeigt, dass es lesbischen und schwulen Pflegebedürftigen in den unterschiedlichen Pflegesettings als solche nach einer weitgehenden **Sichtbarkeit** und/oder nach **Fortführung ihrer gewohnten Umgangsweisen mit der eigenen Homosexualität** verlangt. Das kann auch beinhalten, sich im Pflegeumfeld nicht als homosexueller Mensch zu erkennen geben zu wollen oder zu können und gleichwohl sich vor eventuellen Diskriminierungen im Falle eines Bekanntwerdens sozial und formal abgesichert zu wissen. Für die homosexuellen Pflegebedürftigen wird solange eine Unsicherheit bestehen bleiben, ob sie als solche in der herkömmlichen Altenpflege anerkannt sind, wie eine explizite Eindeutigkeit hierüber noch nicht hergestellt ist. Ebenso problematisch kann sich situativ das Einholen von Informationen zur Anerkennungspolitik einer Einrichtung darstellen. Dass eine solche informative Klarstellung als Holschuld oder gar als emanzipatorischer Prozess allein den Pflegebedürftigen aufgebürdet sein sollte, wie es sich bspw. beim strukturellen Umgang mit körperlicher Sexualität in Pflegeheimen verhält, kann im asymmetrischen Verhältnis zwischen Pflegebedürftigen und der Pflegestruktur bzw. dem Pflegepersonal zur Überforderung der Einzelpersonen oder ggf. zur Abschreckung einer Offenbarung führen. Wie aufgezeigt, reicht eine Homosexualitäten tolerierende oder akzeptierende Pflegehaltung allein nicht aus, um eine Anerkennung homosexueller Lebensweisen im Pflegesetting zur Entfaltung zu bringen. Es ist zudem davon auszugehen, dass in einer unbestimmten großen Anzahl von Pflegeeinrichtungen eine solche Basis der Toleranz oder Akzeptanz nicht besteht. Ein solcher Befund geht einher mit der in dieser Forschungsarbeit beschriebenen Unsichtbarkeit homosexueller Menschen in der Altenpflege, welche u. a. darauf basiert, dass auf der Grundlage heterozentrierter Annahmen Homosexualitäten erst gar nicht für möglich gehalten werden. Grund hierfür ist aber u. a. auch die oftmals vorgenommene und in dieser Forschungsarbeit anhand der beschriebenen Akquise belegte Gleichsetzung von tabuisierter körperlicher Sexualität und Homosexualität, womit den Betroffenen ihre homosexuelle Identität geraubt wird. In Anbetracht einer problematischen Informationseinholung durch die homosexuellen Pflegebedürftigen ist den Einrichtungen eine breitgestreute **Informationsweitergabe** über ihre Positionierung zu empfehlen. Den Einrichtungen ist angeraten, ein eindeutiges **Anerkennungsbekenntnis im Innen- und Außenverhältnis** umzusetzen, um den homosexuellen Pflegebedürftige Sicherheit zu vermitteln und Vertrauen aufbauen zu können. Eine diskriminierungsfreie Sicherheit für homosexuelle Pflegebedürftige muss in den Einrichtungen hergestellt sein, um Sichtbarkeiten zu ermöglichen und/oder die gewohnten Umgangsweisen mit der eigenen Homosexualität weitestgehend angstfrei fortführen zu können.

Die im Kapitel zum Forschungsstand beschriebenen **Befürchtungen von LSBTI-Personen** der aktuellen Studienlage, dass die Altenpflegeeinrichtungen ihre spezifischen Bedürfnisse nicht berücksichtigen und sie nicht diskriminierungsfrei versorgen würden (Gerlach und Szillat 2017, S. 215; Schmauch und Braukmann 2007, S. 49–50; Landeshauptstadt München 2004, S. 11), scheinen zum Teil begründet, wie die vorliegenden Ergebnisse aufzeigen konnten. Andernorts wird durch personenabhängige Faktoren eine Homosexualitäten akzeptierende Pflege durchgeführt, also mag die Versorgung diesbezüglich besser als ihr Ruf sein. Das Ergebnis, dass eben auch in integrativen Pflegeeinrichtungen teils diskriminierende Atmosphären bestehen oder spezifische Bedürfnisse nicht proaktiv subjektorientiert in den Pflegeprozess einbezogen werden, ist einerseits in Bezug auf die gefährdete Sicherheit und Sozialintegration der lesbischen, schwulen und teils HIV-positiven Pflegebedürftigen besorgniserregend. Andererseits deutet dieses Ergebnis darauf hin, dass sich eine integrative Öffnung prozesshaft vollzieht. Integration bzw. Inklusion ist nicht statisch als einmalige Formalität festgelegt, sondern kann nur über den alltäglichen Betriebs- und Pflegeprozess interaktiv verhandelt und gelebt werden. Ein Resultat der Inklusion bzw. der Anerkennung von Homosexualitäten in der Altenpflege gelingt nur, wenn es die Einrichtungen wiederum schaffen, konsequent und stetig alle Beteiligten (Pflegende, Bewohner_innenschaft, Angehörige und andere Bezugspersonen) in diesen Prozess einzubinden. Notwendig ist in diesem Zusammenhang, das aufgezeigte Spektrum an qualitätssichernden Maßnahmen zur Absicherung einer Anerkennung von Homosexualitäten in der Altenpflege dauerhaft umzusetzen, ganz im Sinne einer **nachhaltigen Qualitätssicherung**. Da in der vorliegenden Arbeit nicht die Konzepte oder Qualitäten von Einrichtungen der Altenpflege untersucht wurden, sind die Ergebnisse begrenzt aussagekräftig, wie auch die daraus resultierenden möglichen Empfehlungen. Vergleichende und evaluierende Studien für herkömmliche und integrative sowie spezielle Pflegeeinrichtungen sind nötig, damit eine Implementierung und nachhaltige Qualitätssicherung einer Homosexualitäten anerkennenden Versorgung in den Einrichtungen gelingen kann. Erste Anhaltspunkte bezogen auf eine spezielle Pflegeeinrichtung liefern die erwähnte GLESA- und in Folge perspektivisch die GLEPA-Studie[182] (Lottmann 2016).

Eine gelungene fortwährende **Vernetzungsarbeit** zwischen LSBTI-*Community* und Trägern der Altenhilfe und -pflege stellt sich ableitend aus den vorliegenden Ergebnissen perspektivisch als ein wichtiger Garant für eine Struktur- und Prozessqualität in der Anerkennung von Homosexualitäten in der Altenpflege dar.

Vielversprechend für eine nachhaltige Qualitätssicherung klingen in dem Zusammenhang Zertifizierungsprogramme einer lebensstilorientierten Pflege von LSBTI-Menschen, wie sie bspw. über den sogenannten „Regenbogenschlüssel" des Frankfurter Verbands (*„Pink Passkey"/Roze Lope*) angeboten werden (Linschoten et al. 2016) und zukünftig auch durch ein Modellprojekt der Schwulenberatung Berlin angeboten werden soll[183]. Die Organisator_innen des Frankfurter Verbands resümieren aus der bisherigen Zertifizierung zweier Pflegeeinrichtungen in Frankfurt am Main, dass u. a. ein lösungsorientiertes Arbeiten nach dem Diversitäten-

---

182 Online verfügbar unter https://www.ash-berlin.eu/forschung/forschungsprojekte-a-z/glepa/, zuletzt geprüft am 25.02.2018.
183 Online verfügbar unter http://www.schwulenberatungberlin.de/post.php?id=3205 #seitenanfang, zuletzt geprüft am 25.02.2018.

konzept die Teilhabe aller Pflegebedürftigen fördert (Linschoten et al. 2016, S. 238). Wie die Interviews mit den Pflegefachkräften der vorliegenden Forschungsarbeit belegen, weisen fast alle explizit auf eine fehlende Thematisierung homosexueller Pflegebedürftiger und ihrer Lebens- und Bedürfnislagen in der pflegefachlichen Grundausbildung hin. Lediglich die befragten homosexuellen Pflegefachkräfte berichteten davon, dass sie mithilfe interner oder externer Fortbildungen ihr Wissen, ihre Kenntnisse und ihr Verständnis über die Pflege von lesbischen und schwulen Pflegebedürftigen erweitern konnten. Das untermauert einmal mehr die Empfehlung hin zu einer expliziten und ausführlichen inhaltlichen **Verankerung der Thematik der Homosexualitäten in der Aus-, Fort- und Weiterbildung** der Pflege- und Gesundheitsberufe.

7.4 Kritische Betrachtungen der Ergebnisse in Hinblick auf die lesbische und schwule Community

Die empirischen Ergebnisse haben gezeigt, dass für einen Teil der pflegebedürftigen Lesben und Schwulen eine *Community-*/**Szene-Anbindung** eine wichtige soziale Ressource für den Erhalt ihrer homosexuellen Identität, des Zugehörigkeitsgefühls und für die soziale Integration darstellt. Somit werden andere Forschungsarbeiten und ihre Forderungen bestätigt[184], wonach der *Community* eine **Schlüsselrolle der Solidarität** und der selbsthilfebezogenen **sozialen Teilhabe** zukommt, für ältere LS(BTI)[185]-Personen adäquate (Gruppen-)Angebote zu initiieren und vorzuhalten. Zu den eingeforderten **speziellen und integrativen Angeboten** für lesbische und schwule Senior_innen gehören Wohnprojekte ebenso wie Angebote zur Kontakt- und Freizeitgestaltung sowie Beratungs- und Informationsangebote zum Themenbereich Gesundheit und Alter (Gerlach und Szillat 2017, 161, 191–192; Schmauch und Braukmann 2007, 42, 70–77; Plötz 2006, S. 230–233). Ziel der vorliegenden Forschung war zwar nicht, die lesbische oder schwule *Community* und deren Angebote in Hinblick auf die Zielgruppe älterer pflegebedürftiger Lesben und Schwule zu untersuchen, jedoch ergab die Analyse des Datenmaterials entsprechende Hinweise. Vielerorts, meist in Großstädten und Ballungsgebieten, bestehen Infrastrukturen der LSBTI-*Community* und -Szenen. Wo keine Einrichtung oder Initiative der *Community* besteht, kann sie infolgedessen nicht als emanzipatorisches Korrektiv oder solidarische Sensibilisierung vor Ort wirksam werden. Wie gezeigt

---

184 Wobei der aktuellen Studienlage ein *Bias* zugrunde liegt, der sich überwiegend aus LSBTI-Personen rekrutiert, die über die *Community-* oder Szeneanbindungen erreicht werden konnten.

185 Die Einklammerung von BTI basiert auf der Basis der hier untersuchten Gruppen von Lesben und Schwulen. Die vorliegenden Untersuchungsergebnisse können für andere sexuelle und geschlechtliche Minderheiten zwar richtungsweisend sein, jedoch bedarf es eigener Untersuchungen zu deren Validierung respektive zum Generieren von Spezifitäten.

werden konnte, fehlen zum Teil spezielle und integrative Angebote, die den unterschiedlichen Bedürfnis- und Lebenslagen lesbischer und schwuler Senior_innen, Pflegebedürftiger oder Behinderter gerecht werden.

Aufgrund vulnerabler Situationen, die eine Pflegebedürftigkeit herbeiführen können, und durch den eventuellen Verlust gleichaltriger Freund_innen und/oder Partner_innen fehlen Ansprechpersonen, die Verbindungen in die *Community* oder Szenen herstellen oder dazu ermutigen könnten. Wie empirisch gezeigt werden konnte, übernehmen mancherorts spezifische Angebote einer aufsuchenden Arbeit und Beratung oder Besuchs-/Begleitdienste für LSB-Senior_innen und/oder HIV-positive Pflegebedürftige eine solche Funktion des interaktiven Vertrauensaufbaus und der (Re-)Integration, um Einsamkeit und soziale Isolation abzuwenden. Dem gegenüber steht, dass nach Kenntnis der Forschenden deutschlandweit bisher nur wenig spezifische (Gruppen-)Angebote existieren. Nicht weil es den Bedarf hierfür nicht gäbe, vielmehr führen sich anscheinend **gesellschaftliche Wirkmechanismen der Stigmatisierung und Diskriminierung in Bezug auf Alter, Behinderung, Pflegebedürftigkeit und HIV-Infektion** in der LSBTI-*Community*/Szenen fort. Alter und Pflegebedürftigkeit als Lebensphase wird somit der einzelnen Lesbe oder dem einzelnen Schwulen in ihrer/seiner Selbstverantwortung überlassen, unabhängig davon, ob sie/er dazu in der Lage ist, sie zu bewältigen. Es ist kein neuer empirischer Befund, dass Stigmatisierungs- und Diskriminierungsprozesse innerhalb der LSBTI-*Community* und in den Szenen teils zum aktiven sozialen, (selbst-)stigmatisierten Rückzug von Lesben und Schwulen führen, der bereits zuvor, einhergehend mit dem Alter(n), aber auch teils erst während der Pflegebedürftigkeit beginnt. Der komplexe strukturelle Zusammenhang zwischen Alter, Körper, Pflegebedürftigkeit, Behinderung, Geschlecht/*Gender*, Sexualität und insbesondere der (Selbst-)Stigmatisierung zeigt einen Handlungsbedarf, **differenzierte Altersbilder und Körper-/Attraktivitätsnormen** gesellschaftlich in die Alltagspraxis umzusetzen, um die Individuen davor zu bewahren, sich automatisch sozial und kollektiv zurückzuziehen. Es lässt sich als eine **gesamtgesellschaftliche Aufforderung und Aufgabe** aus den vorliegenden Befunden rückschließen, dass bestehende stigmatisierende Alters- und Körperbilder abgebaut bzw. differenzierte Bilder zu Alter, Körper und *Gender* eröffnet werden.

Daraus lässt sich für die **Akteur_innen** sowie die **Nutzer_innen der LSBTI-*Community* sowie Szeneeinrichtungen** in ihrem Wirkungsfeld die ebenfalls bereits bekannte Forderung nach gelebter **Entstigmatisierung für mehrfach stereotypisierte Menschen** ableiten, damit dies in Folge ihnen nicht zur mehrfachen Benachteiligung gerät. Das trifft insbesondere für lesbische, schwule (bisexuelle, trans- und intergeschlechtliche) Senior_innen, Behinderte, HIV-Positive und weitere zu. Bei allem Verständnis gegenüber der bekundeten gesellschaftspolitischen Solidarität durch die abkürzende Bezeichnung LSBTI, darf die Wahrnehmung für die unterschiedlichen Bedürfnis- und Lebenslagen der Personengruppen nicht verloren gehen. Eine weiterhin einzufordernde Förderung von intergenerativen Begegnungen, ein **Sichtbarwerden und Sichtbarwerdenlassen** der unterschiedlichen Facetten des Alters, der Behinderung, der Erkrankungen oder von anderen Ungleichheitskategorien des menschlichen Lebens tragen dazu bei, dass die Menschen sich anerkannt und in ihrer Unterschiedlichkeit „normal" unter unterschiedlich Gleichgesinnten einer solidarischen Gemeinschaft bzw. Gesellschaft fühlen können (Lottmann 2016, S. 107; Krell 2014, S. 401; Bochow 2005, S. 354). Eine Wechselseitigkeit der Anerkennung kann dazu beitragen, dass sich die Menschen in ihrer Diversität begegnen und ihre eigene Unterschiedlichkeit zu anderen akzeptieren können. Schließlich profitiert die Gesamtheit und in Folge früher oder später jeder einzelne LSBTI-Mensch davon, wenn sich die *Community-*und Szene-Angebote **barrierefrei und diskriminierungsfrei** gestalten.

Es gilt für Akteur_innen und Nutzer_innen der *Community* selbstkritisch zu prüfen, welche der (Gruppen-)Angebote und interaktiven Begegnungen tatsächlich räumlich, organisatorisch und inhaltlich für Senior_innen, Behinderte und Pflegebedürftige barrierefrei sind. Während etwa zur Jugendarbeit mannigfaltiges *Know-how* besteht, braucht es Ebensolches für die Senior_innen, Behinderten und Pflegebedürftigen. Es dürfte sich künftig aus den Berufsfeldern der (Sozial-)Gerontologie und Geragogik (Senior_innenbildung) sowie Pflegewissenschaft zusammensetzen. So könnten adäquate Zugangswege und Angebote für LSBTI-Senior_innen und -Pflegebedürftige entwickelt und vorgehalten werden.

Eine Hürde wird sein, vor allem jene älteren pflegebedürftigen Lesben und Schwule in ihren Pflegesettings zu erreichen, die entweder keine Anbindung an die *Community* besitzen oder die trotzdem nichts von deren (Gruppen-)Angeboten erfahren. Eine **nachhaltige Informations- und Vernetzungsarbeit** von speziellen und integrativen Angeboten vor Ort und teils darüber hinaus erscheint erforderlich, damit nicht nur homosexuelle Pflegebedürftige, deren Angehörige, die kommunalen Altenpflegeeinrichtungen und weitere am Pflegeprozess beteiligten Berufsgruppen und Institutionen davon Kenntnis erlangen und Informationen weiterreichen oder in Anspruch nehmen können, sondern auch die verschiedenen örtlichen Initiativen und Gruppen der *Community* untereinander. Um diese bereits bekannten alltagspraktischen Hürden nicht systemimmanent fortzuführen, bedarf es, wie bereits erwähnt, sicherlich **regionaler Kompetenzzentren** oder **zentraler Ansprechpersonen** zur Thematik von Alter und Pflege von LSBTI vor Ort. Diese könnten in alle Richtungen und Ebenen vernetzend, vermittelnd, beratend, informierend und/oder begleitend wirken. Dem Beispiel einzelner AIDS-Hilfen oder Lesben- und Schwulenberatungsstellen folgend, könnten die örtlichen bzw. regionalen AIDS-Hilfen, Beratungsstellen oder Vereine ihr Aufgabenspektrum (*Portfolio*) entsprechend dahin gehend erweitern. Solche Ansprechpersonen oder Kompetenzzentren könnten in der *Community*, in der jeweiligen Kommune oder in Kooperation mit Wohlfahrtsverbänden oder privaten Träger_innen etabliert werden. Hierzu benötigt es eine hauptamtliche Struktur, einhergehend mit ehrenamtlichem Engagement, wie bspw. Besuchsdiensten, um qualitative Beratungs- oder Schlüsselfunktionen übernehmen zu können. Das heißt, deren Initiierung und Finanzierung sollte über die LSBTI-*Community* und über die für die Altenhilfestruktur verantwortlichen Kommunen und Länder erfolgen.

In Ergänzung oder in Kompensation einer eventuell fehlenden LSBTI-*Community* und Szene sowie ihrer Angebote kommt den **privaten sozialen Netzwerken** unter Gleichgesinnten eine zentrale Rolle der Fürsorge, der sozialen Integration und Solidarität sowie bei der Bestätigung der homosexuellen Identität der Pflegebedürftigen zu. Solche privaten Netzwerke können sich auch gemischt aus hetero- oder bisexuellen oder trans- oder intergeschlechtlichen Menschen zusammensetzen, wie dies insbesondere in Regionen oder Orten derzeit der Fall ist, in denen es nur eine überschaubare LSBTI-*Community* gibt. Wie die Empirie aufzeigen konnte, kann ein Teil der homosexuellen Pflegebedürftigen im Pflegesetting auf ein mehr oder weniger enges soziales und tragfähiges Netzwerk der Unterstützung durch die eigene Partnerin, den eigenen Partner, Freund_innen, Bekannte, Nachbar_innen oder die Herkunftsfamilie zurückgreifen. Anderen homosexuellen Pflegebedürftigen steht ein solches Netzwerk oder ein hieraus kombinierter Unterstützungsmix nicht oder nicht mehr zur Verfügung. Einen Ausblick könnten Ansätze eines speziellen und integrativ angelegten **Quartiermanagements** sein, dass homosexuelle Pflegebedürftige, wenn gewünscht, weitgehend in gewohnten sozialen Strukturen hält. Ferner böte sich für jenen Teil der Lesben und Schwulen, der die lesbische oder schwule *Community* als Solidargemeinschaft empfindet, die Stärkung und Fortentwicklung des Gedankens der „**sorgenden Gemeinschaften**"[186] als eine lebenspraktische Perspektive der unterstützenden (Teil-)Versorgung an. Sorgende Gemeinschaften können aus sich heraus entstehen, bspw. bei einer Freund_innenschaft, oder sie könnten über spezielle Nachbar_innenschaftshilfe, Begleit- und Besuchsdienste, Telefonketten in Senior_innengruppen etc. initiiert und ggf. begleitet werden.

Vorgenannte Empfehlungen für die Anerkennung und Inklusion homosexueller Pflegebedürftiger in der *Community* können vermutlich an vielen Punkten um die Lebenswelten von älteren bisexuellen, trans- und intergeschlechtlichen Menschen ergänzt und insgesamt auch auf das Feld der Senior_innenhilfe bezogen werden. Allerdings fehlen hierzu entsprechende Forschungen.

7.5 Pflegerisches Handeln im Kontext einer Theorie der Anerkennung von Homosexualitäten in der Altenpflege

Pflegende befinden sich in einer Doppelposition, sowohl auf der Ebene der Organisation von Pflege als auch auf der Ebene ihrer Durchführung. Wie anhand der Ergebnisse aufgezeigt werden konnte, ist eine Homosexualitäten anerkennende Pflege von Pflegebedürftigen nur möglich, wenn es einen entsprechenden **Theorie-Praxis-Transfer** gibt. Das heißt, die Anerkennung von Homosexualitäten muss pflegekonzeptionell gefasst sein, um sich nachhaltig in der Pflegeorganisation und im pflegerischen Handeln der Pflegenden abbilden zu können. Nur über diesen

---

186 Bezüglich des Konzepts der sorgenden Gemeinschaft sei auch auf den aktuellen 7. Bundesaltenbericht verwiesen, der dies unter anderem in den Fokus stellt.

Transfer kann pflegerisches Handeln in Bezug auf die Versorgung von homosexuellen Menschen die Widersprüchlichkeit zwischen der Anwendung von Wissen und dem Fallverstehen überwinden.

Die vorliegenden Ergebnisse bestätigen die Notwendigkeit für Pflegende in der Altenpflege, sich theoretisch sowie praktisch mit der Anerkennung von Homosexualitäten zu befassen. In Anbetracht eines **bestehenden Minderheitenstresses**, aufgrund der Stigmatisierungen und erfahrenen oder erwarteten Diskriminierungen fällt eine identitätsfördernde Pflege homosexueller Pflegebedürftiger in den mitverantwortlichen Bereich der psychischen, physischen und sozialen **Gesundheitserhaltung**. Aus Sicht der Forschenden können die in dieser Forschungsarbeit formulierten Ergebnisse der Theorie einer Anerkennung von Homosexualitäten in der Altenpflege die Grundlage für weiterführende Diskurse in der Theorie und der Praxis der Altenpflege bilden. Mit diesen bundesweit erstmals in einem solchen Umfang vorgelegten Ergebnissen können künftige pflegetheoretische und konzeptionelle Überlegungen dahin gehend geführt werden, wie die Theorie und die Praxis der Altenpflege eine Kultur der Offenheit gegenüber homosexuellen Lebensweisen gestalten können. Hierbei spielt die Frage einer identitätsfördernden Betreuung und Pflege, unter Beachtung der unterschiedlichen biografischen Bezüge, eine besondere Rolle. Maßgabe ist eine identitätsfördernde Pflege, die am Subjekt orientiert ist.

Unterschiedliche **konzeptionelle Ansätze** können zielführend **zur Inklusion homosexueller Pflegebedürftiger** führen, wenn sie dazu dienen, die unterschiedlichen Lebenswelten von Lesben und Schwulen für das Pflegesetting in den Blick zu nehmen. Wie gezeigt wurde, werden konzeptionelle Überlegungen einer kultursensiblen Pflege, in ihrem herkömmlichen Verständnis auf der Kultur der nationalen Herkunft aufbauend, diesem Anspruch nicht gerecht. Ein zielführender Ansatz wäre die konzeptionelle Entwicklung eines *Diversity*-Ansatzes speziell für die Altenpflege, welcher unterschiedliche Merkmale des menschlichen Seins (s. o.) einbezieht. Gewohnte pflegerische Perspektiven auf den Pflegeprozess und den pflegebedürftigen Menschen können mithilfe eines solchen Konzepts überdacht werden, oder zu anderen, eventuell neuen Perspektiven und Herangehensweisen anregen. Für Pflegende bedeutet ein solches Konzept u. a. ihre Sensibilisierung für unterschiedliche Merkmale, womit die stetig notwendige Selbstreflexion der eigenen Denk- und Handlungsweisen angeregt werden soll. Ein solcher *Diversity*-Ansatz, wie oben bereits anhand von van Keuk et. al angeführt, berücksichtigt gleichermaßen die Merkmale eines pflegebedürftigen Menschen wie Geschlecht/*Gender*, sexuelle Orientierung, körperliche Sexualität, soziale und kulturelle Herkunft, Ethnie, Religion, um subjektbezogen individuelle, spezifische Bedürfnisse, Ressourcen und/oder Einschränkungen Pflegebedürftiger im pflegerischen Handeln wahrzunehmen und diese einzubeziehen. Die Merkmale der geschlechtlichen und sexuellen Identitäten aus gesundheitspolitischer und -fördernder Perspektive zu betrachten, bedeutet identitätserhaltende Maßnahmen für lesbische und schwule Pflegebedürftige integrativ bzw. speziell auszuformulieren und pflegekonzeptionell anzubieten. Allein die Perspektive Geschlecht/*Gender* darf nicht den Blick verengen bzw. andere Ungleichheitsmerkmale ignorieren oder vernachlässigen. Durch eine

Homosexualitäten anerkennende Pflege und deren konzeptionelle Verankerung wird nicht nur die Inklusion von LS(BTI) in der Pflegepraxis befördert, sondern auch eine weitere Basis eröffnet, bspw. die körperlichen Sexualitäten heterosexueller Pflegebedürftiger und deren teils ebenso von der Heteronormativität abweichende Bedürfnisse und Lebensgestaltungen zu berücksichtigen.

Die von Anna GOGL auf Grundlage ihrer Einzelfallstudie verfassten Ziele einer „verstehenden Pflege" konnten durch die vorliegenden Ergebnisse einer Theorie der Anerkennung von Homosexualitäten bestätigt und ergänzt werden. So beziehen sich ihre Ziele auf die Steigerung der subjektiven Lebenszufriedenheit, das Lindern des Leidens und die Stärkung des Selbstwertgefühls der homosexuellen Pflegebedürftigen durch das pflegerische Handeln (Gogl 1998, S. 231). Das Ziel einer identitätsfördernden Pflege jedoch ist umfänglicher, es ist auf die Anerkennung von Homosexualitäten ausgerichtet, was in der Konsequenz zu einer **fürsorglichen Bestätigung** und Steigerung bzw. zum Erhalt des **Wohlbefindens** homosexueller Pflegebedürftiger führt. In Folge wiederum ergibt sich bestenfalls eine angstfreie Sichtbarkeit, soziale Integration sowie Aufrechterhaltung der homosexuellen Identität der Pflegebedürftigen.

Die vorliegenden Ergebnisse zeigen auch auf, dass bereits bestehende Pflegekonzeptionen eine identitätsfördernde Pflege von Lesben und Schwulen ermöglichen können. So ist es bspw. anhand der ABEDL-Struktur von Monika Krohwinkel (2008, 2013) durchaus möglich, die pflegerelevanten spezifischen Bedürfnis- und Lebenslagen homosexueller Pflegebedürftiger zu erheben und im Pflegeprozess zu berücksichtigen. Um jedoch **professionelle Handlungsketten** auch für homosexuelle Pflegebedürftige zur Geltung kommen zu lassen, bedarf es, wie bereits erwähnt, der **Befähigung von Pflegenden** über die Aus-, Fort- und Weiterbildung. Wie aufgezeigt werden konnte, gilt es zur weiteren **Sensibilisierung und Kompetenzerweiterung** von Pflegenden, die Thematik einer Anerkennung von Homosexualitäten in der Altenpflege differenziert in die Curricula der Pflege (und der sozialen Berufe) sowie in den Pflegelehrbüchern zu verankern. Die Forderung nach Vermittlung von Wissen und Kenntnissen über die homosexuellen Lebenswelten, wie sie u. a. GOGL einst erhob, behält ihre Aktualität und ist zu bekräftigen. Demnach sollen Pflegende des Weiteren zur Reflexion ihrer Haltung angehalten und für einen sensiblen verstehenden Umgang mit homosexuellen Pflegebedürftigen ausgebildet werden (Gogl 1998, S. 232–233). Konkretisieren und ergänzen lässt sich diese Forderung im Sinne der **Befähigung für ein Fall verstehendes und leib- und subjektorientiertes Handeln,** das – nicht nur, aber eben auch – homosexuelle Pflegebedürftige in ihrem Gewordensein wahrnimmt und sich die Pflege interaktiv im Rahmen des Möglichen daran ausrichtet. Schließlich sollen Leidensquellen von homosexuellen Pflegebedürftigen durch Pflegende erfasst werden können, um ein Wiedererleben-Müssen von teils traumatisierenden Erfahrungen auszuschließen bzw. die Auswirkungen zu minimieren, um ihnen so die von Heiner FRIESACHER im Kontext der Anerkennung in der Pflege beschriebene Fürsorge zuteilwerden zu lassen (Friesacher 2008, S. 293).

Für den Pflegeprozess und das pflegerische Handeln von Pflegenden gilt es in Anbetracht der vorliegenden Ergebnisse, den Blick, die Haltung, selbstreflexiv die Kenntnisse, die Erfahrung und das Interesse für homosexuelle Pflegebedürftige offen zu halten bzw. zu öffnen. Es geht hierbei nicht um eine besondere Waschrichtung à la „andersrum", die weitere Anforderungen als Überforderungen im Pflegealltag setzen soll. Es geht um das **pflegerische Mitdenken, Wahrnehmen, Erfassen, Verstehen und Berücksichtigen von homosexualitätenbezogenen Bedürfnissen** der homosexuellen Pflegebedürftigen, wie sie in der vorliegenden Arbeit umfangreich und in ihrer Unterschiedlichkeit aufgezeigt werden konnten.

Eine Anerkennung von Homosexualitäten in der Altenpflege und eine damit einhergehende identitätsfördernde Pflegehandlung von Pflegenden kann jedoch nur gelingen, wenn mehrere Akteur_innen im Pflegesetting den Pflegenden hierzu auch den „Rücken stärken", d. h. Kapazitäten, Ressourcen, Rückhalt und Kompetenzen schaffen und aufrechterhalten. Das entlässt Pflegende keineswegs aus der Verantwortung, jederzeit eine Homosexualitäten anerkennende Pflege weitestgehend im Rahmen der Möglichkeiten umzusetzen oder sich dafür einzusetzen. In der Praxis wird es in manchen Pflegeteams und/oder -einrichtungen fraglich und problematisch sein und bleiben, wenn das pflegerische Handeln tabugeleitet stattfindet, persönliche, religiöse oder kulturelle Hemmschwellen und fehlende Motivation in der Auseinandersetzung mit dem Themenfeld der Homosexualitäten und der körperlichen Sexualität bestehen bleiben und Handlungsoptionen nicht offen im Team oder gegenüber der Leitung angesprochen werden können. Ebenso findet ein identitätsförderndes und subjektorientiertes Pflegehandeln seine Begrenzung in personaler und struktureller Überforderung der Pflegenden. In Folge kann keine angemessene Aufmerksamkeit und fürsorgliche Zuwendung professionell vertretbar stattfinden, unabhängig davon, welche Individualität ein pflegebedürftiger Mensch besitzt.

Den Pflegenden kommt qua ihres Berufs eine besondere Rolle gegenüber den homosexuellen Pflegebedürftigen zu. Sie sind u. a. Unterstützende im menschlichen Lebensvollzug, vermittelnde Ansprechpersonen zum sozialen Umfeld und ggf. in die Außenwelt, Schützende des Wohlbefindens sowie Vertrauens- und oftmals unmittelbare Bezugspersonen. Die Ergebnisse zu den sozialen Ressourcen homosexueller Pflegebedürftiger geben diesbezüglich ein vielfältiges Bild. Hiernach wird z. B. ein Teil der Singles durch Freund_innen sozial gestützt, wenn die Herkunftsfamilie das nicht (mehr) übernimmt, bei anderen wirken diese ergänzend, wiederum andere haben überhaupt keine sozial unterstützenden Kontakte (mehr). Die spezifischen sozialen Kontakte aufrechtzuerhalten oder wiederherstellen zu können, wendet Einsamkeit und das Risiko einer sozialen Isolation ab, wobei proaktive pflegerische Unterstützung hierbei maßgeblich sein kann. Gleichermaßen verhält es sich beim Wahrnehmen und Berücksichtigen von homosexualitätenbezogenen Bedürfnissen nach einer geschlechtsgewünschten Pflege oder nach einer Realisierung von körperlicher Sexualität. **Schulungen** und **Reflexionsmöglichkeiten** zum Umgang mit Homosexualitäten und mit HIV-positiven Menschen können helfen, **Berührungsängste** abzubauen und einen proaktiven **Diskriminierungsschutz** umzusetzen. Unabhängig davon, ob die Pflegebeziehung in rein professioneller Distanz oder in freundschaftlicher Nähe praktiziert wird, können Pflegende, wie die Ergebnisse zeigen, eine vergleichbare Rolle als Bezugspersonen einnehmen. Hierdurch kommt ihnen eine **Schlüsselrolle** für eine identitätsfördernde Pflege homosexueller Pflegebedürftiger zu.

Fazit

Erfährt die Theorie der Anerkennung von Homosexualitäten in der Altenpflege eine adäquate Umsetzung, so ist davon auszugehen, dass nicht nur homosexuelle Pflegebedürftige und homosexuelle Mitarbeitende einen emanzipatorischen Nutzen, eine Steigerung und/oder eine Absicherung der Pflegequalität und somit ihrer Lebensqualität erzielen. Strukturen und Prozesse in der Altenpflege, die potenziell oder tatsächlich Homosexualitäten berücksichtigen, bieten vielmehr allen Pflegebedürftigen eine Offenheit und Anerkennung gegenüber ihren sexuellen und geschlechtlichen Identitäten. Hierdurch rückt der einzelne pflegebedürftige Mensch als Subjekt in den Fokus der Altenpflege. Durch Wahrnehmung und Berücksichtigung in Theorie und Pflegepraxis, dass alle Menschen in ihrer Individualität auch sexuelle und geschlechtliche Wesen sind, die aufgrund ihrer individuellen Biografien unterschiedliche Bedürfnisse besitzen, erfahren Pflegebedürftige eine weitestgehende Bewahrung oder Wiederherstellung ihrer persönlichen und sozialen Integrität und Würde. Dabei gilt es, sich die unterschiedlichen gesellschaftlichen und individuellen Voraussetzungen und Rahmenbedingungen der Pflegebedürftigen vor Augen zu halten, um zu verstehen, dass dieser Anspruch einer gleichwertigen, Homosexualitäten anerkennenden Pflege sich in einer anderen, nämlich nicht heteronormativen, ggf. teils sogar emanzipativ-ungleichen Struktur, Praxis und Begegnung widerspiegelt. Ebenso darf eine emanzipatorische Ermunterung, Vertrauen im Pflegeumfeld zu finden und die eigene Homosexualität zu offenbaren, nicht die Position und das zeitgeschichtlich geprägte, individuelle Gewordensein pflegebedürftiger Menschen ignorieren und zur persönlichen Überforderung geraten. Schließlich handelt es sich um Menschen, die sich aufgrund ihrer Hilfe- und Pflegebedürftigkeit ad hoc oder dauerhaft in Abhängigkeit zum Pflegeumfeld befinden, wodurch ihre subjektive und objektive Handlungsmacht eingeschränkt ist. Bei einer Umsetzung der Theorie einer Anerkennung von Homosexualitäten in der Altenpflege werden die Wirkmechanismen von Intersektionalitäten gesellschaftlich und individuell verringert und homosexuelle Pflegebedürftige in ihren Identitäten gestärkt. Eine gelebte Inklusion verschiedener Teilgruppen der Gesellschaft findet ihren sichtbaren und erfahrbaren Ausdruck.

Literaturverzeichnis

Ackermann, Andreas (2011): Phantomschmerzen – über das „Deutschsein". In: Eva van Keuk, Cinur Ghaderi, Ljiljana Joksimovic und Dagmar M. David (Hg.): Diversity. Transkulturelle Kompetenz in klinischen und sozialen Arbeitsfeldern. 1. Aufl. Stuttgart: Kohlhammer, S. 25–33.

Altenpflege Heute. Mit www.pflegeheute.de– Zugang (2014). 2. Aufl. München: Urban & Fischer in Elsevier.

Arbeiterwohlfahrt Düsseldorf e. V. (2012): AWO trifft Generation Stonewall, 04.12.2012. Online verfügbar unter http://www.awo-duesseldorf.de/ueber-uns/news/2012/12/awo-trifft-generation-stonewall/, zuletzt geprüft am 25.02.2017.

Aretz, Bernd (2016): Daheim in Rödelheim, 06.03.2016. Online verfügbar unter http://magazin.hiv/2016/03/06/daheim-in-roedelheim/, zuletzt geprüft am 22.03.2016.

AWO Köln (2013): Krimi am Abend. Lesung mit Jan Stressenreuter, 26.09.2013. Online verfügbar unter http://www.awo-koeln.de/presse-und-neuigkeiten/ambulante-und-stationaere-pflege/krimi-am-abend.html, zuletzt geprüft am 08.04.2016.

AWO Köln (2016): Warum kultursensible Pflege von Lesben und Schwulen? Ein Gespräch unterschiedlicher Generationen homosexueller Menschen im Arnold-Overzier-Haus, 16.06.2016. Online verfügbar unter http://www.awo-koeln.de/presse-und-neuigkeiten/ambulante-und-stationaere-pflege/seniorenzentrum-arnold-overzier-haus/unterschiedliche-generationen-homosexueller-menschen-diskutieren.html, zuletzt geprüft am 25.02.2018.

Bachmann, Anne (2013): Lebenssituationen und Diskriminierungserfahrungen schwuler und bisexueller Männer, 2013. Online verfügbar unter https://digital.zlb.de/viewer/resolver?urn=urn:nbn:de:kobv:109-opus-190232, zuletzt geprüft am 20.12.2016.

Bachmann, Ulrich; Frommhold, Sonja; Gerlach, Heiko; Goumet, Monique; Habert, Ulrike; Markus, Katrin et al. (2009): Homosexualität und Alter. Informationen für Beschäftigte in der Altenpflege. 1. Auflage. Hg. v. Hessisches Ministerium für Arbeit, Familie und Gesundheit. Wiesbaden. Online verfügbar unter https://soziales.hessen.de/sites/default/files/HSM/altenpflege_und_homosexuelle.pdf, zuletzt geprüft am 27.02.2017.

Backes, Gertrud M. (2005): Geschlecht, Alter(n) und Pflege – ein allseits (un-)bekanntes Thema? Oder: zur Begründung einer geschlechtersensiblen Altenpflege. In: Klaus R. Schroeter (Hg.): Soziologie der Pflege. Grundlagen, Wissensbestände und Perspektiven. Weinheim, München: Juventa-Verl. (Grundlagentexte Pflegewissenschaft), S. 359–384.

Backes, Gertrud M.; Wolfinger, Martina (2010): Perspektiven einer genderkörpersensiblen Altenpflege. In: Elisabeth Reitinger und Sigrid Beyer (Hg.): Geschlechtersensible Hospiz- und Palliativkultur in der Altenhilfe. Frankfurt, M.: Mabuse-Verlag, S. 45–60.

Backes, Gertrud M.; Wolfinger, Martina; Amrhein, Ludwig (2008): Gender in der Pflege. Herausforderungen für die Politik. Bonn: Friedrich-Ebert-Stiftung, Abt. Wirtschafts- und Sozialpolitik (WISO Diskurs – Expertisen und Dokumentationen zur Wirtschafts- und Sozialpolitik).

Bartholomeyczik, Sabine; Halek, Margarete; Halek, Margareta (Hg.) (2004): Assessmentinstrumente in der Pflege. Möglichkeiten und Grenzen; überarbeitete, erweiterte und ergänzte Beiträge einer Fachtagung zu diesem Thema am Institut für Pflegewissenschaft der Universität Witten/Herdecke in Zusammenarbeit mit der „Nationalen Pflegeassessmentgruppe Deutschland". Fachtagung. Hannover: Schlüter (Pflegebibliothek Wittener Schriften).

Baumgärtner, Barbara; Mazzola, Rosa; Mertesacker, Heike; Müller, Veronika E.; Richter, Petra; Schach, Corinna et al. (2009): Leitfaden zum Umgang mit InterviewpartnerInnen im Kontext qualitativer Forschung (14.09.2009). Bremen. Online verfügbar unter http://www.akg.uni-bremen.de/downloads/Ethik_und_ Datenschutz.pdf, zuletzt geprüft am 25.02.2018.

Becker, Jens (2010): Anerkennung: Annäherungen an eine sozialwissenschaftliche Schlüsselkategorie. In: Maya Becker (Hg.): Fundamente sozialen Zusammenhalts. Mechanismen und Strukturen gesellschaftlicher Prozesse. Frankfurt, M., New York, NY: Campus-Verl., S. 91–108.

Benkel, Thorsten (2014): Stigma, Sex und Subkultur. Zur soziologischen Beobachtung von Homosexualität. In: Florian Mildenberger, Jennifer Evans, Rüdiger Lautmann und Jakob Pastötter (Hg.): Was ist Homosexualität? Forschungsgeschichte, gesellschaftliche Entwicklungen und Perspektiven. 1. Aufl. Hamburg: Männerschwarm Verlag, S. 391–426.

Benner, Patricia E. (2012): Stufen zur Pflegekompetenz. 2. Aufl. Bern [u. a.]: Huber (Verlag Hans Huber, Programmbereich Pflege).

Bennett, Keith C.; Thompson, Norman L. (1991): Accelerated Aging and Male Homosexuality: Australian Evidence in a Continuing Debate. In: John Alan Lee (Hg.): Gay Midlife and Maturity. New York: Harrington Park Press, S. 65–75.

Bergmann, Jörg R. (1980): Ethnomethodologische Konversationsanalyse. Online verfügbar unter http://www.unibielefeld.de/soz/personen/bergmann/PDF/Bergmann_1981_ Ethnomethodologische_Konversationsanalyse.pdf, zuletzt geprüft am 25.02.2018.

Bertelsmann-Studie (2017): Altersarmut trifft besonders alleinstehende Frauen. In: *Frankfurter Allgemeine*, 26.06.2017. Online verfügbar unter http://www.faz. net/aktuell/wirtschaft/arm-und-reich/bertelsmann-studie-altersarmut-trifftalleinstehende-frauen-15077546.html, zuletzt geprüft am 25.0.2018.

Beyer, Irene (1995): Lesbische Existenz in Zeiten restaurativer Politik: die Bundesrepublik Deutschland der 50er und 60er Jahre. Unveröffentlichte Diplomarbeit. Freie Universität Berlin, Fachbereich Politische Wissenschaft. Berlin. Online verfügbar unter http://www.immerdabei.net/fileadmin/user_upload/Beyer_LesbischeExistenz.pdf, zuletzt geprüft am 25.02.2018.

Bezirksamt Berlin-Neukölln & RuT – Rad und Tat e.V. (2008): Lesben und Schwule – (k)ein Thema in der Altenhilfe. Lesbische und schwule Lebensweisen als ein Aspekt kultureller Vielfalt. Dokumentation Fachtag, 2008. Online verfügbar unter http://www.lesben.org/pdf/Fachtag%202008%20Lesben%20und%20Schwule-(k)ein%20Thema.pdf, zuletzt geprüft am 25.02.2018.

Blumer, Herbert (2013): Symbolischer Interaktionismus. Aufsätze zu einer Wissenschaft der Interpretation. 1. Aufl., [Originalausg.]. Berlin: Suhrkamp (Suhrkamp Taschenbücher Wissenschaft, 2069).

BMFSFJ (2005): Fünfter Bericht zur Lage der älteren Generation in der Bundesrepublik Deutschland. Potenziale des Alters in Wirtschaft und Gesellschaft. Der Beitrag älterer Menschen zum Zusammenhalt der Generationen. Bericht der Sachverständigen-Kommission. Online verfügbar unter http://www.bmfsfj.de/RedaktionBMFSFJ/Abteilung3/Pdf-Anlagen/fuenfter-altenbericht,property=pdf,bereich=,rwb=true.pdf, zuletzt geprüft am 25.02.2018.

Bochow, Michael (2005): Ich bin doch schwul und will das immer bleiben. Schwule im dritten Lebensalter. Hamburg: Männerschwarmskript (Edition Waldschlösschen).

Bochow, Michael (2013): Hat die Aids-Krise die soziale Situation schwuler Männer in Deutschland verändert? Entwicklungen in den 1980er und 1990er Jahren. In: Andreas Pretzel und Volker Weiss (Hg.): Zwischen Autonomie und Integration. Schwule Politik und Schwulenbewegung in den 1980er und 1990er Jahren. 1. Auflage. Hamburg: Männerschwarm Verlag (Geschichte der Homosexuellen in Deutschland nach 1945, Bd. 3), S. 161–170.

Bortz, Jürgen; Döring, Nicola; Bortz-Döring (2005): Forschungsmethoden und Evaluation. Für Human- und Sozialwissenschaftler; mit 70 Tabellen. 3., überarb. Aufl., Nachdr. Heidelberg: Springer (Springer-Lehrbuch).

Branscombe, Nyla R.; Ellemers, Naomi (1989): Coping with Group-based Discrimination. Individualistic versus Group Level Strategies. In: Janet K. Swim und Charles Stangor (Hg.): Prejudice: The Target's Perspective. New York: Academic Press, S. 243–266.

Brill, Heike; Gaworowska, Violetta; Grützenmacher, Heike (2008): Jeder lebt sein eigenes Alter. Wie stellen sich homosexuelle Menschen in Deutschland die Pflege und Versorgung im Alter vor? Unveröffentlichte Diplomarbeit im Fachbereich Gesundheitswesen, Studiengang Pflegemanagement an der Katholischen Fachhochschule Köln, 2008.

Bührmann, Andrea D.; Diezinger, Angelika; Metz-Göckel, Sigrid (2014): Arbeit – Sozialisation – Sexualität. Zentrale Felder der Frauen- und Geschlechterforschung. 3. Aufl. [S.l.] Wiesbaden: VS Springer Fachmedien.

Bundesministerium für Familie, Senioren, Frauen und Jugend (2005): Handbuch für eine kultursensible Altenpflegeausbildung. Berlin. Online verfügbar unter http://www.bmfsfj.de/BMFSFJ/Service/publikationen,did=68012.html, zuletzt geprüft am 25.02.2018.

Bundesministerium für Gesundheit (01.01.2015): Pflegeleistungen ab 01. Januar 2015. Online verfügbar unter https://www.bundesgesundheitsministerium.de/fileadmin/Dateien/Downloads/P/Pflegestaerkungsgesetze/Tabellen_Plegeleistungen_BRat_071114.pdf, zuletzt geprüft am 25.02.2018.

Bundesministerium für Gesundheit (2015): Das zweite Pflegestärkungsgesetz, 02.02.2015. Online verfügbar unter http://www.bmg.bund.de/themen/pflege/pflegestaerkungsgesetze/pflegestaerkungsgesetz-ii.html, zuletzt geprüft am 25.02.2018.

Bundeszentrale für gesundheitliche Aufklärung (Hg.) (2014): Welt-AIDS-Tag. Daten & Fakten zu HIV/AIDS weltweit. Online verfügbar unter http://www.welt-aids-tag.de/welt-aids-tag/, zuletzt geprüft am 25.02.2018.

Butler, Judith (1991): Das Unbehagen der Geschlechter. 1. Aufl. Frankfurt am Main: Suhrkamp (Gender studies, 1722 = n. F., Bd. 722).

Butler, Judith (1996): Imitation und die Aufsässigkeit der Geschlechtsidentität. In: Sabine Hark (Hg.): Grenzen lesbischer Identitäten. Aufsätze. 1. Aufl. Berlin: Querverlag, S. 15–37.

Cavell, Stanley (2002): Wissen und Anerkennen. In: Stanley Cavell und Espen Hammer (Hg.): Die Unheimlichkeit des Gewöhnlichen und andere philosophische Essays. Orig.-ausg. Frankfurt am Main: Fischer-Taschenbuch-Verl. (Fischer, 15330: Forum Wissenschaft: Philosophie), S. 39–73.

Cicourel, Aaron Victor (1975): Sprache in der sozialen Interaktion. Dt. Erstausg. München: List (List-Taschenbücher der Wissenschaft Linguistik, 1432).

Clarke, Adele E. (2005): Situational Analysis. Grounded Theory after the Postmodern Turn. Thousand Oaks, Calif.: Sage Publ.

Clarke, Adele E. (2012): Situationsanalyse. Grounded Theory nach dem postmodern turn. Wiesbaden: Springer VS (Interdisziplinäre Diskursforschung).

Comfort, Jude; Freijah, Rita; Horner, Barbara; Hunter, Michelle; Lovelock, Graham; McManus, Alexandra; Tavener, Meredith (2010): „We don't have any of those people here". Retirement Accomodation and Aged Care Issues for Nnon-Heterosexual Populations. Perth, W.A.: Health Innovation Research Institute, Curtin University. Online verfügbar unter http://grai.org.au/sites/default/files/WDHAOTPH.pdf, zuletzt geprüft am 25.02.2018.

Conradi, Elisabeth (2001): Take care. Grundlagen einer Ethik der Achtsamkeit. Frankfurt/Main, New York: Campus Verlag.

Corbin, Juliet M. (©1991): Anselm Strauss: An Intellectual Biography. In: Anselm L. Strauss und David R. Maines (Hg.): Social Organization and Social Process. Essays in honor of Anselm Strauss. New York: A. de Gruyter (Communication and social order), S. 17–42.

Corbin, Juliet M.; Strauss, Anselm L. (1990): Basics of Qualitative Research. Techniques and Procedures for Developing Grounded Theory. Los Angeles, Calif.: Sage Publications.

Corbin, Juliet M.; Strauss, Anselm L. (2008): Basics of Qualitative Research. Techniques and Procedures for Developing Grounded Theory. 3. ed. Los Angeles, Calif.: Sage Publ.

Dannecker, Martin (1992): Das Drama der Sexualität. Neuaufl. Hamburg: Europ. Verl.-Anst. (Eva-Taschenbuch, 98).

Dannecker, Martin (2000): Der „gewöhnliche Homosexuelle" an der Schwelle zum neuen Jahrtausend. In: Wolfram Setz (Hg.): Die Geschichte der Homosexualitäten und die schwule Identität an der Jahrtausendwende. Eine Vortragsreihe. Berlin: Verl. Rosa Winkel (Bibliothek rosa Winkel, 25), S. 177–195.

Dannecker, Martin; Reiche, Reimut (1974): Der gewöhnliche Homosexuelle. Eine soziolog. Untersuchung über männl. Homosexuelle in d. BRD. Orig.-Ausg. Frankfurt (am Main): S. Fischer (Fischer-Format).

Darmann, Ingrid (2000): Kommunikative Kompetenz in der Pflege. Ein pflegedidaktisches Konzept auf der Basis einer qualitativen Analyse der pflegerischen Kommunikation. Stuttgart: Kohlhammer (Pflegewissenschaft).

Darmann-Finck, Ingrid (2009): Professionalisierung durch fallrekonstruktives Lernen. In: U. Böhnke, I. Darmann-Finck und K. Straß (Hg.): Fallrekonstruktives Lernen. Ein Beitrag zur Professionalisierung in den Berufsfeldern Pflege und Gesundheit. 1. Aufl. Frankfurt am Main: Mabuse (Mabuse-Verlag: Wissenschaft, 111), S. 11–36.

Darmann-Finck, Ingrid (2010): Interaktion im Pflegeunterricht. Begründungslinien der interaktionistischen Pflegedidaktik. Frankfurt, M., Berlin, Bern, Bruxelles, New York, NY, Oxford, Wien: Lang (IPP-Pflegeforschung, Bd. 1).

Darmann-Finck, Ingrid; Reuschenbach, Bernd (2013): Entwicklungsstand der Kompetenzmessung im Berufsfeld Pflege. In: *Zeitschrift für Evidenz, Fortbildung und Qualität im Gesundheitswesen (ZEFQ)* H 1 (107), S. 23–29.

David, Dagmar M. (2011): Zur Notwendigkeit der transkulturellen Öffnung im Gesundheitswesen. In: Eva van Keuk, Cinur Ghaderi, Ljiljana Joksimovic und Dagmar M. David (Hg.): Diversity. Transkulturelle Kompetenz in klinischen und sozialen Arbeitsfeldern. 1. Aufl. Stuttgart: Kohlhammer, S. 34–39.

Degele, Nina (2008): Gender/Queer Studies. Eine Einführung. Paderborn: Wilhelm Fink (UTB.de Bachelor Bibliothek, 2986).

Dennert, Gabriele (2005): Die gesundheitliche Situation lesbischer Frauen in Deutschland. Zugl.: Erlangen, Nürnberg, Univ., Diss, 2004. Herbolzheim: Centaurus-Verl. (Frauen, Gesellschaft, Kritik, 43).

Dennert, Gabriele; Leidinger, Christiane; Rauchut, Franziska (Hg.) (2007): In Bewegung bleiben. 100 Jahre Politik, Kultur und Geschichte von Lesben. 1. Aufl. Berlin: Querverlag.

Deppermann, Arnulf (2008): Gespräche analysieren. Eine Einführung. 4. Aufl. Wiesbaden: VS Verlag für Sozialwissenschaften/GWV Fachverlage GmbH Wiesbaden (Qualitative Sozialforschung, Bd. 3).

Deutsche AIDS-Hilfe e. V. (2012): Computermodell: Bei gut behandelter HIV-Infektion fast normale Lebenserwartung, 06.01.2012. Online verfügbar unter http://www.aidshilfe.de/de/aktuelles/meldungen/computermodell-bei-gut-behandelter-hiv-infektion-fast-normale-lebenserwartung, zuletzt geprüft am 25.02.2018.

Dewe, Bernd; Otto, Hans-Uwe (1984): Professionalisierung. In: Eyferth, Hanns Eyferth, Hans-Uwe Otto und Hans Thiersch (Hg.): Handbuch zur Sozialarbeit/Sozialpädagogik. Studienausgabe. Neuwied: Luchterhand, S. 775–811.

Diplacido, Joanne (1998): Minority Stress Among Lesbians, Gay Men, and Bisexuals. A Consequence of Heterosexism, Homophobia, and Stigmatization. In: Gregory M. Herek (Hg.): Stigma and Sexual Orientation. Understanding Prejudice Against Lesbians, Gay Men, and Bisexuals. Thousand Oaks: Sage Publications (Psychological perspectives on lesbian and gay issues, v. 4), S. 138–159.

Domenig, Dagmar (2007): Das Konzept der transkulturellen Kompetenz. In: Dagmar Domenig (Hg.): Transkulturelle Kompetenz. Handbuch für Pflege-, Gesundheits- und Sozialberufe. 2., vollst. überarb. u. erw. Aufl. Bern: Hans Huber (Pflegepraxis – Fachpflege), S. 165–189.

dpa/lrs (2015): Pflege soll sensibilisiert werden. In: *DIE WELT*, 05.11.2015. Online verfügbar unter http://www.welt.de/regionales/rheinland-pfalz-saarland/article148480885/Pflege-soll-sensibilisiert-werden.html, zuletzt geprüft am 25.02.2018.

Drewes, Jochen; Langer, Phil C.; Ahmad, Aisha-Nusrat; Weber, Klaus-Jürgen (2015): 50plus HIV Psychosoziale Aspekte des Älterwerdens mit HIV und Aids in Deutschland. Ergebnisse der empirischen Studie. Nicht redaktionell überarbeitetet Abschlussbericht.

Eder, Franz X. (2014): Homo- und andere gleich-geschlechtliche Sexualitäten in Geschichte und Gegenwart. In: Florian Mildenberger, Jennifer Evans, Rüdiger Lautmann und Jakob Pastötter (Hg.): Was ist Homosexualität? Forschungsgeschichte, gesellschaftliche Entwicklungen und Perspektiven. 1. Aufl. Hamburg: Männerschwarm Verlag, S. 17–39.

Ehret, Rebekka (2011): Diversity – Modebegriff oder eine Chance für den strukturellen Wandel. In: Eva van Keuk, Cinur Ghaderi, Ljiljana Joksimovic und Dagmar M. David (Hg.): Diversity. Transkulturelle Kompetenz in klinischen und sozialen Arbeitsfeldern. 1. Aufl. Stuttgart: Kohlhammer, S. 43–53.

Evers, Thomas (2012): Die besondere Ungewissheit im Handeln. Schlüsselprobleme gerontopsychiatrischer Pflegepraxis. Die Analyse beruflicher Kompetenzen zur Konstruktion von Curricula am Beispiel gerontopsychiatrischer Pflege. Frankfurt, M. ~[u. a.]œ: Lang (Pflegeforschung, 3).

Finzen, Asmus (2013): Stigma psychische Krankheit. Zum Umgang mit Vorurteilen, Schuldzuweisungen und Diskriminierungen. Köln: Psychiatrie Verlag (Fachwissen).

Flick, Uwe (2015): Triangulation in der qualitativen Forschung. In: Uwe Flick, Ernst von Kardorff und Ines Steinke (Hg.): Qualitative Forschung. Ein Handbuch. Originalausgabe, 11. Auflage. Reinbek bei Hamburg: rowohlts enzyklopädie im Rowohlt Taschenbuch Verlag (Rororo Rowohlts Enzyklopädie, 55628), S. 309–318.

Flick, Uwe (2016): Qualitative Sozialforschung. Eine Einführung. Originalausgabe, vollständig überarbeitete und erweiterte Neuausgabe, 7. Auflage. Reinbek bei Hamburg: rowohlts enzyklopädie im Rowohlt Taschenbuch Verlag (Rororo Rowohlts Enzyklopädie, 55694).

Forum für eine kultursensible Altenhilfe (2009): Memorandum für eine kultursensible Altenhilfe. Ein Beitrag zur Interkulturellen Öffnung am Beispiel der Altenpflege. 2. Auflage, März 2009. Online verfügbar unter http://www.kultursensible-altenhilfe.de/files/PDF-Veroeffentlichungen/memorandum2002.pdf, zuletzt geprüft am 25.02.2018.

Foucault, Michel (1990): Archäologie des Wissens. Frankfurt am Main: Suhrkamp.

Fraser, Nancy (2003): Soziale Gerechtigkeit im Zeitalter der Identitätspolitik. Umverteilung, Anerkennung und Beteiligung. In: Nancy Fraser und Axel Honneth (Hg.): Umverteilung oder Anerkennung? Eine politisch-philosophische Kontroverse, 13–128. Frankfurt: Suhrkamp (Suhrkamp Taschenbuch Wissenschaft, 1460).

Fraser, Nancy; Honneth, Axel (Hg.) (2003): Umverteilung oder Anerkennung? Eine politisch-philosophische Kontroverse. Frankfurt: Suhrkamp (Suhrkamp Taschenbuch Wissenschaft, 1460).

Frederiksen-Goldsen, Karen I.; Kim, Hyun-Juan; Hoy-Ellis, Charles P.; Goldsen, Jayn; Jensen, Diana; Adelmann, Marcy et al. (2013): Addressing the Needs of LGBT Oder Adults in San Francisco. Recommendations for the Future. Online verfügbar unter http://depts.washington.edu/agepride/wordpress/wp-content/uploads/2013/07/SF-LGBTOlderAdultsFINAL7-10-13.pdf, zuletzt geprüft am 25.02.2018.

Freie Hansestadt Bremen (2013): Bremisches Datenschutzgesetz. BREMDSG. Online verfügbar unter http://transparenz.bremen.de/sixcms/detail.php?gsid=bremen2014_tp.c.66021.de&template=20_gp_ifg_meta_detail_d, zuletzt geprüft am 25.02.2018.

Friedrich Ebert Stiftung (2010): Anders leben. Anders altern. Neue Perspektiven für Lesben und Schwule; Dokumentation anlässlich der Fachtagung am 19. März 2010 im RUBICON in Köln. Unter Mitarbeit von Markus Schupp. Bonn: Friedrich-Ebert-Stiftung, Abt. Gesellschaftspolitische Information.

Friend, Richard A. (1980): Gay Aging. Adjustment and the Older Gay Male. In: *Journal of Family and Economic Issues – Alternative Lifestyles* (vol 3), S. 231–242.

Friesacher, Heiner (2008): Theorie und Praxis pflegerischen Handelns. Begründung und Entwurf einer kritischen Theorie der Pflegewissenschaft. Göttingen: V & R Unipress [u. a.] (Pflegewissenschaft und Pflegebildung, 2).

Fuchs, Wiebke; Ghattas, Dan Christian; Reinert, Deborah; Widmann, Charlotte (2012): Studie zur Lebenssituation von Transsexuellen in NRW. Hg. v. Lesben- und Schwulenverband Landesverband Nordrhein-Westfalen e. V. Köln. Online verfügbar unter https://www.lsvd.de/fileadmin/pics/Dokumente/TSG/Studie_NRW.pdf, zuletzt geprüft am 25.02.2018.

Gerlach, Heiko (2001): Wie erleben ältere homosexuelle Männer pflegerische Situationen? unveröffentlichte Diplomarbeit am Fachbereich Pflege/Gesundheit, Studiengang Pflege der Fachhochschule Frankfurt a. M., S. 1–67.

Gerlach, Heiko (2002): Wie erleben homosexuelle Männer pflegerische Situationen. In: *Pflegezeitschrift* 55. Jg. (Heft 9), S. 1–6.

Gerlach, Heiko (2004): Anders alt werden. Lesben und Schwule in der Altenhilfe. In: *DR. MED. MABUSE* (150), S. 41–44.

Gerlach, Heiko; Knese, Michael; Ness, Sandra; Swoboda, Jule (2002): „Gay and Grey" – Ältere Lesben und Schwule. Köln: Kuratorium Deutsche Altershilfe (KDA) (Reihe Thema, 173).

Gerlach, Heiko; Schupp, Markus (2016): Lebenslagen, Partizipation und gesundheitlich-/pflegerische Versorgung älterer Lesben und Schwule in Deutschland. Expertise zum Siebten Altenbericht der Bundesregierung. In: Jenny Block, Christine Hagen und Frank Berner (Hg.): Expertisen zum Siebten Altenbericht der Bundesregierung. Berlin.

Gerlach, Heiko; Schupp, Markus (2017): Eine Theorie der Anerkennung von Homosexualitäten in der Altenpflege. Dissertation zur Erlangung der Doktorwürde durch den Promotionsausschuss Dr. phil. der Universität Bremen. Eingereicht am 12.06.2017. Online verfügbar unter https://d-nb.info/1149220007/34, zuletzt geprüft am 25.02.2018.

Gerlach, Heiko; Szillat, Christian (2017): Schwule im Alter. Studie zur Lebenssituation von männerliebenden Männern über 50 in Hamburg. Wiesbaden, s.l.: Springer Fachmedien Wiesbaden.

Gesetzliche Pflegeversicherung (o. J. A.): Wonach richtet sich die Pflegestufe. Online verfügbar unter http://www.gesetzliche-pflegeversicherung.com/pflegestufe.html, zuletzt geprüft am 12.06.2017.

Ghaderi, Cinur; Lenz, Ilse (2011): Diversity, Gender, Intersektionalität: Von der modernen Gleichheitsrhetorik zu der geschlechter-egalisierenden Praxis. In: Eva van Keuk, Cinur Ghaderi, Ljiljana Joksimovic und Dagmar M. David (Hg.): Diversity. Transkulturelle Kompetenz in klinischen und sozialen Arbeitsfeldern. 1. Aufl. Stuttgart: Kohlhammer, S. 117–131.

Glaser, Barney G. (1978): Theoretical Sensitivity. Advances in the Methodology of Grounded Theory. Mill Valley, California: Sociological Press.

Glaser, Barney G.; Strauss, Anselm L. (©1965): Awareness of Dying. By Barney G. Glaser and Anselm L. Strauss. Chicago: Aldine (Observations).

Glaser, Barney G.; Strauss, Anselm L. (1967): The Discovery of Grounded Theory. Strategies for Qualitative Research. 4. paperback printing. New Brunswick: Aldine.

Glaser, Barney G.; Strauss, Anselm Leonard (1974): Interaktion mit Sterbenden. Beobachtungen für Ärzte, Schwestern, Seelsorger und Angehörige. Göttingen: Vandenhoeck & Ruprecht (Sammlung Vandenhoeck).

Glaser, Barney Galland; Strauss, Anselm L. (2005): Grounded theory. Strategien qualitativer Forschung. 2., korrigierte Aufl. Bern: Huber (Gesundheitswissenschaften: Methoden).

Glaus Hartmann, Marlis (2000): Stigma. In: Silvia Käppeli (Hg.): Pflegekonzepte. Bern [u. a.]: Huber (Pflegekonzepte, Phänomene im Erleben von Krankheit und Umfeld/Silvia Käppeli (Hrsg.); Bd. 3), S. 163–181.

Goffman, Erving (1975): Stigma. Über Techniken d. Bewältigung beschädigter Identität. 1. Aufl. Frankfurt (am Main): Suhrkamp (suhrkamp taschenbuch wissenschaft, 140).

Goffman, Erving; Weber-Schäfer, Peter (2014): Wir alle spielen Theater. Die Selbstdarstellung im Alltag. Ungekürzte Taschenbuchausg., 14. Aufl. München [u. a.]: Piper (Serie Piper, 3891).

Gogl, Anna (1998): Alt, pflegebedürftig und homosexuell – Das Erleben eines betroffenen Patienten uns seines Pflegeteams: Hans Huber. In: *Pflege* (11), S. 224–234.

Grau, Günter (2012): Strafrechtliche Verfolgung der Homosexualität in der DDR. In: Senatsverwaltung für Arbeit, Integration und Frauen Berlin (Hg.): § 175 StGB. Rehabilitierung der nach 1945 verurteilten homosexuellen Männer; Dokumentation des Fachsymposiums am 17. Mai 2011 zum internationalen Tag gegen Homophobie im Festsaal des Abgeordnetenhauses von Berlin und ergänzende Beiträge. Unter Mitarbeit von Landesstelle für Gleichbehandlung – gegen Diskriminierung. Berlin: Senatsverwaltung für Arbeit, Integration und Frauen (Dokumente lesbisch-schwuler Emanzipation, 28), S. 44–59.

Grond, Erich (2011): Sexualität im Alter. Was Pflegekräfte wissen sollten und was sie tun können. 2 Aufl. [s.l.] Hannover: Schlütersche VerlagsGmbH (Brigitte-Kunz-Verlag).

Grossmann, Arnold H.; D'Augelli, Anthony R.; Hershberger, Scott L. (1999): Social Support Networks of Lesbian, Gay, and Bisexual Adults 60 Years of Age and Older, 1999. Online verfügbar unter http://psychsocgerontology.oxfordjournals.org/content/55/3/P171.full, zuletzt geprüft am 25.02.2018.

Groß-Thebing, Angela (2014): HIV und AIDS im Alter – Eine empirische Studie über die Ablehnung von alten Menschen, die mit HIV/AIDS leben, in Institutionen der Altenpflege in Münster. Unveröffentlichte Bachelorarbeit. Katholische Hochschule Nordrhein-Westfalen, Abteilung Münster, Fachbereich Sozialwesen. Münster.

Gugutzer, Robert (2002): Leib, Körper und Identität. Eine phänomenologisch-soziologische Untersuchung zur personalen Identität. 1. Aufl. Wiesbaden: Westdeutscher Verlag.

Gugutzer, Robert (2015): Soziologie des Körpers. 5., überarb. Aufl. Bielefeld: Transcript-Verl. (Einsichten).

Habermann, Monika (2003): Interkulturelle Kompetenz – Schlagwort oder handlungsleitende Zielvorstellung in der Altenpflege? In: *Pflege&Gesellschaft* 8 (1), S. 11–16.

Hark, Sabine (Hg.) (1996): Grenzen lesbischer Identitäten. Aufsätze. 1. Aufl. Berlin: Querverlag.

Hark, Sabine (1998): Die paradoxe Politik der Identität. Was ist eine „authentische lesbische Identität"? In: Ulrich Biechele (Hg.): Identitätsbildung, Identitätsverwirrung, Identitätspolitik – eine psychologische Standortbestimmung für Lesben, Schwule und andere. Dokumentation des Fachkongresses, 30.10. – 1.11.1997. Berlin: Dt. AIDS-Hilfe, S. 35–55.

Haunss, Sebastian (2012): Von der sexuellen Befreiung zur Normalität. Das Ende der zweiten deutschen Schwulenbewegung. In: Andreas Pretzel (Hg.): Geschichte der Homosexuellen in Deutschland nach 1945. 1. Aufl. Hamburg: Männerschwarm-Verl. (Edition Waldschlösschen, Bd. 12), S. 199–212.

Hekma, Gerd (2014): Sodomie – Unmännlichkeit – Knabenliebe. Male Same-sexual Practices and Identifications in Occidental Societies. In: Florian Mildenberger, Jennifer Evans, Rüdiger Lautmann und Jakob Pastötter (Hg.): Was ist Homosexualität? Forschungsgeschichte, gesellschaftliche Entwicklungen und Perspektiven. 1. Aufl. Hamburg: Männerschwarm Verlag, S. 113–140.

Helfferich, Cornelia (2009): Die Qualität qualitativer Daten. Manual für die Durchführung qualitativer Interviews. 3., überarbeitete Auflage. Wiesbaden: VS Verlag für Sozialwissenschaften/GWV Fachverlage GmbH Wiesbaden.

Herek, Gregory M. (Hg.) (1998): Stigma and Sexual Orientation. Understanding Prejudice Against Lesbians, Gay Men, and Bisexuals. Thousand Oaks: Sage Publications (Psychological perspectives on lesbian and gay issues, v. 4).

Herrn, Rainer (1999): Anders bewegt. 100 Jahre Schwulenbewegung in Deutschland. 1. Aufl. Hamburg: Männerschwarmskript (Edition Waldschlösschen).

Herzer, Manfred (1992): Zastrow – Ulrichs – Kertbeny. Erfundene Identitäten im 19. Jahrhundert. In: Rüdiger Lautmann und Angela Taeger (Hg.): Männerliebe im alten Deutschland. Sozialgeschichtliche Abhandlungen. Berlin: Rosa Winkel (Sozialwissenschaftliche Studien zur Homosexualität, Bd. 5), S. 61–80.

Hirschauer, Stefan (2013): Die Praxis der Geschlechter(in)differenz und ihre Infrastruktur. In: Julia Graf (Hg.): Geschlecht zwischen Struktur und Subjekt. Theorie, Praxis, Perspektiven. Opladen: Budrich, S. 153–171.

Hitzler, Ronald (1993): Verstehen: Alltagspraxis und wissenschaftliches Programm. In: Thomas Jung und Stefan Müller-Dohm (Hg.): ‚Wirklichkeit' im Deutungsprozess. Frankfurt a.M: Suhrkamp, S. 223–240.

Hoffmann, Rainer (1997): Zum Umgang und Selbstverständnis des Themas (Homo-)Sexualität in den Lehrplänen, Schulbüchern und Fachzeitschriften der Pflegewissenschaften. In: Niedersächsisches Sozialministerium (Hg.): Lebenssituation älterer schwuler Männer – Bestandsaufnahme und Perspektiven. Dokumentation. Hannover, S. 29–34.

Hoffschildt, Rainer (2002): 140.000 Verurteilungen nach „§ 175". In: Stefan Micheler (Hg.): Denunziert, verfolgt, ermordet. Homosexuelle Männer und Frauen in der NS-Zeit. 1. Aufl. Hamburg: MännerschwarmSkript Verl. (Invertito, 4), S. 140–149.

Holy, Michael (2012): Jenseits von Stonewall. Rückblicke auf die Schwulenbewegung in der BRD 1969–1980. In: Andreas Pretzel (Hg.): Geschichte der Homosexuellen in Deutschland nach 1945. 1. Aufl. Hamburg: Männerschwarm-Verl. (Edition Waldschlösschen, Bd. 12), S. 39–79.

Honneth, Axel (1994): Kampf um Anerkennung. Zur moralischen Grammatik sozialer Konflikte. 1. Aufl. Frankfurt am Main: Suhrkamp (Suhrkamp Taschenbuch Wissenschaft, 1129).

Honneth, Axel (2000): Das Andere der Gerechtigkeit. Aufsätze zur praktischen Philosophie. 5. Auflage. Frankfurt am Main: Suhrkamp (Suhrkamp-Taschenbuch Wissenschaft, 1491).

Honneth, Axel (2003a): Umverteilung als Anerkennung. Eine Erwiderung auf Nancy Fraser. In: Nancy Fraser und Axel Honneth (Hg.): Umverteilung oder Anerkennung? Eine politisch-philosophische Kontroverse. Frankfurt: Suhrkamp (Suhrkamp Taschenbuch Wissenschaft, 1460), S. 129–224.

Honneth, Axel (2003b): Unsichtbarkeit. Stationen einer Theorie der Intersubjektivität. 1. Aufl. Frankfurt am Main: Suhrkamp (Suhrkamp Taschenbuch Wissenschaft, 1616).

Honneth, Axel (2010): Das Ich im Wir. Studien zur Anerkennungstheorie. 1. Aufl. Berlin: Suhrkamp (Suhrkamp Taschenbücher Wissenschaft, 1959).

Honneth, Axel (2013): Das Recht der Freiheit. Grundriß einer demokratischen Sittlichkeit. 1. Aufl. Berlin: Suhrkamp (Suhrkamp-Taschenbuch Wissenschaft, 2048).

Honneth, Axel (2015): Verdinglichung. Eine anerkennungstheoretische Studie. 1. Aufl. Berlin: Suhrkamp (Suhrkamp Taschenbücher Wissenschaft, 2127).

Hutter, Jörg (2000): Von der Sodomie zu Queer-Identitäten. Ein Beitrag zur Geschichte der homosexuellen Identitätsentwicklung. In: Wolfram Setz (Hg.): Die Geschichte der Homosexualitäten und die schwule Identität an der Jahrtausendwende. Eine Vortragsreihe. Berlin: Verl. Rosa Winkel (Bibliothek rosa Winkel, 25), S. 141–175.

Hutter, Jörg; Koch-Burghardt, Volker; Lautmann, Rüdiger (2000): Ausgrenzung macht krank. Homosexuellenfeindschaft und HIV-Infektionen. 1. Aufl. Wiesbaden: Westdeutscher Verlag.

Jana, Melanie (2004): Auf dem Weg zu einer interkulturellen Altenpflege. Bonn. Online verfügbar unter http://www.die-bonn.de/esprid/dokumente/doc-2004/jana04_01.pdf, zuletzt geprüft am 20.10.2015.

Joas, Hans; Knöbl, Wolfgang (2004): Sozialtheorie. Zwanzig einführende Vorlesungen. 1. Aufl., Originalausg. Frankfurt am Main: Suhrkamp (Suhrkamp Taschenbuch Wissenschaft, 1669).

Kaesler, Dirk (Hg.) (2006): Klassiker der Soziologie. 5., überarb. und aktual. Aufl., Orig.-Ausg. München: Beck (Beck'sche Reihe, 1288).

Kaletta, Barbara (2008): Anerkennung oder Abwertung. Über die Verarbeitung sozialer Desintegration. 1. Aufl. Wiesbaden: VS, Verl. für Sozialwiss.

Kelle, Udo (2005): „Emergence" vs. „Forcing" of Empirical Data? A Crucial Problem of „Grounded Theory" Reconsidered. In: *Forum Qualitative Sozialforschung/ Forum: Qualitative Social Research* 6 (2). Online verfügbar unter http://www.qualitative-research.net/index.php/fqs/article/download/467/1001, zuletzt geprüft am 25.02.2018.

Kelle, Udo (2011): „Emergence" oder „Forcing"? Einige methodologische Überlegungen zu einem zentralen Problem der Grounded-Theory. In: Günter Mey und Katja Mruck (Hg.): Grounded Theory Reader. 2. aktualisierte und erweiterte Aufl. Wiesbaden: VS Verlag für Sozialwissenschaften, S. 235–260.

Kelle, Udo; Kluge, Susann (2010): Vom Einzelfall zum Typus. Fallvergleich und Fallkontrastierung in der qualitativen Sozialforschung. 2., aktualis. Aufl. Wiesbaden: VS Verlag für Sozialwissenschaften (Qualitative Sozialforschung, 15).

Keupp, Heiner; Ahbe, Thomas; Gmür, Wolfgang; Höfer, Renate; Mitzscherlich, Beate; Kraus, Wolfgang; Straus, Florian (1999): Identitätskonstruktionen. Das Patchwork der Identitäten in der Spätmoderne. 4. Ausg, 2008. Reinbek bei Hamburg: Rowohlt-Taschenbuch-Verl (Rororo, 55634: Rowohlts Enzyklopädie).

Kleinevers, Sonja (2004): Sexualität und Pflege. Bewusstmachung einer verdeckten Realität. Hannover: Schlütersche (Pflegebibliothek – Bremer Schriften).

Koch-Burghardt, Volker (1997): Identität und Intimität. Eine biographische Rekonstruktion männlich-homosexueller Handlungsstile. Berlin: R. Winkel (Sozialwissenschaftliche Studien zur Homosexualität, Bd. 7).

Koch-Straube, Ursula (1997): Fremde Welt Pflegeheim. Eine ethnologische Studie. 1. Aufl. Bern [u. a.]: Huber (Reihe Pflegewissenschaft).

Kohls, Martin (2015): Migration und Pflege – eine Einführung. In: Institut für Migrationsforschung und Interkulturelle Studien (IMIS)/Bundeszentrale für politische Bildung (BpB) (Hg.): Migration und Pflege. Kurzdossier, S. 2–6.

Kolleck, Bernd (2007): Kultursensible Pflege in ambulanten Pflegediensten. In: *Pflege&Gesellschaft* 12, 2007 (H3). Online verfügbar unter http://dg-pflegewissenschaft.de/wp-content/uploads/2017/06/Kolleck-2007-PG-3-2007.pdf, zuletzt geprüft am 25.02.2018.

Krell, Claudia (2014): Alter und Altern bei Homosexuellen. 1. Aufl., neue Ausg. Weinheim, Bergstr: Beltz Juventa.

Krell, Claudia (2016): Altersbilder lesbischer Frauen. In: Ralf Lottmann, Rüdiger Lautmann und Castro Varela, María do Mar (Hg.): Homosexualität_en und Alter(n). Ergebnisse aus Forschung und Praxis. Wiesbaden, s.l.: Springer Fachmedien Wiesbaden GmbH (Research), S. 111–128.

Krohwinkel, Monika (2008): Rehabilitierende Prozesspflege am Beispiel von Apoplexiekranken. Fördernde Prozesspflege als System. 3., durchges. Aufl. Bern: Huber (Verlag Hans Huber, Programmbereich Pflege. Pflegeforschung, Pflegepraxis).

Krohwinkel, Monika (2013): Fördernde Prozesspflege mit integrierten ABEDLs. Forschung, Theorie und Praxis. 1. Aufl. Bern: Huber (Pflegetheorie).

Kruse, Andreas (2012): Zu Hintergrund und Bedeutung der Generali Altersstudie. In: Generali Zukunftsfonds (Hg.): Generali Altersstudie 2013. Wie ältere Menschen leben, denken und sich engagieren. Unter Mitarbeit von Institut für Demoskopie Allensbach. Originalausgabe. Frankfurt am Main: Fischer Taschenbuch Verlag (Fischer, 18935), S. 15–29.

Kruse, Jan (2014): Qualitative Interviewforschung. Ein integrativer Ansatz. Weinheim: Beltz Juventa (Grundlagentexte Methoden).

Kuckartz, Udo (2010): Einführung in die computergestützte Analyse qualitativer Daten. 3., aktualisierte Aufl. Wiesbaden: VS Verl. für Sozialwiss.

Kuckartz, Udo; Dresing, Thorsten; Rädiker, Stefan; Stefer, Claus (2008): Qualitative Evaluation. Der Einstieg in die Praxis. 2., aktualisierte Auflage. Wiesbaden: VS Verlag für Sozialwissenschaften/GWV Fachverlage GmbH Wiesbaden.

Kuratorium Deutsche Altershilfe (2004): Homosexualität im Alter. Frauen liebende Frauen und Männer liebende Männer altern anders. 3. Aufl. In: *PRO ALTER*, 2004.

Lähnemann, Lela (2011): Inklusive Leidenschaft. Lesben, Schwule, transgeschlechtliche Menschen mit Behinderung; Dokumentation der Fachtagung am 21. und

22. September 2010 im Konferenzzentrum der Heinrich-Böll-Stiftung, Berlin. Berlin (Dokumente lesbisch-schwuler Emanzipation, 25).

Landeshauptstadt München (2004): Unter'm Regenbogen. Lesben und Schwule in München. Ergebnisse einer Befragung durch die Landeshauptstadt München. Online verfügbar unter https://www.muenchen.de/rathaus/dam/jcr:cb6a4d97.../ unterm_regenbogen.pdf, zuletzt geprüft am 25.02.2018.

Landeshauptstadt München, Sozialreferat: Öffnung der vollstationären Pflege für gleichgeschlechtliche Lebensweisen. Online verfügbar unter http://www.muenchen.de/rathaus/Stadtverwaltung/Sozialreferat/Sozialamt/Alter-und-Behinderung/oeffnung_altenpflege_lgbt.html, zuletzt geprüft am 25.02.2018.

Lautmann, Rüdiger (1977): Seminar Gesellschaft und Homosexualität. 1. Aufl. Frankfurt am Main: Suhrkamp (Suhrkamp Taschenbücher Wissenschaft, 200).

Lautmann, Rüdiger (2003): Sexualität, Kultur, Gesellschaft. Dokumentation eines Seminars vom 9. bis 11. Mai 2003. 1. Aufl. Göttingen: Waldschlösschen-Verl (Grundkurs Homosexualität und Gesellschaft, 1).

Lautmann, Rüdiger (2016): Die soziokulturelle Lebensqualität von Schwulen und Lesben im Alter. In: Ralf Lottmann, Rüdiger Lautmann und Castro Varela, María do Mar (Hg.): Homosexualität_en und Alter(n). Ergebnisse aus Forschung und Praxis. Wiesbaden, s.l.: Springer Fachmedien Wiesbaden GmbH (Research), S. 15–50.

Lehmann, Frank (2011): Kriterien guter Praxis in der Gesundheitsförderung bei sozial Benachteiligten. Ansatz – Beispiele – weiterführende Informationen. 5., erw. und überarb. Aufl. Köln: BZgA (Gesundheitsförderung konkret, 5).

Linschoten, Manon; Lottmann, Ralf; Lauscher, Frédéric (2016): „The Pink Passkey" – ein Zertifikat für die Verbesserung der Akzeptanz von LSBT*I-Pflegebedürftigen in Pflegeeinrichtungen. In: Ralf Lottmann, Rüdiger Lautmann und Castro Varela, María do Mar (Hg.): Homosexualität_en und Alter(n). Ergebnisse aus Forschung und Praxis. Wiesbaden, s.l.: Springer Fachmedien Wiesbaden GmbH (Research), S. 227–241.

Lottmann, Ralf (2016): Mehr als ein Leuchtturm? Der „Lebensort Vielfalt" – ein Wohnprojekt für ältere Schwule, Lesben und Heterosexuelle. In: Ralf Lottmann, Rüdiger Lautmann und Castro Varela, María do Mar (Hg.): Homosexualität_en und Alter(n). Ergebnisse aus Forschung und Praxis. Wiesbaden, s.l.: Springer Fachmedien Wiesbaden GmbH (Research), S. 83–110.

LSVD – Lesben und Schwulenverband Berlin-Brandenburg: Bündnistagung „Homosexualität im Alter". Arbeiterwohlfahrt will sich künftig verstärkt den Belangen von Homosexuellen in Pflegeheimen widmen. Online verfügbar unter https://berlin.lsvd.de/neuigkeiten/bundnistagung-homosexualitat-im-alter/, zuletzt geprüft am 25.02.2018.

Mannheim, Karl (2004): Beiträge zur Theorie de Weltanschauungs-Intepretation. In: Jörg Strübing und Bernt Schnettler (Hg.): Methodologie interpretativer Sozialforschung. Klassische Grundlagentexte. Konstanz: UVK-Verl.-Ges (UTB Sozialwissenschaften, 2513), S. 101–154.

Manzei, Alexandra (2005): Umkämpfte Deutungen – Zur Kritik szientifischer Bestimmungen menschlicher Existenz in der biotechnologischen Medizin. In: Alexandra Manzei, Gerhard Gamm und Mathias Gutmann (Hg.): Zwischen Anthropologie und Gesellschaftstheorie. Zur Renaissance Helmuth Plessners im Kontext der modernen Lebenswissenschaften. 1. Aufl. Bielefeld: transcript Verlag (Edition panta rei), S. 55–82.

Martin, Biddy (1996): Sexuelle Praxis und der Wandel lesbischer Identitäten. In: Sabine Hark (Hg.): Grenzen lesbischer Identitäten. Aufsätze. 1. Aufl. Berlin: Querverlag, S. 38–72.

Mead, George Herbert (1973): Geist, Identität und Gesellschaft aus der Sicht des Sozialbehaviorismus. 1. Aufl. Frankfurt (am Main): Suhrkamp (suhrkamp taschenbuch wissenschaft, 28).

Menche, Nicole (2014): Pflege heute. Lehrbuch für Pflegeberufe. 6., vollst. überarb. Aufl. München: Elsevier, Urban et Fischer (pflegeheute.de).

Meuser, Michael; Nagel, Ulrike (2009): ExpertInneninterviews. vielfach erprobt, wenig bedacht. In: Alexander Bogner, Beate Littig und Wolfgang Menz (Hg.): Experteninterviews. Theorien, Methoden, Anwendungsfelder. 3., grundlegend überarbeitete Auflage. Wiesbaden: VS Verlag für Sozialwissenschaften, S. 71–94.

Mey, Günter; Mruck, Katja (2011): Grounded-Theory-Methodologie. Entwicklung, Stand, Perspektiven. In: Günter Mey und Katja Mruck (Hg.): Grounded Theory Reader. 2. aktualisierte und erweiterte Aufl. Wiesbaden: VS Verlag für Sozialwissenschaften, S. 11–48.

Meyer, Ilan H. (2003): Prejudice, Social Stress, and Mental Health in Lesbian, Gay, and Bisexual Populations: Conceptual Issues and Research Evidence (129). In: *Psycho Bull* (5), S. 674–697. Online verfügbar unter http://www.ncbi.nlm.nih.gov/pmc/articles/PMC2072932/, zuletzt geprüft am 25.02.2018.

Meyer, Ilan H.; Dean, Laura (1998): Internalized Homophobia, Intimacy, and Sexual Behavior Among Gay and Bisexual Men. In: Gregory M. Herek (Hg.): Stigma and Sexual Orientation. Understanding Prejudice Against Lesbians, Gay Men, and Bisexuals. Thousand Oaks: Sage Publications (Psychological Perspectives on Lesbian and Gay Issues, v. 4), S. 160–186.

Miers, Margaret (2001): Sexus und Pflege. Geschlechterfragen und Pflegepraxis. 1. Aufl. Bern, Göttingen, Toronto, Seattle: Huber (Pflegewissenschaft).

Mieszkowski, Sylvia (2014): Was war und ist ‚Homosexualität-Forschung'? In: Florian Mildenberger, Jennifer Evans, Rüdiger Lautmann und Jakob Pastötter (Hg.): Was ist Homosexualität? Forschungsgeschichte, gesellschaftliche Entwicklungen und Perspektiven. 1. Aufl. Hamburg: Männerschwarm Verlag, S. 41–72.

Ministerium für Integration, Familie, Kinder, Jugend und Frauen Rheinland-Pfalz (2015): Rheinland-Pfalz unterm Regenbogen. Lebenssituation von Lesben, Schwulen, Bisexuellen, Transsexuellen, Transgender und Intersexuellen in Rheinland Pfalz. Auswertungsbericht zur Online-Befragung von Juni bis Oktober 2013. Online verfügbar unter https://mffjiv.rlp.de/fileadmin/MFFJIV/Vielfalt/Langfassung.pdf, zuletzt geprüft am 25.02.2018.

Moers, Martin (2012): Leibliche Kommunikation, Krankheitserleben und Pflegehandeln. In: *Pflege&Gesellschaft* 17. Jg., 2012 (H. 2), S. 111–119.

Müller, Veronika E.; Richter, Petra; Stamer, Maren (2009): Ethik und Datenschutz im Kontext qualiativer Forschung. Konzept der Arbeits- und Koordinierungsstelle Gesundheitsversorgungsforschung (AKG) im Verein zur Förderung der wissenschaftlichen Forschung e.V. Bremen. Online verfügbar unter http://www.akg.uni-bremen.de/downloads/Ethik_und_Datenschutz.pdf, zuletzt aktualisiert am 2009, zuletzt geprüft am 25.02.2018.

Oevermann, Ulrich (1996): Theoretische Skizze einer revidierten Theorie professionalisierten Handelns. In: Arno Combe und Werner Helsper (Hg.): Pädagogische Professionalität. Untersuchungen zum Typus pädagogischen Handelns. 1. Aufl. Frankfurt am Main: Suhrkamp (Suhrkamp Taschenbuch Wissenschaft, 1230), S. 70–182.

Oevermann, Ulrich (2001): Strukturprobleme supervisorischer Praxis. Eine objektiv hermeneutische Sequenzanalyse zur Überprüfung der Professionalisierungstheorie. 1. Aufl. Frankfurt am Main: Humanities Online (Forschungsbeiträge aus der Objektiven Hermeneutik, Bd. 2).

Olbrich, Christa (2010): Pflegekompetenz. 2., vollst. überarb. und erw. Aufl. Bern: Huber (Pflegepädagogik).

Plessner, Helmuth (1975): Die Stufen des Organischen und der Mensch. Einleitung in die philosophische Anthropologie. 3., unveränderte Aufl. Berlin: De Gruyter (Sammlung Göschen, 2200).

Plötz, Kirsten (1999): „Echte" Frauenleben? „Lesbierinnen" im Spiegel öffentlicher Äußerungen in den Anfängen der Bundesrepublik. In: Bernd-Ulrich Hergemöller (Hg.): Homosexualitäten in der Bundesrepublik Deutschland 1949–1972. Hamburg: MännerschwarmSkript-Verl (Invertito, 1.1999), S. 47–69.

Plötz, Kirsten (2006): Lesbische ALTERnativen. Alltagsleben, Erwartungen, Wünsche. Königstein/Taunus: Helmer.

Plummer, Ken (1973): Awareness of Homosexuality. In: Roy Victor Bailey und Jock Young (Hg.): Contemporary Social Problems in Britain. Farnborough, [Lexington, Mass.]: Saxon House; Lexington Books, S. 103–125. Online verfügbar unter https://kenplummer.files.wordpress.com/2012/07/awareness-of-homosexuality.pdf, zuletzt geprüft am 25.02.2018.

Pretzel, Andreas; Weiss, Volker (Hg.) (2013): Zwischen Autonomie und Integration. Schwule Politik und Schwulenbewegung in den 1980er und 1990er Jahren. 1. Auflage. Hamburg: Männerschwarm Verlag (Geschichte der Homosexuellen in Deutschland nach 1945, Bd. 3).

Pretzel, Andreas; Weiß, Volker (Hg.) (2010): Geschichte der Homosexuellen in Deutschland nach 1945. Homosexuelle Männer in der frühen Bundesrepublik. 1. Aufl. Hamburg: Männerschwarm (Edition Waldschlösschen, Bd. 9).

Rat & Tat Zentrum für Schwule und Lesben e. V. (2009): Lebendige Vielfalt – Schwule und Lesben in Bremen.Zur aktuellen Lebenssituation von Lesben, Schwulen und Bisexuellen im Land Bremen (2008). Ergebnisse der Fragebogenaktion Lebendige Vielfalt, 2009. Online verfügbar unter http://www.ratundtat-bremen.de/PDF-Archiv/Downloads-Beratung/Fragebogenaktion-Lebendige-Vielfalt-2008.pdf, zuletzt geprüft am 25.02.2018.

Rauchfleisch, Udo (1994/2001): Schwule, Lesben, Bisexuelle. Lebensweisen, Vorurteile, Einsichten. 3. Auflage. Göttingen: Vandenhoeck & Ruprecht (Sammlung Vandenhoeck).

Rauchfleisch, Udo (2014): Homosexualität und Psychologie/Psychoanalyse. In: Florian Mildenberger, Jennifer Evans, Rüdiger Lautmann und Jakob Pastötter (Hg.): Was ist Homosexualität? Forschungsgeschichte, gesellschaftliche Entwicklungen und Perspektiven. 1. Aufl. Hamburg: Männerschwarm Verlag, S. 375–389.

Reichertz, Jo (2011a): Abduktion: Die Logik der Entdeckung der Grounded Theory. In: Günter Mey und Katja Mruck (Hg.): Grounded Theory Reader. 2. aktualisierte und erweiterte Aufl. Wiesbaden: VS Verlag für Sozialwissenschaften, S. 279–297.

Reichertz, Jo (2011b): Die Abduktion in der qualitativen Sozialforschung. Über die Entdeckung des Neuen. 2. Aufl. Wiesbaden: VS Verlag für Sozialwissenschaften (Qualitative Sozialforschung, 13).

Reinhold, Gerd; Lamnek, Siegfried; Recker, Helga (2000): Soziologie-Lexikon. 4. Aufl. München: R. Oldenbourg.

Reisbeck, Günter (1998): Wozu brauchen Schwule und Lesben eigene Identitäten? In: Ulrich Biechele (Hg.): Identitätsbildung, Identitätsverwirrung, Identitätspolitik – eine psychologische Standortbestimmung für Lesben, Schwule und andere. Dokumentation des Fachkongresses, 30.10. – 1.11.1997. Berlin: Dt. AIDS-Hilfe, S. 56–64.

Remmers, Hartmut (2000): Pflegerisches Handeln. Wissenschafts- und Ethikdiskurse zur Konturierung der Pflegewissenschaft. Bern: Huber (Hans Huber Programmbereich Pflege).

Renn, Joachim (2007): Von der anerkannten Ungleichheit zur ungleichen Anerkennung – Multiple soziale Differenzierung und das Problem einer einheitlichen „Anerkennungsordnung". In: Christine Wimbauer (Hg.): Die Gesellschaft als „institutionalisierte Anerkennungsordnung". Anerkennung und Ungleichheit in Paarbeziehungen, Arbeitsorganisationen und Sozialstaat. Opladen [u.a.]: Budrich, S. 121–150.

RK – Robert Koch Institut (2014): HIV/AIDS in Deutschland – Eckdaten der Schätzung. Epidemiologische Kurzinformation des Robert Koch-Instituts. Stand

2014. Online verfügbar unter https://www.hivandmore.de/aktuell/2014-11/RKI_Bulletin_44_14.pdf, zuletzt geprüft am 25.02.2018.

Röndahl, Gerd (2009): Lesbians' and Gay Men's Narratives About Attitudes in Nursing. In: *Scandinavian Journal of Caring Sciences* (23/1), S. 146–152.

Röndahl, Gerd; Innala, Sune; Carlsson, Marianne (2004): Nurses' Attitudes Towards Lesbians and Gay Men. In: *Journal of Advanced Nursing, Blackwell Publishing Ltd* (47/4), S. 386–392.

Rosenfeld, Dana (1999): Identity Work Among Lesbian and Gay Eldery. In: *Journal of Aging Studies* 13 (2), S. 121–144.

Rütten, Anton; Santel, Bernhard (2011): Zuwanderungsrealität und demographischer Wandel. In: Eva van Keuk, Cinur Ghaderi, Ljiljana Joksimovic und Dagmar M. David (Hg.): Diversity. Transkulturelle Kompetenz in klinischen und sozialen Arbeitsfeldern. 1. Aufl. Stuttgart: Kohlhammer, S. 17–24.

Schenk, Christian (2008): Die Partei(en) in der DDR. Ihre Politik und ihre Ideologie(n) im Blick auf lesbische Lebenswelten. In: Lesben und Schwule in der DDR. Tagungsdokumentation. Lesben- und Schwulenverband in Deutschland; Tagung Lesben und Schwule in der DDR. 1. Aufl. Halle (Saale): Heinrich-Böll-Stiftung Sachsen-Anhalt, S. 35–55.

Schirghuber, Johannes (2016): Die Pflege homosexueller Männer und deren Bedürfnisse im Krankenhaus. Erfahrungen und Erlebnisse homosexueller männlicher Pflegepersonen und deren Empfehlungen für die Pflegepraxis. 1. Auflage. Saarbrücken: AV Akademikerverlag.

Schmauch, Ulrike; Braukmann, Stefanie (2007): Lesbische Frauen im Alter – ihre Lebenssituation und ihre spezifischen Bedürfnisse für ein altengerechtes Leben. Ergebnisse einer empirischen Untersuchung im Rhein-Main-Gebiet (2005/06), Abschlussbericht. Unter Mitarbeit von Margit Göttert, Ulrike Habert und Elke Schüller. Fachhochschule Frankfurt a. M, FB4 Soziale Arbeit und Gesundheit in Kooperation mit dem gemeinsamen Frauenforschungszentrum der Hessischen Fachhochschulen (gFFZ). Frankfurt a. M.

Schmauch, Ulrike; Braukmann, Stefanie; Göttert, Margit; Habert, Ulrike; Schüller, Elke; Knijff, Corry (2007): Lesbische Frauen im Alter. Ihre Lebenssituation und ihre spezifischen Bedürfnisse für ein altengerechtes Leben. Ergebnisse einer empirischen Untersuchung und Empfehlungen für die Praxis. Online verfügbar unter http://www.lesben.org/pdf/2008_07_01_LesbischeFrauenimAlter.pdf, zuletzt geprüft am 01.05.2016.

Schmitz, Hermann (2011): Der Leib. Berlin, Boston: Walter de Gruyter (Grundthemen Philosophie).

Schmitz, Hermann (2012): Kurze Einführung in die neue Phänomenologie. 3. Auflage. Freiburg, Br, München: Alber.

Schneider, Birgit (2009): Narrative Kunsttherapie. Identitätsarbeit durch Bild-Geschichten: ein neuer Weg in der Psychotherapie. Bielefeld: Transcript (Reflexive Sozialpsychologie).

Schröder, Ute B.; Scheffler, Dirk (2016): „Bei uns gibt es dieses Problem nicht" – Die gesellschaftliche Wahrnehmung von lesbischen, schwulen, bi* und trans* Senior_innen. In: Deutsches Zentrum für Altersfragen (Hg.): Informationsdienst Altersfragen (Heft Nr. 1), S. 3–11.

Schröder, Ute B.; Schondelmayer, Anne-Christin; Scheffler, Dirk (2012): Ergebnisbericht – Gesamtevaluation zur Initiative „Berlin tritt ein für Selbstbestimmung und Akzeptanz sexueller Vielfalt". Hg. v. Senatsverwaltung für Arbeit, Integration und Frauen Berlin und Landesstelle für Gleichbehandlung – gegen Diskriminierung. Berlin (Dokumente lesbisch-schwuler Emanzipation, 28). Online verfügbar unter http://www.bke.de/content/application/explorer/public/newsletter/2012/newsletter-55/ergebnisbericht_gesamtevaluation.pdf, zuletzt geprüft am 25.02.2018.

Schröer, Sebastian; Schulze, Heike (2010): Grounded Theory. In: Karin Bock, Ingrid Miethe und Bettina Ritter (Hg.): Handbuch qualitative Methoden in der sozialen Arbeit. Opladen: Budrich, S. 277–288.

Schütz, Alfred (1974): Der sinnhafte Aufbau der sozialen Welt. Eine Einleitung in die verstehende Soziologie. 7. Auflage. Frankfurt am Main: Suhrkamp (suhrkamp taschenbuch wissenschaft, 92).

Selting, Margret et al. (2009): Gesprächsanalytisches Transkriptionssystem 2 (GAT 2). Online verfügbar unter http://www.gespraechsforschung-ozs.de/heft2009/px-gat2.pdf, zuletzt geprüft am 26.02.2017.

Siep, Ludwig (2014): Anerkennung als Prinzip der praktischen Philosophie. Untersuchungen zu Hegels Jenaer Philosophie des Geistes. Hamburg: Meiner, F (Blaue Reihe).

Sillge, Ursula (1991): Un-Sichtbare Frauen. Lesben und ihre Emanzipation in der DDR. 1. Aufl. Berlin: LinksDruck Verlag.

Soentgen, Jens (1998): Die verdeckte Wirklichkeit. Einführung in die neue Phänomenologie von Hermann Schmitz. Bonn: Bouvier.

Soine, Stefanie (2000): Was hat „lesbische Identität" mit Frausein und Sexualität zu tun? In: Christiane Schmerl (Hg.): Sexuelle Szenen. Inszenierungen von Geschlecht und Sexualität in modernen Gesellschaften. Opladen: Leske + Budrich, S. 194–225.

Starke, Kurt; Thinius, Bert; Stapel, Eduard (Hg.) (1994): Schwuler Osten. Homosexuelle Männer in der DDR. Berlin: Ch. Links.

Staudacher, Diana: Exzellente Pflege im 21. Jahrhundert. Patricia Benners Impulse für eine patientensensible Pflege. In: Benner, Patricia (2012): Stufen der Pflegekompetenz. From Novice to Expert, S. 23–54.

Steiner, Christine (2011): „Was der Leib gelernt hat" – Lebensgeschichtliches Gewordensein des körperlichen Leibes – eine ernst zu nehmende Kategorie innerhalb der pflegerischen Ausbildung. In: Ingrid Darmann-Finck und Miriam Tariba Richter (Hg.): Biographieorientierung in der Pflegebildung. Frankfurt am Main: Peter Lang (Ipp Pflegeforschung, Bd. 2), S. 37–66.

Stoff, Heiko (2014): Heterosexualität. In: Florian Mildenberger, Jennifer Evans, Rüdiger Lautmann und Jakob Pastötter (Hg.): Was ist Homosexualität? Forschungsgeschichte, gesellschaftliche Entwicklungen und Perspektiven. 1. Aufl. Hamburg: Männerschwarm Verlag, S. 73–112.

Strauss, Anselm; Corbin, Juliet M. (©1994): Grounded Theory Methodologie. An Overview. In: Norman K. Denzin und Yvonna S. Lincoln (Hg.): Handbook of Qualitative Research. Thousand Oaks: Sage Publications, S. 273–285.

Strauss, Anselm L. (1987): Qualitative Analysis for Social Scientists. Reprinted. Cambridge: Cambridge University Press.

Strauss, Anselm L. (1994): Grundlagen qualitativer Sozialforschung. Datenanalyse und Theoriebildung in der empirischen soziologischen Forschung. München: Fink (UTB für Wissenschaft, 1776).

Strauss, Anselm L.; Corbin, Juliet M. (1996): Grounded Theory. Grundlagen qualitativer Sozialforschung. Weinheim: Beltz, PsychologieVerlagsUnion.

Strübing, Jörg (2007): Anselm Strauss. Konstanz: UVK Verlagsgesellschaft (Klassiker der Wissenssoziologie, Bd. 4).

Strübing, Jörg (2008): Grounded Theory. Zur sozialtheoretischen und epistemologischen Fundierung des Verfahrens der empirisch begründeten Theoriebildung. 2., überarb. und erw. Aufl. Wiesbaden: VS, Verl. für Sozialwiss. (Qualitative Sozialforschung, Bd. 15).

Strukturen des Denkens (1980). [Nachdr.]. Frankfurt am Main: Suhrkamp (suhrkamp taschenbuch wissenschaft, 298).

Stümke, Hans-Georg (1989): Homosexuelle in Deutschland. Eine politische Geschichte. Originalausg. München: C.H. Beck (Beck'sche Reihe, 375).

Stümke, Hans-Georg (1998): Älter werden wir umsonst. Schwules Leben jenseits der Dreißig; Erfahrungen, Interviews, Berichte. Berlin: Verl. Rosa Winkel.

Stummer, Gabi (2015): Kultursensible Pflege für Lesben und Schwule. Informationen für die Professionelle Altenpflege.

Telge, Dieter (2013): Krise als Chance – AIDS-Selbsthilfebewegungen in Wechselwirkung mit schwulen Emanzipationsbestrebungen. In: Andreas Pretzel und Volker Weiss (Hg.): Zwischen Autonomie und Integration. Schwule Politik und Schwulenbewegung in den 1980er und 1990er Jahren. 1. Auflage. Hamburg: Männerschwarm Verlag (Geschichte der Homosexuellen in Deutschland nach 1945, Bd. 3), S. 153–160.

Theis, Wolfgang (1997): Mach Dein Schwulsein öffentlich – Bundesrepublik. In: Manfred Baumgardt (Hg.): Goodbye to Berlin? 100 Jahre Schwulenbewegung: eine Ausstellung des Schwulen Museums und der Akademie der Künste, 17. Mai bis 17. August 1997. Berlin: Verlag Rosa Winkel, S. 279–293.

Thinius, Bert (1994): Aufbruch aus dem grauen Versteck. Ankunft im bunten Ghetto? Randglossen zu Erfahrungen schwuler Männer aus der DDR und Deutschland Ost. In: Kurt Starke, Bert Thinius und Eduard Stapel (Hg.): Schwuler Osten. Homosexuelle Männer in der DDR. Berlin: Ch. Links, S. 11–90.

Thinius, Bert (2006): Erfahrungen schwuler Männer in der DDR und in Deutschland Ost. In: Wolfram Setz (Hg.): Homosexualität in der DDR. Materialien und Meinungen. Hamburg: Männerschwarm (Bibliothek rosa Winkel, Bd. 42), S. 9–88.

Thomas William I./Thomas Dorothy S. (1928): The Child in America. Behavior Problems and Programs. 1. Aufl. New York: Alfred A. Knopf.

Tillmann, Klaus-Jürgen (2010): Sozialisationstheorien. Eine Einführung in den Zusammenhang von Gesellschaft, Institution und Subjektwerdung. Orig.-Ausg., vollst. überarb. und erw. Neuausg., [16. Aufl.]. Reinbek bei Hamburg: Rowohlt-Taschenbuch-Verl (Rororo Rowohlts Enzyklopädie, 55707).

Universität Bremen (2013): Richtlinie – Hinweise der Ethikkommission zur Anwendung der §§ 1 und 3 der Ethikverfahrensordnung, 18.12.2013. Online verfügbar unter https://www.uni-bremen.de/rechtsstelle/ethikkommission.html, zuletzt geprüft am 25.02.2018.

Uzarewicz, Charlotte (2002): Sensibilisierung für die Bedeutung von Kultur und Migration in der Altenpflege. Kurzbeschreibung. Online verfügbar unter https://www.die-bonn.de/esprid/dokumente/doc-2002/uzarewicz02_01.pdf, zuletzt geprüft am 25.02.2018.

Uzarewicz, Charlotte (2003): Überlegungen zur Entwicklung transkultureller Kompetenz in der Altenpflege. In: Jens Friebe und Michaela Zalucki (Hg.): Interkulturelle Bildung in der Pflege. 1. Aufl. Bielefeld: W. Bertelsmann, S. 29–46.

Uzarewicz, Charlotte; Moers, Martin (2012): Leibphänomenologie für Pflegewissenschaft – eine Annäherung. In: *Pflege&Gesellschaft* 17. Jg., 2012 (H. 2), S. 101–110.

Uzarewicz, Charlotte; Uzarewicz, Michael (2005): Das Weite suchen. Einführung in eine phänomenologische Anthropologie für Pflege. Stuttgart: Lucius und Lucius (Dimensionen sozialer Arbeit und der Pflege, Bd. 7).

van Keuk, Eva; Joksimovic, Ljiljana; Ghaderi, Cinur (2011): Diversity im klinischen und sozialen Alltag: Kompetenter Umgang mit kultureller Vielfalt. In: Eva van Keuk, Cinur Ghaderi, Ljiljana Joksimovic und Dagmar M. David (Hg.): Diversity. Transkulturelle Kompetenz in klinischen und sozialen Arbeitsfeldern. 1. Aufl. Stuttgart: Kohlhammer, S. 83–103.

Vierneisel, Carolin (2013): Positive Stimmen verschaffen sich Gehör! – Die Umsetzung des PLHIV Stigma Index in Deutschland. 2. Auflage. Hg. v. Deutsche AIDS-Hilfe e. V. Berlin.

Villa, Paula-Irene (2011): Sexy Bodies. Eine soziologische Reise durch den Geschlechtskörper. 4. Aufl. Wiesbaden: VS-Verl. (Geschlecht und Gesellschaft, 23).

Visser, Marijke; Jong, Anneke de (2002): Kultursensitiv pflegen. Wege zu einer interkulturellen Pflegepraxis. 1. Aufl. München, Jena: Urban und Fischer.

Walhalla Fachredaktion, Walhalla (2015): Das gesamte Sozialgesetzbuch SGB I bis SGB XII. Mit Durchführungsverordnungen, Wohngeldgesetz (WoGG) und Sozialgerichtsgesetz (SGG); Erscheint zweimal jährlich; Abonnenten haben besondere Vorteile! 19. Aufl. Regensburg: Walhalla und Praetoria.

Weber, Max (1984): Soziologische Grundbegriffe. 6., erneut durchges. Aufl. Tübingen: Mohr (Uni-Taschenbücher, 541).

Weidner, Frank (1995): Professionelle Pflegepraxis und Gesundheitsförderung. Eine empirische Untersuchung über Voraussetzungen und Perspektiven des beruflichen Handelns in der Krankenpflege. Frankfurt am Main: Mabuse-Verl. (Mabuse-Verlag Wissenschaft, 22).

Weiß, Volker (2001): Queer-Theorie und Queer-Politics – eine Einführung. In: Klaus Stehling (Hg.): Queer Politics. Aufbruch zu neuen Ufern!?; Dokumentation einer Veranstaltung im Rahmen der Schwulenfortbildung Niedersachsens vom 11. bis 13. Mai 2001. 1. Aufl. Reinhausen bei Göttingen: Waldschlösschen-Verl (Edition Waldschlösschen Materialien, 2), S. 16–51.

West, Candace; Fenstermaker, Sarah (1995): Doing Difference. In: *Gender & Society, Sociologists for Women in Society* Vol. 9 (No. 1), S. 8–37. Online verfügbar unter http://www.csun.edu/~snk1966/Doing%20Difference.pdf, zuletzt geprüft am 25.02.2018.

West, Candace; Zimmerman, Don H. (1991): Doing Gender. In: Judith Lorber und Susan A. Farrell (Hg.): The Social Construction of Gender. Newbury Park, Calif.: Sage Publications, S. 13–37.

Weymann, Ansgar (2001): Interaktion, Sozialstruktur und Gesellschaft. In: Hans Joas (Hg.): Lehrbuch der Soziologie. Studienausg. Frankfurt/Main [u.a.]: Campus-Verl., S. 93–121.

Wimbauer, Christine (2004): Umverteilung oder Anerkennung? Und wenn: Wovon und durch wen? Theoretische Überlegungen zur aktuellen Debatte um Anerkennung oder Umverteilung. Online verfügbar unter https://www.wzb.eu/sites/default/files/+wzb/bal/laa/liebe-arbeit-anerk_ap1_anerk-umv.pdf, zuletzt geprüft am 25.02.2018.

Wimbauer, Christine (Hg.) (2007): Die Gesellschaft als „institutionalisierte Anerkennungsordnung". Anerkennung und Ungleichheit in Paarbeziehungen, Arbeitsorganisationen und Sozialstaat. Opladen [u.a.]: Budrich.

Wimbauer, Christine (2012): Wenn Arbeit Liebe ersetzt. Doppelkarriere-Paare zwischen Anerkennung und Ungleichheit. 1., neue Ausg. Frankfurt am Main: Campus.

Winker, Gabriele; Degele, Nina (2009): Intersektionalität. Zur Analyse sozialer Ungleichheiten. Bielefeld: Transcript (Sozialtheorie).

Witzel, Andreas (1985): Das problemzentrierte Interview. In: Gerd Jüttemann (Hg.): Qualitative Forschung in der Psychologie. Grundfragen, Verfahrensweisen, Anwendungsfelder. Weinheim: Beltz, S. 227–255.

Witzel, Andreas (2000): Das problemzentrierte Interview [25 Absätze] (1 (1), Art. 22). In: *Forum Qualitative Sozialforschung/Forum: Qualitative Social Research*. Online verfügbar unter http://www.qualitative-research.net/index.php/fqs/article/view/1132/2519#gcit, zuletzt geprüft am 10.04.2017.

Wolfert, Raimund (2009): „Gegen Einsamkeit und ‚Einsiedelei'". Die Geschichte der Internationalen Homophilen Welt-Organisation (IHWO). 1. Aufl. Hamburg: Männerschwarm.

World Health Organization (Hg.) (2006): Defining Sexual Health: Report of a Technical Consultation on Sexual Health, 28–31 January 2002. Genf/Schweiz (Sexual health document series). Online verfügbar unter http://www.who.int/reproductivehealth/publications/sexual_health/defining_sexual_health.pdf, zuletzt geprüft am 25.02.2018.

Wortmann, Marion (2005): Die Lebenslage älterer lesbischer Frauen in Deutschland. Annäherung an ein verdrängtes Thema. Berlin: Trafo (Reihe Hochschulschriften, Bd. 6).

Zanier, Gabriella (2015): Altern in der Migrationsgesellschaft: Neue Ansätze der Pflege – kultursensible (Alten-)Pflege und interkulturelle Öffnung. In: Institut für Migrationsforschung und Interkulturelle Studien (IMIS)/Bundeszentrale für politische Bildung (BpB) (Hg.): Migration und Pflege. Kurzdossier, S. 6–13.

Anhänge

Anhang 1: Flyer, Akquise pflegebedürftiger lesbischer und schwuler Interviewproband_innen

InterviewpartnerInnen gesucht!

Studie zur Lebenssituation von gleichgeschlechtlich liebenden Frauen und Männern in der ambulanten und stationären Altenpflege.

Über den Alltag und das Leben von hilfs- und pflegebedürftigen Lesben und Schwulen ist wenig bekannt. Durch die Studie sollen notwendige Erkenntnisse für die Aus-, Fort- und Weiterbildung einer kultursensiblen Altenpflege gewonnen werden.

Bitte helfen Sie uns bundesweit InterviewpartnerInnen zu finden.

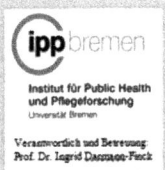

ipp bremen

Institut für Public Health und Pflegeforschung
Universität Bremen

Verantwortlich und Betreuung:
Prof. Dr. Ingrid Darmann-Finck

Wir suchen
gleichgeschlechtlich liebende Frauen und Männer, die aufgrund ihres Alters oder aufgrund von Krankheiten im Alter auf Betreuung und/oder Pflege angewiesen sind.

Wir möchten Sie um Hilfe bei der Kontaktaufnahme zu älteren gleichgeschlechtlich liebenden Menschen bitten, die ambulant oder stationär versorgt werden.

Beachten Sie bitte, dass es sich hierbei um ein sensibles Thema handelt. Bitte sprechen Sie mögliche InterviewpartnerInnen auf unser Studienvorhaben nur an, wenn Sie sich sicher sind und gehen Sie einfühlsam vor.

Diskretion!
Die Interviews dauern in der Regel 90 Minuten. Alle Angaben werden streng vertraulich behandelt und selbstverständlich anonymisiert. Es ist gewährleistet, dass Frauen von einer Frau und Männer von einem Mann interviewt werden können.

Kontakt: *Kontaktmailadresse*

Heiko Gerlach
Adresse und Kontaktdaten

Markus Schupp
Adresse und Kontaktdaten

Dr.in Gabi Stummer
Kontaktdaten

Anhang 2: Informationsblatt für pflegebedürftige lesbische und schwule Interviewproband_innen

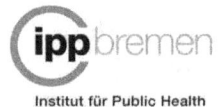

ippbremen

Institut für Public Health
und Pflegeforschung
Universität Bremen

verantwortlich:
Prof. Dr. Ingrid Darmann-Finck
Die Lebenssituation von gleichgeschlechtlich liebenden Frauen und Männern in der ambulanten und stationären Altenpflege

INFORMATIONSBLATT ZUR STUDIE

Hintergrund zur Studie:
Menschen zu pflegen ist eine anspruchsvolle Aufgabe. Die Pflege der Menschen soll bedürfnisorientiert und biografiebezogen umgesetzt werden. Über den Alltag und das Leben von älteren gleichgeschlechtlich liebenden pflegebedürftigen Menschen weiß man noch recht wenig. Waren es bisher einzelne, die sich trauten zu ihrem Lebensweg zu stehen, werden es durch die gesellschaftlichen Freiheiten künftig mehr Menschen sein, die selbstbewusst ihre Lebensweise berücksichtigt sehen wollen. Diese Wissenslücke will die Studie füllen und Anhaltspunkte für die Ausbildung von Pflegekräften und für Einrichtungskonzepte geben.

Wer kann teilnehmen?
Es werden hilfs- und pflegebedürftige Menschen im Alter von über 45 Jahren gesucht, die bereit sind, sich interviewen zu lassen. Hierbei soll es sich ausschließlich um die Gruppe der Frauen bzw. Männer handeln, die sich zum gleichen Geschlecht hingezogen fühlen/fühlten *(heutige Begriffe: Homosexuelle, Lesben, Schwule, Bisexuelle)*.

Diskretion!
Das Interview kann in einer von dem pflegebedürftigen Menschen gewählten Umgebung stattfinden. Es dauert in der Regel 90 Minuten. Alle Angaben werden streng vertraulich behandelt und selbstverständlich anonymisiert. Es ist gewährleistet, dass Frauen von einer Frau und Männer von einem Mann interviewt werden können.

Kontakt:
Haben Fragen zur Studie? Dann wenden Sie sich gerne an das Forschungsteam:
Heiko Gerlach   *Dr.in Gabi Stummer*
Adresse und Kontaktdaten   *Adresse und Kontaktdaten*

Markus Schupp
Adresse und Kontaktdaten
Vielen Dank für Ihr Interesse!

Anhang 3: Einladung zum Interview – pflegebedürftige lesbische Frauen und schwule Männer

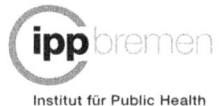

ipp bremen

Institut für Public Health
und Pflegeforschung
Universität Bremen

verantwortlich:
Prof. Dr. Ingrid Darmann-Finck
Die Lebenssituation von gleichgeschlechtlich liebenden Frauen und Männern in der ambulanten und stationären Altenpflege

Einladung zum Interview
Für die bundesweite Studie zu den Lebenssituationen von pflegebedürftigen älteren frauenliebenden Frauen und männerliebenden Männern möchten wir Sie herzlich zu einem Interview einladen.

Worum geht es bei der Studie?
Man weiß über den Alltag und das Leben von älteren gleichgeschlechtlich liebenden pflegebedürftigen Menschen noch recht wenig. Diese Lücke will die Studie füllen und Anhaltspunkte für die Ausbildung von Pflegekräften und für Einrichtungskonzepte geben.

Wir suchen Sie!
Sind Sie älter als 45 Jahre und durch Krankheit oder zunehmenden Alters auf Hilfe oder Pflege von anderen Menschen angewiesen? Fühlen Sie sich als Frau zu anderen Frauen oder als Mann zu anderen Männern hingezogen?
Wenn Sie Interesse und Zeit haben, im Rahmen eines Interviews über Ihren Alltag und Ihre Bedürfnisse zu erzählen und nachzudenken, würden wir uns freuen, wenn Sie sich bei uns melden.

Diskretion!
Das Interview kann in einer von Ihnen gewählten Umgebung stattfinden. Es dauert in der Regel 90 Minuten. Alle Ihre Angaben werden streng vertraulich behandelt und selbstverständlich anonymisiert. Es ist gewährleistet, dass Frauen von einer Frau und Männer von einem Mann interviewt werden können.

Kontakt:
Sie möchten teilnehmen oder haben Fragen zur Studie? Dann wenden Sie sich gerne an das Forschungsteam:
Heiko Gerlach   *Dr.in Gabi Stummer*
Adresse und Kontaktdaten   *Adresse und Kontaktdaten*

Markus Schupp
Adresse und Kontaktdaten

Anhang 4: Einladung zum Interview – Pflegefachkräfte

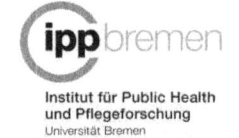

ipp bremen
Institut für Public Health
und Pflegeforschung
Universität Bremen

verantwortlich:
Prof. Dr. Ingrid Darmann-Finck
Die Lebenssituation von gleichgeschlechtlich liebenden Frauen und Männern in der ambulanten und stationären Altenpflege

Einladung zum Interview
Für die bundesweite Studie zu den Lebenssituationen von pflegebedürftigen älteren lesbischen Frauen und schwulen Männern möchten wir Sie als Pflegende/als Pflegender herzlich zu einem Interview einladen.

Worum geht es bei der Studie?
Man weiß über den Alltag und das Leben von älteren pflegebedürftigen Lesben und Schwulen noch recht wenig. Diese Lücke will die Studie füllen und Anhaltspunkte für die Ausbildung von Pflegekräften und für Einrichtungskonzepte geben.

Wir suchen Sie!
Sind Sie examinierte Pflegefachkraft (Altenpflege/Krankenpflege) und arbeiten Sie aktuell in der ambulanten oder (teil-)stationären Altenpflege? Haben Sie Erfahrung mit der Betreuung und/oder Pflege von pflegebedürftigen älteren Lesben und Schwulen, oder auch mit bi- oder transsexuellen Menschen in der Altenpflege gemacht?
Wir würden uns sehr freuen, wenn Sie Interesse und Zeit haben von Ihren Erfahrungen im Rahmen eines Interviews zu erzählen.

Diskretion!
Das Interview kann in einer von Ihnen gewählten Umgebung stattfinden. Es dauert in der Regel 90 Minuten. Alle Ihre Angaben werden streng vertraulich behandelt und selbstverständlich anonymisiert.

Kontakt:
Sie möchten teilnehmen oder haben Fragen zur Studie? Dann wenden Sie sich gerne an das Forschungsteam:
Heiko Gerlach
Adresse und Kontaktdaten

Markus Schupp
Adresse und Kontaktdaten

Anhang 5: Interviewleitfaden – pflegebedürftige lesbische Frauen und schwule Männer

Leitfragebogen
Die Situation gleichgeschlechtlich liebender Frauen und Männer in der ambulanten und teil-/stationären Altenpflege

Vorbereitung:
Ich sichere Ihnen die Anonymisierung Ihrer Daten sowie meine Schweigepflicht zu. Am Ende des Interviews werde ich Sie bitten eine Einverständniserklärung über die wissenschaftliche Verwendung Ihrer anonymisierten Daten zu unterschreiben. Ein Exemplar bleibt bei Ihnen.

Start des Aufnahmegeräts!
Herzlichen Dank, dass Sie sich die Zeit für das Interview nehmen. Ich werde Ihnen Fragen stellen und selbst wenig sprechen. Das Interview dauert vielleicht eins bis zwei Stunden und wird auf Tonband aufgenommen. Alles, was Sie sagen, wird später anonymisiert, das heißt Ihr Name und Orte werden ersetzt, so dass keine Rückschlüsse auf Ihre Person gezogen werden können. Das Interview wird verschriftlicht und wissenschaftlich ausgewertet.
Im Interview können, es müssen aber nicht alle Fragen beantwortet werden. Bei Fragen, die Sie nicht beantworten möchten, müssen Sie keinen Grund angeben. Ebenso kann das Interview zu jeder Zeit von Ihnen unterbrochen oder abgebrochen werden.
Bevor wir mit dem Interview beginnen, möchte ich noch einmal kurz darauf eingehen, worum es in unserer Studie geht: Wir machen eine Befragung zur Lebenssituation homo-, bi- und transsexueller Frauen und Männer in der ambulanten und stationären Altenpflege.
Fühlen Sie sich zu dem Hintergrund der Studie ausreichend informiert, oder haben Sie noch Fragen?
<u>Wenn mehr Informationen gewünscht werden:</u>
Wir möchten zum einen herausfinden, wie es gleichgeschlechtlich liebenden Menschen in der Pflege/Betreuung/Hilfesituation geht. Zum anderen sollen die Ergebnisse dieser Studie auch dazu dienen, konkrete Handreichungen für die Ausbildung von Betreuungs- und Pflegekräften zu erstellen.
<u>Wenn weitere Infos gewünscht werden:</u>
Es geht darum, wie die Bedürfnisse gleichgeschlechtlich Liebender in der Versorgung berücksichtigt werden. Wie die Betreuungs- und Pflegekräfte auf Sie als Person eingehen und Sie respektieren. Wir möchten auch wissen, wie Ihre Art zu leben in die Pflege einbezogen wird.
(Es gilt, je mehr Infos die InterviewpartnerInnen erhalten, umso mehr besteht die Gefahr einer Beeinflussung des Interviews.)
Wenn es weiteren „Informations"- oder gar Diskussionsbedarf gibt, wird die Probandin/ der Proband freundlich aber bestimmt auf das Ende des Interviews verwiesen.
Ich beginne nun mit den Fragen.

Leitfrage 1: Erleben der Hilfs-, Betreuungs- oder Pflegebedürftigkeit		
Bitte erzählen Sie mir zum Einstieg, wie es Ihnen mit ihrer Hilfs-/Pflegebedürftigkeit geht? Wie erleben Sie es gepflegt bzw. betreut zu werden? Schildern Sie doch mal.		
Inhaltliche Aspekte	**Konkrete Nachfragen**	**Aufrechterhaltungsfragen**
– Bedeutung von anderen gepflegt zu werden – Auswirkungen der Einschränkungen – Erleben der Abhängigkeit vs. Selbstbestimmung – Auswirkungen auf Bedürfnisse und Gewohnheiten – Gründe für die Institution Von Interesse, jedoch nicht explizit als Themensetzung eingebracht: – Geschlechtsspezifische/ kultursensible Pflege – Pflegebeziehung – Willensbekundung der geschlechtsspezifischen Betreuung und Reaktionen darauf – Art der Willensbekundung und Reaktion	1. Erzählen Sie doch mal wie sich ihr Leben vor ihrer Hilfs-/ Pflegebedürftigkeit gestaltete? 2. Wie hat sich ihr Leben seit der Hilfs-/ Pflegebedürftigkeit verändert? 3. Was hat Sie bewogen in diese Einrichtung einzuziehen/die Hilfe dieses Pflegedienstes anzunehmen? 4. Wie empfinden Sie es, in der Institution zu leben/durch die Einrichtung Hilfe zu bekommen? 5. Wie wird mit Ihren Bedürfnissen, Gewohnheiten und Wünschen umgegangen? 6. Wie erleben Sie die Durchführung intimer Körperpflege? 7. Wie geht Ihr Betreuer/ Ihre Betreuerin mit Ihren Bedürfnissen um?	Wie war es früher, wie heute? War/Ist etwas anders? Können Sie mir von einer konkreten Situation berichten (wie es vorher war/ wie es jetzt für Sie ist)? Was ist passiert? Gibt es Beispiele? Mögl. Nachfragen: Können Sie Beispiele nennen? Wie erleben Sie es betreut zu werden? Was weiß ihr Betreuer/Ihre Betreuerin von Ihnen?

Leitfrage 2: Möglichkeit des gleichgeschlechtlichen Lebens

Wir kommen nun zum nächsten Fragenbereich. Hier geht es darum, wie Sie Ihre Liebe zu Frauen/Männern (Ihr Lesbischsein/Schwulsein) gelebt haben und wie Sie dies heute tun.

Bitte erzählen Sie mir zunächst, wie Sie ihre Liebe zu Frauen/Männern vor Ihrer Hilfs-/ Betreuungs-/Pflegebedürftigkeit gelebt haben.
Wie leben Sie ihre Liebe zu Frauen/Männern heute, was hat sich verändert?

Inhaltliche Aspekte	Konkrete Nachfragen	Aufrechterhaltungsfragen
– Veränderung der Lebensweise durch die Pflegebedürftigkeit – Stellenwert der sexuellen Identität – Art und Weise des Lebens der sexuellen Identität und daraus resultierende Erfahrungen und Bedürfnisse – Erleben von Frau sein/ Mann sein – Umgang des Pflegepersonals, des weiteren Personals, der Leitung/des Hauses mit der gleichgeschlechtlichen Lebensweise	1. Welche Gewohnheiten haben sich für Sie als frauenliebende Frau/ männerliebender Mann durch die Betreuung/ Pflege/durch den Einzug in dieses Haus verändert? 2. Wie werden Sie von den Menschen in ihrem Umfeld als Frau/Mann wahrgenommen? 3. Haben Sie Reaktionen in Bezug auf ihre gleichgeschlechtliche Lebensweise erfahren? Welche waren das? 4. Welche Bedürfnisse als frauenliebende Frau/ männerliebender Mann haben Sie?	Gibt es Beispiele? Wie werden Sie von anderen als Frau/Mann gesehen? Können Sie Beispiele nennen?

Leitfrage 3: Lebensgewohnheiten

Nun kommen wir zu Ihren Lebensgewohnheiten früher und heute. Erzählen Sie mir bitte zuerst, wie Sie vor ihrer Hilfs-/Betreuungs-/Pflegebedürftigkeit ihre freie Zeit gestaltet haben. Was haben Sie unternommen?
Wie gestalten Sie ihren Tag heute? Was hat sich verändert?

Inhaltliche Aspekte	Konkrete Nachfragen	Aufrechterhaltungsfragen
– Freizeitverhalten (vorher/nachher) – subkulturelle Aktivitäten (vorher/nachher) Von Interesse, jedoch nicht explizit als Themensetzung eingebracht: – kulturelle Angebote der Einrichtung – eigene Bedürfnisse/Wünsche bezüglich der Freizeitgestaltung – religiöse Bindungen/Bedürfnisse – Leben in der Community im selbstgewählten homosexuellen Umfeld und nicht im vorgegebenen heterosexuellen Umfeld	Erzählen Sie doch mal von ihren Hobbys oder Freizeitaktivitäten. Wo sind sie früher hingegangen? Haben Sie sich in einer Gruppe oder in einem Verein engagiert? Was hat Ihnen Spaß gemacht in ihrem Leben, was macht Ihnen heute Spaß?	Was war früher, was ist heute? Können Sie mir von konkreten Veränderungen berichten?

Leitfrage 4: Bezugspersonen/soziale Kontakte

Nun der nächste Fragenbereich. *In unserem Leben beziehen wir uns auf uns nahe stehende Menschen, dazu gehören der/die eigene PartnerIn, Freunde und Freundinnen, Verwandte und Bekannte. Bitte erzählen Sie mir, wie Sie ihre gewohnten Kontakte aufrechterhalten konnten oder wie sie sich verändert haben.*

Inhaltliche Aspekte	Konkrete Nachfragen	Aufrechterhaltungsfragen
– Wie wurden, wie werden soziale Kontakte gestaltet? – Stellenwert gleichgesinnter – Welche Rolle in Peer-Groups besteht? – Welche Rolle spielen die direkten Bezugspersonen in der Pflege, als was werden Sie wahrgenommen? – Gibt es eine Partnerin/einen Partner. Wie wird die Beziehung gestaltet? – Rolle der biologischen Familie – Isolation? – Umgang mit Sterben und Tod	1. Welche Kontakte zu anderen Menschen haben Sie? 2. Wie entwickelte sich ihr Kontakt zu Bekannten, Nachbarinnen und Nachbarn und Freundinnen und Freunden? 3. Was hat sich im Kontakt zu ihrer Partnerin/Ihrem Partner durch die jetzige Situation verändert? 4. Wie hat sich der Kontakt zu anderen gleichgeschlechtlich liebenden Frauen und Männern durch ihre Pflegebedürftigkeit verändert? 5. Wie erleben Sie den Kontakt zu ihren Mitbewohnern/-innen? (Heim/Betr.Woh.) 6. Wie gestaltet sich der Kontakt zu ihrer Herkunftsfamilie? Erzählen Sie mir bitte etwas von den Eltern, Geschwistern, Tanten Neffen oder andere Personen.	Hat sich etwas verändert in Ihren Kontakten? Was bedeutet das für Sie? Erzählen Sie mir Beispiele, was hat sich verändert? Bitte erzählen Sie mir Beispiele. Erinnern Sie sich noch, wie das war, bevor sie pflegebedürftig wurden/in diese Einrichtung zogen? Welche Rolle spielen heute Ihre Verwandten in ihrem Leben?

Leitfrage 5: körperliche Sexualität

Bei dem nächsten Thema haben wir lange überlegt, ob wir hierzu Fragen stellen. Neben Schlafen, Essen, Trinken und einigen anderen Aspekten, gehört auch die Sexualität zu den wichtigen Grundbedürfnissen des Menschen. Dieses Thema ist sehr intim und manchen Menschen ist es unangenehm, darüber zu sprechen. Andererseits werden Themen wie körperliche Nähe zwischen Menschen und die Sexualität eines Menschen häufig als Tabu verschwiegen. Ich möchte Ihnen an dieser Stelle die Möglichkeit geben, über körperliche Sexualität zu sprechen, wenn Sie dies wollen.

Möchten Sie mir erzählen, wie Sie Ihre körperliche Sexualität vor Ihrer Hilfs-/Betreuungs-/Pflegebedürftigkeit gelebt haben?

Wie leben Sie Ihre körperliche Sexualität heute?

Inhaltliche Aspekte	Konkrete Nachfragen	Aufrechterhaltungsfragen
– Besteht der Wunsch nach körperlicher Sexualität – ist körperliche Sexualität vorhanden – kann körperliche Nähe, kann körperliche Sexualität in dem Umfeld stattfinden?	1. Was hat sich seit Beginn der Pflegebedürftigkeit/Einzug in das Haus für Sie in Ihrer körperlichen Sexualität verändert? 2. Wie wird hier im Haus mit Bedürfnissen nach körperlicher Sexualität umgegangen?	Was bedeuten die Veränderungen für Sie persönlich? Hat sich etwas in Ihrer körperlichen Sexualität (evtl. zu Ihrer/Ihrem PartnerIn) verändert? Fallen Ihnen Beispiele ein?

Leitfrage 6: Ausblick

Die Ergebnisse unserer Studie sollen bei SeniorInnen- und Pflegeeinrichtungen dazu beitragen, dass ältere gleichgeschlechtlich liebende Frauen und Männer nach ihren Bedürfnissen und Wünschen entsprechend betreut und gepflegt werden. Welche Voraussetzungen müssten Ihrer Ansicht nach gegeben sein, damit Sie als frauenliebende Frau/männerliebender Mann entsprechend Ihren Bedürfnissen und Wünschen versorgt/ betreut sind?

Inhaltliche Aspekte	Konkrete Nachfragen	Aufrechterhaltungsfragen
– Konkrete Handlungsoptionen zur Befriedigung vorhandener Bedürfnisse	1. Was müsste sich verändern, damit Sie sich als frauenliebende Frau/ männerliebender Mann in ihren Bedürfnissen wahrgenommen fühlen? 2. Was bräuchte es, damit Sie am kulturellen Leben teilnehmen könnten? 3. Was würde Ihnen bei der Kontaktaufnahme zu anderen Menschen helfen? (Nur wenn über die eigene Sexualität gesprochen wurde) 4. Was bräuchte es, damit für Sie in Ihrer jetzigen Situation körperliche Sexualität möglich bleibt/wäre?	Nennen Sie Beispiele. Was würde Ihnen bei der Erfüllung ihrer kulturellen Bedürfnisse helfen? Was würde Ihnen helfen, damit Sie Ihre körperliche Sexualität weiterhin leben können?

Leitfrage 7: Ergänzungen

Wir haben nun verschiedene Themenbereiche der Betreuungs-/Pflegesituation von Ihnen angesprochen. Gibt es etwas, das Ihnen noch wichtig erscheint, was wir noch nicht angesprochen haben?
Evtl. als Nachsatz: Nehmen Sie sich Zeit und denken Sie darüber nach, was Sie dem Interview gerne noch hinzufügen möchten. Was möchten Sie mir mit auf den Weg geben?

Abschluss:
Wir sind dann am Ende des Interviews und ich schalte nun das Aufnahmegerät aus. Alles was Sie dann noch sagen, kann nicht mehr im Rahmen der Untersuchung verwendet werden. Darf ich ausschalten oder wollen Sie dem Interview noch etwas hinzufügen? (Ausschalten nach zustimmendem Nicken bzw. verbaler Äußerungen)

Vielen Dank für Ihre Bereitschaft und für das Interview!

Anhang 6: Biografiebogen – pflegebedürftige lesbischen Frauen und schwule Männer

Biografiebogen | Interview Nr.: |

Die Lebenssituation gleichgeschlechtlich liebender Frauen und Männer in der ambulanten und teil-/stationären Altenpflege

Geschlecht	
Alter	
Nationalität/Herkunft	
höchster Bildungsabschluss	
ausgeübter Beruf	
Familien-/Beziehungsstand	
Wohnsituation vor der Betreuung/Pflege (zutr. ankreuzen)	○ Millionenstadt (> 1 Million Einw.) ○ Großstadt (>100.000)/○ Mittelstadt (20.000–100.000)/ ○ Kleinstadt (2.000–20.000)/○ Ort/Dorf .... ○ Hauseigentum/○ Haus zur Miete/○ Wohneigentum/ ○ Mietwohnung/○ Wohngemeinschaft/ Andere Wohnformen ....
○ **Betreuung** (psychosoziale Betreuung, soziale Aktivitäten, Besuchsdienst ....) ○ **Hilfsbedürftigkeit** (Hauswirtschaftliche Tätigkeiten, Einkauf ....) ○ **Pflege** (Körperpflege, Medikamentengabe, medizinische Leistungen, ...) (zutr. ankreuzen)	○ **teil-/stationär:** ○ Pflege (Heim, Reha-Zentrum): .... ○ Tagespflege-/betreuung: .... ○ **ambulant:** Versorgung des Partners: ○ Angehörige: ○ Pflegedienst: ○ Betreutes Wohnen (Residenz): ○ Pflege-WG: ○ .... **andere Formen/Sonstiges:** ....
bei ambulanter oder stationärer Versorgung (Träger: bspw. Kirche, Kommune, Privat, Verein ..... etc.) (Zielgruppe: bspw. Frauen, Schwule, Community, Demenz ...)	Größe der Einrichtung (Anzahl der Pflegebed.): .... Anzahl der MitarbeiterInnen: .... Träger: .... Zielgruppe: .... Dauer des Aufenthalts: .... Unterbringung: ○ Einbettzimmer/○ Mehrbettzimmer

Pflegestufe:	
Schwerbehindertengrad:	
Diagnosen:	
Glaubensgemeinschaft:	
Selbstbezeichnung (lesbisch/schwul/.......):	
Rechtliche Betreuung:	
– **Beobachtungsfrage!** – Eindeutigkeiten im Wohnungsumfeld in Bezug auf eine gleichgeschlechtliche Lebensweise (Fotos, Regenbogenfahne etc.)	
Besonderheiten:	

Anhang 7: Einwilligungserklärung – pflegebedürftige lesbische Frauen und schwule Männer und Pflegefachkräfte

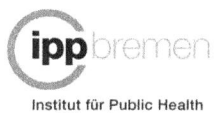

ipp bremen
Institut für Public Health
und Pflegeforschung
Universität Bremen

verantwortlich:
Prof. Dr. Ingrid Darmann-Finck

Einwilligungserklärung
Name, Vorname:
Straße, Hs. Nr.:
PLZ, Ort:
    Heiko Gerlach, Markus Schupp od. Gabi Stummer
Jeweilige Adresse und Kotaktdaten
Forschungsvorhaben   **Die Lebenssituation von gleichgeschlechtlich liebenden Frauen und Männer in der ambulanten und stationären Altenpflege**

<u>Erklärung der Forschenden</u>
Hiermit erklären die Forschenden Heiko Gerlach und Markus Schupp, dass alle von Ihnen gemachten Angaben vollständig anonymisiert werden, so dass ein Rückschluss auf Ihre Person nicht möglich sein wird.
Die aufgenommenen Interviews werden bereits beim Abschreiben anonymisiert. Alle erwähnten Namen, Orte, Daten und weitere Aussagen, die einen Rückschluss auf Ihre Person ermöglichen könnten, werden ausgetauscht oder gelöscht. Anstatt Ihres Namens bekommt das Transkript (abgeschriebenes Interview) eine Nummer.
Das mit Ihnen aufgenommene Interview wird gemeinsam mit Ihren oben angegebenen
Kontaktdaten ein Jahr nach der Beendigung des Forschungsprojekts gelöscht. Bis dahin
lagern die Aufnahmen sowie Ihre Kontaktdaten unter Verschluss.
_____
(Ort, Datum, Unterschrift)
<u>Einwilligungserklärung der/des Interviewten</u>
Hiermit versichere ich, Frau/Herr_____,
dass anonymisierte Versionen des Interviews im Rahmen des oben genannten Forschungsvorhabens und der damit verbundenen Publikationen und Vorträge genutzt werden können.
_____
(Ort, Datum, Unterschrift)

Anhang 8: Interviewleitfaden – Pflegefachkräfte

Leitfragebogen
Die Situation gleichgeschlechtlich liebender Frauen und Männer
in der ambulanten und teil-/stationären Altenpflege

Vorbereitung:
Ich sichere Ihnen die Anonymisierung ihrer Daten sowie meine Schweigepflicht zu. Am Ende des Interviews werde ich Sie bitten eine Einverständniserklärung über die wissenschaftliche Verwendung ihrer anonymisierten Daten zu unterschreiben. Ein Exemplar bleibt bei Ihnen.

Start des Aufnahmegeräts!
Herzlichen Dank, dass Sie sich die Zeit für das Interview nehmen. Ich werde Ihnen Fragen stellen und selbst wenig sprechen. Unser Gespräch dauert vielleicht eins bis zwei Stunden und wird auf Tonband aufgenommen. Alles, was Sie sagen wird später anonymisiert, das heißt ihr Name und Orte werden ersetzt, sodass keine Rückschlüsse auf Ihre Person gezogen werden können. Das Interview wird verschriftlicht und wissenschaftlich ausgewertet.
Im Interview können, es müssen aber nicht alle Fragen beantwortet werden. Bei Fragen, die Sie nicht beantworten möchten, müssen Sie keinen Grund angeben. Ebenso kann das Interview zu jeder Zeit von Ihnen unterbrochen oder abgebrochen werden. Bevor wir mit dem Interview beginnen, möchte ich noch einmal kurz darauf eingehen, worum es in unserer Studie geht: Wir machen eine Befragung zur Lebenssituation homosexueller, bisexueller und transsexueller Frauen und Männer in der ambulanten und stationären Altenpflege. Zuvor haben wir Pflegebedürftige hierzu befragt, nun fragen wir Sie aus der Perspektive von Pflegenden. Fühlen Sie sich zu dem Hintergrund der Studie ausreichend informiert, oder haben Sie noch Fragen?
Wenn mehr Informationen gewünscht werden:
Wir möchten zum einen herausfinden wie Pflegende die Lebenssituationen von älteren Lesben, Schwulen, Bi- und Transsexuellen erlebt haben und welche Erfahrungen sie in der Altenpflege gemacht haben. Zum anderen sollen die Ergebnisse dieser Studie auch dazu dienen, konkrete Handreichungen für die Ausbildung von Betreuungs- und Pflegekräften zu erstellen.

Wenn weitere Infos gewünscht werden:
Es geht in der Befragung von Pflegenden, um ihre Erfahrungen und Handlungen, wie sie auf die Wünsche und Bedürfnisse der lesbischen, schwulen oder bisexuellen Pflegebedürftigen eingehen. Wir möchten wissen, wie deren Art zu leben in die Pflege einbezogen wird.
(Es gilt, je mehr Infos die InterviewpartnerInnen erhalten, umso mehr besteht die Gefahr einer Beeinflussung des Interviews.)
Wenn es weiteren „Informations-" oder gar Diskussionsbedarf gibt, wird die Probandin/ der Proband freundlich aber bestimmt auf das Ende des Interviews verwiesen.
Ich beginne nun mit den Fragen.

Leitfrage 1: Erfahrungen mit gleichgeschlechtlichen Lebensweisen

Bitte erzählen Sie mir zum Einstieg was Sie über das Leben von Lesben, Schwulen, bisexuellen und transsexuellen Menschen in unserer Gesellschaft erfahren haben? Schildern Sie doch mal.

Inhaltliche Aspekte	Konkrete Nachfragen	Aufrechterhaltungsfragen
– Wissen über die gleichgeschlechtlichen Lebensweisen – Generationenunterschiede – Wahrnehmung gesellschaftlicher Entwicklungen und Haltungen gegenüber Lesben und Schwulen Von Interesse, jedoch nicht explizit als Themensetzung eingebracht: – Wissen um die Geschichte – Bewusstsein von Stigmatisierung, Kriminalisierung und Verfolgung zur NS-Zeit und Nachkriegszeit und deren Auswirkung – Wissen um die Subkultur – Wissen/Erfahrungen zur Wohnsituation, Geschlechtsunterschiede ...	(es werden die Gruppen nachgefragt, die nicht genannt wurden) 1. Welche Themen die Homosexuelle betreffen, nehmen Sie in der Gesellschaft wahr? 2. Nehmen Sie bezüglich der Themen die Homosexuelle betreffen eine Veränderung wahr? 3. Wie haben Lesben und Schwule Ihrer Ansicht nach früher gelebt und wie tun sie es heute?	Können Sie Beispiele nennen? Wie oder durch wen haben Sie von diesen Themen erfahren? Können Sie mir von konkreten Veränderungen berichten? Beispiele für Früher oder für Heute?

Leitfrage 2: Umgang mit gleichgeschlechtlichen Lebensweisen am Arbeitsplatz

Wir kommen nun zum nächsten Fragenbereich: *Bitte erzählen Sie mir, (wie gehen Sie bzw.) wie gehen lesbische Kolleginnen und schwule Kollegen an Ihrem Arbeitsplatz mit ihrer Homosexualität (ggf. Transsexualität) um. Was vermuten Sie? Was nehmen Sie wahr?*

Inhaltliche Aspekte	Konkrete Nachfragen	Aufrechterhaltungsfragen
– Outing am Arbeitsplatz – Atmosphäre/ Zusammenarbeit im Team – Betriebsklima – Haltung der Vorgesetzten – Haltung des Trägers Von Interesse, jedoch nicht explizit als Themensetzung eingebracht: – Vorkommen im Leitbild – Rolle in der Teamsupervision – Einfluss der Team-/ Betriebsatmosphäre auf die Pflege	1. Wie wirkt sich dieser Umgang auf den Arbeitsalltag im Team aus? 2. Welche Reaktionen in Ihrem Team gibt es zu lesbischen Kolleginnen und schwulen Kollegen? 3. Welche Reaktionen Ihrer Vorgesetzten haben Sie erlebt? 4. Wie erleben sie die Haltung des Trägers zu homosexuellen Kolleginnen und Kollegen?	Wie hat sich der Kontakt zwischen Ihnen und den homosexuellen Kollegen/ Kolleginnen gestaltet? Wie wurden mit ihnen umgegangen? Können Sie Beispiele nennen? Können Sie das konkreter beschreiben?

Leitfrage 3: Pflege und Betreuung von pflegebedürftigen Lesben, Schwulen und Bisexuellen in der Altenpflege

Im nächsten Fragebereich komme ich zu der Pflege und Betreuung von pflegebedürftigen Lesben, Schwulen (und Bi-/Transsexuellen) in der Altenpflege. Erzählen Sie doch bitte, welche Erfahrungen Sie mit lesbischen Frauen, schwulen Männern oder bisexuellen Menschen in der Betreuung und Pflege gemacht haben.

Inhaltliche Aspekte	Konkrete Nachfragen	Aufrechterhaltungsfragen
– Persönliche Erfahrungen mit Lesben und Schwule in der Altenpflege – Eigenes Erleben dieser Betreuungs-/Pflegesettings – sexuelle Identitäten – Differenzierung – Intime Körperpflege – offen/nicht-offenes Leben der Pflegebedürftigen – Homosexualität im Erstgespräch/Anamnese, in der Pflegeplanung und Dokumentation – Wahrnehmung von Bedürfnissen, Wünschen und Umgang im Bereich Freizeitgestaltung – Wunsch nach sozialen Kontakten – Gestaltungsmöglichkeiten sozialer Kontakte – Unterschiede zwischen Homos und Heteros Von Interesse, jedoch nicht explizit als Themensetzung eingebracht: – Freizeitangebote der Einrichtungen – Vernetzung – Interventionsmöglichkeiten der Pflegenden	1. Welche Erfahrungen haben Sie im Anamnesegespräch mit dem Thema Homosexualität gemacht? 2. Wie setzen Sie die Information über die (homo-) sexuelle Identität der Pflegebedürftigen in der Pflegeplanung um? 3. Welche Erfahrungen machen Sie bei der Biografiearbeit mit lesbischen/schwulen Pflegebedürftigen? 4. (Wenn keine Lesben genannt werden) Angenommen 5 % der Bevölkerung haben eine homosexuelle Identität. Sie berichteten nur von schwulen Männern. Wie erklären Sie sich, bisher keine lesbischen versorgt zu haben? 5. Welche Bedürfnisse nehmen Sie bei der Körperpflege wahr und wie gehen Sie damit um? 6. Welche Rolle spielt das Geschlecht der Pflegenden bei der Pflege/Betreuung von Lesben/Schwulen?	*Können Sie von konkreten Begegnungen in der Betreuung und Pflege berichten?* (Nachfragen der Gruppe, die ggf. nicht benannt wurde) 1. Gibt es Beispiele, wie Sie das formulieren? 2. Können Sie Beispiele dazu nennen? Können Sie Beispiele geben? Welche biografischen Felder werden benannt? Gibt es Beispiele dafür? Fallen Ihnen dazu bestimmte Situationen ein? Fallen Ihnen dazu bestimmte Situationen ein? Wie gestaltet sich der Kontakt zwischen Ihnen und dem sozialen Umfeld (Bewohner_innen, Nachbar_innen, Familie, Freund_innen, Bekannte, Betreuer_in) der/des Pflegebedürftigen? Können Sie diese erläutern? Können Sie Beispiele nennen? (Welche Bedürfnisse/Wünsche wurden geäußert?) Können Sie Beispiele nennen? (Unterschiede?) Was berichten die Pflegebedürftigen oder Ihre Kolleg_innen?

	7. Welche Bedürfnisse äußern homosexuelle Pflegebedürftige bezüglich ihrer Alltagsgestaltung und wie gehen Sie als Pflegende/ Pflegender damit um?	Können Sie diese erläutern? Können Sie Beispiele nennen? (Bedürfnisse der Pflegebedürftigen? Wie haben Sie deren Situation erlebt? Reaktionen im Team/ Bewohner_innen?
	8. Welche sozialen Kontakte haben lesbische und schwule Pflegebedürftige und wie nehmen Sie als Pflegende/Pflegender darauf Einfluss?	
	9. Wie erleben Sie die Situation des pflegenden Angehörigen/der Partner_in? Wie gestaltet sich der Kontakt zwischen Ihnen?	
	10. Wie wurde das Thema Sterben/Tod in der Pflegesituation angesprochen?	
	11. Wie ist/war die Pflegesituation/ Betreuung der lesbischen/schwulen Pflegebedürftigen, wenn Ihre Kolleg_ innen im Einsatz sind/ waren?	
	12. Sehen Sie Unterschiede in den Bedürfnissen zu den Bedürfnissen von heterosexuellen Pflegebedürftigen?	
	13. Welche Erfahrungen haben Sie mit dem Thema HIV in der Altenpflege gemacht?	

Leitfrage 4: Möglichkeiten des gleichgeschlechtlichen Lebens

Im nächsten Fragenbereich geht es darum, inwieweit homosexuelle Frauen und Männer in der Altenpflege offen, also geoutet, leben wollen und können. Erzählen Sie doch bitte, welche Erfahrungen Sie hinsichtlich der Wünsche und Bedürfnisse von Lesben, Schwulen und (bi-/transsexuellen) Menschen gemacht haben.

Inhaltliche Aspekte	Konkrete Nachfragen	Aufrechterhaltungsfragen
– Outing-Strategien – Einflussfaktoren auf das Outing – Stellenwert der sexuellen Identität – Heteronormative Wahrnehmung – Rolle der Pflegebeziehung – Reaktionen des Umfeldes – Reaktionen der Kolleg_innen gegenüber homosexuellen Pflegebedürftigen Von Interesse, jedoch nicht explizit als Themensetzung eingebracht: – förderndes Verhalten der Pflegefachkräfte – Interventionsstrategien der Pflegefachkräfte – Diskriminierungserfahrungen	1. Wie gehen lesbische und schwule Pflegebedürftige mit ihrer Homosexualität um? 2. Welche Reaktionen in Ihrem Team gibt es zu lesbischen und schwulen Pflegebedürftigen? 3. Wie gehen Sie mit Vermutungen um, dass eine Pflegebedürftige oder ein Pflegebedürftiger homosexuell ist? 4. Können Sie von Situationen erzählen, in denen sich eine Frau oder ein Mann Ihnen oder einer Kollegin/ einem Kollegen gegenüber geöffnet hat, also „geoutet" hat? 5. Welche Reaktionen von anderen Menschen im Umfeld haben Sie gegenüber lesbischen und schwulen Pflegebedürftigen wahrgenommen?	Können Sie es konkret beschreiben? Gibt es Unterschiede zwischen den Personen? Haben Sie Beispiele dafür? Wie erkennen Sie, ob jemand offen oder nicht offen ihre Homosexualität leben möchte? Beschreiben Sie die Situation. Wie war das für Sie? Wie war Ihre Reaktion als Pflegende/Pflegender oder Kolleg_in in dieser Situation? Wie wurde mit diesen Menschen seitens Bewohner_innen, Nachbar_innen, Familie, Freund_innen etc. umgegangen?/Wie gestaltet sich der Kontakt zu ihnen?

Leitfrage 5: Umgang mit körperlicher Sexualität

In unserem nächsten Fragenbereich geht es um das Thema körperliche Sexualität von Pflegebedürftigen. Bitte erzählen Sie doch zunächst ganz allgemein, welche Erfahrungen Sie in ihrem Berufsleben mit körperlicher Sexualität unabhängig der sexuellen Orientierung gemacht haben.

Inhaltliche Aspekte	Konkrete Nachfragen	Aufrechterhaltungsfragen
– körperliche Sexualität der Pflegebedürftigen – Wahrnehmung sexueller Bedürfnisse – Wahrnehmung homosexueller/ homoerotischer Bedürfnisse – Erfüllung sexueller Wünsche – persönlicher/fachlicher Umgang mit dem Thema und den Bedürfnissen der Pflegebedürftigen – Umgang im Team/ Einrichtung – Reaktionen des Umfeldes (BewohnerInnen, Angehörige etc.) Von Interesse, jedoch nicht explizit als Themensetzung eingebracht: – Rückzugsräume/ Vorhaltung von Sexmitteln/Vermittlung v. Prostitution/ Berührungsdiensten	1. Wie gehen Pflegebedürftige mit ihren sexuellen Bedürfnissen um und wie verhalten Sie sich dazu? 2. Können Sie von Situationen berichten, in denen gleichgeschlechtliche sexuelle Bedürfnisse geäußert wurden, oder in denen es zu gleichgeschlechtlichen sexuellen Handlungen kam und wie gehen Sie damit um? 3. Wie und wo wird die Sexualität von Pflegebedürftigen besprochen? 4. Welche Haltungen gibt es? 5. Wie wird hier in ihrer Einrichtung mit Bedürfnissen der Pflegebedürftigen nach körperlichen Sexualität umgegangen?	Können Sie von Beispielen berichten? Wie erleben Sie es, mit homoerotischer Sexualität konfrontiert zu werden? Können Sie es näher beschreiben bzw. Beispiele geben?

Leitfrage 6: Ausblick

Die Ergebnisse unserer Studie sollen bei SeniorInnen- und Pflegeeinrichtungen dazu beitragen, dass ältere Lesben und Schwule ebenso wie alle anderen Menschen nach ihren Bedürfnissen und Wünschen entsprechend betreut und gepflegt werden. Welche Voraussetzungen müssten Ihrer Ansicht nach gegeben sein, damit Sie als Pflegende/ Pflegender eine bedürfnisorientierte und individuelle Pflege und Versorgung für Lesben und Schwule (und Bi- und Transsexuelle) umsetzen können?

Inhaltliche Aspekte	Konkrete Nachfragen	Aufrechterhaltungsfragen
– Handlungsoptionen zur Veränderung der Pflege-/ Arbeitsbedingungen von Pflegefachkräften zum Zweck individueller diskriminierungsfreier Versorgung von homosexuellen Pflegebedürftigen – Handlungsoptionen zur Befriedigung vorhandener Bedürfnisse der gleichgeschlechtlich liebenden Pflegebedürftigen	1. (Wenn Voraussetzungen genannt werden) Wer könnte/müsste Ihrer Ansicht nach diese Voraussetzungen schaffen? 2. Was würde Ihnen dabei helfen Lesben und Schwule gemäß deren Bedürfnisse zu betreuen und pflegen?	Nennen Sie Beispiele.

Leitfrage 7: Ergänzungen

Wir haben nun verschiedene Themenbereiche der Betreuungs-/Pflegesituation von homo- (bi-/trans-)sexuellen Frauen und Männern in Einrichtungen der Altenhilfe angesprochen. <u>*Gibt es etwas, das Ihnen noch wichtig erscheint, was wir noch nicht angesprochen haben?*</u>

Abschließend haben wir noch eine Frage: <u>*Wie kam es, dass Sie sich bereit erklärt haben, an diesem Interview teilzunehmen?*</u>

Evtl. als Nachsatz: Nehmen Sie sich Zeit und denken Sie darüber nach, was Sie dem Interview gerne noch hinzufügen möchten. Was möchten Sie mir mit auf den Weg geben?

Abschluss:
Wir sind dann am Ende des Interviews und ich schalte nun das Aufnahmegerät aus. Alles was Sie dann noch sagen, kann nicht mehr im Rahmen der Untersuchung verwendet werden. Darf ich ausschalten oder wollen Sie dem Interview noch etwas hinzufügen? (Ausschalten nach zustimmendem Nicken bzw. verbaler Äußerungen)

Vielen Dank für Ihre Bereitschaft und für das Interview!

Anhang 9: Biografiebogen – Pflegefachkräfte

Biografiebogen | Interview Nr.: |

Die Lebenssituation gleichgeschlechtlich liebender Frauen und Männer in der ambulanten und teil-/stationären Altenpflege aus der Sicht von Pflegenden

Geschlecht	
Alter	
Nationalität/Herkunft	
Glaubensgemeinschaft	
höchster Bildungsabschluss	
Berufsabschluss	
ausgeübter Beruf	
Berufsjahre	
Einsatzort (ambulant, teil-/stationär, Bereich ....)	
Funktion(en) (spezielle Aufgaben, Leitungsfunktion, etc.)	
ArbeitgeberIn (Träger: bspw. Kirche, Kommune, Privat, Verein .....etc.) (Zielgruppe: bspw. Frauen, Schwule, Community, Demenz ...)	Art und Angebote der Einrichtung: ○ ambulant/○ teilstationär/○ stationär/○ betreutes Wohnen Leistung der Einrichtung: ○ Betreuung (psychosozial, soziale Aktivität, Besuchsdienst) ○ Hilfe (Hauswirtschaft, Einkäufe ....) ○ Pflege (ambulant, Tagespflege, Kurzzeitpflege, Vollzeitpflege) Umgebung: ○ Millionenstadt (> 1 Million Einw.) ○ Großstadt (>100.000)/○ Mittelstadt (20.000–100.000)/ ○ Kleinstadt (2.000–20.000)/○ Ort/Dorf/.............. Größe der Einrichtung (Anzahl der Pflegebed.): .... Anzahl der MitarbeiterInnen: .... Träger: .... Zielgruppe: ....

– **Beobachtungsfragen!** –	
Wird etwas über die eigene sexuelle Identität gesagt? (Beobachtungsfrage)	
Wie bezeichnet sich der Proband? (Wird am Ende erfragt)	
Besonderheiten:	

Anhang 10: Postskript – pflegebedürftige lesbische Frauen und schwule Männer sowie Pflegefachkräfte

Postskript | Interview Nr.:

Die Lebenssituation gleichgeschlechtlich liebender Frauen und Männer in der ambulanten und teil-/stationären Altenpflege

Kontaktaufnahme Wie kam der Kontakt zustande, wie wurde er gestaltet, gab es Besonderheiten?	
Gesprächsatmosphäre* Ort, Stimmung, Verhalten des/der Interviewten	
Befindlichkeiten* der/der Interviewers/in; der Interviewperson	
Rapport* Beziehung zwischen den beiden Kommunikanten	
Gesprächsverlauf* Entwicklungsdynamik des Interviews	
Interaktionen* besondere Interaktionsphänomen zwischen den beiden Kommunikanten	
Besonderheiten* allgemeiner Art	
Auffallende Themen* berührte und ausgelassene Thematiken, bezogen auf die Forschungsfragen und darüber hinaus	
Störungen* Des Interviewverlaufs	
Nach dem Ausschalten Wie gestaltete sich die Interaktion nach dem Ausschalten des Aufnahmegerätes, was kam noch, was war noch wichtig?	
Sonstiges*	

* Quelle: Dr. Jan Kruse: Reader. Einführung in die qualitative Interviewforschung. Version 10/2009, S. 101

Anhang 11: Kodierparadigma zum Kapitel zur Datenauswertung

Ursächliche Bedingungen	Intervenierende Bedingungen
• Diskreditierbarkeit • Selbststigmatisierung/ eigene Homosexualität als Stigma (G6/51) • Vorbilder/"Role-Models" im unmittelbaren Lebensumfeld: (vermeintlich) offen schwul lebender Pfleger im Pflegeheim (G6/81) • Effekt der Lebensbilanzierung (G6/69+83) • Zeitdauer (ca. mind. 6-7 Jahre) für Auseinandersetzungen mit eigenem Gesundheitszustand/Pflegebedürftigkeit (G6/51), mittel-/langfristiger Lernprozess (G6/83) • Selbstreflexion (G6/83)	• leibliches Gefühl des „Ankommens" in der Räumlichkeit/Situation des Heims (G6/49-51) • Hoffnung auf Kontaktmöglichkeiten zur lesbisch-schwulen Lebenswelten über „Role-Modell", (G6/81) + evtl. über Interview • (homosexualitätsbezogene) soziale Isolation und Einsamkeit (G6/71+77+169) • tolerante Grundhaltung gegenüber Homosexualität seitens der Pflegenden (+Trägers) + Intoleranz gegenüber Rechtsradikalität = Sicherheitsbestätigung (G6/83) • diskriminierungsfreier Raum im Pflegeumfeld (G6/83) • Zeiteffekte der Gesamtgesellschaft (mehr Akzeptanz wahrnehmbar, weniger Ablehnung/Diskriminierung erwartbar (G6/51) • Prominente Vorbilder/"Role-Models" in der Gesellschaft: „Wowereit" (G6/43) • Förderung des Vertrauens + Wertschätzung der Integrität durch Gewährleistung gewünschter geschlechtsgleicher Pflege (G6/71) • Selbstwertgefühl durch Selbstzuschreibung einer Attraktivitätssteigerung durch Gewichtsverlust (G6/105-111) + Nikotinverzicht seit Heimeinzug (G6/159) • Wunsch nach Akzeptanz als Lesbe durch das soziale Umfeld (G6/51)

Phänomen
Strategiewechsel von einem geschlossenen hin zu einem offenen Bewusstheitskontext im stationären Pflegesetting

Handlungs- und Interaktionsstrategien	Konsequenz
• Freundlicher Umgang mit sozialem Umfeld (Selbstzuschreibung) • Interviewteilnahme • Rückversicherung der Toleranzhaltung des Pflegeumfelds (G6/89) • Offenes Stigma-/Identitätsmanagement (G6/83,89+90)	• Minimierung des inneren Drucks (reduzierte Diskriminierungserwartung) gegenüber des nahen und allgemeinen Umfelds (G6/51+83) • Mut, Vertrauen, Sicherheit, Verbundenheit, Spiegelung und Bestätigung von gleichen Werten/Merkmalen (Identitätsförderung+ Selbstwertsteigerung als Lesbe) durch „Role-Modell" (G6/81) • Verstärkung der Annahme auf Verständnis unter Gleichgesinnten zu treffen (G6/81) • Chancenerhöhung zur Kontaktfindung • Akzeptanz durch das soziale Umfeld (Pflege)

Anhang 12: Kodierparadigma einer vorläufigen Kernkategorie im Prozess des axialen, selektiven Kodierens – Kapitel zur Datenauswertung

Ursächliche-/Kontextbedingungen
- historische politische Verfolgung Homosexueller
- medizinische Pathologisierung von Homosexuellen
- Haltungen gegenüber Homosexualität und Homosexuellen
- heterozentrierte Mehrheitsgesellschaft

Intervenierende Bedingungen
- Rollenkonstellationen männlich – weiblich
- Pflegerisches Handeln
- Wahrnehmbare Atmosphäre
- Urbanisierung der Homosexualität
- Pflegesetting
- antizipierte Stigmatisierung

Homosexualität als Stigma in der Altenpflege

Handlungs-/Interaktionsstrategien

Pflegende/Einrichtungen
- Sensibilisierung von Auszubildenden in der Altenpflege
- sichtbare Zeichen der Akzeptanz in der Einrichtung
- Angebot der Geschlechtsgewünschten Pflege
- Klima der Anerkennung und des „Mensch sein"s herstellen
- gezieltes Einsetzen homosexueller Pflegender

Pflegebedürftige
- geschlechtsgewünschte Pflege
- Outing-Entscheidung als Alltagskonfrontation

Beide, sofern homosexuell
- Stigma-Management Pflegebedürftiger und auch Pflegender (Informationskontrolle/biographisch erlernte Notwendigkeit des Versteckens)

Konsequenzen
- Beschädigte Identitäten
  - diskreditierbar – diskreditiert
- Stigma-Management
- Unfreiheit und Fremdbestimmung
- Dialektik der Homosexualität in der Altenpflege

PFLEGEFORSCHUNG

Herausgegeben von Ingrid Darmann-Finck und Stefan Görres

Band 1   Ingrid Darmann-Finck: Interaktion im Pflegeunterricht. Begründungslinien der Interaktionistischen Pflegedidaktik. 2010.

Band 2   Ingrid Darmann-Finck / Miriam Tariba Richter (Hrsg.): Biographieorientierung in der Pflegebildung. 2011.

Band 3   Thomas Evers: Die besondere Ungewissheit im Handeln. Schlüsselprobleme gerontopsychiatrischer Pflegepraxis. Die Analyse beruflicher Kompetenzen zur Konstruktion von Curricula am Beispiel gerontopsychiatrischer Pflege. 2012.

Band 4   Miriam Tariba Richter: Die narrative Anamnese im Rahmen einer biographischen Diagnostik im pflegerischen Setting der kardiologischen Rehabilitation. Eine konzeptuelle Entwicklung. 2015.

Band 5   Heiko Gerlach / Markus Schupp: Homosexualitäten in der Langzeitpflege. Eine Theorie der Anerkennung. 2018.

www.peterlang.de